Diversos tipos de imagens:
- Ilustrações anatômicas realistas e detalhadas para aprimorar a compreensão
- Representações esquemáticas de contextos funcionais
- Fotografias de anatomia de superfície
- Registro de técnicas de imagem.

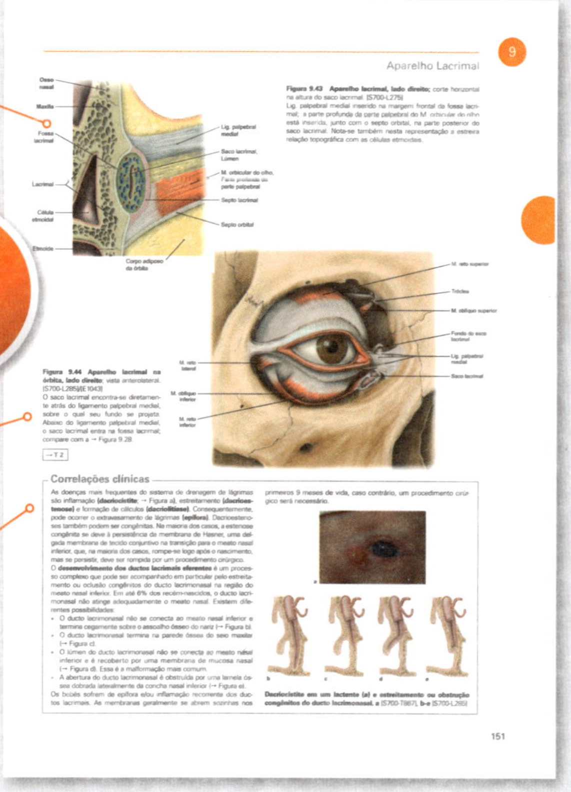

Imagens

Legendas detalhadas explicam as estruturas e as relações topográficas mais importantes.

O boxe **Correlação Clínica** mostra a estrutura comprometida, de modo a promover a fixação do conhecimento.

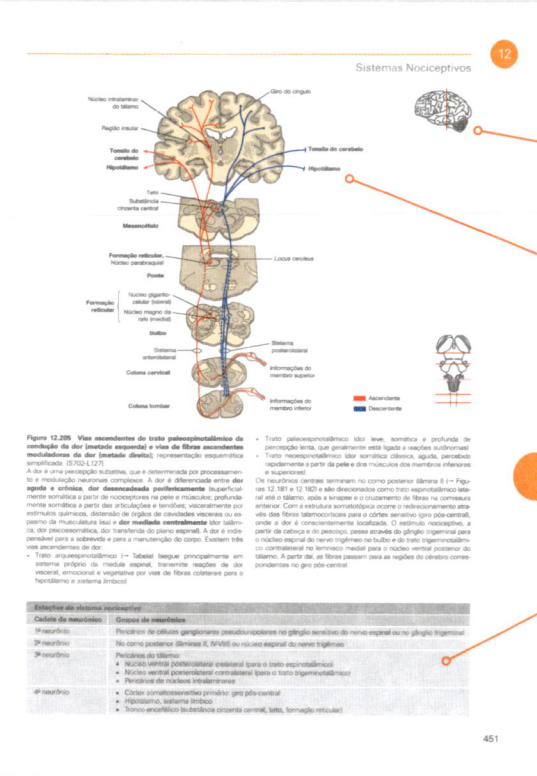

Planos de corte orientam a visualização das estruturas anatômicas.

Dica de estudo: estruturas importantes estão em **negrito**.

As **Tabelas** mostram as correlações.

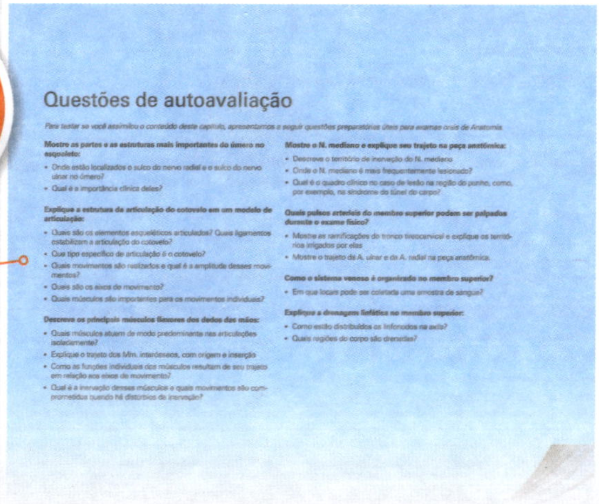

Questões de autoavaliação

Questões de **provas de Anatomia** são apresentadas no fim do capítulo para verificação de aquisição do conhecimento.

O que você encontra na 25ª edição:

Volume 1 — Anatomia Geral e Sistema Muscular

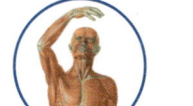

1 Anatomia Geral
Orientação no Corpo → Superfícies → Desenvolvimento → Sistema Locomotor → Vasos Sanguíneos e Nervos → Técnicas de Imagem → Pele e Anexos Cutâneos

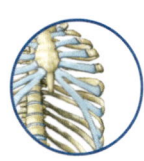

2 Tronco
Superfície → Desenvolvimento → Esqueleto → Técnicas de Imagem → Musculatura → Vasos Sanguíneos e Nervos → Topografia, Dorso → Mama → Topografia, Abdome e Parede Abdominal

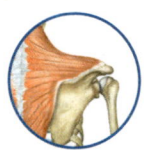

3 Membro Superior
Superfícies → Desenvolvimento → Esqueleto → Musculatura → Vasos Sanguíneos e Nervos → Topografia → Cortes

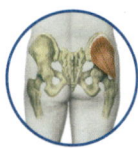

4 Membro Inferior
Superfícies → Esqueleto → Musculatura → Vasos Sanguíneos e Nervos → Topografia → Cortes

Volume 2 — Órgãos Internos

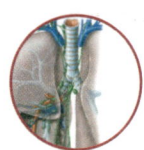

5 Órgãos do Tórax
Topografia → Coração → Pulmão → Esôfago → Cortes

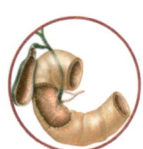

6 Órgãos do Abdome
Desenvolvimento → Topografia → Estômago → Intestino → Fígado e Vesícula Biliar → Pâncreas → Baço → Vascularização e Drenagem Linfática → Cortes

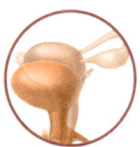

7 Pelve e Retroperitônio
Topografia → Rim e Glândulas Suprarrenais → Vias Urinárias → Reto e Canal Anal → Órgãos Genitais Masculinos → Órgãos Genitais Femininos → Cortes

Volume 3 — Cabeça, Pescoço e Neuroanatomia

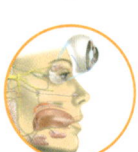

8 Cabeça
Visão Geral → Ossos e Articulações → Tecido Adiposo e Epicrânio → Musculatura → Topografia → Vasos Sanguíneos e Nervos → Nariz → Boca e Cavidade Oral → Glândulas Salivares

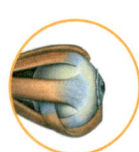

9 Olho
Desenvolvimento → Esqueleto → Pálpebras → Glândula lacrimal e Aparelho Lacrimal → Musculatura Ocular → Topografia → Bulbo do Olho → Via Óptica

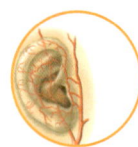

10 Orelha
Visão Geral → Orelha Externa → Orelha Média → Tuba Auditiva → Orelha Interna → Audição e Equilíbrio

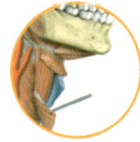

11 Pescoço
Visão Geral → Musculatura → Faringe → Laringe → Glândula Tireoide → Topografia

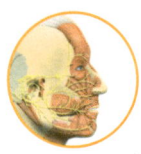

12 Encéfalo e Medula Espinal
Desenvolvimento → Considerações Gerais → Encéfalo → Meninges e Suprimento Sanguíneo → Áreas do Cérebro → Nervos Cranianos → Medula Espinal → Cortes

Quadros

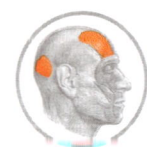

Quadros de Músculos, Articulações e Nervos
Cabeça → Pescoço → Tronco → Membro Superior → Membro Inferior → Nervos Cranianos

F. Paulsen, J. Waschke

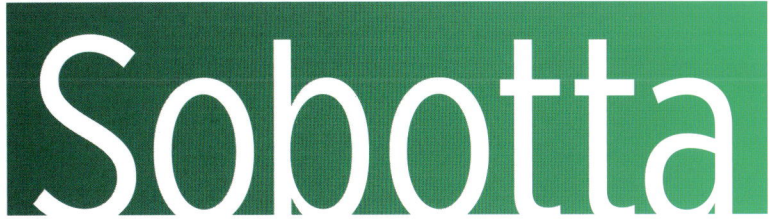

Atlas de Anatomia Humana

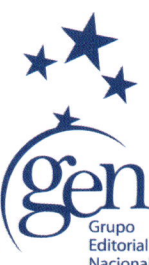

O GEN | Grupo Editorial Nacional – maior plataforma editorial brasileira no segmento científico, técnico e profissional – publica conteúdos nas áreas de ciências da saúde, exatas, humanas, jurídicas e sociais aplicadas, além de prover serviços direcionados à educação continuada e à preparação para concursos.

As editoras que integram o GEN, das mais respeitadas no mercado editorial, construíram catálogos inigualáveis, com obras decisivas para a formação acadêmica e o aperfeiçoamento de várias gerações de profissionais e estudantes, tendo se tornado sinônimo de qualidade e seriedade.

A missão do GEN e dos núcleos de conteúdo que o compõem é prover a melhor informação científica e distribuí-la de maneira flexível e conveniente, a preços justos, gerando benefícios e servindo a autores, docentes, livreiros, funcionários, colaboradores e acionistas.

Nosso comportamento ético incondicional e nossa responsabilidade social e ambiental são reforçados pela natureza educacional de nossa atividade e dão sustentabilidade ao crescimento contínuo e à rentabilidade do grupo.

Friedrich Paulsen e Jens Waschke (Editores)

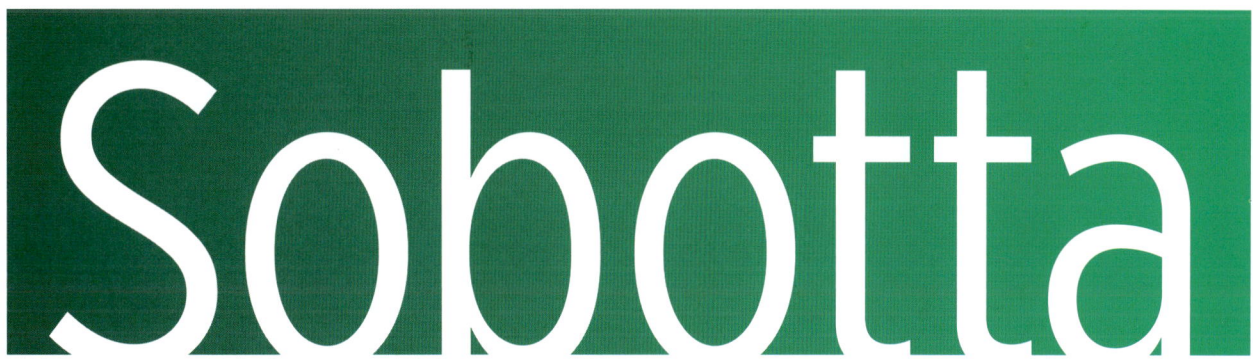

Atlas de Anatomia Humana

Anatomia Geral e Sistema Muscular

25ª edição

Revisão Técnica
Marco Aurélio R. Fonseca Passos
Médico. Mestre em Anatomia pela Universidade Federal do Rio de Janeiro (UFRJ). Doutor em Ciências pela Universidade do Estado do Rio de Janeiro (UERJ). Chefe do Departamento de Anatomia da UERJ.

Tradução
Eliane Garcia Diniz
Maria de Fátima Azevedo
Mariana Villanova Vieira

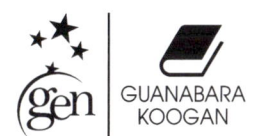

All rights reserved.
25. Auflage 2022
© Elsevier GmbH, Deutschland
Der Urban & Fischer Verlag ist ein Imprint der Elsevier GmbH.
This 25th edition of *Sobotta Atlas der Anatomie* by Friedrich Paulsen and Jens Waschke is published by arrangement with Elsevier GmbH, Urban & Fischer Munich.
ISBN: 978-3-437-44130-1
Esta 25ª edição de *Sobotta Atlas der Anatomie*, de Friedrich Paulsen e Jens Waschke, é publicada por acordo com Elsevier GmbH, Urban & Fischer Munich.

Os autores deste livro e a editora empenharam seus melhores esforços para assegurar que as informações e os procedimentos apresentados no texto estejam em acordo com os padrões aceitos à época da publicação. Entretanto, tendo em conta a evolução das ciências, as atualizações legislativas, as mudanças regulamentares governamentais e o constante fluxo de novas informações sobre os temas que constam do livro, recomendamos enfaticamente que os leitores consultem sempre outras fontes fidedignas, de modo a se certificarem de que as informações contidas no texto estão corretas e de que não houve alterações nas recomendações ou na legislação regulamentadora.

Data do fechamento do livro: 17/11/2022

Os editores e a editora se empenharam para citar adequadamente e dar o devido crédito a todos os detentores de direitos autorais de qualquer material utilizado neste livro, dispondo-se a possíveis acertos posteriores caso, inadvertida e involuntariamente, a identificação de algum deles tenha sido omitida.

Atendimento ao cliente: (11) 5080-0751
faleconosco@grupogen.com.br

Direitos exclusivos para a língua portuguesa
Copyright © 2023 by
GEN | Grupo Editorial Nacional S.A.
Publicado pelo selo Editora Guanabara Koogan Ltda.
Travessa do Ouvidor, 11
Rio de Janeiro – RJ – 20040-040
www.grupogen.com.br

Reservados todos os direitos. É proibida a duplicação ou reprodução deste volume, no todo ou em parte, em quaisquer formas ou por quaisquer meios (eletrônico, mecânico, gravação, fotocópia, distribuição pela Internet ou outros), sem permissão, por escrito, do GEN | Grupo Editorial Nacional Participações S/A.

Editoração eletrônica: Anthares

Ficha catalográfica

P357s
25. ed.
v. 1

Paulsen, Friedrich
Sobotta : atlas de anatomia humana : anatomia geral e sistema muscular / editor Friedrich Paulsen , Jens Waschke ; tradução Eliane Garcia Diniz , Maria de Fátima Azevedo , Mariana Villanova Vieira ; revisão técnica Marco Aurélio R. Fonseca Passos. - 25. ed.- Rio de Janeiro : Guanabara Koogan, 2023.
il. ; 28 cm.

Tradução de: Sobotta atlas der anatomie
Apêndice
Inclui bibliografia e índice
ISBN 978-85-9515-953-2

1. Anatomia humana- Atlas. I. Waschke, Jens. II. Diniz, Eliane Garcia. III. Azevedo, Maria de Fátima. IV. Vieira, Mariana Villanova. V. Passos, Marco Aurélio R. Fonseca. VI. Título.

22-80330
CDD: 611.00222
CDU: 611(084.4)

Gabriela Faray Ferreira Lopes- Bibliotecária- CRB-7/6643

Para informações atualizadas acessar: **www.elsevier.de**

O criador deste Atlas, Prof. Dr. Med. Johannes Sobotta, falecido em 1945, foi Professor e Diretor do Anatomischen Instituts der Universität Bonn.

Edições alemãs e anos de publicação:
1ª edição: 1904-1907, J.F. Lehmanns Verlag, München
2ª a 11ª edições: 1913-1944, J.F. Lehmanns Verlag, München
12ª edição: 1948 e as edições seguintes, Urban & Schwarzenberg, München
13ª edição: 1953, Editor H. Becher
14ª edição: 1956, Editor H. Becher
15ª edição: 1957, Editor H. Becher
16ª edição: 1967, Editor H. Becher
17ª edição: 1972, Editores H. Ferner e J. Staubesand
18ª edição: 1982, Editores H. Ferner e J. Staubesand
19ª edição: 1988, Editor J. Staubesand
20ª edição: 1993, Editores R. Putz e R. Pabst, Urban & Schwarzenberg, München
21ª edição: 2000, Editores R. Putz e R. Pabst, Urban & Fischer, München
22ª edição: 2006, Editores R. Putz e R. Pabst, Urban & Fischer, München
23ª edição: 2010, Editores F. Paulsen e J. Waschke, Urban & Fischer, Elsevier, München
24ª edição: 2017, Editores F. Paulsen e J. Waschke, Urban & Fischer, Elsevier, München

Edições autorizadas:
Árabe
Chinesa (edição em chinês simplificado/caracteres complexos)
Coreana
Croata
Espanhola
Francesa
Grega (nomenclatura em latim/grego)
Holandesa
Húngara
Indonésia
Inglesa (nomenclatura em latim/inglês)
Italiana
Japonesa
Polonesa
Portuguesa (nomenclatura em latim/português)
Russa
Tcheca
Turca
Ucraniana

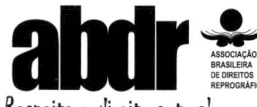

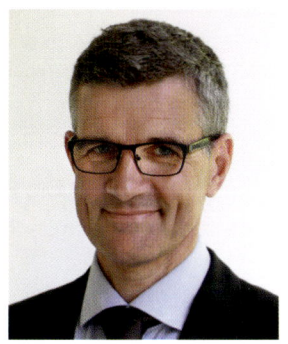

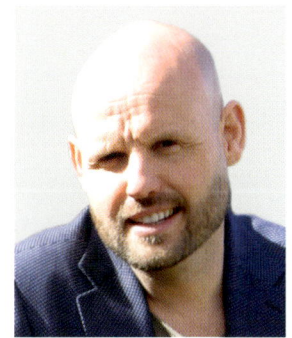

Prof. Dr. Friedrich Paulsen

Cursos de anatomia prática (dissecção) para os alunos

Friedrich Paulsen atribui grande importância ao ensino da anatomia por meio da dissecção de cadáveres. "*A dissecção é essencial não só para a compreensão tridimensional da anatomia, como também para a formação das bases práticas para muitas disciplinas da área da Saúde; nas aulas de dissecção, tem-se o primeiro contato com o corpo, os órgãos e os tecidos, e discute-se, na maioria dos casos, também pela primeira vez, o tema morte, suas causas clínicas e o processo de morrer. Tanto a anatomia quanto a maneira de lidar com situações especiais são aprendidas em grupo. Em nenhum outro momento haverá um contato tão próximo com os colegas e os professores.*"

Friedrich Paulsen nasceu em Kiel, em 1965; após a escola secundária em Braunschweig, completou sua graduação em Enfermagem. Estudou Medicina na Christian-Albrechts-Universität (CAU) em Kiel. Após a residência na Uniklinik für Mund-, Kiefer- und Gesichtschirurgie e um período como médico assistente na Universitäts-HNO-Klinik, mudou-se, em 1998, para o Anatomische Institut da CAU, durante o "Ärzteschwemme", onde habilitou-se em 2001 na disciplina de anatomia com a orientação do Prof. Dr. Bernhard Tillmann. Em 2003, Paulsen foi convidado para ser professor C3 de Anatomia na LMU Munique e MLU de Halle-Wittenberg. Em Halle, ele fundou um centro de treinamento de anatomia clínica. Rejeitou um convite da Universität des Saarlandes e se tornou, em 2010, professor de anatomia e diretor do Instituto da Friedrich-Alexander-Universität de Erlangen-Nürnberg (FAU). Friedrich Paulsen é membro honorário da Anatomical Society (Grã-Bretanha e Irlanda) e da Societatea Anatomistilor (Romênia). Ele é secretário da Anatomical Society desde 2006, foi secretário geral da International Federation of Associations of Anatomy (IFAA) de 2009 a 2019 e foi presidente da European Federation of Experimental Morphology (EFEM), a principal organização de anatomistas europeus. Também é professor visitante no Departamento de Anatomia Topográfica e Cirurgia Operatória da Sechenov-University (Moscou/Rússia) e foi professor visitante na Wroclaw Medical University (Wroclaw/Polônia) e na Khon-Kaen University (Khon-Kaen/Tailândia). Foi agraciado com inúmeros prêmios científicos, incluindo o prêmio de pesquisa Dr. Gerhard Mann SICCA, o prêmio de pesquisa SICCA da SICCA-Forschungspreis des Berufsverbands der Augenärzte, na Alemanha, e a medalha comemorativa da Comenius-Universität, em Bratislava. Além disso, recebeu vários prêmios de ensino. Seus principais interesses de pesquisa são a superfície do olho, as proteínas e os peptídios nas lágrimas e no sistema lacrimal e o estudo das causas do olho seco.

Prof. Dr. med. Friedrich Paulsen

Prof. Dr. Jens Waschke

Mais clínica nas aulas

Para Jens Waschke, um dos principais desafios da anatomia moderna é combinar o seu ensino às necessidades da formação e da prática clínica. "*As aplicações clínicas apresentadas neste Atlas aos alunos de anatomia no primeiro semestre da faculdade mostram, ao mesmo tempo, a importância dessa disciplina para a futura prática clínica e a compreensão da anatomia humana, e não apenas o aprendizado das estruturas. Por outro lado, não apresentamos conhecimento específico, que é necessário apenas para alguns especialistas em determinados procedimentos complementares ou intervenções cirúrgicas, como é feito em outros livros modernos. Como no início de sua formação os estudantes não conseguem distinguir entre noções básicas necessárias e conhecimento especializado, isso demandaria muito tempo e perda do foco no que é essencial.*"

Jens Waschke, nascido em 1974 em Bayreuth, estudou Medicina na Universität Würzburg e, em 2000, concluiu o doutorado em Anatomia. Após a residência em Anatomia e Medicina Interna, habilitou-se, em 2007, para a disciplina de Anatomia e Biologia Celular. Entre 2003 e 2004, envolveu-se com pesquisas em fisiologia por um período de nove meses na University of California, em Davis. A partir de 2008, foi titular da recém-fundada cátedra III na Universität Würzburg, antes de ser nomeado para a Ludwig-Maximilians-Universität de Munique. Lá, ele ocupa, desde 2011, no Instituto Anatômico, a cátedra I de Anatomia. Ele rejeitou propostas para trabalhar em Viena (MUW) e Hanover (MHH). Desde 2012, lidera a empresa de *software* quoWADIs-Anatomie junto com o Dr. Andreas Dietz. Em 2018, Jens Waschke tornou-se presidente da Anatomischen Gesellschaft e é membro do seu conselho até 2022. Também é membro honorário fundador da Anatomical Society of Ethiopia (ASE) e membro do Comitê de Especialistas do IMPP.

Em sua pesquisa, examina, principalmente, os mecanismos biológicos da célula que controlam a adesão entre as células e o fluxo de substâncias através das barreiras externas e internas do corpo humano. O foco de sua investigação são os mecanismos que conduzem a adesão de células rompidas em doenças como pênfigo (doença de pele caracterizada pela formação de bolhas), cardiomiopatias arritmogênicas e doença de Crohn. O objetivo é compreender melhor a adesão celular e descobrir novas abordagens terapêuticas.

Prof. Dr. med. Jens Waschke

Prefácio

No prefácio da primeira edição do Atlas, em maio de 1904, Johannes Sobotta escreveu: "Tantos anos de experiência em dissecção anatômica levaram o editor, na representação do sistema nervoso periférico e do sistema vascular, a proceder de modo que o aluno percebesse, nas ilustrações do livro, as partes relevantes apresentadas como ele está acostumado a vê-las na peça anatômica, ou seja, os vasos e os nervos da mesma região ao mesmo tempo. Além disso, o Atlas contém tanto texto como tabelas. Suas principais figuras incluem, além dos desenhos auxiliares e esquemáticos e as explicações das tabelas, uma apresentação curta e breve do texto para a orientação rápida de como usar o livro no laboratório de anatomia".

Assim como a moda, os hábitos de leitura e aprendizado dos estudantes também se modificam constantemente. As novas mídias e a disponibilidade de informações e atrações certamente são as principais razões pelas quais isso ocorre muito mais rapidamente hoje em dia. Esses avanços tecnológicos e, com isso, a exigência dos alunos para atlas e livros didáticos que eles desejam usar, bem como a disponibilidade digital do conteúdo, devem ser considerados pelos autores e editores. Discussões e pesquisas sistemáticas com os alunos servem para avaliar suas expectativas. Às vezes, no entanto, o mercado também é um indicador de mudança: livros didáticos detalhados para os cursos da saúde são muito apreciados pelos alunos, visto que atendem às suas necessidades didáticas, além de possibilitarem que sejam mais bem-sucedidos nos exames. Da mesma forma, as figuras de atlas como o Sobotta, cuja qualidade tem fascinado muitas gerações de médicos e profissionais ligados à medicina em todo o mundo, são consideradas pelo estudante muito complicadas e detalhadas. Essa percepção ocorre após a consideração sobre como os pontos fortes do Atlas, que na sua tradição secular com 25 edições é uma referência de acurácia e qualidade, podem ser adaptados aos conceitos didáticos modernos, sem perder sua originalidade.

Do ponto de vista didático, temos o já utilizado conceito do Atlas em três volumes, como Sobotta aplicou desde a primeira edição, mantendo-os divididos em: Anatomia Geral e Sistema Muscular (Volume 1), Órgãos Internos (Volume 2) e Cabeça, Pescoço e Neuroanatomia (Volume 3).

O conceito mencionado no prefácio da primeira edição, de correlação das figuras do Atlas com um texto explicativo, continua sendo praticado nesta edição; conceito atual e que utilizamos com modificações. Cada imagem é acompanhada por uma breve explicação, que é projetada para apresentar a figura aos alunos e elucidar por que determinada peça anatômica e a representação da região foram escolhidas. Os capítulos foram sistemáticos no que se refere à NKLM/NKLZ (Nationaler Kompetenzbasierter Lernzielkatolog Medizin [www.nklm.de]/Zahnmedizin [www.nklz.de]) e abrangem os atuais padrões de aprendizagem, adicionando e substituindo várias ilustrações. Grande parte dessas novas figuras é apresentada para que a aprendizagem das formas de irrigação sanguínea e inervação, particularmente relevantes, seja facilitada sob os aspectos didáticos. Além disso, muitas imagens já existentes foram revisadas, e as legendas foram reduzidas e marcadas com negrito, para facilitar o acesso ao conteúdo anatômico. Inúmeras referências à prática clínica devem fazer da "anatomia tediosa" uma anatomia clínica e viva, que possibilite ao iniciante visualizar a relevância da anatomia para sua futura atividade profissional. Os dados clínicos são uma prévia do que acontece na assistência à saúde. Conceitualmente, as páginas de introdução dos capítulos são novas, incluindo uma visão geral do conteúdo, os tópicos mais importantes, bem como um caso comum na prática clínica. Ao fim de cada capítulo, foram incluídas questões que costumam ser feitas em provas orais. Como na 24ª edição, cada capítulo inclui uma breve introdução à embriologia dos órgãos descritos.

Aprender Anatomia não é difícil, mas demanda tempo. Mais tarde, as horas de sacrifício serão proveitosas para o médico e para o paciente. A 25ª edição do Sobotta não tem apenas o objetivo de facilitar a aprendizagem, mas também tornar esse tempo de aprendizado interessante, de modo que, no período de estudo, assim como durante a atividade profissional, o Atlas seja constantemente consultado.

Erlangen e Munique, verão de 2022, exatos 118 anos após a publicação da primeira edição.

Friedrich Paulsen e Jens Waschke

Agradecimentos

O trabalho da 25ª edição do Sobotta foi mais uma vez muito prazeroso e aumentou nossa intensa identificação com o Atlas.

Um Atlas abrangente como o Sobotta exige hoje, mais do que nunca, um trabalho em equipe em conjunto com a coordenação de uma editora. Agradecemos muito pela ajuda e pelo apoio da editora de conteúdo Sonja Frankl, que já supervisionou várias edições do Sobotta e cuja vasta experiência contribuiu expressivamente; sem ela, não seria possível fazer um trabalho tão importante. Lembramos, com satisfação, das conferências mensais por telefone, nas quais a Dra. Beilmann e a Sra. Frankl nos ajudaram com o *design* das páginas e compreenderam, de forma notável, como unir duas diferentes personalidades em um estilo de trabalho consistente. Sibylle Hartl foi responsável, juntamente com a Dra. Beilmann, pela coordenação do projeto e por toda a produção. Nós a agradecemos muitíssimo. Sem a força e o suporte da Sra. Kathrin Nühse esta edição não teria sido possível. Outras pessoas envolvidas na edição e no sucesso do processo e a quem calorosamente agradecemos são: Sr. Martin Kortenhaus (edição), equipe da GmbH (imagem oficial e registro) e Nicola Kerber (diagramação).

Um agradecimento especial à nossa equipe de ilustração: Dra. Katja Dalkowski, Anne-Kathrin Hermanns, Martin Hoffmann, Sonja Klebe, Jörg Mair, que elaboraram várias imagens novas, além de revisarem as já existentes.

Agradecemos pela ajuda na criação de imagens clínicas ao PD Dr. med. Frank Berger, Institut für Klinische Radiologie der Ludwig-Maximilians-Universität de Munique; Prof. Dr. med. Christopher Bohr, Clínica e Policlínica de Otorrinolaringologia, Universitätsklinikum Regensburg – anteriormente UK-Erlangen/FAU; Dr. med. Eva Louise Bramann, Klinik für Augenheilkunde der Heinrich-Heine-Universität Düsseldorf; Prof. Dr. med. Andreas Dietz, diretor da Klinik und Poliklinik für Hals-Nasen-Ohrenheilkunde, Universität Leipzig; Prof. Dr. Arndt Dörfler, Institut für Radiologie, Neuroradiologie, Friedrich-Alexander-Universität Erlangen-Nürnberg; Prof. Dr. med. Gerd Geerling, Klinik für Augenheilkunde der Heinrich-Heine-Universität Düsseldorf; Dr. Med. Berit Jordan, Universitäts-Klinik und Poliklinik für Neurologie, Martin-Luther-Universität Halle-Wittenberg; Prof. Dr. Marco Kesting, médico e dentista, Mund-, Kiefer- und Gesichtschirurgische Klinik, Friedrich-Alexander-Universität Erlangen-Nürnberg; PD Dr. med. Axel Kleespies, Chirurgische Klinik, Ludwig-Maximilians-Universität München; Prof. Dr. med. Norbert Kleinsasser, Universitätsklinik für Hals-Nasen-Ohrenkrankheiten, Julius-Maximilians-Universität Würzburg; PD Dr. med. Hannes Kutta, HNO-Praxis Hamburg-Altona/Ottensen; Dr. Med. Christian Markus, Klinik für Anästhesiologie, Julius-Maximilians-Universität Würzburg; Sra. MTA Hong Nguyen e PD Dr. Martin Schicht, Institut für Funktionelle und Klinische Anatomie, Friedrich-Alexander-Universität Erlangen-Nürnberg; Jörg Pekarsky, Institut für Anatomie II, Funktionelle und Klinische Anatomie, Friedrich-Alexander-Universität Erlangen-Nürnberg; Dr. med. Dietrich Stövesandt, Klinik für Diagnostische Radiologie, Martin-Luther-Universität Halle-Wittenberg; Prof. Dr. Med. Jens Werner, Chirurgische Klinik, Ludwig-Maximilians-Universität München; Dr. Med. Dent. Tobias Wicklein, Erlangen, e Prof. Dr. Med. Stephan Zierz, diretor da Universitätsklinik und Poliklinik für Neurologie, Martin-Luther-Universität Halle-Wittenberg.

Por último, mas não menos importante, agradecemos às nossas famílias, que não só tiveram de compartilhar a nossa atenção com a 25ª edição do Sobotta, mas também permaneceram sempre ao nosso lado, aconselhando-nos diante dos problemas encontrados e nos apoiando com carinho.

Erlangen e Munique, verão de 2022

Friedrich Paulsen e Jens Waschke

Endereços dos editores

Prof. Dr. med. Friedrich Paulsen
Institut für Anatomie, Lehrstuhl Funktionelle und Klinische Anatomie
Friedrich-Alexander-Universität Erlangen-Nürnberg
Universitätsstraße 19
91054 Erlangen

Prof. Dr. med. Jens Waschke
Anatomische Anstalt der LMU München
Lehrstuhl Anatomie I – vegetative Anatomie
Pettenkoferstraße 11
80336 München

Representação realista como a maior prioridade

Sabine Hildebrandt,** Friedrich Paulsen, Jens Waschke

É inconcebível que um médico exerça sua profissão sem um profundo conhecimento anatômico. A compreensão detalhada da estrutura, das relações topográficas e vias de irrigação arterial, da drenagem venosa e linfática e da inervação de regiões e órgãos do corpo é fundamental para o diagnóstico, a terapia e o prognóstico de doenças. Os métodos de aquisição do conhecimento anatômico são, principalmente, visual, cognitivo e tátil e, em última análise, só pode ser aprendido de maneira otimizada via inspeção, palpação e dissecação do corpo humano. Imagens, desenhos e programas tridimensionais, que representam os elementos essenciais, ajudam a desenvolver no cérebro uma ideia tridimensional das condições do corpo humano, para armazená-la a longo prazo e associar os nomes às estruturas.

O princípio visual nem sempre foi aplicado ao ensino de anatomia. Os escritos dos grandes anatomistas da Antiguidade, como a escola de **Hipócrates de Kos** (460-370 a.C.) e **Galeno de Pérgamo** (131-200), eram textos sem ilustrações, uma vez que nenhuma representação realista em forma de livro era tecnicamente possível, nem eram realizadas dissecações de seres humanos.[1-4] Mesmo **Mondino di Luzzi** (1270-1326), que, como reformador da anatomia, introduziu a dissecação de cadáveres no ensino dessa ciência em Bolonha e escreveu o primeiro "livro" de anatomia em 1316, teve de desistir das ilustrações. Seu trabalho é uma coleção de 77 páginas que foi a base do treinamento médico por vários séculos.[1,4] Por uma questão de clareza, foram anexadas ilustrações individuais de outro compêndio médico contemporâneo, que eram de pouca utilidade prática devido à falta de detalhes e aos erros significativos.

O Renascimento enfatizou a importância de ser fiel à natureza. **Leonardo da Vinci** (1452-1519) enfatizou a representação visual do conteúdo anatômico e preparou anatomicamente os cadáveres para depois retratá-los em esboços.[5] Infelizmente, ele não completou seu trabalho de anatomia planejado, mas deixou como herança um grande número de desenhos anatômicos dos seus estudos. Assim, em 1543, **Andreas Vesalius** (1514-1564) publicou "*De humani corporis fabrica libri septem*", o primeiro livro a representar totalmente a anatomia baseada na dissecação de corpos humanos e ilustrada com inúmeras xilogravuras de alta qualidade, embora não fossem coloridas.[6,7] Essa prática mudou ao longo dos anos, e a qualidade da imagem atingiu seu primeiro ápice em um trabalho publicado pelo anatomista **Jean Marc Bourgery** (1797-1849) e seu ilustrador, **Nicolas Henri Jacob** (1782-1871). Bourgery e Jacob criaram, em conjunto, um atlas de anatomia de oito volumes ao longo de um período de mais de 20 anos, sendo provavelmente a primeira coautoria explícita entre anatomista e desenhista. A desvantagem dessa obra e daquela criada por Vesalius, no entanto, era que tais livros de grande formato eram tão caros e difíceis de manusear que eram, e ainda são, muito valorizados por médicos ricos e conhecedores de arte do seu tempo, até os dias atuais, mas inadequados para a formação básica em Medicina. O livro *Anatomy Descriptive and Surgical*, publicado por **Henry Gray** (1827-1861) em 1858, que continha ilustrações com base em dissecações, mas não era colorido, rapidamente se estabeleceu no mundo de língua inglesa como uma alternativa acessível para os estudantes.[8]

Por volta de 1900, **August Rauber** (1841-1917) publicou, com **Friedrich Wilhelm Kopsch** (1868-1955), **Carl Heitzmann** (1836-1896), **Carl Toldt** (1840-1920), **Werner Spalteholz** (1861-1940) e vários outros autores em diferentes editoras, livros de anatomia, que, como atlas manuais ou em combinação com um livro didático, tinham a pretensão de apresentar a anatomia de modo completo. No entanto, o anatomista **Johannes Sobotta** (1869-1945), que trabalhou em Würzburg, argumentou que eles eram muito detalhados e, portanto, inadequados para uso em estudos médicos. Além disso, em sua opinião, o preço era injustamente alto para a qualidade das ilustrações. Assim, o objetivo de Sobotta era "*produzir um atlas com ilustrações fiéis à natureza e adequado para uso por estudantes de medicina na sala de dissecação*".[9] Desde então, todos os editores do Atlas Sobotta seguiram esse princípio básico.

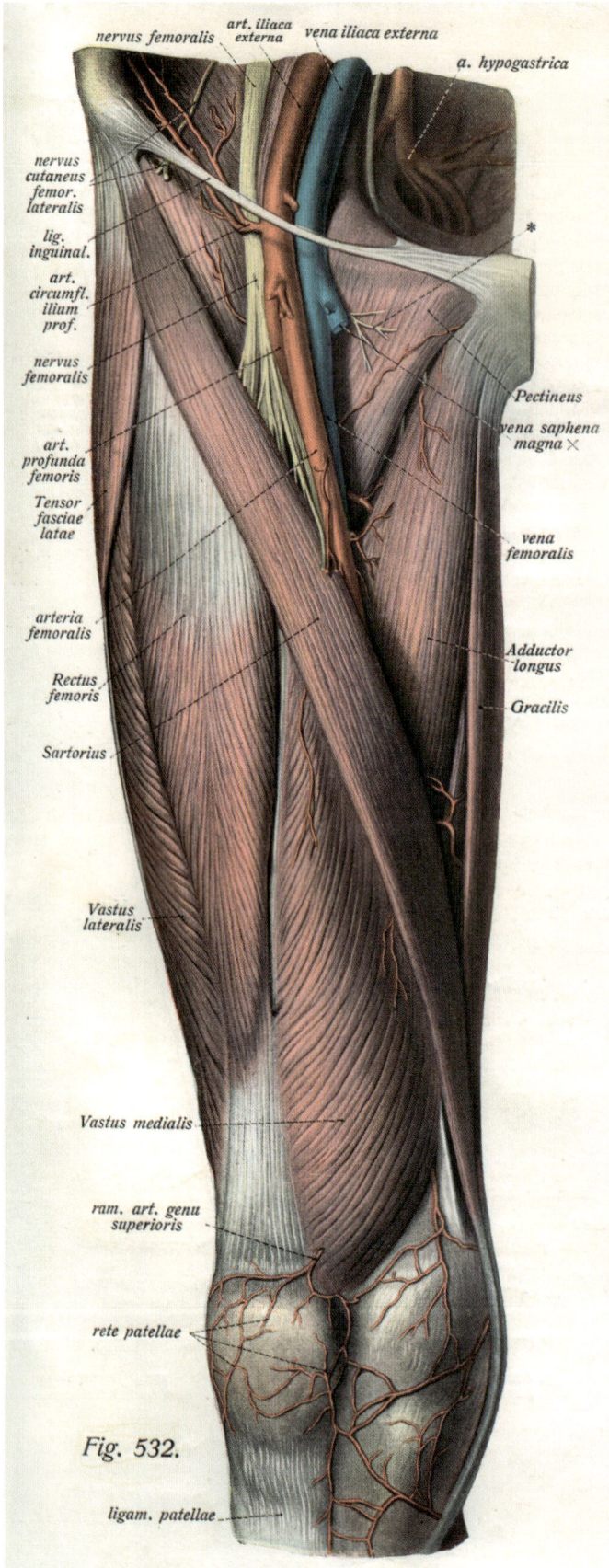

Figura 1 Desenho dos músculos anteriores da coxa com base em uma preparação (1ª edição do Atlas).

A primeira edição do Atlas, lançada em 1904, foi publicada por J. F. Lehmanns sob o título *Atlas de Anatomia Descritiva do Homem em 3 volumes* (*Atlas der deskriptiven Anatomie des Menschen in 3 Banden*) e continha 904 ilustrações, em sua maioria coloridas, que Johannes Sobotta criou em grande parte junto com o desenhista **Karl Hajek** (1878-1935), o qual desempenhou papel importante na qualidade e no sucesso da obra. De fato, o Atlas parece ter causado um efeito disruptivo após seu surgimento, o que propiciou grande avanço no desenvolvimento de livros e atlas de anatomia. Na época da primeira edição do Atlas, os músculos foram coloridos em muitos dos outros atlas mencionados, e as vias de irrigação, drenagem e inervação foram destacadas individualmente em cores. No entanto, uma coloração completa e realista de ilustrações inteiras de um local ou da parte de um membro só estava disponível no Atlas Sobotta e só se tornou possível com uma técnica de impressão implementada no mais alto nível. Incluímos aqui uma ilustração da primeira edição com base em uma preparação da coxa (→ Figura 1). Mesmo mais de 100 anos depois, essas imagens ainda parecem recentes e naturais; portanto, são atemporais.

Ao longo das edições seguintes, os editores acrescentaram muitas ilustrações, e as já existentes foram constantemente revisadas e adaptadas à percepção e à sensibilidade estética do momento. Infelizmente, não é possível citar de maneira adequada todos os artistas que fizeram do Atlas o que é hoje ao longo das suas 25 edições. Entretanto, artistas individuais devem ser destacados como representantes desse grupo. A partir de 1925, **Erich Lepier** (1898-1974) trabalhou como desenhista na Urban & Schwarzenberg, inicialmente para vários clínicos e depois para o anatomista Eduard Pernkopf. Após a Segunda Guerra Mundial e depois que a empresa Urban & Schwarzenberg assumiu a publicação do Atlas da Editora J. F. Lehmanns, Lepier também foi responsável por inúmeras ilustrações na obra.

Para as edições posteriores, a partir da 20ª, publicada em 1993, destaca-se **Sonja Klebe**, com quem os editores ainda hoje trabalham com muita confiança, conforme ilustrado na → Figura 2, usando uma representação da anatomia da cabeça.

Para edições posteriores, ilustrações de outros trabalhos anatômicos e clínicos publicados pela Editora Elsevier também foram incluídas no Atlas. Desde a virada do milênio, as ilustrações anatômicas nas obras de todas as editoras foram criadas principalmente de modo digital. Desde então, os avanços tecnológicos possibilitaram a criação de imagens anatômicas de maneira diferente de como costumava ser. Originalmente, como no Atlas Sobotta, novas ilustrações foram desenhadas exclusivamente com base em amostras anatômicas reais.

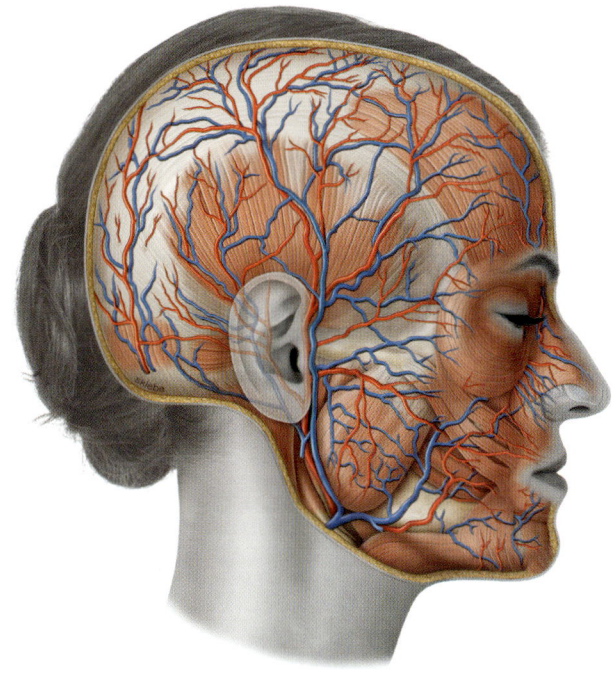

Figura 2 Desenho de Sonja Klebe mostrando o trajeto dos vasos na cabeça (25ª edição do Atlas, → Figura 8.83). [S700-L238].

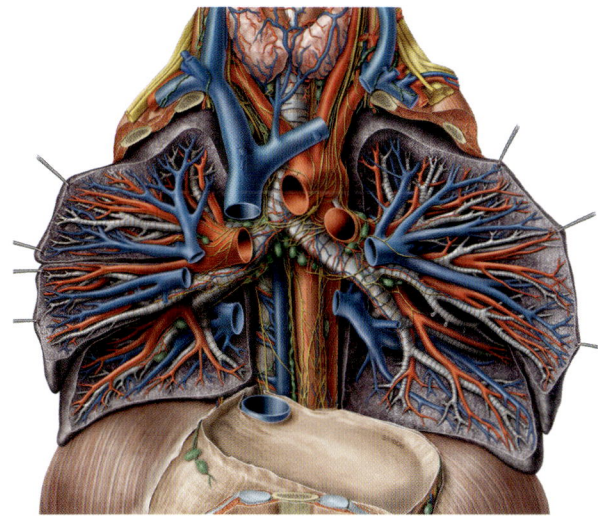

Figura 3 Desenho de um preparado anatômico de pulmão do Atlas Pernkopf (25ª edição do Atlas, → Figura 5.113). [S700-L238]/[T300]

As representações esquemáticas para simplificação foram derivadas em um princípio dedutivo. Atualmente, desenhos de linhas simples e esquemas são elaborados com programas de computador, incorporando as texturas de diferentes tecidos de acordo com um princípio indutivo, de tal maneira que o resultado é a impressão da representação anatômica genuína de uma amostra. Os resultados são impressionantemente claros, mas permanecem "falsos". A abordagem é muito atraente por razões organizacionais e econômicas: em contraste com o período anterior à Segunda Guerra Mundial, quase nenhum instituto de anatomia hoje tem os próprios ilustradores que possam criar as ilustrações com a mesma qualidade trabalhando com os anatomistas sobre as amostras, como foi possível anteriormente. Além disso, quase não há taxidermistas nos institutos de anatomia que possam encontrar tempo para produzir amostras anatômicas da mais alta qualidade. Os anatomistas contemporâneos não são mais apenas professores universitários e autores de livros didáticos, mas também cientistas que realizam pesquisas e dependem de fundos voltados para o alto desempenho. Devido a esses desenvolvimentos, dificilmente é possível para os anatomistas trabalhar junto com seus desenhistas por vários meses em uma única imagem a fim de otimizá-la. Com isso, esse tipo de representação de ilustrações está praticamente abandonado e quase não há ilustrações que possam competir com aquelas dos atlas de anos anteriores ou mesmo superá-las. Por isso, ilustrações como as do Atlas Pernkopf continuam a ser usadas como modelos no Atlas Sobotta, para que seu conteúdo e sua qualidade de representação sejam considerados insuperáveis, como mostra a → Figura 3 sobre a preparação dos pulmões. Os editores não conhecem ilustração comparável da estrutura pulmonar e das vias de irrigação e drenagem associadas, já que esta mostra todos os detalhes vasculares, incluindo as vias linfáticas.

No entanto, essa decisão de reproduzir ilustrações do Atlas Pernkopf só pode ser justificada com base em um exame consciente do contexto de injustiça[10] em que foram criadas – sob o nacional-socialismo e em memória de suas vítimas, cujos corpos são retratados aqui. Como isso se aplica a todos os modelos de atlas que já existiam e foram desenvolvidos durante tal período, esse histórico deve ser discutido com mais detalhes.[11]

O trabalho anatômico no ensino e na pesquisa, bem como na produção de novos materiais didáticos, incluindo os atlas, dependia e depende de um suprimento adequado de cadáveres. Na Alemanha, assim como no resto do mundo, tradicionalmente isso se baseava nos cadáveres de pessoas que morriam em instituições públicas e cujos familiares não os reivindicavam para sepultamento. Isso só mudou fundamentalmente na Alemanha e em alguns outros países no fim do século XX, quando os programas de doação de corpos se tornaram efetivos.[12,13] Antes, em sua maioria, eram cadáveres de instituições psiquiátricas e prisões, ou de pessoas que haviam cometido suicídio; historicamente, o primeiro suprimento anatômico legalmente regulamentado foi de pessoas executadas. Normas legais correspondentes foram repetidamente adaptadas pelos governos, inclusive no Terceiro Reich.[14,15] Com raras exceções,

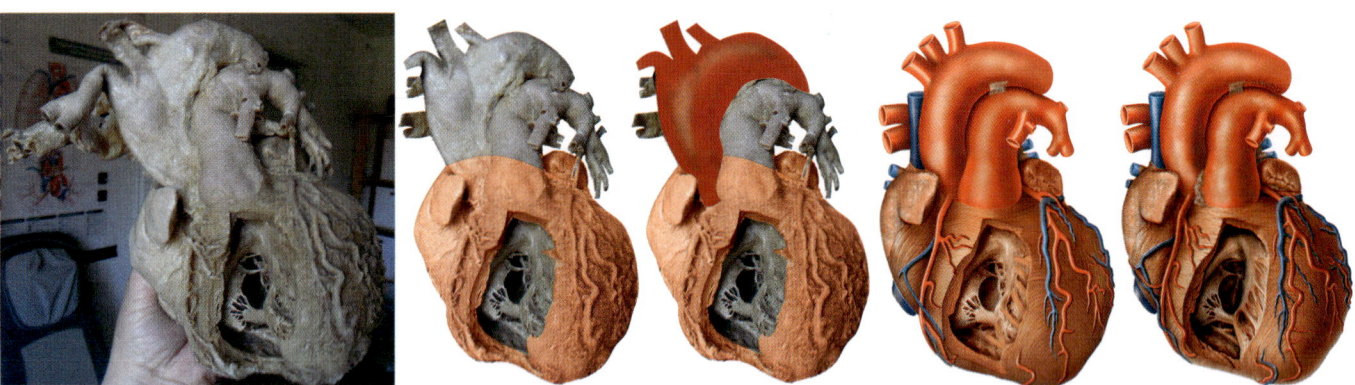

Figura 4 Desenvolvimento passo a passo de um desenho de Sonja Klebe da topografia do coração, a partir de um plastinado e fotos.
[L238]

a falta de cadáveres para ensino e pesquisa foi tema constante na história da anatomia. Isso mudou de modo significativo sob o nacional-socialismo. Nos primeiros anos após 1933, ainda existiam as habituais petições de anatomistas (mulheres anatomistas em cargos de liderança universitária não existiam antes de 1945) junto às autoridades responsáveis para melhorar o cuidado com os cadáveres. Entretanto, pouco tempo depois, seus pedidos se tornaram concretos, com a solicitação de acesso aos locais de execução e aos cadáveres de pessoas executadas, ou de entrega dos cadáveres de prisioneiros de guerra. Portanto, os anatomistas não eram apenas receptores passivos dos cadáveres das vítimas, eles os procuravam ativamente para ensino e, sobretudo, para pesquisa.[16]

No Terceiro Reich, entre os cadáveres das instituições psiquiátricas, estavam os de pessoas assassinadas como parte do programa de "eutanásia", conforme documentado por vários institutos de anatomia.[17,18] Entre os que haviam cometido suicídio, houve um aumento de judeus perseguidos a partir de 1933.[19] Devido às mudanças na legislação nacional-socialista e à perseguição dos chamados "inimigos do povo alemão", o número de prisioneiros aumentou, não apenas no sistema penal normal e nas prisões da Gestapo, mas principalmente na rede em constante expansão de campos de concentração e campos descentralizados para prisioneiros de guerra e trabalhadores forçados. Por causa da escalada da violência e das condições de vida desumanas, as taxas de mortalidade eram altas nessas instituições, e os corpos eram enviados para muitos institutos anatômicos. O número de execuções após julgamentos civis e militares também aumentou exponencialmente sob o nacional-socialismo, sobretudo durante os anos de guerra.[20] Todos os institutos anatômicos recebiam os corpos dos executados, sem exceção, independentemente da convicção política individual dos anatomistas que trabalhavam com esses corpos.

Embora mais de 80% dos anatomistas que permaneceram na Alemanha nacional-socialista tenham se juntado ao Partido Nacional-Socialista dos Trabalhadores Alemães (NSDAP, do alemão *Nationalsozialistische Deutsche Arbeiterpartei*), nem todos eram ideólogos nacional-socialistas tão convictos quanto o reitor vienense da faculdade de Medicina e professor de anatomia **Eduard Pernkopf** (1888-1955). Ele não só se aproveitou do acesso irrestrito a corpos de vítimas executadas do nacional-socialismo, principalmente para estudos científicos, como muitos de seus colegas fizeram; porém, junto com seus assistentes e um grupo de ilustradores médicos, criaram os próximos volumes de sua *Topographischen Anatomie des Menschen* (*Anatomia Topográfica do Homem*), que ele havia começado no início da década de 1930. É altamente provável que grande parte das imagens do atlas criadas durante os anos de guerra mostre vítimas do regime nacional-socialista, uma vez que o departamento de anatomia da Universidade de Viena teve acesso aos corpos de pelo menos 1.377 pessoas executadas na cidade de Viena pelo sistema prisional entre 1938 e 1945, mais da metade deles de condenados por alta traição.[21] Erich Lepier, como seus colegas ilustradores Karl Endtresser (1903-1978) e Franz Batke (1903-1983), deixaram sinais claros de sua afinidade política com o nacional-socialismo em assinaturas de imagens criadas durante a guerra. Lepier muitas vezes integrou uma suástica em suas letras e runas Endtresser e Batke SSR – características conspícuas que inicialmente não foram comentadas. Apesar disso, o trabalho recebeu grande popularidade entre anatomistas, cirurgiões e ilustradores médicos. As razões para isso foram os detalhes naturais, uma paleta de cores intensificada por um novo processo de impressão e a chamada representação "estratigráfica" de Pernkopf de uma região do corpo da superfície às profundezas em uma sequência de preparações. Após a guerra, Lepier copiou vários originais de Pernkopf para o Atlas Sobotta, substituindo as ilustrações de Karl Hajek. Curiosamente, as imagens muito detalhadas das cavidades do corpo com seus órgãos, que também representavam o sistema linfático, não foram reproduzidas. A falta de desenhos correspondentes em muitas edições do Atlas Sobotta pode ser explicada pelo fato de que a importância do sistema linfático para o diagnóstico e o tratamento de tumores malignos não foi plenamente pesquisada durante muito tempo. Uma vez que essa importante função do sistema linfático é agora bem conhecida, os editores contemporâneos consideram a inclusão das ilustrações de alta qualidade de Pernkopf como um bom exemplo de que o uso adicional de desenhos dessa obra se justifica.

Logo após a publicação da primeira edição americana do Atlas Pernkopf, em 1963/1964, surgiram questionamentos sobre o pano de fundo político da obra, mas estes não foram seguidos por estudos de autores americanos[22] até a década de 1980, antes de um debate público sobre a ética do uso do Atlas Pernkopf ocorrer no meio da década de 1990. As recomendações foram desde a retirada completa dele das bibliotecas até seu uso historicamente informado.[23] Urban & Schwarzenberg deixaram de publicar o trabalho, mas isso não encerrou seu uso, principalmente por cirurgiões.[24,25] Em 2016, como parte de uma investigação sistemática da anatomia sob o nacional-socialismo, surgiu uma nova investigação sobre o uso ético das imagens de Pernkopf em situações cirúrgicas especiais.[26] Essa questão teve uma resposta formulada com base na ética médica judaica, no *responsum* do rabino Joseph Polak, *Vienna Protocol* (*Protocolo de Viena*).[27-29] Um *responsum* é uma resposta acadêmica e legal tradicional a uma pergunta feita a um rabino. Polak concluiu que a maioria das autoridades certamente permitiria o uso das imagens de Pernkopf se elas ajudassem a salvar vidas humanas (de acordo com o princípio "*piku'ach nefesh*": a precedência do preceito de preservar a vida sobre todos os outros preceitos). No entanto, esse uso está vinculado à condição absoluta de que todo o mundo esteja ciente da procedência dessas imagens. Só assim os mortos recebem pelo menos parte da dignidade a que têm direito.

Com base no *Vienna Protocol* e na condição de que as vítimas do nacional-socialismo, cujos corpos são mostrados nas ilustrações do Atlas Pernkopf, sejam honradas, os editores da nova edição do Atlas Sobotta aqui apresentada consideram justificado apresentar algumas dessas imagens, que foram redesenhadas: **para tratar e salvar futuros pacientes por meio da melhor instrução visual anatômica possível, em memória das vítimas**.

Na 25ª edição, o número total de ilustrações cresceu para mais de 2.500. Ainda hoje, a prioridade continua a ser criar imagens com os vários desenhistas e artistas gráficos que se aproximem o máximo possível das preparações anatômicas reais. Esse objetivo é exemplificado na → Figura 4. Nela, foi feito um plastinado* a partir do coração de um corpo doado, que a ilustradora e desenhista Sra. Klebe usou, junto com fotografias de diferentes perspectivas, para criar uma nova ilustração. A profundidade espacial, que possibilita o aprendizado da anatomia tridimensional, é fruto do processo de exploração da artista, que não teria sido possível sem a própria visualização e "compreensão" da preparação.

Os editores gostariam de agradecer a todos os ilustradores, desenhistas e artistas que contribuíram, bem como à equipe editorial da Elsevier, sem a qual o Atlas não teria sido possível neste formato.

Boston, Erlangen e Munique, 2022
*Sabine Hildebrandt,*** *Friedrich Paulsen e Jens Waschke*

Referências bibliográficas

1. Persaud TVN. Early history of human anatomy. Springfield: Charles C Thomas, 1984.
2. Persaud TVN. A history of human anatomy: the post-Vesalian era. Springfield: Charles C Thomas, 1997: 298, 309.
3. Rauber A, Kopsch F. Anatomie des Menschen. 7. Aufl. Leipzig: Thieme, 1906.
4. Roberts KB, Tomlinson JDW. The fabric of the body. Oxford: Oxford University Press, 1992.
5. Clayton M, Philo R. Leonardo da Vinci Anatomist. London: Royal Collection Trust, 2017.
6. Garrison DH, Hast MH. The fabric of the human body (kommentierte Übersetzung des Werks von Andreas Vesalius). Basel: Karger, 2014.
7. Vollmuth R. Das anatomische Zeitalter. München: Verlag Neuer Merkur, 2004.
8. Hayes B. The Anatomist: A True story of Gray's Anatomy. Ballantine, 2007. ISBN 978-0-345-45689-2.
9. Sobotta, J. Atlas der Anatomie des Menschen. 1. Aufl. München: J. F. Lehmanns-Verlag, 1904–1907.
10. Arbeitskreis »Menschliche Präparate in Sammlungen« (2003): Empfehlungen zum Umgang mit Präparaten aus menschlichem Gewebe in Sammlungen, Museen und öffentlichen Räumen, in: Deutsches Ärzteblatt 2003; 100: A1960–A1965. Dort heißt es unter anderem: „Ergibt sich, dass der Verstorbene aufgrund seiner Abstammung, Weltanschauung oder wegen politischer Gründe durch staatlich organisierte und gelenkte Gewaltmaßnahmen sein Leben verloren hat oder besteht die durch Tatsachen begründete Wahrscheinlichkeit dieses Schicksals, ist dies eine schwere Verletzung seiner individuellen Würde. Wurde ein solcher Unrechtskontext im Einzelfall festgestellt, sind die Präparate aus den einschlägigen Sammlungen herauszunehmen und würdig zu bestatten, oder es ist in vergleichbar würdiger Weise damit zu verfahren." Dabei ist insbesondere bei Präparaten aus der NS-Zeit „einem differenzierten Umgang mit den einzelnen Präparaten – nach ausführlicher Recherche zur Provenienz – vor einer unterschiedslosen Entfernung aller zwischen 1933 und 1945 entstandenen Präparate aus Sammlungen eindeutig Vorrang zu geben." Für Präparate ungeklärter Herkunft und Datierung gelten folgende Empfehlungen: „Bestände, die nach einer ersten Begutachtung ungeklärter Herkunft und allem Anschein nach im 20. Jahrhundert entstanden sind, sollten zunächst separiert und einer eingehenden Überprüfung unterzogen werden. Wenn sich nach einer Untersuchung keine Eindeutigkeit der Zuordnung ergibt, sind diese Präparate grundsätzlich zu bestatten, es sei denn, es bestehen dem zuwiderlaufende übergeordnete Gesichtspunkte, die im Einzelfall darzulegen, zu dokumentieren und zu begründen sind."
11. Eine ausführliche Darstellung der Geschichte der Anatomie im Nationalsozialismus findet sich bei: Hildebrandt S. The Anatomy of Murder: Ethical Transgressions and Anatomical Science in the Third Reich. New York: Berghahn Books, 2016.
12. Garment A, Lederer S, Rogers N, et al. Let the Dead Teach the Living: The Rise of Body Bequeathal in 20th-century America. Academic Medicine 2007; 82, 1000–1005.
13. Habicht JL, Kiessling C, Winkelmann A. Bodies for anatomy education in medical schools: An overview of the sources of cadavers worldwide. Acad Med 2018; 93: 1293–1300.
14. Stukenbrock K. Der zerstückte Coerper: Zur Sozialgeschichte der anatomischen Sektionen in der frühen Neuzeit (1650–1800). Stuttgart: Franz Steiner Verlag, 2001.
15. Hildebrandt S. Capital Punishment and Anatomy: History and Ethics of an Ongoing Association. Clinical Anatomy 2008; 21: 5–14.
16. Noack T, Heyll U. Der Streit der Fakultäten. Die medizinische Verwertung der Leichen Hingerichteter im Nationalsozialismus. In: Vögele J, Fangerau H, Noack T (Hrsg.). Geschichte der Medizin – Geschichte in der Medizin. Hamburg: Literatur Verlag, 2006: 133–142.
17. Eine ausführliche Darstellung der Geschichte der Anatomie im Nationalsozialismus findet sich bei: Hildebrandt S. The Anatomy of Murder: Ethical Transgressions and Anatomical Science in the Third Reich. New York: Berghahn Books, 2016.
18. Czech H, Brenner E. Nazi victims on the dissection table – the anatomical institute in Innsbruck. Ann Anat 2019; 226: 84–95.
19. Goeschel C. Suicide in Nazi Germany. Oxford: Oxford University Press, 2009.
20. Zahlen zusammengestellt in Hildebrandt 2016 →17.
21. Angetter DC. Anatomical Science at University of Vienna 1938–45. The Lancet 2000; 355: 1445–57.
22. Weissmann G. Springtime for Pernkopf. Reprinted 1987. In: Weissmann G (ed.). They All Laughed at Christopher Columbus. New York: Times Books; Williams, 1988: 48–69.
23. Hildebrandt S. How the Pernkopf Controversy Facilitated a Historical and Ethical Analysis of the Anatomical Sciences in Austria and Germany: A Recommendation for the Continued Use of the Pernkopf Atlas. Clinical Anatomy 2006; 19: 91–100.
24. Yee A, Coombs DM, Hildebrandt S, et al. Nerve surgeons' assessment of the role of Eduard Pernkopf 's Atlas of Topographic and Applied Human Anatomy in surgical practice. Neurosurgery 2019; 84: 491–498.
25. Yee A, Li J, Lilly J, et al. Oral and maxillofacial surgeons' assessment of the role of Pernkopf's atlas in surgical practice. Ann Anat 2021; 234: 1–10.
26. Vollständige Dokumentation zu dieser Anfrage und der Geschichte der Rezeption des Pernkopf Atlas sowie des „Vienna Protocol" in: Vol. 45 No. 1 (2021): Journal of Biocommunication Special Issue on Legacies of Medicine in the Holocaust and the Pernkopf Atlas, https://journals.uic.edu/ojs/index.php/jbc/article/view/10829 (letzter Zugriff: 27. November 2021).
27. Polak JA. Vienna Protocol for when Jewish or possibly-Jewish human remains are discovered. Wiener Klinische Wochenschrift 2018; 130: S239–S243.
28. Vienna Protocol 2017. How to deal with Holocaust era human remains: recommendations arising from a special symposium. „Vienna Protocol" for when Jewish or Possibly-Jewish Human Remains are Discovered. Im Internet: https://journals.uic.edu/ojs/index.php/jbc/article/view/10829/9795 (letzter Zugriff: 21. Oktober 2021).
29. Hildebrandt S, Polak J, Grodin MA, et al. The history of the Vienna Protocol. In: Hildebrandt S, Offer M, Grodin MA (eds.). Recognizing the past in the present: medicine before, during and after the Holocaust. New York: Berghahn Books, 2021: 354–372.

---

*N.T.: A plastinação é um método de preservação de amostras biológicas criado pelo Dr. Gunther von Hagens, em 1977. Esse método preserva as amostras em um estado muito próximo do aspecto em vida.

**Sabine Hildebrandt, MD. Pesquisadora Científica Associada. Professora Assistente de Pediatria, Harvard Medical School, Boston, EUA.

1. Lista de abreviaturas

Singular:
A. = Artéria
Lig. = Ligamento
M. = Músculo
N. = Nervo
Proc. = Processo
R. = Ramo
V. = Veia
Var. = Variação

Plural:
Aa. = Artérias
Ligg. = Ligamentos
Mm. = Músculos
Nn. = Nervos
Procc. = Processos
Rr. = Ramos
Vv. = Veias

♀ = feminino
♂ = masculino

Porcentagens:
Em vista das grandes faixas de variação das medidas individuais do corpo, os dados percentuais dos tamanhos são incluídos apenas como critérios gerais.

2. Denominações gerais das orientações e posições do corpo

Os seguintes termos descrevem a posição mútua dos órgãos e das partes do corpo, às vezes sem levar em conta a posição do corpo no espaço, bem como a orientação e a posição dos membros.
Esses termos devem ser considerados não apenas para a anatomia humana, mas também para a prática clínica e para a anatomia comparada.

Denominações gerais
anterior – posterior = frente – trás (p. ex., artérias tibiais anterior e posterior)
ventral – dorsal = para o abdome – para as costas
superior – inferior = acima – abaixo (p. ex., conchas nasais superior e inferior)
cranial – caudal = em direção à cabeça – em direção ao cóccix
direito – esquerdo = direcionado para o lado direito – direcionado para o lado esquerdo (p. ex., artérias ilíacas comuns direita e esquerda)
interno – externo = dentro – fora
superficial – profundo = próximo da superfície – longe da superfície (p. ex., músculos flexores superficiais e profundos dos dedos)
médio, intermédio = entre duas outras estruturas (a concha nasal média, p. ex., está localizada no ponto médio entre as conchas nasais superior e inferior)
mediano = localizado na linha mediana (fissura mediana anterior da medula espinal). Por meio de um corte sagital mediano, o corpo é dissecado em duas partes simetricamente iguais
medial – lateral = próximo ao meio do corpo – próximo ao lado do corpo (p. ex., fossas inguinais medial e lateral)

frontal = no plano da fronte, também que se projeta para a frente (p. ex., processo frontal da maxila)
longitudinal = no sentido do comprimento (p. ex., músculo longitudinal superior da língua)
sagital = no plano sagital
transversal = no plano transverso
transverso = que atravessa (p. ex., processo transverso da vértebra torácica)

Denominações de orientações e posições em relação aos membros
proximal – distal = próximo da raiz dos membros – próximo da extremidade dos membros (p. ex., articulações radiulnares proximal e distal)

Para os membros superiores:
radial – ulnar = no lado radial – no lado ulnar (p. ex., artérias radial e ulnar)

Para as mãos:
palmar – dorsal = para o lado da palma – para o lado do dorso da mão (p. ex., aponeurose palmar, músculo interósseo dorsal)

Para os membros inferiores:
tibial – fibular = no lado tibial – no lado fibular (p. ex., artéria tibial anterior)

Para os pés:
plantar – dorsal = para o lado da planta do pé – para o lado do dorso do pé (p. ex., artérias plantares lateral e medial, artéria dorsal do pé)

3. Uso de parênteses

( ): Os parênteses foram utilizados com diferentes objetivos:
– Para termos técnicos que também são apresentados em parênteses na Terminologia Anatômica (p. ex., M. psoas menor)
– Para termos técnicos que, embora não mencionados na Terminologia Anatômica, são utilizados na prática clínica (p. ex., nó de Henry, lâmina papirácea)
– Para informações sobre a descrição mais próxima da primeira referência, como R. espinal (A. vertebral).

4. Correlação de cores

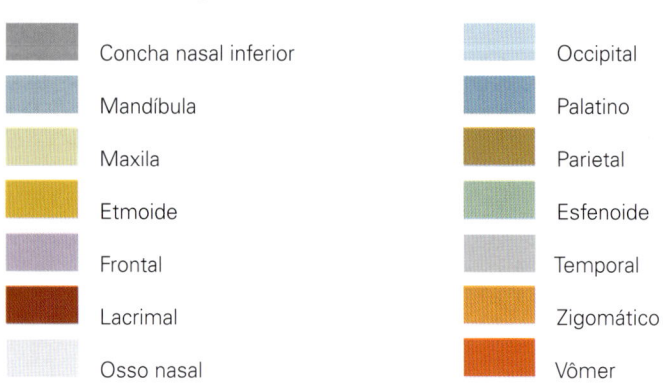

- Concha nasal inferior
- Mandíbula
- Maxila
- Etmoide
- Frontal
- Lacrimal
- Osso nasal
- Occipital
- Palatino
- Parietal
- Esfenoide
- Temporal
- Zigomático
- Vômer

No recém-nascido, os seguintes ossos cranianos são reunidos em uma cor:

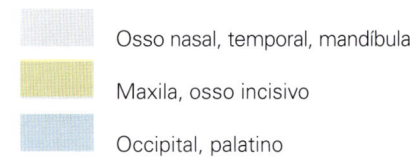

- Osso nasal, temporal, mandíbula
- Maxila, osso incisivo
- Occipital, palatino

Créditos das imagens

A referência à respectiva fonte da figura encontra-se entre colchetes no fim do texto da legenda para todas as figuras da obra. Os caracteres especiais são entendidos da seguinte maneira:
[...]/[...] = após apresentação de
[.../...] = colaboração entre autor e ilustrador
[...~...] = modificado pelo autor ou ilustrador
[...-...] = trabalho combinado com o desenhista

Todos os gráficos e ilustrações que não estejam especialmente marcados são © Elsevier GmbH, Munique.

Os editores são muito gratos aos colegas clínicos mencionados a seguir por fornecerem imagens de ultrassonografia, tomografia computadorizada e ressonância magnética, bem como imagens endoscópicas e fotos coloridas de locais cirúrgicos e pacientes.

B500	Benninghoff-Archiv: Benninghoff A, Drenckhahn D. Anatomie, div. Bd. und Aufl. Elsevier/Urban & Fischer
B501	Benninghoff. Drenckhahn D, Waschke J. Taschenbuch Anatomie, div. Aufl. Elsevier/Urban & Fischer
C155	Földi M, Kubik S. Lehrbuch der Lymphologie. 3. A. Gustav Fischer, 1993
C185	Voss H, Herrlinger R. Taschenbuch der Anatomie. Gustav Fischer, 1963
E102-005	Silbernagl S. Taschenatlas der Physiologie. 3. A. Thieme, 2009
E107	Blechschmidt E. Die vorgeburtlichen Entwicklungsstadien des Menschen. S. Karger AG, 1961
E262-1	Rauber A, Kopsch F. Anatomie des Menschen. Band I. Thieme, 1987
E282	Kanski, J. Clinical Ophthalmology: A Systematic Approach. 5th ed. Butterworth-Heinemann, 2003
E288	Forbes C, Jackson W. Color Atlas and Text of Clinical Medicine. 3rd A. Elsevier/Mosby, 2003
E329	Pretorius ES, Solomon JA. Radiology Secrets Plus. 3rd ed. Elsevier/Mosby, 2011
E336	LaFleur Brooks, M.: Exploring Medical Language. 7th ed. Elsevier/Mosby, 2008
E339-001	Asensio JA, Trunkey DD. Current Therapy of Trauma and Surgical Critical Care. 1st ed. Elsevier/Mosby, 2008
E347-09	Moore KL, Persaud TVN, Torchia MG. The Developing Human. 9th ed. Elsevier/Saunders, 2013
E347-11	Moore KL, Persaud TVN, Torchia MG. The Developing Human. 11th ed. Elsevier/Saunders, 2020
E377	Eisenberg RL, Johnson N. Comprehensive Radiographic Pathology, Skeletal System. Elsevier/Mosby, 2012
E380	Eiff MP, Hatch RL. Fracture Management for Primary Care. 3rd ed. Elsevier/Saunders, 2012
E393	Adam A, Dixon AK. Grainger & Allison's Diagnostic Radiology. 5th ed. Elsevier/Churchill Livingstone, 2008
E402	Drake R, Vogl AW, Mitchell A. Gray's Anatomy for Students. 1st ed. Elsevier, 2005
E402-004	Drake R, Vogl AW, Mitchell A. Gray's Anatomy for Students. 4th ed. Elsevier, 2020
E404	Herring JA. Tachdijan's Pediatric Orthopaedics. 4th ed. Elsevier/Saunders, 2008.
E458	Kelley LL, Petersen C. Sectional Anatomy for Imaging Professionals. 2nd ed. Elsevier, 2007
E460	Drake R, et al. Gray's Atlas of Anatomy. 1st ed. Elsevier, 2008
E475	Baren JM, et al. Pediatric Emergency Medicine. 1st ed. Elsevier/Saunders, 2008
E513-002	Herring W. Learning Radiologie – Recognizing the Basics. 2nd ed. Elsevier/Saunders, 2012
E530	Long B, Rollins J, Smith B. Merrill's Atlas of Radiographic Positioning and Procedures. 11th ed. Elsevier/Mosby, 2007
E563	Evans R. Illustrated Orthopedic Physical Assessment. 3rd ed. Elsevier/Mosby, 2008
E602	Adams JG, et al. Emergency Medicine. Expert Consult. Elsevier/Saunders, 2008
E625	Myers E, Snyderman C. Operative Otolaryngology: Head and Neck Surgery. 3rd ed. Elsevier/Saunders, 2008
E633-002	Tillmann BN. Atlas der Anatomie. 2. A. Springer, 2010
E633-003	Tillmann BN. Atlas der Anatomie. 3. A. Springer, 2017
E684	Herrick AL, et al. Orthopaedics and Rheumatology in Focus. 1st ed. Elsevier/Churchill Livingstone, 2006
E708	Marx J, Hockberger RS, Walls RM. Rosen's Emergency Medicine. 7th revised ed. Elsevier/Mosby, 2009
E748	Seidel H, et al. Mosby's Guide to Physical Examination. 7th ed. Elsevier/Mosby, 2011
E761	Fuller G, Manford MR. Neurology. An Illustrated Colour Text. 3rd ed. Elsevier/Churchill Livingstone, 2010
E813	Green M, Swiontkowski M. Skeletal Trauma in Children. 4th ed. Elsevier/Saunders, 2009
E821	Pauwels F. Gesammelte Abhandlungen zur funktionellen Anatomie des Bewegungsapparates. Springer, 1965
E838	Mitchell B, Sharma R. Embryology. An Illustrated Colour Text. 1st ed. Elsevier/Churchill Livingstone, 2005
E867	Winn HR. Youmans Neurological Surgery. 6th ed. Elsevier/Saunders, 2011
E908-003	Corne J, Pointon K. Chest X-ray Made Easy. 3rd ed. Elsevier/Churchill Livingstone, 2010
E943	Kanski J. Clinical Ophthalmology. A Systemic Approach. 6th ed. Butterworth-Heinemann, 2007
E984	Klinke R, Silbernagl S. Lehrbuch Physiologie. 5. A. Thieme, 2005
E993	Auerbach P, Cushing T, Harris NS. Auerbach's Wilderness Medicine. 7th ed. Elsevier, 2016
E1043	Radlanski RJ, Wesker KH. Das Gesicht. Bildatlas klinische Anatomie. 2. A. KVM, 2012
F201-035	Abdul-Khaliq H, Bcrgcr F. Angeborene Herzfehler: Die Diagnose wird häufig zu spät gestellt. Dtsch Arztebl, 2011;108:31–2
F264-004	Hwang S. Imaging of Lymphoma of the Musculoskeletal System. Radiologic Clinics of North America, 2008;46/2:75–93
F276-005	Frost A, Robinson C. The painful shoulder. Surgery, 2006;24/11:363–7
F276-006	Marsh H. Brain tumors. Surgery. 2007; 25/12:526–9
F276-007	Hobbs C, Watkinson J. Thyroidectomy. Surgery 2007;25/11:474–8
F698-002	Meltzer CC, et al. Serotonin in Aging, Late-Life Depression, and Alzheimer's Disease: The Emerging Role of Functional Imaging. Neuropsychopharmacology, 1998; 18/:407–30
F702-006	Stelzner F, Lierse W. Der angiomuskuläre Dehnverschluss derterminalen Speiseröhre. Langenbecks Arch. klin. Chir. 1968;321:35–64
F885	Senger M, Stoffels HJ, Angelov DN. Topography, syntopy and morphology of the human otic ganglion: A cadaver study. Ann Anat, 2014;196:327–35
F1062-001	Bajada S, Mofidi A, Holt M, Davies AP. Functional relevance of patellofemoral thickness before and after unicompartmental patellofemoral replacement. The Knee, 2012;19/3:155–228
F1067-001	Lee MW, McPhee RW, Stringer MD. An evidence-based approach to human dermatomes. Clin Anat, 2008;21(5):363–73
F1082-001	Weed LH. Forces concerned in the absorption of cerebrospinal fluid. Am J Physiol, 1935;114/1:40–5
G056	Hochberg MC, et al. Rheumatology. 5th ed. Elsevier/Mosby, 2011
G123	DeLee JC, Drez D, Miller MD. DeLee & Drez's Orthopaedic Sports Medicine. 2nd ed. Elsevier/Saunders, 2003
G159	Forbes A. et al. Atlas of Clinical Gastroenterology. 3rd ed. Elsevier/Mosby, 2004
G198	Mettler F. Essentials of Radiology. 2nd ed. Elsevier/Saunders, 2005
G210	Standring S. Gray's Anatomy. 42nd ed. Elsevier, 2020
G211	Ellenbogen R, Abdulrauf S, Sekhar L. Principles of Neurological Surgery. 3rd ed. Elsevier/Saunders, 2012

G217	Waldman S. Physical Diagnosis of Pain. 2nd ed. Elsevier/Saunders, 2009
G305	Hardy M, et al. Musculoskeletal Trauma. A guide to assessment and diagnosis. 1st ed. Elsevier/Churchill Livingstone, 2011
G322	Larsen WJ. Human embryology. 1st ed. Elsevier/Churchill Livingstone, 1993
G343	Netter FH. Atlas of Human Anatomy. 5th ed. Elsevier/Saunders, 2010
G435	Perkin GD, et al. Atlas of Clinical Neurology. 3rd ed. Elsevier/Saunders, 2011
G463	DeLee JC, Drez D, Miller MD. DeLee & Drez's Orthopaedic Sports Medicine. Principles and Practices. 3rd ed. Elsevier/Saunders, 2010
G465	Tang JB, et al. Tendon Surgery of the Hand. 1st ed. Elsevier/Saunders, 2012
G548	Swartz MH. Textbook of Physical Diagnosis. 7th ed. Elsevier, 2014
G568	Applegate E. J. The Sectional Anatomy Learning System- Concepts. 3rd ed. Elsevier/Saunders, 2009
G570	Wein AJ, et al. Campbell-Walsh Urology. 10th ed. Elsevier/Saunders, 2012
G617	Folkerth RD, Lidov H. Neuropathology. Elsevier, 2012
G645	Douglas G, Nicol F, Robertson C. Macleod's Clinical Examination. 13th ed. Elsevier/Churchill Livingstone, 2013
G704	Hagen-Ansert SL. Textbook of Diagnostic Sonography. 7th ed. Elsevier/Mosby, 2012
G716	Pagorek S, et al. Physical Rehabilitation of the Injured Athlete. 4th ed. Elsevier/Saunders, 2011
G717	Milla S, Bixby S. The Teaching Files- Pediatrics. 1st ed. Elsevier/Saunders, 2010
G718	Soto J, Lucey B. Emergency Radiology-The Requisites. 1st ed. Elsevier/Mosby, 2009
G719	Thompson SR, Zlotolow A.: Handbook of Splinting and Casting (Mobile Medicine). 1st ed. Elsevier/Mosby, 2012
G720	Slutsky DJ. Principles and Practice of Wrist Surgery. 1st ed. Elsevier/Saunders, 2010
G721	Canale ST, Beaty J. Campbell's Operative Orthopaedics (Vol.1). 11th ed. Elsevier/Mosby, 2008
G723	Rosenfeld JV. Practical Management of Head and Neck Injury. 1st ed. Elsevier/Churchill Livingstone, 2012
G724	Broder J. Diagnostic Imaging for the Emergency Physician. 1st ed. Elsevier/Saunders, 2011
G725	Waldmann S, Campbell R. Imaging of Pain. 1st ed. Elsevier/Saunders, 2011
G728	Sahrmann S. Movement System Impairment Syndromes of the Extremities, Cervical and Thoracic Spines. 1st ed. Elsevier/Mosby, 2010
G729	Browner BD, Fuller RP. Musculoskeletal Emergencies. 1st ed. Elsevier/Saunders, 2013
G744	Weir J, et al. Imaging Atlas of Human Anatomy. 4th ed. Elsevier/Mosby, 2011
G749	Le Roux P, Winn H, Newell D. Management of cerebral aneurysms. Elsevier/Saunders, 2004
G1060-001	Schünke M, Schulte E, Schumacher U. Prometheus. Allgemeine Anatomie und Bewegungsapparat. Band 1. 5. A. Thieme, 2018
G1060-002	Schünke M, Schulte E, Schumacher U. Prometheus. Innere Organe. Band 2. 5. A. Thieme, 2018
G1060-003	Schünke M, Schulte E, Schumacher U. Prometheus. Kopf, Hals, Neuroanatomie. Band 3. 5. A. Thieme, 2018
G1061	Debrunner HU. Orthopädisches Diagnostikum. 4. A. Thieme, 1982
G1062	Liniger H, Molineus G. Der Unfallmann. J.A. Barth, 1974
G1063	Vossschulte KF, et al. Lehrbuch der Chirurgie. Thieme, 1982
G1064	Schmidt H-M, Lanz U. Chirurgische Anatomie der Hand. Hippokrates, 1992
G1065	Tubiana R. The Hand, Vol. 1. Saunders, 1981
G1066	Gegenbaur C, Göpfert E. Lehrbuch der Anatomie des Menschen, Band III/1: Das Blutgefäßsystem. W. Engelmann, 1913
G1067	Baumgartl E. Das Kniegelenk. Springer, 1964
G1068	Tandler J. Lehrbuch der systematischen Anatomie, 3. Band. Das Gefäßsystem. F.C.W. Vogel, 1926
G1069	Loeweneck H, Feifel G. Bauch. In: Praktische Anatomie (begründet von von Lanz T, Wachsmuth W). Springer, 2004
G1070	Debrunner HU, Jacob AC. Biomechanik des Fußes. 2. A. Ferdinand Enke, 1998
G1071	Carpenter MB. Core Text of Neuroanatomy. 2nd ed. Williams & Wilkins, 1978
G1072	Schultze O, Lubosch W. Atlas und kurzgefasstes Lehrbuch der topographischen und angewandten Anatomie. 4. A. Lehmanns, 1935
G1073	Kubik S. Visceral lymphatic system. In: Viamonte Jr M, Rüttmann A (eds.). Atlas of Lymphography. Thieme, 1980
G1076	Schiebler TH, Korf H-W. Anatomie. 10. A. Steinkopff bei Springer, 2007
G1077	Zilles K, Rehkämper G. Funktionelle Neuroanatomie. 3. A. Springer, 1998
G1078	Stelzner F. Die anorectalen Fisteln. 3. A. Springer, 1981
G1079	Bourgery JM, Jacob NH. Atlas of Human Anatomy and Surgery. TASCHEN, 2007
G1080	Tillmann B. Farbatlas der Anatomie: Zahnmedizin-Humanmedizin. Thieme, 1997
G1081	Purves D, et al. NeuroScience. 3rd ed. Sinauer Associates Inc, 2004
G1082	von Hagens G, Whalley A, Maschke R, Kriz W. Schnittanatomie des menschlichen Gehirns. Steinkopff, 1990
G1083	Braus H, Elze C. Anatomie des Menschen, Band 3. Periphere Leitungsbahnen II, Centrales Nervensystem, Sinnesorgane. Springer, 1960
G1084	Martini FH, Timmons MJ, Tallitsch RB. Anatomie. 1. A. Pearson, 2017
G1085	Brodmann K. Vergleichende Lokalisationslehre der Großhirnrinde in ihren Prinzipien, dargestellt aufgrund des Zellenbaues. J.A. Barth, 1909
G1086	Rohen JW. Anatomie für Zahnmediziner. Schattauer, 1994
G1087	Spoendlin H. Strukturelle Organisation des Innenohres. In: Oto-Rhino-Laryngologie in Klinik und Praxis. Band 1. (Hrsg. Helms J, Herberhold C, Kastenbauer E). Thieme, 1994: 32–74
G1088	Nieuwenhuys R, Voogd J, van Huijzen C. Das Zentralnervensystem des Menschen. Ein Atlas mit Begleittext. 2. A. Springer, 1991
G1089	Berkovitz KB, et al. Oral Anatomy, Histology and Embryology. 5th ed. Elsevier/Mosby, 2017
G1091	Kandel ER, Koester JD, Mack SH, Siegelbaum SA. Principles of Neuroscience. 6th ed. McGraw Hill, 2021
H043-001	Mutoh K, Hidaka Y, Hirose Y, Kimura M. Possible induction of systemic lupus erythematosus by zonisamide. Pediatr Neurol, 2001;25(4):340–3
H061-001	Dodds SD, et al. Radiofrequency probe treatment for subfailure ligament injury: a biomechanical study of rabbit ACL. Clin Biomech, 2004;19(2):175–83
H062-001	Sener RN. Diffusion MRI: apparent diffusion coefficient (ADC) values in the normal brain and a classification of brain disorders based on ADC values. Comput Med Imaging Graph, 2001;25(4):299–326
H063-001	Heller AC, Kuether T, Barnwell SL, Nesbit G, Wayson KA. Spontaneous brachial plexus hemorrhage-case report. Surg Neurol, 2000;53(4):356–9
H064-001	Philipson M, Wallwork N. Traumatic dislocation of the sternoclavicular joint. Orthopaedics and Trauma, 2012;26(6):380–4
H081	Yang B, et al. A Case of Recurrent In-Stent Restenosis with Abundant Proteoglycan Component. Korean Circulation, 2003;33(9):827–31
H084-001	Custodio C, et al. Neuromuscular Complications of Cancer and Cancer Treatments. Physical Med Rehabilitation Clin North America, 2008;19(1):27–45
H102-002	Armour JA, et al. Gross and microscopic anatomy of the human intrinsic cardiac nervous system. Anat Rec, 1997;247:289–98
H230-001	Boyden EA. The anatomy of the choledochoduodenal junction in man. Surg Gynec Obstet, 1957;104:641–52
H233-001	Perfetti R, Merkel P. Glucagon-like peptide-1: a major regulator of pancreatic b-cell function. Eur J Endocrinol, 2000;143:717–25.

H234-001	Braak H. Architectonics as seen by lipofuscin stains. In: Peters A, Jones EG (eds.): Cerebral Cortex. Cellular Components of the Cerebral Cortex. Cellular Components of the Cerebral Cortex, Vol I. Plenum Press, 1984:59–104	R314	Böckers T, Paulsen F, Waschke J. Sobotta Lehrbuch Anatomie. 2. A. Elsevier/Urban & Fischer, 2019
J787	Colourbox.com	R316-007	Wicke L. Atlas der Röntgenanatomie. 7. A. Elsevier/Urban & Fischer, 2005
J803	Biederbick & Rumpf	R317	Trepel M. Neuroanatomie. 5. A. Elsevier/Urban & Fischer, 2011
K383	Cornelia Krieger, Hamburg		
L106	Henriette Rintelen, Velbert	R331	Fleckenstein P, Tranum-Jensen J. Röntgenanatomie. 1. A. Elsevier/Urban & Fischer, 2004
L126	Dr. med. Katja Dalkowski, Buckenhof		
L127	Jörg Mair, München	R333	Scharf H-P, Rüter A. Orthopädie und Unfallchirurgie. 2. A. Elsevier/Urban & Fischer, 2018
L131	Stefan Dangl, München		
L132	Michael Christof, Würzburg	R349	Raschke MJ, Stange R. Alterstraumatologie- Prophylaxe, Therapie und Rehabilitation 1. A. Elsevier/Urban & Fischer, 2009
L141	Stefan Elsberger, Planegg		
L157	Susanne Adler, Lübeck		
L190	Gerda Raichle, Ulm	R388	Weinschenk S. Handbuch Neuraltherapie. Diagnostik und Therapie mit Lokalanästhetika. 1. A. Elsevier/Urban & Fischer, 2010
L231	Stefan Dangl, München		
L238	Sonja Klebe, Löhne		
L240	Horst Ruß, München	R389	Gröne B. Schlucken und Schluckstörungen: Eine Einführung. 1. A. Elsevier/Urban & Fischer, 2009
L266	Stephan Winkler, München		
L271	Matthias Korff, München	R419	Menche N. Biologie- Anatomie- Physiologie. 9. A. Elsevier/Urban & Fischer, 2020
L275	Martin Hoffmann, Neu-Ulm		
L280	Johannes Habla, München	R449	Hansen JT. Netter's Clinical Anatomy. 4th ed. Elsevier/Urban & Fischer, 2018
L281	Luitgard Kellner, München		
L284	Marie Davidis, München	S002-5	Lippert H. Lehrbuch Anatomie. 5. A. Elsevier/Urban & Fischer, 2000
L285	Anne-Katrin Hermanns, „Ankats Art", Maastricht, NL		
L303	Dr. med. Andreas Dietz, Konstanz	S002-7	Lippert H. Lehrbuch Anatomie. 7. A. Elsevier/Urban & Fischer, 2006
L316	Roswitha Vogtmann, Würzburg		
L317	H.-C. Thiele, Gießen	S008-4	Kauffmann GW, Sauer R, Weber WA. Radiologie. 4. A. Elsevier/Urban & Fischer, 2008
L318	Tamas Sebesteny, Bern, CH		
L319	Marita Peter, Hannover	S100	Classen M, et al. Differentialdiagnose Innere Medizin 1. A. Urban & Schwarzenberg, 1998
M282	Prof. Dr.med. Detlev Drenckhahn, Würzburg		
M492	Prof. Dr. med. Peter Kugler, Würzburg	S124	Breitner B. Chirurgische Operationslehre, Band III, Chirurgie des Abdomens. 2. A. Urban & Schwarzenberg, 1996
M502	Prof. Dr. med O. Trentz, Zürich		
M519	Prof. Dr. G. A. Wanner, Zürich	S130-6	Speckmann E-J, Hescheler J, Köhling R. Physiologie. 6. A. Elsevier/Urban & Fischer, 2013
M526	T.H.K. Schiedeck, Ludwigsburg		
M580	Prof. Dr. med. W. Kriz, Heidelberg	S133	Wheater PR, Burkitt HG, Daniels VG. Funktionelle Histologie. 2. A. Urban & Schwarzenberg, 1987
M614	Prof. Dr. Wolfgang Rüther, Hamburg		
M1091	Prof. Dr. Reinhard Pabst, Hannover	S700	Sobotta-Archiv: Sobotta. Atlas der Anatomie des Menschen, div. Aufl. Elsevier/Urban & Fischer
O534	Prof. Dr. Arnd Dörfler, Erlangen		
O548	Prof. Dr. med Andreas Franke, Kardiologie, Klinikum Region Hannover	S701	Sobotta-Archiv: Hombach-Klonisch S, Klonisch T, Peeler J. Sobotta. Clinical Atlas of Human Anatomy. 1st ed. Elsevier/Urban & Fischer
O892	Priv.-Doz. Dr. med. habil. L. Mirow, Landkreis Mittweida Krankenhaus GmbH		
		S702	Sobotta-Archiv: Böckers T, Paulsen F, Waschke J. Sobotta. Lehrbuch Anatomie, div. Aufl. Elsevier/Urban & Fischer
O1107	Dr. Helmuth Ferner, Privatklinik Döbling, Wien		
O1108	Prof. Hans-Rainer Duncker, Gießen	T127	Prof. Dr. Dr. Peter Scriba, München
O1109	August Vierling (1872–1938), Heidelberg	T419	Jörg Pekarsky, Institut für Anatomie LST II, Universität Erlangen-Nürnberg
P310	Prof. Dr. med. Friedrich Paulsen, Erlangen		
P319	Frau Dr. med Berit Jordan, Uniklinik Halle	T534	Prof. Dr. med. Matthias Sitzer, Klinik für Neurologie, Klinikum Herford
P320	Prof. Dr. med Frank Hanisch, Uniklinik Halle		
P498	Prof. Dr. med. Philippe Pereira, SLK-Kliniken Heilbronn, Klinik für Radiologie	T663	Prof. Dr. Kurt Fleischhauer, Hamburg
		T719	Prof. Dr. Norbert Kleinsasser, HNO-Klinik, Universitätsklinikum Würzburg
Q300	Pernkopf-Archiv: Pernkopf E. Atlas der topgraphischen und angewandten Anatomie des Menschen, div. Bd. und Aufl. Elsevier/Urban & Fischer		
		T720	PD Dr. med. Hannes Kutta, Universitätsklinikum Hamburg-Eppendorf
R170-5	Welsch U, Kummer W, Deller T. Histologie- Das Lehrbuch: Zytologie, Histologie und mikroskopische Anatomie. 5. A. Elsevier/Urban & Fischer, 2018	T786	Dr. Stephanie Lescher, Institut für Neuroradiologie, Klinikum der Goethe-Universität, Frankfurt, Prof. Joachim Berkefeld, Institut für Neuroradiologie, Klinikum der Goethe-Universität, Frankfurt
R234	Bruch H-P, Trentz O. Berchtold Chirurgie. 6. A. Elsevier/Urban & Fischer, 2008		
		T832	PD Dr. Frank Berger, Institut für Klinische Radiologie der LMU, München
R235	Böcker W, Denk H, Heitz P, Moch H. Pathologie. 4. A. Elsevier/Urban & Fischer, 2008		
		T863	C. Markus, Uniklinik Würzburg
R236	Classen M, Diehl V, Kochsiek K. Innere Medizin. 6. A. Elsevier/Urban & Fischer, 2009	T867	Prof. Dr. Gerd Geerling, Universitätsklinikum Düsseldorf
		T872	Prof. Dr. med. Micheal Uder, Universitätsklinikum Erlangen
R242	Franzen A. Kurzlehrbuch Hals-Nasen-Ohren-Heilkunde 3. A. Elsevier/Urban & Fischer, 2007		
		T882	Prof. Dr. med Christopher Bohr, Universitätsklinikum Regensburg
R247	Deller T, Sebesteny T. Fotoatlas Neuroanatomie. 1. A. Elsevier/Urban & Fischer, 2007		
		T884	Tobias Wicklein, Erlangen
R252	Welsch U. Atlas Histologie. 7. A. Elsevier/Urban & Fischer, 2005	T887	Prof. Dr. med Stephan Zierz, Dr. Jordan, Uniklinik Halle
		T893	Prof. Galanski, Dr. Schäfer, Abteilung Diagnostische Radiologie, Med. Hochschule Hannover
R254	Garzorz N. Basics Neuroanatomie. 1. A. Elsevier/Urban & Fischer, 2009		
		T894	Prof. Gebel, Abteilung Gastroenterologie und Hepatologie, Med. Hochschule Hannover
R261	Sitzer M, Steinmetz H. Neurologie. 1. A. Elsevier/Urban & Fische, 2011		
		T895	Dr. Greeven, St.-Elisabeth-Krankenhaus, Neuwied
R306	Illing St, Classen M. Klinikleitfaden Pädiatrie.8. A. Elsevier/Urban & Fischer, 2009	T898	Prof. Jonas, Urologie, Med. Hochschule Hannover
		T899	Prof. Kampik, Prof. Müller, Augenklinik, Universität München

T900	Dr. Kirchhoff, Dr. Weidemann, Abteilung Diagnostische Radiologie, Med. Hochschule Hannover
T901	Dr. Meyer, Abteilung Gastroenterologie und Hepatologie, Med. Hochschule Hannover
T902	Prof. Pfeifer, Radiologie Innenstadt, Institut für radiologische Diagnostik, Universität München
T903	Prof. Possinger, Prof. Bick, Medizinische Klinik und Poliklinik II mit Schwerpunkt Onkologie und Hämatologie, Charité Campus Mitte, Berlin
T904	Prof. Ravelli (verstorben), ehem. Institut für Anatomie, Universität Innsbruck
T905	Prof. Reich, Klinik für Mund-Kiefer-Gesichtschirurgie, Universität Bonn
T906	Prof. Reiser, Dr. Wagner, Institut für radiologische Diagnostik, LMU, München
T907	Dr. Scheibe, Chirurgische Abteilung, Rosman-Krankenhaus Breisach
T908	Prof. Scheumann, Klinik für Viszeral- und Transplantationschirurgie
T909	Prof. Schillinger, Frauenklinik, Universität Freiburg
T910	Prof. Schliephake, Mund-Kiefer-Gesichtschirurgie, Universität Göttingen
T911	Prof. Schlösser, Zentrum Frauenheilkunde, Med. Hochschule Hannover
T912	cand. med. Carsten Schröder, Kronshagen
T916	PD Dr. Vogl, Radiologische Poliklinik, Universität München
T917	Prof. Witt, Klinik für Neurochirurgie, Universität München
T975	Dr. Noam Millo, Department of Radiology, Health Sciences Centre, University of Manitoba
T1129	Prof. Dr. med. Dr. med. dent. Marco Kesting, Erlangen
T1157	Priv. Doz. Dr. R. Fuhrmann, Bad Neustadt a. d. Saale
T1188	Prof. Dr. med. Horst-Werner Korf, Frankfurt
T1189	Prof. Dr. med. Esther Asan, Julius-Maximilians-Universität Würzburg
T1190	Prof. Dr. Dr. Robert Nitsch, WWU, Münster
T1191	Prof. Dr. Dr. Dr. Günter Rager, Fribourg
X338	Visible Human Data® Project, US National Library of Medicine
X389	Kummer B. Funktionelle Anatomie des Vorfußes. Verhandl Deutsch Orthop Ges. 53. Kongr. Hamburg 1966, Enke, 1987:482–93

Sumário

Anatomia Geral

Orientação no Corpo	4
Superfícies	14
Desenvolvimento	18
Sistema Locomotor	20
Vasos Sanguíneos e Nervos	48
Técnicas de Imagem	70
Pele e Anexos Cutâneos	76

Tronco

Superfície	84
Desenvolvimento	88
Esqueleto	90
Técnicas de Imagem	124
Musculatura	132
Vasos Sanguíneos e Nervos	160
Topografia, Dorso	170
Mama	182
Topografia, Abdome e Parede Abdominal	186

Membro Superior

Superfícies	200
Desenvolvimento	202
Esqueleto	204
Musculatura	236
Vasos Sanguíneos e Nervos	276
Topografia	308
Cortes	338

Membro Inferior

Superfícies	346
Esqueleto	348
Musculatura	414
Vasos Sanguíneos e Nervos	452
Topografia	476
Cortes	500

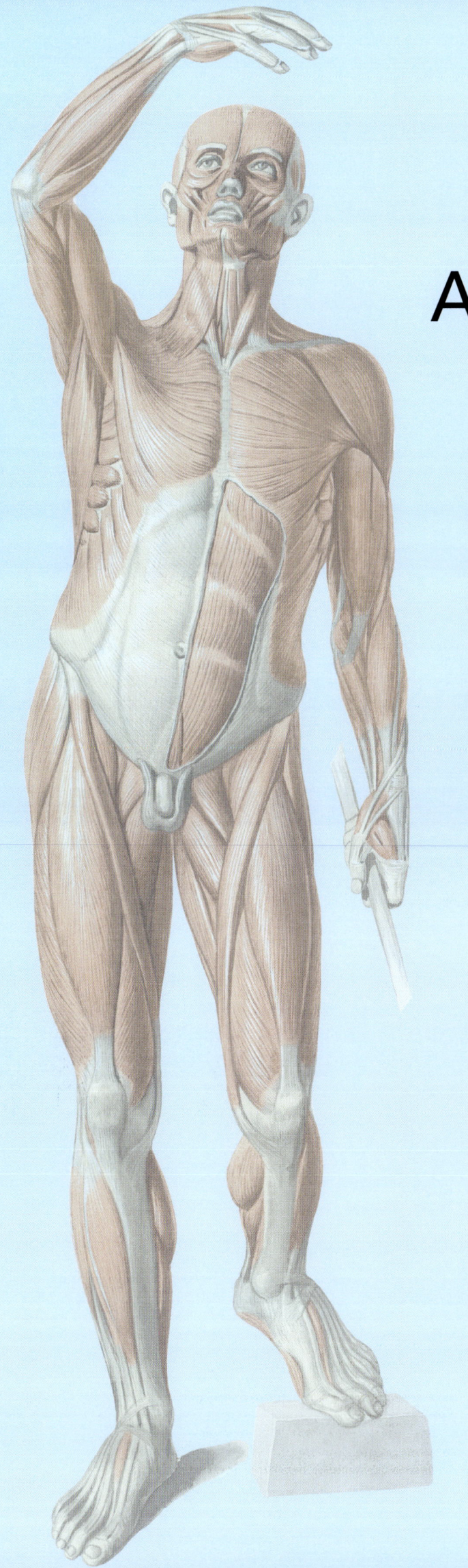

Anatomia Geral

Orientação no Corpo	4
Superfícies	14
Desenvolvimento	18
Sistema Locomotor	20
Vasos Sanguíneos e Nervos	48
Técnicas de Imagem	70
Pele e Anexos Cutâneos	76

1

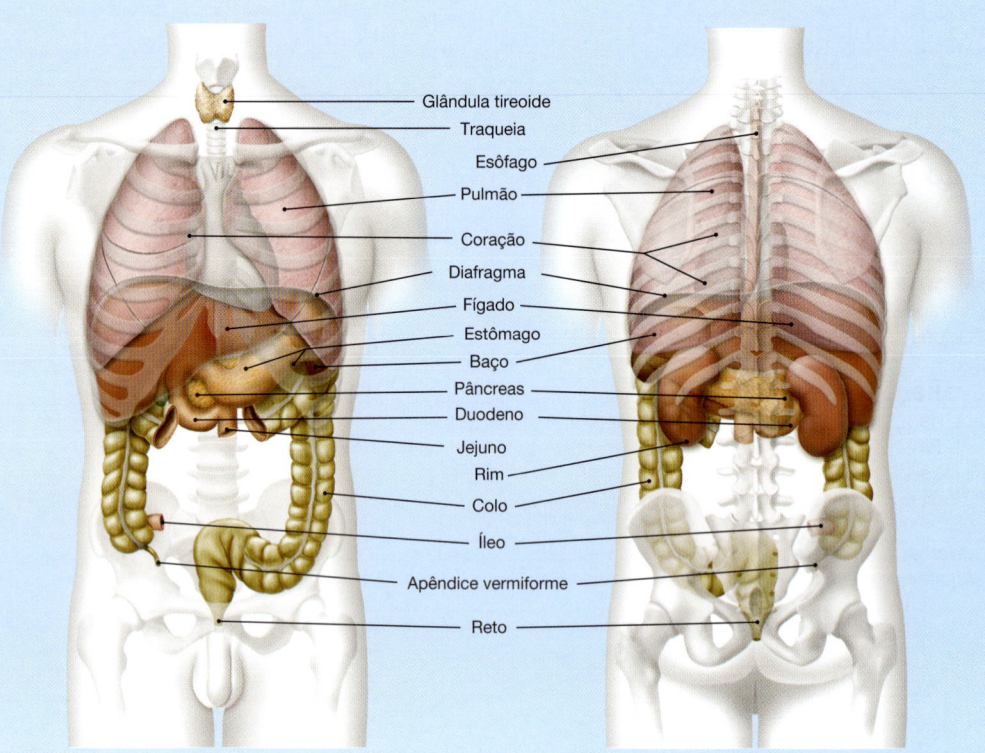

Visão geral

A palavra grega "ανατεμνειν" (*anatemnein*) significa "dissecar". Caracteriza o método mais antigo da disciplina de Anatomia, que já era praticado na Antiguidade. Anatomia é o estudo da estrutura do corpo saudável. Sem o conhecimento da anatomia, nenhuma função pode ser diferenciada, e sem o conhecimento da estrutura e das funções, nenhuma alteração patológica pode ser compreendida. Para aprendermos um novo idioma, por exemplo, precisamos dispor de um vocabulário básico e conhecimento de gramática. O mesmo se aplica à Anatomia. Para aprendermos a disciplina, precisamos ter as bases e o conhecimento das funções, que são cruciais para o estudo da Medicina. Então, para a rotina clínica, são importantes não só os planos, os eixos, as linhas de orientação no corpo, a classificação e as possibilidades de movimento, mas também o conhecimento dos sistemas muscular e esquelético, incluindo os processos de biomecânica, da localização dos órgãos internos e sua projeção na superfície da pele, do sistema circulatório e da estrutura do sistema nervoso. Eles formam a base da investigação diagnóstica (especialmente de técnicas de imagem, como radiografia, ultrassonografia, cintigrafia, tomografia computadorizada, ressonância magnética) e da intervenção terapêutica.

Tópicos mais importantes

Após estudar e compreender os principais tópicos deste capítulo, segundo as diretrizes do Nationalen Kompetenzbasierten Lernzielkatalog Medizin (NKLM), você será capaz de:

- Orientar-se no corpo humano, de modo a dividi-lo em diferentes segmentos e delinear seus sistemas, conhecer os principais planos e eixos, descrever as direções do movimento e designar a direção, bem como a localização, das partes do corpo e conhecer os termos anatômicos mais usados
- Dividir a superfície corporal em regiões e descrever a projeção dos órgãos internos na superfície da pele
- Explicar os princípios do desenvolvimento embrionário, começando com a fertilização
- Conhecer os princípios dos sistemas muscular e esquelético, como a classificação dos ossos, a estrutura de um osso longo, os nomes dos ossos do esqueleto, a estrutura das articulações, os tipos de articulações, o registro dos movimentos articulares e as estruturas auxiliares das articulações (discos articulares, lábios articulares, bolsas, ligamentos)
- Explicar os termos básicos do estudo geral dos músculos, como a estrutura de um músculo esquelético, os tipos de músculo, as zonas de inserção dos tendões e as organizações auxiliares de músculos e tendões, bem como descrever os princípios básicos da mecânica muscular
- Descrever os diferentes elementos do sistema circulatório, como a circulação sistêmica com o coração e grandes artérias e veias, a circulação pulmonar, a organização do sistema circulatório pré-natal, a circulação porta e o sistema linfático
- Dividir o sistema nervoso de forma simples (estrutura, sistema nervoso somático e autônomo) e conhecer os dermátomos
- Delinear as bases das técnicas de imagem, como radiografia simples, ultrassonografia, tomografia computadorizada (TC), ressonância magnética (RM) e cintigrafia
- Descrever a estrutura da pele e seus anexos.

Relação com a clínica

A seguir, é apresentado um estudo de caso que reforça a correlação entre os muitos detalhes anatômicos e a prática clínica mais atual.

Persistência do canal arterial* (ducto de Botal) (PCA)

História
Uma recém-nascida prematura, com 34 semanas mais 2 dias de gestação (34 + 2 SG), desenvolveu, logo após o nascimento (4º dia), dispneia crescente e fraqueza de sucção. A prematura estava muito pálida, e suas mãos e pés estavam relativamente frios.

Achados da avaliação
O pediatra da unidade neonatal responsável pelo caso constatou, na palpação da região abdominal, aumento do fígado e do baço (hepatoesplenomegalia) e observou, durante a ausculta do coração, um sopro alto (sistólico crescente e diastólico decrescente) no segundo espaço intercostal esquerdo, além de palpação de frêmito torácico. O exame do pulso arterial constatou frequência cardíaca alta com amplitude de pressão arterial elevada (pulso célere e alto). Imediatamente ele iniciou as outras etapas de diagnóstico.

Exames complementares
O eletrocardiograma (ECG) mostrava sobrecarga ventricular esquerda. Na radiografia do tórax, observavam-se vasos pulmonares aumentados e aumento das câmaras cardíacas esquerdas. A ecocardiografia (com Doppler colorido, → Figura a) mostrava fluxo sanguíneo entre a aorta e os vasos pulmonares e, portanto, a representação direta de um *shunt*.

  Shunt é uma conexão curta entre vasos ou cavidades que normalmente estão separados.

Assim, confirmou-se a suspeita diagnóstica de persistência do canal arterial (ducto de Botal) (PCA) (→ Figura b).

Diagnóstico
Persistência do canal arterial (ducto de Botal).

Tratamento
Foi iniciado tratamento medicamentoso com um inibidor de síntese da prostaglandina – ibuprofeno –, de ação hemodinâmica, para ocluir o canal arterial persistente.

Evolução
Embora os sinais/sintomas tenham melhorado levemente com o tratamento, ainda se podia auscultar um sopro cardíaco sistólico bem definido e detectar PCA no exame com Doppler colorido. Por esse motivo, no dia seguinte foi realizada intervenção para oclusão da PCA com um cateter cardíaco e colocação de *stent*. Logo após a intervenção, a frequência cardíaca da recém-nascida já estava na faixa normal, a respiração estava calma e não havia mais sopro cardíaco audível. A recém-nascida permaneceu algum tempo na unidade neonatal e obteve melhora, recebendo alta hospitalar.

Laboratório de anatomia
Esclareça as condições de pressão e fluxo na grande e na pequena circulação, com o coração como órgão central, e explique o fluxo sanguíneo em uma recém-nascida com PCA.

  Pense quais outros shunts são obliterados após o nascimento.

De volta à clínica
Após o nascimento, normalmente ocorrem contração e fechamento do canal arterial em decorrência da alta concentração de oxigênio após o desenvolvimento dos pulmões e primeiros movimentos respiratórios. No recém-nascido prematuro, muitos órgãos ainda não estão maduros. Então, como causa de PCA, presume-se que a contração da musculatura vascular seja insatisfatória, uma vez que os músculos ainda são imaturos, e uma concentração de prostaglandina relativamente alta mantém o canal arterial aberto.

  A partir da 28ª SG, as mulheres não devem ingerir inibidores da síntese de prostaglandina (como o ibuprofeno) em doses superiores às prescritas como analgésico, para evitar o risco de fechamento precoce do canal arterial.

Após o nascimento, o nível de prostaglandina geralmente diminui de maneira rápida e o canal arterial fecha-se espontaneamente. Portanto, ensaios terapêuticos com inibidores da síntese de prostaglandina são geralmente bem-sucedidos.

  Imediatamente após o nascimento, são realizados os exames iniciais do recém-nascido (índice de Apgar no primeiro e quinto minutos), para esclarecer se todas as funções vitais, como as dos sistemas respiratório e circulatório, estão normais.

Nos casos de PCA de ação hemodinâmica, devido ao gradiente de pressão com alta pressão na circulação sistêmica e baixa pressão na circulação pulmonar, ocorre um *shunt* esquerda-direita com sobrecarga de volume do coração esquerdo, de modo que o sangue da aorta flui para os pulmões, o que, portanto, resulta em aumento do fluxo sanguíneo pulmonar e da pressão na circulação pulmonar. Com isso, uma parte do sangue, que passa dos pulmões para o ventrículo esquerdo e de lá para a aorta, circula pelo canal arterial persistente de volta para o pulmão (sopro mecânico). Falta sangue circulante na grande circulação (mãos e pés frios); como reação, a frequência cardíaca é aumentada (pulso célere e alto) para transportar o oxigênio suficiente para a periferia do corpo. Se a PCA não for tratada, a estrutura dos vasos pulmonares sofrerá alteração por causa do aumento constante da pressão (remodelagem). Esse dano vascular "fixa" a pressão elevada na circulação pulmonar e pode fazer com que ela se eleve acima da pressão da circulação sistêmica. O resultado é reversão do *shunt*, isto é, um *shunt* direita-esquerda, no qual o sangue passa diretamente da circulação pulmonar para a sistêmica sem antes ser saturado com oxigênio. Clinicamente, isso se observa como cianose (coloração azulada da pele, dos lábios e das mucosas) e rápida perda de capacidade respiratória. Em algum momento ocorre descompensação cardíaca.

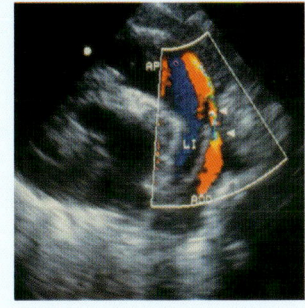 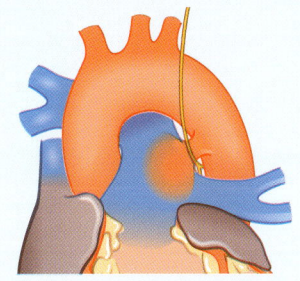

a   b

Figura a Ecocardiograma colorido. [O548]
Figura b Persistência do canal arterial. [S700-L126]

*N.R.T.: Segundo a Terminologia Anatômica, ducto arterial. Entretanto, a terminologia clínica utiliza mais frequentemente a designação canal arterial.

Anatomia Geral

Orientação no Corpo

Partes do Corpo

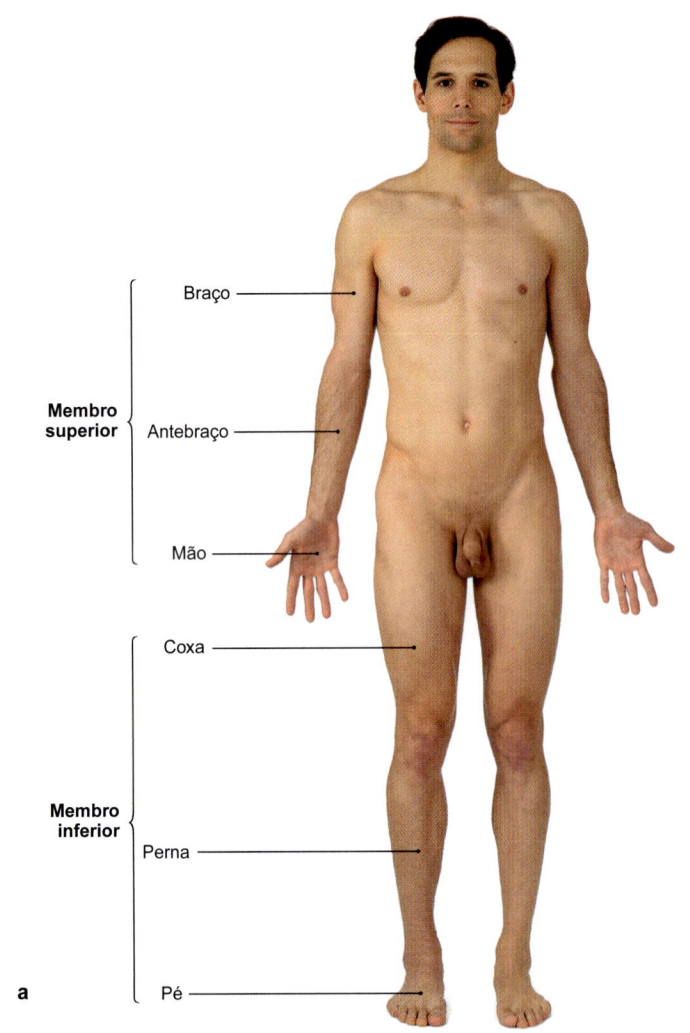
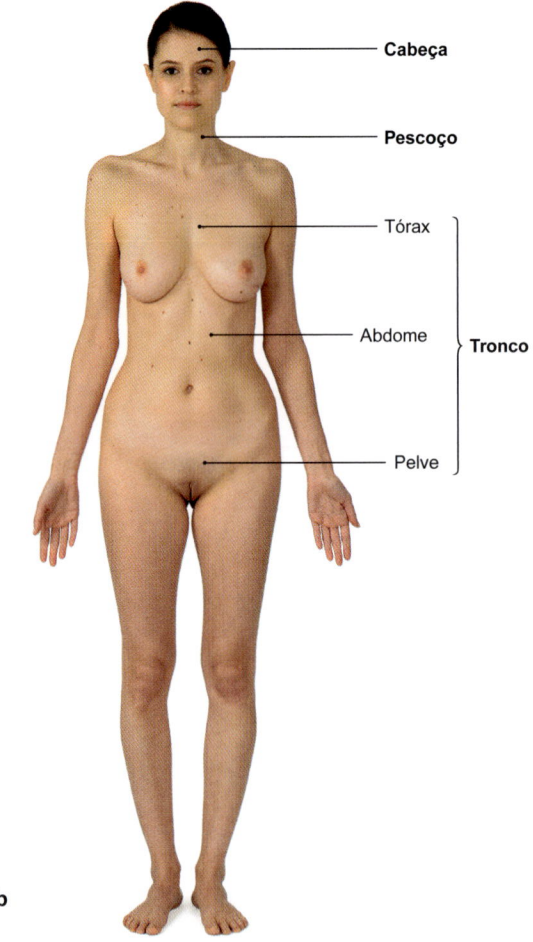

Figura 1.1a e b   Anatomia de superfície; vista anterior. [S702-J803]
a No homem.
b Na mulher.
As descrições anatômicas referem-se, de modo geral, à posição ereta, com a face voltada para a frente, os braços pendendo lateralmente ao tronco, as superfícies palmares voltadas para o tronco ou para a frente e os membros inferiores paralelos; os dedos dos pés apontam para a frente.
O corpo é dividido em cabeça, pescoço, tronco com tórax, abdome, pelve e dorso, além de membros superiores e membros inferiores. Os membros se subdividem em braço, antebraço e mão (membro superior); e coxa, perna e pé (membro inferior).

Características sexuais secundárias: o aspecto externo de um ser humano é assinalado pelas características físicas em diferentes períodos da vida. Essas características físicas ocorrem em homens e mulheres como dimorfismos sexuais (diferenças entre os sexos) externos (especialmente segundo a maturidade sexual). A formação dos órgãos sexuais é geneticamente determinada. Os órgãos sexuais primários (ovários e testículos) são responsáveis pelas chamadas características sexuais primárias. Todavia, as características sexuais secundárias (ver Tabela), que se desenvolvem durante a puberdade, são predominantes no aspecto externo.

Aspecto externo (fenótipo)	
Homem	**Mulher**
Pelos faciais	Mamas
Pelos na parede do tórax e do abdome (extremamente variável de um indivíduo para outro), assim como no dorso e nos membros	Distribuição do tecido adiposo subcutâneo (regular, contornos suaves)
Pelos púbicos até a altura do umbigo	Pelos púbicos até a altura do monte do púbis
Linha de implantação do cabelo recuada nas têmporas	Linha de implantação do cabelo simétrica
Maior altura	Altura e massa muscular menores
Pelve estreita	Pelve ovalada

Partes do Corpo

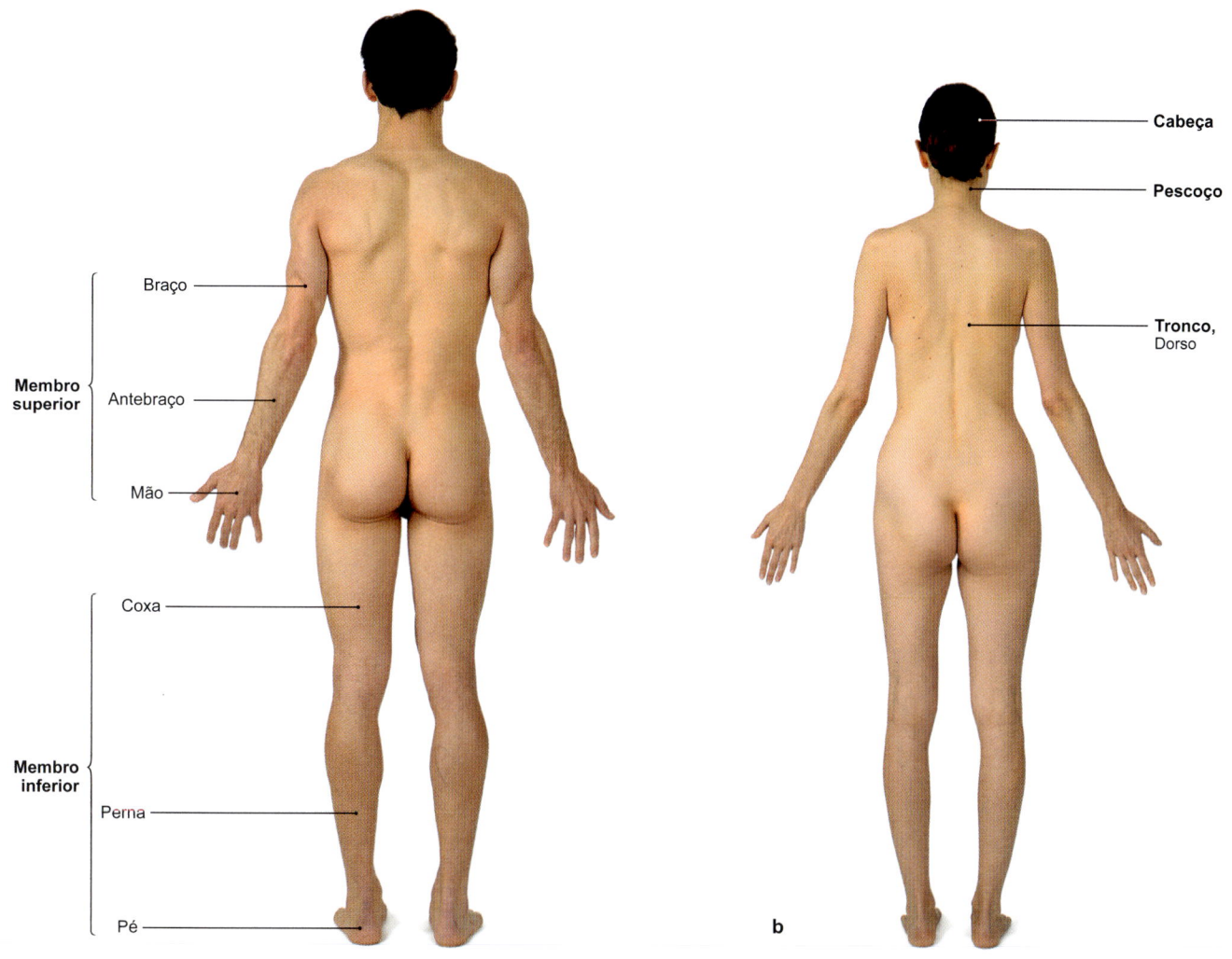

Figura 1.2a e b Anatomia de superfície; vista posterior. [S702-J803]
a No homem.
b Na mulher.

Correlações clínicas

Durante a **anamnese** (do grego arcaico αναμνησις, *anámnesis* = memória, reminiscência), são pesquisados os antecedentes do paciente. Uma anamnese cuidadosa inclui aspectos biológicos, psíquicos e sociais. As informações obtidas frequentemente elucidam fatores de risco e associações causais. Consequentemente, questões terapêuticas não estão diretamente associadas, embora a história clínica permita a elaboração de uma hipótese diagnóstica para os pacientes. Habitualmente a anamnese é realizada antes do exame físico, embora, em casos emergenciais, que exijam intervenção imediata, esta deva ser adiada. O objetivo da anamnese é a restrição máxima dos possíveis diagnósticos diferenciais, preferivelmente com base nos principais sintomas e critérios de exclusão. Para que seja possível um diagnóstico definitivo, são necessários exames complementares.

Orientação no Corpo

Proporções Corporais

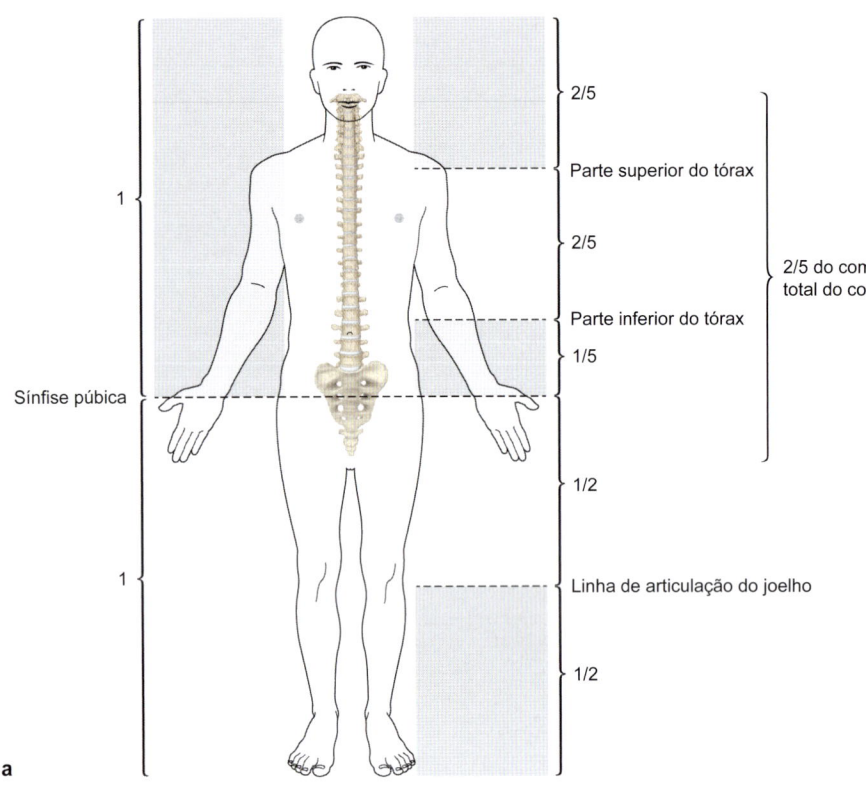

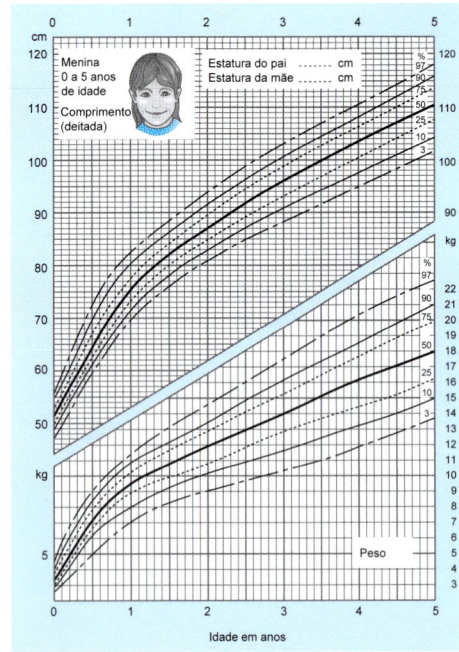

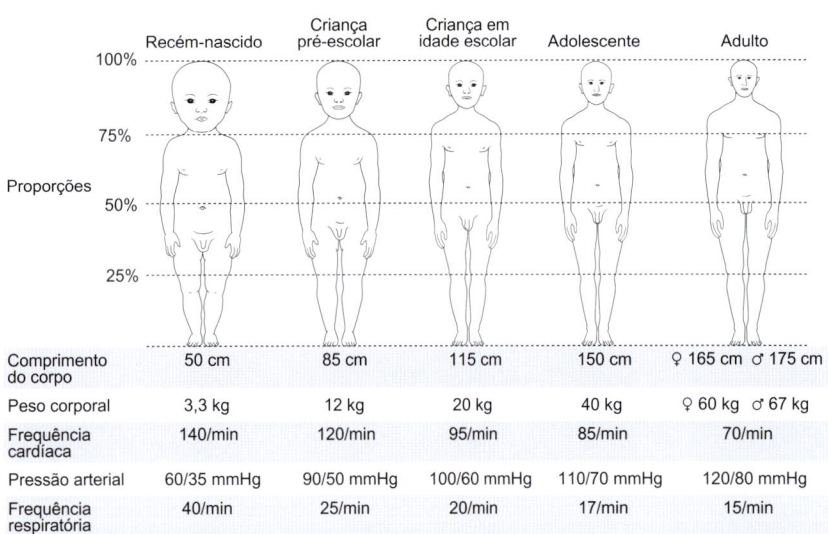

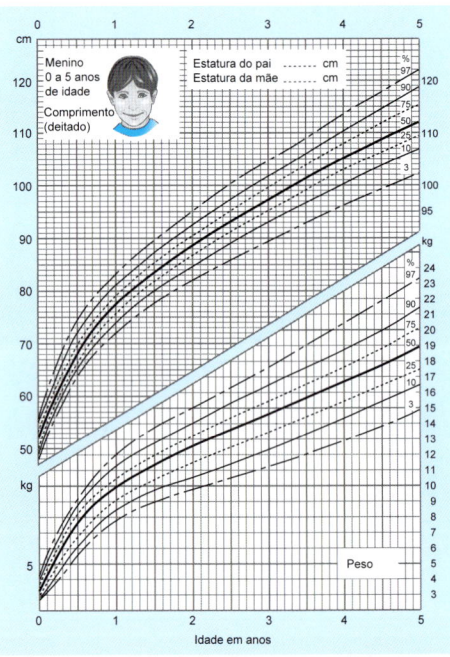

Figura 1.3a-c Proporções do corpo e curvas de percentil.
a Proporções normais do corpo; vista frontal. [S700-L127]
Considerando a divisão do adulto horizontalmente em duas partes iguais, o centro localiza-se na altura da margem superior do púbis. Na altura do joelho, a metade inferior pode ser dividida em outras duas partes iguais. A metade superior pode ser dividida em cinco segmentos de mesmo tamanho: a parte da cabeça e do pescoço até a altura do acrômio correspondendo a 2/5; até o tórax, outros 2/5; e até a região abdominal, 1/5. A coluna vertebral corresponde a 2/5 do comprimento total do corpo.
b Proporções do corpo e parâmetros vitais em diferentes estágios de desenvolvimento. [R419-L190]
O comprimento do corpo refere-se à extensão de uma linha que vai do vértice da cabeça até a planta do pé. Em pediatria, a fase pós-parto é dividida em estágios de desenvolvimento. Nos diferentes estágios de desenvolvimento, o comprimento do corpo muda continuamente: (**1**) período neonatal (primeiros 28 dias de vida), (**2**) lactente (até 1 ano), (**3**) pré-escolar (até 5 anos de idade), (**4**) criança em idade escolar (até o início da puberdade) (**5**) puberdade (idade de maturação, duração variável), (**6**) adolescência (conclusão do desenvolvimento e do crescimento longitudinal do sistema esquelético) até (**7**) a idade adulta. Posteriormente, o termo "velhice" é às vezes utilizado na medicina para adultos mais velhos. Nesse estágio, o comprimento do corpo diminui em virtude dos processos degenerativos relacionados com o envelhecimento.
c Curvas de percentis. [R306-L157]
Desenvolvimento da altura e do peso em meninas e meninos nos primeiros 5 anos de vida. A linha contínua mostra o valor médio; todos os valores entre 3 e 97% estão dentro de dois desvios padrões.

Correlações clínicas

Para avaliar o crescimento real do corpo (padrão) ou as variantes desse crescimento, em crianças, o comprimento do corpo, o peso e a circunferência da cabeça são determinados em relação à idade e avaliados separadamente por meio de tabelas de percentis (→ Figura 1.3c) para meninas e meninos.

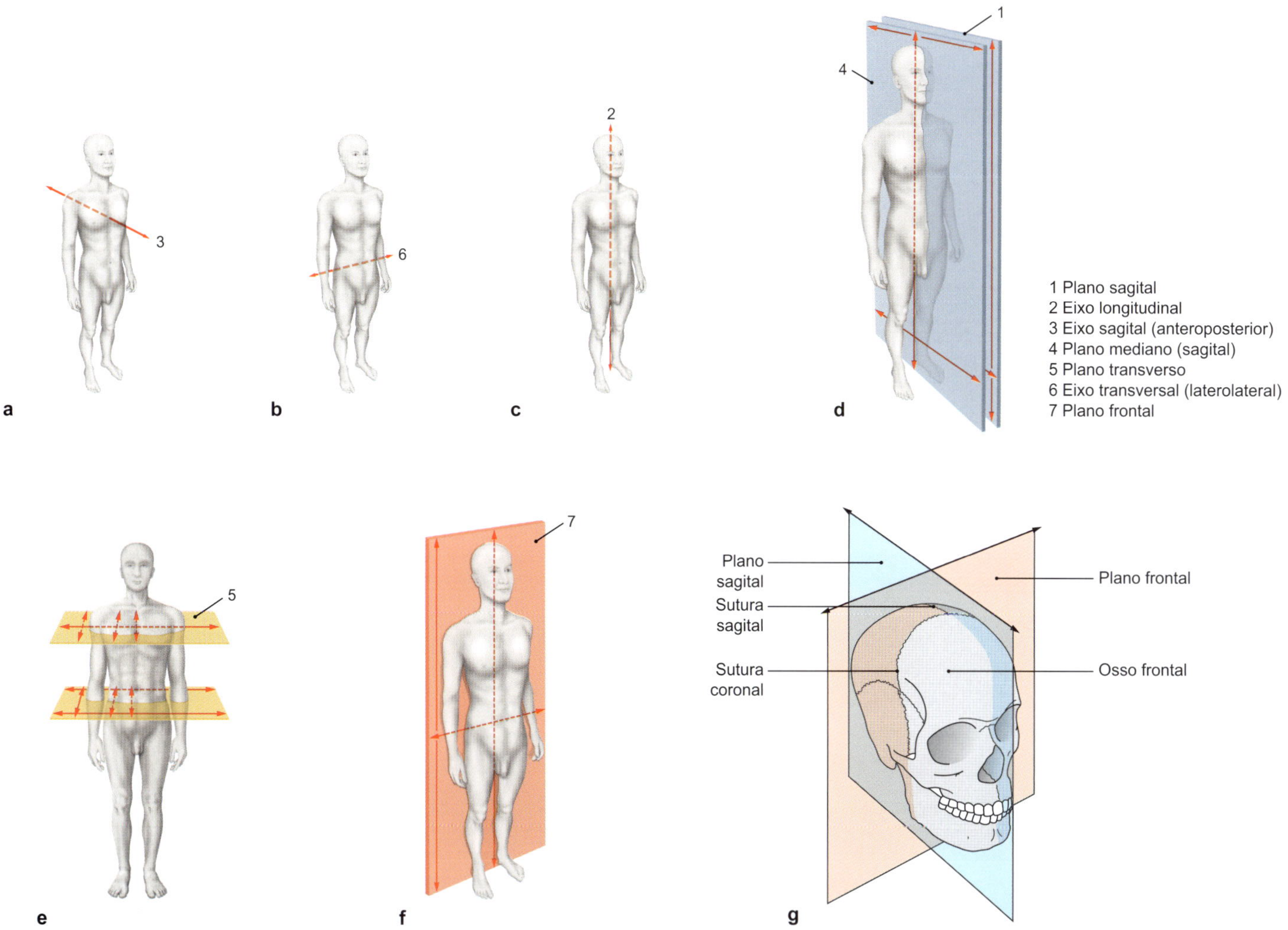

Eixos, Planos e Direções do Movimento

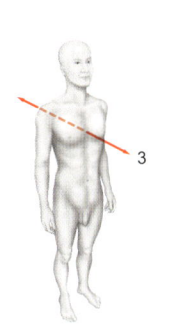
a

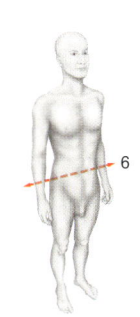
b

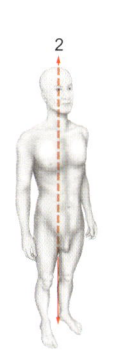
c

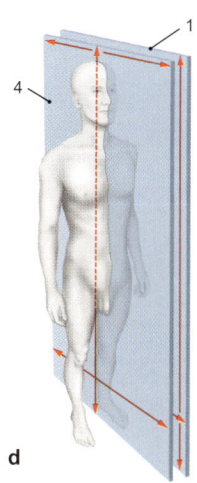
d

1 Plano sagital
2 Eixo longitudinal
3 Eixo sagital (anteroposterior)
4 Plano mediano (sagital)
5 Plano transverso
6 Eixo transversal (laterolateral)
7 Plano frontal

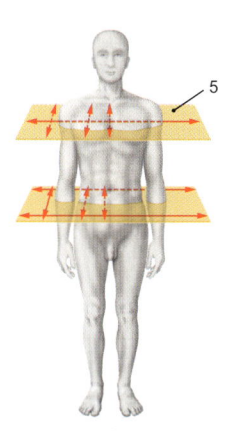
e

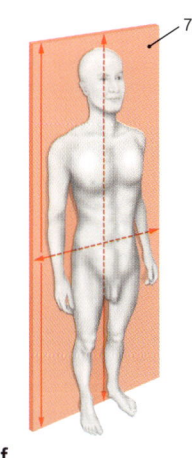
f

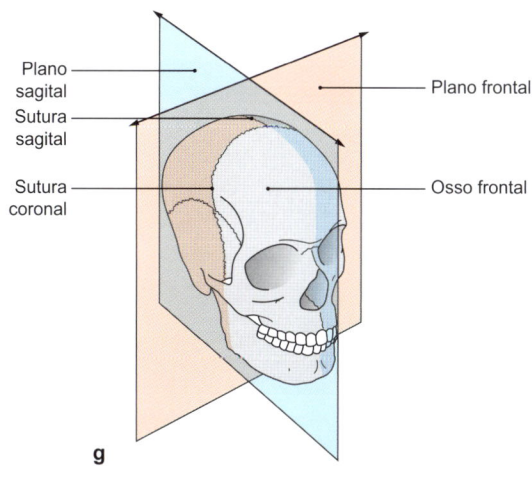
g

Eixos principais	
Eixo sagital (anteroposterior)	Perpendicular aos eixos transversal (laterolateral) e longitudinal
Eixo transversal (laterolateral)	Perpendicular aos eixos longitudinal e sagital (anteroposterior)
Eixo longitudinal ou vertical	Perpendicular aos eixos sagital (anteroposterior) e transversal (laterolateral)

Planos principais	
Plano mediano (sagital)	Plano de simetria que divide o corpo em duas partes iguais
Plano sagital	Paralelo ao plano mediano
Plano transversal	Todos os planos transversais do corpo
Plano frontal	Paralelo à fronte

Figura 1.4a-g Planos e eixos e denominações radiológicas.
[S702-L127]
a Eixo sagital.
b Eixo transversal.
c Eixo longitudinal ou vertical.
d Plano sagital, pelo qual passam os eixos anteroposterior e longitudinal.
e Plano transversal = plano horizontal, pelo qual passam os eixos anteroposterior e laterolateral.
f Plano frontal = plano coronal, pelo qual passam os eixos longitudinal e laterolateral.
g A sutura coronal e a sutura sagital são especialmente úteis como marcos de posição nas radiografias: a sutura sagital corresponde ao plano sagital, e a sutura coronal corresponde ao plano frontal.

Direções do movimento	
Direção	**Movimento**
Extensão	Alongamento do tronco ou dos membros
Flexão	Dobramento do tronco ou dos membros
Abdução	Afastamento dos membros em relação ao tronco
Adução	Aproximação dos membros em relação ao tronco
Elevação	Levantamento dos braços sobre o plano horizontal
Rotação	Giro medial (interno) ou lateral (externo) dos membros ao redor do eixo longitudinal
Circundução	Movimento giroscópico, movimento composto, por exemplo, por adução, abdução, flexão e extensão

Planos de corte de imagem radiológica	
Terminologia radiológica	**Terminologia anatômica**
Plano sagital	Plano sagital
Plano coronal	Plano frontal
Plano axial	Plano transversal

Em radiologia, durante procedimentos de imagem (tomografia computadorizada e ressonância magnética), os três principais planos anatômicos são definidos como planos com uma nomenclatura própria.

Orientação no Corpo

Denominações do Movimento

Denominações do movimento anatômico		
Região	**Termo**	**Movimento**
Membros	Extensão	Alongamento (retificação de uma parte dobrada)
	Flexão	Movimento de dobrar uma parte alongada
	Abdução	Movimento de afastar um membro do corpo
	Adução	Movimento de aproximar um membro do corpo
	Elevação	Levantamento do braço/ombro na linha horizontal
	Depressão	Abaixamento do braço/ombro a partir de uma posição acima da linha horizontal
	Rotação medial	Giro em direção ao centro do corpo; o mesmo que rotação interna
	Rotação lateral	Giro para fora do centro do corpo; o mesmo que rotação externa
	Pronação	Inclinação de mão/pé com o dorso da mão virado para cima ou a planta do pé deslocada lateralmente
	Supinação	Inclinação de mão/pé com a palma da mão virada para cima ou movimento no sentido medial da planta do pé
	Abdução radial	Movimento de mão/dedo em direção ao rádio
	Abdução ulnar	Movimento de mão/dedo em direção à ulna
	Flexão palmar/flexão volar	Movimento de mão em direção à palma da mão
	Flexão plantar	Curvatura do pé em direção à planta do pé
	Extensão	Alongamento de mão/pé em direção ao dorso de mão/pé*
	Oposição	Aproximação do polegar e do dedo mínimo
	Reposição	Retorno do polegar após oposição
	Inversão	Elevação do lado medial do pé (na articulação talocalcânea)
	Eversão	Elevação do lado lateral do pé (na articulação talocalcânea)
Coluna vertebral	Rotação	Movimento giratório no eixo longitudinal
	Flexão lateral	Curvatura para o lado
	Flexão	Curvatura para a frente
	Extensão	Curvatura para trás
Pelve	Flexão (rotação anterior)	Inclinação pélvica para a frente
	Extensão (rotação posterior)	Inclinação pélvica para trás
Articulação temporomandibular	Abdução	Abertura da boca
	Adução	Fechamento da boca
	Protrusão/Protração	Avanço da mandíbula
	Retrusão/Retração	Recuo da mandíbula
	Oclusão	Junção dos dentes da maxila e da mandíbula
	Mediotrusão	Deslocamento medial da mandíbula
	Laterotrusão	Deslocamento lateral da mandíbula

*N.R.T.: No Brasil, em relação ao pé, denominamos flexão dorsal.

Denominações das Orientações e Posições

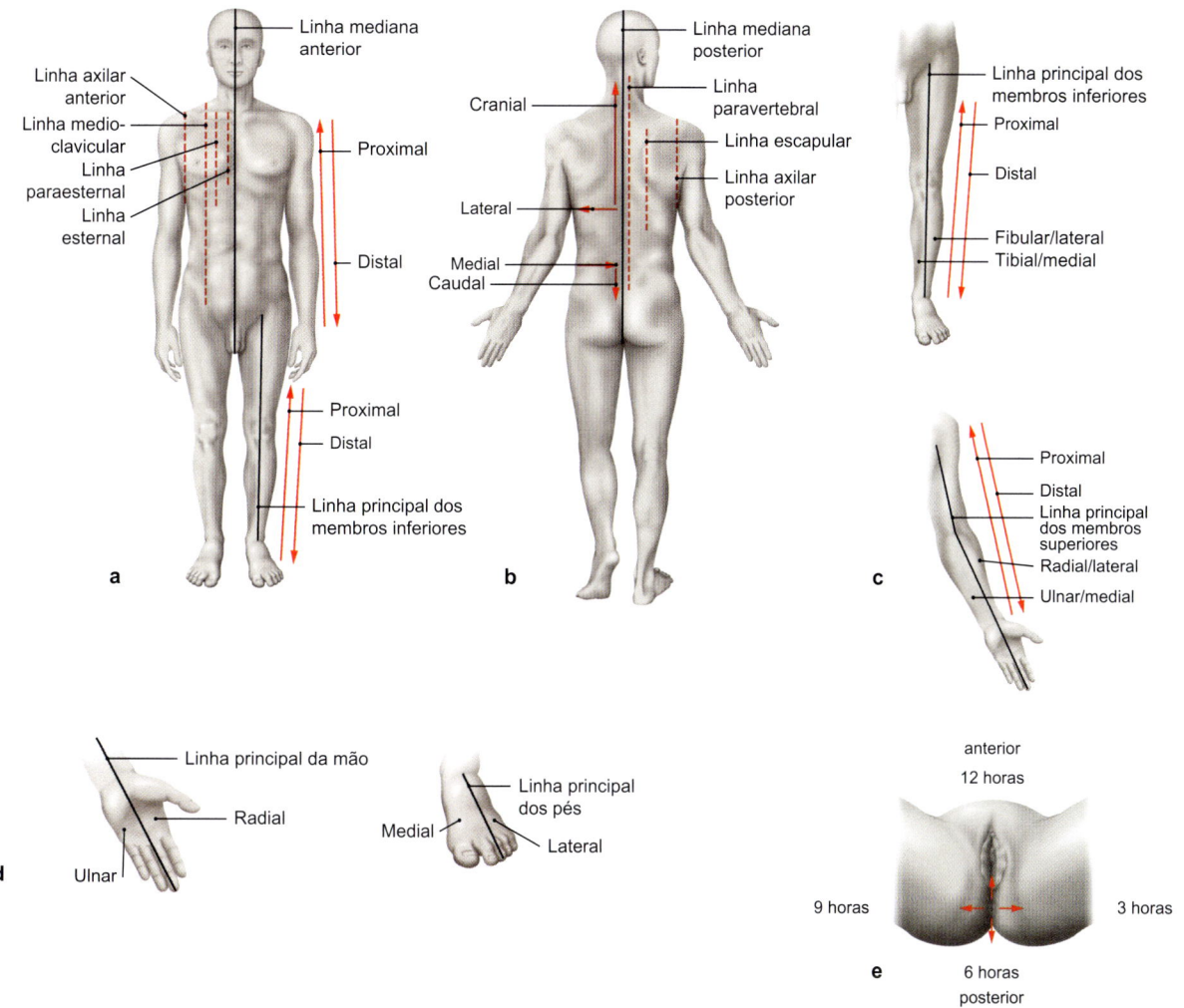

Figura 1.5a-e Linhas de orientação, de direção e posição.
[S702-L127]
a Vista anterior.
b Vista posterior.
c Vista anterior do membro superior, membro superior com a mão em supinação.
d Vista da palma da mão e do dorso do pé.
e Posição de litotomia (posição preferencial para exames ginecológicos e, às vezes, também em proctologia). Para a descrição de achados, é usado como guia o mostrador de um relógio.

Denominações de orientação e posição das partes do corpo			
Orientação	**Significado**	**Orientação**	**Significado**
Cranial ou superior	Em direção à extremidade cranial	Apical	Direcionado para a extremidade cranial ou pertencente à extremidade cranial
Caudal ou inferior	Em direção à extremidade caudal	Basal	Direcionado para a extremidade caudal ou para a região basal
Anterior ou ventral	Em direção anterior ou em direção ao abdome	Direito	Voltado para o lado direito
Posterior ou dorsal	Em direção posterior ou em direção ao dorso (costas)	Esquerdo	Voltado para o lado esquerdo
Lateral	Situado mais distante do plano mediano	Proximal	Em direção ao tronco
Medial	Situado mais próximo do plano mediano	Distal	Em direção às extremidades dos membros
Mediano	Situado no plano mediano	Ulnar	Em direção à ulna
Intermédio	Situado entre estruturas	Radial	Em direção ao rádio
Central	Em direção à profundidade do corpo	Tibial	Em direção à tíbia
Periférico	Em direção à superfície do corpo	Fibular	Em direção à fíbula
Profundo	Situado profundamente	Volar ou palmar	Em direção à palma da mão
Superficial	Situado superficialmente	Plantar	Em direção à planta do pé
Externo	Situado externamente a uma cavidade	Dorsal	Em direção aos dorsos das mãos ou aos dorsos dos pés (membros)
Interno	Situado internamente a uma cavidade	Frontal	Em direção à fronte
		Rostral	Em direção à boca ou à extremidade do nariz (apenas para denominações na cabeça) (literalmente "em direção ao bico")

Orientação no Corpo

Denominação dos Movimentos

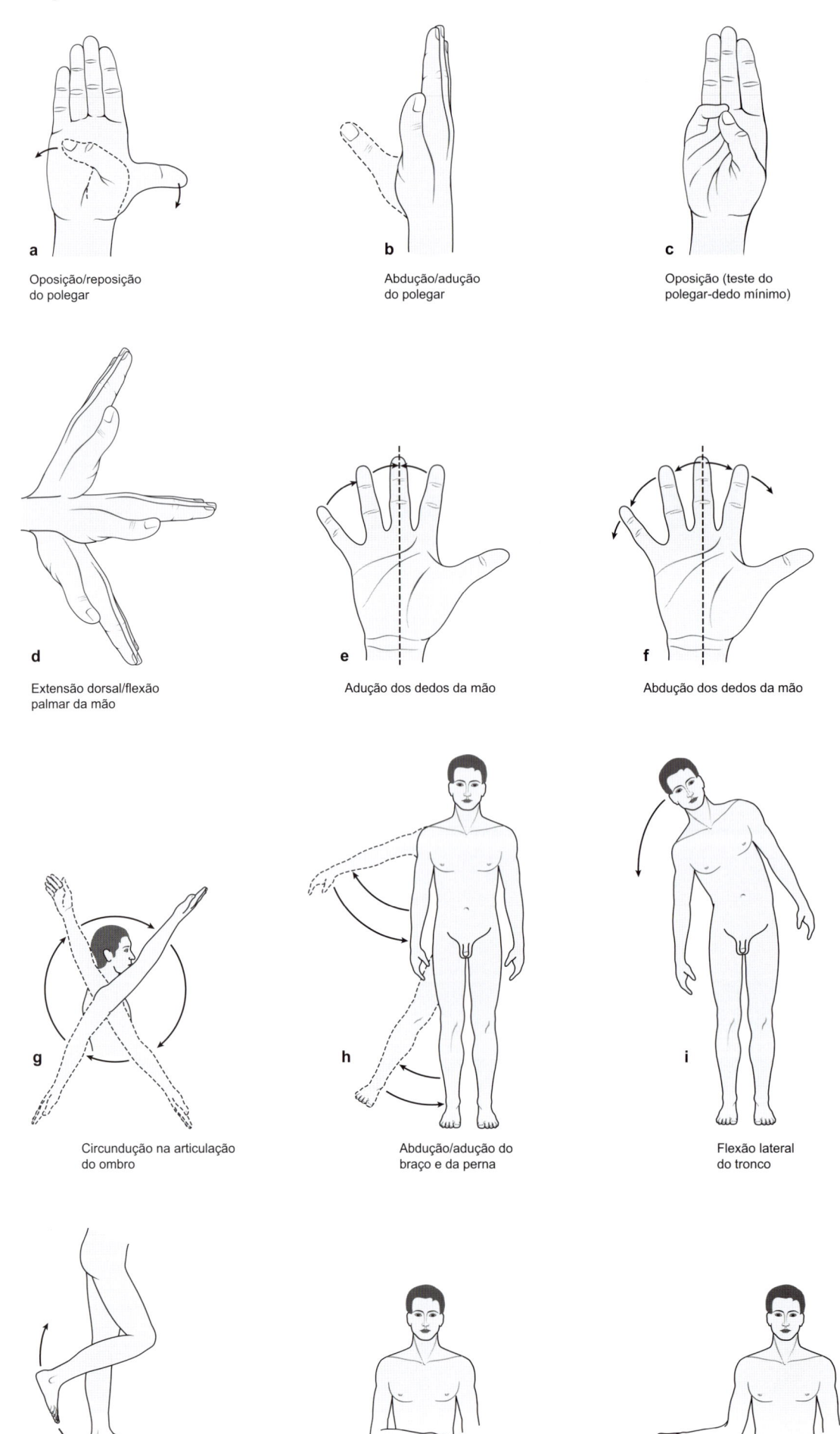

Figura 1.6a-l Denominação dos movimentos. [S702-L126]

Denominação dos Movimentos

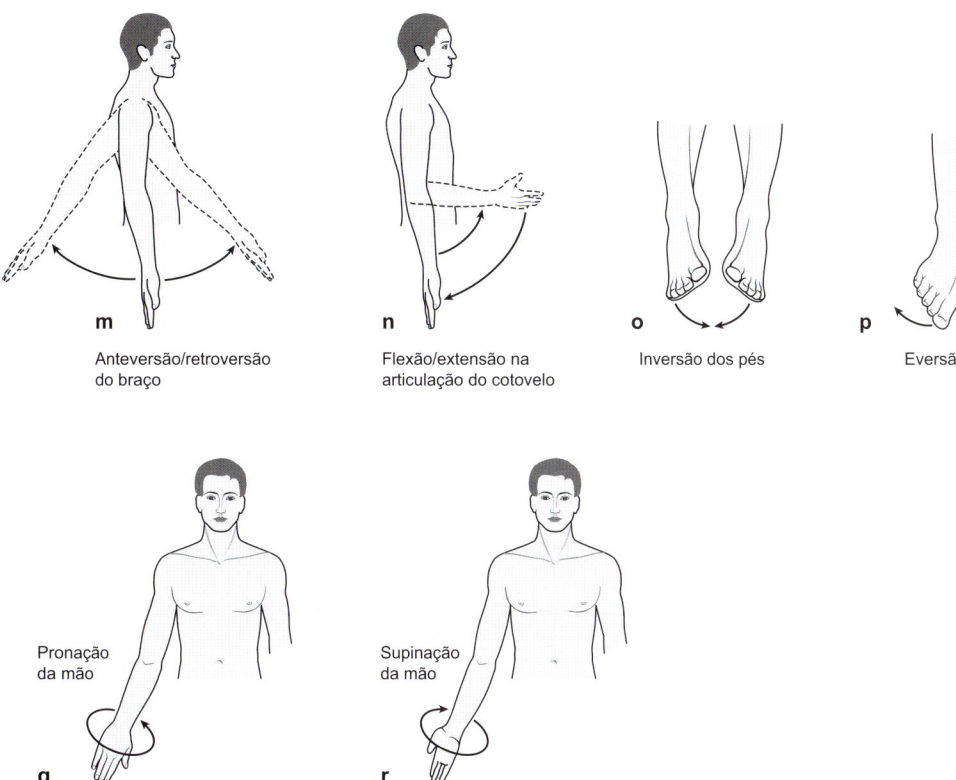

Figura 1.6m-r Denominação dos movimentos. [S702-L126]

Estrutura e função

Movimentos combinados
Movimentos funcionais, como passar o braço por cima da cabeça ou atrás das costas para coçar ou aplicar protetor solar entre as escápulas, são exemplos de movimentos combinados do membro superior. Eles exigem movimento em vários eixos (geralmente de várias articulações) para funcionar de maneira efetiva:
- Flexão, abdução e rotação externa nas articulações do ombro e cotovelo e supinação no punho (→ Figura a)
- Extensão, adução e rotação interna da articulação do ombro e cotovelo e pronação do punho (→ Figura b).

Cadeia cinética aberta e fechada
Uma cadeia cinética é definida como a combinação de várias articulações interconectadas que realizam um movimento complexo (→ Figura c):
- Uma cadeia cinética aberta é definida como movimentos do corpo que ocorrem em torno de uma única articulação ou segmento de membro (p. ex., extensão do joelho na posição sentada) e executada independentemente de movimentos em outras articulações, a exemplo da extensão do joelho sem envolvimento das articulações do quadril e do tornozelo (1)
- Uma cadeia cinética fechada envolve movimentos do corpo em que há movimentos simultâneos em várias articulações ou segmentos. Isso cria um padrão de movimento "acoplado", por exemplo, levantar-se da posição sentada (2).

Para que o joelho seja estendido, deve haver movimento paralelo nas articulações do quadril e do tornozelo superior. Os movimentos em cadeia fechada também são chamados de "movimentos funcionais".

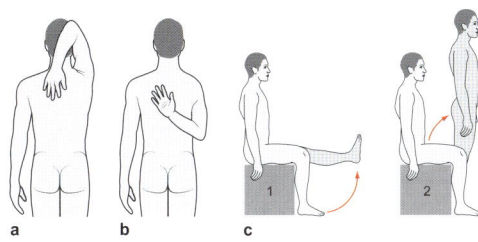

[S701-L126]

Orientação no Corpo

Regiões do Corpo

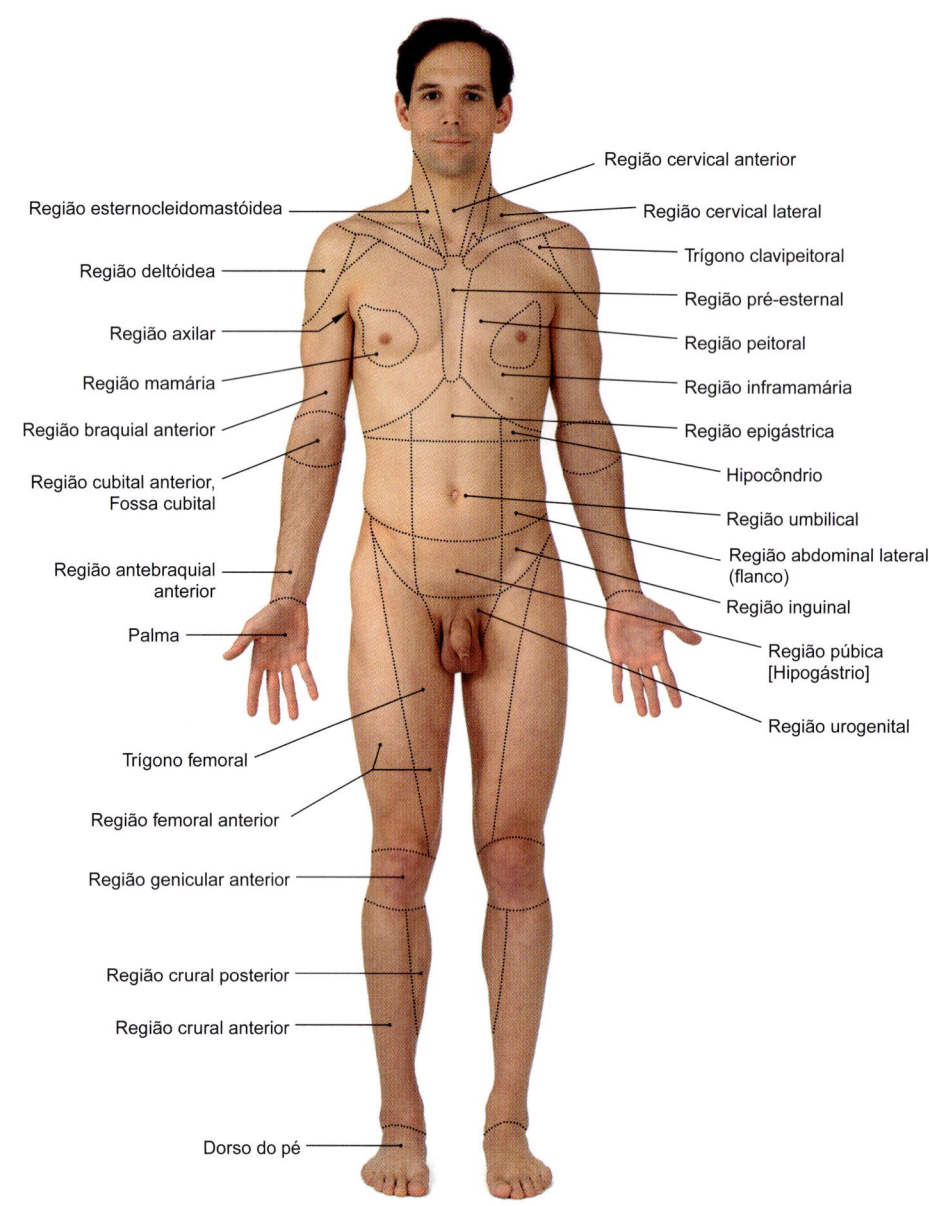

Figura 1.7 Regiões do corpo; vista anterior. [S702-J803]
Para fins de descrição e orientação espacial, a superfície do corpo foi subdividida em regiões.

Regiões do Corpo

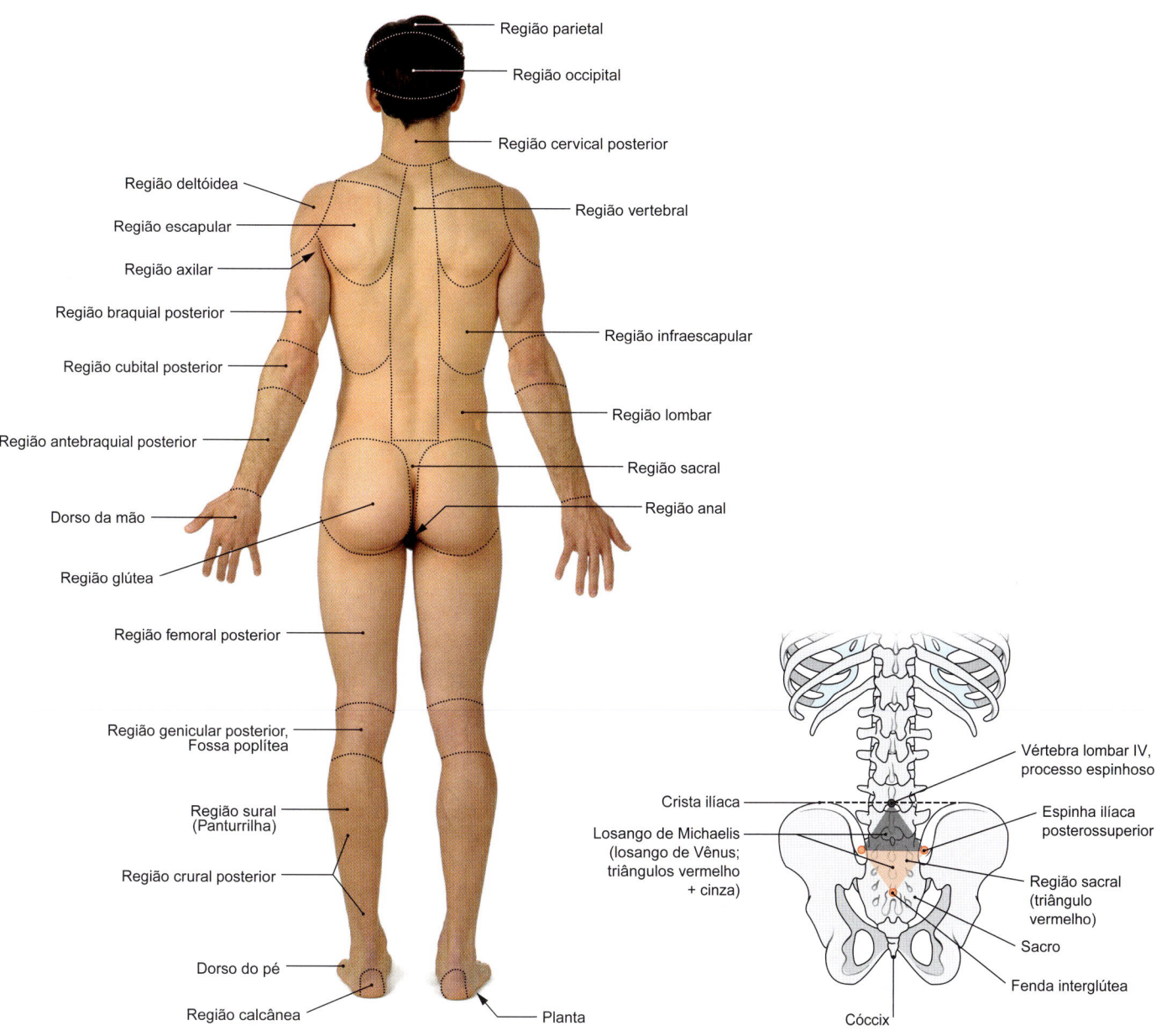

Figura 1.8 Regiões do corpo; vista posterior. [S702-J803]
Para fins de descrição e orientação espacial, a superfície do corpo foi subdividida em regiões.

Figura 1.9 Losango ou quadrilátero de Michaelis (losango de Vênus) e região sacral; vista posterior. [S702-L126]
Vértices visíveis e palpáveis do losango de Michaelis (na mulher) e da região sacral (no homem).

Superfícies

Linhas de Tensão da Pele

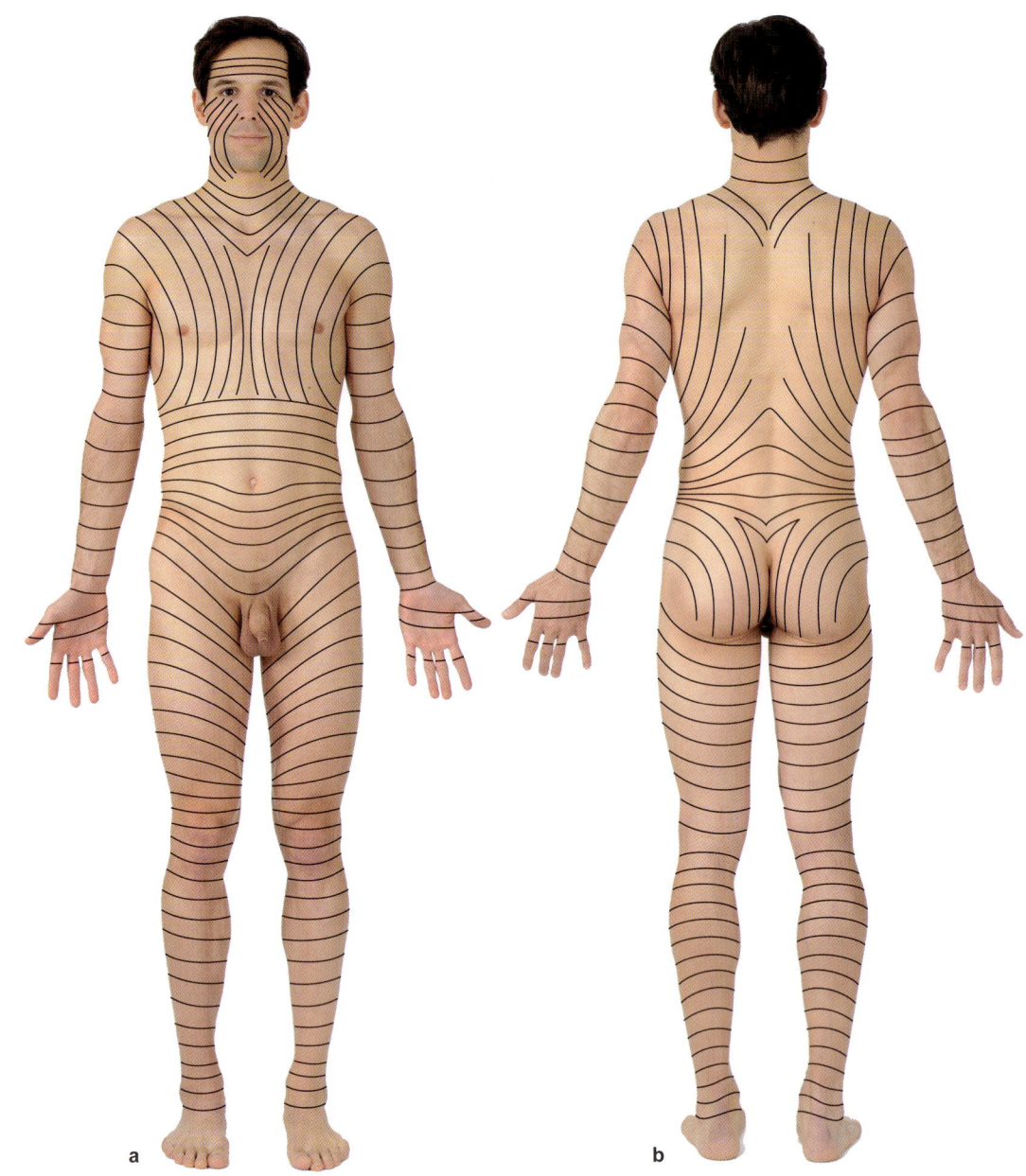

Figura 1.10a e b   Linhas de tensão da pele. [S700-J803-L126]
a Vista anterior.
b Vista posterior.
As linhas de tensão (também chamadas de linhas de clivagem ou linhas de Langer) são formadas pelo alinhamento dos feixes de fibras colagenosas e fibras elásticas no estrato reticular da pele. O seu trajeto depende da idade, do estado nutricional, da condição geral e das características anatômicas do indivíduo.

Correlações clínicas

Qualquer lesão na pele deixa vestígios que afetam diferentes graus da aparência, como, por exemplo, uma cicatriz no joelho após uma queda ou no abdome após a remoção do apêndice (apendicectomia). A cicatriz é o estado fisiológico final da cicatrização de uma ferida. Consiste em tecido conjuntivo colagenoso e difere da pele circundante pela falta de pelos e glândulas sebáceas e sudoríparas. Se as cicatrizes forem visíveis, ou forem hiperplásicas (formação de queloide), elas podem comprometer a estética. Para moldar uma cicatriz em intervenções planejadas no corpo da maneira mais discreta possível, a incisão é feita ao longo das linhas de tensão da pele. Nas margens da ferida, que são transversais ou diagonais às linhas de tensão, agem forças de tensão bem maiores do que nas margens que são paralelas às linhas. Portanto, sempre que possível, a incisão é feita no sentido das linhas de tensão. Como resultado, é menor o risco de deiscência da ferida e do surgimento de cicatrizes maiores.

Dermátomos

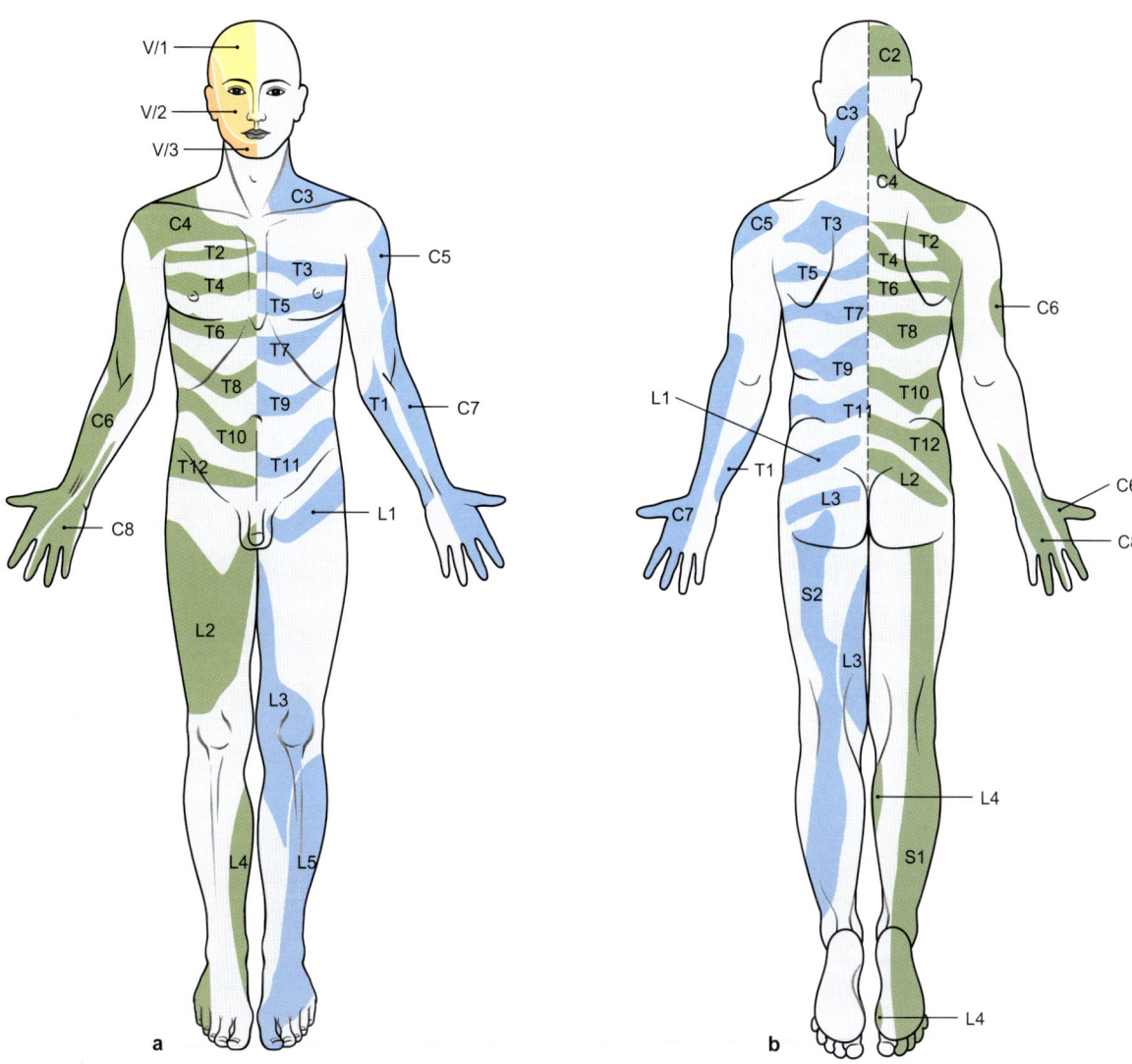

Figura 1.11a e b   Inervação segmentar da pele (dermátomos).
[S700-L126]/[F1067-001].
a Vista anterior.
b Vista posterior.

Um **dermátomo** é uma área da pele inervada por fibras sensitivas de um nervo espinal específico (nervos espinais, → Figura 1.70). Como resultado, uma área da pele pode ser associada a um nervo espinal. No entanto, as áreas de inervação de nervos espinais adjacentes se sobrepõem; além disso, muitos nervos cutâneos são formados por fibras sensitivas de vários nervos espinais (os Rr. ventrais dos nervos espinais formam plexos nas regiões cervical e lombossacral, → Figura 1.72), de modo que o dermátomo se diferencia das áreas de inervação dos nervos cutâneos. Com exceção da linha mediana, onde a sobreposição é muito baixa, a **região autônoma** de cada nervo espinal (área da pele inervada exclusivamente por um nervo sensitivo) é muito menor do que a área de pele completamente inervada por ele. Para melhor visualização, os dermátomos são apresentados com alternância para a direita (verde) e para a esquerda (azul) do corpo. Assim, por exemplo, são visíveis T7 à esquerda em azul, T8 à direita em verde e T9 novamente à esquerda em azul, e assim por diante. As regiões sem nenhuma cor associada (p. ex., a área entre C4, T2 e T3 e linha mediana) são áreas nas quais há um grau extraordinariamente elevado de variabilidade e uma sobreposição interindividual muito forte, de modo que nenhuma atribuição clara é possível. A apresentação do dermátomo é fundamentada em um mapa dos dermátomos baseado em evidências de Lee et al. (2008). Para manter a imagem clara e compreensível, os dermátomos S3, S4 e S5 não são retratados aqui (eles cobrem a área do períneo, incluindo a genitália externa e o ânus). A pele da face não é inervada pelos nervos espinais, e sim pelo N. trigêmeo (NC V). De modo semelhante aos nervos espinais, os seus três ramos também ocupam áreas de inervação cutânea autônoma sensitiva (amarelo).

Correlações clínicas

A **lesão de um nervo espinal** geralmente resulta em perda de sensibilidade na sua região autônoma. **Herpes-zóster** é uma doença viral caracterizada por erupção de pele extremamente dolorosa com formação de bolhas. O vírus acomete um nervo espinal. Devido ao ataque do vírus, inicia-se uma inflamação que envolve o dermátomo correspondente e gera os sinais/sintomas cutâneos (herpes). A doença é causada pelo **vírus varicela-zóster**, pertencente à família dos herpes-vírus, que é transmitido em até 99% dos casos durante a infância e pode causar varicela **(catapora)**, se a criança não tiver sido previamente vacinada. Posteriormente, o vírus persiste no organismo (gânglio espinal) e pode ser reativado em caso de imunocomprometimento.

Superfícies

Órgãos Internos, Projeção na Superfície do Corpo

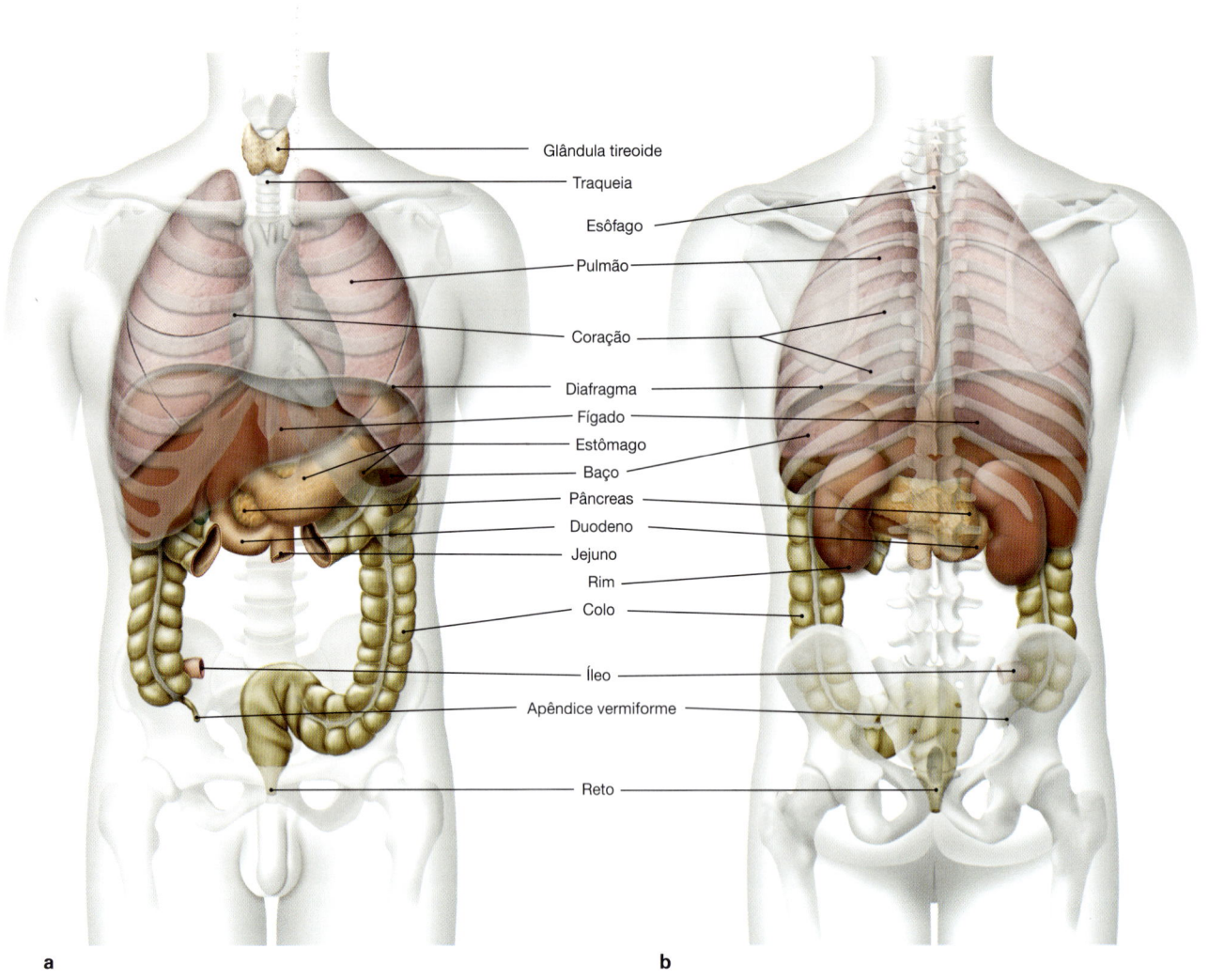

Figura 1.12a e b   Projeção dos órgãos internos na superfície do corpo. [S700-L275]
a   Projeção dos órgãos internos na parede anterior do corpo.
b   Projeção dos órgãos internos na parede posterior do corpo.

Esôfago, glândula tireoide, traqueia, pulmão, coração, diafragma, fígado, estômago, baço, pâncreas, duodeno, jejuno, rim, intestino grosso (colo), íleo, apêndice vermiforme e reto.

Correlações clínicas

Mesmo sem recursos técnicos, é possível determinar a orientação dos órgãos e a sua projeção na superfície do corpo do paciente. A **ausculta** (do latim *auscultare* = ouvir) permite a identificação dos sons do corpo, normalmente com o auxílio de um estetoscópio. A ausculta é parte do exame físico do paciente. A **percussão** (do latim *percutere* = batida ou choque forte) consiste em produzir sons por meio de golpes aplicados na superfície corporal do paciente com propósitos diagnósticos. Consequentemente, o tecido situado abaixo da superfície corporal vibra. As características dos sons resultantes fornecem informações sobre as condições do tecido. Deste modo, o tamanho e a posição de um órgão (p. ex., o fígado) ou o conteúdo de ar do tecido (p. ex., no pulmão) podem ser avaliados.

Órgãos Internos, Projeção na Superfície do Corpo

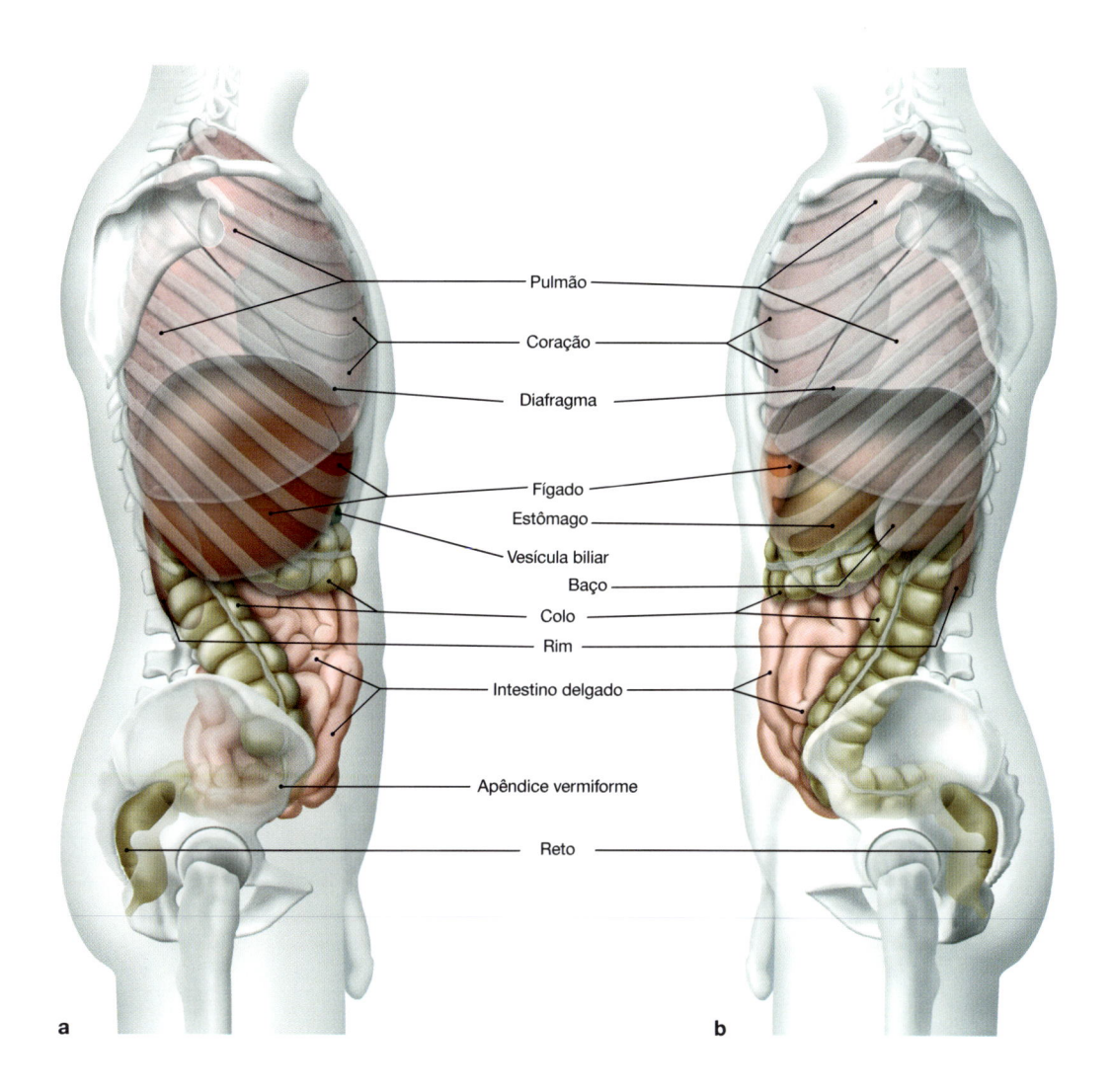

Figura 1.13a e b Projeção dos órgãos internos na superfície do corpo. [S700-L275]
a Projeção dos órgãos internos na parede direita do corpo.
b Projeção dos órgãos internos na parede esquerda do corpo.

Pulmão, coração, diafragma, fígado, estômago, vesícula biliar, baço, intestino grosso (colo), rim, intestino delgado, apêndice vermiforme e reto.

Correlações clínicas

Por meio do conhecimento da **projeção** dos órgãos internos na superfície do corpo, sintomas de doenças podem ser atribuídos a determinados órgãos durante o exame físico, e, com a anamnese, as primeiras indicações sobre esses órgãos ou sobre os órgãos acometidos podem ser obtidas. Assim, por exemplo, a apendicite (inflamação do apêndice vermiforme) é habitualmente acompanhada por desconforto na região inferior direita do abdome.

Desenvolvimento

Desenvolvimento na 2ª e na 3ª Semanas

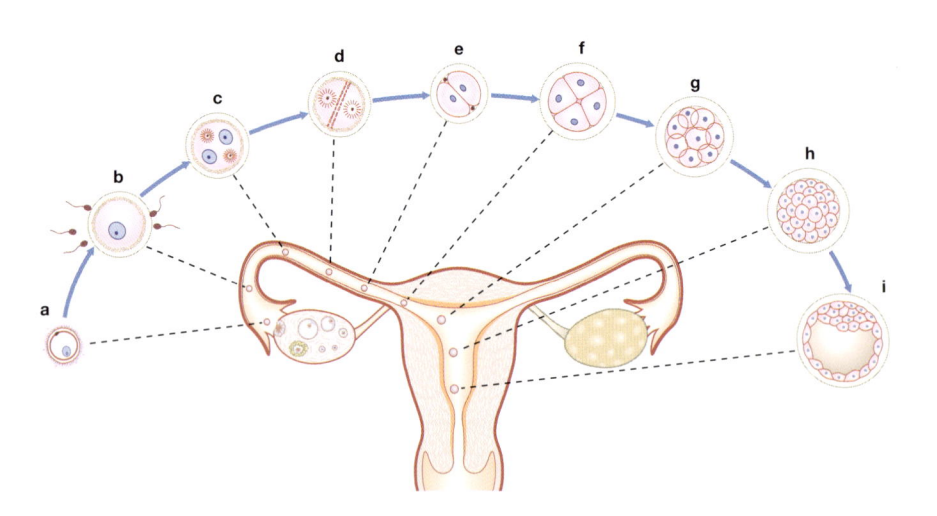

Figura 1.14a-i Primeira semana de desenvolvimento embrionário: fecundação e implantação. [E838]

a-c Normalmente, nas primeiras 24 h após a eliminação do ovócito secundário pelo ovário (**ovulação, a**), ocorre a **fecundação** (**b**) na ampola da tuba uterina. Após a fusão dos núcleos do ovócito e do espermatozoide, forma-se um **zigoto** (**c**).

d-h Por meio de sucessivas divisões celulares (**estágios de 2, 4, 8 e 16 células**), forma-se um agregado de células (mórula), que é transportado em direção à cavidade do útero.

i Aproximadamente no 5º dia após a fecundação, desenvolve-se, no interior da mórula, uma cavidade cística preenchida com líquido, transformando o embrião em um **blastocisto** que se implanta na mucosa uterina previamente preparada, no 5º ao 6º dia após a fecundação.

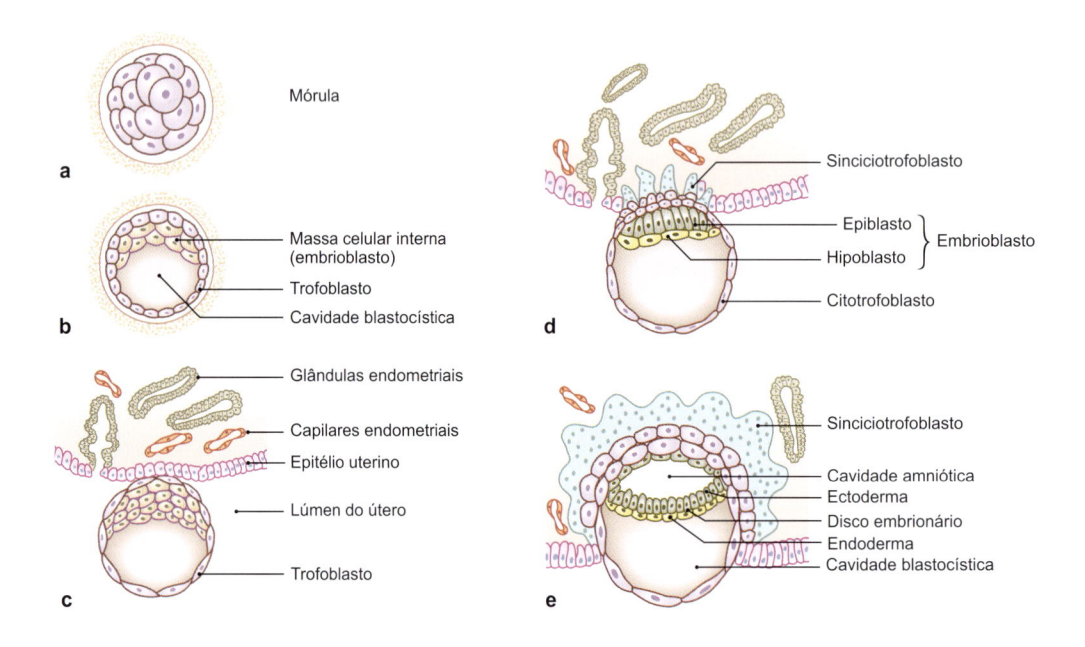

Figura 1.15a-e Primeira e segunda semanas de desenvolvimento embrionário: disco embrionário didérmico. [E838]

a-b Após a diferenciação da mórula (**a**) em blastocisto, desenvolvem-se, a partir desta estrutura, massa celular interna (**embrioblasto**) e camada celular externa (**trofoblasto**) que delimita uma cavidade preenchida com líquido (cavidade blastocística ou blastocele) (**b**).

c-e Em interação com o tecido uterino materno, o trofoblasto se diferencia na **placenta**, que conecta dois sistemas circulatórios (o da mãe e o do feto) por meio da barreira placentária (**circulação uteroplacentária**). O sinciciotrofoblasto (**d, e**) faz parte dessa barreira. O epiblasto e o hipoblasto diferenciam-se como estruturas iniciais do embrioblasto (**d**). Na sequência, o embrioblasto se transforma em um **disco embrionário** (**e**) didérmico, formado pelo **ectoderma** (células colunares na superfície dorsal do embrioblasto) e pelo **endoderma** (células cúbicas na superfície ventral). Dorsalmente ao ectoderma, forma-se um espaço que se torna a **cavidade amniótica**. A cavidade blastocística, situada anteriormente, dá origem ao saco vitelino primitivo, revestido por células derivadas do endoderma. No 12º dia forma-se, a partir do ectoderma, o saco vitelino definitivo (não mostrado); a cavidade blastocística original será revestida pelo mesoderma extraembrionário.

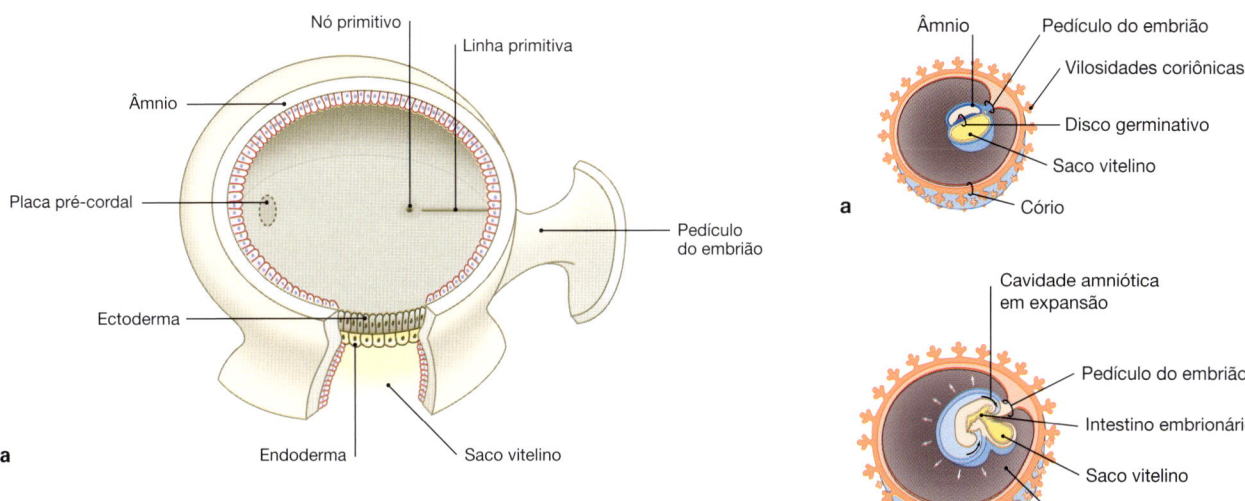

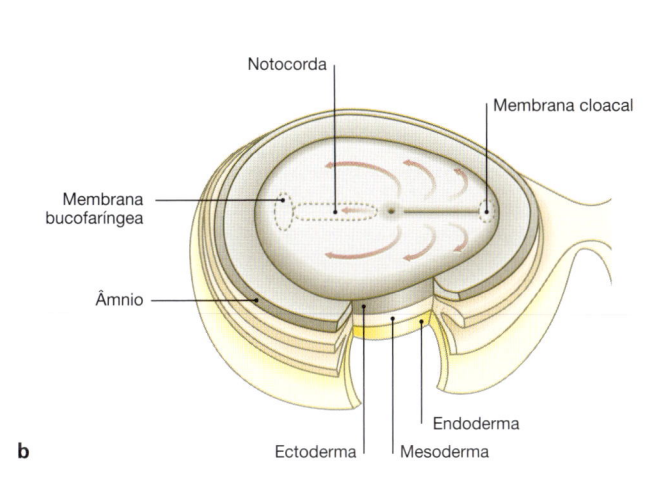

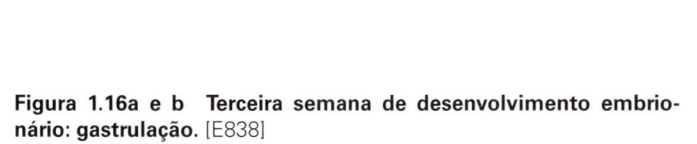

Desenvolvimento Adicional

Figura 1.16a e b   Terceira semana de desenvolvimento embrionário: gastrulação. [E838]
a O desenvolvimento do disco embrionário tridérmico começa com o aparecimento da linha primitiva na superfície dorsal do ectoderma. Em sua extremidade cefálica, a linha primitiva é delimitada pelo nó primitivo.
b A partir da linha primitiva migram células que formam o **mesoderma intraembrionário** entre a cúpula do saco vitelino e o ectoderma que forma o assoalho da cavidade amniótica (esse fenômeno é conhecido como gastrulação). Uma parte das células no interior do embrião avança cranialmente a partir do nó primitivo, formando o **processo notocordal**. Esta estrutura migra até a **placa pré-cordal**, formada no ectoderma. A placa pré-cordal é um local de fusão entre o ectoderma e o endoderma – aqui não há mesoderma entre esses dois folhetos embrionários. O processo notocordal adquire um lúmen e se transforma na **notocorda** (esqueleto primitivo para sustentação do embrião), que regridirá futuramente. Apenas os núcleos pulposos dos discos intervertebrais da coluna vertebral permanecem como resquícios da notocorda. Algumas células do mesoderma migram cranialmente à placa pré-cordal e formam o primórdio do coração. Os **três folhetos embrionários** (ectoderma, mesoderma e endoderma) constituem os elementos para a **formação de todos os órgãos**. Para maiores informações a respeito de que órgãos são originados a partir do respectivo folheto embrionário, consulte os livros de embriologia.

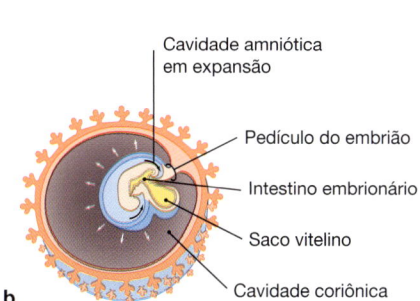

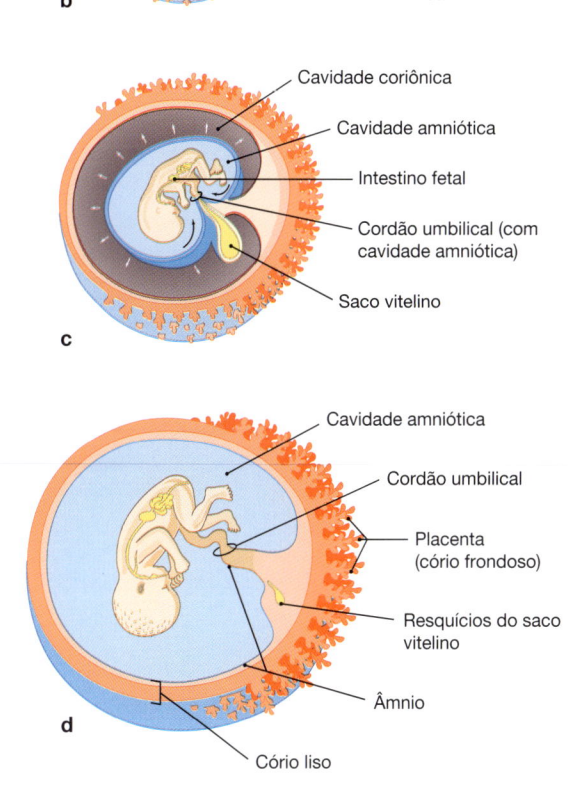

Figura 1.17a-d   Desenvolvimento adicional. [E347-09]
a Condição semelhante à mostrada na → Figura 1.16a. Terceira semana: o âmnio recobre a superfície dorsal do embrião; a **cavidade coriônica** ainda é muito grande nesse estágio inicial.
b Na quarta semana o **âmnio** circunda todo o embrião, com exceção do cordão umbilical.
c O âmnio cresce bem, e a cavidade coriônica e o saco vitelino se tornam menores devido ao seu crescimento mais lento.
d Por fim, o âmnio deslocou por completo a cavidade coriônica e o **saco amniótico**. O saco vitelino foi reduzido a resquícios.

Sistema Locomotor

Sistema Musculoesquelético

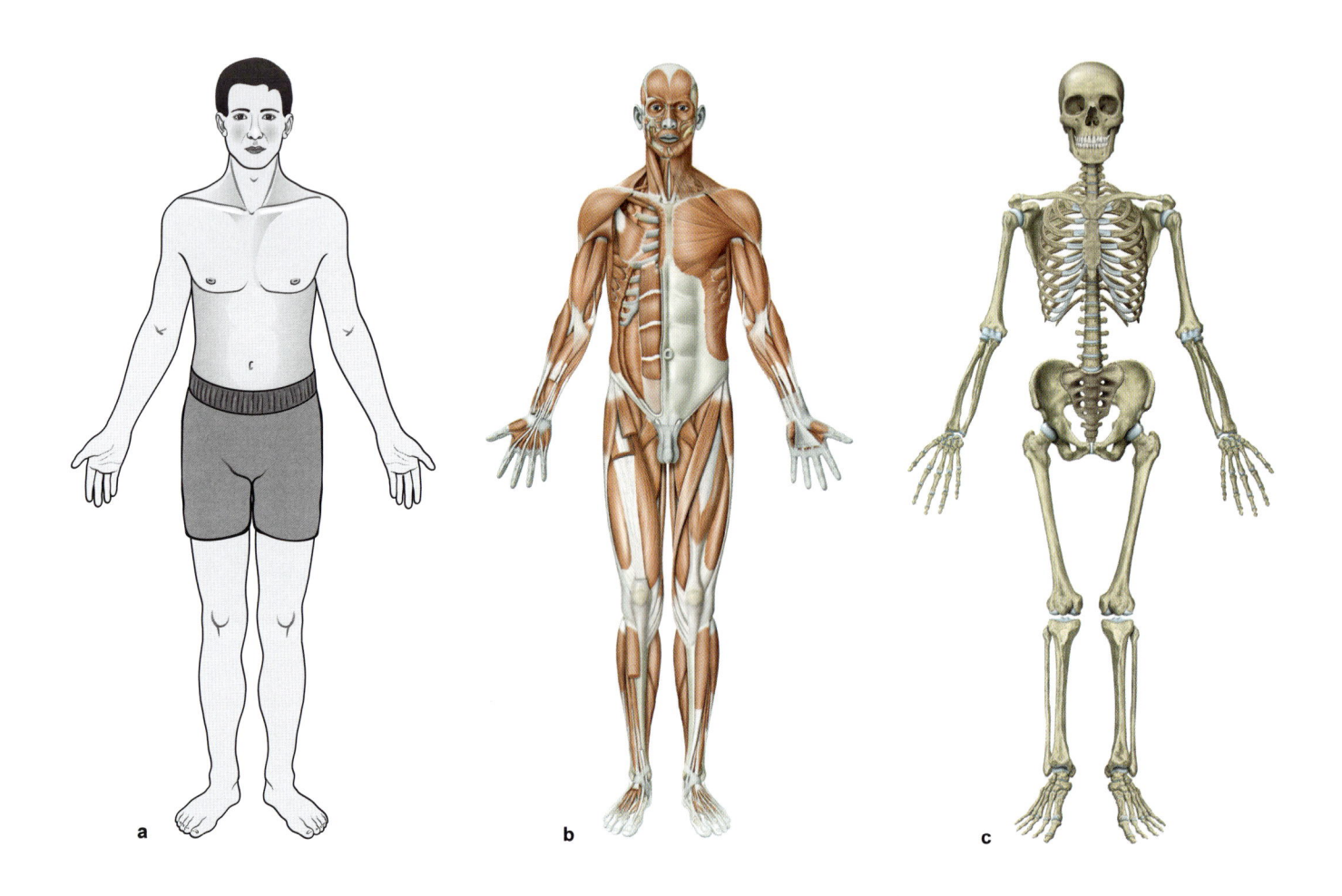

Figura 1.18a-c Sistemas muscular e esquelético; vista anterior.
a Anatomia de superfície. [S700-L126]
b Músculos e tendões. [S700-L275]
c Cartilagem, ossos e articulações. [S700-L127]

O sistema musculoesquelético (SME) denomina o aparelho locomotor, que engloba ossos, músculos, tendões, articulações, ligamentos, cartilagens e outros tecidos conjuntivos que estão envolvidos no suporte, na estabilização e no movimento do corpo. Os principais componentes do SME são:

- **Osso**: um tecido de suporte mineralizado que sustenta, protege, fixa e armazena minerais e, mais amplamente, é responsável pela formação de células sanguíneas (medula óssea)
- **Músculos**: os músculos estriados esqueléticos são fixados aos ossos por tendões e usados para movimentar as articulações
- **Tendões:** os tendões, constituídos principalmente por fibras de tecido conjuntivo colagenoso paralelas, conectam os músculos aos ossos
- **Articulações:** possibilitam que os elementos esqueléticos (corpos articulares/ossos e cartilagens) se movam uns sobre os outros.

Esqueleto

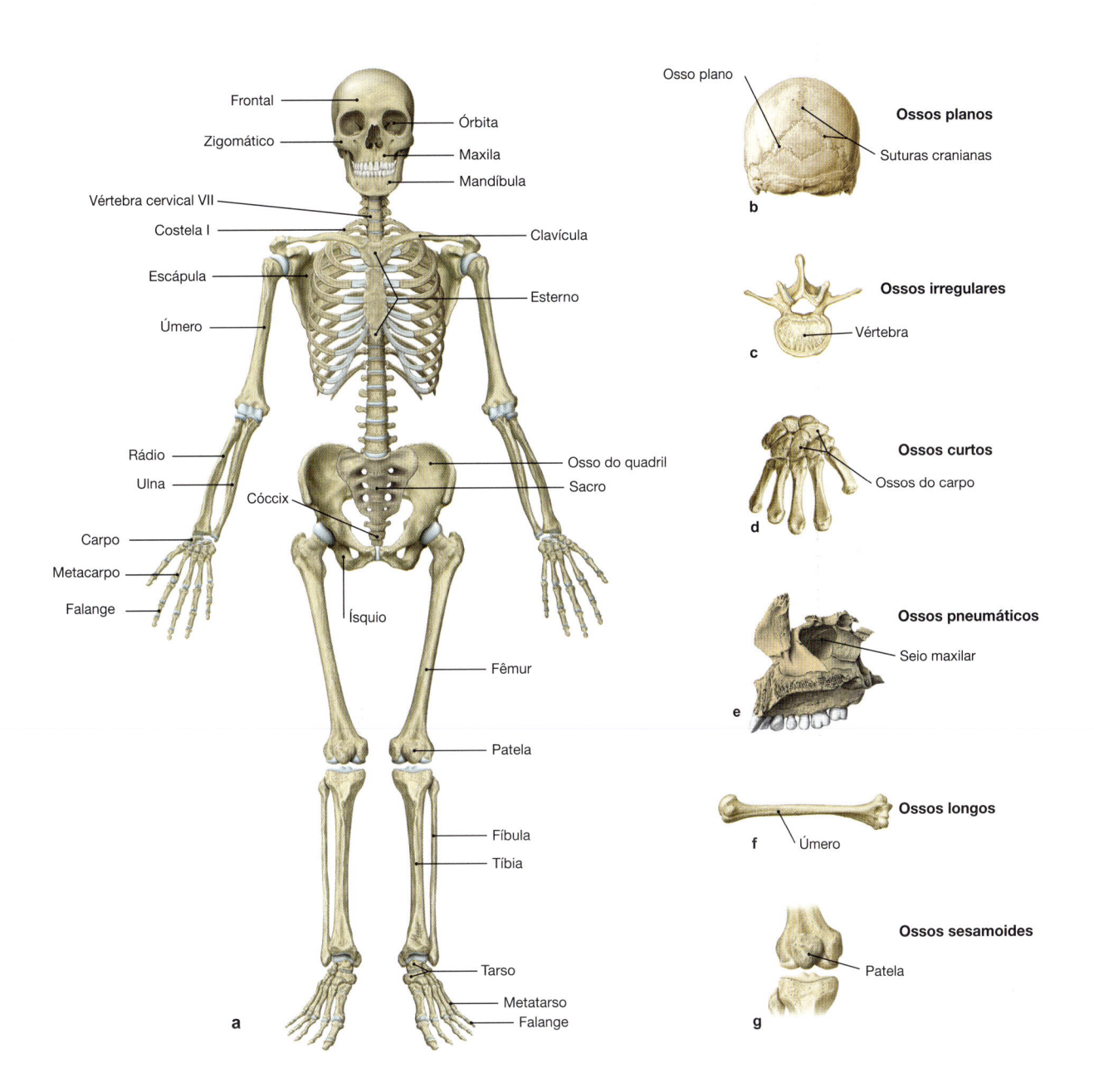

Figura 1.19a-g Esqueleto, sistema esquelético e tipos de ossos; vista anterior. [S700-L127]

a Vista geral dos ossos do esqueleto.

b Os **ossos planos** são, por exemplo, as costelas, o esterno, a escápula, o ílio e os ossos da calvária.

c Os **ossos irregulares** não podem ser incluídos nos grupos dos outros ossos; exemplos são as vértebras e a mandíbula.

d Os **ossos curtos** são, por exemplo, os ossos do carpo e do tarso.

e Os **ossos pneumáticos** (que contêm ar) são, por exemplo, o osso frontal, o osso etmoide, o osso esfenoide, a maxila e a parte petrosa do osso temporal.

f Os **ossos longos** incluem o fêmur e o úmero.

g Ossos sesamoides são ossos inclusos em tendões, por exemplo, a patela ou o osso pisiforme.

Ossículos acessórios são estruturas extranumerárias, bem formadas, inconstantes e não originadas de fraturas; derivam de centros de ossificação acessórios não fusionados, e muitos estão associados a síndromes dolorosas.

Sistema Locomotor

Esquema dos Membros

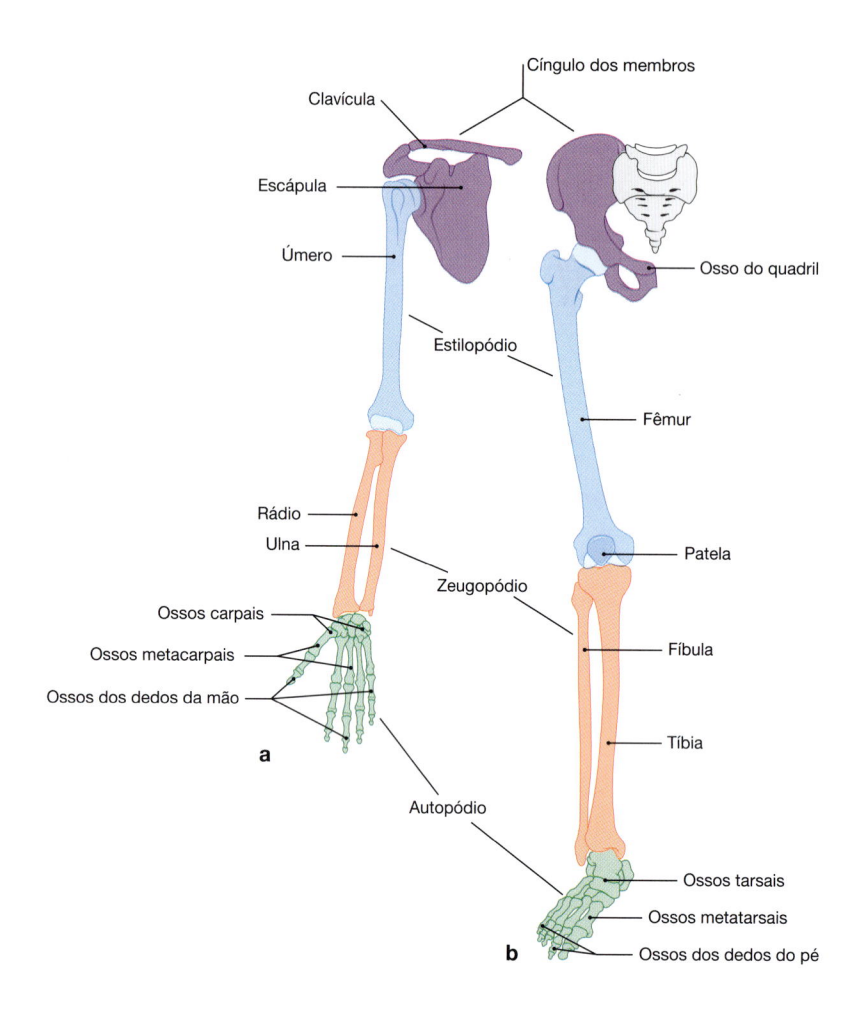

Figura 1.20a e b Ilustração esquemática dos membros; ambos, lado direito. [S700-L126]
a Membro superior.
b Membro inferior.
Os membros consistem em um **cíngulo (cintura) dos membros** (roxo) e nas partes livres dos **membros** (azul-claro, vermelho e verde). O cíngulo dos membros superiores (conhecido na prática clínica como cintura escapular) é formado pela clavícula e pela escápula; o cíngulo dos membros inferiores ou a cintura pélvica é representado pelo osso do quadril. As partes livres dos membros são divididas em **estilopódio** (azul), **zeugopódio** (vermelho) e **autopódio** (verde). O estilopódio sempre consiste em um único osso (úmero ou fêmur); o zeugopódio, em dois ossos (ulna e rádio ou tíbia e fíbula); e o autopódio, em vários ossos individuais, que são divididos em **basipódio** (ossos carpais ou tarsais), **metapódio** (ossos metacarpais ou metatarsais) e **acropódio** (ossos dos dedos das mãos ou dos pés).

Posição dos Membros

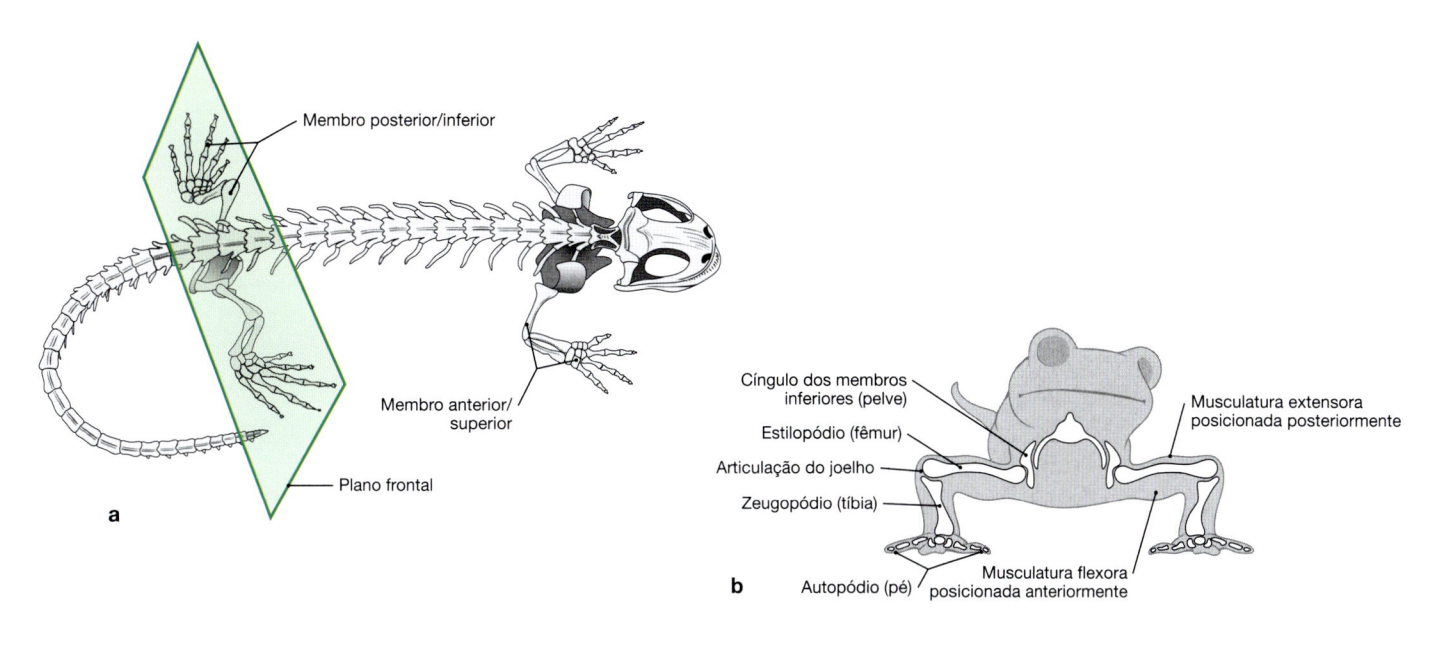

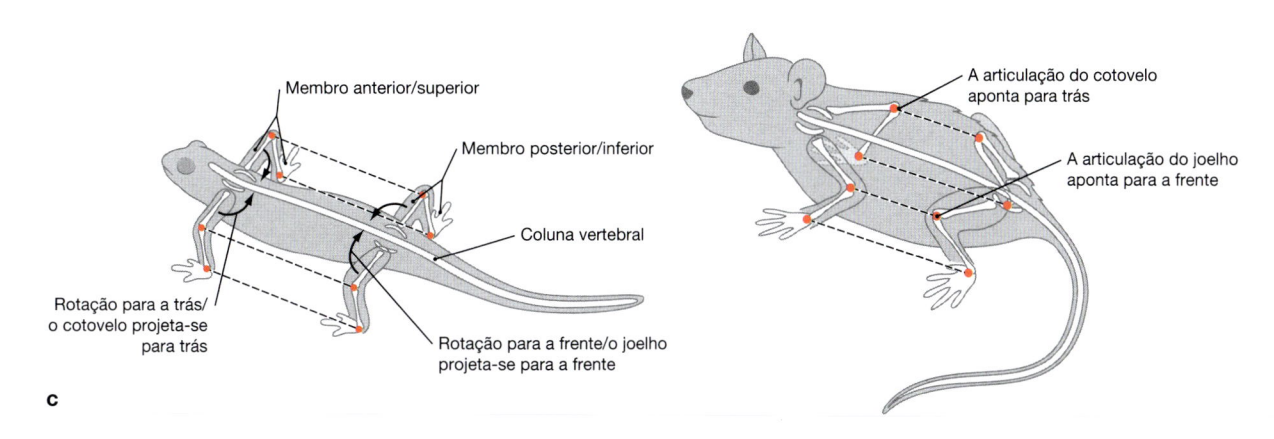

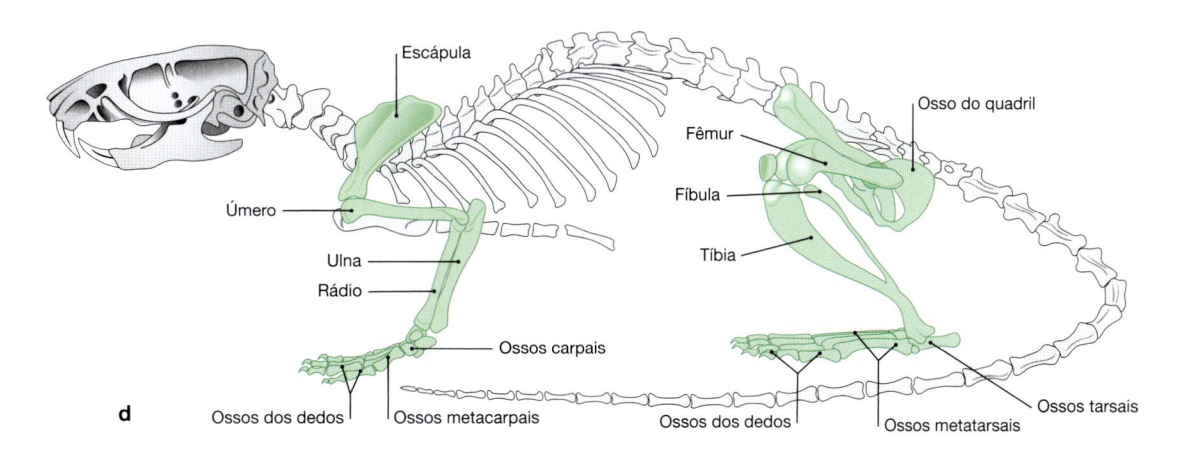

Figura 1.21a-d Mudanças na posição dos membros ao longo da evolução. [S700-L126]
a Posição dos membros de um lagarto (esqueleto de lagarto como exemplo de animal terrestre quadrúpede primitivo) em vista posterior, de cima.
b Esqueleto de lagarto visto de frente.
c Rotação de membros nos ancestrais de anfíbios (lagartos) até os mamíferos (rato).
d Esqueleto de rato, membros em verde.

Nos vertebrados terrestres quadrúpedes inferiores, o cíngulo dos membros é fixado à coluna por músculos e tecido conjuntivo, e os membros se projetam quase em ângulos retos do esqueleto do tronco (→ Figura 1.21a, plano verde e → Figura 1.21b). O estilopódio e o zeugopódio, bem como o zeugopódio e o autopódio, também são quase perpendiculares entre si. Portanto, para a locomoção, são necessários movimentos intensos da coluna vertebral e de relativamente muitos músculos. A marcha parece um pouco lenta. No curso da evolução, as partes livres dos membros dos mamíferos dobraram-se (giraram) contra o corpo (→ Figura 1.21c). Os membros dianteiros projetam-se de frente para trás contra o corpo e os membros traseiros projetam-se para frente em direção à cabeça. Esse é o motivo de os cotovelos apontarem para trás, enquanto os joelhos apontam para a frente nos seres humanos (→ Figura 1.21d). Esse deslocamento dos membros sob o tronco e o alinhamento no plano sagital encurtaram significativamente os braços de alavanca dos músculos dos membros. Dessa maneira, a massa muscular pôde ser poupada, o que tornou o organismo mais leve e rápido (benéfico tanto para o comportamento de fuga quanto para a caça).

Sistema Locomotor

Estrutura dos Ossos

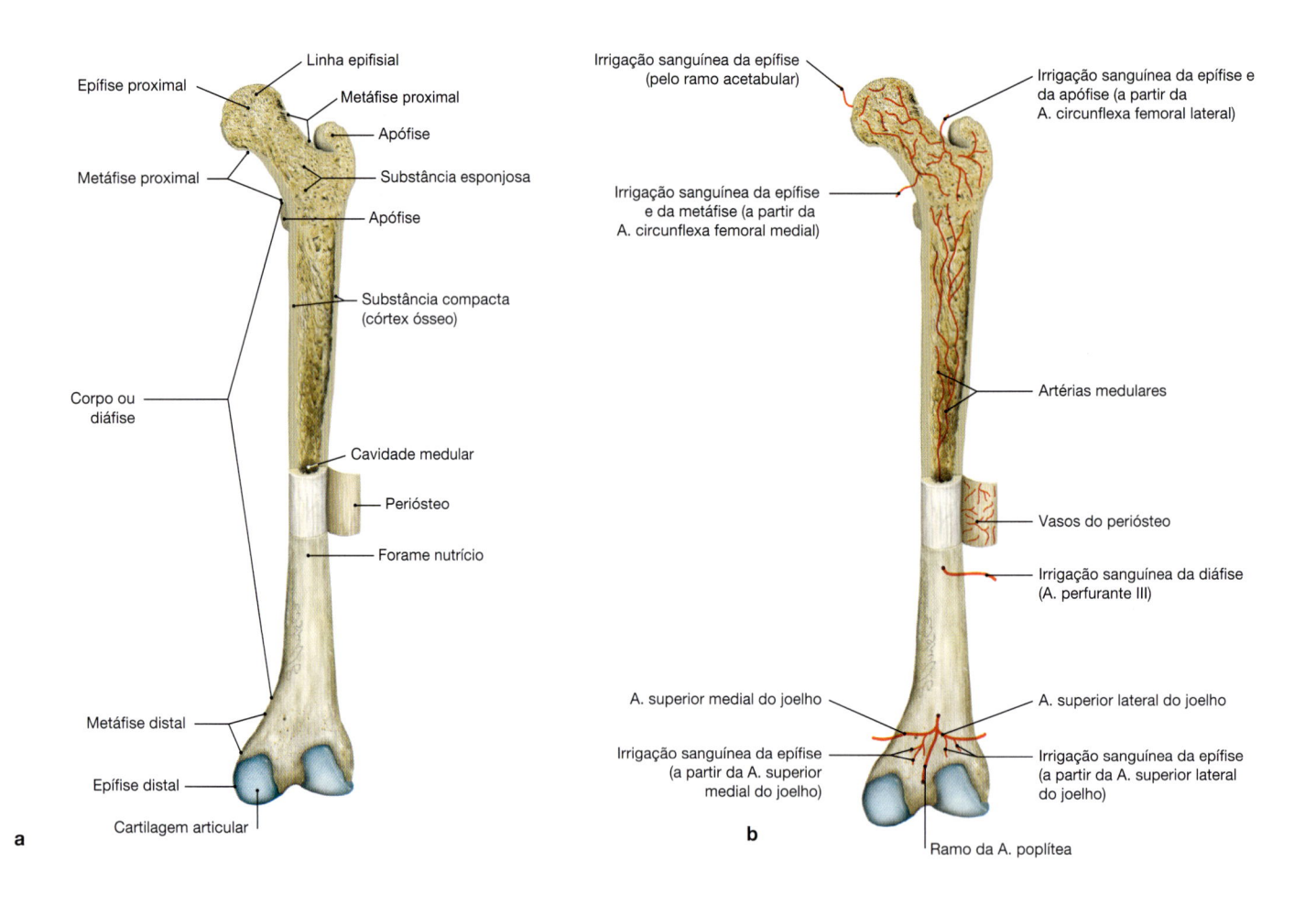

Figura 1.22a e b Estrutura e suprimento sanguíneo de um osso tubular longo. a [S700], b [S701]

a Estrutura de um osso tubular longo; corte longitudinal da parte proximal do fêmur direito de um adulto. Na diáfise o periósteo foi retirado e rebatido; vista posterior. Macroscopicamente, dois tipos de tecido ósseo podem ser diferenciados nos cortes – eles se mesclam sem limites bem-definidos:
- A **substância compacta** ou cortical é muito fina na epífise (extremidade do osso), e na diáfise, é uma massa sólida e firme.
- A **substância esponjosa** é bem desenvolvida somente na epífise e na metáfise (parte do osso entre a diáfise e a epífise) e forma ali um sistema tridimensional de **trabéculas** ósseas delicadas e ramificadas que, dependendo da carga, podem ser distinguidas entre trabéculas de tração ou de compressão. Esta arquitetura esponjosa especial só é claramente visível na epífise e na metáfise. A medula óssea formadora de sangue (jovens) ou medula gordurosa (idosos) é armazenada entre as trabéculas. As trabéculas estão alinhadas paralelamente as direções de compressão e de tensão do osso (no fêmur, esse alinhamento é proximalmente excêntrico e atua como um suporte adicional para tensão de flexão no osso). Em um longo processo evolutivo, desenvolveu-se uma condição de maior robustez mecânica possível com o menor uso possível de estruturas e menor peso.

O forame nutrício, para o qual segue o canal nutrício, que corre obliquamente através da substância compacta, é o ponto em que os vasos sanguíneos entram e saem da medula óssea (irrigação sanguínea da diáfise). Na metáfise e na epífise também existem numerosos orifícios de diferentes diâmetros na substância cortical mais fina, que possibilitam a irrigação principalmente das epífises.

b Irrigação sanguínea de um osso tubular longo (fêmur). [S700]

Apenas as artérias são mostradas. A irrigação sanguínea da diáfise é feita por **vasos nutrícios** (comumente dois, como no fêmur representado). Na região das metáfises e epífises, o osso cortical é mais fino e é perfurado, apresentando muitos orifícios de diâmetros diferentes, através dos quais passam os vasos sanguíneos locais, fornecendo sangue principalmente para as epífises. Os pontos de entrada desses vasos não são, no entanto, denominados forames nutrícios. No centro da diáfise, seguem as **artérias medulares**; o osso cortical externo é suprido a partir do **periósteo bem vascularizado** (→ Figura 1.25b). A irrigação sanguínea para o restante da substância cortical é mostrada na → Figura 1.25a.

Adaptação Funcional dos Ossos e Resultantes Articulares

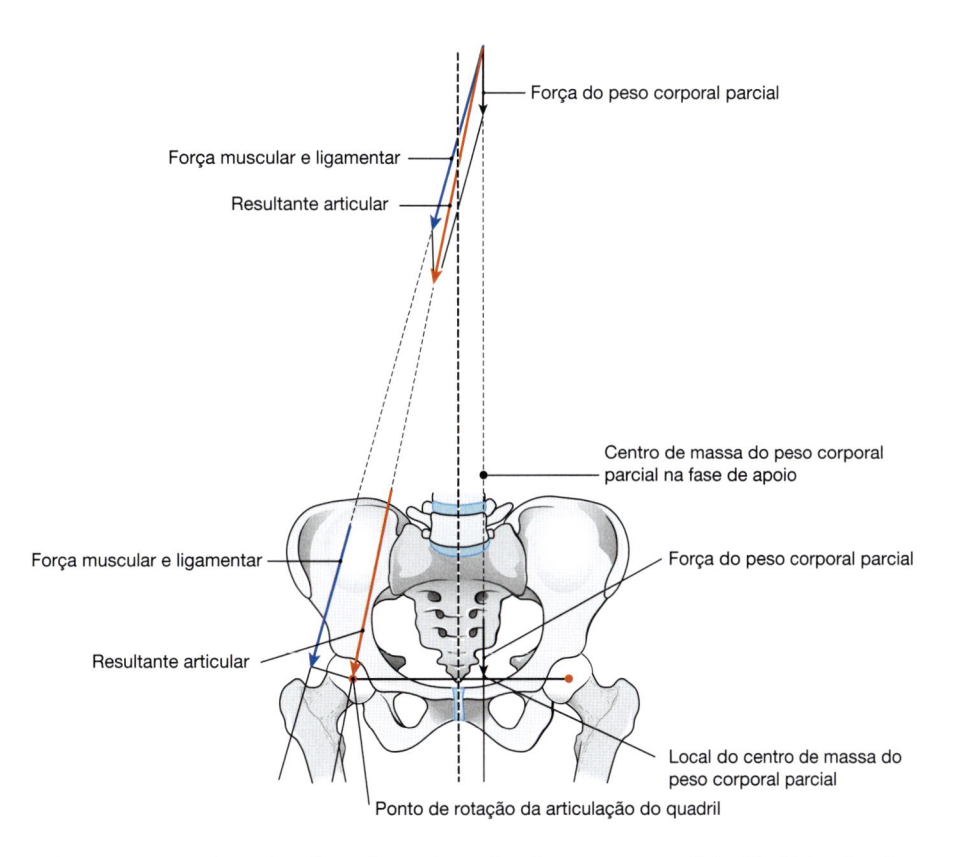

Figura 1.23 Forças que atuam no osso durante a fase de apoio, fêmur proximal. [S702-L126]
A carga real que atua em uma articulação é chamada **resultante articular** (seta vermelha). Ela resulta da força do peso corporal parcial (no exemplo mostrado, toda a metade superior do corpo até a articulação do quadril, seta preta) e da força dos músculos e ligamentos estabilizadores da articulação (seta azul) e atravessa o ponto de articulação da juntura do quadril. As forças musculares e ligamentares mostradas em azul no modelo vetorial, que neutralizam a força do peso corporal parcial, estendem-se entre o osso do quadril e a tíbia e, portanto, localizam-se na coxa (faixa iliotibial, músculo tensor da fáscia lata, músculo glúteo máximo e músculo vasto lateral).

A substância compacta é reforçada em áreas de maior força (tensão de compressão). O fêmur tem osso cortical mais espesso no plano frontal em virtude do maior estresse de flexão no lado medial (p. ex., na forma da linha áspera). Na postura monopodálica, a carga na articulação do quadril é maior do que na postura bipodálica, pois neste caso toda a metade superior do corpo é aplicada a uma única articulação do quadril e é aliviada apenas pelas forças musculares e ligamentares do quadril.

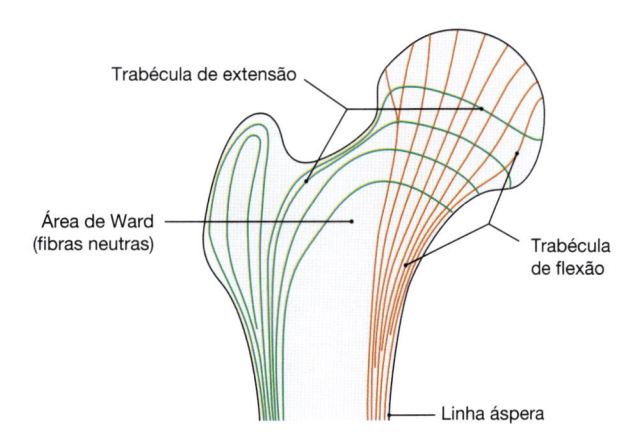

Figura 1.24 Adaptação funcional do osso, com o fêmur proximal como exemplo [S702-L126]/[E821].
O osso compacto (cortical) e o osso esponjoso (trabecular) são os tipos dominantes. Em áreas de maior ação de força (estresse compressivo), o osso compacto é mais espesso (**adaptação quantitativa**). No fêmur é possível vê-los, por exemplo, no lado medial (cortical espessa, linha áspera), porque o osso é exposto, no plano frontal, à forte carga de flexão. As forças de extensão e flexão atuantes no osso são absorvidas por meio da orientação das **barras de osso esponjoso** em forma de trabéculas de flexão e trabéculas de extensão (trajetórias de extensão) (**adaptação qualitativa**). Portanto, as trajetórias de flexão são comprimidas, e as trajetórias de extensão são alongadas. Nas regiões de osso que não suportam carga, também não há osso esponjoso. Fala-se, então, de **fibras neutras**. No fêmur, elas não têm aparência de fibras, apresentando-se como área de Ward.

Sistema Locomotor

Consolidação de Fraturas

Correlações clínicas

Uma solução de continuidade (**fratura**) no osso ocorre quando a tensão exercida nele é maior do que a sua resistência (→ Figura). Há duas ou mais partes (fragmentos) que podem ser deslocadas (luxação). As fraturas são diferenciadas de acordo com a forma, por exemplo:
- Fratura espiral (→ Figura a)
- Fratura oblíqua (→ Figura b)
- Fratura espiral com fragmento cuneiforme (→ Figura c)
- Fratura em flexão com fragmento cuneiforme (→ Figura d)
- Fratura cominutiva (→ Figura e)

Mobilidade anormal, ruídos de fricção durante o movimento (crepitação), eixos desalinhados e torpor muscular inicial (falta de atividade muscular), bem como achados radiológicos compatíveis, são considerados **sinais confiáveis de fratura**.

Idealmente, a **consolidação da fratura** ocorre com repouso completo de carga e de movimento. No processo, os fragmentos são solidificados até ficarem totalmente resilientes, com ossos tubulares restaurando a cavidade medular. O suprimento sanguíneo do osso é de importância central para a consolidação de uma fratura (especialmente no caso de fraturas na área das cápsulas articulares e nas extensões de osteossíntese). Ocorre uma consolidação **primária** da fratura, que só é possível com uma abertura estreita da fratura e livre de irritação e prossegue sem formação de calo (p. ex., após osteossíntese cirúrgica com adaptação ideal das extremidades da fratura) (→ Figura j). A abertura é preenchida por capilares de canais de Havers abertos, em torno dos quais os ósteons se formam e a atravessam (→ Figura k). Na consolidação **secundária** da fratura, geralmente se forma um **calo** espesso, que, de modo gradual, é funcionalmente remodelado. É semelhante à cicatrização da ferida. Primeiro, ocorre sangramento para dentro da fratura e reação inflamatória (**fase inflamatória**, → Figura f). Isso ativa as células-tronco pluripotentes, que se diferenciam em vários ossos e tecidos conjuntivos, gerando e destruindo células. Os vasos sanguíneos migram. Segue-se a organização do tecido (**fase de granulação**) com formação de um calo mole (aproximadamente 4ª a 6ª semanas) (→ Figura g). Isto é seguido pela **fase de endurecimento** do calo. O tecido de granulação é transformado em osso via cartilagem (→ Figura h). Essa fase dura cerca de 3 a 4 meses. Finalmente, o osso recém-formado é remodelado, ao longo de um período entre 6 e 24 meses (**fase de remodelação**, → Figura i). Por meio da **osteossíntese** cirúrgica, muitas vezes podem ser criadas condições para a consolidação primária da fratura, ou fraturas complicadas podem ser tratadas, com a inserção de parafusos, placas, fios ou pregos. Embora a fixação cirúrgica não acelere a consolidação da fratura nem substitua o próprio processo, possibilita reposicionamento mais acurado dos fragmentos ósseos. O paciente, em geral, pode ser mobilizado imediatamente (evitando trombose, embolia, úlcera por pressão, edema ou distrofia tecidual) e pode ser prescrita fisioterapia. No entanto, tais intervenções estão associadas a todos os riscos de uma cirurgia (anestesia, infecção). Exemplos disso são a osteossíntese com placa para vários fragmentos ósseos (→ Figura l) ou para uma fratura complicada da ulna (→ Figura m), a osteossíntese com faixa de tensão usando um laço de arame para rupturas do olécrano (→ Figura n) e um fixador externo (estrutura tridimensional que atravessa a pele pelo lado de fora) no caso de fratura complicada da articulação do cotovelo (→ Figura o). [S700-L126]

Estrutura dos Ossos

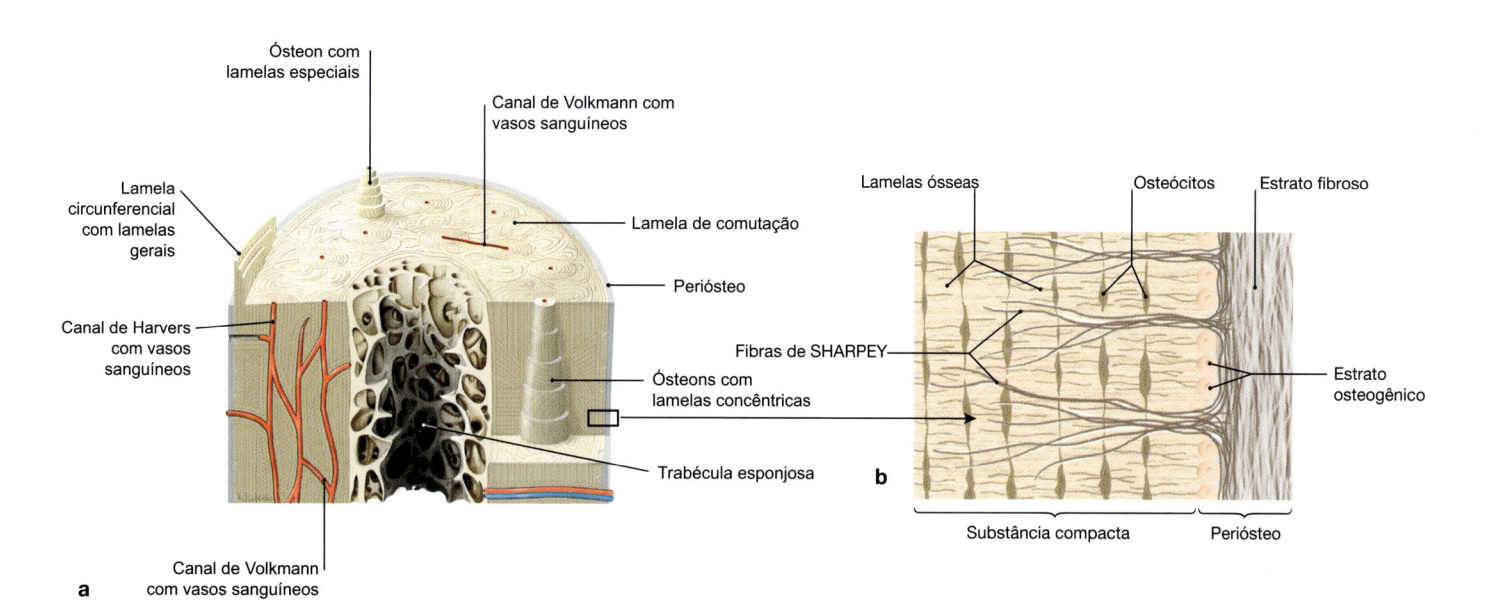

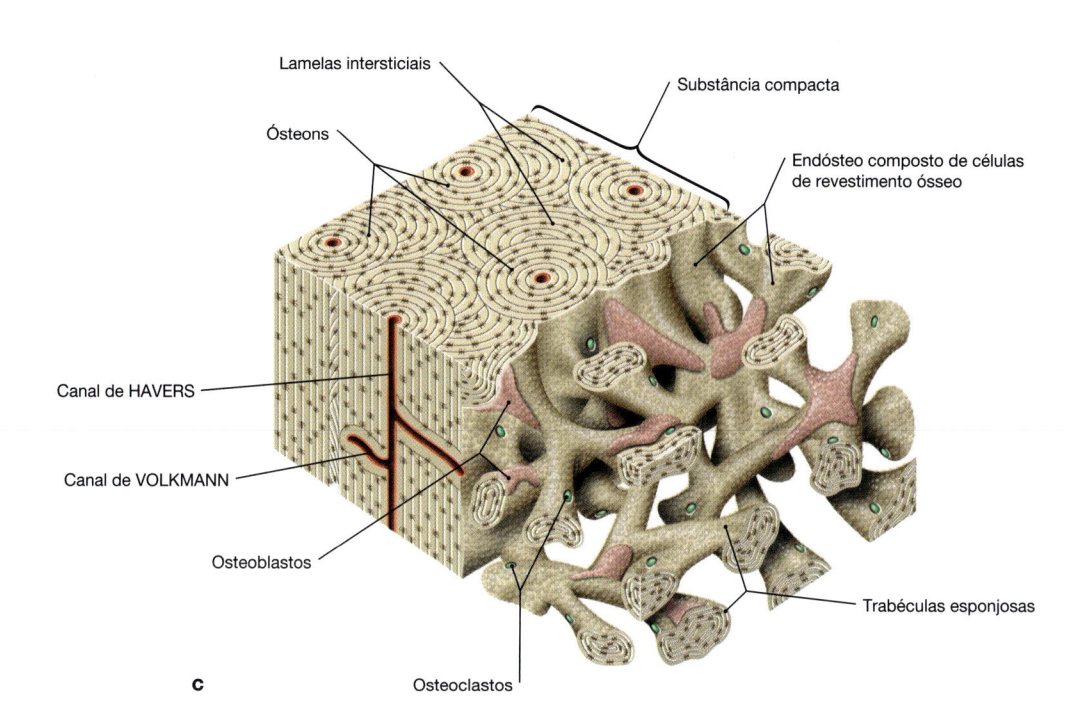

Figura 1.25a-c Estrutura de um osso tubular longo, do periósteo e do endósteo. [S700-L127]

a A estrutura histológica básica do osso maduro é igual para o osso compacto (cortical) e para o osso esponjoso e é conhecida como **osso lamelar**. Unidades básicas do osso maduro são as lamelas ósseas que formam, especialmente no osso compacto, finos sistemas de tubulação (**ósteons**). No osso esponjoso, as lâminas são dispostas predominantemente paralelas à superfície trabecular. No osso compacto, as lamelas ósseas formam, juntamente com os vasos do ósteon, um sistema (sistema de Havers) de cerca de 5 a 20 lamelas ósseas (**lamelas concêntricas**), que estão dispostas concentricamente ao redor de um canal de Havers e podem chegar a alguns centímetros de comprimento. As fibrilas colagenosas nas **lamelas do ósteon** seguem em espiral constante, cujo sentido de rotação muda de lamela para lamela. Entre os ósteons estão localizados remanescentes de ósteons antigos que preenchem o espaço entre os ósteons intactos (**lamelas de comutação**). Nas superfícies interna e externa, o osso compacto é marcado pelas lamelas circunferenciais, que circundam todo o elemento do osso (**lamelas gerais**) [L266].

b O periósteo (revestimento ósseo muito bem inervado) envolve a superfície externa do osso. Consiste em estrato fibroso externo de fibrilas colagenosas. Desse estrato fibroso irradiam fibrilas colagenosas como fibras de Sharpey para o osso cortical e, assim, fixam o periósteo ao osso. Internamente, encontra-se o estrato osteogênico. Ele está localizado diretamente no osso e é composto das mesmas células que revestem toda superfície interna do osso como endósteo. A partir dele iniciam-se os processos de reparo e reconstrução [L127].

c As trabéculas do osso esponjoso dentro do osso também são compostas por lamelas ósseas e são circundadas por 1 a 2 camadas de células de cobertura óssea, que são coletivamente chamadas de **enósteo** ou **endósteo**. O endósteo não cobre apenas as trabéculas esponjosas, mas também as paredes dos canais de Havers e de Volkmann. É composto principalmente (90%) por células de **revestimento ósseo** planas, assim como osteoblastos em repouso e osteoclastos. 10% da superfície livre é coberta por **osteoblastos** ativos (em vermelho na figura) e **osteoclastos** (em verde). Nesses pontos, o tecido ósseo está sendo remodelado (**remodelação óssea**). Os revestimentos de osteoblastos formam osso novo, enquanto os osteoclastos degradam o osso. Como os osteoclastos são significativamente maiores e mais vorazes, um osteoclasto faz um trabalho de degradação equivalente.

Sistema Locomotor

Medula Óssea

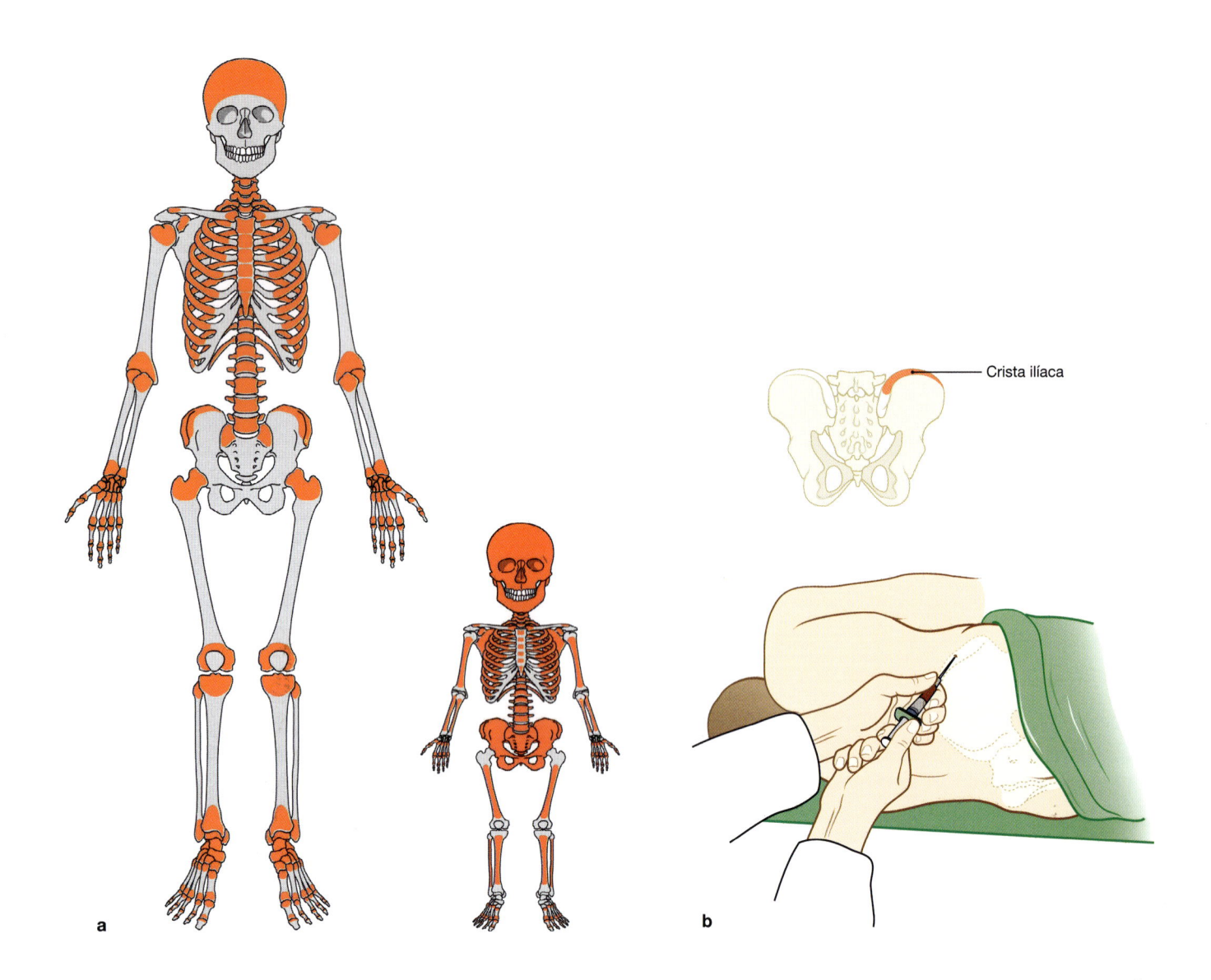

Figura 1.26a e b Medula óssea e coleta de medula óssea.
a Distribuição da **medula óssea** vermelha e **delimitação da gordura** na medula amarela. Durante o período embrionário, é iniciada a formação de sangue no saco vitelino. No período fetal, gradualmente, este processo é substituído por hematopoese no fígado e no baço. A partir do 5º mês de vida, começa a hematopoese na medula óssea, se espalhando, na criança, praticamente por toda a medula óssea. No adulto, a medula óssea vermelha é encontrada somente nas epífises de ossos longos e em certas áreas dos outros ossos; a medula óssea amarela é encontrada principalmente nas diáfises e pode ser convertida, rapidamente, de novo em medula óssea vermelha. A medula óssea vermelha é responsável pela formação do sangue, enquanto a amarela é composta principalmente de gordura e tecido conjuntivo [S702-L127].

b Para a **coleta de medula óssea**, podem ser retiradas amostras da espinha ilíaca posterossuperior e da crista ilíaca facilmente sob a pele. Subsequentemente, é introduzida, nesta área, a agulha de biopsia no osso. A ilustração acima mostra a localização da medula óssea vermelha prestes a ser puncionada [S702-L126].

Correlações clínicas

Em condições fisiológicas (p. ex., exercícios em grandes altitudes), bem como em condições anormais (patológicas) (p. ex., hemorragia substancial), a medula óssea amarela nas diáfises de adultos pode ser convertida, rapidamente, de novo em medula óssea vermelha para produzir mais sangue para o corpo. Se o estímulo for retirado (no caso de exercícios em grandes altitudes) ou a perda de sangue for equilibrada, nova medula amarela é formada. As punções da medula óssea são realizadas segundo critérios diagnósticos (tais como a coleta de medula óssea na suspeita de doença do sistema hematopoético, como leucemia) ou terapêuticos (tais como a remoção da medula óssea saudável de um doador para o tratamento de leucemia de um receptor). Devido à boa acessibilidade, a região mais comum de punção de medula óssea é a crista ilíaca (**punção da crista ilíaca**). Atualmente, é incomum a punção do esterno.

Desenvolvimento dos Ossos

Escafoide 3º–6º MV	Pisiforme 8º–12º AV
Semilunar 3º–6º AV	Piramidal 1º–4º AV
Trapézio 3º–8º AV	Hamato 2º–5º MV
Trapezoide 3º–7º AV	Capitato 2º–4º MV

Tálus 7º ME	Cuneiforme medial 2º–3º AV
Calcâneo 5º–6º ME	Cuneiforme intermédio 3º–4º AV
Navicular 4º AV	Cuneiforme lateral 12º MV
Cuboide 10º ME	

SE = Semana embrionária
ME = Mês embrionário
MV = Mês de vida
AV = Ano de vida

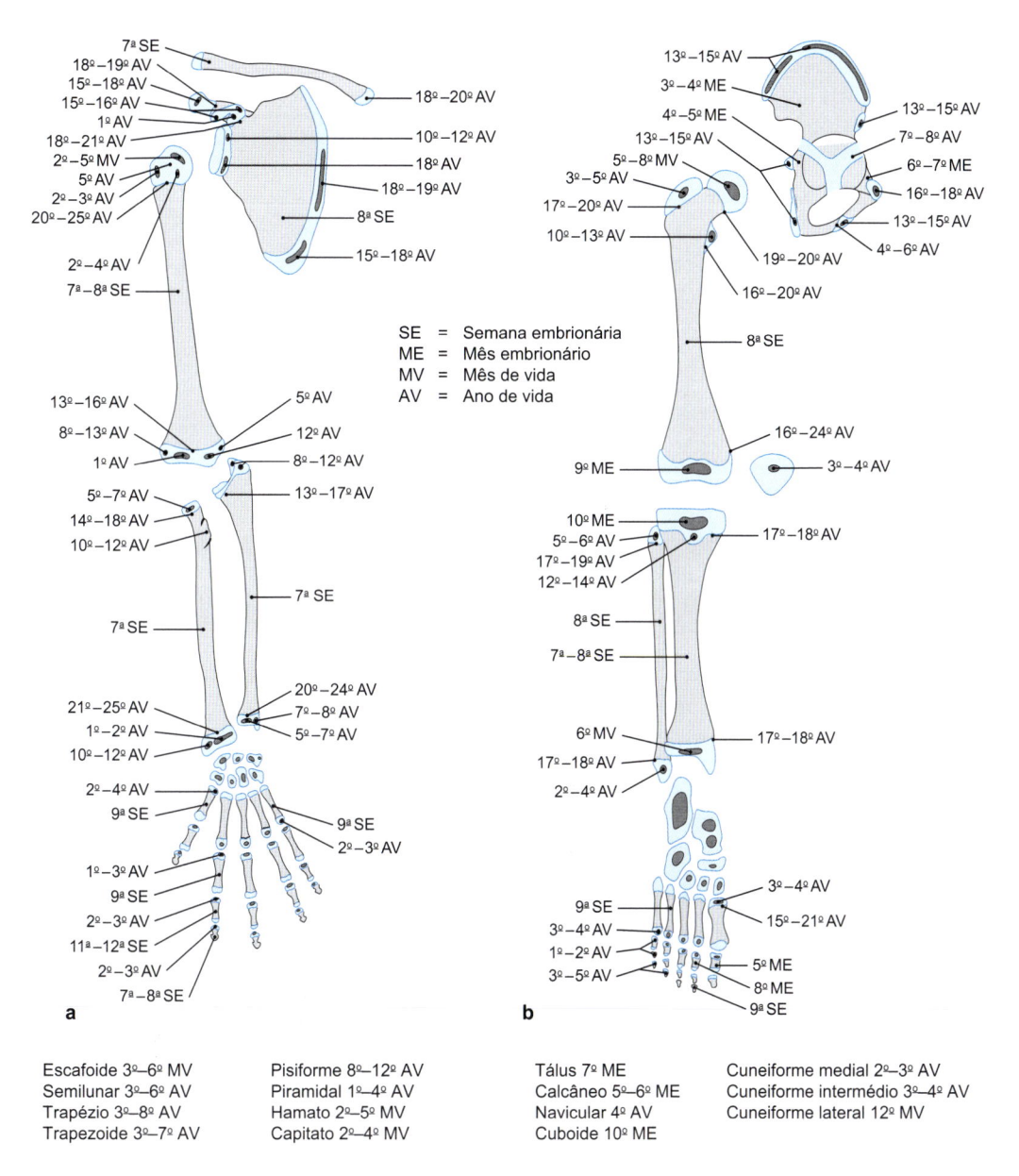

Figura 1.27a e b Ossificação do esqueleto; posição dos centros epifisários e apofisários de ossificação e sequência temporal de formação dos centros de ossificação. [S702-L126]
a Membro superior.
b Membro inferior.

A **osteogênese começa com uma compactação do tecido conjuntivo embrionário (mesênquima condensado)**. Existem dois tipos de desenvolvimento ósseo:
- Na **formação óssea** as células mesenquimatosas ficam aprisionadas na matriz e se diferenciam em osteoblastos. Essa forma de ossificação é chamada **intramembranosa**. Um exemplo desse tipo de ossificação é a clavícula
- Na **osteogênese condrogênica**, as células que formam a cartilagem surgem de células mesenquimatosas denominadas condroblastos que conectam a cartilagem ao futuro osso (esqueleto primordial a partir de cartilagem hialina). O modelo de cartilagem é, então, transformado em ossos:
    - Na região da diáfise ocorre **ossificação pericondral** com formação de bainha óssea pericondral (os processos a seguir são os mesmos da osteogênese intramembranosa)
    - Na metáfise ocorre **ossificação endocondral** na forma de um estágio de crescimento, que pode ser demonstrado até o fim do crescimento (ver livros de Histologia). Esses ossos também são chamados **ossos cartilaginosos**.

A partir do aparecimento progressivo dos **centros de ossificação** dos ossos, pode-se estimar o respectivo estágio de desenvolvimento do esqueleto e, consequentemente, a idade do esqueleto e dos ossos. Podem ser distinguidos centros de ossificação que se originam durante o período fetal nas diáfises (**centros de ossificação diafisários**) e centros de ossificação que se formam, em parte, na segunda metade do período fetal e, em parte, nos primeiros anos de vida em meio às epífises e apófises cartilagíneas (**centros de ossificação epifisários e apofisários**). Com o fechamento das lâminas epifisiais, em função do desaparecimento das cartilagens epifisiais, cessa o crescimento longitudinal dos ossos. Com isso, os centros de ossificação isolados não são mais visualizados nas radiografias.

Correlações clínicas

Para o planejamento da terapia e do prognóstico de doenças ortopédicas e de malformações na infância, as determinações da idade do esqueleto e da possibilidade residual de crescimento existente são muito importantes. Lesões epifisiais (p. ex., através de fraturas articulares) são temidas sobretudo no membro inferior porque podem resultar em diferença no comprimento dos membros inferiores ou alterações articulares.

Sistema Locomotor

Articulações

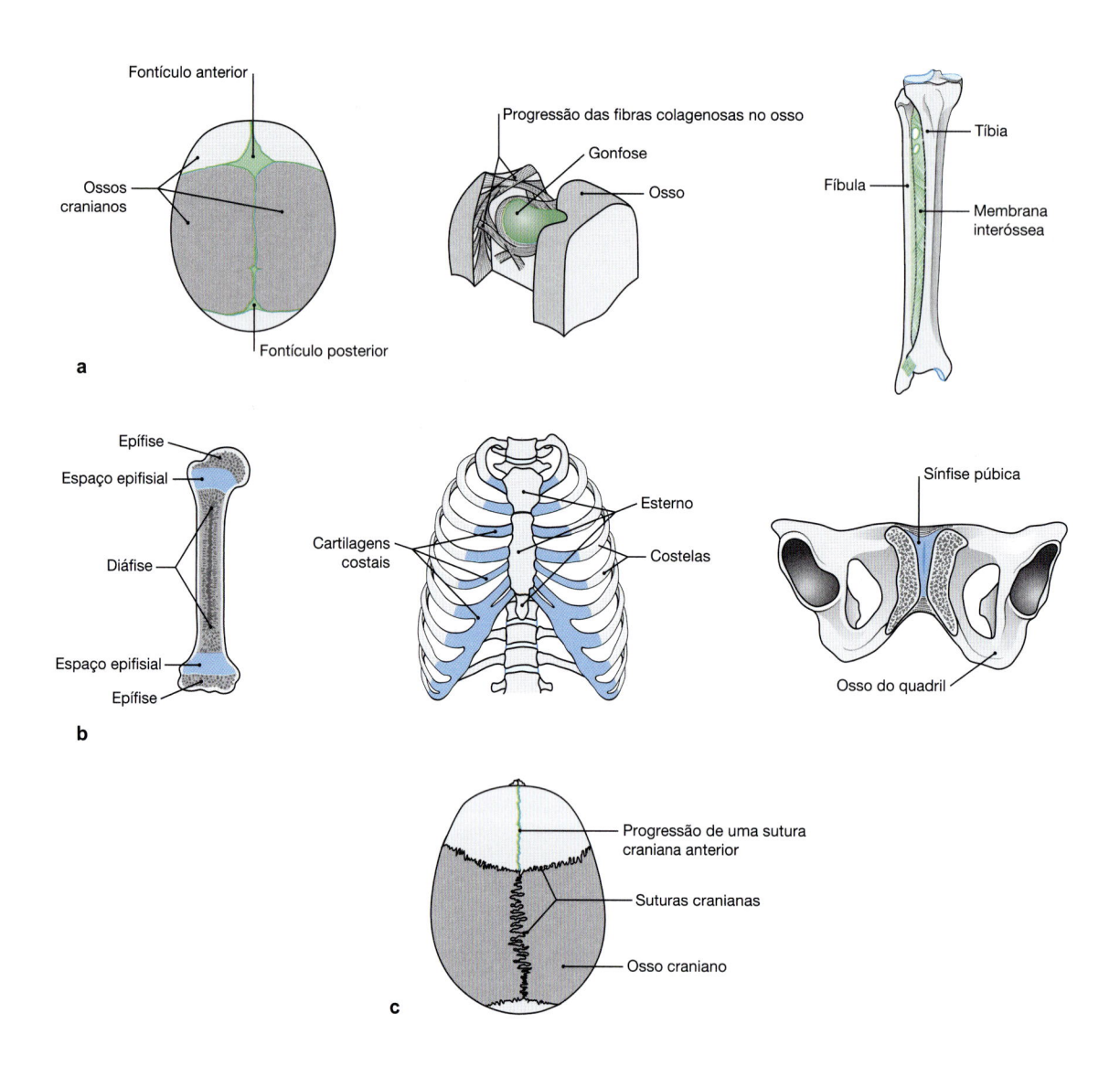

Figura 1.28a-c Sinartroses (articulações fibrosa, cartilagínea e óssea) [S702-L126]

a Articulação fibrosa (sindesmose). As ligações de ossos por meio de tecido conjuntivo são conhecidas como articulações fibrosas. Elas incluem suturas (suturas cranianas), sindesmoses (p. ex., ligação entre a tíbia e a fíbula) e gonfoses (p. ex., ancoramento dos dentes nos alvéolos dentários da maxila e da mandíbula).

b Articulação cartilagínea (sincondrose). Nas articulações cartilagíneas, os ossos são ligados por meio de **cartilagem hialina** (sincondrose, p. ex., lâmina episisial ou a ligação das costelas com o esterno) ou por **fibrocartilagem** (sínfise, p. ex., sínfise púbica).

c Articulação óssea (sinostose). Na sinostose, os ossos são **fundidos** uns aos outros, por exemplo, no osso frontal do crânio. As sinostoses originam-se de sindesmose e de sincondrose.

Glossário de Condições e Procedimentos Ligados às Articulações

Correlações clínicas

Anquilose laríngea e artrodese

A **anquilose** pode ocorrer quando dois ossos se fundem dentro de uma articulação existente (p. ex., após uma infecção articular ou como resultado de imobilização). No exemplo, após lesão na laringe devido a intubação, ocorre fusão da cartilagem cricóidea parcialmente ossificada com a cartilagem aritenóidea parcialmente ossificada, com subsequente rouquidão no lado correspondente das pregas vocais (→ Figura a). O estado normal é mostrado à direita. Uma articulação verdadeira – articulação cricoaritenóidea – geralmente é formada entre as cartilagens cricóidea e aritenóidea. A ossificação parcial das cartilagens cricóidea e aritenóidea é, aliás, um processo fisiológico. Entretanto, não chega a ocorrer a formação de uma anquilose. Distúrbios no desenvolvimento articular podem levar à fusão de elementos esqueléticos com resultante sinostose (**coalizões**; → Figura b). Ocorrem com particular frequência no esqueleto da mão e do pé. A fixação da articulação por motivos terapêuticos é denominada **artrodese** (o exemplo mostra uma artrodese em T clássica segundo Lambrinudi para o tratamento de pé equino). Se uma "falsa articulação" se desenvolver após consolidação insuficiente da fratura, trata-se de uma **pseudoartrose**. [S700-L126]

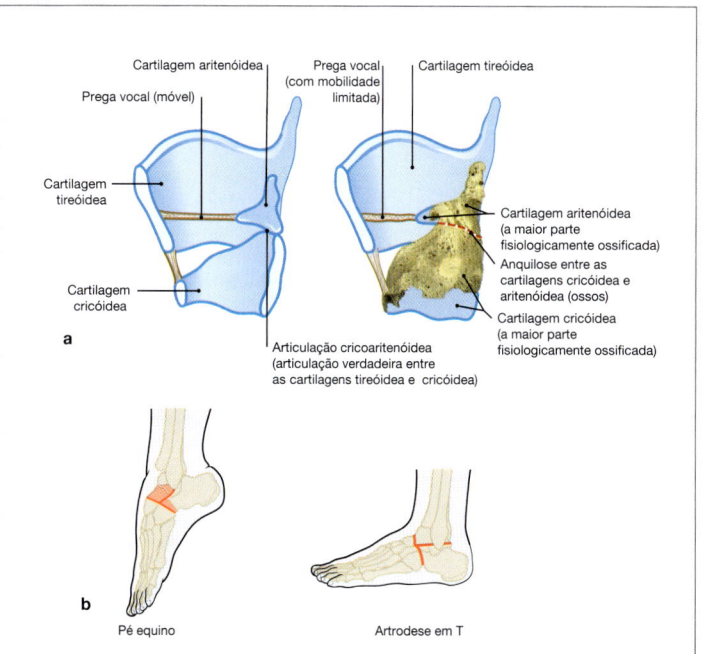

Glossário de condições e procedimentos ligados às articulações para uso clínico	
Anquilose	Enrijecimento de uma articulação devido a aderências fibrosas ou ósseas dos corpos articulares
Artrite	Inflamação de uma ou mais articulações
Artrodese	Fusão articular cirúrgica
Artrografia	Exame de imagem de uma articulação com agente de contraste
Artroplastia	Intervenção cirúrgica para restaurar a função articular
Artrose	Doença articular degenerativa com desgaste articular
Artroscopia	Procedimento diagnóstico e/ou terapêutico minimamente invasivo por meio de pequena artrotomia usando um endoscópio (artroscópio)
Artrotomia	Abertura cirúrgica de uma articulação
Endoprótese articular	Prótese colocada em uma articulação, como prótese de colo do fêmur com haste femoral
Punção articular	Inserção de uma cânula na cavidade articular para vários fins
Pseudoartrose	"Articulação falsa" ou não verdadeira no caso de consolidação insuficiente de fratura óssea
Sinovectomia	Também chamada de sinovialectomia; remoção parcial ou completa da membrana sinovial

Sistema Locomotor

Articulações

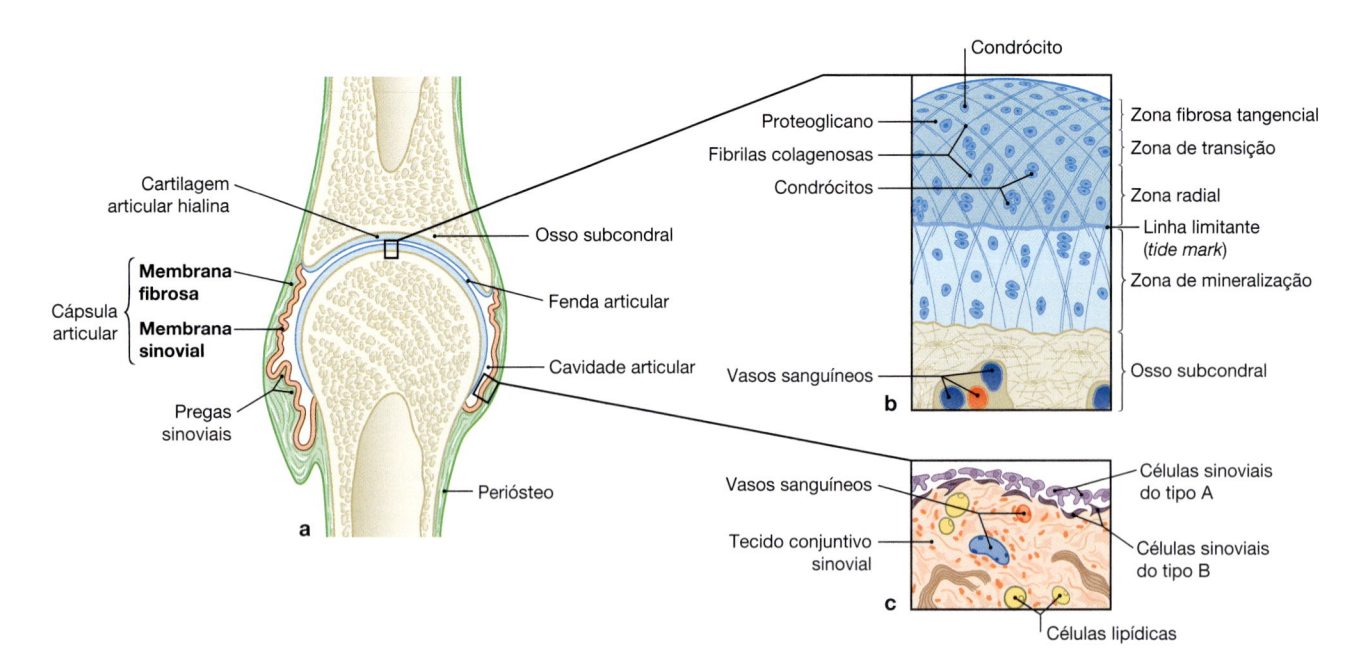

Figura 1.29a-c Articulação verdadeira, articulação sinovial [diartrose] (a) com a estrutura da cartilagem articular (b) e da cápsula articular (c); corte esquemático. Os músculos que movimentam o sistema de ligamentos que reforça a cápsula articular não são mostrados aqui.

a Estrutura da articulação. As extremidades dos ossos são recobertas por cartilagem articular hialina, incluindo o osso subcondral. A cápsula articular envolve o espaço articular e consiste em uma **membrana fibrosa** externa e uma **membrana sinovial** interna. A membrana sinovial secreta líquido sinovial (sinóvia), que controla a nutrição da cartilagem articular e de partes das estruturas interarticulares e a lubrificação (deslizamento sem atrito da superfície articular), além de funcionar como um tampão (distribuição igual das forças de tensão atuantes). As articulações que têm a mobilidade muito limitada por causa de uma cápsula articular especialmente apertada são chamadas de anfiartroses (p. ex., pequenas articulações carpais e tarsais; articulação sacroilíaca). [S702-L126]/[X389-M282]

b Estrutura da cartilagem articular hialina. As superfícies articulares são recobertas por uma camada espessa distinta de cartilagem hialina. A fibrocartilagem é encontrada apenas nas articulações temporomandibular e esternoclavicular. A espessura da cartilagem depende da sua carga (articulações dos dedos das mãos, 1 a 2 mm; osso sacro, 4 mm; patela, 6 a 7 mm). Os condrócitos formam matriz extracelular de proteoglicanos e fibrilas colagenosas. Essas últimas são orientadas na cartilagem articular e formam a arcada (esquema de arcada de Benninghoff), que pode ser dividida em diferentes zonas (zonas fibrosas tangenciais, de transição e radiais). A característica é a fronteira entre a cartilagem não mineralizada e a mineralizada (zona de mineralização). A cartilagem articular é fixada ao osso subcondral, constitui uma superfície lisa e minimiza o atrito entre as superfícies articulares. Ela distribui a tensão sobre o osso subcondral. [S702-L126]

c Estrutura da cápsula articular. A membrana fibrosa e a membrana sinovial formam a cápsula articular. A **membrana fibrosa** consiste em tecido conjuntivo denso. A **membrana sinovial** é composta das seguintes camadas: uma camada superficial frouxa de células A (células sinoviais do tipo A ou células M, macrófagos especializados que absorvem os produtos do metabolismo da cartilagem articular), células B (células sinoviais do tipo B ou células F, fibroblastos ativos que, além de colágeno e proteoglicanos, entre outros, também formam o ácido hialurônico da sinóvia), e o tecido conjuntivo sinovial, que contém os abundantes capilares, fibroblastos e adipócitos. [S702-L126]

Articulações		
Articulações falsas (sinartroses, ligações contínuas)	**Articulações verdadeiras (diartroses, ligações não contínuas) (→ Figura 1.30)**	
Propriedades: • Cobertura de tecido conjuntivo, cartilagem ou osso entre elementos esqueléticos (articulações, junções ou adesões) • Sem fenda articular • Mobilidade baixa a média	**Propriedades:** • Elementos esqueléticos em articulação • Superfícies articulares recobertas por cartilagem • Cavidade articular • Cápsula articular circundante • Ligamentos de suporte da cápsula articular • Mobilidade boa ou limitada, dependendo do sistema de ligamentos • Músculos que movem e estabilizam a articulação	
Definidas como (→ Figura 1.28): • Fibrosas • Cartilagíneas (principalmente na presença de fibrocartilagem = sínfise) • Sinostoses (nenhum movimento possível)	**Definidas com base em:** • Conteúdo e forma do corpo articular (→ Figura 1.30) • Número de eixos de movimento (de 1, 2 ou mais eixos) • Número de elementos esqueléticos que se articulam entre si (articulações simples, articulações compostas)	**Anfiartroses** (articulações fixas) são articulações enrijecidas, articulações verdadeiras, com amplitude de movimento extremamente limitada, visto que os corpos articulares estão conectados por meio de ligamentos firmes.

Tipos de Articulações

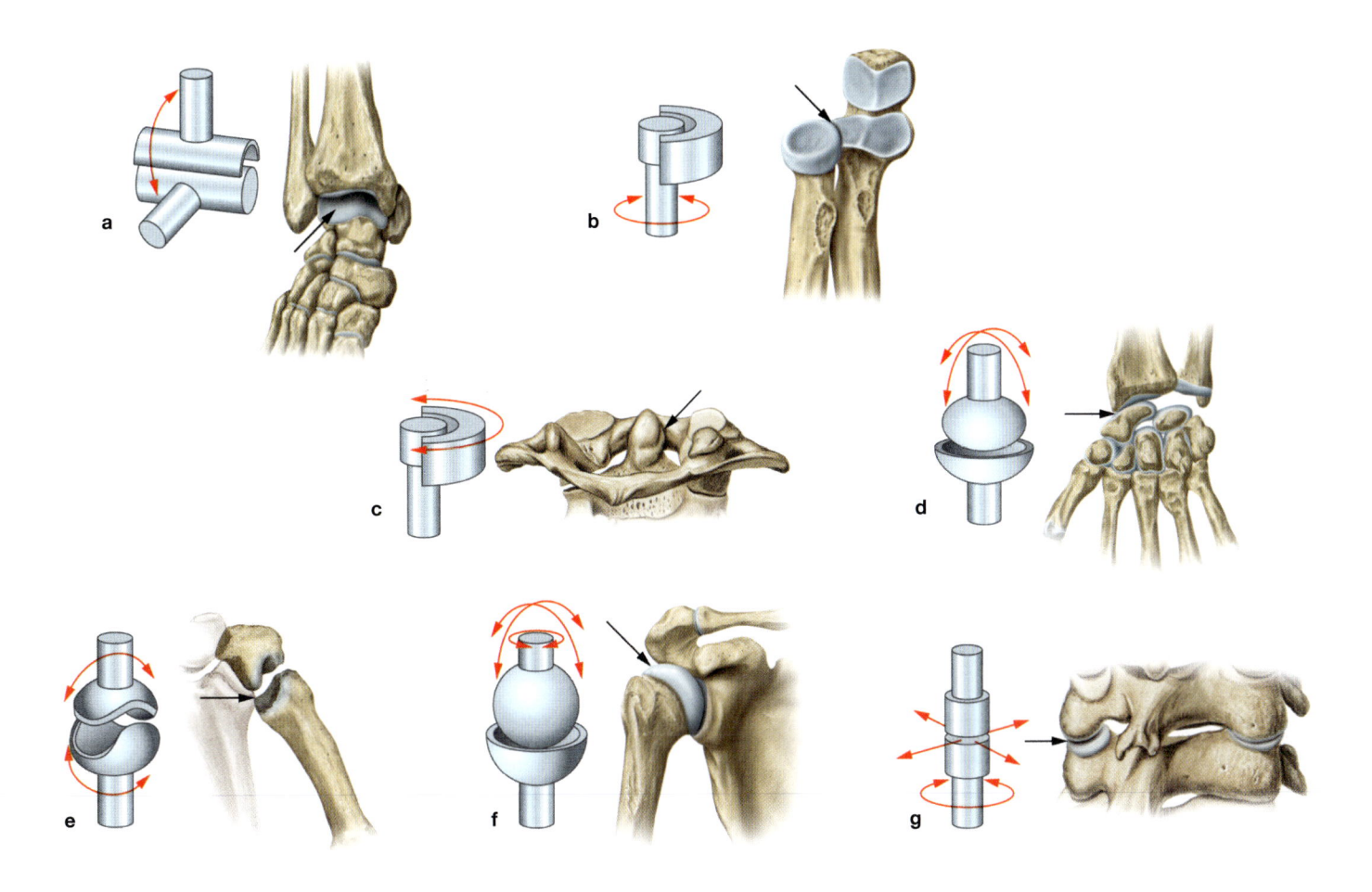

Figura 1.30a-g Articulações sinoviais (diartroses). [S702-L127]
Normalmente as articulações apresentam uma amplitude própria de movimento. Elas são classificadas de acordo com o seu formato e com os seus movimentos possíveis. Segundo o número de seus eixos principais (correspondentes aos eixos do corpo), podem ser distinguidas articulações uniaxiais (ou monoaxiais), biaxiais e multiaxiais.
- **a Articulação cilíndrica ou gínglimo:** articulação uniaxial em que são possíveis a flexão e a extensão (p. ex., articulação talocrural).
- **b Articulação conóidea:** articulação uniaxial, na qual são possíveis movimentos de rotação (p. ex., articulação radiulnar proximal).
- **c Articulação trocóidea (em pivô):** articulação uniaxial na qual são possíveis movimentos de rotação (p. ex., articulação atlantoaxial mediana).
- **d Articulação elipsóidea:** articulação biaxial na qual são possíveis flexão, extensão, abdução, adução e movimento curvilinear (p. ex., articulações proximais da mão).
- **e Articulação selar:** articulação biaxial na qual são possíveis flexão, extensão, abdução, adução e movimento curvilinear (p. ex., articulação carpometacarpal do polegar).
- **f Articulação esferóidea (enartrose):** articulação multiaxial na qual são possíveis flexão, extensão, abdução, adução, rotação medial, rotação lateral e movimento curvilinear (p. ex., articulação do ombro).
- **g Articulação plana:** articulação na qual são possíveis movimentos de deslizamento em diferentes direções (p. ex., articulações dos processos articulares).

Sistema Locomotor

Estruturas Acessórias das Articulações

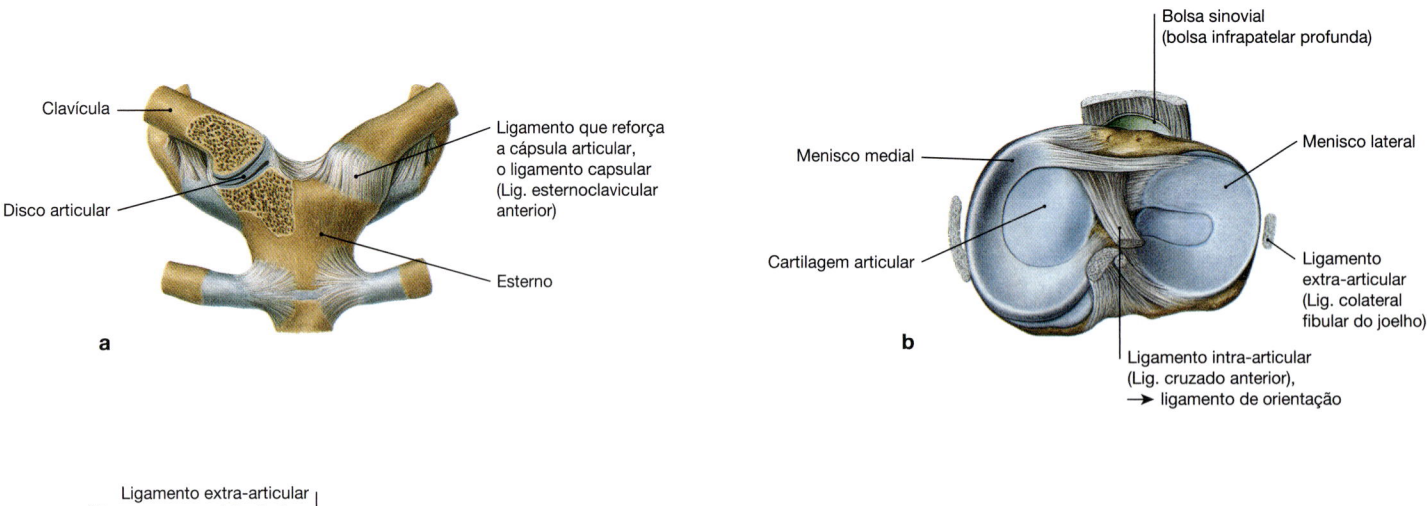

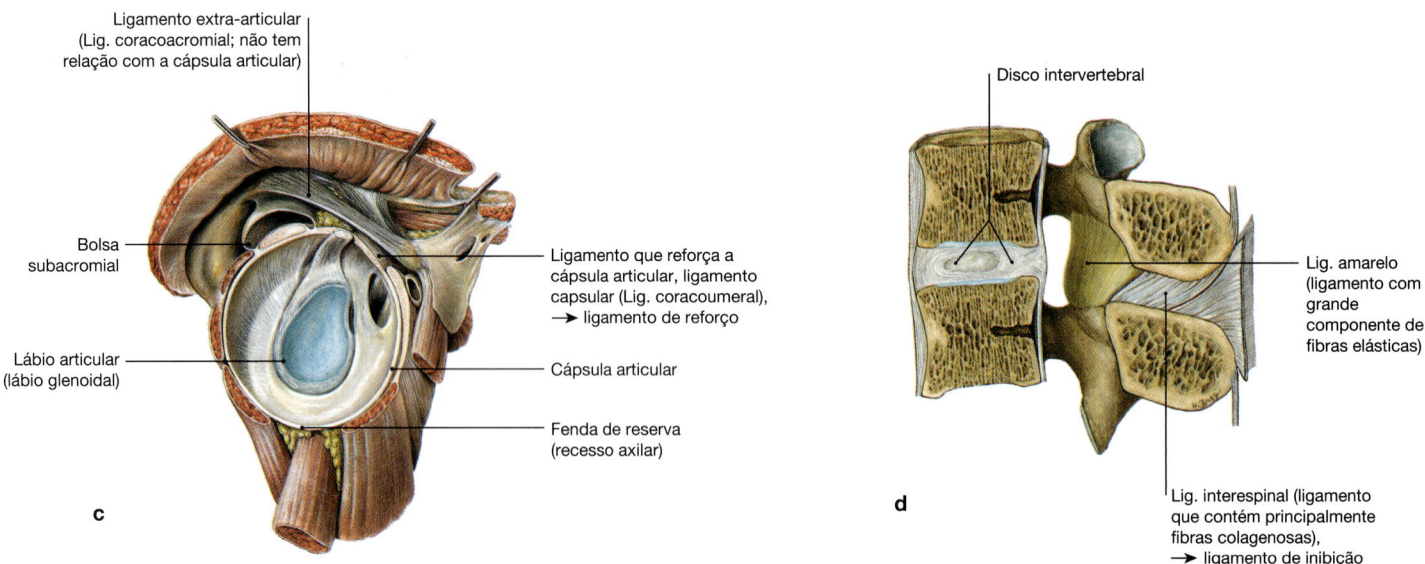

Figura 1.31a-d Estruturas acessórias das articulações. [S700]
Várias articulações apresentam estruturas acessórias intra-articulares, que são necessárias para a função biomecânica e para a magnitude de movimento das articulações como características auxiliares: os **discos intrarticulares** compensam a incongruência entre as faces articulares. Eles distribuem a força de tensão que age sobre elas. Os discos intrarticulares podem ser discos completos (p. ex., o disco articular da articulação esternoclavicular [→ Figura 1.31a] ou o disco intervertebral [→ Figura 1.31d] na coluna vertebral) ou parciais (**meniscos**, p. ex., meniscos medial e lateral da articulação do joelho [→ Figura 1.31b]). Os **lábios articulares** consistem em tecido conjuntivo denso e fibrocartilagem, são fixos por um anel ósseo (limbo) e promovem o aumento da cavidade articular (p. ex., lábio glenoidal da articulação do ombro [→ Figura 1.31c]). As **bolsas sinoviais** são pequenas estruturas saculares preenchidas por líquido (que atuam como amortecedores) localizadas em áreas das articulações com maior estresse mecânico. Elas minimizam o atrito da ação das forças de flexão e extensão entre os tendões, os músculos, os ossos ou a pele. Como as cápsulas articulares, elas têm um estrato fibroso externo e um estrato sinovial interno. Este último forma o líquido que segue para o interior das bolsas (líquido sinovial). Pela sua localização, elas são divididas em **bolsas** subcutâneas, bolsas subtendíneas (p. ex., bolsa infrapatelar profunda [→ Figura 1.31b]) e bolsas subligamentares (p. ex., bolsa subacromial [→ Figura 1.31c]). Os **ligamentos** consistem em tecido conjuntivo denso e são usados para a conexão e fixação das partes móveis do esqueleto. Eles podem ser **ligamentos intra-articulares** (p. ex., ligamento cruzado anterior [→ Figura 1.31b]) dentro das articulações ou **ligamentos extra-articulares** (p. ex., Lig. colateral tibial do joelho [→ Figura 1.31b]). Na cápsula articular, os ligamentos extra-articulares integrados são chamados de **ligamentos capsulares** (p. ex., ligamento esternoclavicular anterior [→ Figura 1.31a] ou ligamento coracoumeral [→ Figura 1.31c]). Eles são comparados com os **ligamentos extracapsulares**, que não têm nenhuma relação com a cápsula articular. Funcionalmente, os **ligamentos de reforço** (p. ex., ligamento esternoclavicular anterior [→ Figura 1.31a] ou ligamento coracoumeral [→ Figura 1.31c]) são diferenciados dos **ligamentos de orientação** (p. ex., ligamento cruzado anterior [→ Figura 1.31b]) e dos **ligamentos de inibição** (p. ex., ligamento interespinal [→ Figura 1.31d]). Geralmente, os ligamentos têm múltiplas funções ou características adicionais. Assim, os ligamentos amarelos entre os arcos vertebrais [→ Figura 1.31d] são compostos, em grande parte, por fibras elásticas.

Tensão Articular

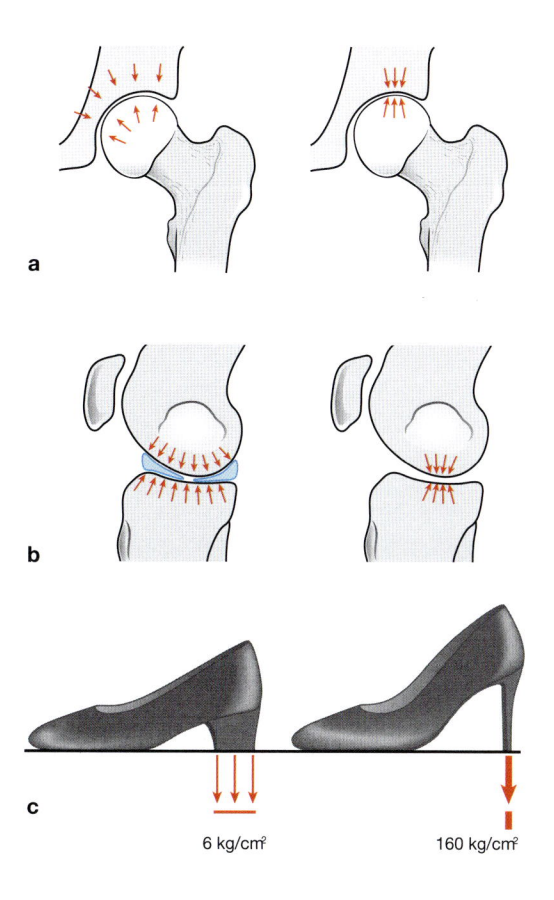

Figura. 1.32a-c Tensão articular.
A tensão articular depende do tamanho da superfície de absorção de força. Quanto maior a área de absorção de força em uma articulação, melhor a distribuição da força que atua na superfície da articulação e menor a carga superficial da articulação por unidade de área.
a Tensão articular ideal com distribuição uniforme (à esquerda); tensão articular desfavorável na coxa valga. A força é transmitida apenas em uma pequena área (à direita), risco de osteoartrite. [S700-L126]/[G1060-001]
b Tensão articular na articulação do joelho com (à esquerda) e sem (à direita) os meniscos. [S700-L126]/[G1060-001]
c Exemplo de transmissão de força com salto grosso (à esquerda) e salto agulha (à direita). [S700-L126]/[E262-1]

Correlações clínicas

Comumente ocorrem alterações degenerativas em articulações específicas. Elas são referidas como **artrose** (desgaste articular, também conhecido como osteoartrite). Apenas na Alemanha, aproximadamente 5 a 6 milhões de pessoas sofrem de artrose. A artrose é a doença que mais comumente leva um paciente a procurar assistência médica. É um processo gradual (→ Figura).
Pequenos cortes de cartilagem e osso em corte (linha superior) e em vista superior da cartilagem (linha inferior).
a Cartilagem articular saudável.
b Primeiro, ocorrem rugosidade da superfície da cartilagem articular e redução do conteúdo de proteoglicanos na matriz extracelular com exposição de fibrilas de colágeno nas camadas mais profundas da cartilagem.
c Com o tempo, fendas profundas (fissuras) são formadas na cartilagem, há perda da matriz cartilaginosa, o número total de células cartilaginosas diminui, células cartilaginosas individuais se dividem mais, os chamados aglomerados de condrócitos se desenvolvem e o osso subcondral torna-se mais compacto (a assim chamada esclerose). Ao mesmo tempo, ocorre reação inflamatória não infecciosa na cápsula articular (sinovite reativa, geralmente com derrame irritativo na cavidade articular).
d Na fase tardia, o osso é completamente exposto e ocorre atrito das superfícies ósseas dos corpos articulares. Pode haver colapsos no osso esclerosado subcondral (necrose óssea), que são referidos como cistos subcondrais, e aparecimento de osteófitos nas margens do corpo articular da articulação (não mostrado).

A **artrite reumatoide** é uma doença autoimune, que age principalmente na cápsula articular e está secundariamente associada à ruptura da cartilagem articular, assim como lesões ou inflamação. Comumente as doenças autoimunes causam irritação da membrana sinovial, que, consequentemente, secreta mais líquido para a cavidade articular. O resultado é um **derrame articular**, que pode ser tão marcante que tensiona toda a articulação, tornando-a dolorida e tumefeita. O traumatismo pode causar inflamação da bolsa sinovial (**bursite**). Esta pode piorar e lesar as estruturas vizinhas, como nervos, em decorrência de compressão ou limitar a mobilidade de articulações vizinhas. A irritação crônica de uma bolsa sinovial na região da articulação do joelho é conhecida como doença ocupacional, e ocorre especialmente em pessoas que trabalham de joelhos (como instaladores de telhas).

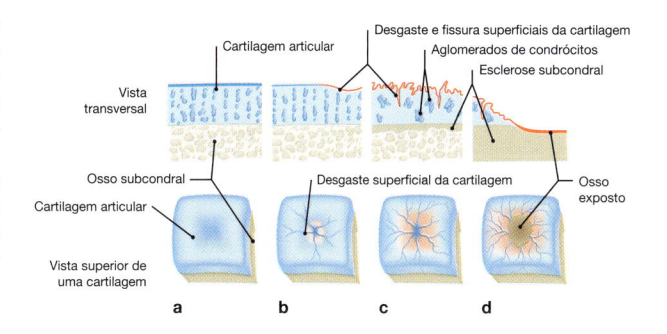

[S700-L126]/[G1060-001]

Sistema Locomotor

Amplitude de Movimento das Articulações

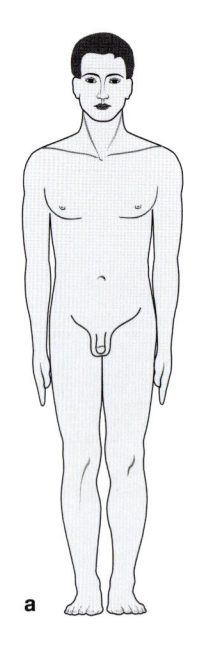

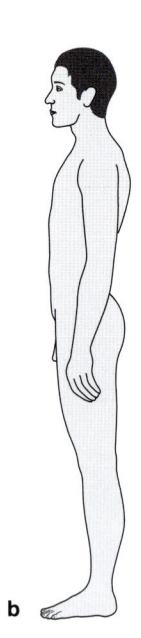

Figura 1.33a e b   Documentação da amplitude de movimento das articulações: método neutro-nulo. [S700-L126]
Para uma documentação padronizada da amplitude de movimento para o exame das articulações, utiliza-se o método neutro-nulo. Para tanto, as posições das articulações de um indivíduo em posição ereta com os braços pendentes são relatadas como a posição inicial de grau nulo. A amplitude de movimento atingida a partir da posição nula é medida em graus. Determina-se inicialmente a amplitude do movimento quando do afastamento do corpo e, em seguida, a amplitude do movimento de aproximação do corpo.
a Posição nula em vista anterior.
b Posição nula em perfil.

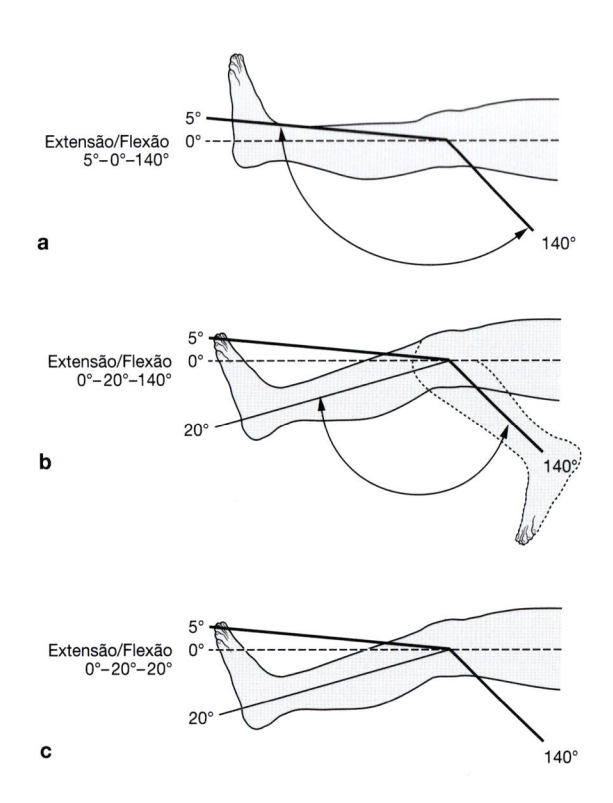

Figura 1.34a-c   Documentação da amplitude de movimento das articulações: Exemplos. [S700-L126]
a A amplitude do movimento da articulação do joelho normal é de 5° de extensão e de 140° de flexão. Para a articulação do tornozelo, o ângulo reto entre a perna e o pé (90°) vale como a posição nula. Aqui, portanto, são possíveis 20° de extensão e 40° de flexão (não representados). Consequentemente, a amplitude normal da mobilidade da articulação do joelho é de 5°–0°–140° (joelho estendido, passagem pela posição nula, joelho flexionado); a articulação do tornozelo apresenta uma amplitude de 20°–0°–40° (flexão dorsal, passagem pela posição nula, flexão plantar).
b Extensão do joelho não é possível (Texto → boxe Correlações clínicas)
c Enrijecimento completo do joelho (Texto → boxe Correlações clínicas)

Correlações clínicas

As restrições da mobilidade das articulações correspondem à diminuição da amplitude dos movimentos. Caso a mobilidade articular esteja restrita ou a posição nula de articulação não seja atingida e ocorra contratura muscular, estas podem ser determinadas exatamente com o método neutro-nulo.

Para a **mobilidade restrita após uma contratura por flexão**, a fórmula do movimento é, p. ex., 0°–20°–140° (→ Figura 1.34b: a extensão do joelho não é possível, o paciente não consegue atingir a posição nula, e o joelho se encontra em posição de 20° de flexão e pode ainda ser flexionado até 140°). No caso de **rigidez completa do joelho**, devido à fusão dos ossos na articulação (anquilose), todo o joelho se apresenta fixado em uma posição de 20° de flexão. A fórmula de movimento é de 0°–20°–20° (→ Figura 1.34c: a extensão do joelho não é possível, a posição nula não é conseguida pelo paciente, o joelho se encontra em posição de 20° de flexão e não pode ser flexionado além desse ângulo).

Músculos de Movimento e de Suporte

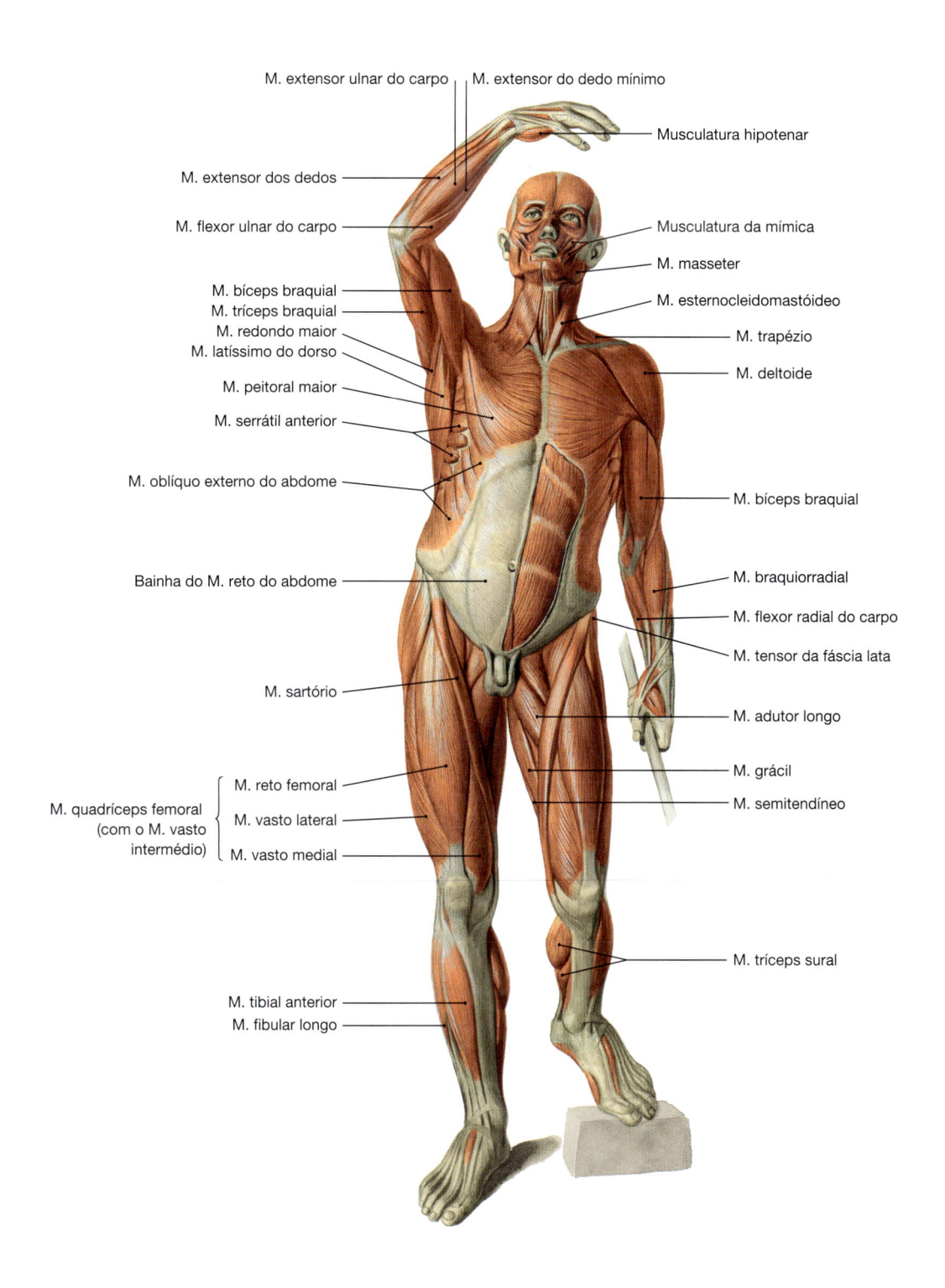

Figura 1.35 Músculos de movimento e de suporte. [S700]
Os mais de 600 músculos do ser humano representam entre 25% (mulheres) e 40% (homens) do peso corporal e demandam, em repouso, 20% da energia total de repouso. O valor pode aumentar em casos de potência máxima desportiva para 90%. Os músculos de movimento, que também são chamados de músculos extrafusais, são diferenciados, em termos de função, como **músculos tônicos (de suporte)** e **músculos fásicos (de movimento)**. Os músculos de suporte (**músculos vermelhos**) são projetados para receber carga contínua, esgotam-se lentamente e têm excelente irrigação sanguínea (p. ex., M. adutor longo). Os músculos de movimento (**músculos brancos**) controlam as contrações fortes, rápidas e curtas, esgotam-se mais rapidamente, são menos supridos por capilares e têm trabalho predominantemente anaeróbico (p. ex., M. bíceps braquial, Mm. vastos lateral e medial, M. tibial anterior). Pessoas que praticam esportes de resistência (maratona) usam mais músculos vermelhos; as que praticam esportes com trabalho muscular curto e rápido (velocistas) usam mais músculos brancos.

Um músculo (ou grupo muscular) nunca se movimenta sozinho, mas é quase sempre dependente de um ou mais antagonistas. Então, nas extremidades inferior e superior dos extensores (agonistas), estão contrapostos os flexores (antagonistas). Existem dois tipos de trabalho muscular: **trabalho muscular estático** e **trabalho muscular dinâmico**. Quando um indivíduo anda de bicicleta, por exemplo, os músculos do braço, do pescoço e das costas executam um trabalho estático em conjunto com os ligamentos articulares, no qual o tronco e a cabeça se fixam, enquanto os músculos que estão envolvidos na ação de pedalar realizam trabalho muscular dinâmico.

Sistema Locomotor

Músculos de Movimento e de Suporte

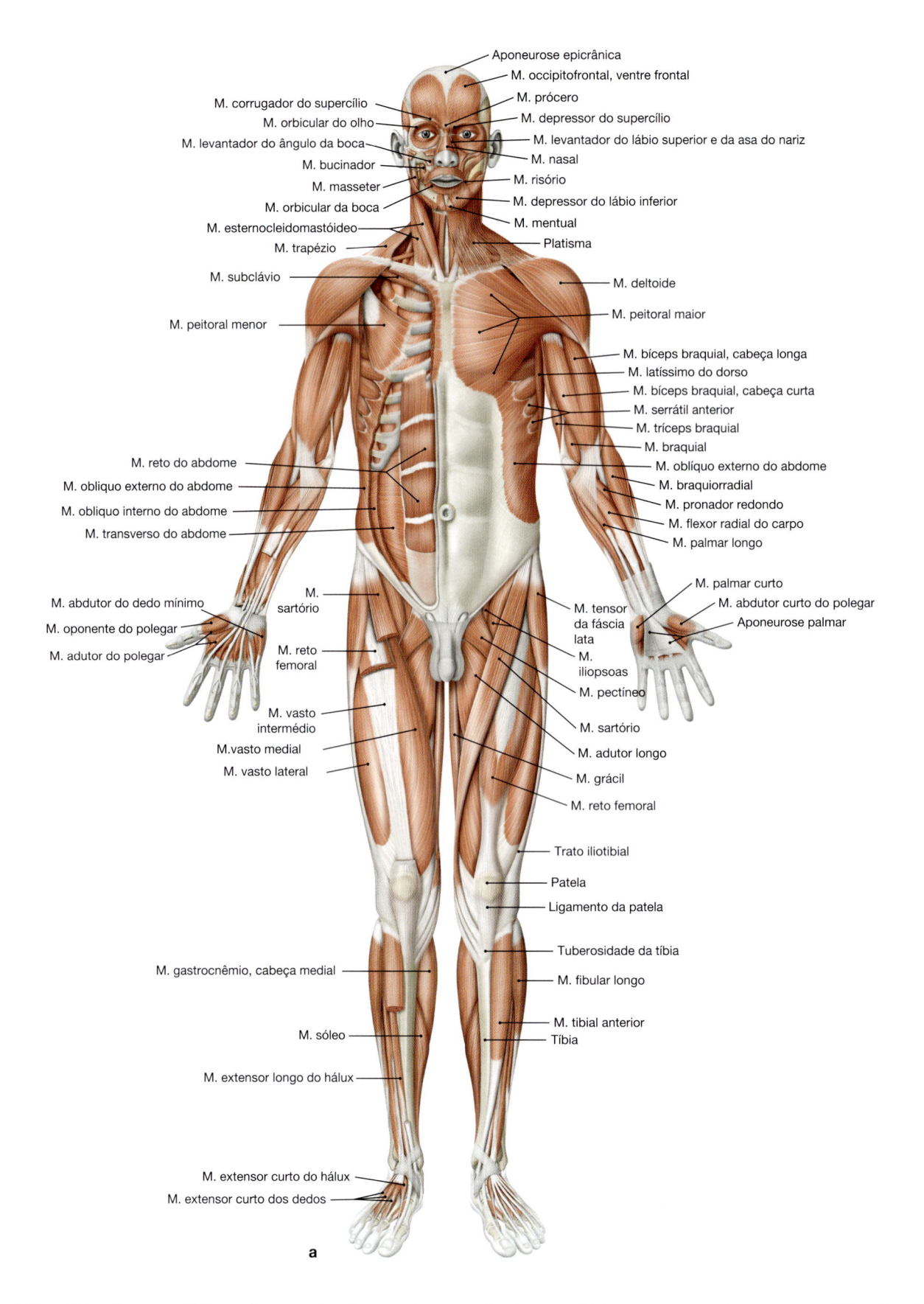

Figura 1.36a Músculos esqueléticos; vista anterior; alguns músculos superficiais foram removidos do lado direito para melhor visão geral. [S700-L275]

Os seres humanos têm cerca de 220 músculos estriados esqueléticos que, dependendo da idade, do sexo e do nível de condicionamento físico, representam até 40% do peso corporal total. A maioria dos músculos esqueléticos atua nos movimentos ativos. Eles são ativos na manutenção da postura (musculatura postural, especialmente dos membros inferiores) e nos movimentos. Além disso, os músculos esqueléticos são representados, na região da cabeça e do pescoço, pelos músculos da expressão facial, bem como músculos da mastigação, língua, faringe, laringe, olhos e orelha média.

Músculos de Movimento e de Suporte

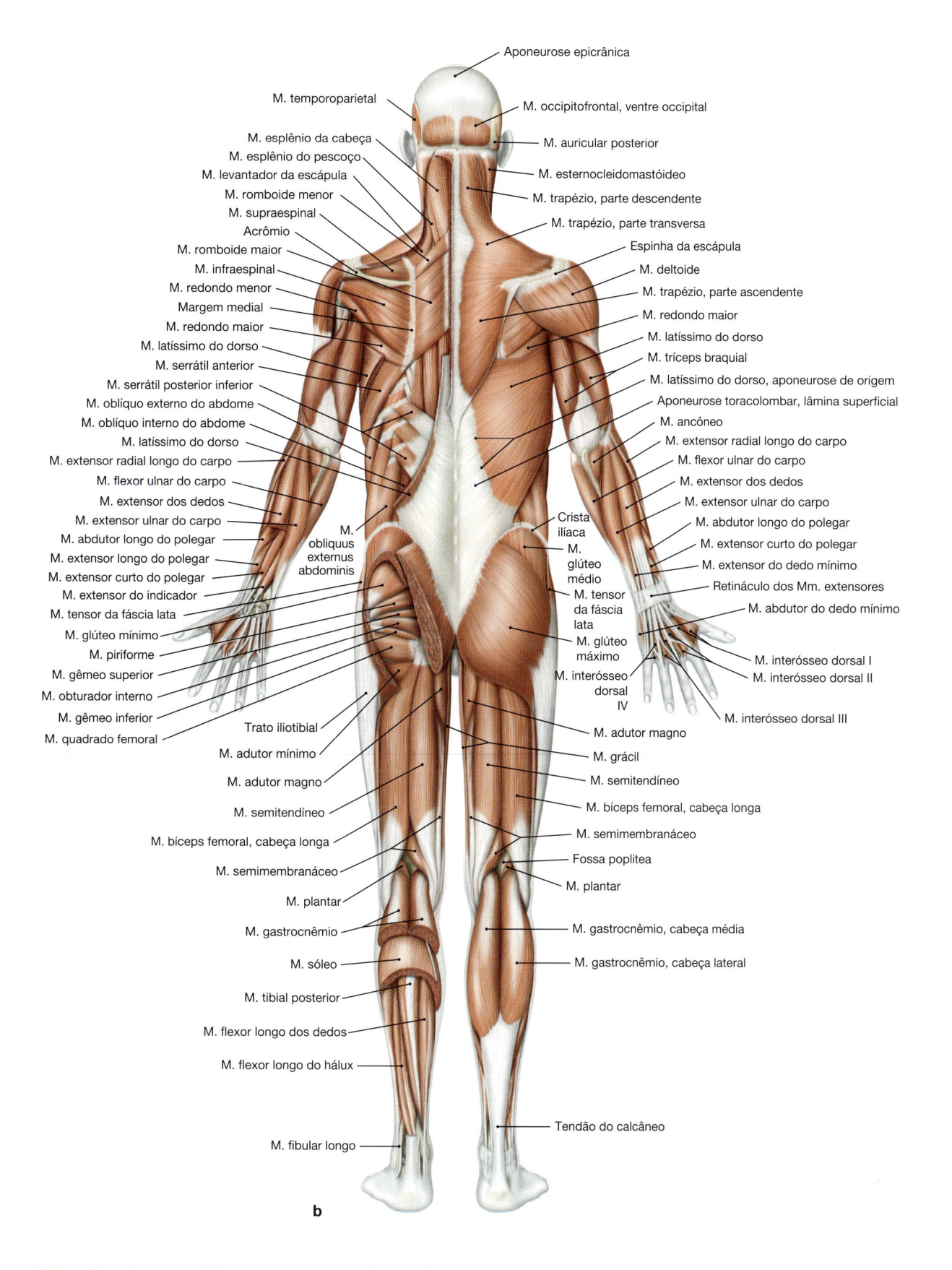

Figura 1.36b Músculos esqueléticos; vista posterior; alguns músculos superficiais foram removidos no lado esquerdo para melhor visão geral. [S700-L275]

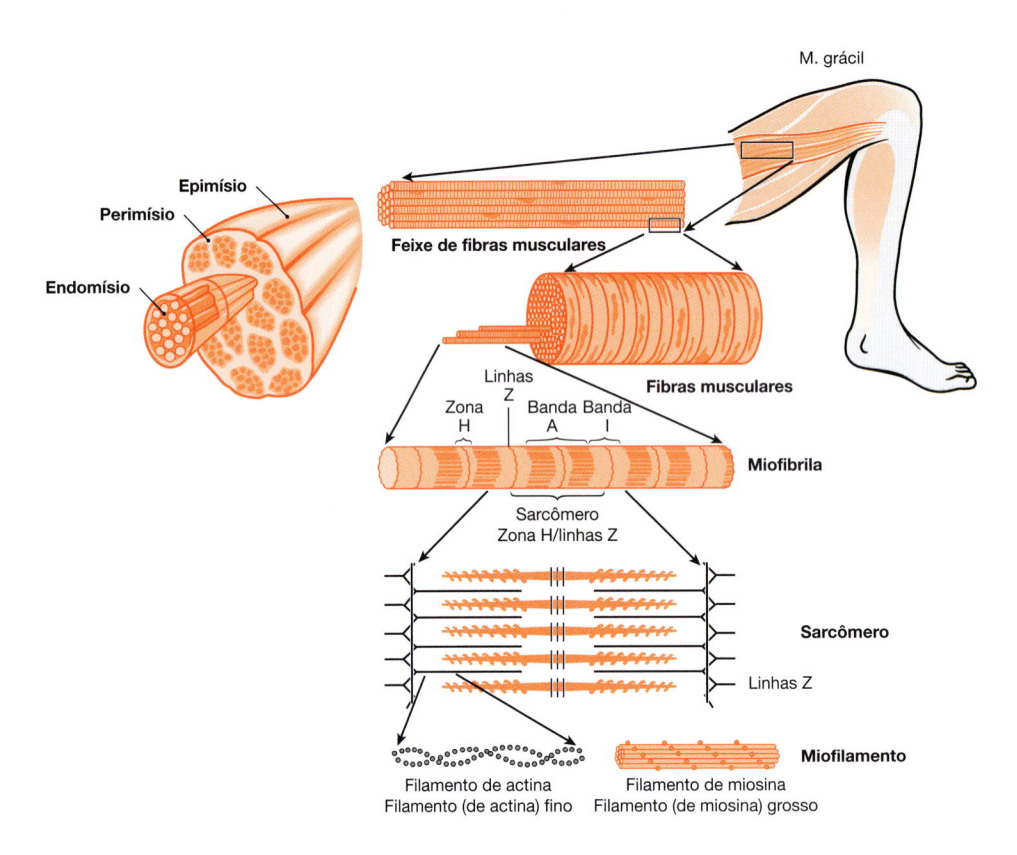

Sistema Locomotor

Musculatura

Figura 1.37 Estrutura de um músculo esquelético. [S701-L126]
Todos os músculos esqueléticos do corpo têm basicamente a mesma estrutura. São formados por fibras musculares. A menor unidade é o sarcômero, que é formado por miofilamentos (actina F e miosina, duas proteínas contráteis). Os grupos de sarcômeros são armazenados em fileiras (de ponta a ponta) e paralelos (lado a lado) e assim formam uma miofibrila. Grupos de miofibrilas são circundados por tecido conjuntivo (endomísio) e formam uma fibra muscular. Várias fibras musculares estão inseridas no tecido conjuntivo (perimísio) e, assim, formam um feixe muscular (fascículo). Os fascículos são, por fim, envolvidos por tecido conjuntivo (epimísio) que forma o músculo esquelético (p. ex., músculo grácil).

Estrutura e função

A **contração muscular** é possibilitada pela capacidade de cada sarcômero de alterar seu comprimento total. Existem três tipos de contrações musculares (→ Figura):
- (1) Contração concêntrica: o músculo encurta sob carga e diminui o ângulo articular
- (2) Contração excêntrica: o músculo se alonga sob estresse (externo), aumentando assim o ângulo articular
- (3) Contração isométrica: o músculo se contrai sem alterar seu comprimento, a posição articular permanece inalterada. [S701-L126]

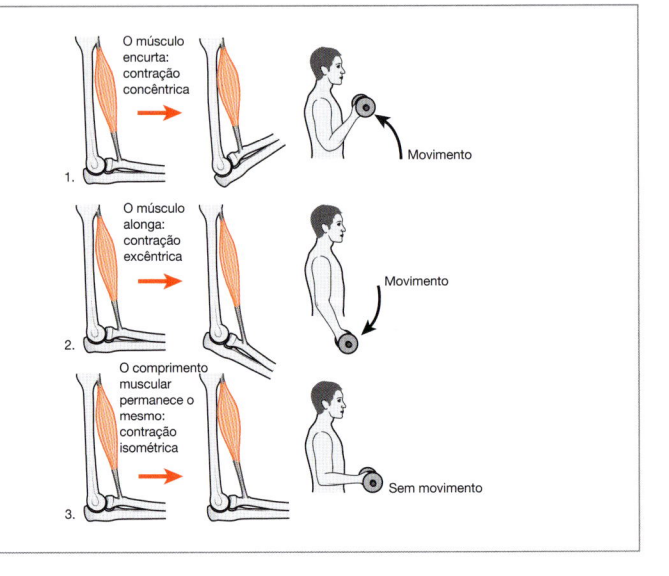

Musculatura

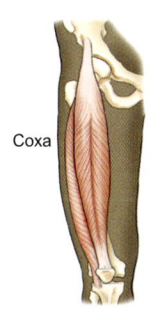

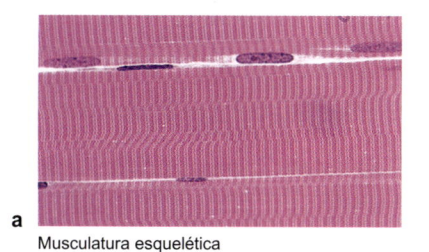

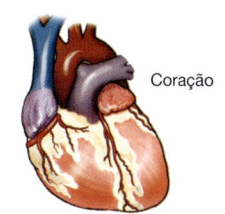

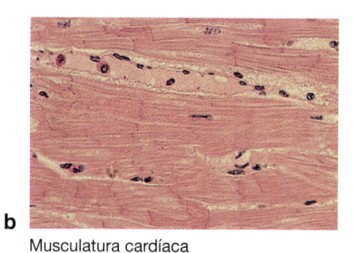

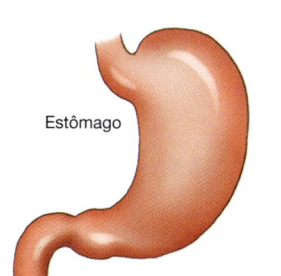

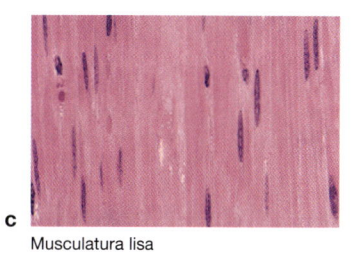

Figura 1.38a–c   Tipos de músculos. [E336]
Três tipos de músculos são diferenciados em termos estruturais e funcionais:

a Músculos esqueléticos – ativados voluntariamente, estriados à microscopia óptica por causa do arranjo regular dos filamentos de actina e miosina para formar sarcômeros (componentes contráteis do músculo estriado). O encurtamento dos sarcômeros resulta em contração muscular isotônica, enquanto o relaxamento alonga novamente os sarcômeros encurtados. As fibras musculares podem ter vários centímetros de comprimento e diâmetros entre 40 e 80 µm.

b Músculo cardíaco (miocárdio) – o próprio complexo estimulante do coração, estriado à microscopia óptica; basicamente a mesma estrutura dos músculos esqueléticos, mas principalmente com células do músculo cardíaco mononucleares (cardiomiócitos ou miócitos cardíacos); 100 µm de comprimento e aproximadamente 15 µm de diâmetro. Os cardiomiócitos são conectados em suas extremidades por meio de junções comunicantes e zônulas de adesão (à microscopia óptica: discos intercalares).

c Músculo liso – involuntário, composto por células musculares finas que contêm filamentos de actina e miosina, mas não estão organizados em sarcômeros. Com exceção do coração, é encontrado nas paredes de órgãos ocos (p. ex., sistema digestório, sistema urinário, sistema genital, sistema respiratório, vasos sanguíneos), bem como em vários outros locais e em outros órgãos. Contração lenta em relação ao músculo esquelético, porém encurtamento muito mais acentuado (até um terço do comprimento original), capacidade de permanecer no estado de contração por muito tempo com baixo gasto de energia.

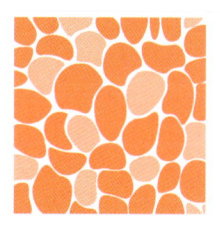

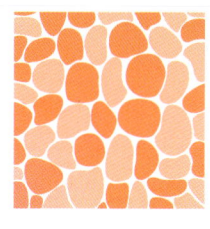

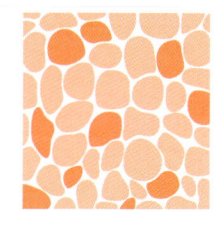

Figura 1.39   Tipos de fibras musculares nos músculos esqueléticos. [S701-L231]
O músculo esquelético consiste principalmente em dois tipos de fibras musculares: fibras de contração rápida e fibras de contração lenta. A proporção de cada tipo de fibra no músculo esquelético é influenciada pela genética e por fatores ambientais (ou seja, como o músculo é usado). Alguns músculos têm predominantemente fibras de contração lenta (à esquerda), alguns têm uma proporção comparável de fibras de contração lenta e rápida (no centro), e outros ainda têm fibras predominantemente de contração rápida (à direita). As **fibras de contração rápida** (fibras do tipo II, especialmente do tipo IIB, fibras brancas) são pobres em mioglobina, têm poucas mitocôndrias, têm metabolismo glicolítico (anaeróbicas), são facilmente fatigáveis e são necessárias para atividades musculares de curta duração e alta intensidade (p. ex., arrancada de 100 m). As **fibras de contração lenta** (fibras do tipo I, fibras vermelhas) são ricas em mioglobina, têm muitas mitocôndrias, metabolismo oxidativo (aeróbicas), são resistentes à fadiga e são necessárias para contrações musculares contínuas (p. ex., corrida de maratona).

Tipos de fibras musculares (fibras de contração)	
Fibras de contração lenta (tipo I)	**Fibras de contração rápida (tipo II)**
Fibras vermelhas	Fibras brancas
Ricas em mitocôndrias	Pobres em mitocôndrias
Trabalho oxidativo	Trabalho glicolítico
Resistentes à fadiga	Fadiga rápida
Trabalho contínuo	Atividades musculares curtas e rápidas

Sistema Locomotor

Princípio de Revestimento dos Músculos e Fáscias Musculares

Figura 1.40 Princípio de revestimento do músculo esquelético, tomando como exemplo o M. braquial. [S700-L126]
Os músculos esqueléticos movem os ossos em suas articulações e apresentam uma origem (ponto de fixação) e uma inserção (ponto de movimento). A origem é definida como tendínea ou muscular. Ela é mais ampla e menos flexível do que a inserção do músculo. A origem dos músculos dos membros é mais proximal, e a inserção é mais distal. Nos músculos do tronco, a origem localiza-se mais caudalmente e a inserção, mais cranialmente. O ponto de fixação no elemento esquelético fixo é chamado de ponto fixo, e aquele no elemento em movimento é chamado de ponto móvel. No entanto, os termos ponto fixo e ponto móvel não são absolutos. Eles são trocados, por exemplo, quando não é o membro que se movimenta em direção ao tronco, e sim o tronco que se movimenta para o membro. O ventre muscular é inserido por meio de um tendão (→ Figura 1.44) no osso. A força que um músculo consegue suportar na articulação depende do comprimento do braço da alavanca correspondente (distância vertical entre a linha de ação do músculo até o eixo de rotação da articulação). Dependendo da posição da articulação, o braço de alavanca varia em comprimento e é referido como uma alavanca virtual. A maioria dos músculos é coberta por uma fáscia na sua superfície livre. Fáscias (anexos musculares) são invólucros de tecido conjuntivo colagenoso que envolvem um músculo individual, vários músculos (grupo muscular) e tendões, como uma capa. Por meio da fáscia, é possível a contração quase invisível do músculo sem que também se tensione o tecido circundante.

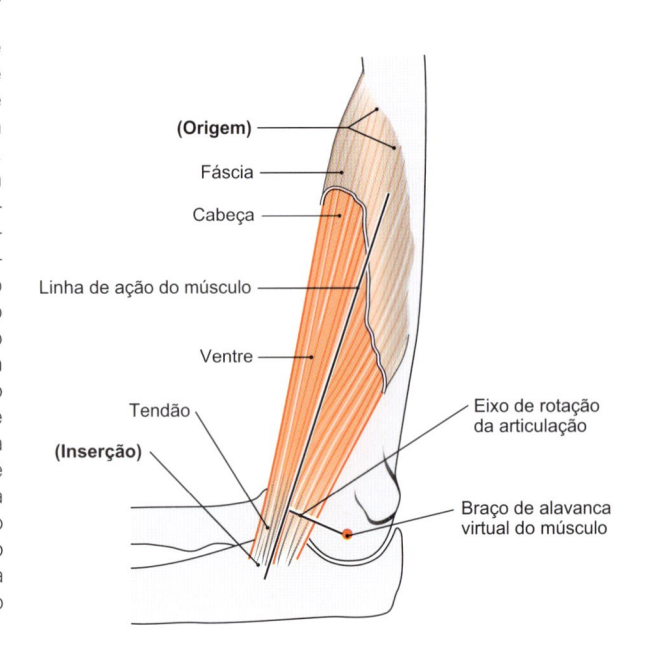

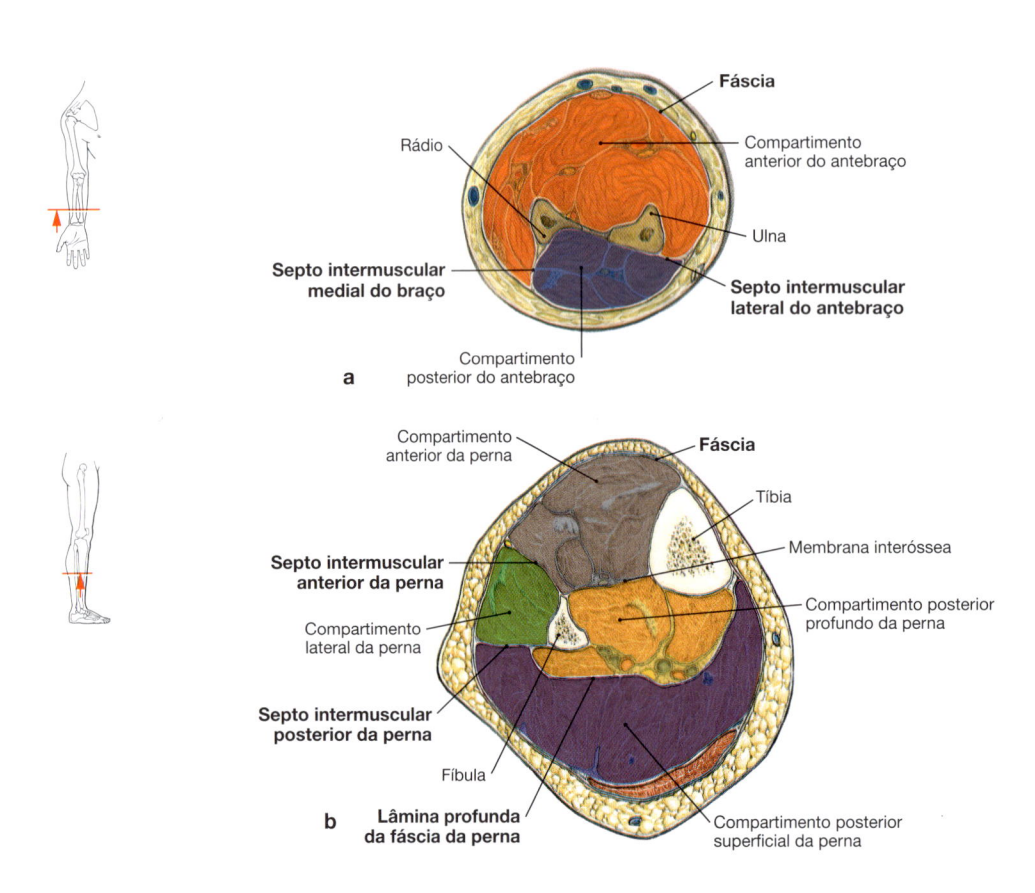

Figura 1.41a e b Fáscias musculares no antebraço e na perna. [S701]
a Compartimentos do antebraço.
b Compartimentos da perna.
A fáscia é uma cobertura de tecido conjuntivo colagenoso que circunda músculos individuais ou vários músculos (grupos musculares), tendões e órgãos como um envelope. Graças à fáscia muscular, a contração do músculo torna-se quase invisível sob a pele à medida que o músculo desliza dentro do tubo fascial. O sistema fascial inclui não apenas músculos, tendões e fáscias de órgãos, mas também retináculos, septos e cápsulas articulares. A fáscia não apenas separa as estruturas individuais umas das outras, mas também as fixa, estabiliza e circunda. Por exemplo, os músculos do antebraço e da perna são divididos em compartimentos musculares distintos por uma fáscia forte, chamada de **septo intermuscular**. Essa arquitetura estrutural suporta funções musculares separadas e distintas de determinado compartimento. Assim, os músculos do compartimento anterior do antebraço são utilizados para flexão e pronação; os músculos do compartimento posterior são extensores e supinadores. Quatro compartimentos musculares diferentes podem ser distinguidos na perna. Os vasos sanguíneos e nervos maiores também correm na área dos septos do tecido conjuntivo.

Tendões e Ligamentos

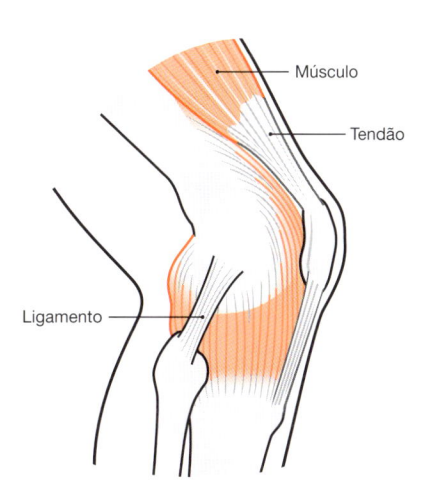

Figura 1.42 Função dos tendões, ligamentos e cápsulas articulares. [S701-L126]
Os tendões, ligamentos e cápsulas articulares envolvem, conectam e estabilizam as articulações do sistema musculoesquelético. Embora sejam estruturas passivas, são cruciais no controle e na orientação da articulação. Tanto os **ligamentos** quanto as **cápsulas articulares** conectam os ossos móveis uns contra os outros, estabilizam-nos, guiam o movimento articular e evitam movimentos não fisiológicos e excessivos. Os **tendões** conectam os músculos aos ossos e transferem a resistência à tração do músculo ao osso quando o músculo se contrai, causando o movimento articular.

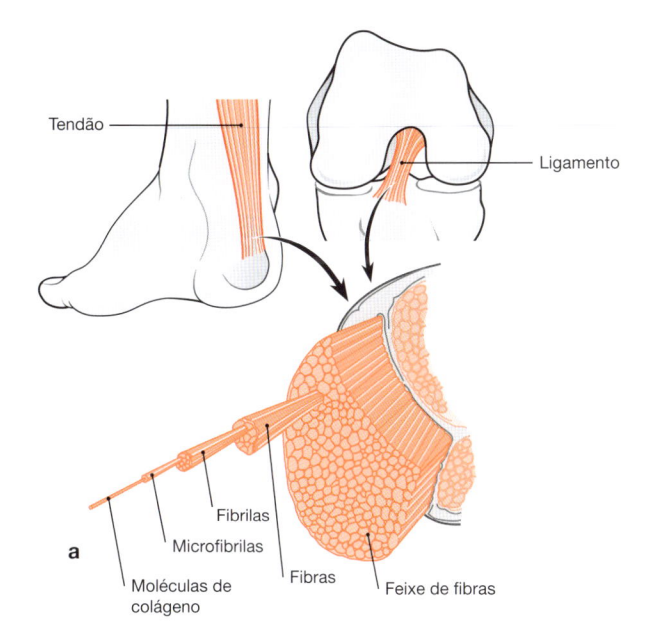

Figura 1.43a–c Estrutura dos tendões e ligamentos.
a Microscopicamente, os tendões e os ligamentos são compostos de tecido conjuntivo colagenoso denso, sintetizado por fibroblastos e incorporado em matriz extracelular. As menores unidades são moléculas de colágeno organizadas em microfibrilas. Várias microfibrilas formam uma fibrila de colágeno, algumas das quais, por sua vez, formam uma fibra de colágeno. As fibras de colágeno formam fascículos que são reunidos em grupos para formar um tendão ou ligamento. Além das fibras de colágeno, a matriz extracelular consiste em algumas fibras elásticas, proteoglicanos e glicoproteínas. [S701-L126]
b Os tendões transferem forças de tração dos músculos para os ossos. Dos tendinócitos alongados (fibroblastos), situados entre as fibras de colágeno, geralmente só se consegue reconhecer os núcleos celulares. [G716]
c Ao contrário dos tendões, os ligamentos geralmente conectam os ossos, abrangendo uma articulação. Eles estabilizam a articulação e evitam torções excessivas ou que os ossos se afastem muito. A organização das fibras colágenas nos ligamentos é mais variada do que nos tendões. [H061-001]

Sistema Locomotor

Bainha do Tendão

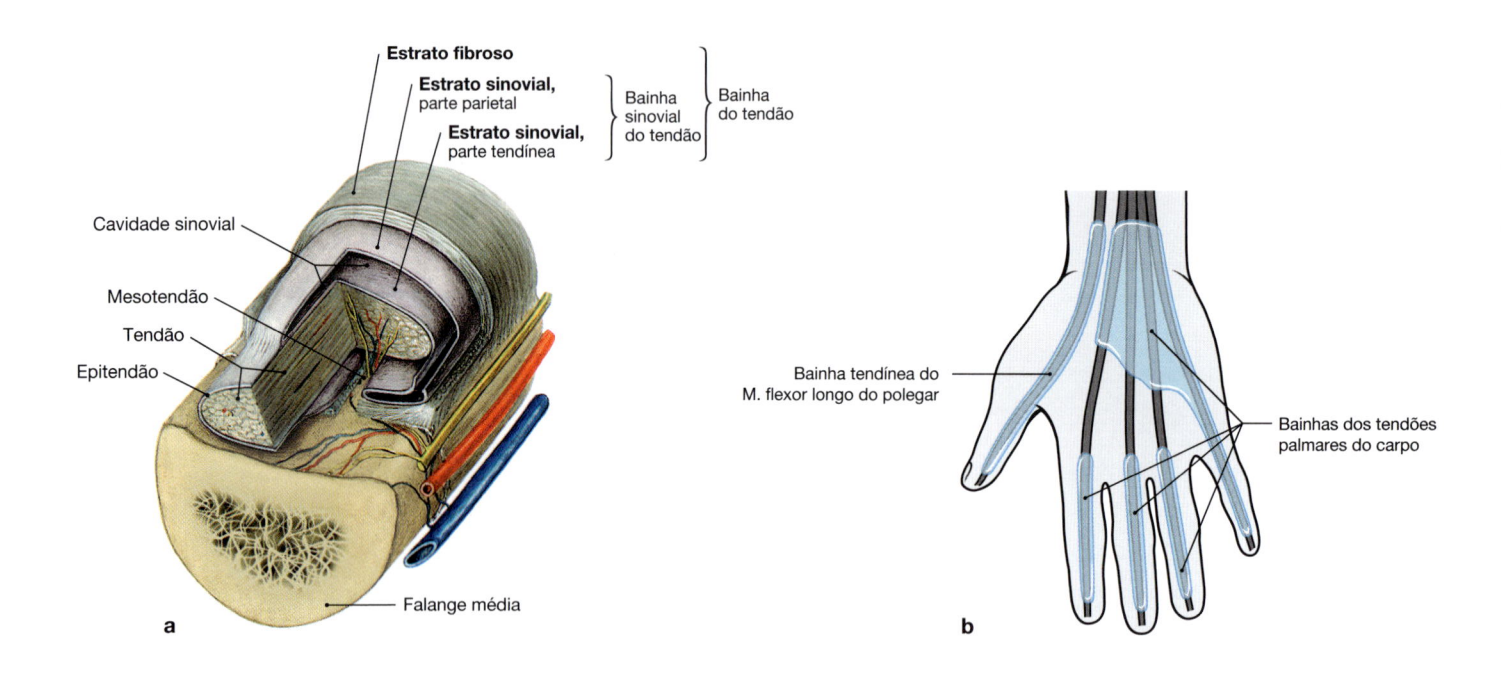

Figura 1.44a e b   Princípio de formação da bainha do tendão (bainha sinovial), tomando como exemplo um dedo.
As bainhas tendinosas possibilitam o deslizamento e a proteção dos tendões, que são desviados por meio dos ossos ou ligamentos.
a A estrutura da bainha tendinosa é semelhante à de uma cápsula articular ou uma bolsa sinovial ao redor do tendão. O folheto interno da bainha do tendão (estrato sinovial, parte tendínea) é unido ao tendão, e o folheto externo (estrato sinovial, parte parietal) é unido ao estrato fibroso da bainha do tendão. Na cavidade sinovial é liberado o líquido sinovial. Graças aos vínculos tendíneos curto e longo (ligamentos do mesotendão com largura e comprimento variáveis), os vasos alcançam o tendão. O vínculo tendíneo é encontrado especialmente nos tendões dos músculos flexores dos dedos.

Os tendões dos músculos transferem a tensão do músculo para o osso. Eles consistem principalmente em fibras de colágeno paralelas, bem como algumas fibras elásticas e proteoglicanos e glicoproteínas contidos entre elas. A célula viva dos tendões é o tendócito. O tendão é revestido por tecido conjuntivo frouxo (epitendão). Os tendões são distinguidos entre tendões de tensão e tendões de deslizamento. Nos tendões de tensão, a direção da progressão é idêntica à direção de tensão do músculo. Nos tendões de deslizamento, o tendão é desviado para um hipomóclio (pilar, ponto de desvio, por exemplo, margem do osso, proeminência óssea ou osso sesamoide [osso incluso no tendão]). Na área de contato, o tendão desliza sobre o hipomóclio e é ali flexionado e estendido. Neste ponto, observa-se fibrocartilagem no tendão. [S700]
b Exemplo de formação de bainhas tendíneas dos músculos flexores dos dedos da mão. [S700-L126]

Zonas de Inserção dos Tendões

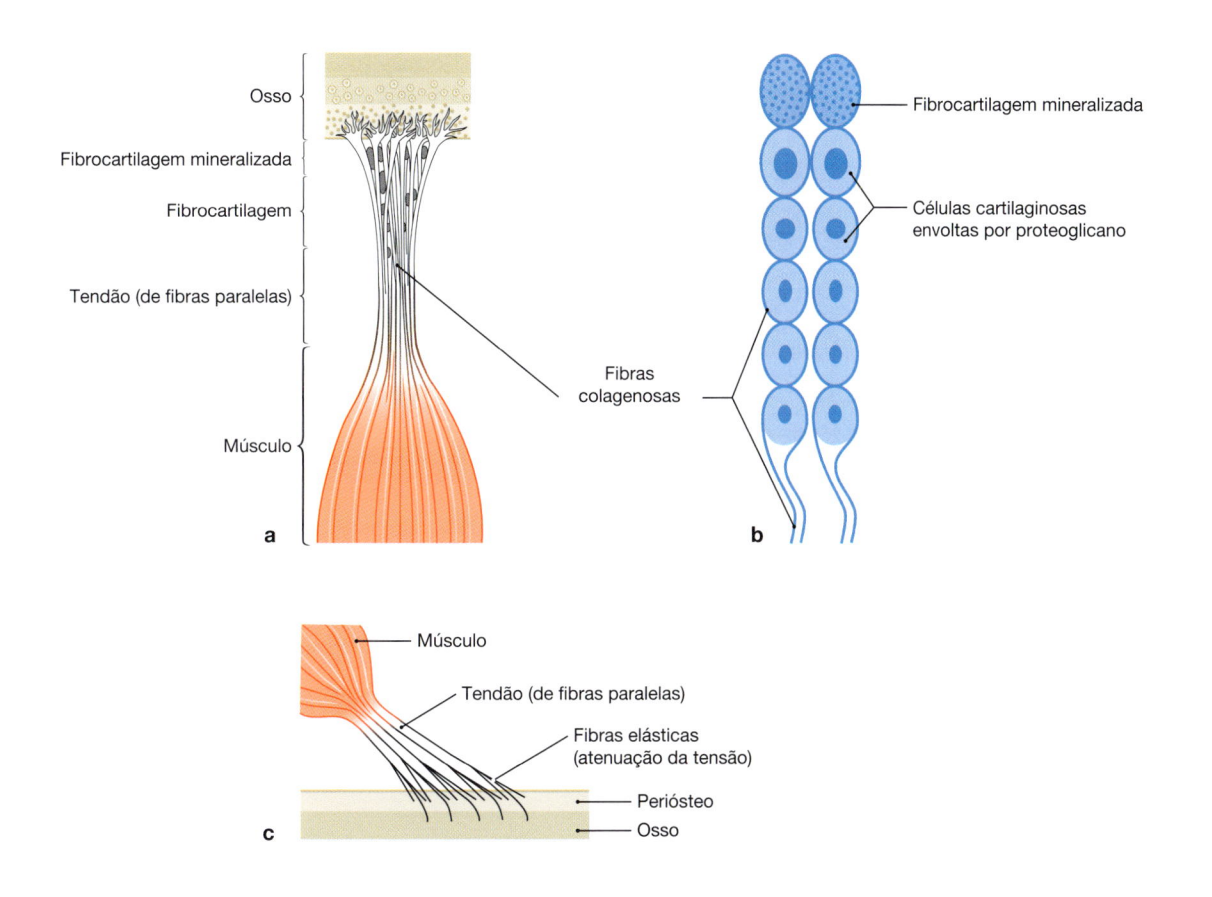

Figura 1.45a-c Estrutura das zonas de inserção dos tendões.
[S702-L126]
Para não ocorrer arrancamento ou ruptura de tendões nas áreas de inserção, são incorporadas zonas de inserção dos tendões, que se ajustam a diferentes módulos de elasticidade do tecido conjuntivo, da cartilagem e dos ossos. Desse modo, as zonas de inserção distinguem-se entre zonas de inserção condroapofisárias e zonas de inserção periosteodiafisárias.
a, b Zonas de inserção condroapofisárias são características dos músculos que se inserem na área das apófises anteriormente cartilaginosas. No entanto, elas também são encontradas em alguns outros músculos (p. ex., músculos da mastigação). Na área de inserção, é incorporada fibrocartilagem, cuja camada sobreposta imediatamente ao osso é mineralizada. Além disso, não há periósteo na área de inserção, as fibras de colágeno seguem diretamente para o osso e nele ancoram o tendão.
c Zonas de inserção periosteodiafisárias são características das diáfises dos ossos longos. As fibras colagenosas dos extensos tendões se irradiam para o periósteo do osso e ancoram o tendão no osso cortical. Com isso, a força é distribuída em uma área muito grande. Raramente, as fibras de colágeno seguem diretamente para o osso. Neste ponto, então, não há periósteo formado. No esqueleto ósseo, as áreas de inserção aparecem como rugosidades (tuberosidades).

Correlações clínicas

É comum, especialmente nas mãos e nos pés, a ocorrência de **tenossinovite** (**inflamação da bainha do tendão**) por uso repetitivo ou excessivo. A **tenossinovite estenosante** ocorre quando os músculos flexores da mão são usados de modo excessivo. Profissões ou atividades com movimento estereotípico (artesãos, desportistas, pianistas – parcialmente reconhecidas como doenças ocupacionais) favorecem o desenvolvimento desta doença. No contexto da doença, ocorrem pequenas lesões no tendão afetado, que o corpo tenta reparar por meio de uma reação inflamatória. A inflamação é acompanhada por tumefação do tendão, que, por sua vez, comprime a bainha do tendão e leva à formação de um nódulo sinovial. Na flexão dos dedos das mãos, os tendões são fixos por ligamentos em forma de anel (anulares). A área espessada do tendão é presa em ligamentos anulares individuais, o que é chamado de **fenômeno do "dedo em gatilho"**.

Sistema Locomotor

Tipos de Músculos

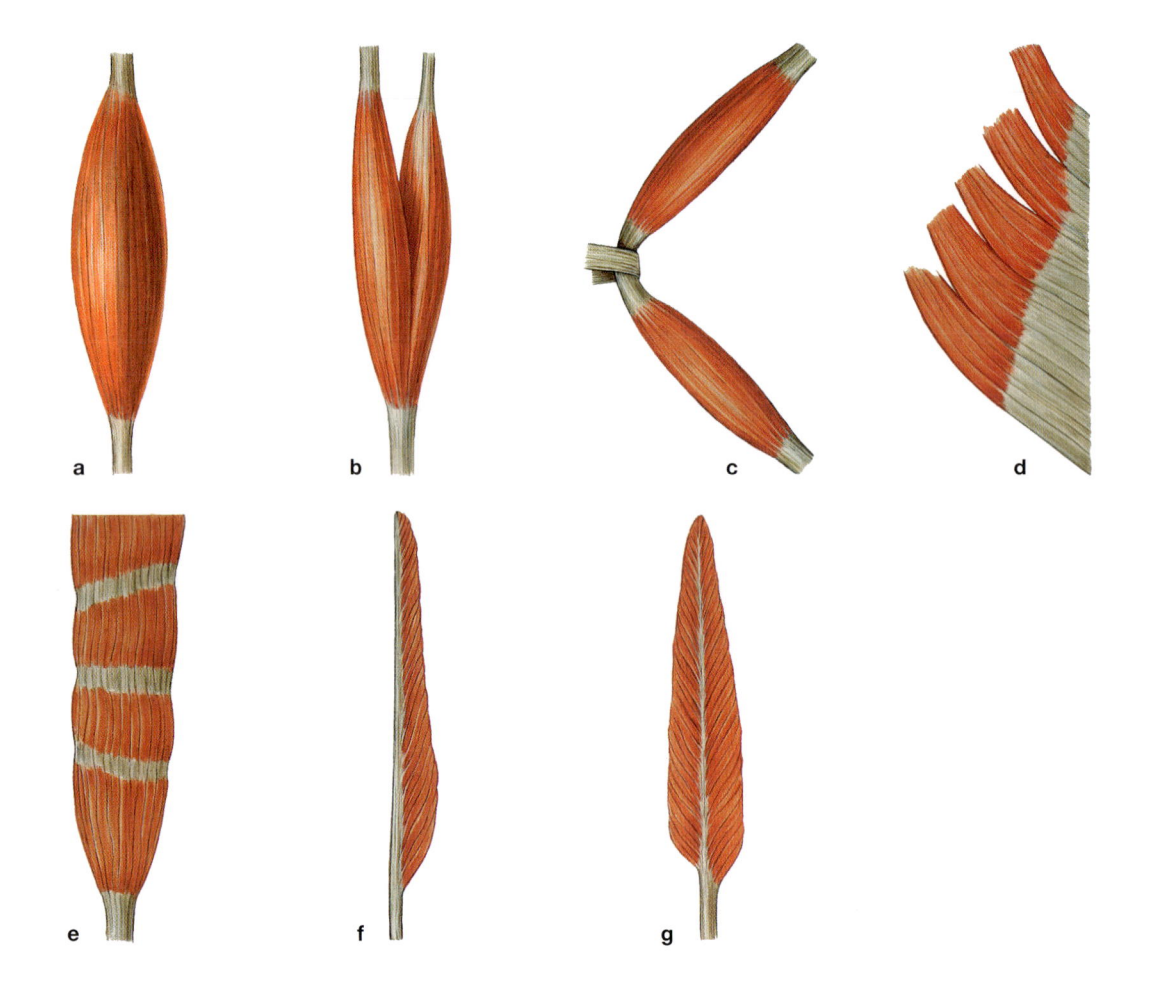

Figura 1.46a-g   Tipos de músculos.
Os músculos podem ser divididos de acordo com:
- A disposição das fibras musculares (trajeto paralelo à direção do movimento do tendão com uso pleno e baixa potência = trajeto inclinado das fibras musculares em um ângulo agudo específico com tendão longo e largo em força muscular elevada)
- O número de origens (uma, duas ou mais)
- O compartilhamento de articulações (dependendo de um músculo estar envolvido no movimento de uma ou duas articulações ou sem conexão com uma articulação: músculo monoarticular, músculos biarticulares, músculos da expressão facial sem envolvimento articular)
- O formato. Os músculos esqueléticos com padrões microscópicos de estriação transversa podem ser classificados, de acordo com seu contorno, em:
- **a** Músculos com uma origem, com fibras paralelas (M. fusiforme).
- **b** Músculos com duas origens, com fibras paralelas (M. bíceps).
- **c** Músculos digástricos, com fibras paralelas e dois ventres.
- **d** Músculos planos, com múltiplas origens.
- **e** Músculos poligástricos, subdivididos por tendões intermediários.
- **f** Músculos semipeniformes.
- **g** Músculos peniformes.

Estrutura e função

Sob o ponto de vista funcional, são distinguidos os sistemas de movimento passivo e ativo:
- O **sistema de movimento passivo** inclui ossos, articulações e ligamentos. O esqueleto fornece ao corpo a sua forma, serve como ponto de inserção para músculos e molda as cavidades corporais nas quais as vísceras se encontram protegidas. As articulações mantêm os ossos unidos uns aos outros durante os movimentos
- O **sistema de movimento ativo** é composto pelos músculos esqueléticos, que movimentam os ossos nas articulações e são controlados de modo voluntário.

Correlações clínicas

Cargas incomuns (com frequência durante a prática desportiva) podem lacerar o tecido muscular (dependendo da espessura das **fibras musculares** ou do **desgaste muscular**). Os mais frequentemente acometidos são os músculos da coxa e da perna. A **tensão muscular**, por outro lado, não provoca alteração estrutural macroscópica, mas há destruição das células musculares com sangramento. Isso costuma ocorrer de algumas horas a dias após esforço físico intenso, resultando em determinados **músculos doloridos**. Existem microfissuras nas fibrilas musculares seguidas por resposta inflamatória e dolorimento.

Mecânica Muscular

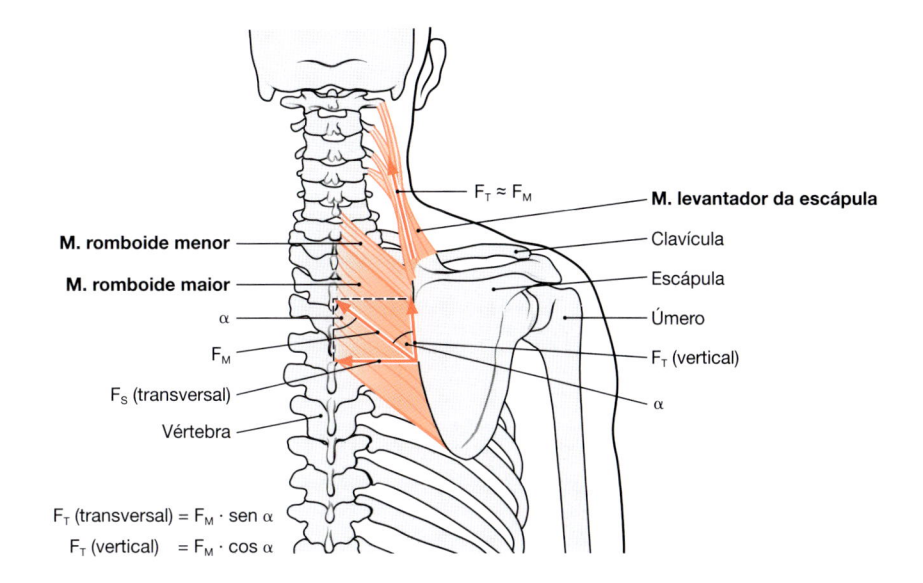

F_T (transversal) = $F_M \cdot \text{sen } \alpha$
F_T (vertical) = $F_M \cdot \cos \alpha$

Figura 1.47 Força muscular e força dos tendões; vetores das forças muscular e tendínea, tomando-se como exemplo os Mm. levantador da escápula e romboides. [S700-L126]/[B500-M282/L132]
A força muscular e a área de seção transversal fisiológica de um músculo (força ascensional de um músculo a partir do corte transversal de todas as fibras musculares em ângulo reto em relação à direção de suas fibras) são diretamente proporcionais. Caso o tendão do músculo siga sua direção de movimento (p. ex., M. levantador da escápula), a força total produzida é transferida para o tendão. Neste caso, a força muscular (F_M) e a força tendínea (F_T) são quase da mesma magnitude.
Caso as fibras musculares se insiram obliquamente em relação à direção de movimento do tendão (p. ex., Mm. romboides maior e menor), apenas uma parte de sua força de contração é transferida ao tendão. Aqui, a força tendínea (F_T) vertical oposta à força muscular (F_M) em relação ao cos α e a força tendínea (F_T) transversal em relação ao sen α são reduzidas.

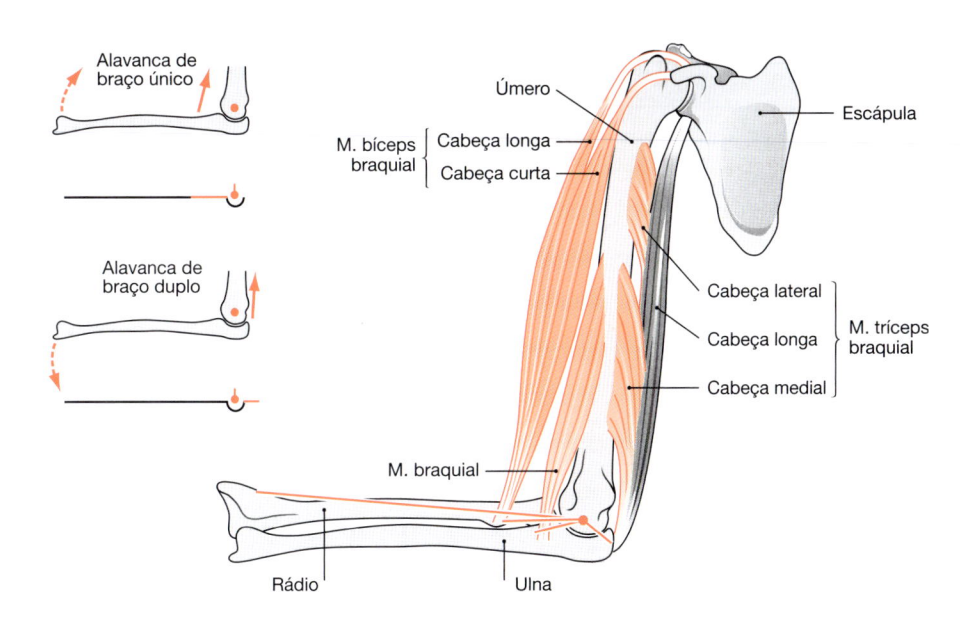

Figura 1.48 Braço de força e trabalho muscular; principais músculos da articulação do cotovelo e seus braços anatômicos de força (linhas vermelhas) [S700-L126]/[B500-M282/L132].
O braço de força é a parte de uma alavanca entre o ponto de rotação e o local no qual a força atua. Para que elementos do esqueleto ao redor do eixo de rotação de uma articulação possam ser movimentados, um músculo deve estar preso a um braço anatômico de força (= efetivo) e assim produzir um momento de rotação. O comprimento do braço de força depende, portanto, da distância da inserção do músculo ao eixo de rotação da articulação. Deste modo, por exemplo, o M. braquiorradial tem um braço anatômico de força longo e o M. braquial, um braço anatômico de força curto, quando o braço é movimentado em direção ao corpo. Se o músculo se prender a uma alavanca de braço único, o elemento do esqueleto é movimentado na direção de tração do músculo (p. ex., Mm. braquiorradial, bíceps braquial e braquial). Em alavancas com dois braços, o ponto de inserção muscular é movimentado em direção à tração muscular, e, com isso, a parte principal do elemento do esqueleto é deslocada em direção oposta (p. ex., M. tríceps braquial).*

*N.T.: Com relação à → Figura 1.48, o braço de determinado músculo não é, como foi afirmado, a distância do ponto fixo articular à sua inserção. Na verdade, o braço de força muscular é a distância entre o ponto fixo articular e uma linha que representa a direção da tração das fibras médias do músculo (o braço de força será sempre perpendicular a essa linha). Assim, o braço de força de determinado músculo depende do ângulo articular.

47

Vasos Sanguíneos e Nervos

Sistema Circulatório

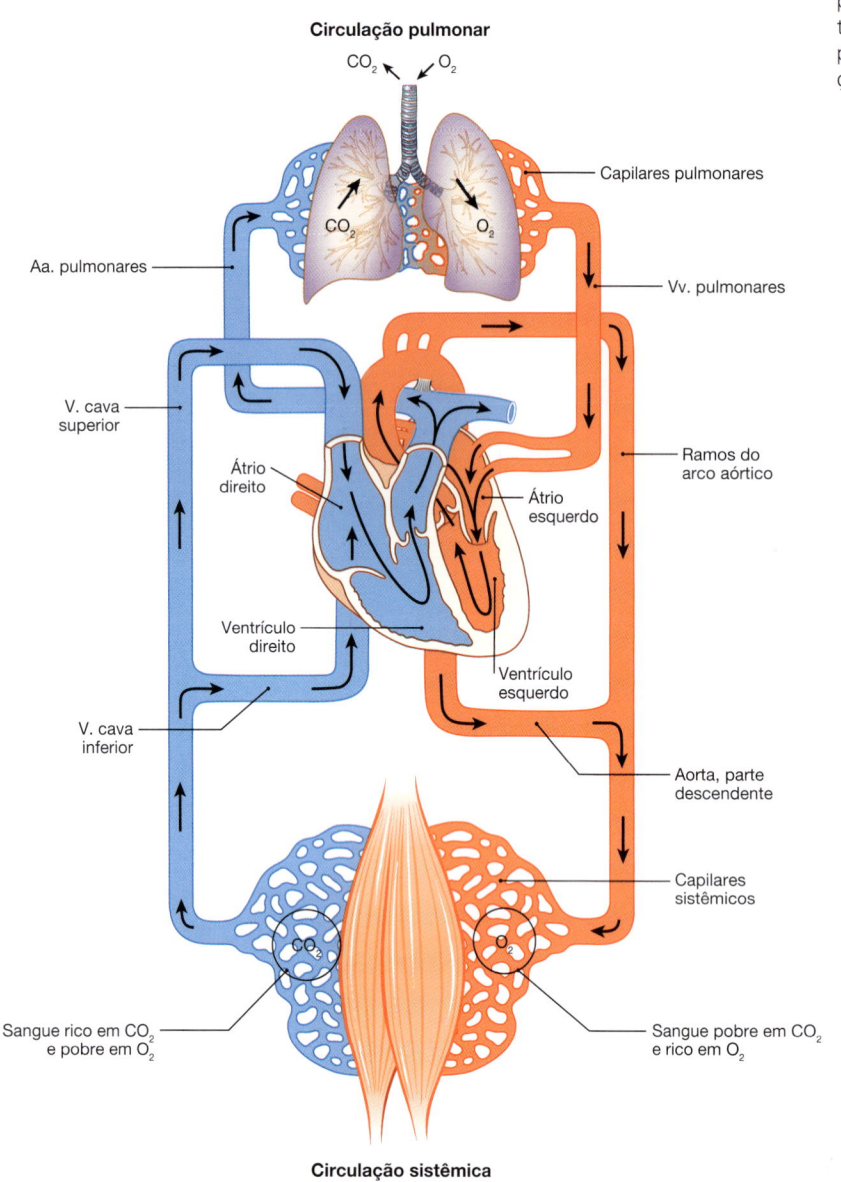

Figura 1.49 Sistema cardiopulmonar. [S701-J803-L126]
O sistema cardiopulmonar é composto pelo coração e pelo sistema dos vasos sanguíneos (artérias e veias), que interagem com o sistema respiratório, formado por pulmões e vias respiratórias. Os sistemas possibilitam o transporte de substâncias e gás (nutrientes, oxigênio) para os músculos e órgãos e, ao mesmo tempo, a remoção de escórias (p. ex., dióxido de carbono).

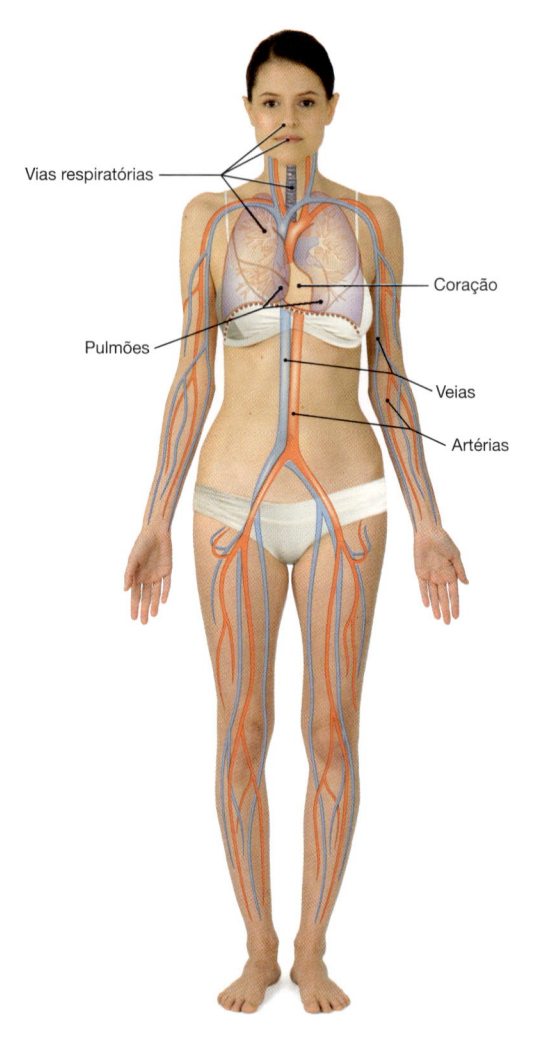

Figura 1.50 Circulações sistêmica e pulmonar. [S701-L126]
As circulações sistêmica e pulmonar juntas formam o **sistema circulatório**, o processo contínuo de transporte de sangue arterial e venoso através do **sistema cardiovascular**, que consiste nos vasos sanguíneos e no coração. O sangue tem de passar por ambas as circulações (**circulação sistêmica** e **circulação pulmonar**), que estão conectadas em série. O motor para o transporte de sangue é o coração, que fica entre os dois sistemas circulatórios. A metade esquerda do coração bombeia sangue rico em oxigênio para a aorta e, portanto, para o sistema vascular arterial da circulação sistêmica. O sangue finalmente chega ao leito capilar através de troncos arteriais conectados (artérias, arteríolas), onde ocorre a troca de substâncias. O sangue pobre em oxigênio então retorna ao lado direito do coração através do sistema venoso da grande circulação sistêmica (vênulas, veias). A partir dali, o sangue é bombeado para a pequena circulação pulmonar, onde é novamente enriquecido com oxigênio nos capilares pulmonares. Em seguida, retorna ao coração esquerdo, iniciando um novo ciclo de circulação através de ambos os sistemas circulatórios.

De acordo com o calibre dos vasos sanguíneos pelos quais o sangue flui, os vasos da **macrocirculação** (artérias, veias) podem ser distinguidos dos vasos da **microcirculação** (diâmetro do vaso < 100 μm; arteríolas, capilares, vênulas).

O coração, responsável pelo bombeamento de sangue durante toda a vida do indivíduo, é um órgão muscular oco. É composto por duas metades, uma metade direita e uma metade esquerda, que basicamente têm a mesma estrutura. Cada metade do coração, por sua vez, é dividida em um átrio e um ventrículo, que são separados um do outro por valvas com válvulas para possibilitar o fluxo sanguíneo de maneira direcionada. Os dois átrios e os dois ventrículos estão funcionalmente ligados. Primeiro, os dois átrios se contraem. As valvas cardíacas entre os átrios e os ventrículos se abrem; o sangue entra nos dois ventrículos. Assim que a musculatura atrial relaxa, as valvas entre os átrios e os ventrículos se fecham, ao mesmo tempo que as valvas entre o ventrículo direito e o tronco pulmonar (vaso principal para os pulmões), bem como entre o ventrículo esquerdo e a aorta (vaso principal para a circulação sistêmica) se abrem, e os músculos ventriculares se contraem para que o sangue flua dos ventrículos para os vasos correspondentes. Enquanto isso, o sangue flui do sistema venoso (átrio direito) e dos pulmões (átrio esquerdo) para os átrios e os enche novamente para uma nova ação cardíaca.

É feita uma distinção entre o **sistema de alta pressão**, que inclui as artérias da circulação sistêmica, e o **sistema de baixa pressão**, que inclui as veias da circulação sistêmica e todos os vasos da circulação pulmonar. Por definição, o sangue flui para fora do coração nas artérias e em direção ao coração nas veias. Portanto, as artérias transportam sangue rico em oxigênio na circulação sistêmica e sangue desoxigenado na circulação pulmonar. Com as veias é o contrário. Eles transportam sangue pobre em oxigênio na circulação sistêmica e sangue rico em oxigênio na circulação pulmonar.

Sistema Circulatório

Figura 1.51 Sistema circulatório. [B500-L238~M282/L132]
O sangue transporta e distribui, entre outros, gases, nutrientes, produtos metabólicos, hormônios, calor e células imunes em todo o corpo. O coração é o motor que ejeta sangue para os vasos sanguíneos, que o transportam para o corpo. Do coração, o sangue chega primeiro às **artérias** (aorta e tronco pulmonar), que se ramificam em artérias de calibre cada vez menor, pequenas artérias e, finalmente, **arteríolas**, que finalmente se fundem em uma rede de capilares, onde ocorre a troca de gás e nutrientes entre os tecidos circundantes e os capilares. O sangue flui dos capilares através de **vênulas** para **veias** cada vez maiores, que finalmente retornam ao coração como as Vv. cavas superior e inferior. Em princípio, esta ramificação vascular é a mesma para a macro e a microcirculação. As arteríolas, os capilares e as vênulas são resumidos sob o termo genérico **microcirculação** (Tabela). Devido ao seu número, eles compõem a maior proporção da área transversal do sistema de vasos sanguíneos. As artérias são divididas em **artérias elásticas** (aorta e grandes artérias) e **artérias musculares** (pequenas artérias distantes do coração). As artérias do tipo elástico possibilitam o efeito de reservatório de pressão, que garante que a função de bombeamento do coração (fluxo sanguíneo pulsátil) seja convertida em um fluxo quase contínuo. Com essa função, nas artérias do tipo elástico pode-se sentir a onda de pulso. Ao contrário das artérias do tipo elástico, as artérias do tipo muscular têm uma estrutura de parede muscular diferente, que possibilita a regulação da pressão no interior das artérias (regulação da pressão arterial). Além dos dois tipos, há uma transição de um tipo para o outro (artéria de tipo misto). Parte do líquido que passa dos capilares para o tecido conjuntivo circundante não retorna para o sistema de vasos sanguíneos na área de microcirculação, mas é transportada de volta para os ângulos venosos próximos ao coração pelo sistema de capilares linfáticos e coletores linfáticos que começa ali, e assim retorna o sangue. Antes disso, porém, a linfa assim produzida deve fluir através de vários linfonodos.

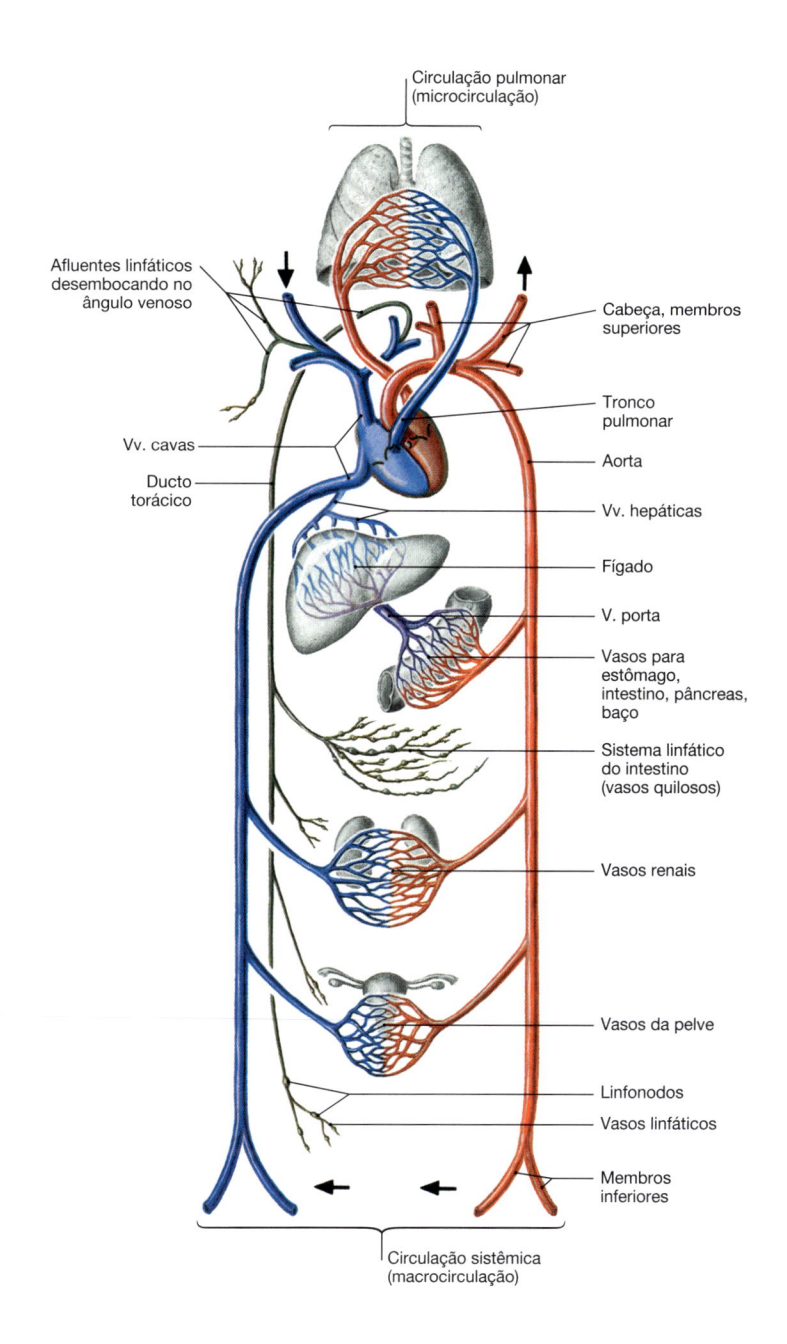

Classificação do sistema vascular		
Sistema	**Componentes**	**Detalhes**
Sistema arterial (sistema de alta pressão)	Artérias	Artérias do tipo elástico: aorta e grandes artérias
		Artérias do tipo muscular: pequenas artérias distantes do coração
Microcirculação	Parte terminal do sistema circulatório	Arteríolas
		Capilares
		Vênulas
Sistema venoso (sistema de baixa pressão)	Veias	Veias médias e pequenas
		Veias grandes

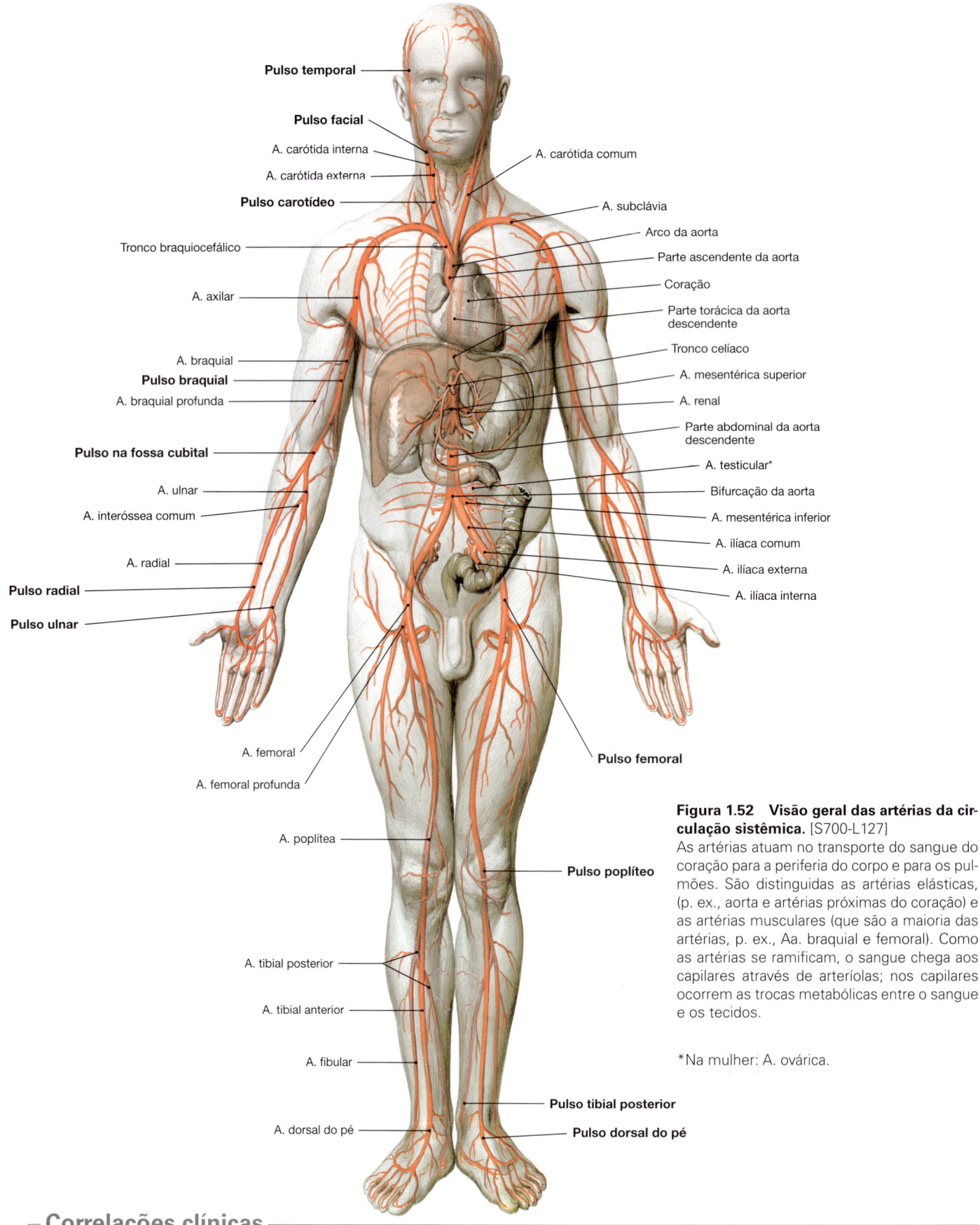

Vasos Sanguíneos e Nervos

Sistema Circulatório

Figura 1.52 Visão geral das artérias da circulação sistêmica. [S700-L127]
As artérias atuam no transporte do sangue do coração para a periferia do corpo e para os pulmões. São distinguidas as artérias elásticas, (p. ex., aorta e artérias próximas do coração) e as artérias musculares (que são a maioria das artérias, p. ex., Aa. braquial e femoral). Como as artérias se ramificam, o sangue chega aos capilares através de arteríolas; nos capilares ocorrem as trocas metabólicas entre o sangue e os tecidos.

*Na mulher: A. ovárica.

Correlações clínicas

Em muitas partes do corpo, artérias de pequeno e médio calibres seguem nas proximidades da superfície corporal. Seu **pulso** pode ser palpado, enquanto a artéria é pressionada contra uma estrutura mais rígida em posição subjacente a ela. O pulso mais distalmente palpável, ou seja, o pulso mais distante do coração, é o da artéria dorsal do pé. O exame dos pulsos arteriais fornece numerosas informações sobre, por exemplo, frequência cardíaca, possível diferença de perfusão dos membros superiores e inferiores ou de perfusão de um segmento do corpo. A oclusão patológica endarterial (p. ex., no contexto de arteriosclerose) resulta, geralmente, em redução do fluxo sanguíneo arterial (p. ex., oclusão de artérias coronárias resulta em infarto do miocárdio).

Sistema Circulatório

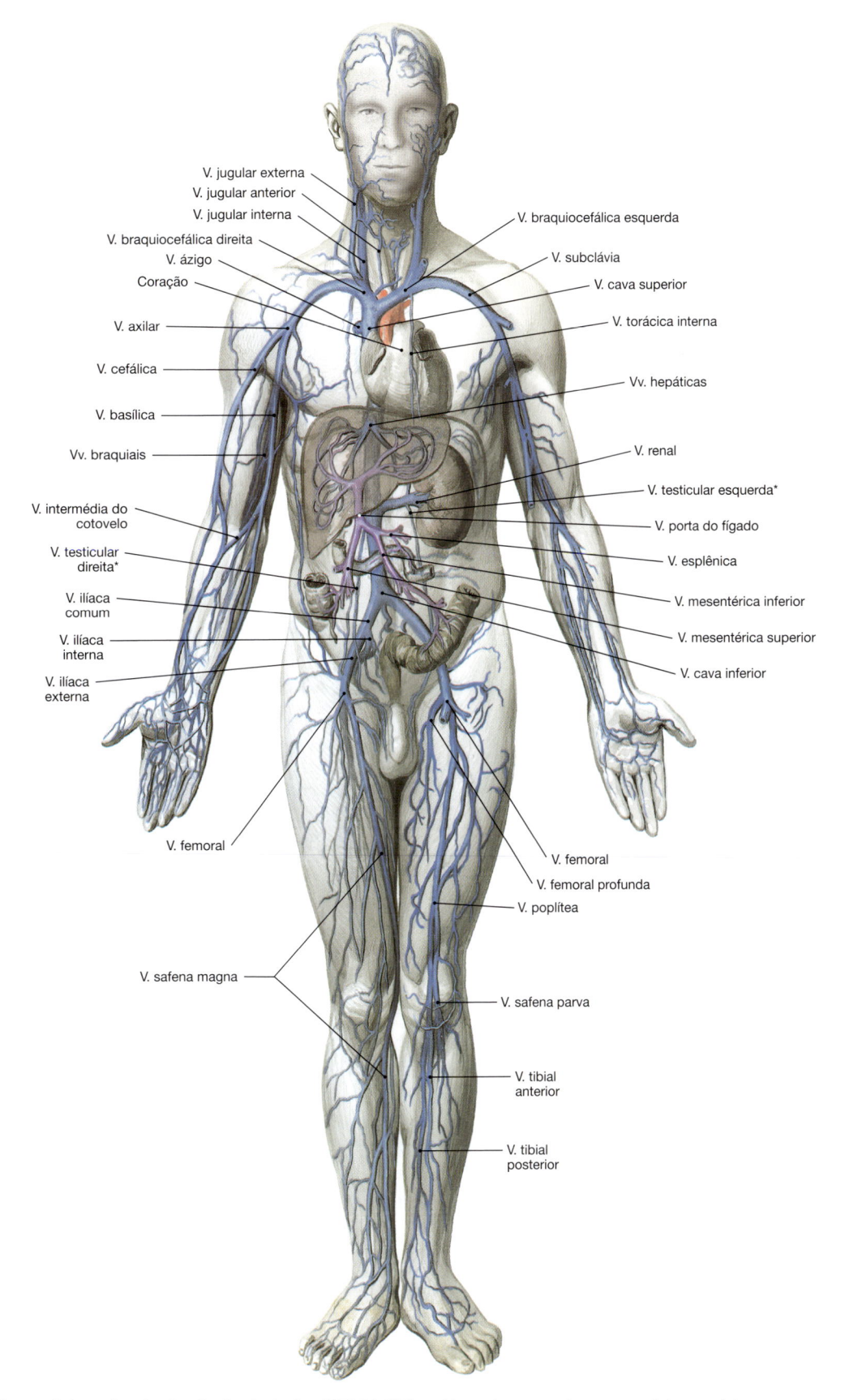

Figura 1.53 Visão geral das veias da circulação sistêmica. [S700-L127]
As veias transportam o sangue da periferia do corpo para o coração. Elas são ligeiramente distensíveis e têm uma função de reservatório. As veias da circulação sistêmica transportam sangue pobre em oxigênio, e as veias da circulação pulmonar transportam sangue rico em oxigênio. A maioria das veias segue paralelamente às artérias correspondentes. Em comparação às artérias, o seu trajeto é mais variável e a pressão do sangue na veia é nitidamente menor. As veias formam, com os capilares e com as vênulas, o chamado **sistema de baixa pressão** da circulação sanguínea.

Na maior parte do corpo, existe um sistema venoso **superficial** na tela subcutânea que se encontra associado a um sistema venoso **situado mais profundamente**, paralelo ao sistema arterial (ambos os sistemas se encontram separados por válvulas venosas, que permitem que o sangue flua apenas da região superficial para a profunda), sobretudo nas veias dos membros com substanciais variações individuais.

*Na mulher: V. ovárica.

Vasos Sanguíneos e Nervos

Sistema Circulatório

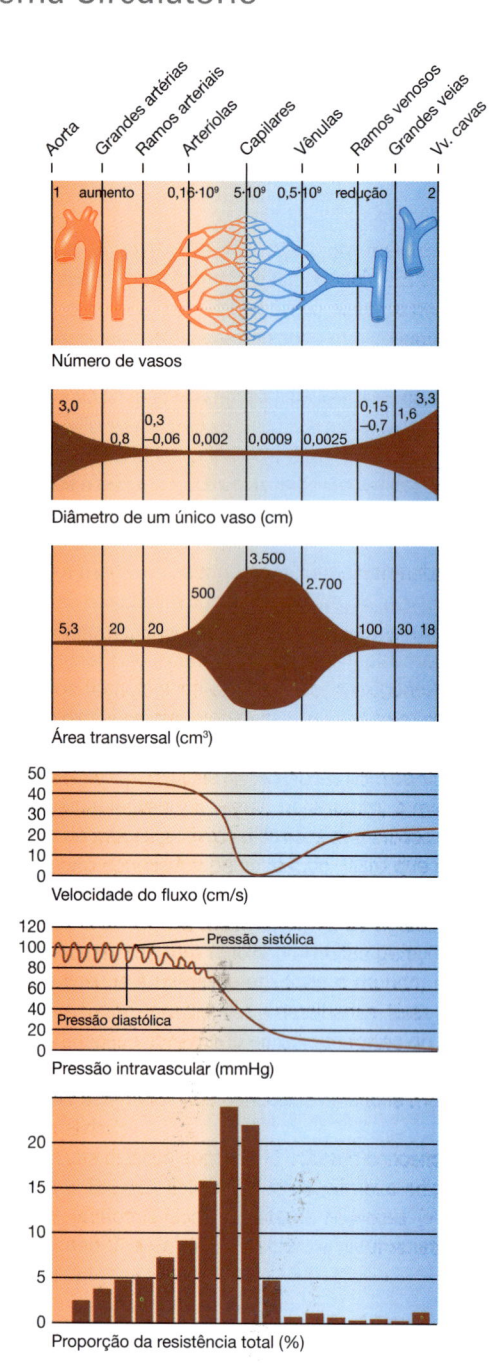

Figura 1.54 Características das diferentes partes do sistema vascular. [S700-L126]/[S102-005]

As trocas gasosas, de substâncias (nutrientes) e de líquido ocorrem nos menores vasos do corpo, os capilares. Juntamente com as artérias pré-capilares e as vênulas pós-capilares, eles formam a **parte terminal do sistema circulatório**. Os capilares são idealmente adequados para os processos de troca entre o sangue e o líquido intersticial em torno dos capilares e das células corporais vizinhas. Eles têm uma parede vascular extremamente fina, e, como as artérias se ramificam progressivamente até o leito capilar, a velocidade do fluxo diminui com o aumento da área transversal total do vaso (por um fator de 800) de aproximadamente 50 cm/s na aorta para 0,05 cm/s no capilar. Como resultado, o tempo disponível no capilar (com comprimento médio de 0,5 mm) para transferência de massa é de quase 1 segundo. Em virtude das altas forças de atrito das células sanguíneas com a enorme área de superfície das paredes das arteríolas e dos capilares, surge uma resistência vascular aumentada, que quase dissipa a pressão arterial e a onda de pulso arterial que se aproxima.

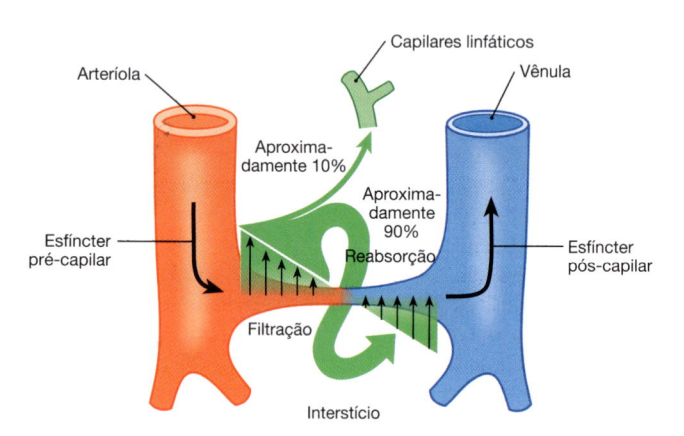

Figura 1.55 Microcirculação em um capilar. [S700-L126]/[S102-005]

Duas forças de pressão atuam nos capilares: a pressão osmótica (**pressão coloidosmótica** intravascular ou intracapilar, baseada principalmente em proteínas no sangue, como albumina e globulinas) e a **pressão de perfusão** (pressão sanguínea no capilar; pressão hidrostática). A diferença resultante é a pressão de **filtração efetiva**. No ramo arterial do capilar, a pressão de perfusão de cerca de 35 mmHg excede a pressão coloidosmótica de cerca de 25 mmHg por cerca de 10 mmHg, de modo a ocorrer transporte de líquido para o interstício extravascular circundante (tecido circundante) (pressão de filtração efetiva alta; **filtração**). A pressão de perfusão continua diminuindo ao longo do capilar, enquanto a pressão coloidosmótica é quase a mesma. Como resultado, a pressão de filtração efetiva é, no meio do capilar, quase igual a zero e diminui cada vez mais no fim do capilar (ramo venoso), de modo que há deslocamento do líquido com partículas dissolvidas para o lúmen capilar (**absorção**). No entanto, os capilares são construídos de tal modo que, de aproximadamente 20 ℓ de líquido (100%) no sangue que fluem diariamente pelo leito capilar e são filtrados lá, apenas cerca de 18 ℓ (90%) do líquido são reabsorvidos no ramo capilar venoso; 2 a 3 ℓ (10%) permanecem no interstício e são transportados como linfa pelo sistema linfático que começa ali. A linfa flui pelo sistema linfático e, por fim, via grandes vasos linfáticos (ducto torácico no lado esquerdo e ducto linfático direito no lado direito), chega ao ângulo venoso correspondente entre as veias jugular e subclávia e, portanto, de volta ao sistema circulatório sistêmico (→ Figura 1.60). A linfa drenada pelos canais linfáticos é, entretanto, "controlada" pelo sistema imunológico à medida que flui através de numerosos linfonodos.

Correlações clínicas

A insuficiência do sistema linfático pode resultar em **linfedema**, com acúmulo visível e palpável de líquido no interstício (em contraste com um acúmulo puramente aquoso de líquido no tecido, o linfedema é "duro" e não pode ser facilmente comprimido). O líquido intersticial que não é reabsorvido pelos capilares não é suficientemente transportado pelos vasos linfáticos. O linfedema pode ter causas muito diferentes. Por exemplo, após uma cirurgia. Devido à secção de vasos linfáticos ou à remoção de linfonodos, pode ocorrer linfedema (**linfedema pós-operatório**). Outras causas podem ser tumores, lesões, inflamação ou radiação. Esse **linfedema secundário adquirido** é diferente do **linfedema primário**, que é devido a distúrbio do desenvolvimento do sistema linfático e/ou dos linfonodos na fase embrionária.

Sistema Circulatório

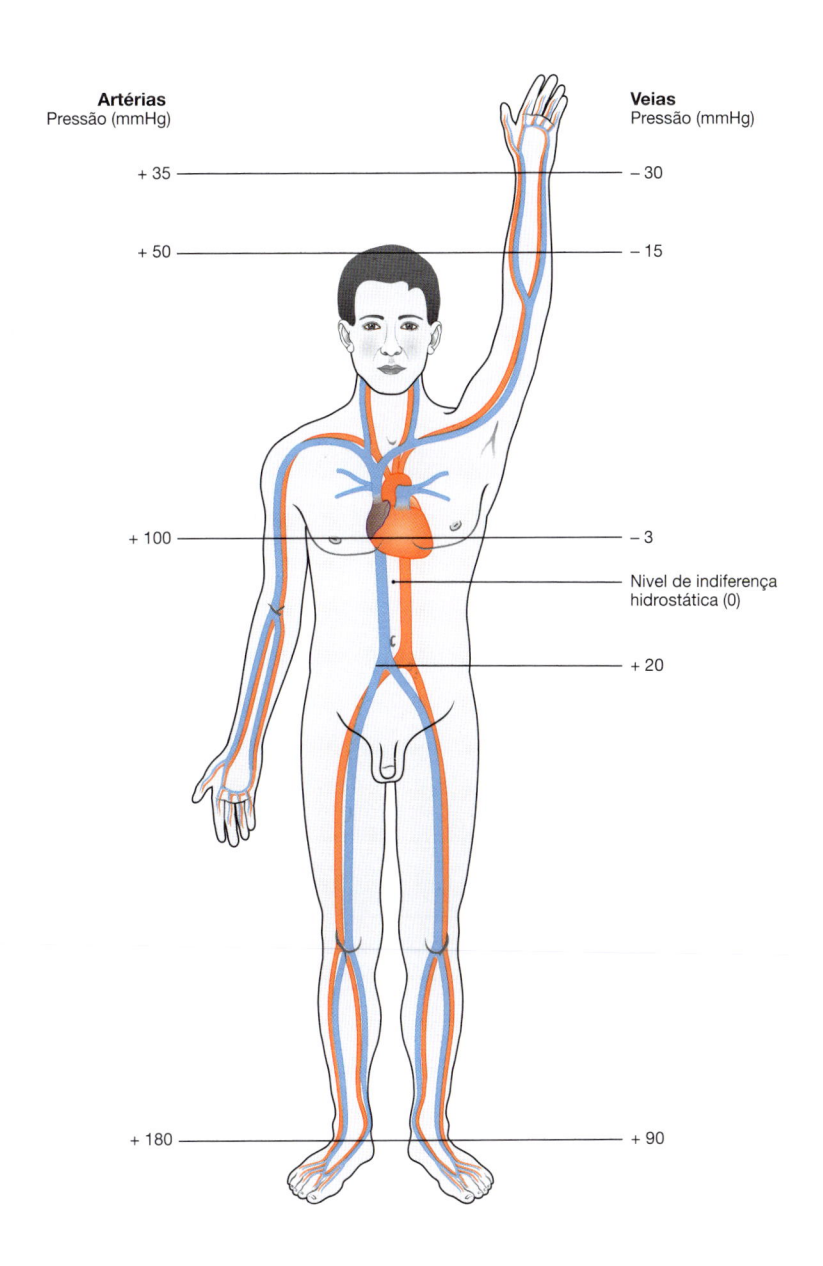

Figura 1.56 Condições de pressão nas artérias e veias em posição ortostática. [S700-L126]

Faz-se uma distinção entre o **sistema de alta pressão**, que inclui as artérias da circulação sistêmica, e o **sistema de baixa pressão**, que inclui as veias da circulação sistêmica e todos os vasos da circulação pulmonar. Por definição, o sangue flui para fora do coração nas artérias, mas em direção ao coração nas veias. Portanto, as artérias transportam sangue rico em oxigênio na circulação sistêmica e sangue desoxigenado na circulação pulmonar. Com as veias é o contrário; elas transportam sangue pobre em oxigênio na circulação sistêmica e sangue rico em oxigênio na circulação pulmonar. A **pressão arterial** é a pressão (força/área) do sangue em um vaso sanguíneo. Depende não apenas do débito cardíaco, mas também da resistência vascular e, assim, diminui cada vez mais a partir da aorta no caminho do sangue através do sistema vascular até chegar novamente ao coração. Normalmente, a **pressão arterial** significa a pressão nas grandes artérias do corpo. A medida com manguito de pressão arterial e estetoscópio fornece valores de pressão sistólica (depende, entre outras coisas, do débito cardíaco) e diastólica (depende, entre outras coisas, da fase de enchimento do coração, elasticidade e nível de enchimento do grande vasos) e geralmente é dada em mmHg (milímetros de mercúrio). Por exemplo, uma pressão arterial "normal" típica é de 120/80 mmHg. No entanto, a pressão arterial também depende do local e se são medidas artérias ou veias. A pressão arterial é significativamente menor nas veias do que nas artérias. No entanto, as veias na região inferior do corpo têm de suportar pressões significativamente mais altas do que as veias na região superior do corpo. Isso se reflete em uma estrutura diferente da parede da veia e na presença de válvulas venosas. A figura mostra as condições de pressão sistólica para artérias e veias quando em posição ortostática.

Vasos Sanguíneos e Nervos

Fluxo do Sangue nas Veias

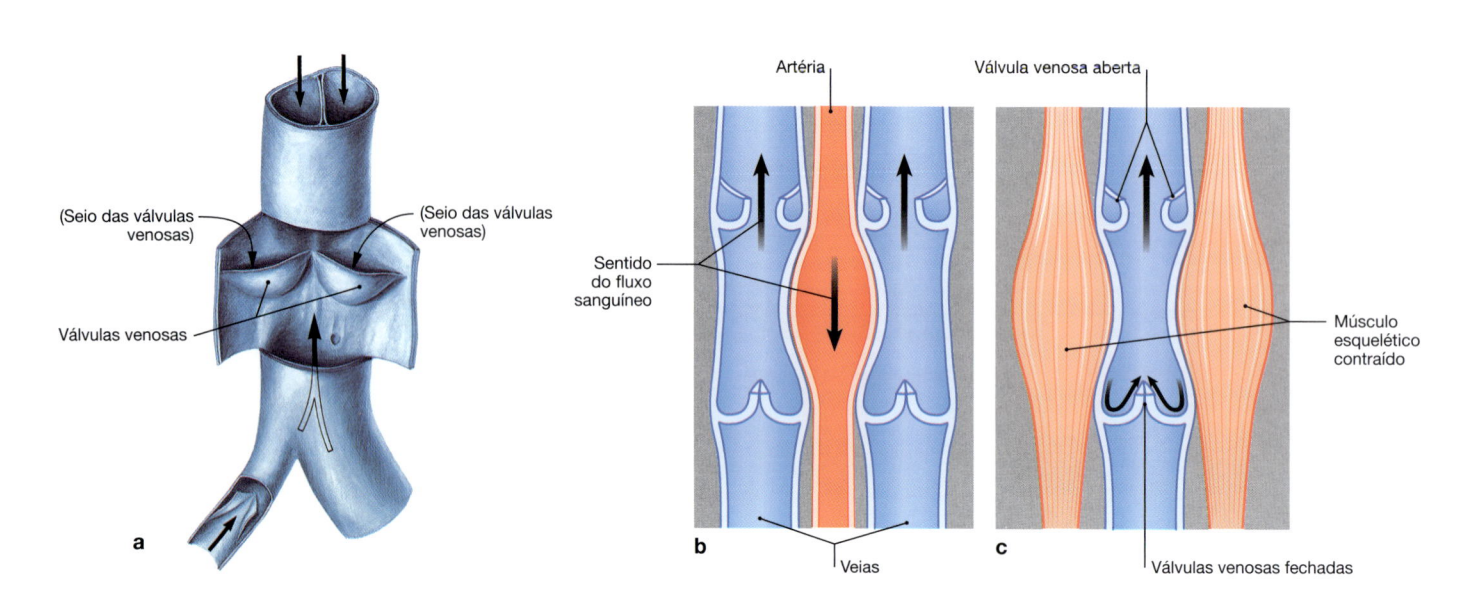

Figura 1.57a–c Válvulas venosas e mecanismos de retorno venoso ao coração.

a Válvulas venosas. Como nas veias o fluxo sanguíneo ocorre geralmente contra a gravidade, as veias maiores nos membros e na região inferior do pescoço têm válvulas que auxiliam o retorno venoso. Além das válvulas, os músculos e o pulso arterial (somente se houver válvulas venosas) atuam no fluxo sanguíneo venoso. As setas apontando para cima indicam o sentido do fluxo sanguíneo. Em caso de contrapressão (setas apontando para baixo), a válvula fecha. [S700]

b Acoplamento arteriovenoso. Nos membros inferiores, as artérias são geralmente acompanhadas por duas veias que se ligam lateralmente à artéria. A onda de pulso na artéria comprime as veias. O sangue nas veias é drenado em direção ao coração pelo fluxo direcionado de sangue nas veias por meio das válvulas venosas. [S700-L126]

c Bomba muscular. A ativação dos músculos que circundam os vasos sanguíneos leva à compressão venosa e, graças às válvulas venosas, contribui para o transporte do sangue em direção ao coração. [S700-L126]

Além dos mecanismos descritos, o efeito de sucção do coração também está envolvido no fluxo do sangue no sistema venoso.

Correlações clínicas

A **trombose venosa profunda na perna** pode ocorrer quando um coágulo sanguíneo (**trombo**) se forma em uma ou mais veias profundas do corpo. Geralmente causa dor ou inchaço na perna afetada, mas também pode ocorrer sem sintomas. Pode ser diagnosticada por um exame de ultrassonografia (→ Figura). Se parte ou todo o coágulo de sangue se desprender da parede da veia, ele pode viajar pela corrente sanguínea como um **êmbolo** e causar uma **embolia pulmonar**, bloqueando uma artéria pulmonar. O sangue pobre em oxigênio não segue mais do coração para os pulmões, o que pode ter consequências fatais. a [E708], b [G704]

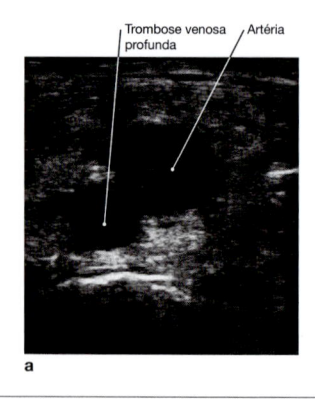

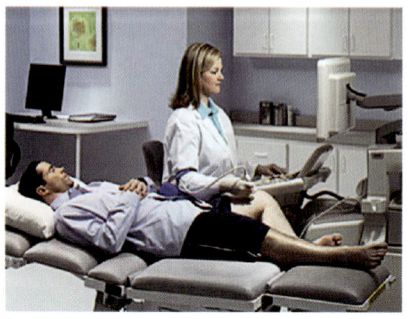

Circulação Sistêmica, Circulação Pulmonar e Circulação Fetal

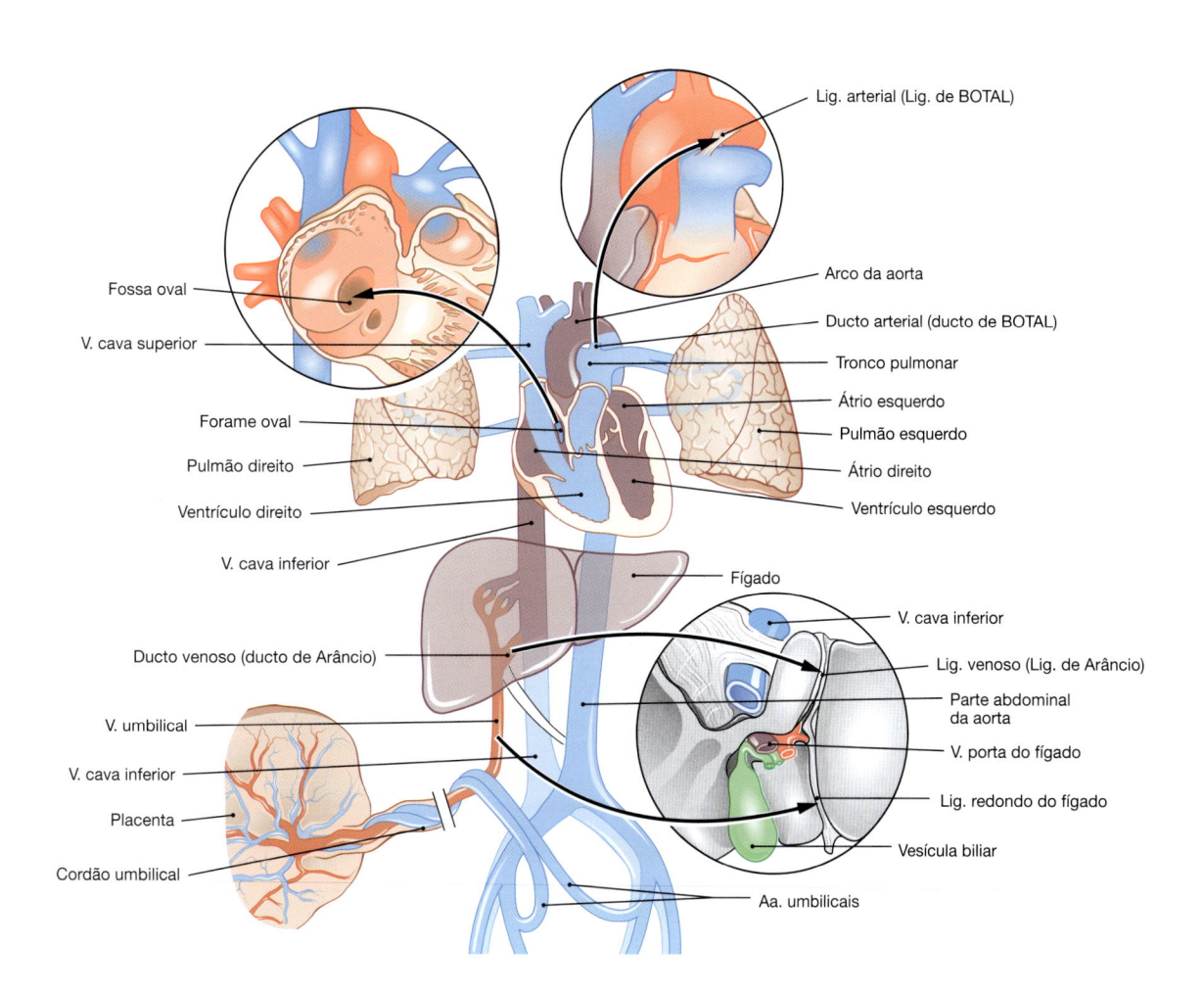

Figura 1.58 Organização do sistema circulatório pré-natal; representação esquemática. [S700-L126]
As setas indicam o sentido do fluxo sanguíneo. A circulação pré-natal é diferente da circulação após o nascimento.

O **sangue rico em oxigênio** vem da placenta pela veia umbilical e segue para o fígado, sendo aqui conduzido, em sua maior parte, diretamente para a veia cava inferior através do ducto venoso (ou ducto de Arâncio). Vindo da V. cava inferior, a maior parte do fluxo sanguíneo que atinge o átrio direito passa diretamente para o átrio esquerdo através do forame oval no septo interatrial, e daí segue para o ventrículo esquerdo, para que possa ser distribuído na circulação sistêmica através da aorta.

O **sangue venoso** vindo da metade superior do corpo chega ao átrio direito através da veia cava superior e, em sua maior parte, é conduzido para o ventrículo direito. Durante a sístole cardíaca, o sangue é conduzido, em sua maior parte, diretamente para a parte descendente da aorta através do ducto arterial (ducto de Botal). Os dois desvios cardíacos (forame oval e ducto arterial) são necessários, uma vez que os pulmões ainda não se encontram expandidos no feto. A partir da circulação sistêmica do feto, uma grande parte do sangue, através dos vasos ilíacos, atinge as duas artérias umbilicais, daí seguindo para a placenta através do cordão umbilical. A interrupção da circulação placentária, logo após o parto, leva à expansão dos pulmões e ao início da respiração, a partir do **fechamento/oclusão** das seguintes estruturas:

- Ducto venoso (ducto de Arâncio)
- Forame oval
- Ducto arterial (ducto de Botal), entre o tronco pulmonar e o arco da aorta
- Aa. umbilicais e V. umbilical.

Então, o sistema circulatório é composto pelo coração, pela circulação sistêmica (para suprimento dos tecidos corporais) e pela circulação pulmonar (para as trocas gasosas no pulmão) (→ Figura 5.50). No adulto, a capacidade de ejeção do coração atinge, em repouso, 70 mℓ.
Aproximadamente 64% do sangue se encontram constantemente no sistema venoso, e pode chegar a 80% (reservatório de sangue).
A resistência vascular depende principalmente das artérias de pequeno calibre e arteríolas da musculatura. No sistema arterial (sistema de alta pressão), predomina uma pressão arterial média de cerca de 100 mmHg, enquanto no sistema venoso o valor médio é de 20 mmHg. Entre os dois sistemas encontram-se os leitos capilares, nos quais ocorrem as trocas metabólicas.

Vasos Sanguíneos e Nervos

Circulação Portal Hepática

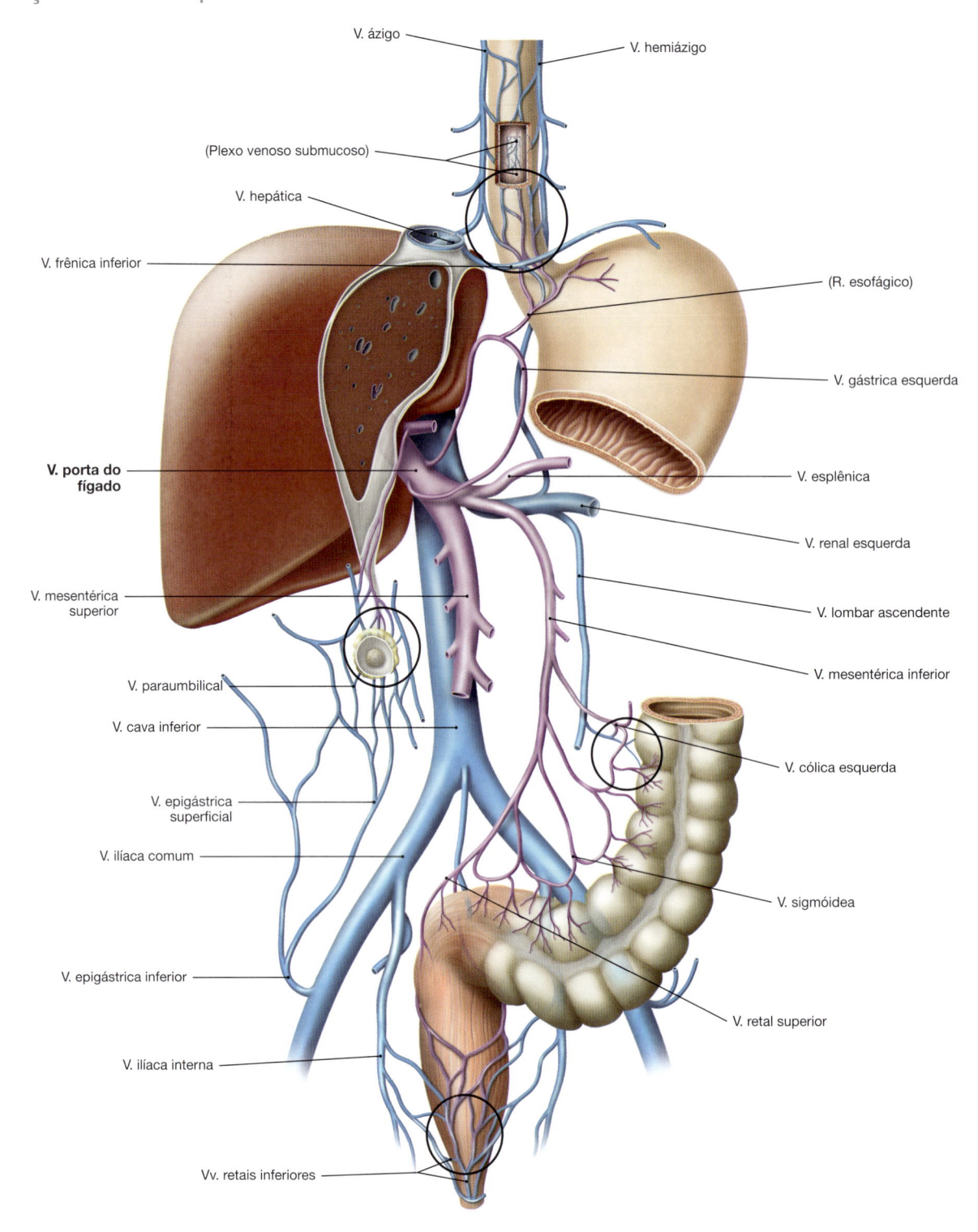

Figura 1.59 V. porta do fígado e V. cava inferior; representação esquemática; as tributárias da V. cava inferior estão ilustradas em azul; as tributárias da V. porta do fígado em roxo. As possíveis anastomoses portocavais estão indicadas pelos círculos. [S700-L275]

Na circulação sistêmica, a circulação portal hepática ocupa um lugar especial. Aqui, dois leitos capilares estão associados de modo sequencial. O sangue venoso vindo de capilares da maioria dos órgãos abdominais ímpares (estômago, partes dos intestinos, pâncreas, baço) atinge a V. porta do fígado e é conduzido para este órgão, antes de atingir a circulação sistêmica. Desta maneira, muitos nutrientes absorvidos pelo sistema digestório atingem primeiro o fígado e neste órgão são metabolizados. Somente após a passagem pelo fígado o sangue atinge a V. cava inferior através das Vv. hepáticas e segue para a circulação sistêmica.

Correlações clínicas

Nos portadores de cirrose hepática, a resistência vascular no fígado está aumentada, elevando a **pressão na V. porta do fígado.** Assim, ocorre um fluxo de sangue muito reduzido através do órgão. O restante do sangue é desviado do fígado diretamente para a circulação sistêmica através de anastomoses portocavais. No entanto, as veias situadas nas regiões de anastomose não estão preparadas para o fluxo sanguíneo aumentado e se dilatam, tornando-se varicosas (formação de **varizes**). Deste modo, formam-se varizes esofágicas na região de transição esofagogástrica; pode haver ainda a formação (rara) da chamada "cabeça de Medusa" na região das veias paraumbilicais, ou a formação de varizes no canal anal. As **varizes esofágicas** podem facilmente sofrer lesões durante a ingestão de alimentos e causar sangramentos ou hemorragias fatais.

Sistema Linfático

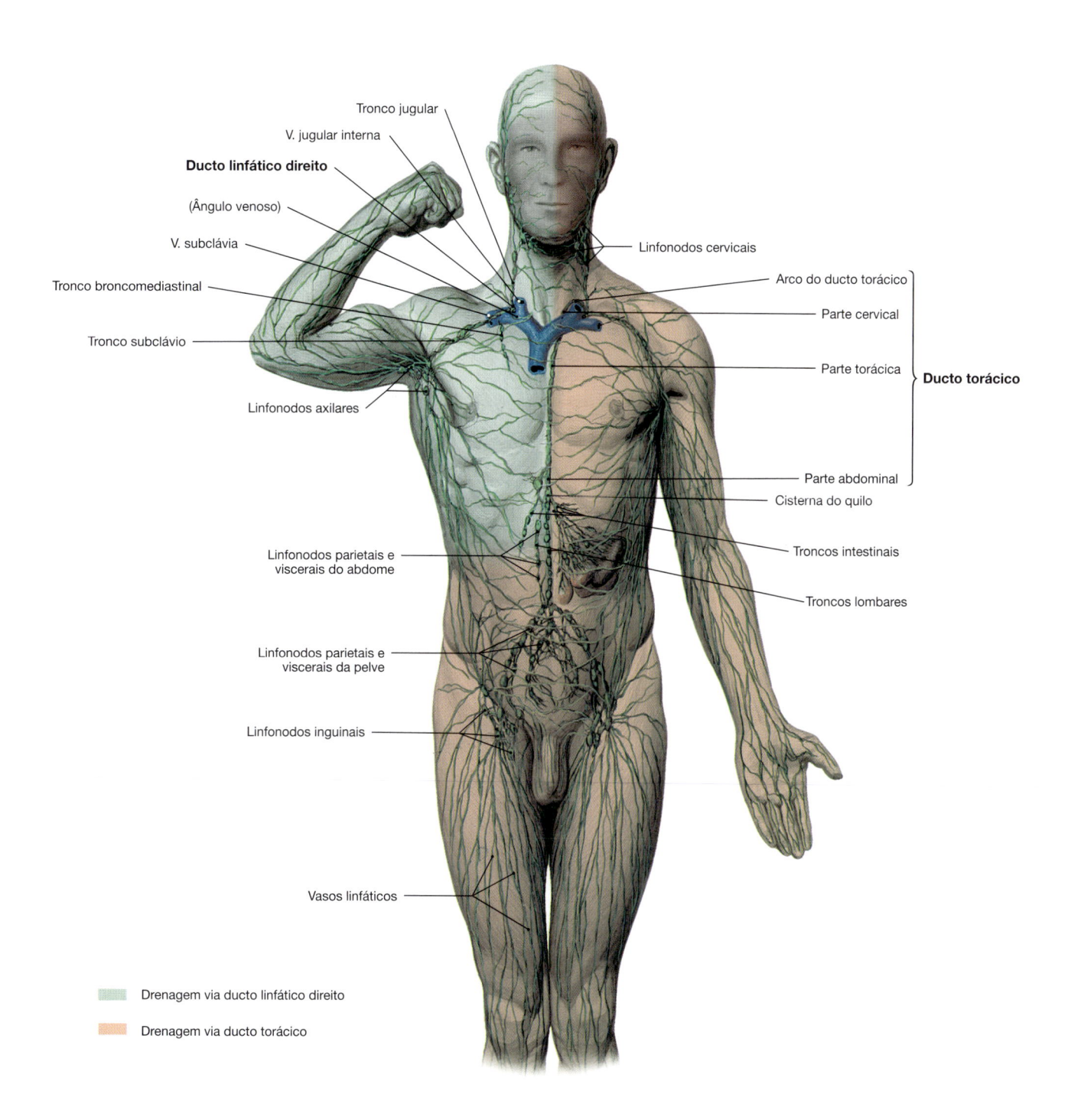

Figura 1.60 Visão geral do sistema de vasos linfáticos. [S700-L127]
Os **capilares linfáticos**, presentes nos tecidos periféricos, drenam o líquido em excesso (linfa) no interstício, conduzindo-o, através de vasos linfáticos coletores, para **vasos linfáticos** maiores e para os **linfonodos** situados em meio à circulação linfática. Os linfonodos responsáveis pela drenagem e filtração da linfa de determinada região do corpo são denominados linfonodos regionais. Os linfonodos que recebem a linfa de outros linfonodos são chamados coletores.

Finalmente, a linfa atinge os grandes **troncos linfáticos** (ducto torácico e ducto linfático direito) e, através do sistema vascular venoso, chega à circulação sistêmica. A maior parte da linfa é drenada pelo **ducto torácico** no ângulo venoso esquerdo (entre as Vv. jugular interna esquerda e subclávia esquerda), enquanto a linfa vinda apenas do quadrante superior direito é drenada para o **ducto linfático direito** no ângulo venoso direito (entre as Vv. jugular interna direita e subclávia direita). O transporte nos vasos linfáticos está sujeito a mecanismos comparáveis ao transporte nas veias: **válvulas dos vasos linfáticos**, bomba muscular. Além do sistema vascular linfático com os linfonodos, o sistema linfático também é constituído pelos **órgãos linfoides** (timo, medula óssea, baço) e pelas formações linfoides subepiteliais (tonsilas e tecido linfoide associado à mucosa). Sob o ponto de vista funcional, o sistema linfático atua na defesa imunológica e no transporte de lipídios absorvidos no tubo intestinal.

Vasos Sanguíneos e Nervos

Linfonodos

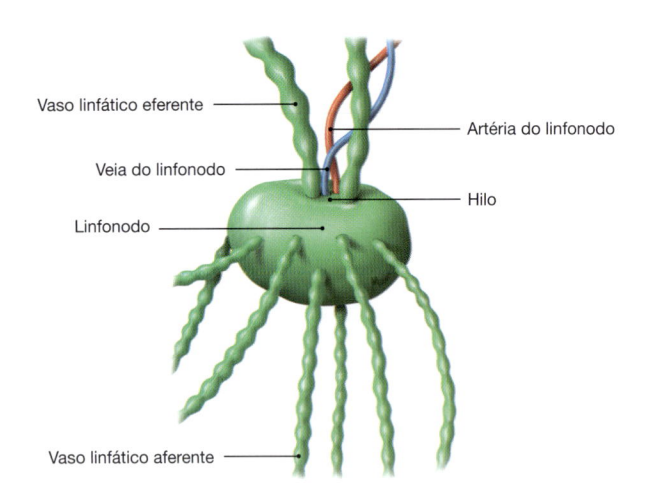

Figura 1.61 Linfonodos com vasos linfáticos aferentes e eferentes; representação esquemática. [S700-L127]

Os linfonodos são **órgãos linfoides secundários** e pertencem ao sistema linfático do corpo. Eles apresentam um formato bastante variável (quase sempre lenticular a "formato de feijão", com diâmetro de aproximadamente 5 a 20 mm). Dos cerca de 1.000 linfonodos do corpo, só no pescoço são encontrados de 200 a 300. Sob o ponto de vista funcional, eles são parte do sistema imunológico e importantes na defesa contra infecções. Além dos linfonodos, pertencem aos órgãos linfáticos secundários partes do baço, as tonsilas faríngeas, tonsilas palatinas, tonsilas linguais e outros tecidos linfáticos do anel linfático da faringe [anel de Waldeyer], o tecido linfático associado à túnica mucosa (MALT), incluindo o apêndice vermiforme, e as placas de Peyer (nódulos linfáticos agregados, segundo a Terminologia Anatômica) do intestino delgado. Eles são contrastados com os **órgãos linfáticos primários** (timo e medula óssea), que produzem células de defesa virgens e imunocompetentes.

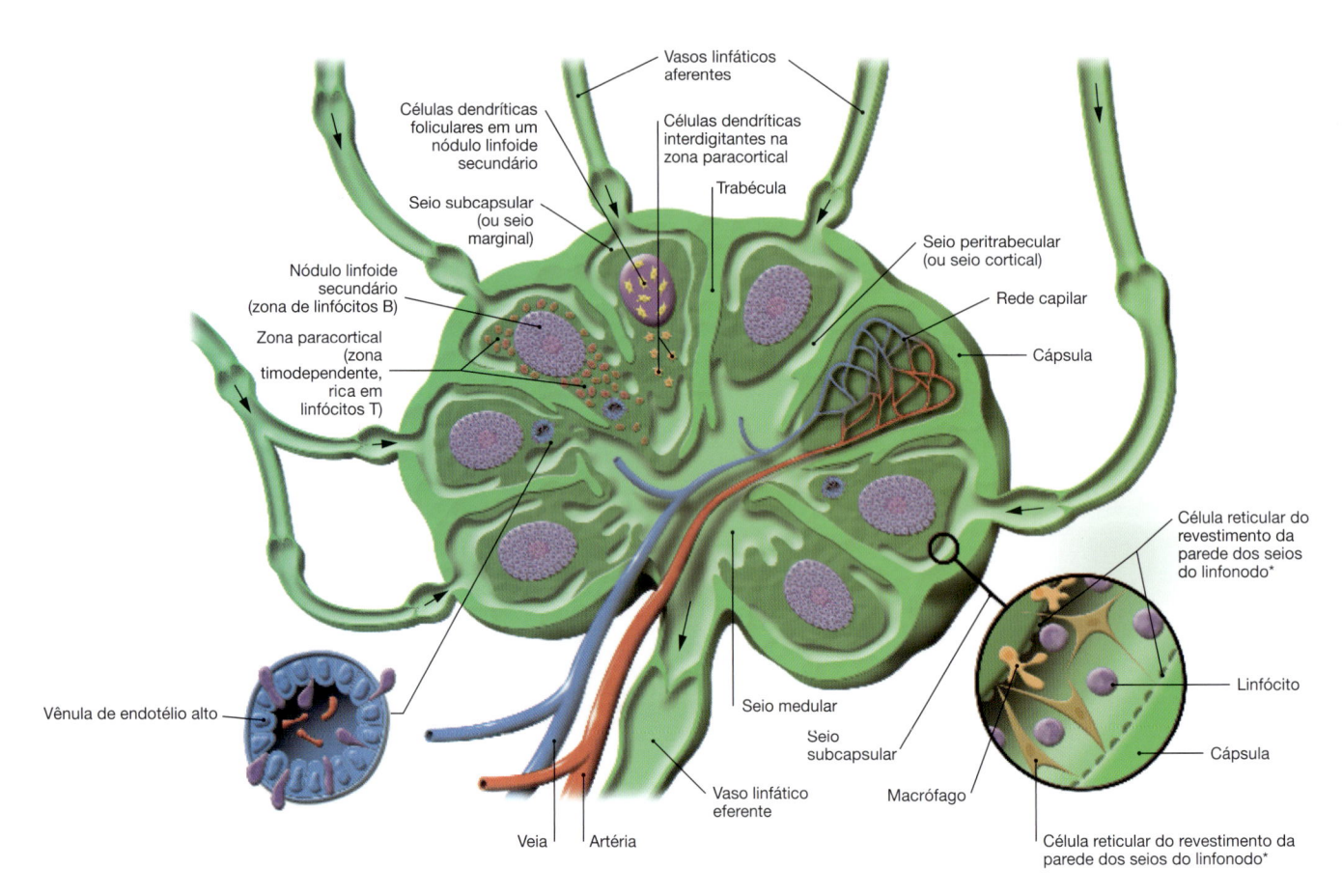

Figura 1.62 Linfonodo; corte esquemático. (Segundo [S700-L127]/[M109/L319])

Além dos vasos linfáticos aferentes e eferentes, estão representados o suprimento vascular sanguíneo e a compartimentalização no interior de um linfonodo, com regiões com linfócitos B (nódulos linfoides secundários), regiões com linfócitos T (zona paracortical) e com vênulas de endotélio alto, células dendríticas foliculares e interdigitantes, seios medulares, seios peritrabeculares (ou corticais) e o seio subcapsular (com a estrutura histológica demonstrada).

*As células reticulares do linfonodo, além de serem distribuídas por todo o estroma do órgão, encontram-se não somente revestindo a parede dos seios do linfonodo, mas também emitem prolongamentos que atravessam o seu lúmen.

Correlações clínicas

O **exame dos linfonodos** é um dos principais componentes do exame físico de um paciente. As regiões com linfonodos palpáveis em pescoço, axila e região inguinal devem ser palpadas. O aumento de tamanho dos linfonodos é um sinal de processos inflamatórios (linfadenite) ou de doenças malignas (p. ex., metástase de um tumor maligno ou uma doença generalizada do sistema linfático, como a doença de Hodgkin).

Um **linfonodo sentinela** é definido como o primeiro linfonodo a receber células de um tumor maligno (especialmente carcinomas de mama e próstata, assim como melanoma maligno). O linfonodo sentinela contém as células tumorais, existindo grande probabilidade de metástases linfogênicas ao seu redor. É improvável que haja metástases linfogênicas. O conhecimento do estado do linfonodo sentinela é, portanto, crucial para a conduta terapêutica.

Sistema Endócrino

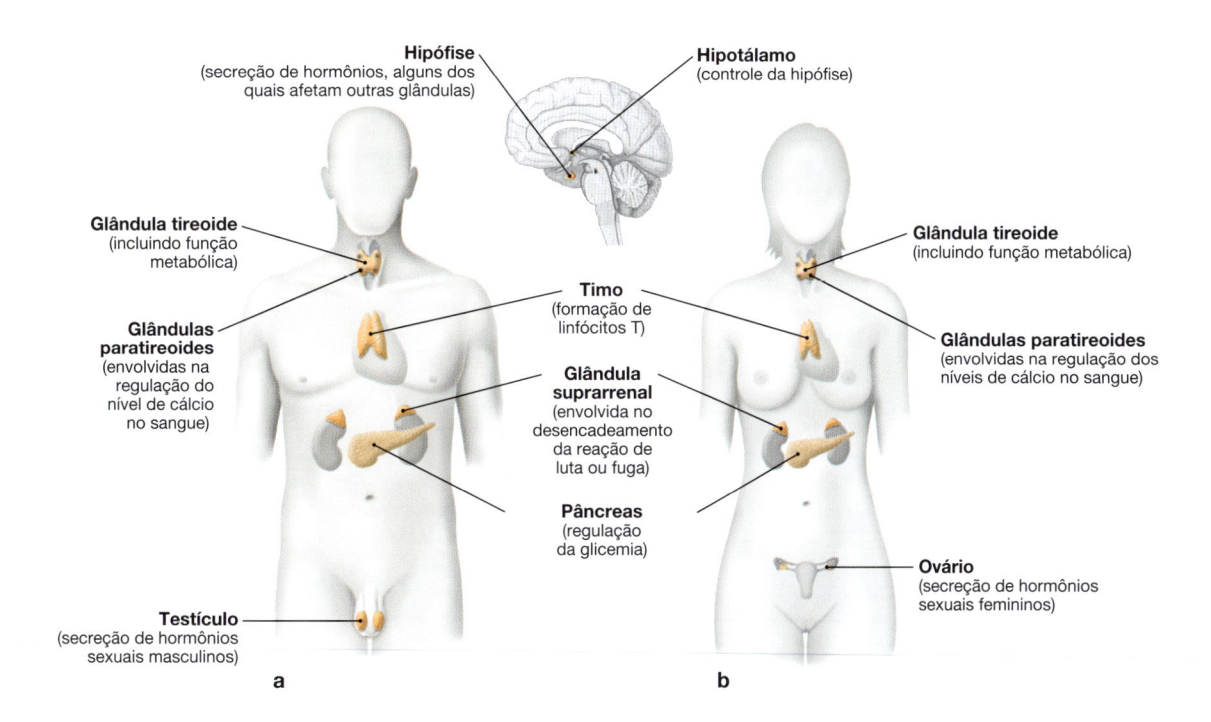

Figura 1.63a e b   Órgãos e funções básicas do sistema endócrino.
[S701-L275]
a Sistema endócrino masculino.
b Sistema endócrino feminino.
O sistema endócrino inclui vários órgãos que produzem hormônios e os liberam no sangue para regular a atividade de tecidos-alvo. O centro superior para a maioria dos órgãos endócrinos é o hipotálamo no diencéfalo. A jusante de muitos órgãos endócrinos está a glândula hipófise, que regula a produção de hormônios na tireoide, nas glândulas paratireoides, nas glândulas suprarrenais, no pâncreas e nos órgãos genitais (ovários nas mulheres e testículos nos homens). O timo também é regulado por hormônios. As principais funções do sistema endócrino são:

- Regulação metabólica
- Regulação do equilíbrio acido-base
- Regulação do estresse
- Regulação do crescimento, do desenvolvimento e da reprodução
- Produção de hormônios.

Vasos Sanguíneos e Nervos

Sistema Reprodutor

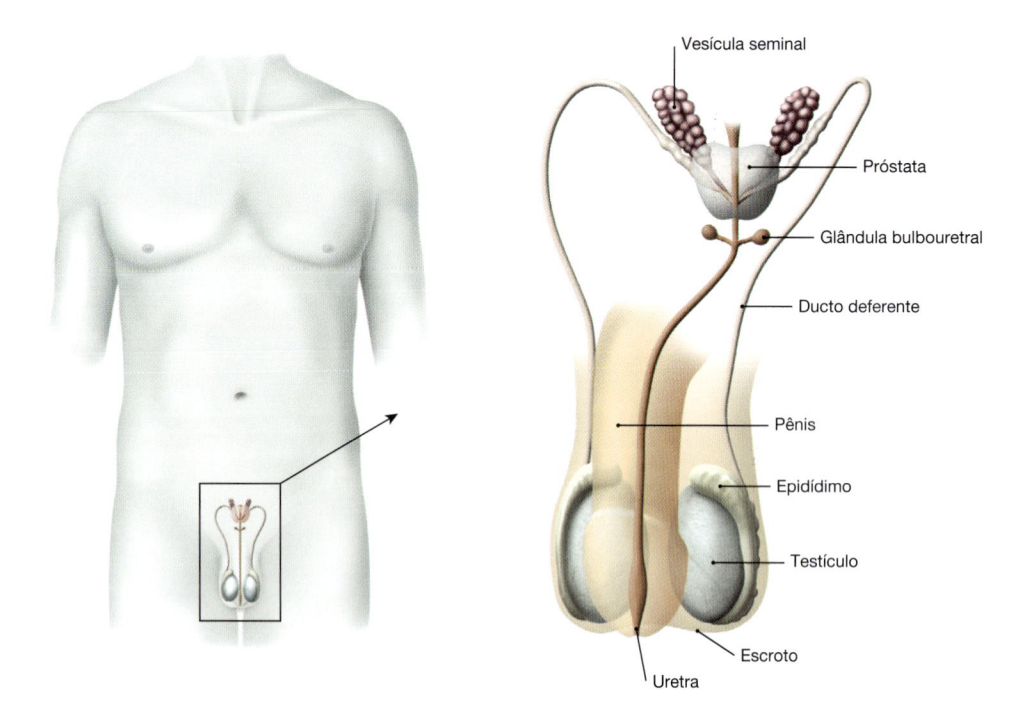

Figura 1.64 Órgãos genitais masculinos. [S701-L275]
Os órgãos genitais masculinos incluem os **testículos** (pareados), os **ductos seminais** (com epidídimo [pareado] e ducto deferente [pareado]), as **glândulas sexuais acessórias** (próstata, glândula seminal [pareada], a glândula de Cowper [glândula bulbouretral, pareada], as glândulas de Littré [glândulas uretrais]) e a **genitália externa** (pênis e uretra). Os testículos ficam fora do corpo, no escroto; produzem sêmen (espermatozoides) e abrigam células endócrinas que produzem **hormônios sexuais masculinos** (androgênios, principalmente a testosterona). As células produtoras de hormônios estão sujeitas à regulação pela hipófise e fazem parte do sistema endócrino. Os espermatozoides amadurecem no epidídimo e podem ser transportados para o exterior pelo ducto deferente e pela uretra como parte da ejaculação. Líquidos vitais da próstata e das glândulas seminais são misturados com os espermatozoides para formar o **sêmen**. As glândulas de Cowper e de Littré preparam a **uretra** para o transporte do sêmen ejaculado.

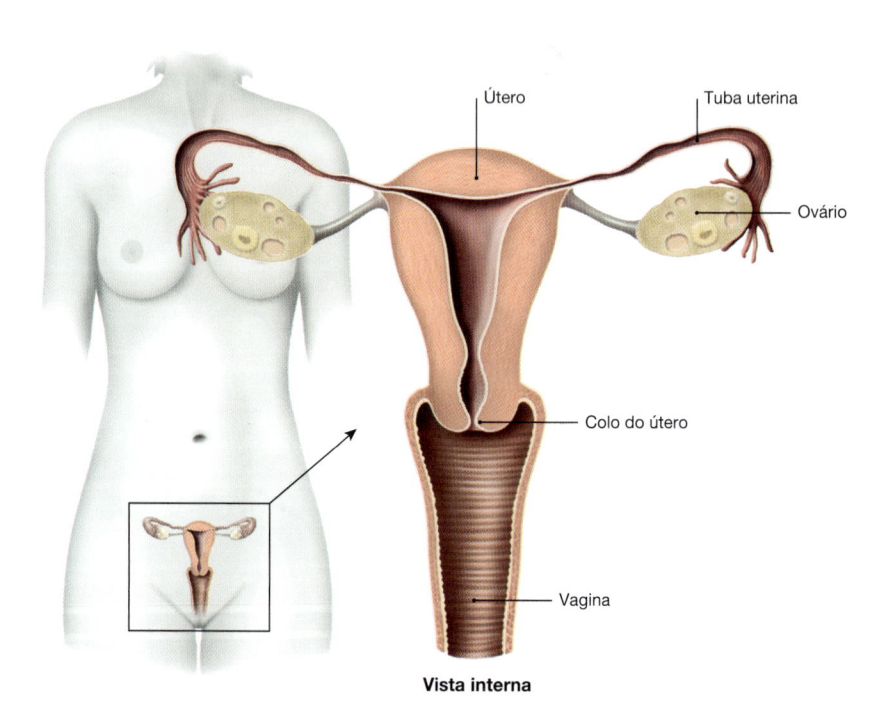

Figura 1.65 Órgãos genitais femininos. [S701-L275]
Os órgãos genitais femininos incluem os **ovários** (pareados), as **tubas uterinas** (pareadas), o **útero**, a **vagina** e o **pudendo feminino** (ou vulva) com o clitóris, os lábios menores e maiores e as glândulas vestibulares menores [correspondem às glândulas uretrais nos homens] e glândulas vestibulares maiores [glândulas de Bartholin, produzem muco]). Durante a maturidade sexual, o ovário libera oócitos e produz **hormônios sexuais femininos** sob a influência do hipotálamo e da hipófise. O sistema endócrino regula o **ciclo ovariano** (28 dias em média), que prepara o revestimento da tuba uterina e do útero para a implantação de um oócito fertilizado. Se um oócito for fertilizado, o embrião penetra na mucosa uterina (**implantação**) e se diferencia em embrião e **placenta**. A vagina acomoda o pênis durante a relação sexual.

Sistema Urinário

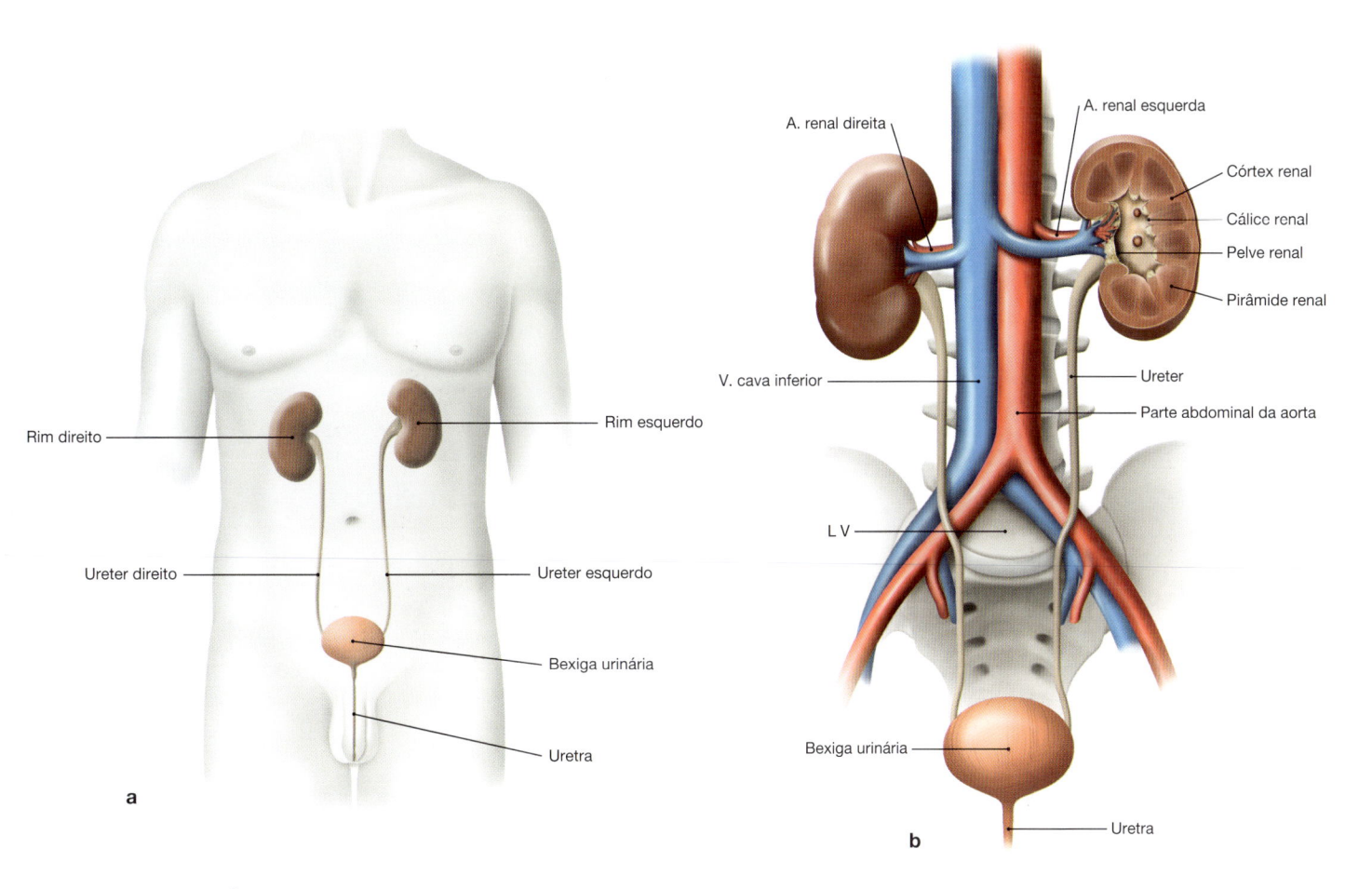

Figura 1.66a e b Órgãos urinários. [S701-L275]
a Os órgãos urinários incluem os **rins** (pareados), os **ureteres** (pareados), a **bexiga urinária** e a **uretra** (→ Figura 1.64).
b A função da bexiga urinária é armazenar a urina; o ureter e a uretra são usados para a excreção urinária. Os **rins** não são apenas órgãos excretores vitais com substancial irrigação arterial, mas também são fundamentais na regulação do equilíbrio hidreletrolítico, bem como no equilíbrio ácido-básico. Além disso, os rins têm função endócrina pela formação de certos hormônios (eritropoetina, trombopoetina, renina, calcitriol). A urina formada nos rins, juntamente com a bile, são os meios de excreção mais importantes dos resíduos metabólicos hidrossolúveis. A urina flui pela pelve renal, pelos ureteres e pela uretra e é armazenada temporariamente na bexiga urinária.

Vasos Sanguíneos e Nervos

Sistema Nervoso

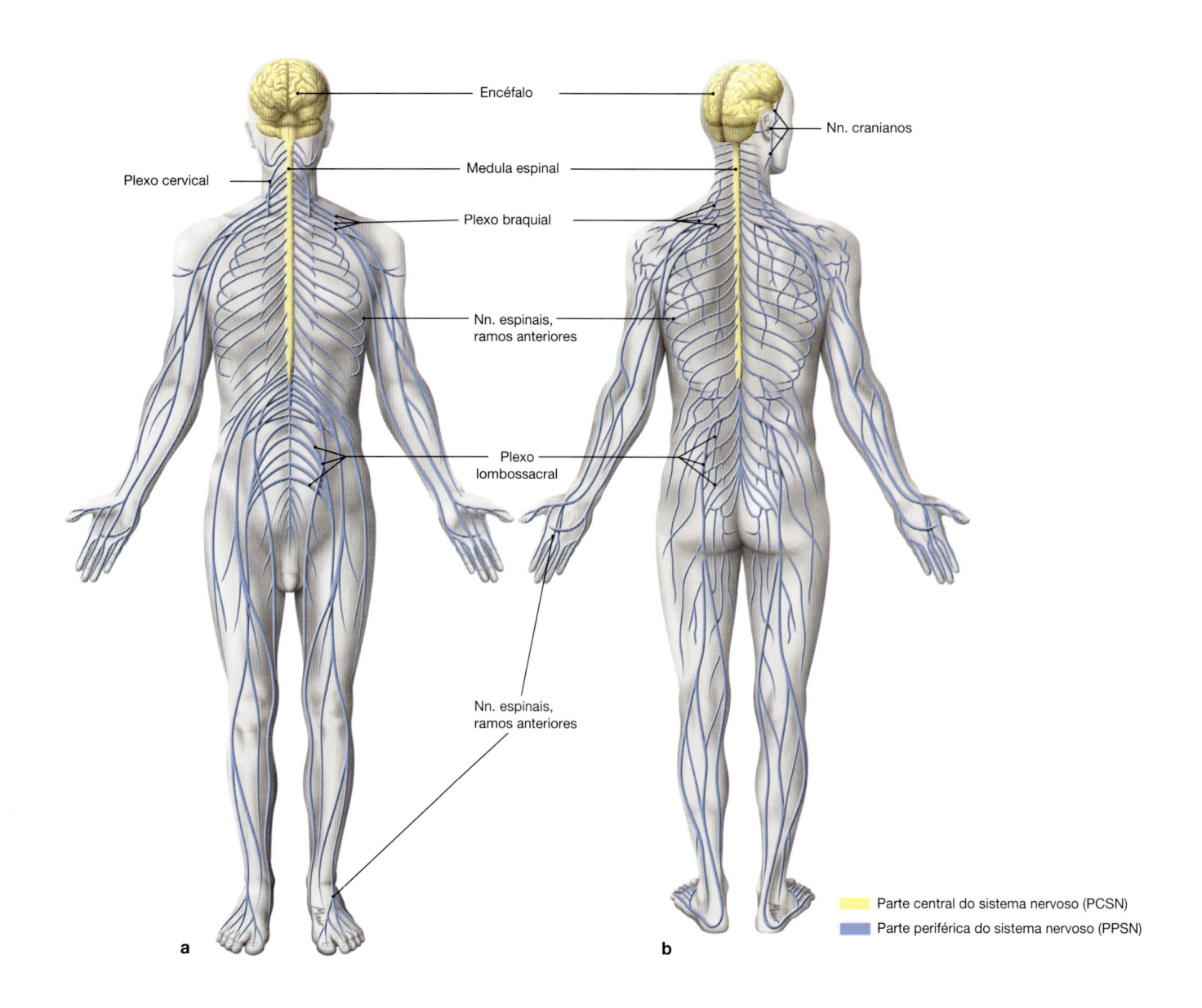

Figura 1.67a e b Organização do sistema nervoso. [S701-L127]
a Vista anterior.
b Vista posterior.

O sistema nervoso inclui a parte central (**PCSN**, formada pelo encéfalo e pela medula espinal) e a parte periférica (**PPSN**). A PPSN é constituída principalmente pelos nervos espinais (em associação à medula espinal) e pelos nervos cranianos (em associação ao encéfalo).
O sistema nervoso:
- Controla a atividade da musculatura e das vísceras
- Atua na comunicação com o meio externo e com o meio interno e coordena o ajuste rápido de todo o organismo às alterações dos meios externo e interno
- Desempenha funções complexas, tais como o armazenamento de experiências (memória), o desenvolvimento de ideias, conceitos (pensamento) e de emoções.

Podem-se distinguir no **sistema nervoso** uma **divisão autônoma** (ou sistema nervoso vegetativo, ou, ainda, visceral, para o controle da atividade das vísceras, predominantemente de maneira inconsciente) e uma **divisão somática** (para a inervação da musculatura esquelética, percepção consciente das impressões sensitivas e comunicação com o meio externo). Ambos os sistemas estão inter-relacionados e se influenciam de modo recíproco. Além do sistema nervoso, o sistema endócrino também está envolvido no controle das funções do organismo.

Sistema Nervoso

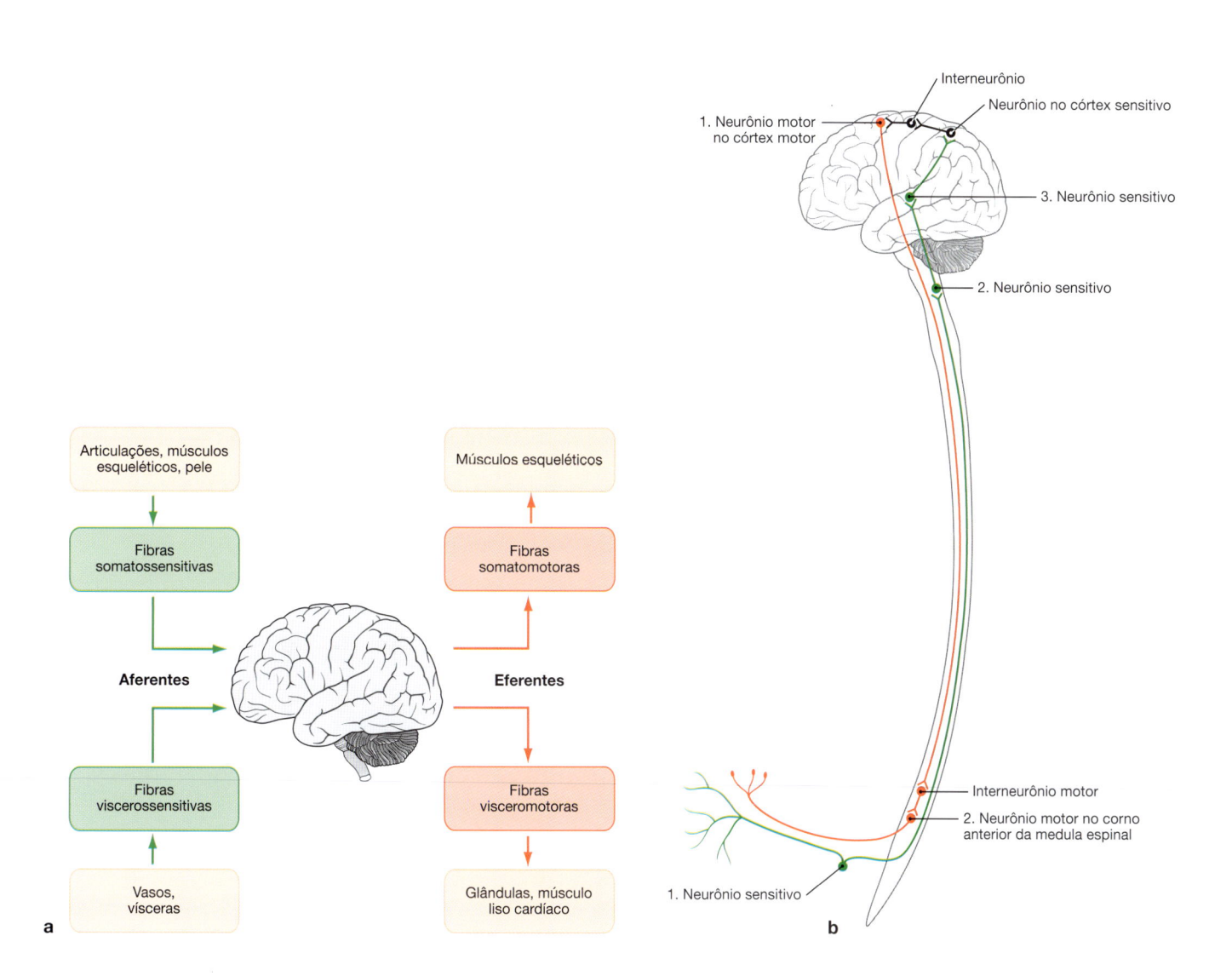

Figura 1.68a e b   Fluxo de informações no sistema nervoso.
a Aferentes e eferentes. A informação chega à parte central do sistema nervoso (também denominada sistema nervoso central, SNC) pelas fibras nervosas **aferentes** (verde) da parte periférica do sistema nervoso periférico e é processada ali. Se a informação vier das articulações, dos músculos esqueléticos ou da pele, fala-se de aferências somatossensitivas, que são conduzidas por **fibras nervosas somatossensitivas**. Se a informação for proveniente de vasos ou intestinos, ela é transportada por **fibras nervosas viscerossensitivas**. As informações que são enviadas do SNC para a periferia do corpo são chamadas de **eferentes** (vermelho; pode-se falar nesse caso de "comandos"). Por exemplo, se um músculo esquelético deve se contrair, o fluxo de informação ocorre via **fibras nervosas somatomotoras** da parte periférica do sistema nervoso (também denominado sistema nervoso periférico, SNP); se for necessário que o coração se contraia mais rápido ou uma glândula produza mais secreção, a informação chegará ao órgão-alvo via **fibras nervosas visceromotoras** do SNP. [S700-L126]

b Fluxo de informações no SNP e no SNC. O fluxo de informações via aferentes da periferia do corpo para o SNC e eferentes do SNC para a periferia do corpo é acoplado no sistema nervoso em muitas camadas. Por exemplo, a informação (tocar com a palma mão uma superfície quente) viaja através de fibras nervosas aferentes no SNP para o SNC (verde), onde é conectada várias vezes em diferentes pontos e pode desencadear uma reação, depois do processamento por interneurônios (preto), via fibras nervosas eferentes (vermelho), que no exemplo citado levam o SNC a decidir que tocar a superfície quente não é muito agradável e que a mão deve ser removida ou os músculos ativados que conduzem a mão a serem retirados. No exemplo dado, o fluxo de informação é executado via aferentes somatossensoriais (verde) para o encéfalo e via eferentes somatomotores (vermelho) de volta para o braço/mão (o diagrama mostrado é uma grande simplificação dos processos reais no SNC). [S700-L126]/[G1060-001]

Vasos Sanguíneos e Nervos

Sistema Nervoso

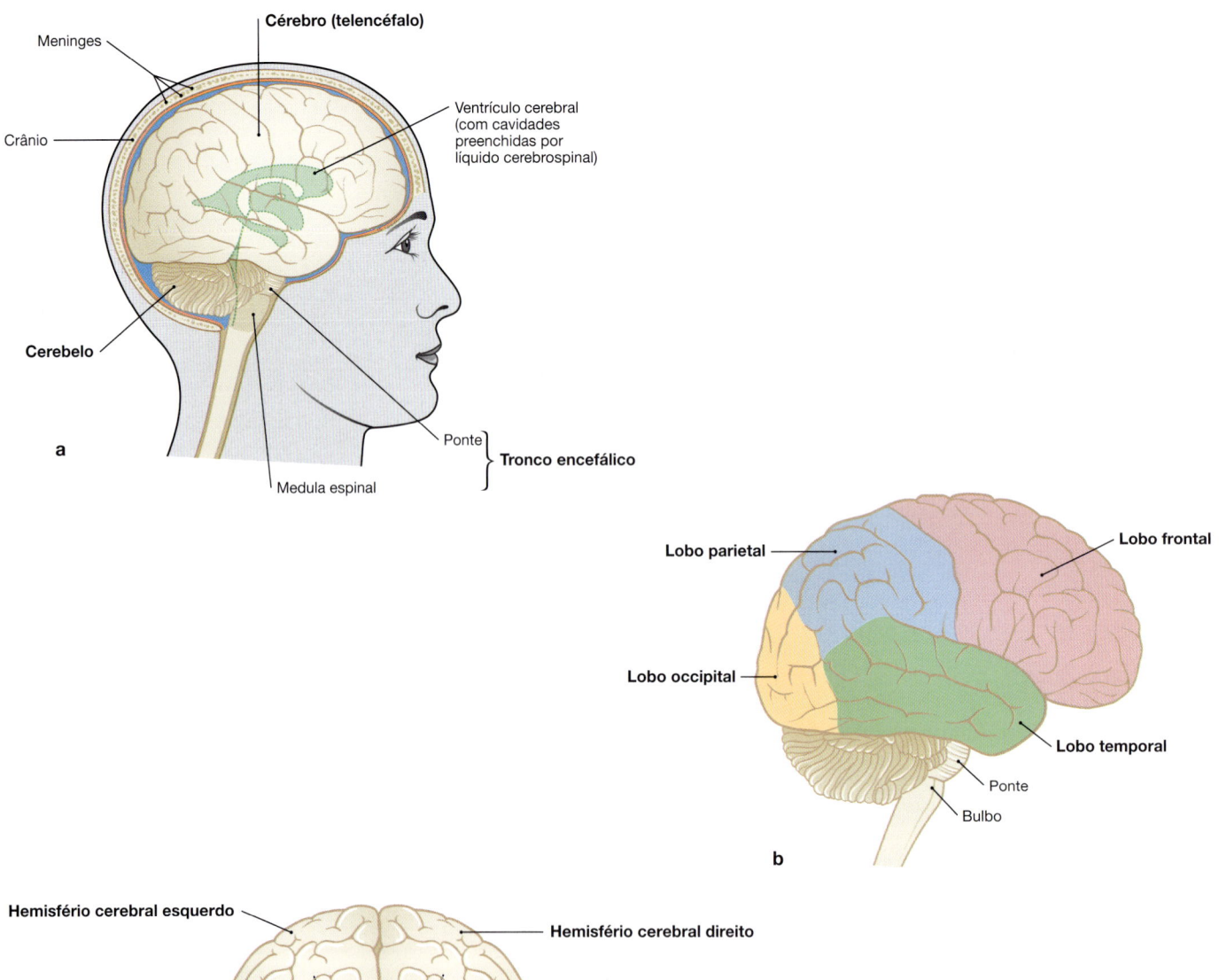

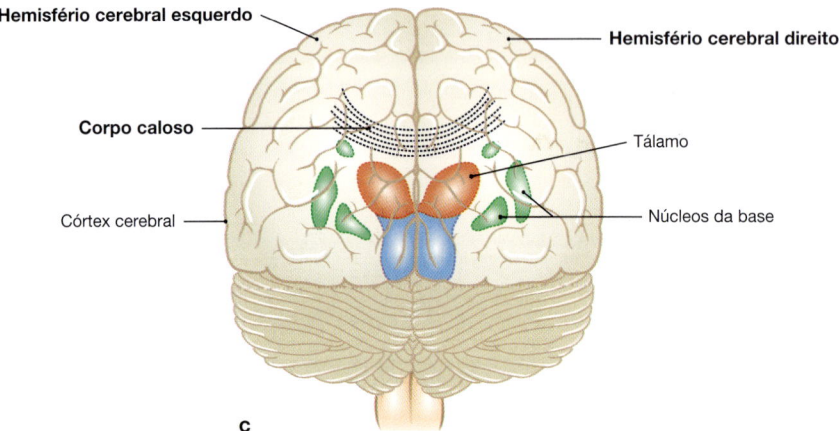

Figura 1.69a–c Topografia do encéfalo; vistas lateral direita (**a, b**) e occipital (**c**). [S701-L126]

a Partes do encéfalo. Olhando de fora, pode-se ver partes do **cérebro (telencéfalo)**, o **cerebelo** e o **tronco encefálico**.

b Divisão do cérebro (telencéfalo). O telencéfalo tem quatro lobos: o **lobo frontal**, o **lobo parietal**, o **lobo temporal** e o **lobo occipital**. Cada lobo do cérebro tem funções diferentes. O lobo frontal não é apenas responsável por funções motoras específicas, mas também abriga importantes funções executivas. O lobo parietal é o centro de integração das informações sensoriais: contribuindo para o controle visual do movimento, atenção espacial, raciocínio espacial, aritmética e leitura. A função mais importante do lobo temporal é a audição, mas a compreensão da fala e da escrita também são acomodadas nele. A função mais importante do lobo occipital é a visão e o processamento de impressões visuais.

c Hemisférios. O cérebro (telencéfalo) consiste em dois hemisférios (hemisférios cerebrais direito e esquerdo), que estão conectados entre si por várias estruturas. Uma dessas estruturas é o **corpo caloso**, que transporta informações de um hemisfério cerebral para o outro. Curiosamente, embora os hemisférios cerebrais sejam basicamente estruturados da mesma maneira, funções como controle da linguagem, compreensão, aritmética ou escrita estão sempre localizadas em apenas um hemisfério cerebral; o outro hemisfério é responsável por outras funções como, por exemplo, criatividade, musicalidade, habilidades espaciais e/ou artísticas. Profundamente, no cérebro também existem áreas centrais importantes (**núcleos da base**), por exemplo, para a filtragem de informações.

Nervo Espinal

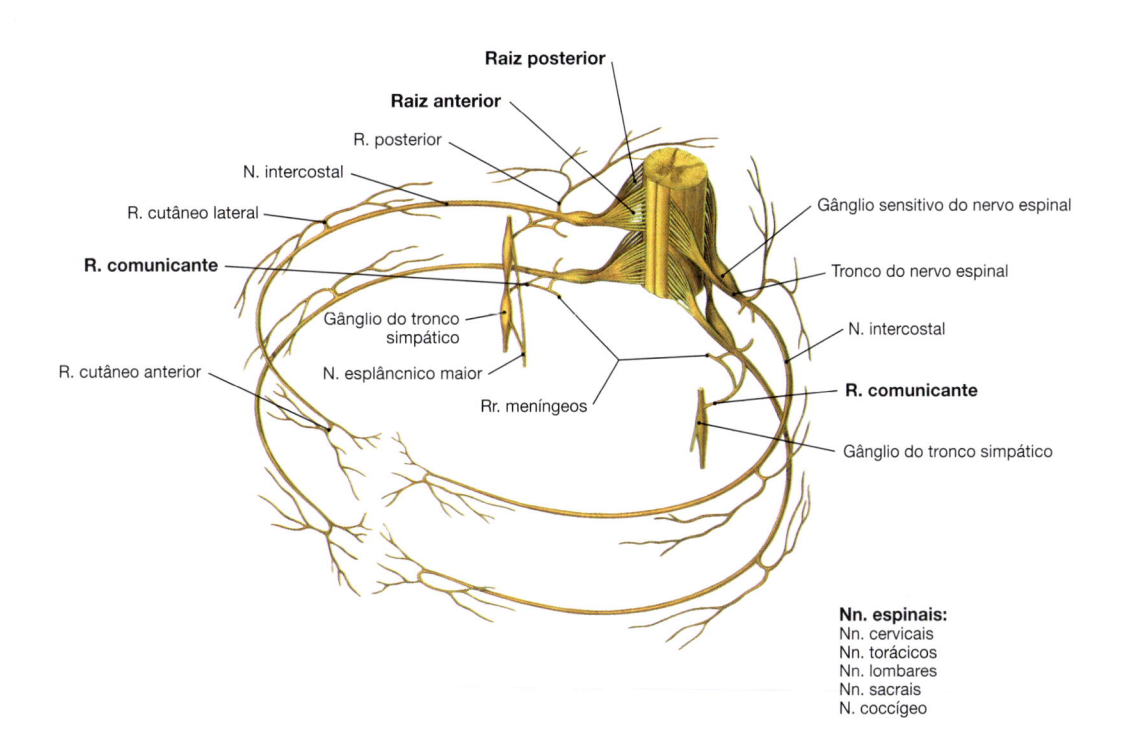

Figura 1.70 Esquema de um nervo espinal (segmento da medula espinal), tomando-se como exemplo o segundo par de nervos torácicos; vista superior lateral oblíqua. [S700]

O ser humano tem 31 pares de nervos espinais (oito pares cervicais, doze pares torácicos, cinco pares lombares, cinco pares sacrais e um par coccígeo). Cada nervo espinal é composto por uma raiz anterior e uma raiz posterior. Os corpos celulares dos neurônios, cujos axônios formam os nervos motores, encontram-se na substância cinzenta da medula espinal; seus axônios saem através das raízes anteriores. Já os corpos celulares de neurônios sensitivos encontram-se nos gânglios das raízes dorsais (gânglios sensitivos dos nervos espinais). Seus prolongamentos entram na medula espinal através das raízes posteriores. Através dos ramos comunicantes ocorrem conexões da medula espinal com os gânglios do tronco simpático. Todos os ramos posteriores dos nervos espinais estão organizados de forma segmentar, de modo similar aos ramos anteriores dos nervos espinais torácicos de T2 a T11. Os demais ramos anteriores normalmente se fundem para formar plexos (plexos cervical, braquial e lombossacral).

Vasos Sanguíneos e Nervos

Nervo Espinal

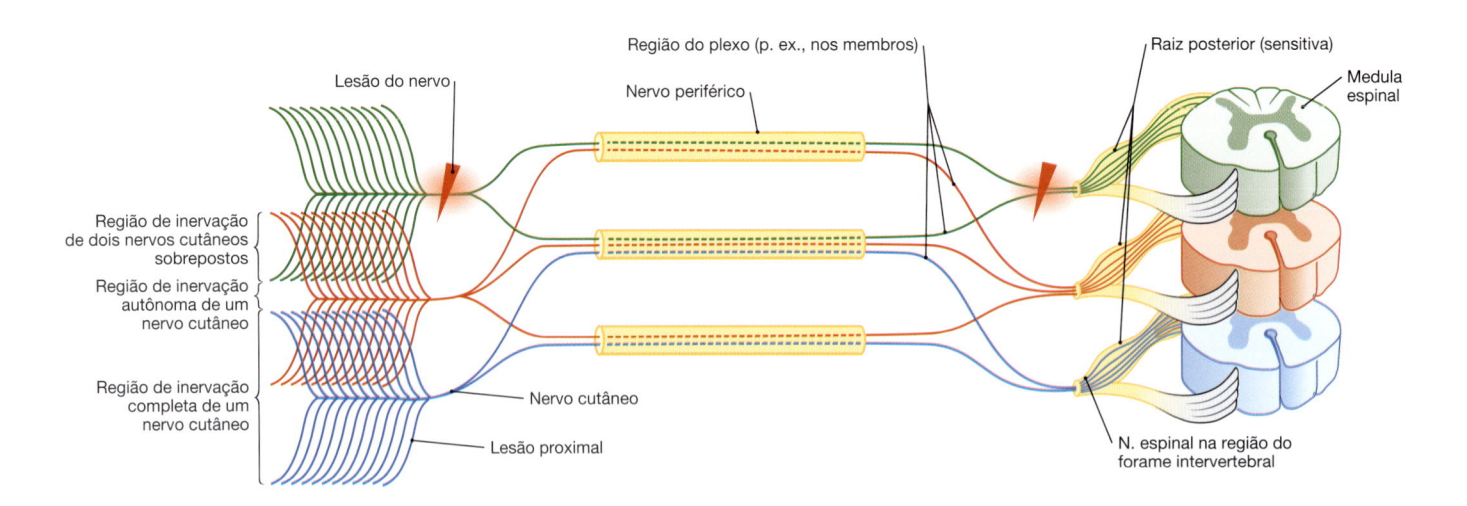

Figura 1.71 Trajeto de aferências sensitivas periféricas do dermátomo à raiz posterior da medula espinal; apresentação de três dermátomos (verde, vermelho, azul). [S700-L126]

Uma área definida da pele suprida de maneira autônoma pelas fibras nervosas sensitivas de uma raiz nervosa espinal é chamada de **dermátomo**. As fibras sensitivas da região da pele chegam ao forame intervertebral agrupadas com outras fibras nervosas (tanto aferentes quanto eferentes, ver nervo espinal) como nervos periféricos. Ali eles entram na raiz posterior do nervo espinal, formam o gânglio espinal com seus corpos celulares nervosos pseudounipolares (ver livros sobre histologia) e finalmente alcançam o corno posterior da medula espinal, organizado em segmentos para cada nervo espinal. O arranjo segmentar simples das aferências sensitivas mostrado aqui é encontrado no tronco; nos membros é abolido ou alterado devido à migração da pele e dos músculos e à formação associada de plexos (→ Figuras 1.72 e 1.73). Os dermátomos dos segmentos adjacentes da medula espinal geralmente estão próximos, resultando em sobreposição. Essa é a área autônoma, que na verdade só tem um nervo espinal, e é pequena. Se um segmento "falhar" (área oval avermelhada com cunha vermelha), o que ocorre em distúrbios sensitivos na região de inervação autônoma, as áreas sobrepostas continuarão sendo inervadas pelos segmentos vizinhos.

Correlações clínicas

Como muitos nervos correm superficialmente ou nas proximidades do osso, **lesões de nervos periféricos** não são incomuns em caso de traumatismo ou cirurgia. Isso pode resultar em déficits motores e sensitivos (→ Figura). Logo após uma lesão (→ Figura b), o axônio degenera distalmente à lesão (a chamada degeneração walleriana). Após algumas semanas, o brotamento dos axônios seccionados ocorre a partir da região proximal à lesão e dos axônios vizinhos. Nesse ponto, as fibras musculares afetadas que são supridas pelo nervo periférico já estão atrofiadas (→ Figura c). Após meses, a regeneração está completa. As células musculares esqueléticas são inervadas pelos axônios recém-formados, os músculos retornam ao seu tamanho original por meio de exercício físico, e os axônios colaterais e axônios que não chegaram às células musculares esqueléticas relevantes perecem (→ Figura d).

O consumo excessivo de álcool, o diabetes melito, a deficiência de vitamina B, a intoxicação por metais pesados e medicamentos, além dos distúrbios circulatórios, podem causar disfunções nos nervos periféricos. Com isso, pode ocorrer desde hipoexcitabilidade até hiperexcitabilidade dos neurônios. Quando muitos nervos são afetados, trata-se de **polineuropatia**.
[S700-L126]

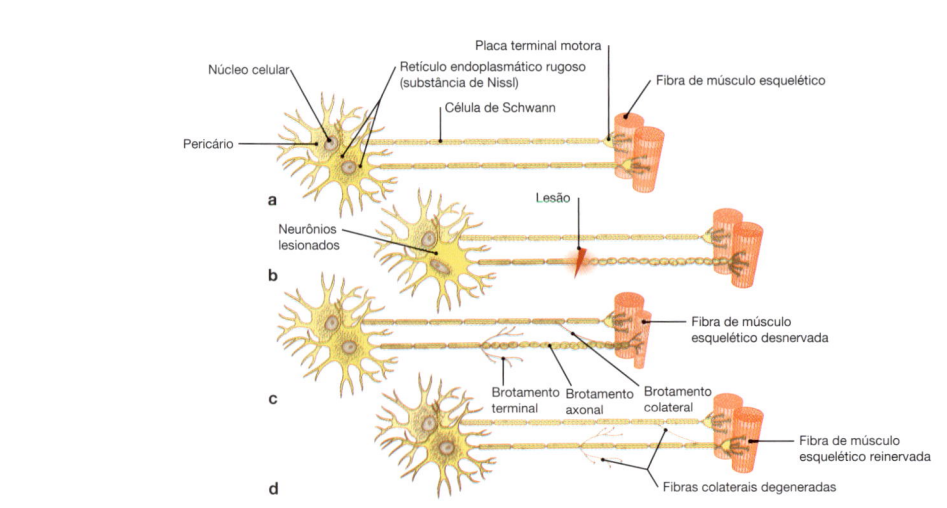

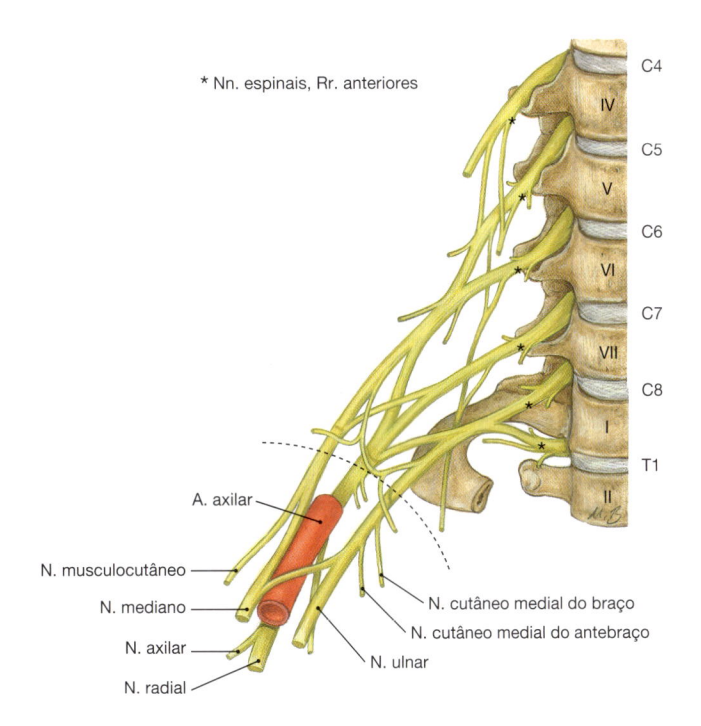

Figura 1.72 Esquema de um plexo: exemplo do plexo braquial; vista anterior. [S700]

O plexo é um feixe de fibras nervosas. São exemplos de plexo no ser humano os plexos cervical, braquial e lombossacral. Como o plexo cervical e o plexo braquial não têm conexão entre si, cada plexo é sempre mencionado individualmente, ao contrário do plexo lombossacral, em que há conexão entre o plexo lombar e o plexo sacral. O plexo braquial é responsável pela inervação dos músculos e pela sensibilidade dos ombros e restante dos membros superiores. Ele se origina dos ramos ventrais das raízes do nervo espinal C5 a T1 e pertence, como os outros plexos mencionados, ao plexo nervoso somático, diferentemente do plexo autônomo. Este inclui, por exemplo, o plexo celíaco e o plexo mesentérico superior no abdome superior que, juntos, são chamados de plexo solar. Eles contêm fibras simpáticas e parassimpáticas (→ Figura 1.75).

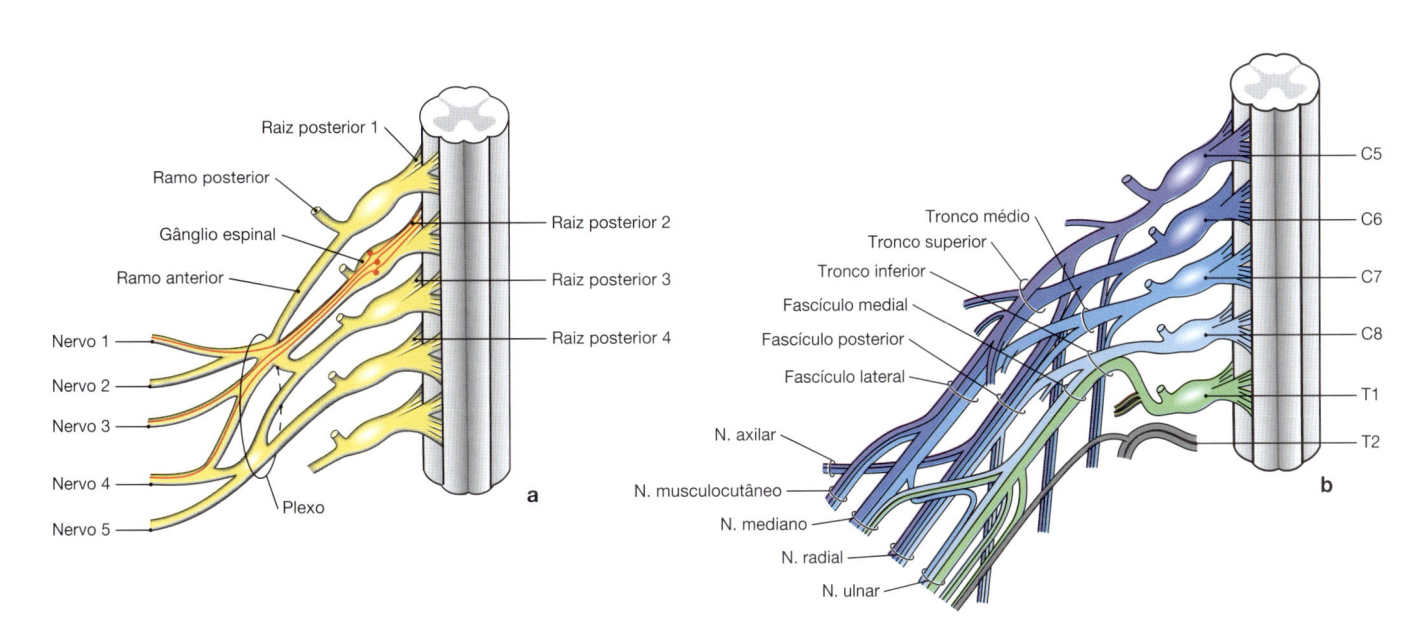

Figura 1.73a e b Formação do plexo; vista anterior. [S700-L126]
a Na área do plexo, os axônios de uma raiz geralmente são distribuídos por vários nervos periféricos.

b Usando o exemplo do plexo braquial, a figura mostra a distribuição complexa de axônios de várias raízes (C5 a T2) para os vários nervos periféricos do membro superior (ver também → Figura 1.11, inervação segmentar da pele).

Vasos Sanguíneos e Nervos

Divisão Autônoma do Sistema Nervoso

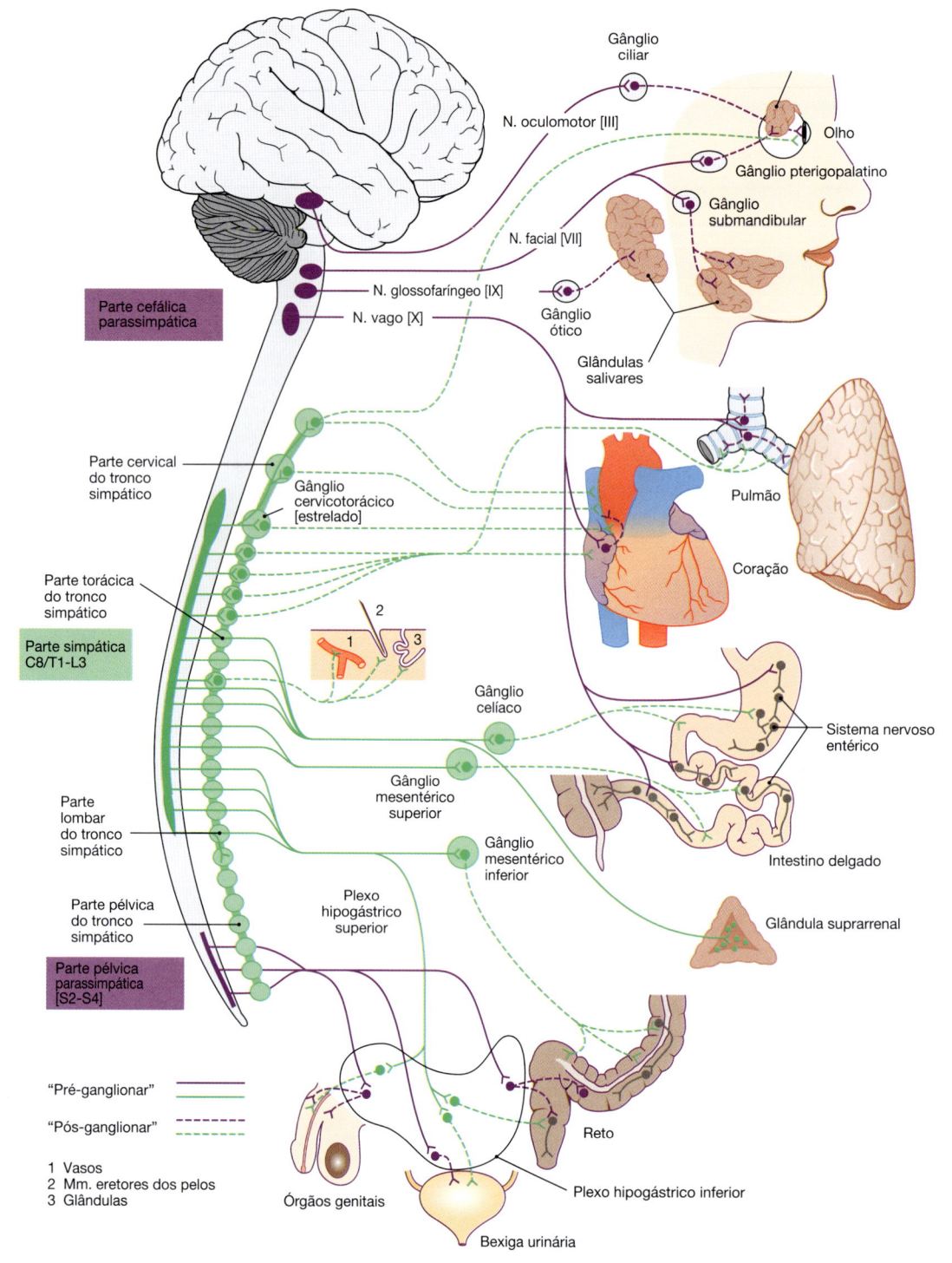

Figura 1.74 Divisão autônoma do sistema nervoso (ou sistema nervoso vegetativo). [S130-6-L106]~[L126]

A divisão autônoma do sistema nervoso é composta pelas partes simpática e parassimpática e pelo sistema nervoso entérico.

Os neurônios da **parte simpática** estão localizados nos cornos laterais do segmento toracolombar da medula espinal. Seus axônios se projetam para os gânglios do tronco simpático e para os gânglios do sistema digestório. Neles ocorrem as sinapses com os neurônios pós-ganglionares, que projetam os seus axônios para os órgãos-alvo. Uma estimulação simpática resulta na mobilização do corpo durante atividades e em situações de emergência. A medula da glândula suprarrenal, que libera os hormônios epinefrina e norepinefrina, também integra a parte simpática do sistema nervoso. As regiões de núcleos da **parte parassimpática** encontram-se no tronco encefálico e no segmento sacral da medula espinal. Seus axônios atingem os gânglios nas proximidades dos órgãos-alvo, que são encontrados na cabeça, no tórax e na cavidade abdominal. Nesses locais ocorrem sinapses com neurônios pós-ganglionares, que atingem os órgãos-alvo através de axônios curtos. A parte parassimpática atua na ingestão e no processamento de alimentos, além da estimulação sexual, e apresenta, em geral, uma atividade antagônica à da parte simpática.

O **sistema nervoso entérico** regula a atividade gastrintestinal e se encontra sob influência das partes simpática e parassimpática da divisão autônoma.

Correlações clínicas

Os **distúrbios da divisão autônoma do sistema nervoso** manifestam-se de muitas formas. Eles podem aparecer como doenças específicas (p. ex., neuropatia autônoma hereditária), como consequência de outras doenças (p. ex., no caso da neuropatia autônoma do diabetes melito ou na doença de Parkinson), ou como reação a influências externas ou a outros distúrbios (p. ex., **desregulação vegetativa** durante estresse, dores intensas ou doenças psiquiátricas). De acordo com a parte da divisão autônoma afetada, os distúrbios podem ocorrer principalmente em órgãos circulatórios e digestórios, afetar a função sexual ou, ainda, alterar outras funções.

Divisão Autônoma do Sistema Nervoso

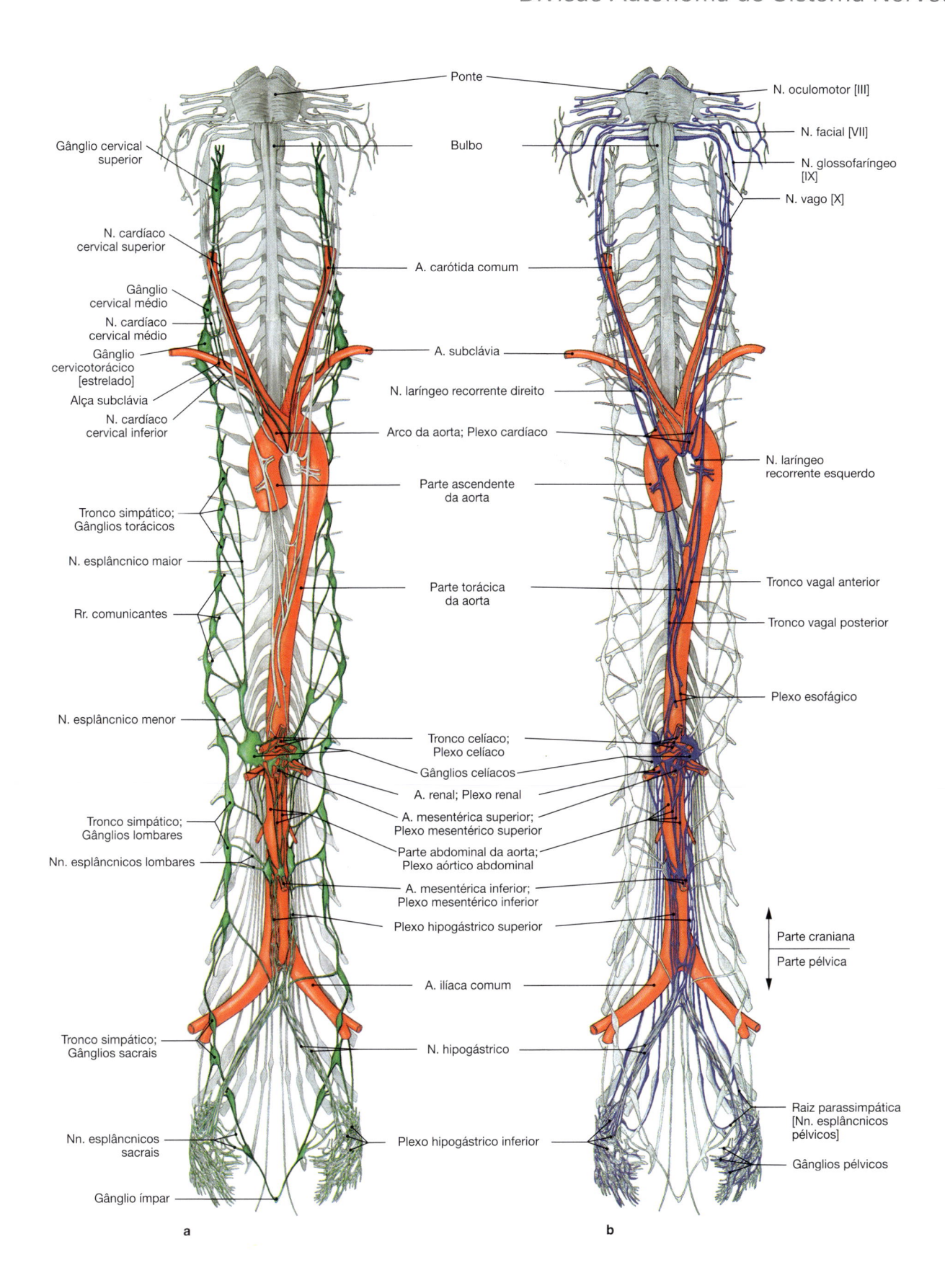

Figura 1.75a e b   Representação da parte simpática e da parte parassimpática. [S700]
a Parte simpática. O conjunto de gânglios simpáticos situados lateralmente à coluna vertebral e suas conexões sequenciais é denominado tronco simpático (em verde).

b Parte parassimpática. As fibras parassimpáticas (em roxo) costumam acompanhar outras fibras nervosas.
As fibras da divisão autônoma do sistema nervoso formam o plexo vegetativo.

Técnicas de Imagem

Radiografia

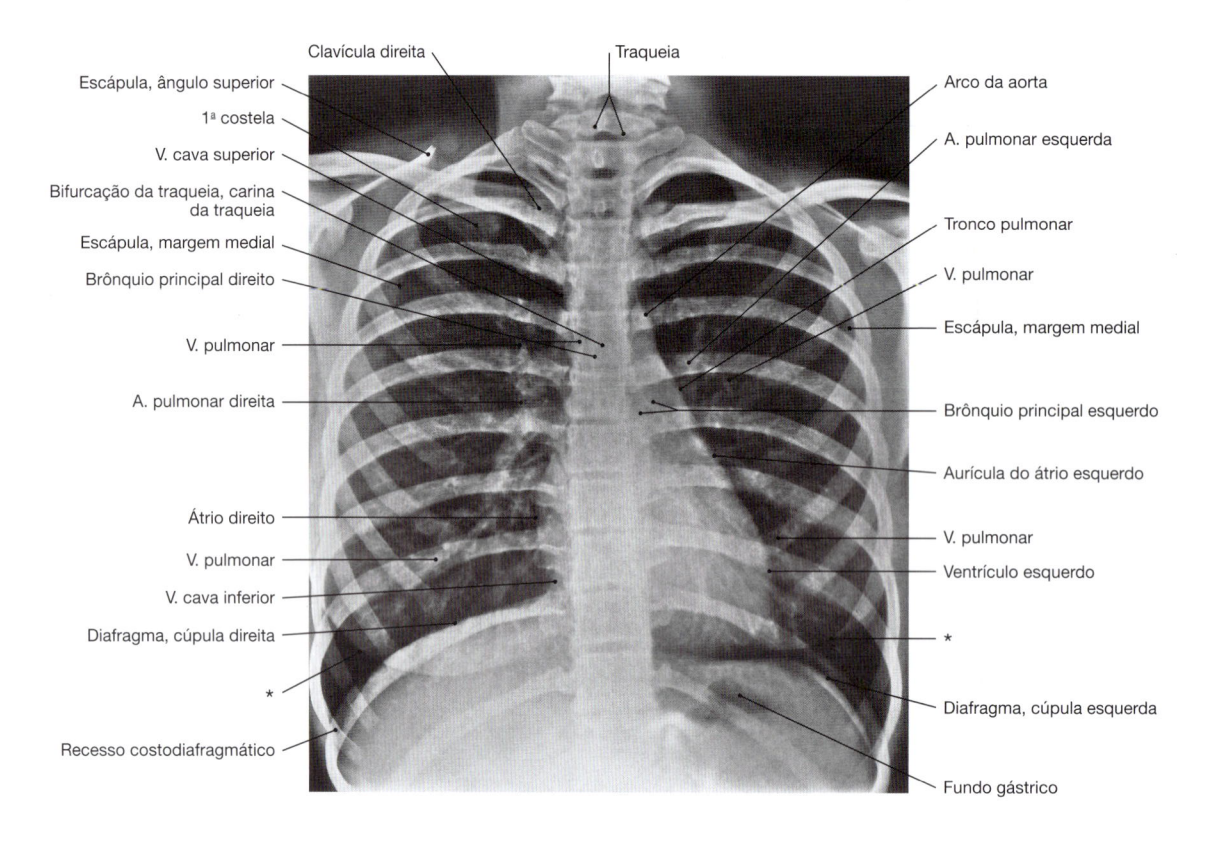

Figura 1.76 Radiografia convencional – radiografia de rotina do tórax. [R316-007]

As radiografias simples estão entre os procedimentos de obtenção de imagens mais frequentemente solicitados na clínica e na cirurgia. Antes da avaliação/exame, deve-se estar certo sobre o tipo de imagem a ser obtido e se esta imagem se trata de um procedimento padronizado.

A radiografia de tórax é a mais frequentemente requisitada. A radiografia é obtida com o paciente em posição ereta, com incidência posteroanterior (PA) (o paciente fica de frente para o filme radiográfico). Com o paciente deitado, a radiografia é realizada em incidência anteroposterior (AP). Uma boa radiografia de tórax mostra os brônquios principais e os grandes vasos pulmonares, o contorno cardiomediastinal, o diafragma, as costelas e as partes moles periféricas.

*Contorno da mama.

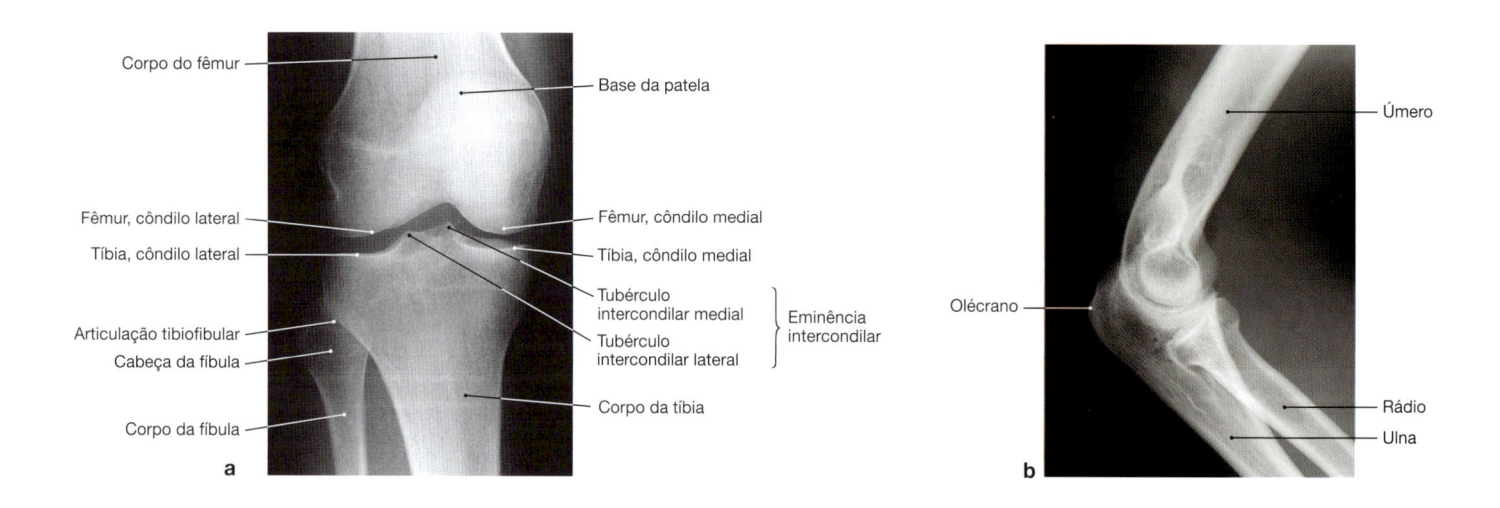

Figura 1.77a e b Radiografias simples. [S700-T902]
a Incidência anteroposterior da articulação do joelho direito.
b Incidência lateral (perfil) da articulação do cotovelo direito.

A radiografia simples é um dos métodos de imagem mais comuns e menos caros na medicina. Os raios X são emitidos através de partes do corpo e atingem um filme sensível aos raios X, que é "escurecido" pelos raios. Os diferentes tecidos absorvem os raios em diferentes graus, resultando em um "escurecimento" característico do filme. O osso absorve muita radiação, por isso parece branco nas radiografias. Os raios X são ondas eletromagnéticas classificadas como radiações ionizantes. As radiografias simples (ainda) são muito usadas em ortopedia e cirurgias de traumatismo.

Radiografia, Demonstração com Uso de Meio de Contraste

Estômago

2ª vértebra lombar

Colo (intestino grosso)

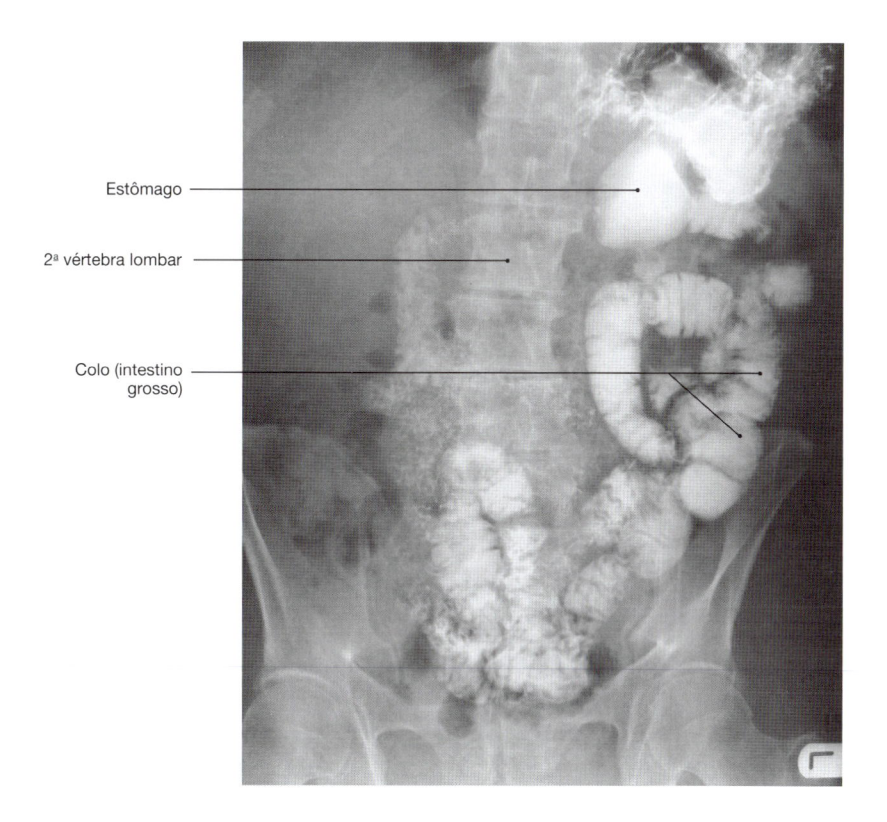

Figura 1.78 Radiografia convencional, demonstração do intestino grosso com uso de meio de contraste. [E402]
Para que artérias, veias, alças intestinais ou outros órgãos cavitários possam ser demonstrados, tais órgãos devem ser preenchidos com substâncias que absorvam mais intensamente os raios X. No entanto, o agente administrado não pode ser tóxico. Um meio de contraste frequentemente utilizado é o sulfato de bário, um sal atóxico e insolúvel, com uma densidade mais alta. Para a visualização dos vasos sanguíneos, normalmente são utilizados contrastes iodados. Eles são inofensivos e normalmente são bem tolerados pela maioria dos pacientes. Como são subsequentemente excretados pelo sistema urinário, os rins, os ureteres e a bexiga urinária (urografia excretora) também podem ser demonstrados.

Técnicas de Imagem

Cintigrafia e Ultrassonografia

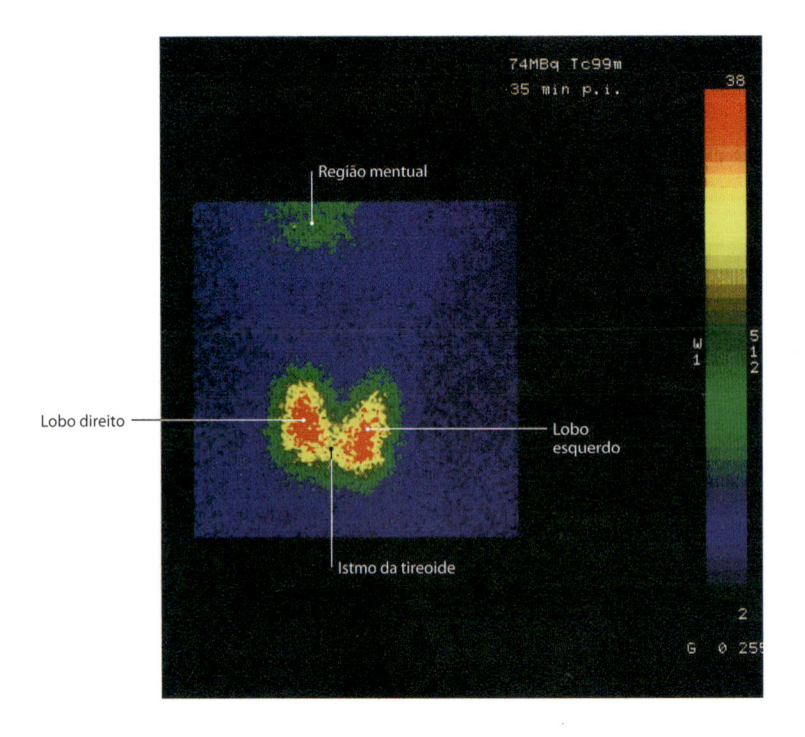

Figura 1.79 Cintigrafia da glândula tireoide. [R316-007]
Na cintigrafia são utilizados raios gama (uma forma de irradiação eletromagnética) para a obtenção das imagens. A diferença em relação aos raios X é que os raios gama se originam da desintegração de núcleos atômicos mais instáveis, enquanto os raios X são liberados pelo bombardeio de átomos com elétrons. A irradiação gama pode ser administrada aos pacientes. Mais frequentemente, o radionuclídeo (radioisótopo) tecnécio-99m (^{99m}Tc) é utilizado. Ele é injetado em combinação com outras moléculas. Após a injeção – e dependendo da substância – o radiofármaco é absorvido, distribuído, metabolizado e excretado pelo corpo, com as imagens sendo geradas por uma câmera gama.

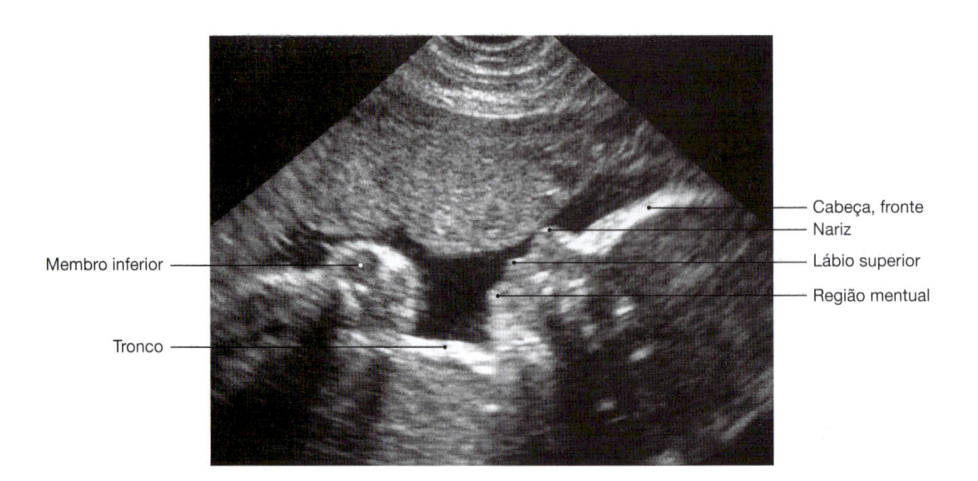

Figura 1.80 Ultrassonografia de um feto na 28ª semana de gestação; incidência lateral. [S700-T909]
Exames ultrassonográficos do corpo são utilizados em todas as áreas da medicina. O ultrassom é uma onda sonora de frequência muito alta (sem radiação eletromagnética) que é gerada por materiais piezoelétricos. As ondas sonoras que são refletidas pelos órgãos internos e seu conteúdo (feto no útero) são, subsequentemente, registradas por um material piezoelétrico semelhante e avaliadas em um computador. Com isso, produz-se uma imagem no monitor, de modo que, por exemplo, os movimentos dos membros e a abertura da boca de um feto possam ser acompanhados.

Tomografia Computadorizada (TC) e Angiografia

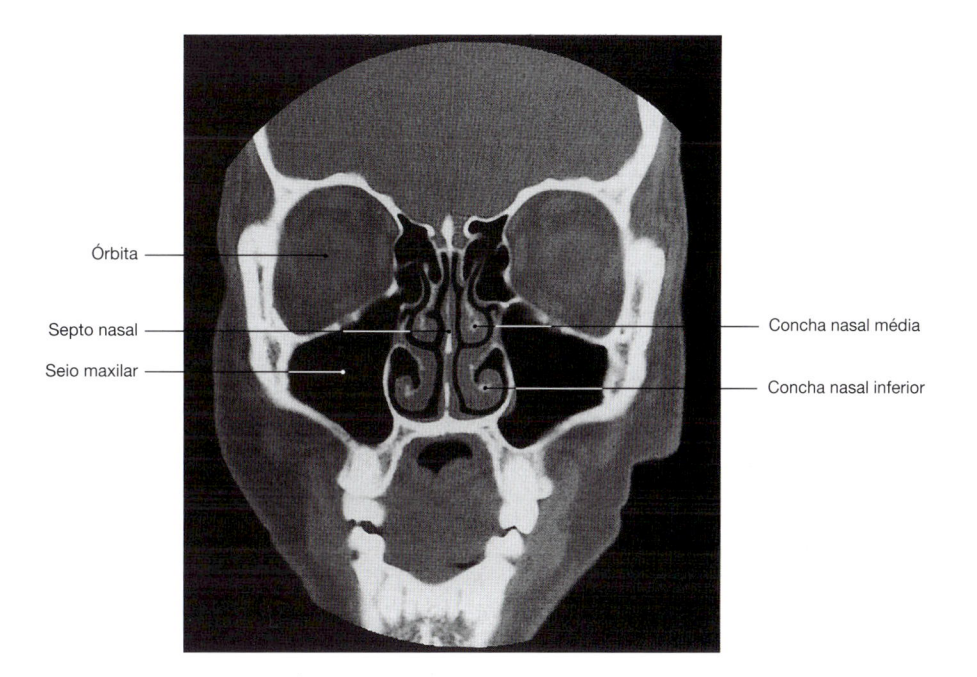

Figura 1.81 Tomografia computadorizada (TC), corte coronal dos seios paranasais. [R331]
A tomografia computadorizada (TC) foi desenvolvida na década de 1970 por Godfrey Hounsfield. Desde então, é constantemente aperfeiçoada. O tomógrafo computadorizado produz uma série de imagens em camadas (planos) através do corpo em planos transversais, ou coronais, como aqui representado. O paciente deita-se sobre uma mesa, o tubo de raios X move-se circularmente ao redor de seu corpo e registra camada por camada. Subsequentemente, um computador cria imagens, por meio de complexas técnicas de análise matemática, a partir dos numerosos dados obtidos.

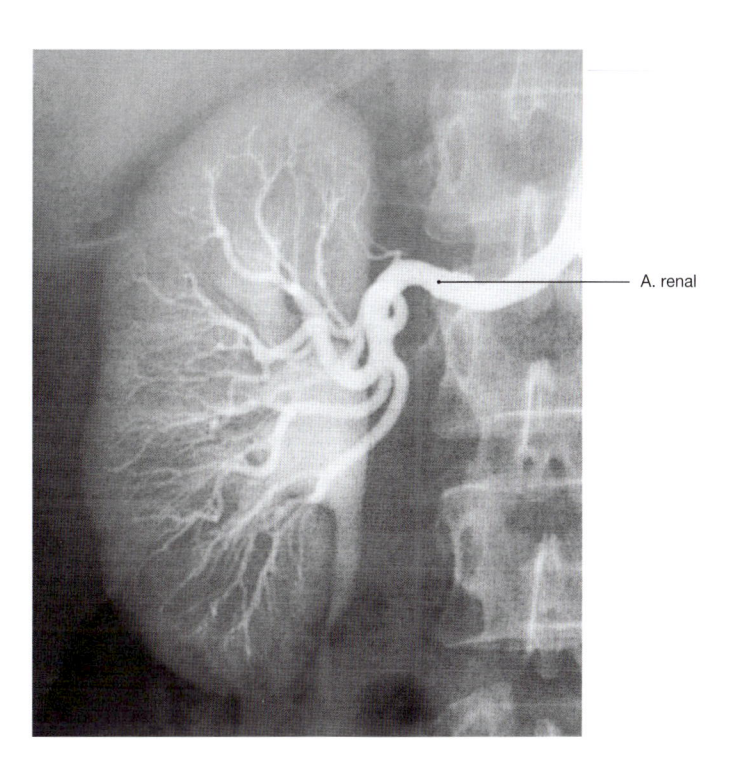

Figura 1.82 Angiografia renal. [G570]
A angiografia é um método de imagem específico direcionado para vasos (principalmente vasos sanguíneos). A figura mostra uma **angiografia renal**, um exame de imagem que utiliza raios X. Como o sangue tem pouco contraste, um agente de contraste é frequentemente (como neste caso) injetado no sistema vascular. O interior da árvore vascular preenchido com agente de contraste pode ser visto na imagem. A imagem em si é chamada de **angiograma**. O meio de contraste injetado é excretado pelos rins, de modo que este método também pode ser usado para visualizar o sistema urinário (ureteres, bexiga, uretra) e verificar alterações.

Angiotomografia Computadorizada 3D

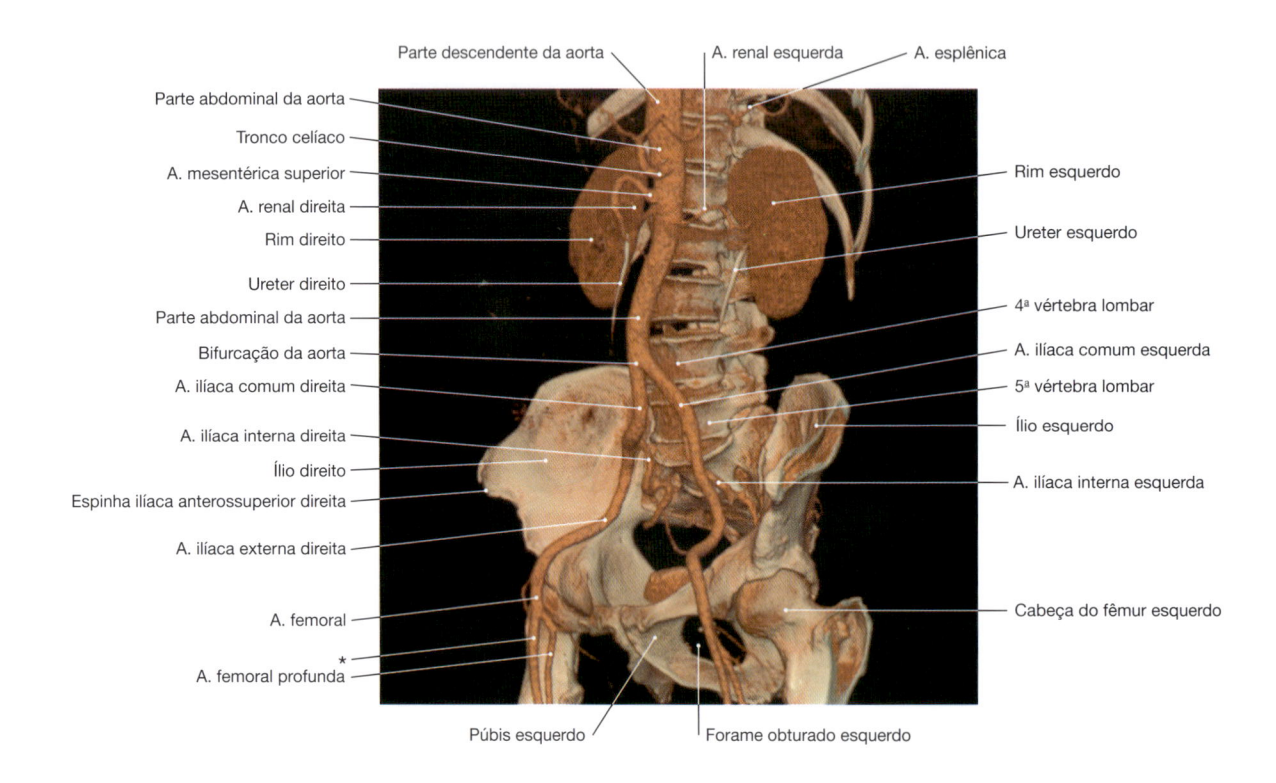

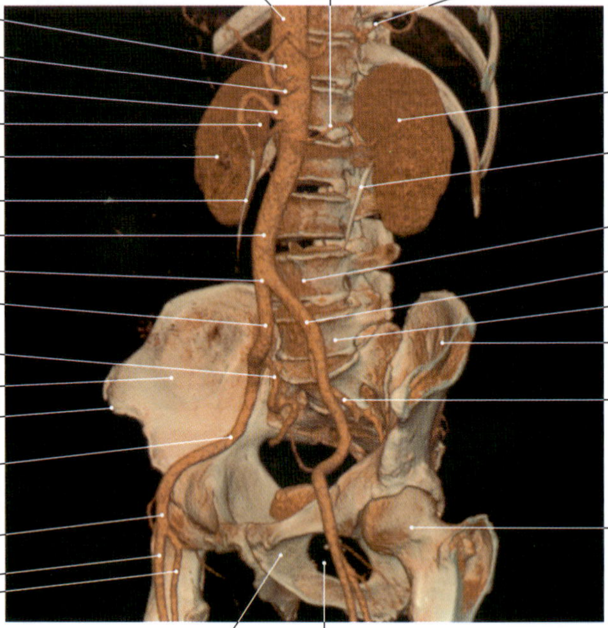
Parte descendente da aorta
A. renal esquerda
A. esplênica
Parte abdominal da aorta
Tronco celíaco
A. mesentérica superior
A. renal direita
Rim direito
Ureter direito
Parte abdominal da aorta
Bifurcação da aorta
A. ilíaca comum direita
A. ilíaca interna direita
Ílio direito
Espinha ilíaca anterossuperior direita
A. ilíaca externa direita
A. femoral
*
A. femoral profunda
Rim esquerdo
Ureter esquerdo
4ª vértebra lombar
A. ilíaca comum esquerda
5ª vértebra lombar
Ílio esquerdo
A. ilíaca interna esquerda
Cabeça do fêmur esquerdo
Púbis esquerdo
Forame obturado esquerdo

Figura 1.83 Angiotomografia computadorizada em 3D, de diferentes estruturas do abdome e da pelve (técnica de *volume rendering*, VRT) com multidetector. [R316-007]
Os aparelhos mais modernos (p. ex., TC helicoidal de múltiplas camadas, volumétrica e de 64 cortes) abrem novas dimensões e indicações para o diagnóstico. Assim reduz-se a dose individual de radiação.
A angio-TC baseia-se em TC de múltiplos cortes. As regiões vasculares de interesse são escaneadas durante a rápida injeção intravenosa de um meio de contraste iodado. Com isso, produz-se uma imagem da árvore vascular em camadas, a partir das quais se pode obter uma imagem 3D com o auxílio de um computador.

*Terminologia clínica: A. femoral superficial.

Ressonância Magnética (RM)

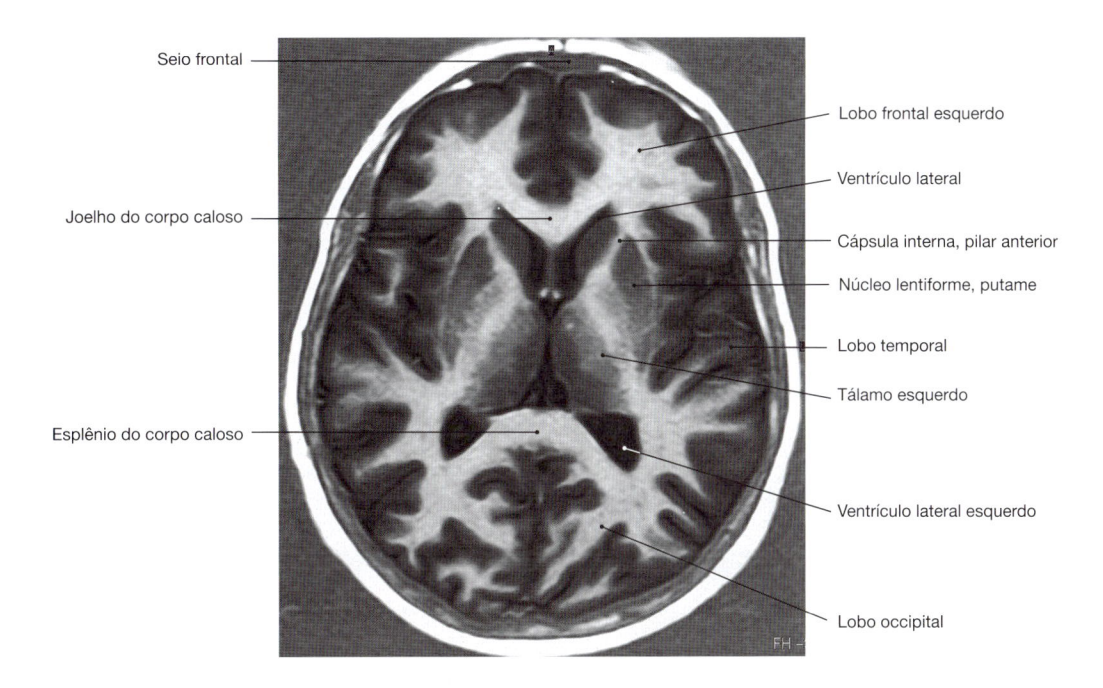

Figura 1.84 Ressonância magnética (RM), axial (transversal) do encéfalo (ponderada em T1). [R316-007]
Na ressonância magnética (RM), o paciente é exposto a um campo magnético muito forte. Todos os prótons de hidrogênio em seu corpo são direcionados para magnetos. Quando o paciente é exposto a um pulso de ondas de radiofrequência (RF), em um curto espaço de tempo, os magnetos são desviados. Durante o retorno para a posição ereta, os magnetos emitem pequenas ondas de rádio. A intensidade, a frequência e o tempo necessários para os prótons retornarem para a posição de origem influenciam o sinal emitido. Este sinal é analisado por um computador e uma imagem é criada.

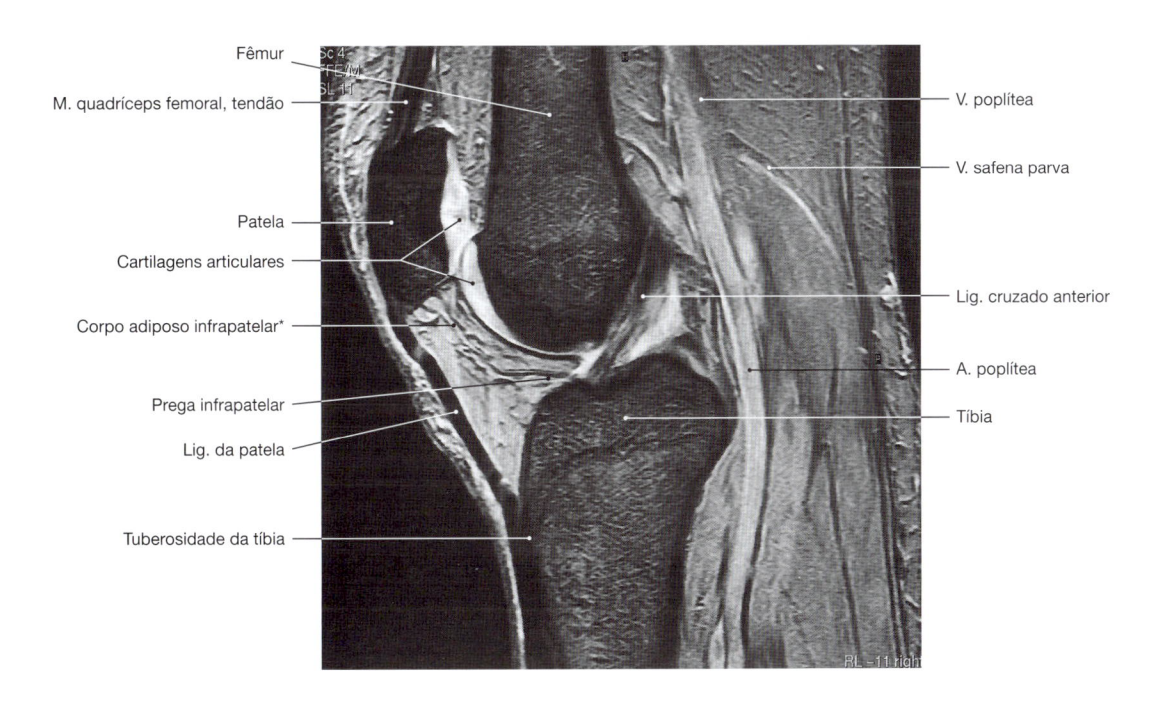

Figura 1.85 Ressonância magnética (RM) sagital do joelho (ponderada em T2). [R316-007]
Mediante a alteração da sequência de impulsos com os quais os prótons são excitados, diferentes propriedades dos prótons podem ser avaliadas. Essas propriedades são caracterizadas como **ponderação**. Por meio da alteração da sequência de pulsos e do parâmetro do exame, podem ser produzidas imagens ponderadas em T1 (líquido escuro, gordura clara, p. ex., uma efusão ou derrame articular aparece escuro) e ponderadas em T2 (líquido claro, gordura clara intermediária, p. ex., o corpo adiposo infrapatelar, entre a patela e a tíbia, é visível), o que enfatiza diferentes propriedades dos tecidos. Além disso, a RM pode ser associada a técnicas angiográficas para exame das circulações periférica e central.

*Corpo adiposo de Hoffa.

Pele e Anexos Cutâneos

Pele

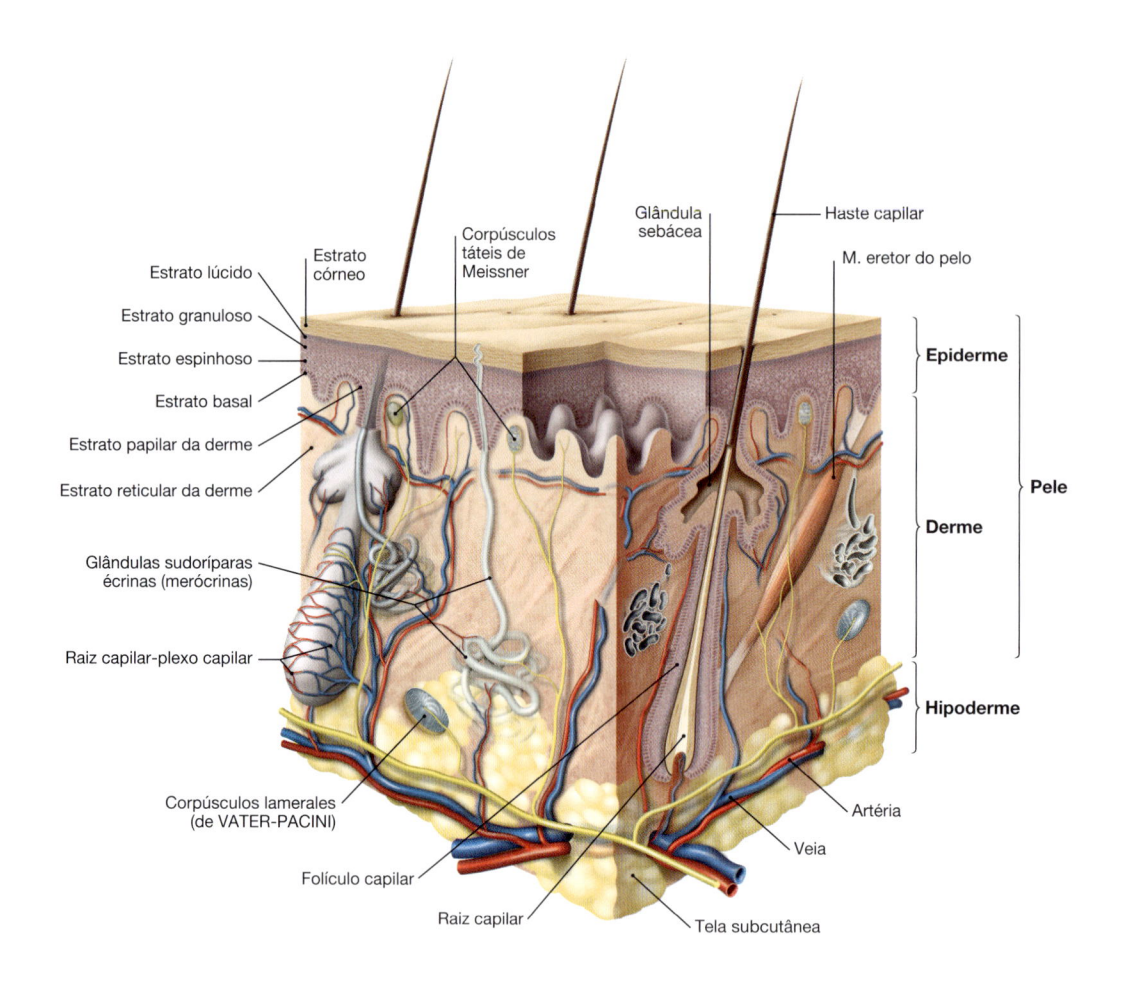

Figura 1.86 Estrutura da pele. [S701-L275]
A **pele** (cútis) apresenta uma camada superficial formada por várias camadas de células epiteliais (**epiderme**, epitélio queratinizado, multicamadas) e uma camada subjacente de tecido conjuntivo (**derme**), que é seguida por uma camada contendo panículo adiposo (**hipoderme**, tela subcutânea). Na linguagem cotidiana, "pele" geralmente significa todas as três camadas (tegumento comum). A derme e a hipoderme são uma unidade funcional. Abrigam **anexos cutâneos** como derivados da epiderme, como pelos e glândulas (glândulas sudoríparas, écrinas e apócrinas, glândulas sebáceas). Além disso, existem **órgãos do sistema sensitivo somatovisceral** na pele (mecanorreceptores: complexos axônio-célula de Merkel, corpúsculos de Ruffini, corpúsculos táteis de Meissner e corpúsculos de Vater-Pacini).
Com uma superfície total de aproximadamente 2 m², a pele é vital. Protege o corpo da perda de água e de possíveis substâncias nocivas do mundo exterior, é usada para termorregulação (por meio do aumento ou redução do fluxo sanguíneo, transpiração) e detecta vários estímulos do ambiente por meio dos mecanorreceptores.

Estrutura e função

A maior parte (aproximadamente 96%) da superfície externa do corpo é coberta por **pele com pelos**. Morfologicamente reconhecem-se campos triangulares e poligonais, que estão separados uns dos outros por sulcos. A pele com pelos tem glândulas e sua espessura é variável em diferentes partes do corpo.
A **pele sem pelos** (glabra) forma o relevo da superfície das palmas das mãos e das superfícies das plantas dos pés e representa cerca de 4% da superfície corporal. Caracteriza-se pela ocorrência de cristas paralelas geneticamente determinadas (impressão digital individual), que seguem em arcos, voltas e espirais, e sua disposição possibilita estabilidade mecânica e segurança de aderência. A pele glabra tem apenas glândulas sudoríparas em alta densidade e não apresenta pelos, glândulas sebáceas e glândulas sudoríparas apócrinas, que ocorrem junto das glândulas sudoríparas na pele com pelos.

Pele

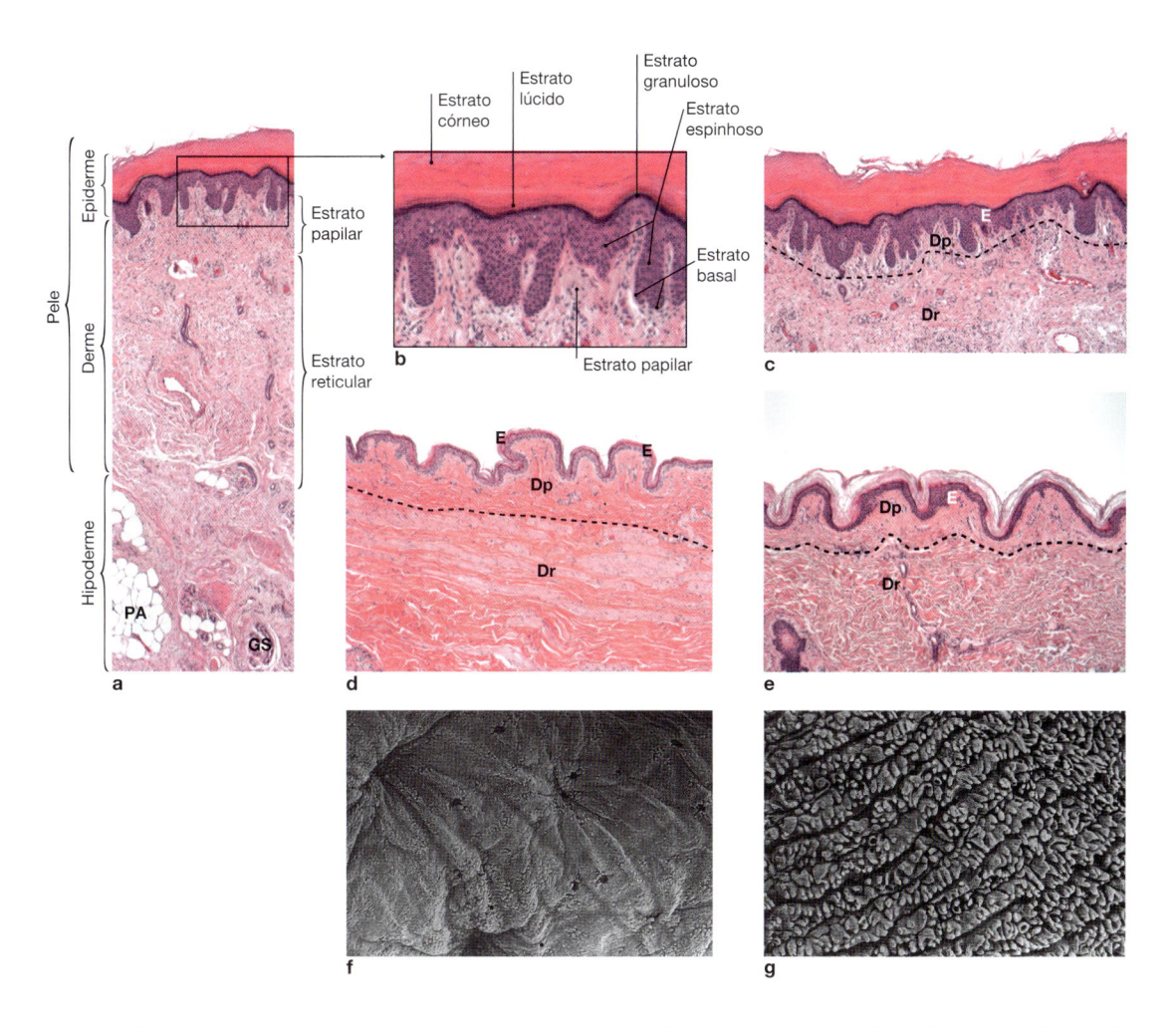

Figura 1.87a-g   Camadas do tegumento comum e tipos de pele (a-c Pele glabra, f Dorso do dedo da mão) e pele com pelos (d Tronco, e Braço, g Polpa do dedo da mão). PA: panículo adiposo; GS: glândulas sudoríparas écrinas; E: epiderme; Dp: derme papilar; Dr: derme reticular. Coloração HE, aumento de **a** 80×, **b** 200×, **c–e** 135×. [S700-P310]

a A pele (cútis) é composta por **epiderme** (epitélio de revestimento) e **derme** (tecido conjuntivo subjacente com plexos capilares, receptores especializados, nervos, células do sistema imunológico, melanócitos (células produtoras de melatonina), glândulas sudoríparas, folículos pilosos, glândulas sebáceas e fibras musculares lisas cuja espessura varia de acordo com a região do corpo).
Em contraste com a pele com pelos (ver d e e), a pele glabra mostrada não contém folículos pilosos, glândulas sebáceas nem músculo liso.
Abaixo da derme encontra-se a **hipoderme** (tela subcutânea). Sendo o maior órgão do corpo (cerca de 2 m^2) do ponto de vista funcional, a pele atua na proteção contra lesões mecânicas, na termorregulação, como órgão sensitivo e na proteção contra perda de água.
b A epiderme é ainda dividida em estratos basal, espinhoso, granuloso, lúcido (apenas na pele glabra) e córneo (**b**). A derme é dividida em estratos papilar (ver micrografias eletrônicas de varredura, **f, g**) e reticular.
c-e A linha tracejada indica o limite entre as camadas da derme mencionadas (derme papilar e derme reticular). A epiderme da pele com pelos é significativamente mais fina que a da pele glabra. As micrografias eletrônicas de varredura em **f** e **g** mostram a superfície do estrato papilar da derme após a remoção da epiderme.
f Micrografia eletrônica de varredura do estrato papilar da derme da pele com pelos no dorso do dedo após a remoção da epiderme.
g Micrografia eletrônica de varredura do estrato papilar da derme da pele glabra da polpa do dedo da mão após a remoção da epiderme.

Correlações clínicas

A junção dermoepidérmica é mantida graças a uma série de estruturas e de proteínas. Caso algumas dessas proteínas ou estruturas, responsáveis pela adesão entre as duas camadas da pele, não estejam presentes por motivos genéticos, as forças de atrito provocarão o desenvolvimento de lacerações, que levarão à **formação de bolhas** e, em alguns casos, à extensa perda da epiderme. A descamação da epiderme pode ser provocada também por autoanticorpos contra componentes da estrutura própria da pele (penfigoide bolhoso; pênfigo).

Pele e Anexos Cutâneos

Folículos Pilosos e Pelos

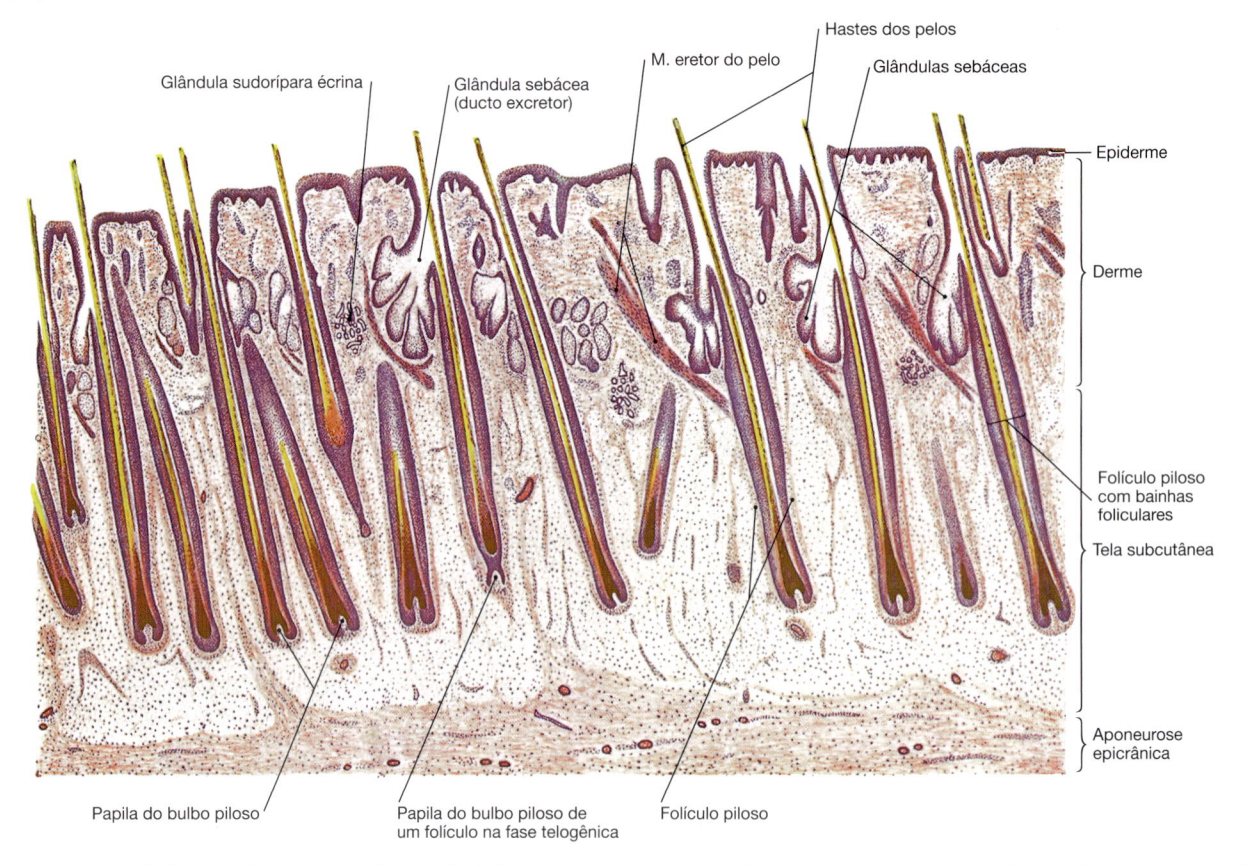

Figura 1.88 Pelos e folículos pilosos; corte longitudinal da pele do couro cabeludo humano. [R170-5]

Os pelos são produto da queratinização de células epidérmicas. Eles se originam nos folículos pilosos, que são invaginações da epiderme, em cujas bases existem células mitoticamente ativas (células da matriz do pelo). As células derivadas da matriz do pelo se diferenciam em células com diferentes graus de queratinização que formam a haste do pelo. No período pós-natal, dois tipos básicos de pelos são distinguidos:
- Os **velos** são pelos macios, curtos (seus folículos pilosos permanecem na derme), delgados e quase não pigmentados, e não têm medula; eles são equivalentes aos pelos fetais do lanugo e cobrem a maior parte do corpo na criança e na mulher
- Os **pelos terminais** são firmes, longos (o folículo atinge até a tela subcutânea), espessos e pigmentados, e apresentam medula como camada mais interna; eles ocorrem no couro cabeludo, nos cílios, nas sobrancelhas, nos pelos púbicos, nos pelos axilares e na barba (no homem) e apresentam características distintas em diferentes grupos humanos.

Os pelos atuam na proteção contra os raios ultravioleta e o calor e, ainda, na sensibilidade tátil.

Figura 1.89 Estrutura de um folículo piloso; corte longitudinal. [R170-5]

Os pelos se originam nos folículos pilosos, que são invaginações cilíndricas situadas profundamente na derme ou podendo atingir até a tela subcutânea. Na base do **folículo piloso** encontram-se um bulbo piloso e uma papila do bulbo piloso. Essas estruturas são supridas por vasos sanguíneos e graças a elas ocorre o crescimento do folículo piloso e do pelo. Cada folículo piloso está associado a uma glândula sebácea (**unidade pilossebácea**) e um feixe de músculo liso (**M. eretor do pelo**). Este último promove o eriçamento dos pelos (por ativação da parte simpática do sistema nervoso), levando ao padrão de "pelos arrepiados".

Nos folículos pilosos são distinguidas as seguintes estruturas:
- Uma **haste do pelo**, acompanhada de suas bainhas epiteliais foliculares
- A **raiz do pelo**, onde as células ainda não estão queratinizadas e que é delimitada da haste do pelo pela zona queratógena (queratinização das células do pelo)
- O **bulbo piloso**, a porção epitelial de função organizadora na estrutura de um folículo piloso, e que contém as células da **matriz do pelo**, capazes de divisões celulares
- A **papila do bulbo piloso**, uma projeção de tecido conjuntivo da derme, rica em células, que se insinua de baixo para o interior do bulbo piloso
- O **infundíbulo do folículo piloso**, região que representa a desembocadura do folículo piloso na superfície da pele, abaixo da qual desembocam os ductos das glândulas sebáceas no canal do folículo piloso
- As **bainhas epiteliais foliculares**, separadas em bainha folicular interna e bainha folicular externa; as camadas da **bainha folicular interna** são, de dentro para fora: cutícula da bainha, camada de Huxley e camada de Henle; a **bainha folicular externa** é composta por muitas camadas de células mais claras e não queratinizadas que sofrem queratinização apenas na região do infundíbulo e, neste local, se transformam em típicas células epidérmicas.

Além da predisposição genética, a cor do pelo depende de seu conteúdo de pigmento (melanina). Após a parada de produção de melanina, o pelo apresenta coloração de cinzenta a branca.

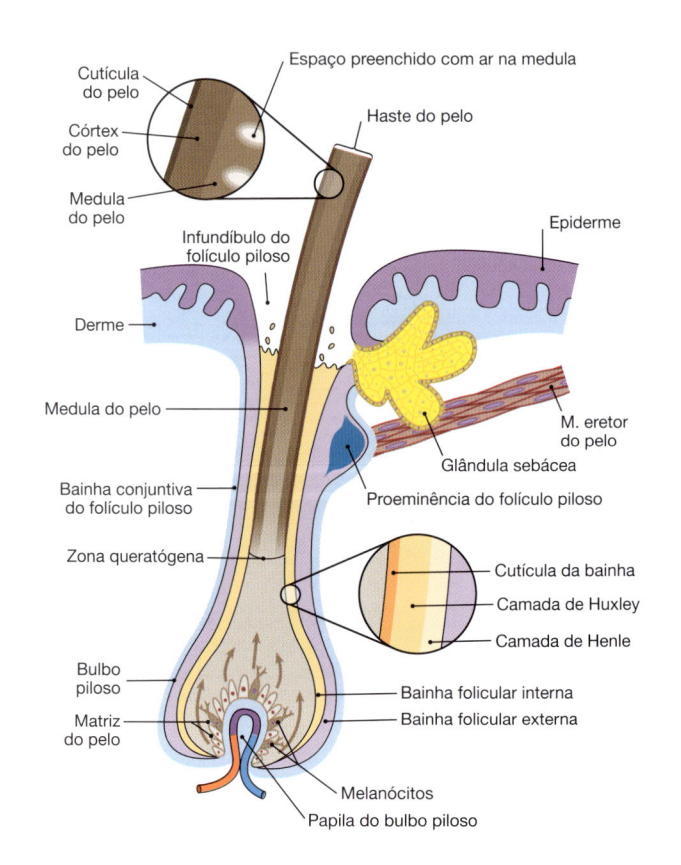

Unhas

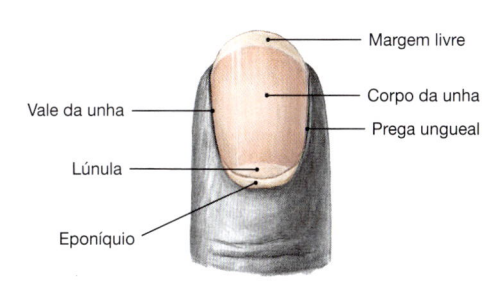

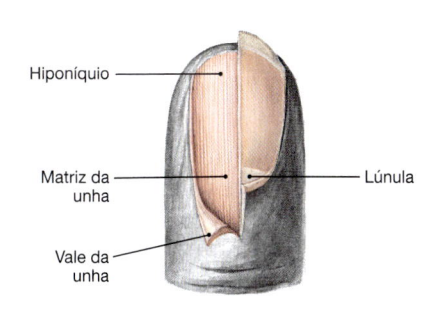

Figura 1.90 Falange distal do dedo da mão com a unha. [S700]
A unha é uma lâmina transparente, de curvatura convexa, formada por células queratinizadas, na face dorsal dos dedos das mãos e dos pés, e que atua na proteção das extremidades dos dedos e auxilia na função de apreensão. Ela apresenta lateralmente o chamado vale da unha, o qual se projeta a partir de uma prega ungueal. O epitélio que se sobrepõe dorsalmente à lâmina ungueal no vale da unha é denominado eponíquio (cutícula). A lâmina ungueal aqui está fixada no leito ungueal.

Figura 1.91 Falange distal do dedo da mão; unha parcialmente retirada. [S700]
O epitélio que se sobrepõe à unha na extremidade do dedo é denominado hiponíquio. Abaixo deste encontra-se o leito ungueal, formado por pele delgada, e que se apresenta firmemente fixada ao periósteo da falange distal. Em posição proximal em relação ao hiponíquio observa-se a matriz da unha, a partir da qual a lâmina ungueal se origina (visível como a lúnula, devido à transparência da unha).

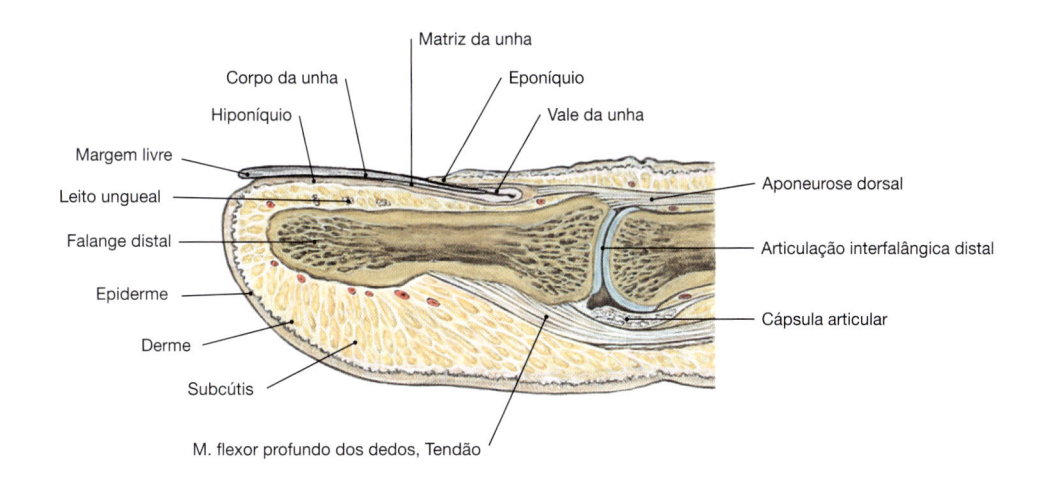

Figura 1.92 Falange distal; corte sagital. [S700]
O leito ungueal é a região de pele delgada entre a unha e a falange distal. Ele é composto pela epiderme (hiponíquio e matriz da unha) e pela derme subjacente.

Correlações clínicas

Manchas brancas sob as unhas são causadas por uma fusão defeituosa da lâmina ungueal ao leito ungueal. A lâmina ungueal é branco-leitosa (de modo similar à lúnula) devido ao reflexo da luz nesses locais. A fusão defeituosa pode ter diferentes causas, p. ex., pode ser ocasionada por traumatismo, medicamentos ou diversas doenças. **Unhas quebradiças** podem ser um sinal de deficiência de biotina (vitamina H). A biotina é necessária para a formação de citoqueratinas, os principais componentes estruturais da lâmina ungueal.

Numerosas doenças sistêmicas são acompanhadas por alterações das unhas. Isto ocorre no caso da psoríase, por exemplo, desde a formação de **estriações**, **manchas amareladas** e, às vezes, **unhas esfareladas**, até a completa **distrofia da unha**. Após lesões na pele e nas unhas, pode ocorrer a colonização por fungos (**onicomicoses**), cujo tratamento – particularmente no caso das unhas dos pés – é demorado.

Questões de autoavaliação

Para testar se você assimilou o conteúdo deste capítulo, apresentamos a seguir questões preparatórias úteis para exames orais de Anatomia.

Considere a estrutura de um osso:
- Como os ossos diferem de acordo com a forma e a estrutura?
- Como se pode classificar um osso longo?
- O que acontece na consolidação da fratura?
- O que você sabe sobre a conexão dos ossos?
- Como o osso pode se adaptar funcionalmente a um aumento de carga?

Considere a estrutura de uma articulação:
- O que você sabe sobre as formas das articulações?
- Como é formada a cápsula articular?
- O que se entende por método neutro-nulo?
- O que é uma anfiartrose?
- O que você sabe sobre as estruturas acessórias das articulações?
- Como é formada uma bolsa sinovial?

Considere a estrutura de um músculo esquelético:
- Que tipos de músculo você conhece e como podem ser classificados?
- Como é formado um tendão?
- O que você entende por trabalho muscular?
- O que é um braço de alavanca?
- O que você entende por trabalho muscular dinâmico?

Considere os diferentes sistemas de circulação:
- Onde o pulso arterial pode ser palpado no membro superior e no membro inferior?
- Qual é o sistema de baixa pressão da circulação sanguínea?
- Que mecanismos existem para o transporte de retorno do sangue venoso para o coração?
- Que sistemas de conexão curta ocorrem na circulação sanguínea fetal?
- O que se entende por circulação porta?
- Qual é a trajetória da linfa a partir da periferia do corpo?
- Descreva a estrutura dos linfonodos.

Considere os vasos linfáticos do pescoço:
- Quantos linfonodos há na região do pescoço?
- Que grupos de linfonodos são encontrados na região do pescoço?
- Por que o pescoço é dividido em regiões de drenagem de linfonodos (compartimentos)?
- Quais estruturas drenam a linfa para os linfonodos do pescoço?

Considere a estrutura do sistema nervoso:
- Como o sistema nervoso é subdividido?
- O que é um dermátomo?
- O que se entende por sistema nervoso autônomo (vegetativo)?
- O que é sistema nervoso entérico?

Considere os procedimentos de imagem:
- Cite algumas técnicas de imagem utilizadas na rotina clínica.
- Quais são as diferenças entre tomografia computadorizada e ressonância magnética?
- O que é uma técnica de imagem contrastada?
- Que vantagens a ultrassonografia oferece em comparação com a radiografia simples?

Considere a pele e seus anexos:
- Que camadas da pele você conhece? Como é formada uma unha?
- Como é formado um pelo?
- Que tipos básicos de pelos você conhece?

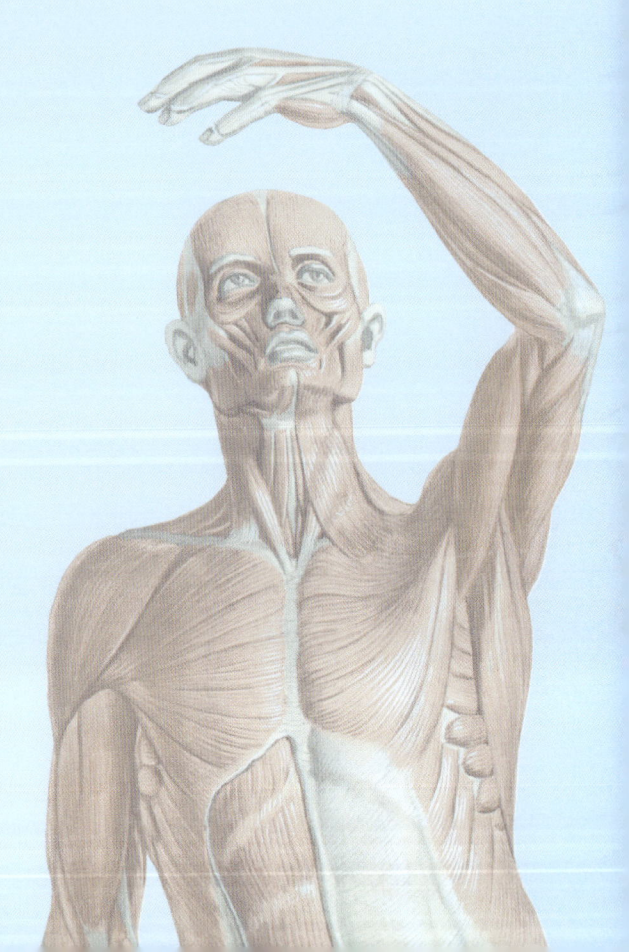

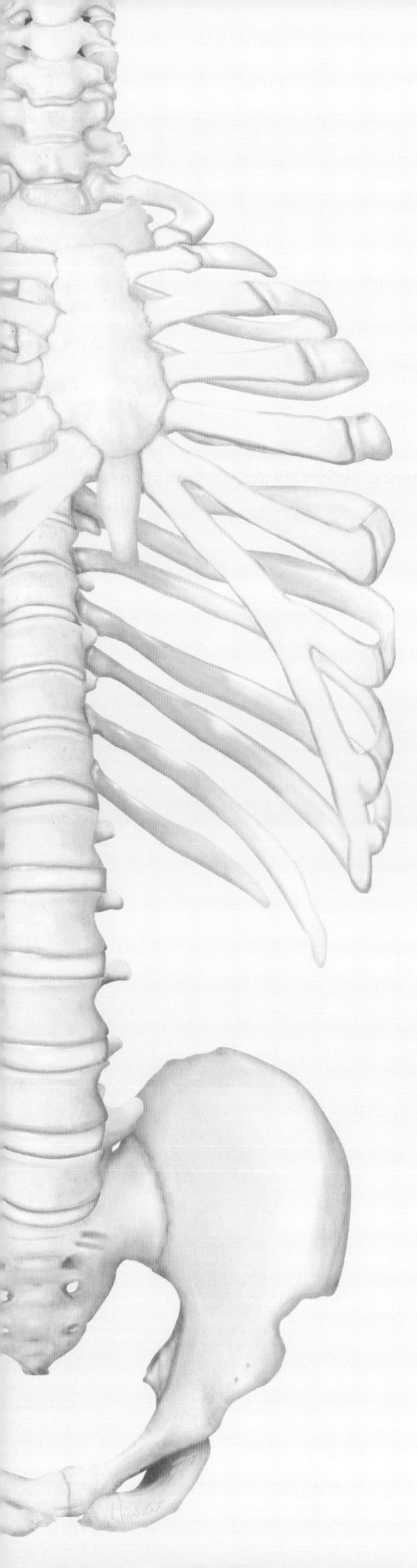

Tronco

Superfície	84
Desenvolvimento	88
Esqueleto	90
Técnicas de Imagem	124
Musculatura	132
Vasos Sanguíneos e Nervos	160
Topografia, Dorso	170
Mama	182
Topografia, Abdome e Parede Abdominal	186

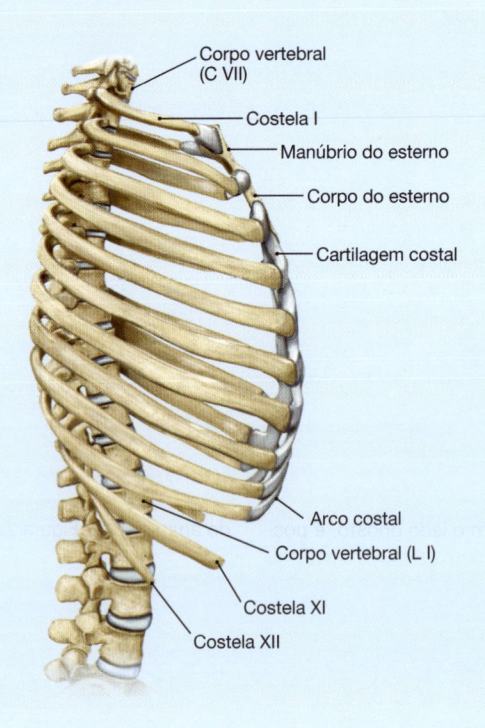

Visão geral

O tronco é o suporte da cabeça e dos membros superiores, móveis e fixados a ele. A estrutura de suporte do tronco é a coluna vertebral, cujas vértebras aumentam de tamanho no sentido descendente (caudal) para suportar a carga corporal. Para amortecer os impactos, existem discos intervertebrais entre as vértebras; eles consistem em um anel fibroso e um núcleo pulposo central. Para proteção contra lesões, a medula espinal é envolta por arcos vertebrais no canal vertebral. Na parte inferior, as vértebras se fundem (sacro) e formam, em conjunto com o osso do quadril, o estável cíngulo do membro inferior. Com o desenvolvimento da marcha bípede e o posicionamento ereto do tronco, os seres humanos passam a apresentar as curvaturas características da coluna vertebral. Vários músculos encontram-se principalmente na parte posterior e lateral das vértebras (músculos próprios do dorso). Assim, as vértebras podem ser movimentadas umas contra as outras. Na parte frontal da coluna vertebral estão localizadas as regiões viscerais do tronco, constituídas por cavidade torácica, cavidade abdominal e cavidade pélvica. A cavidade torácica é envolta pela caixa torácica, que inclui, além das vértebras torácicas, os 12 pares de costelas e o esterno. Entre as costelas, encontram-se os músculos. A parede da cavidade abdominal, em contrapartida, contém apenas músculos e seus tendões (aponeuroses). As cavidades torácica e abdominal são separadas pelo diafragma. Na parte exterior e frontal da parede torácica, estão localizadas as glândulas mamárias, livremente deslocáveis do M. peitoral maior. Durante a gravidez, elas produzem leite, importante para a nutrição do recém-nascido. Na parte inferior da parede abdominal, entre o escroto e a cavidade abdominal do homem, encontra-se o canal inguinal, através do qual o funículo espermático e as estruturas nele contidas se conectam aos órgãos e estruturas correspondentes na cavidade abdominal, como o ducto deferente. As mulheres também têm canal inguinal.

Tópicos mais importantes

Após estudar e compreender os principais tópicos deste capítulo, segundo as diretrizes do Nationalen Kompetenzbasierten Lernzielkatalog Medizin (NKLM), você será capaz de:

- Mostrar e nomear as estruturas superficiais palpáveis, associar as regiões do tronco e orientar-se topograficamente com base nas referências anatômicas no tronco
- Explicar a diferença entre dermátomo e zona de Head
- Conhecer a base do desenvolvimento da parede do tronco, incluindo o desenvolvimento das costelas, do esterno e da coluna vertebral, assim como variações e malformações clinicamente relevantes associadas
- Descrever a estrutura esquelética da coluna vertebral, assim como da caixa torácica, em conjunto com as articulações associadas, nomear os vários ligamentos associados, para mostrá-los no esqueleto ou na peça anatômica, e descrever as possibilidades de movimento de cada articulação e o conjunto articular
- Descrever os músculos próprios do dorso e as fáscias associadas, e as funções de movimento e postura da cabeça e do tronco
- Explicar a estrutura em camadas da parede do tronco, particularmente os músculos, nas regiões torácica e abdominal, incluindo os músculos nas cavidades torácica e abdominal, assim como os músculos do pescoço
- Nomear a inserção e a origem dos músculos reto e oblíquos do abdome e indicar os pontos fracos da parede abdominal como locais de predileção para hérnias abdominais
- Descrever a estrutura e a inervação do diafragma, explicar os pontos de passagem juntamente com as estruturas que transpassam e identificar possíveis pontos fracos
- Nomear a circulação colateral
- Descrever as regiões de drenagem linfática dos linfonodos axilares e inguinais superficiais
- Reproduzir os fundamentos morfológicos da punção lombar, da anestesia epidural e da toracocentese
- Descrever a mama feminina sob os aspectos topográficos e oncocirúrgicos
- Descrever o canal inguinal sob os aspectos evolutivos e clínicos
- Explicar a estrutura do plexo lombossacral.

Relação com a clínica

A seguir, é apresentado um estudo de caso que reforça a correlação entre os muitos detalhes anatômicos e a prática clínica mais atual.

Hérnia inguinal

História
Um homem de 27 anos notou uma protuberância na região inguinal direita, que aumentava com pressão, prática de esportes ou quando ele tossia. No início o abaulamento era muito pequeno, mas suas dimensões aumentaram nos últimos 2 meses. Agora ele às vezes sente dor discreta na parte inferior direita do abdome e na região inguinal. Fora isso, ele se sente bem, sem outras queixas ou doenças, e não toma medicamentos.

Achados da avaliação
Na posição ortostática e em comparação com o lado oposto, é possível observar um pequeno abaulamento da pele na região inguinal, no lado direito. O abaulamento pode ser empurrado levemente para trás (reposicionamento) com as mãos. Não há movimento de defesa na região inguinal, e o reposicionamento não causa dor. O examinador empurra o dedo indicador a partir da posição caudal levemente na direção do anel inguinal interno, enquanto invagina a pele inguinal, e solicita que o jovem tussa. Ele pode sentir uma protuberância na ponta do dedo, que se estende até o escroto direito. Esta é uma clara indicação de hérnia inguinal. O colo da hérnia inguinal parece estar lateral aos vasos epigástricos inferiores e acima do tubérculo púbico.

Exames complementares
Para o diagnóstico de hérnia inguinal não é necessário solicitar exames complementares. Considera-se exclusivamente o exame clínico. Ele é feito, se possível, como no caso do jovem, em posição ortostática. Durante a palpação com o dedo indicador ou o dedo mínimo pela pele escrotal ou inguinal, através do anel herniário externo, o anel inguinal interno acaba por se localizar na ponta do dedo (→ Figura a). O paciente é solicitado a tossir e/ou fazer força. Desse modo, mesmo pequenas hérnias são sentidas como saliências. No jovem, é diagnosticada uma hérnia inguinal indireta. Neste caso, o saco herniário estende-se para a fossa inguinal lateral ao longo do anel inguinal interno, através do canal inguinal, para o escroto. O orifício inguinal é o anel inguinal interno. Para distinguir hérnias inguinais diretas de hérnias femorais, a regra dos três dedos pode ajudar.

> *As hérnias femorais ocorrem mais comumente em mulheres mais velhas.*

A palma da mão direita ou esquerda é colocada por trás da espinha ilíaca anterossuperior. O dedo médio marca o trajeto da hérnia indireta, o dedo indicador, da hérnia direta, e o dedo anular, da hérnia femoral (→ Figura b).

Diagnóstico
Hérnia inguinal.

Tratamento
As hérnias inguinais sempre precisam ser tratadas cirurgicamente. O paciente recebe explicações sobre a herniorrafia totalmente extraperitoneal minimamente invasiva e é preparado para o procedimento. Nesse procedimento é realizada a exposição da parede abdominal por meio de duas a três pequenas incisões na pele do abdome. Neste caso, o saco herniário é exposto e dissecado, o conteúdo do saco herniário (uma alça intestinal, que era responsável pela proeminência e pela dor discreta) é reposicionado na região do abdome, e o saco hernial é, então, removido. Nessa operação, uma tela de plástico fina é introduzida entre as camadas da parede abdominal (entre o M. transverso do abdome e o peritônio parietal).

Evolução
A grande vantagem deste procedimento cirúrgico é a tolerância imediata à carga, sendo geralmente permitidas até mesmo atividades esportivas intensas em 1 semana. O jovem recebe alta no dia seguinte à cirurgia e pode, no período de 1 semana, ficar completamente assintomático e voltar a se dedicar ativamente, sem ter a protuberância na região inguinal, ao seu esporte favorito (voleibol).

Laboratório de anatomia
Observe as limitações e o conteúdo do canal inguinal no laboratório de anatomia (→ Figura 2.164).

> *Independentemente do sexo do indivíduo, o ramo genital do N. genitofemoral e o N. ilioinguinal atravessam o canal inguinal.*

Observe no canal inguinal do homem, além do funículo espermático (que contém a artéria testicular, o plexo pampiniforme, o canal deferente, a artéria do ducto deferente e o ramo genital do nervo genitofemoral), o nervo ilioinguinal. Nas mulheres, nessa região, passam o ligamento redondo do útero, oriundo do útero, o ramo genital do nervo genitofemoral, o nervo ilioinguinal e os vasos linfáticos.

De volta à clínica
O canal inguinal é uma região comum de ocorrência de hérnias. Dependendo do orifício herniário, são distinguidas hérnias inguinais indiretas e diretas.

> *As hérnias inguinais diretas têm localização medial.*

Neste caso, o paciente teve uma hérnia inguinal indireta. Tais hérnias inguinais são as hérnias da parede abdominal mais comuns e ocorrem principalmente em homens. As hérnias inguinais diretas ocorrem através do trígono inguinal (triângulo de Hesselbach) na fossa inguinal medial. O trígono é um ponto fraco, uma vez que a parede abdominal consiste apenas na fáscia transversal e no peritônio parietal. Neste caso, o orifício herniário é localizado medialmente aos vasos epigástricos inferiores.

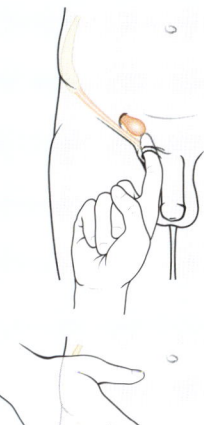

Figura a Diagnóstico de hérnia inguinal à palpação. [S700-L126]

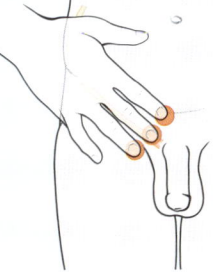

Figura b Regra dos três dedos para a distinção de hérnias inguinais diretas e hérnias femorais na região inguinal. [S700-L126]

Superfície

Anatomia de Superfície

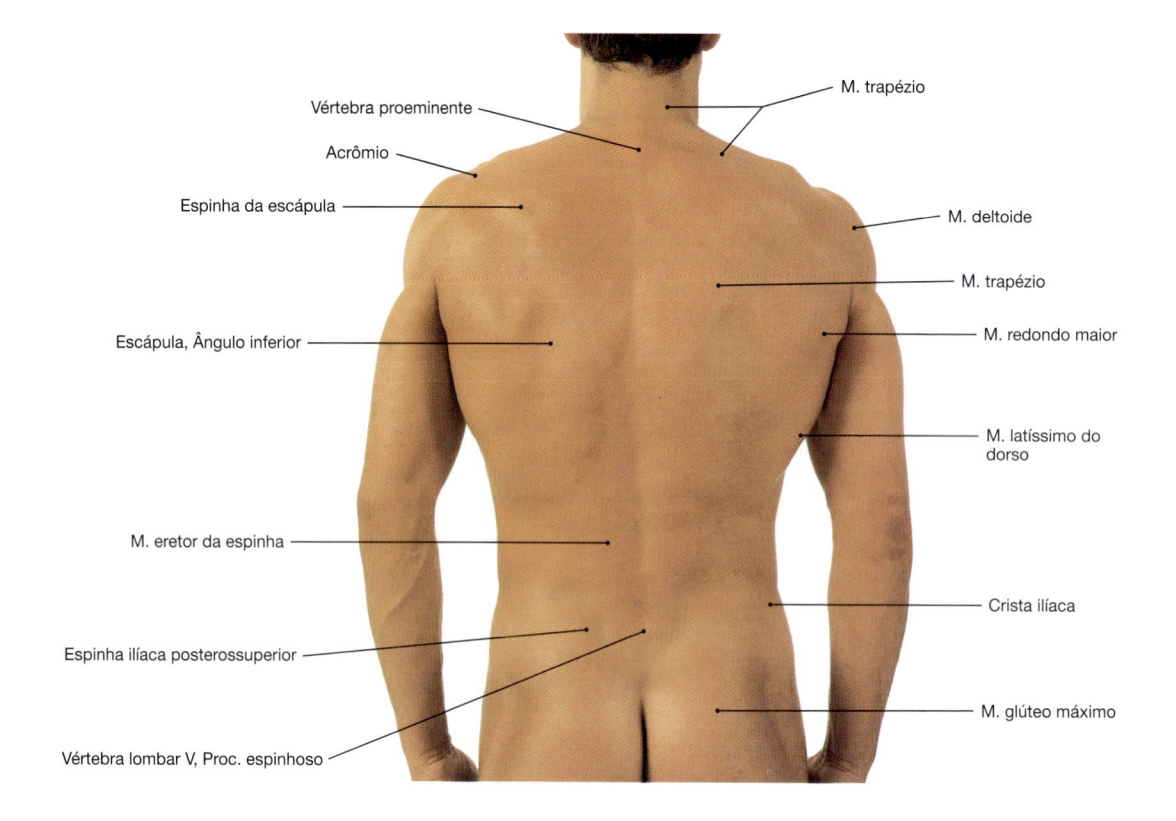

Figura 2.1 Dorso, relevo superficial. [S700]
O relevo superficial do dorso é utilizado para a delimitação das diferentes regiões da coluna vertebral, dos músculos, da posição aproximada do fim da medula espinal ou da posição de órgãos (p. ex., os rins).

Pontos ósseos particularmente bem palpáveis são o processo espinhoso da 7ª vértebra cervical (vértebra proeminente), o acrômio, a espinha da escápula, o ângulo inferior da escápula e o processo espinhoso da 5ª vértebra lombar.

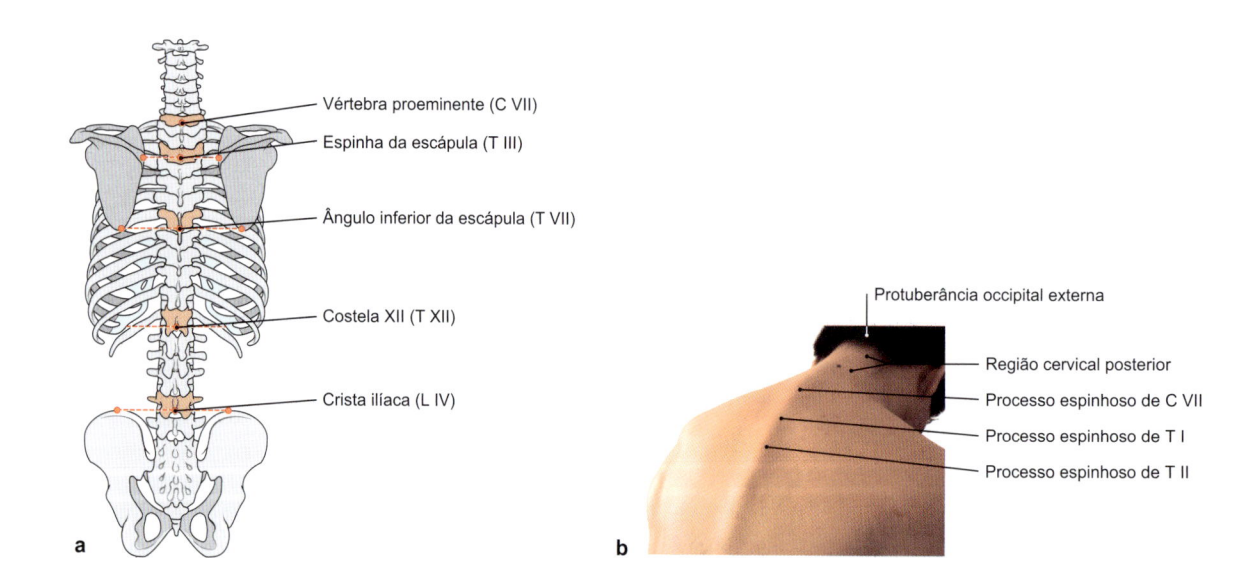

Figura 2.2a e b Esqueleto e dorso com marcos (acidentes) ósseos.
a Marcos (acidentes) ósseos, como a vértebra proeminente (C VII), são facilmente palpados. Algumas vértebras estão bem localizadas graças às suas relações com outras estruturas facilmente palpáveis, como T III no nível da espinha da escápula, T VII no nível do ângulo inferior da escápula, T XII no nível do 12º par de costelas e L IV no nível da crista ilíaca. [S701-L126]

b Inclinar a cabeça para frente, de modo a encostar no tórax, e mover os ombros para frente ajudam a localizar, à palpação, alguns dos acidentes ósseos das partes cervical e torácica superior da coluna vertebral. [S701-L271]

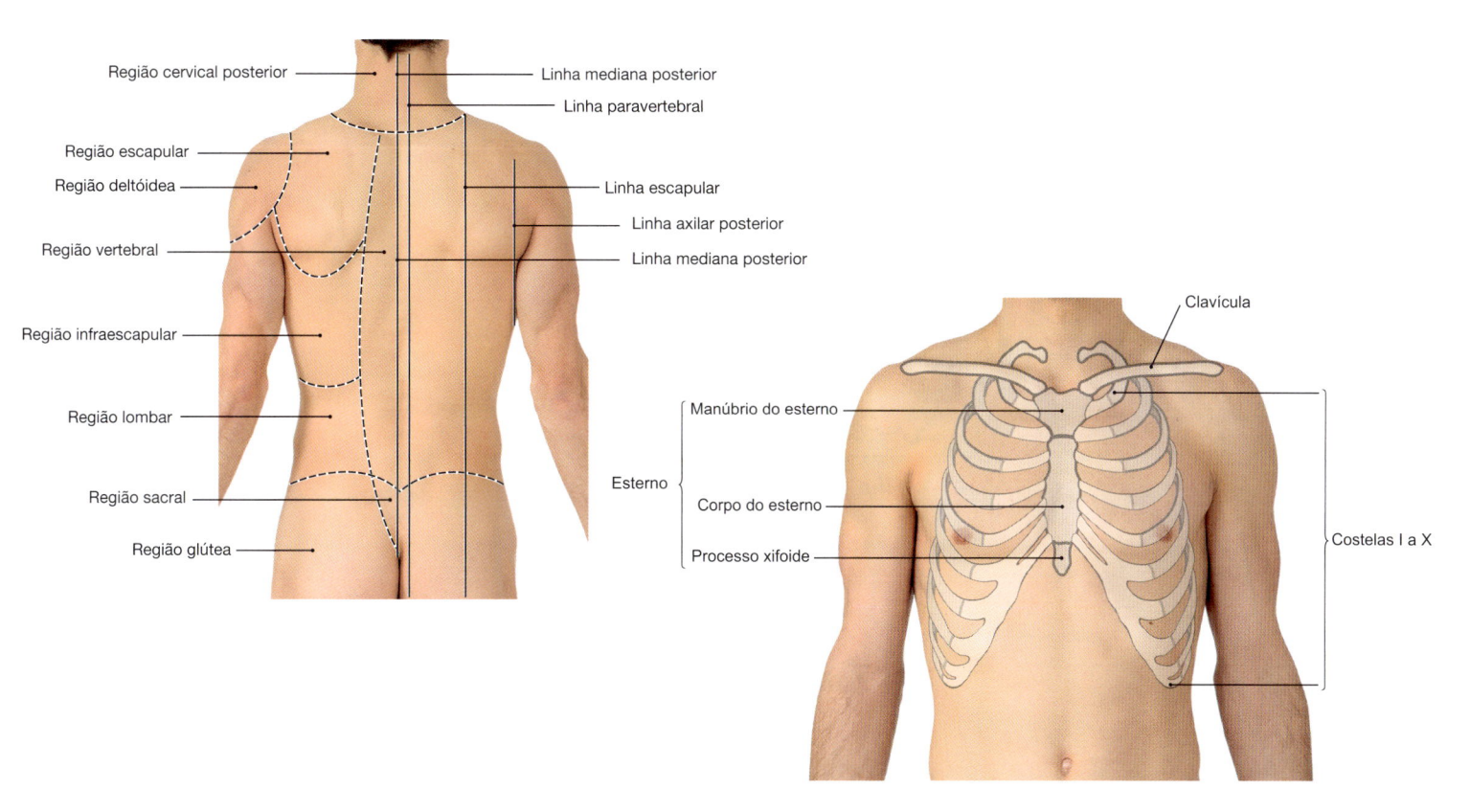

Anatomia de Superfície

Figura 2.3 Regiões e linhas de orientação no dorso. [S701-J803-L126]

Sobre o dorso e na região cervical são distinguidas as seguintes regiões topográficas: região cervical posterior (região nucal), regiões vertebral, escapular, infraescapular, deltóidea, lombar, sacral e glútea. Como linhas de orientação, encontram-se as linhas mediana posterior, paravertebral, escapular e axilar posterior.

Figura 2.4 Projeção da caixa torácica na parede do tórax. [S701-J803-L126]

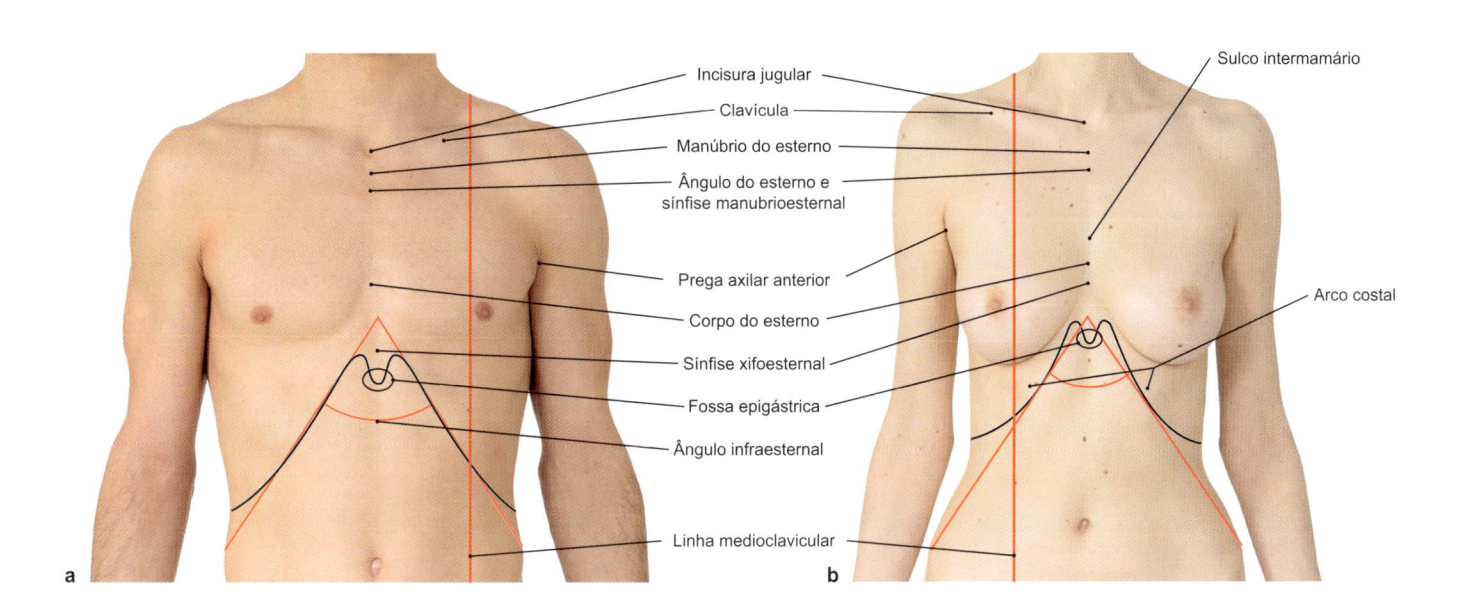

Figura 2.5a e b Anatomia de superfície da parede anterior do tórax. [S701-J803]
a Vista no homem.
b Vista na mulher.

Superfície

Paredes Torácica e Abdominal

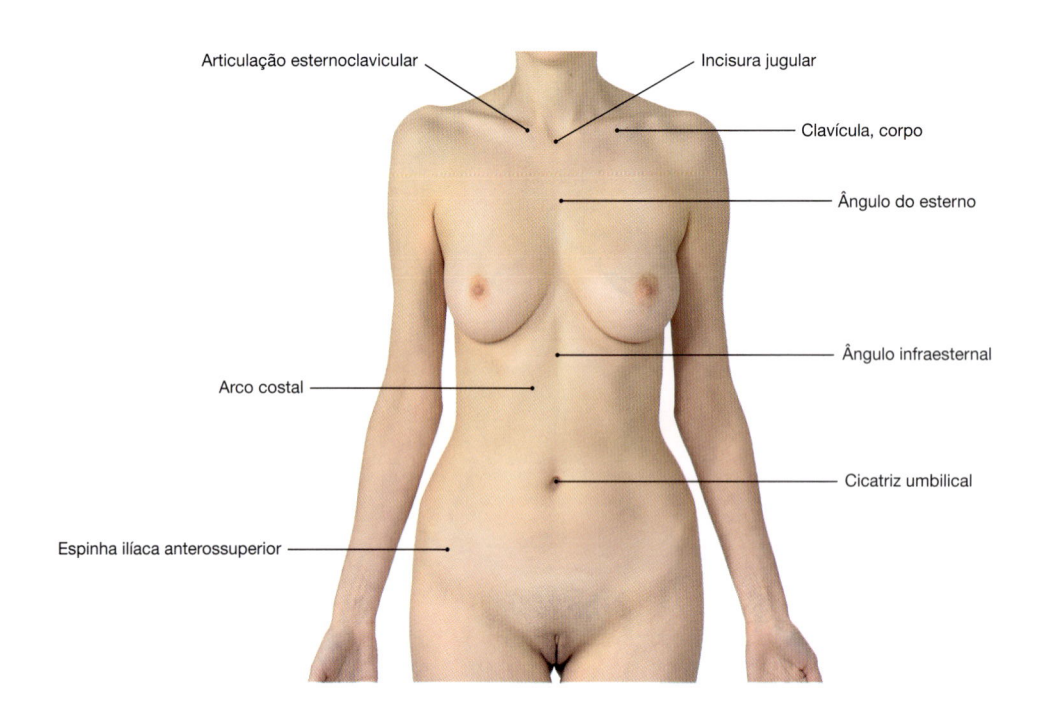

Figura 2.6 Relevo superficial das paredes torácica e abdominal de uma mulher jovem. [S701-J803]
Para orientação na parede anterior do tronco, determinados pontos anatômicos de referência podem ser úteis, tais como o arco costal, a cicatriz umbilical e a espinha ilíaca anterossuperior. Outros pontos anatômicos de referência estão representados.

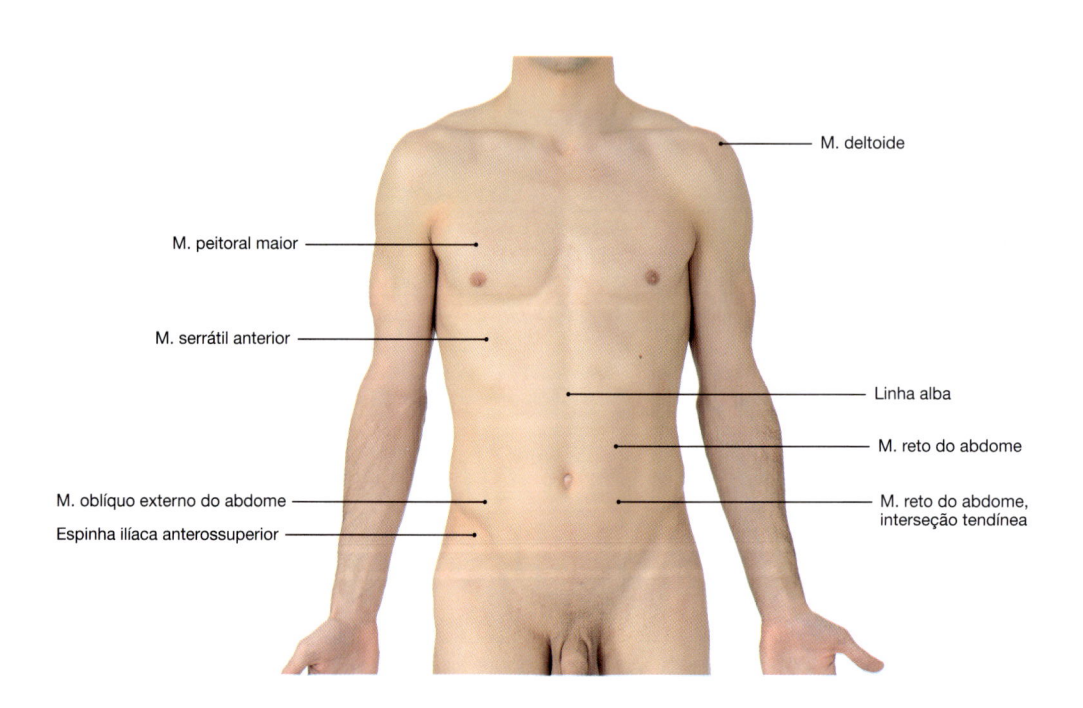

Figura 2.7 Relevo superficial das paredes torácica e abdominal de um homem jovem. [S701-J803]
Pontos anatômicos de referência na parede anterior do tronco.

Paredes Torácica e Abdominal

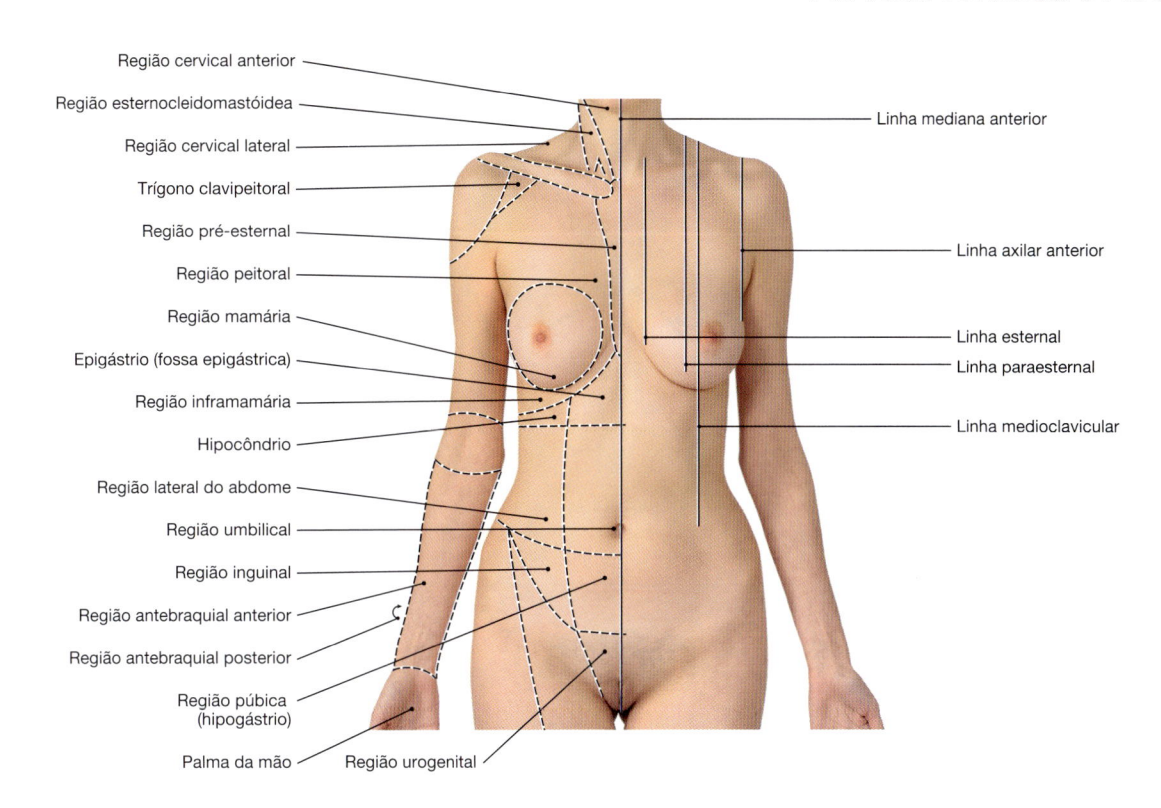

Figura 2.8 Regiões e linhas de orientação nas paredes torácica e abdominal de uma mulher jovem. [S700-J803-L126]
Na região cervical inferior e nas paredes torácica e abdominal, são distinguidas as seguintes regiões topográficas: região cervical lateral (trígono cervical posterior), região esternocleidomastóidea, região cervical anterior (trígono cervical anterior), trígono clavipeitoral, regiões pré-esternal, mamária, inframamária, deltóidea, epigástrica, hipocôndrio, umbilical, abdominal lateral, púbica (hipogástrio) e urogenital. Como linhas de orientação, funcionam as linhas anterior, esternal, paraesternal, medioclavicular e axilar anterior. Nas mulheres, a região peitoral é sobreposta pelas glândulas mamárias e suas regiões mamárias e inframamárias correspondentes. Como linhas de orientação, funcionam as linhas mediana anterior, esternal, paraesternal, medioclavicular e axilar anterior.

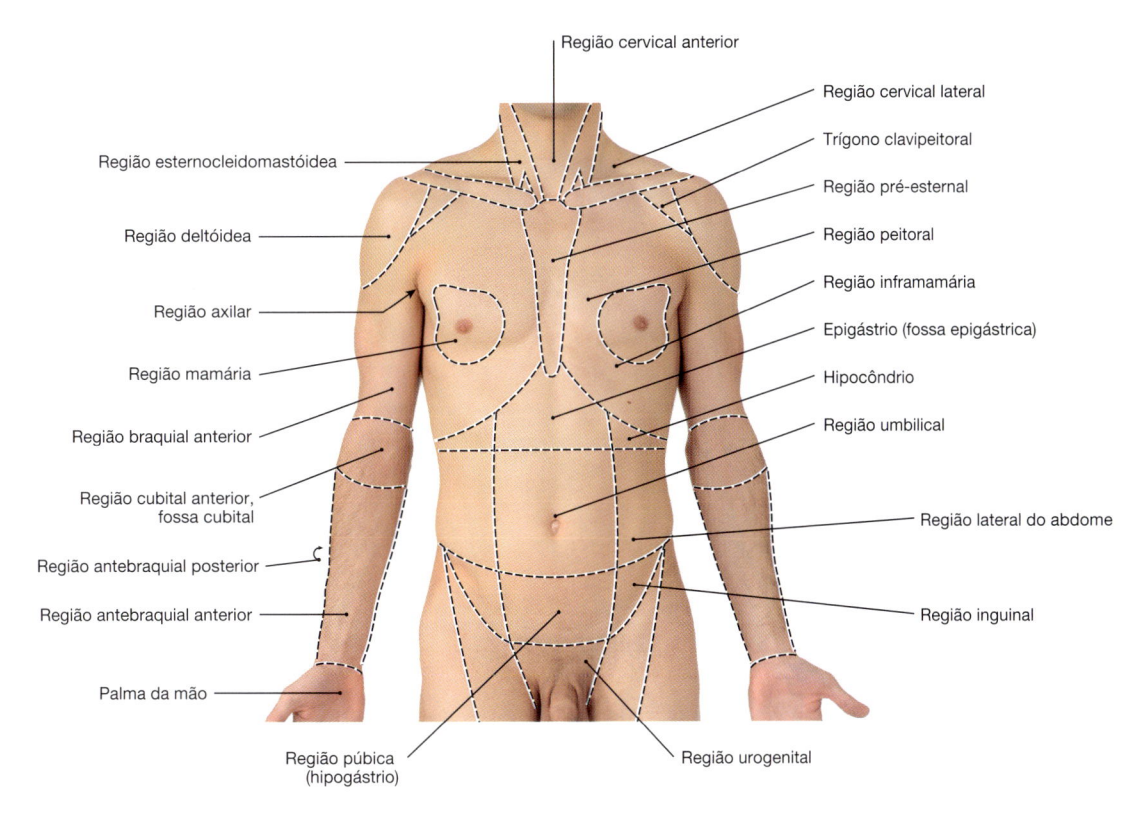

Figura 2.9 Regiões e linhas de orientação nas paredes torácica e abdominal de um homem jovem. [S701-J803-L126]
Na região cervical inferior e nas paredes torácica e abdominal, são distinguidas as seguintes regiões topográficas: região cervical lateral (trígono cervical posterior), região esternocleidomastóidea, região cervical anterior (trígono cervical anterior), trígono clavipeitoral, regiões pré-esternal, mamária, inframamária, deltóidea, epigástrica, hipocôndrio, umbilical, abdominal lateral, púbica (hipogástrio) e urogenital. Como linhas de orientação, funcionam, como nas mulheres (→ Figura 2.5), as linhas mediana anterior, esternal, paraesternal, medioclavicular e axilar anterior.

Desenvolvimento

Paredes do Tronco

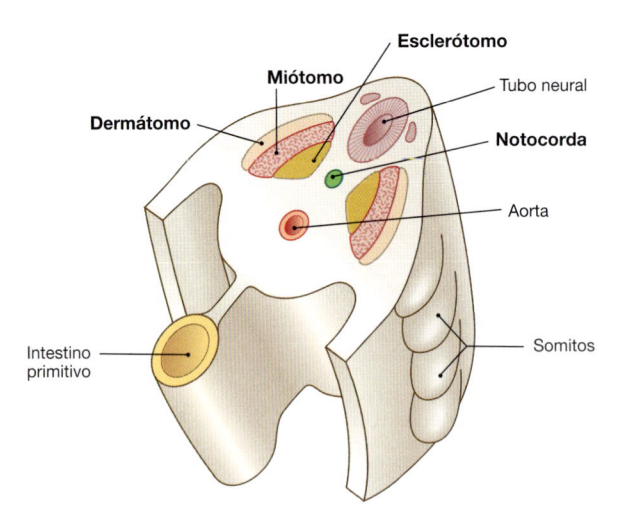

Figura 2.10 Desenvolvimento das paredes do tronco: organização dos somitos na 4ª semana. [E838]
Os componentes dos sistemas esquelético e locomotor das paredes anterior e posterior do tronco se originam, exclusivamente, do folheto embrionário intermediário (**mesoderma**). O mesoderma se condensa, de ambos os lados da notocorda e do tubo neural, para formar os somitos e as placas de mesoderma lateral não segmentadas. Na 4ª semana, no interior de cada somito, diferencia-se uma porção ventromedial, o **esclerótomo**. As células dos esclerótomos, subsequentemente, migram ao redor do tubo neural e da notocorda e se diferenciam na coluna vertebral primitiva. A partir das porções laterais dos somitos originam-se os **miótomos** e os **dermátomos**, que darão origem às células da musculatura e da derme da pele, respectivamente.

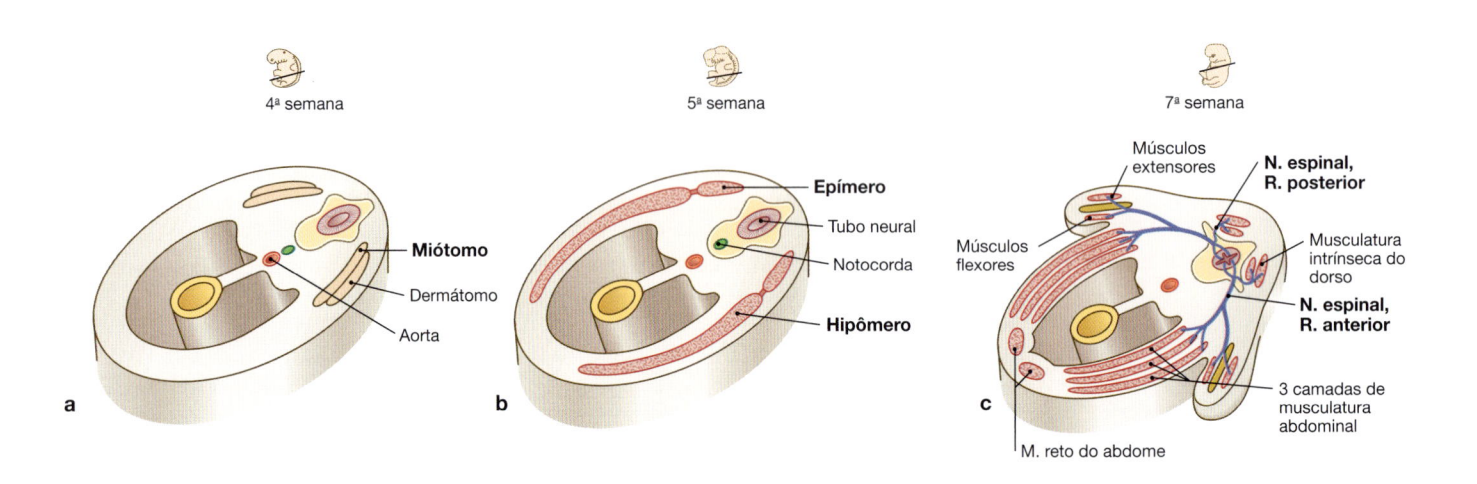

Figura 2.11a-c Desenvolvimento das paredes do tronco: formação dos epímeros e dos hipômeros a partir dos miótomos. [E838]
a Quarta semana de desenvolvimento. A musculatura estriada esquelética do tronco desenvolve-se a partir das porções laterais dos somitos, os dermomiótomos que se diferenciaram na 4ª semana de desenvolvimento.
b Quinta semana de desenvolvimento. Na 5ª semana, um grande grupo ventral de células mesenquimais, o **hipômero** (que dá origem aos Mm. escalenos, à musculatura cervical pré-vertebral, aos Mm. infra-hióideos, intercostais, subcostais, transverso do tórax, oblíquos do abdome, reto do abdome e quadrado do lombo, à musculatura do assoalho da pelve, além dos Mm. esfíncteres do ânus e da uretra) se separa de um grupo dorsal menor, o epímero (que dá origem à musculatura intrínseca do dorso – M. eretor da espinha).
c Sétima semana de desenvolvimento. Na região da parede abdominal, na 7ª semana, diferenciam-se, a partir do hipômero, os Mm. oblíquos e reto do abdome; o **epímero** forma partes da musculatura intrínseca do dorso. O epímero e o hipômero apresentam inervação própria: para o hipômero, os responsáveis pela inervação são os ramos anteriores dos nervos espinais; o epímero é inervado pelos ramos posteriores dos nervos espinais.

Correlações clínicas

Pode ocorrer a **ausência de alguns músculos**; porém, frequentemente, isso não tem relevância clínica. Ausência unilateral ou bilateral do músculo peitoral ou dos músculos trapézio e serrátil anterior, por sua vez, pode ser acompanhada por distúrbios de movimentos de diferentes proporções.

Na **síndrome de prune-belly**, muito rara, toda a musculatura abdominal está ausente. Os órgãos são palpáveis através da pele. Em defeitos musculares maiores ocorre a formação de hérnias através da parede abdominal.

Paredes do Tronco, Costelas, Esterno e Corpos Vertebrais

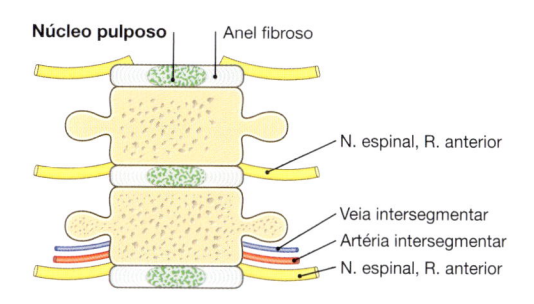

Figura 2.12 Desenvolvimento das paredes do tronco: núcleos pulposos como remanescentes da notocorda na coluna vertebral adulta. [E838]
A partir da 4ª semana de desenvolvimento, as células migram a partir dos esclerótomos, que se posicionam ao redor do tubo neural. Uma parte das células envolve a notocorda e se diferencia nos corpos vertebrais. A notocorda regride, com exceção de um pequeno resíduo, que leva à formação dos núcleos pulposos, de consistência gelatinosa, localizados na região central dos discos intervertebrais.

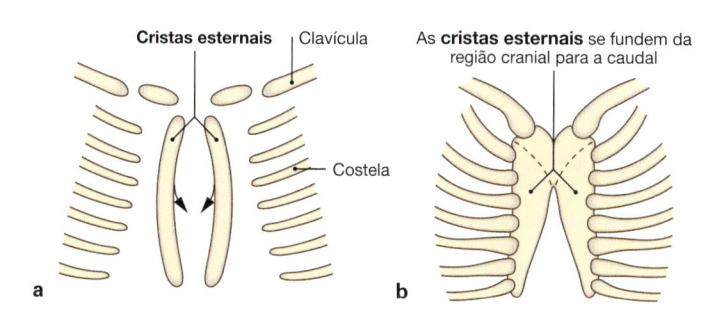

Figura 2.13a e b   Desenvolvimento das costelas e do esterno. [E838]
a O esterno se origina de duas cristas esternais que se formam a uma certa distância uma da outra como condensações mesenquimais paralelas na parede do tórax. As costelas na região torácica e os Procc. costais das regiões cervical e lombar da coluna vertebral se originam de células dos esclerótomos que migram em direção anterolateral.
b As partes do esterno coalescem no sentido craniocaudal. O processo xifoide não ossifica até os 20 a 25 anos. As costelas se unem posteriormente à coluna vertebral e anteriormente ao esterno (costelas I a VII – **costelas verdadeiras**). As costelas VIII a X fundem-se anteriormente e estabelecem contato indireto com o esterno por meio dos arcos costais cartilagíneos (**costelas falsas**). As costelas XI e XII mantêm contato apenas com a coluna vertebral e terminam livres como **costelas flutuantes** na parede do tórax.

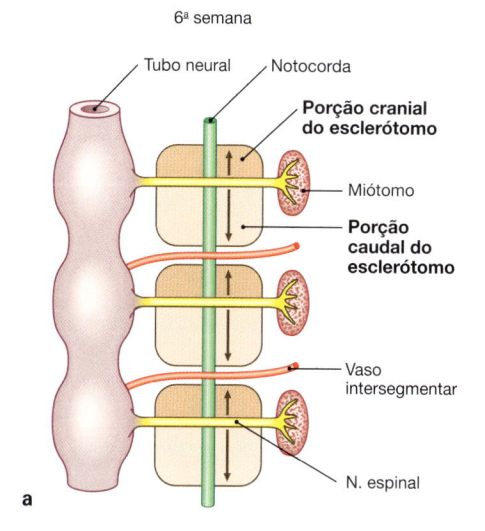

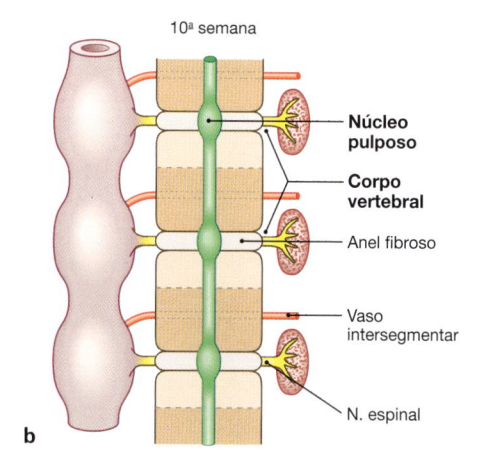

Figura 2.14a e b   Formação dos corpos vertebrais a partir de dois esclerótomos adjacentes. [E838]
a Sexta semana. Os esclerótomos se subdividem em uma porção cranial e uma porção caudal. Cada miótomo associado a um esclerótomo é inervado por um nervo espinal. Entre esclerótomos e miótomos seguem vasos sanguíneos intersegmentares.
b Décima semana. Cada corpo vertebral se origina pela fusão da porção caudal de um esclerótomo com a porção cranial de um esclerótomo subsequente. O nervo espinal pertencente ao miótomo fica encarcerado entre as porções cranial e caudal do esclerótomo devido à sua fusão e emerge do forame intervertebral. Entre os primórdios dos corpos vertebrais se desenvolvem os discos intervertebrais. Os músculos que se originam apenas a partir de porções de um miótomo (p. ex., M. rotador curto, → Figura 2.86) podem movimentar duas vértebras adjacentes. A unidade funcional composta pelas estruturas envolvidas no movimento entre duas vértebras limítrofes é denominada segmento móvel.

Correlações clínicas

A **espinha bífida** é uma anomalia na qual a coluna vertebral está aberta posteriormente, em um ou mais arcos vertebrais que não se fundiram. Caso não ocorra fusão dos arcos vertebrais até as pregas neurais, é formada uma **raquísquise**. Se a medula espinal estiver comprometida, a raquísquise é acompanhada de paralisia. Quando a fenda dos arcos vertebrais está coberta por pele, trata-se de uma espinha bífida oculta. O aparecimento de apenas um centro de ossificação, em vez de dois em um corpo vertebral, ocasiona a formação de uma **hemivértebra**. A fusão de duas vértebras entre si devido à degeneração do disco intervertebral origina uma **vértebra em bloco**.

Distúrbios da fusão do esterno apresentam-se mais frequentemente como uma fenda no corpo do esterno ou no processo xifoide. Clinicamente, tais fendas ou orifícios não são importantes.
Costelas acessórias ocorrem frequentemente nas regiões cervical e lombar. As costelas lombares habitualmente não são importantes; (Correlações clínicas da → Figura 2.41) na região cervical, elas podem comprimir o plexo braquial ou a A. subclávia (Correlações clínicas da → Figura 2.17).

Esqueleto

Esqueleto do Tronco

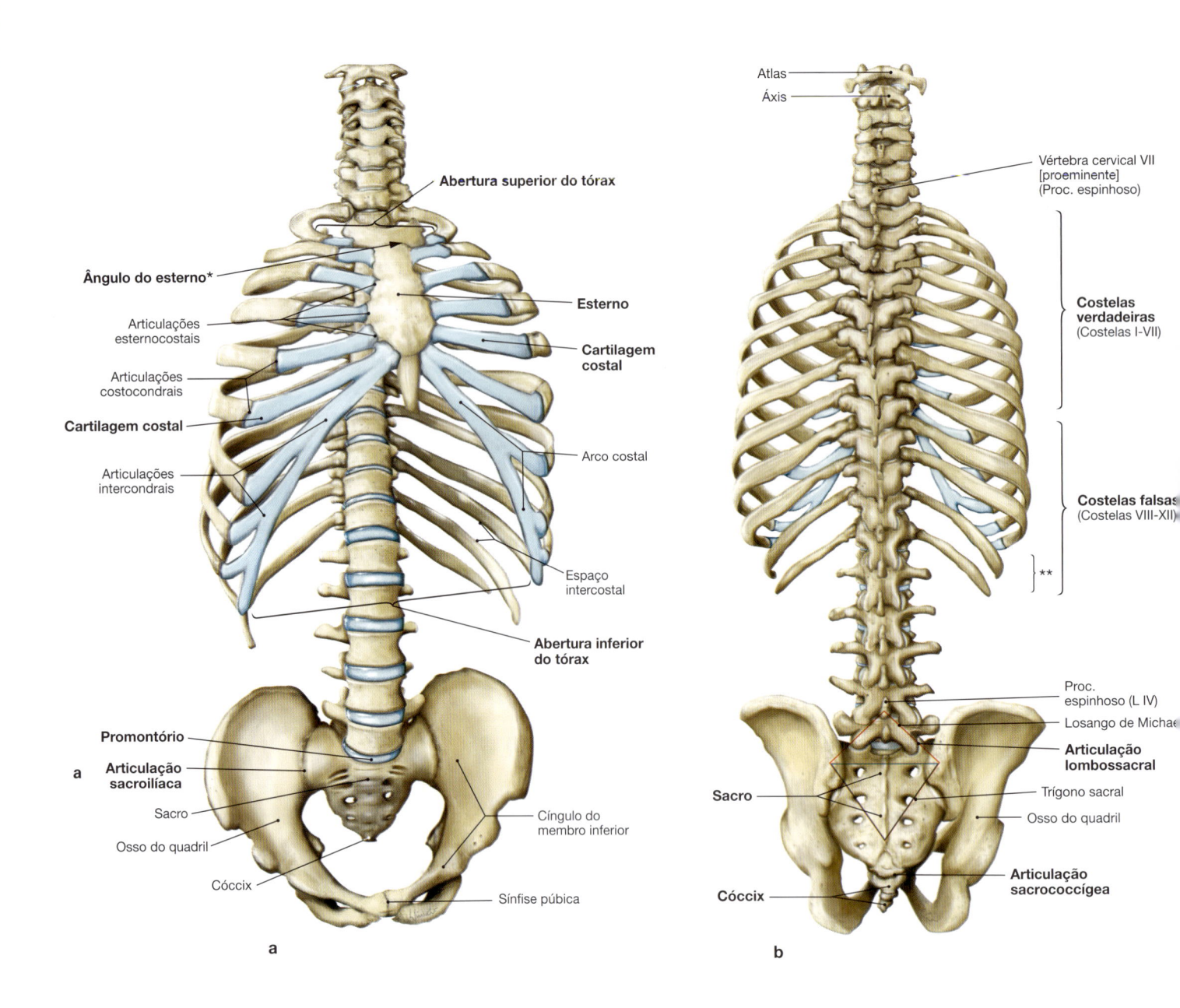

Figura 2.15a e b Ossos e cartilagens do esqueleto do tronco; com os ossos da parede anterior do tórax, bem como os ossos da coluna vertebral e do cíngulo do membro inferior (cintura pélvica). [S700-L127]
a Vista anterior.
b Vista posterior. Embora todas as costelas se articulem com a coluna vertebral, apenas as primeiras sete costelas mantêm contato direto com o esterno por meio de suas cartilagens costais. Portanto, estas são denominadas **costelas verdadeiras**. Os demais cinco pares de costelas são denominados **costelas falsas**; as costelas XI e XII **(costelas flutuantes)** não mantêm contato com arcos costais cartilagíneos.

A conexão, em formato romboide, do processo espinhoso da 4ª vértebra lombar com as espinhas ilíacas posterossuperiores e o início da fenda interglútea sobre o dorso da mulher é denominada **losango de Michaelis**. No homem, observa-se o trígono sacral (conexão entre as espinhas ilíacas posterossuperiores e o início da fenda interglútea).

*   Epônimo: Ângulo de Louis
** Costelas flutuantes (costelas XI e XII)

Correlações clínicas

No exame físico, o **ângulo do esterno** (ou ângulo de Louis), facilmente palpável, é uma importante referência anatômica para a orientação no tórax. Ele se encontra na altura da 2ª costela. O formato do trígono sacral (no homem) ou do losango de Michaelis na mulher fornece indicações sobre a conformação da pelve. Pelves deformadas, por exemplo, devido ao raquitismo (deficiência de vitamina D), têm o seu eixo transversal alongado; na escoliose, a pelve é assimétrica.

Na linha de conexão das cristas ilíacas encontra-se o **processo espinhoso da 4ª vértebra lombar**. Ele serve como ponto de orientação para a coleta de líquido cerebrospinal na região lombar da coluna vertebral, assim como para a punção durante a realização de anestesia intratecal ou epidural (peridural).

Esqueleto do Tronco

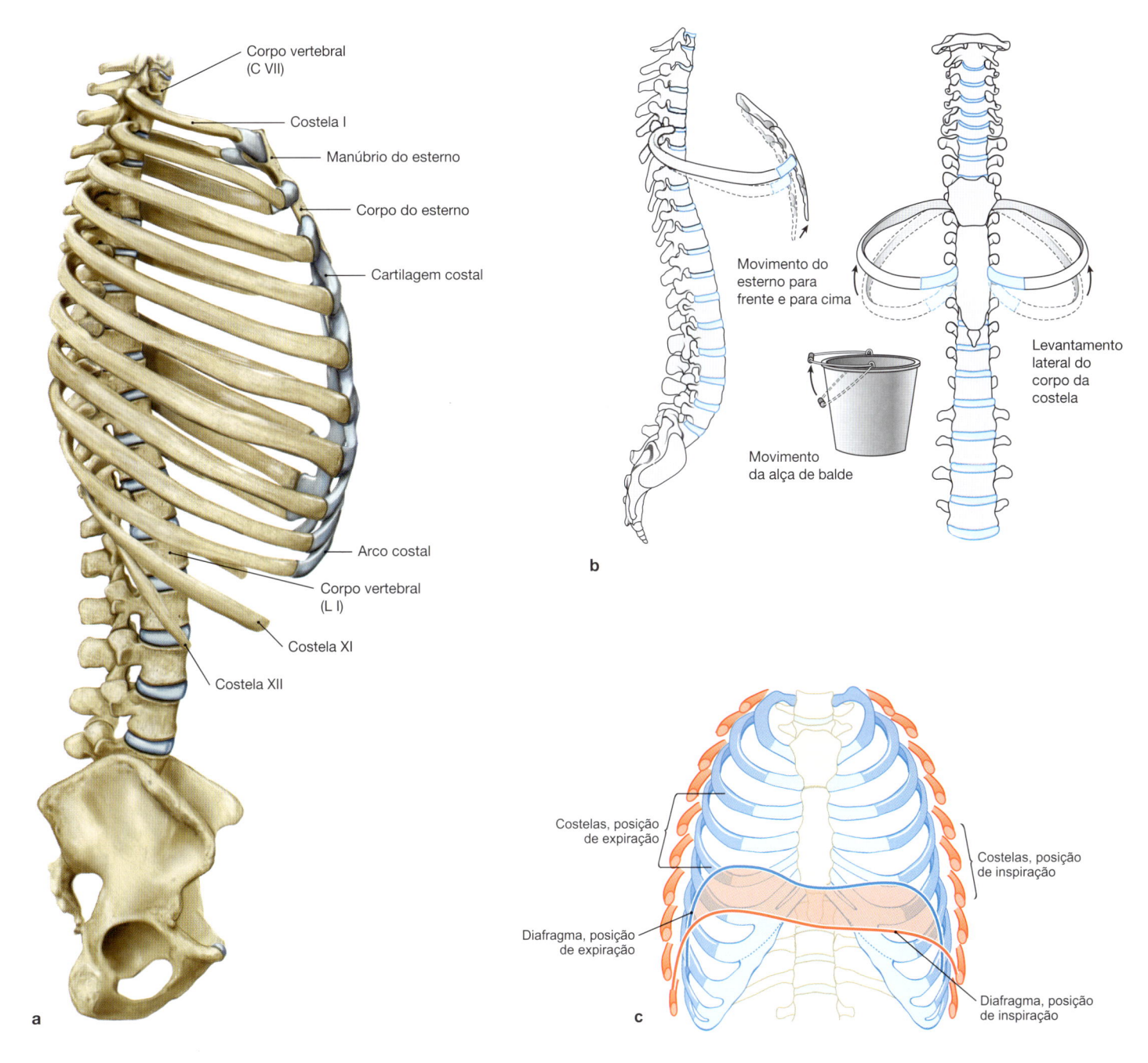

Figura 2.16a-c Esqueleto do tronco e movimentos da parede torácica.

a Ossos e cartilagens do esqueleto do tronco na vista lateral direita. Observa-se a caixa torácica com as 12 costelas do lado direito. A costela XI estende-se ainda mais anteriormente com o seu corpo costal e está em linha contínua com o arco costal. A costela XII é, geralmente, muito mais curta. [S702-L266]

b Os movimentos nas articulações esternocostais e nas articulações costovertebrais durante a inspiração aumentam o diâmetro do tórax por meio do levantamento das costelas arqueadas, como mostra a figura da alça de balde. [S702-L126]

c A força motriz para inspiração em repouso é a contração do diafragma (linha inferior vermelha), que, junto com os músculos da inspiração, provoca expansão do tórax (vermelho). À expiração, o volume torácico diminui (azul), enquanto o diafragma ascende (linha inferior azul). [S701-L126]

Correlações clínicas

Com o envelhecimento, as cartilagens costais ossificam-se, as costelas encurtam-se e o esterno se aproxima da coluna vertebral (redução do diâmetro anteroposterior). Como as dimensões da caixa torácica diminuem, a abertura inferior do tórax diminui. Por isso, comumente ocorrem fraturas de costelas, por exemplo, durante uma reanimação cardiopulmonar, mesmo com a aplicação de baixas cargas no tórax, de pessoas com mais de 50 anos. Em contrapartida, o tórax dos jovens (especialmente crianças) é bastante compressível, dificultando a ocorrência de fraturas de costelas.

Esqueleto

Costelas

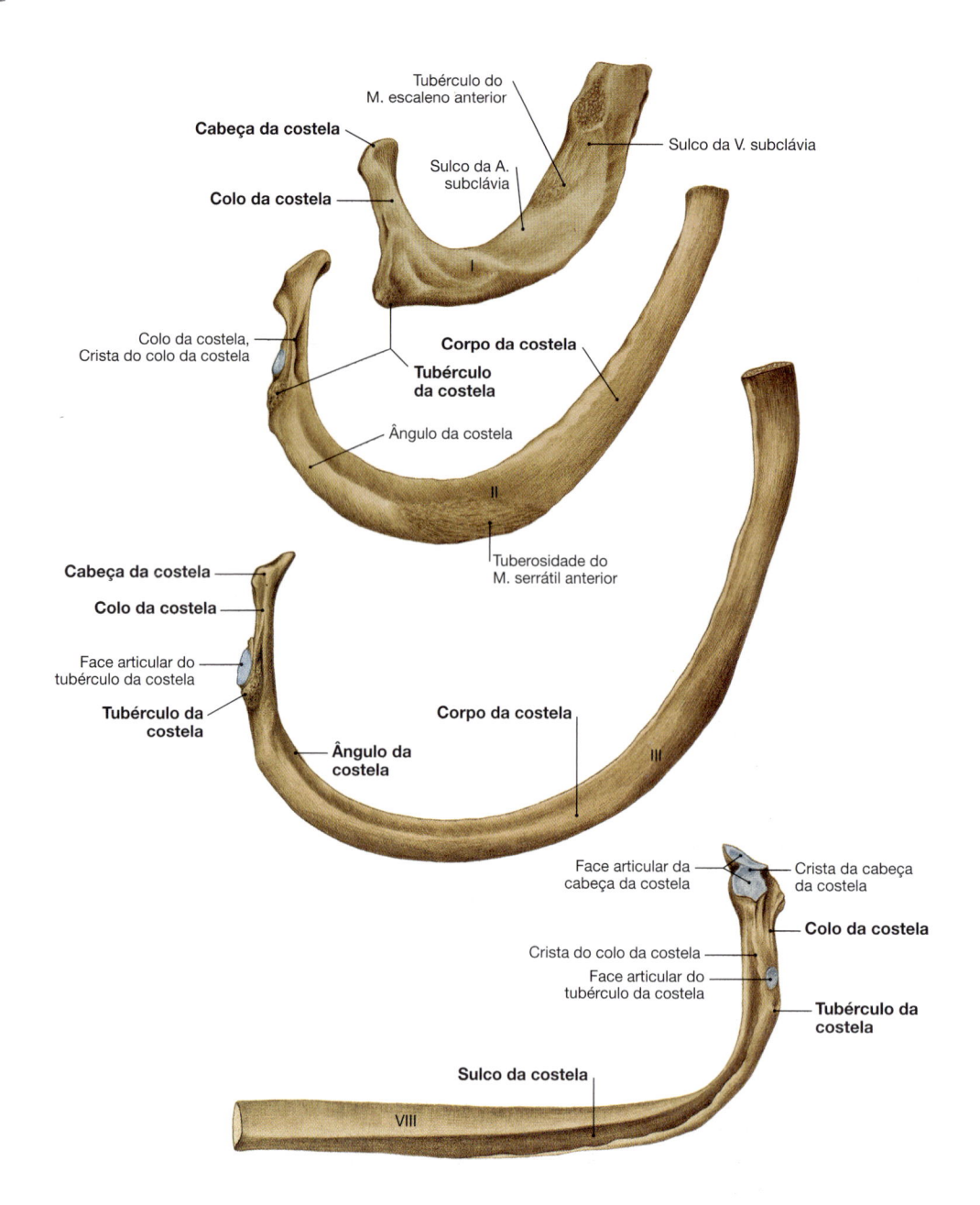

Figura 2.17 Costelas; I a III: vista cranial; costela VIII: vista caudal. [S700]

As **costelas III a X** têm as formas típicas das costelas. A cabeça da costela tem formato de cunha e apresenta duas faces articulares. O tubérculo da costela apresenta uma face articular. O sulco da costela aloja V., A. e N. intercostais. O corpo da costela tem, na sua extremidade anterior, uma concavidade para a conexão com a cartilagem costal.

As **costelas I, II, XI e XII** apresentam estrutura diversa da típica conformação das costelas. A costela I é curta, larga e bastante recurvada; sua cabeça tem apenas uma face articular. A costela II apresenta um sulco bem raso e uma tuberosidade do M. serrátil anterior para a origem do M. serrátil anterior. As costelas XI e XII apresentam, em suas cabeças, apenas uma face articular. Elas não mantêm contato com os arcos costais; sua extremidade anterior é afilada. Além disso, não têm tubérculo.

Correlações clínicas

Anomalias das costelas ocorrem frequentemente:
- Uma **costela cervical** é observada em cerca de 1% da população. Esta costela forma-se em função do crescimento de um primórdio de costela na 7ª vértebra cervical. Além de crescimentos isolados do processo transverso, podem aparecer costelas adicionais unilaterais ou bilaterais e que mantêm contato com o esterno. A pressão de uma costela cervical sobre as raízes inferiores do plexo braquial pode causar distúrbios de sensibilidade e déficit motor na região do N. ulnar
- Em **costelas de duas cabeças** observam-se duas costelas parcialmente fundidas
- Uma **costela bífida** é uma variante na qual a costela se bifurca em duas extremidades na porção anterior
- Dilatações nas artérias intercostais que seguem nos sulcos das costelas na estenose do istmo da aorta causam atrofia óssea devido à compressão, denominada **incisura costal**.

Costelas

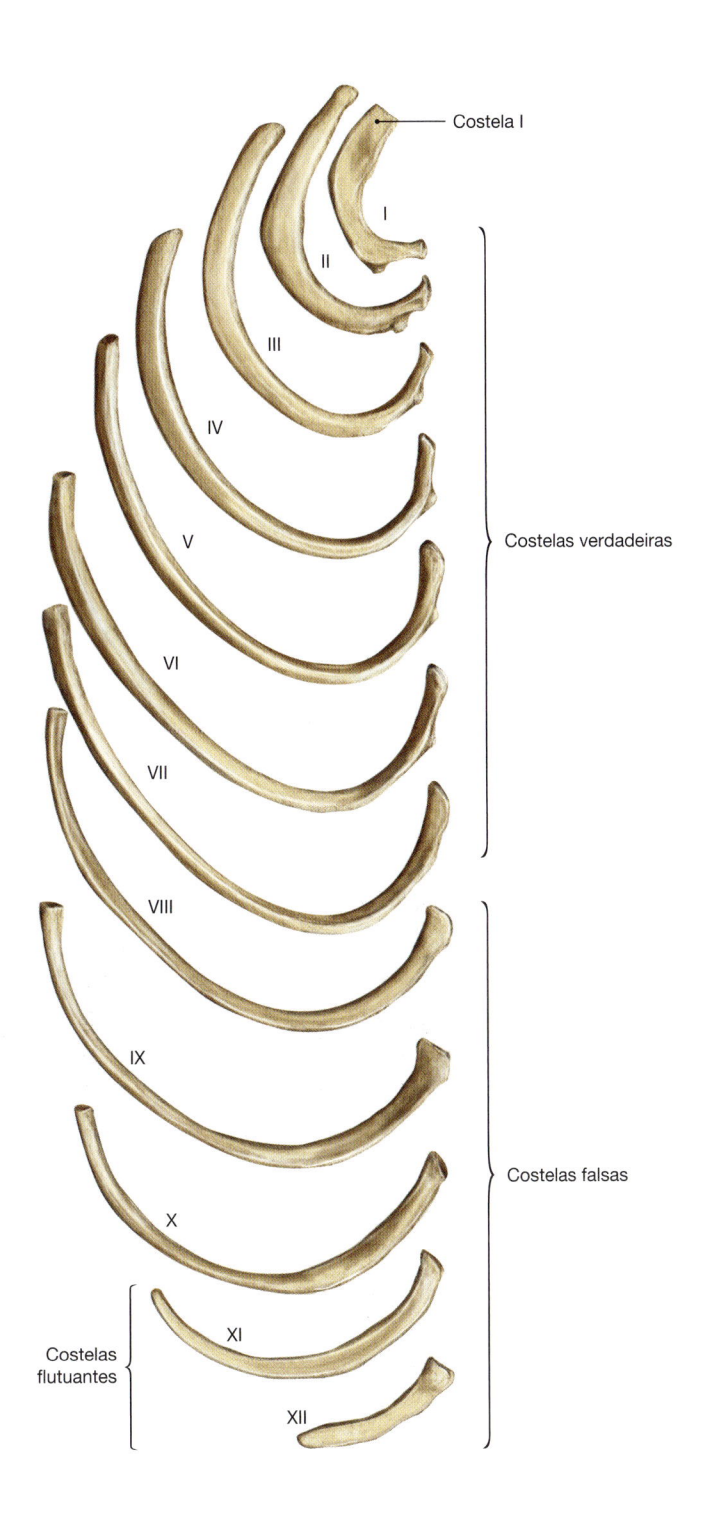

Figura 2.18 Costelas; parte óssea das costelas I a XII, lado esquerdo. Vista de cima. [S702-L266]
De modo geral, há 12 pares de costelas. Dependendo das costelas estarem em contato (por meio da cartilagem costal) com o esterno ou com o arco costal (cartilagíneo), ou não terem contato com o esterno ou com o arco costal, são distinguidas as **costelas verdadeiras** (costelas I a VII, ligadas diretamente e de modo articulado ao esterno), **costelas falsas** (costelas VIII a XII, não diretamente ligadas ao esterno) e **costelas flutuantes** (costelas XI e XII, terminam livremente entre os músculos da parede torácica).

Correlações clínicas

Uma anomalia comum das costelas são as costelas lombares, que são encontradas em cerca de 7 a 8% da população. São costelas acessórias, que, como os pares de costelas XI e XII, terminam livremente entre os músculos da parede torácica, mas, ao contrário das costelas XI e XII, não saem da coluna torácica, mas sim de L I ou L II. Elas podem ocorrer em estreita proximidade topográfica com o rim e causar dor neste órgão.

Esqueleto

Coluna Vertebral

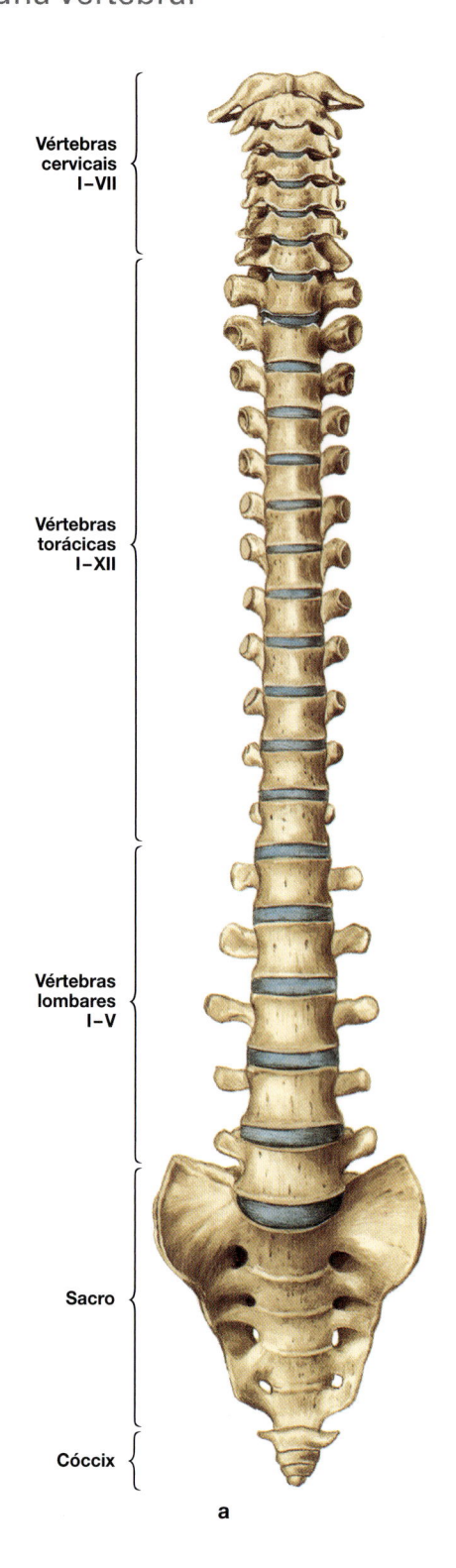

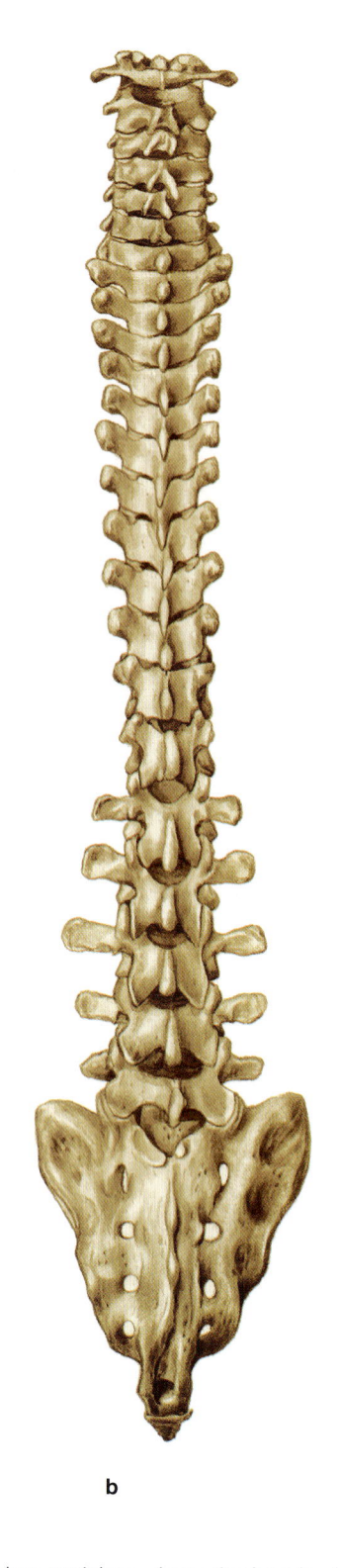

Figura 2.19a e b   Coluna vertebral; [S700].
a Vista anterior.
b Vista posterior.

A coluna vertebral constitui dois quintos da altura de um ser humano adulto. Um quarto da coluna corresponde aos discos intervertebrais. A coluna vertebral é composta por 24 vértebras pré-sacrais (sete vértebras cervicais, 12 vértebras torácicas, cinco vértebras lombares) e por dois segmentos fusionados, o sacro e o cóccix. A porção torácica da coluna vertebral mantém contato com os 12 pares de costelas; o sacro se articula com os ossos do quadril. Na coluna vertebral, a carga em posição ereta aumenta da região cranial para a caudal.

Correlações clínicas

Caso ocorra a fusão da 5ª vértebra lombar com o sacro (havendo, portanto, apenas 23 vértebras pré-sacrais), observa-se o que se chama **sacralização**. Quando S I permanece como uma vértebra independente, sem que haja a fusão com o restante do sacro (havendo, portanto, 25 vértebras pré-sacrais), ocorre **lombarização**. Neste caso, observam-se, nas radiografias, seis vértebras lombares e quatro vértebras sacrais. Quando o sacro apresenta cinco vértebras, pode ocorrer a sacralização adicional da 1ª vértebra coccígea. A fusão da 1ª vértebra cervical (atlas) com o crânio é denominada **assimilação do atlas**.

Coluna Vertebral

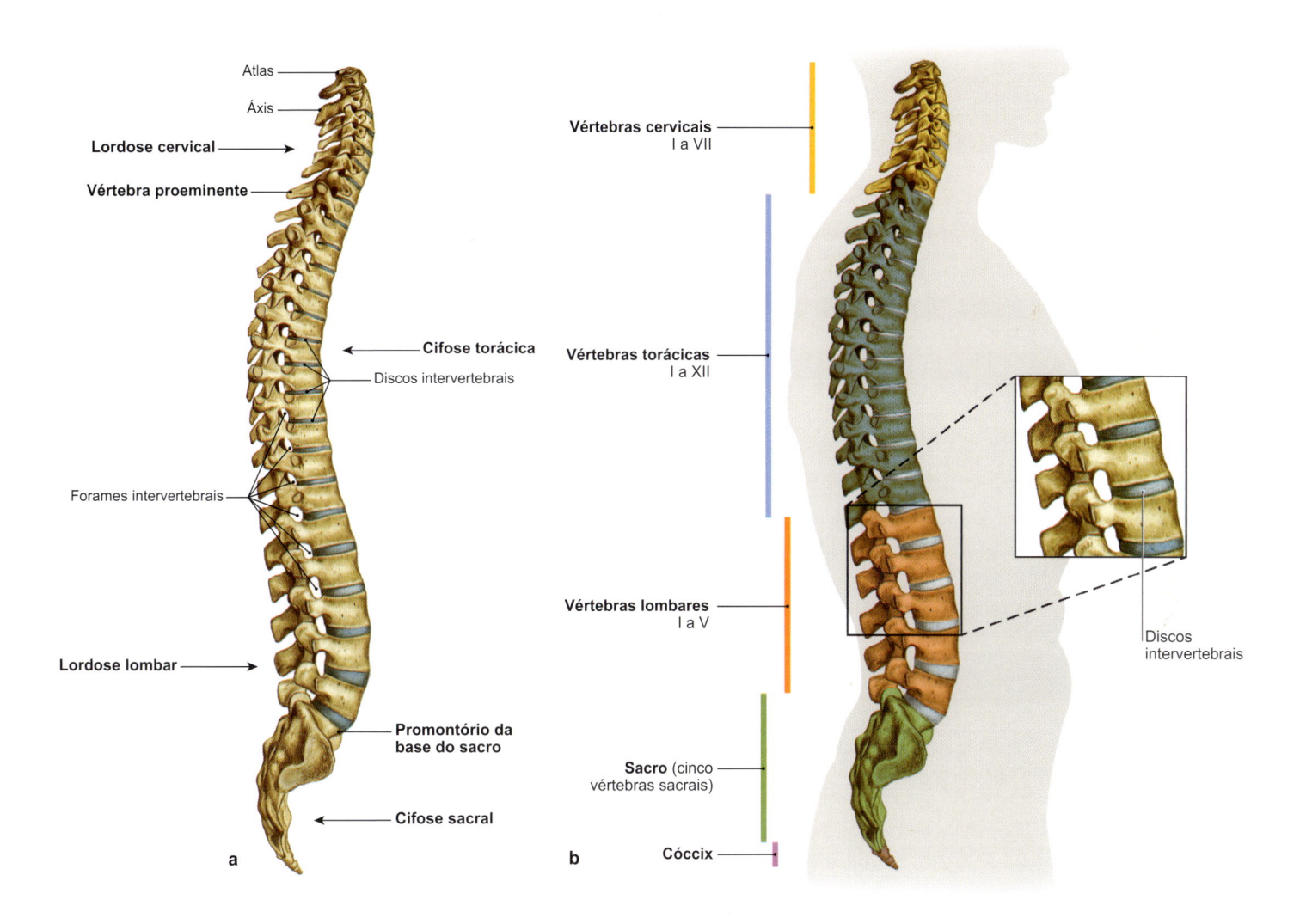

Figura 2.20a e b   Coluna vertebral; curvaturas. a [S700], b [S701-L127]
a Vista da direita.
b No plano sagital, a coluna vertebral apresenta as seguintes curvaturas:
- Lordose cervical (convexidade para a frente, amarelo)
- Cifose torácica (convexidade para trás, azul)
- Lordose lombar (convexidade para a frente, laranja)
- Cifose sacral (convexidade para trás, verde)
- O cóccix, que consiste em até cinco vértebras coccígeas fundidas (sinostose), continua a cifose sacral.

Lordose é a curvatura da coluna vertebral com convexidade anterior. Cifose é a curvatura direcionada posteriormente.

Esqueleto

Coluna Vertebral

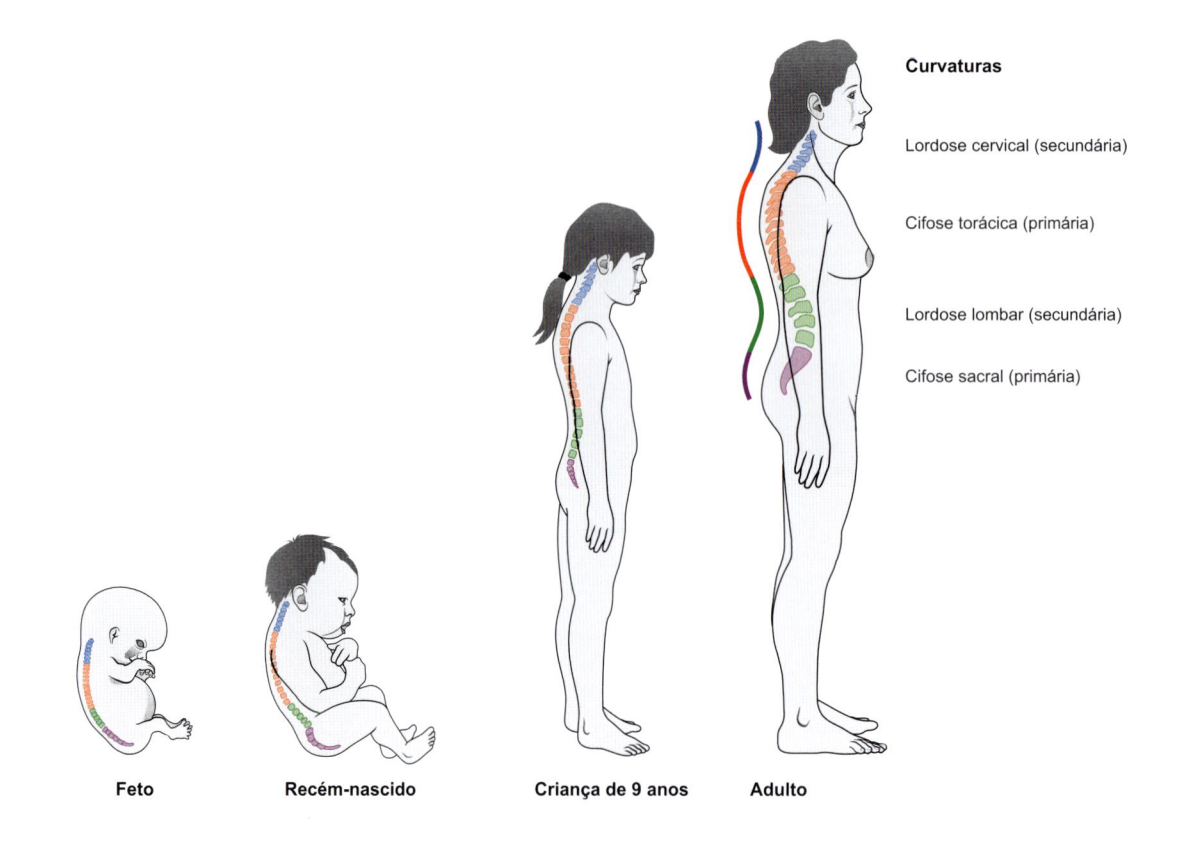

Curvaturas

Lordose cervical (secundária)

Cifose torácica (primária)

Lordose lombar (secundária)

Cifose sacral (primária)

Feto   Recém-nascido   Criança de 9 anos   Adulto

Figura 2.21   Coluna vertebral; curvaturas; vista da direita. [S701-L126] Nos primeiros meses após o nascimento, a coluna vertebral sofre curvatura convexa posteriormente em todas as suas partes. A lordose cervical desenvolve-se com a posição sentada, e a lordose lombar, somente quando a pelve é inclinada para frente em conjunção com a locomoção bípede nos primeiros 2 anos de vida.

Correlações clínicas

Cifose é uma curvatura convexa dorsal da coluna (→ Figura 2.20). É fisiológica na área da coluna torácica em forma leve. Patologicamente, por outro lado, ocorre nas partes cervical e lombar da coluna vertebral. Também patológica é a **hipercifose** da parte torácica da coluna vertebral, ou seja, a acentuação anormal da curvatura convexa primária. Ela leva à formação de uma giba e ocorre de várias maneiras (p. ex., na primeira infância, aparece como **cifose congênita**; em crianças maiores, como **cifose juvenil ou adolescente** [doença de Scheuermann]; em idade avançada, devido à perda de elasticidade e à degeneração dos discos intervertebrais, como **cifose senil**). Clinicamente, apenas uma cifose é mostrada aqui, a hipercifose.
Lordose é a curvatura convexa secundária, para frente, da coluna vertebral (→ Figura 2.20), que é fisiológica na coluna cervical e na lombar. A exacerbação não fisiológica da lordose é chamada de **hiperlordose** e ocorre, sobretudo, na coluna lombar.
Desvios da coluna vertebral no plano frontal (**escoliose**) sempre são patológicos. Trata-se de uma deformidade do crescimento da coluna vertebral com curvatura lateral fixa, torção das vértebras e rotação axial, e que não pode ser corrigida pelo simples desenvolvimento ou utilização da musculatura. A escoliose é uma das doenças ortopédicas mais conhecidas há muito tempo. Apesar dos intensos esforços científicos e clínicos, até hoje os problemas que a envolvem ainda não foram satisfatoriamente resolvidos. Entretanto, quase todo mundo tem escoliose discreta, uma vez que os membros inferiores não têm o mesmo comprimento na maioria das pessoas.

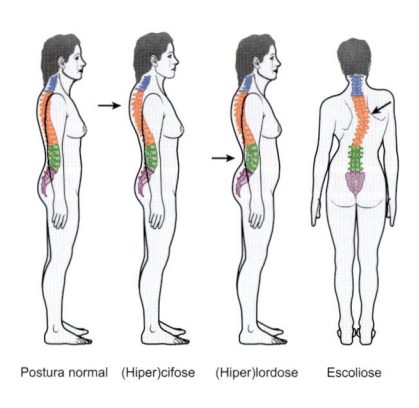

Postura normal   (Hiper)cifose   (Hiper)lordose   Escoliose

[S701-L126]

Estrutura de uma Vértebra

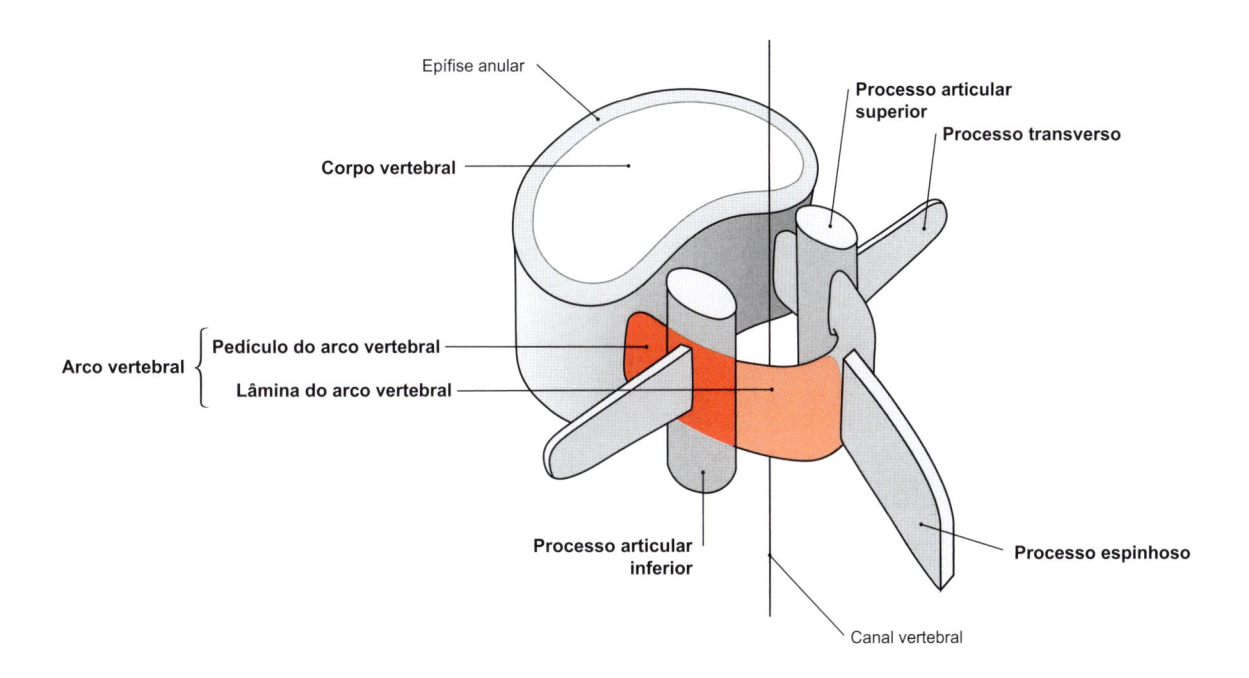

Figura 2.22 Esquema de uma vértebra; vista oblíqua posterossuperior esquerda. [S700-L126]
Uma vértebra consiste em um corpo e um arco, que se insere posteriormente ao corpo vertebral e circunda o canal vertebral. Do arco vertebral, originam-se os processos laterais pareados, os processos transversos e, posteriormente, o processo espinhoso. Além disso, existem faces articulares nos arcos vertebrais para as vértebras superiores e inferiores ou outras estruturas (crânio, sacro), os chamados processos articulares superior e inferior. O próprio arco vertebral é dividido em cada lado em uma seção anterior – pedículo do arco vertebral (salmão escuro) – e uma seção posterior – lâmina do arco vertebral (salmão claro).

Esqueleto

Atlas, Áxis e Articulações da Cabeça

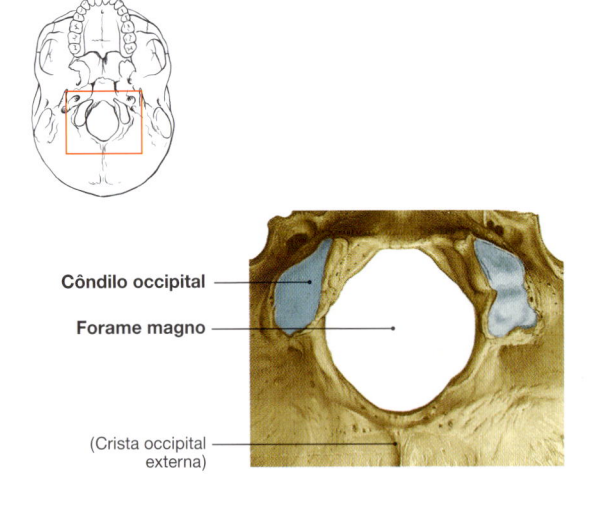

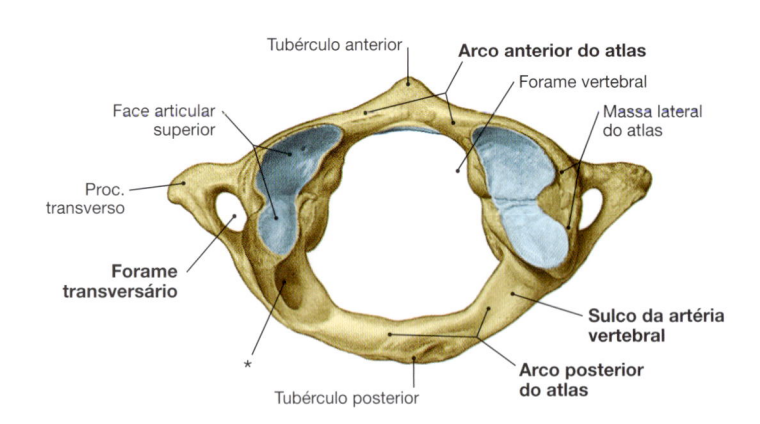

Figura 2.23 Occipital, porção com o forame magno e o corpo para a articulação superior da cabeça; vista caudal. [S700]
Os côndilos occipitais estão em posição anterolateral ao forame magno.

Figura 2.24 Primeira vértebra cervical (C I) ou atlas; vista cranial. [S700]
O atlas não apresenta corpo vertebral. Este último – no contexto do desenvolvimento – se fundiu com o áxis, formando o dente do áxis. O arco anterior do atlas encontra-se anterior ao dente do áxis e se articula com este. O arco posterior do atlas não tem um processo espinhoso, apenas um tubérculo posterior. As faces articulares superiores do atlas são frequentemente divididas. O atlas apresenta um processo transverso um pouco mais longo do que as demais vértebras cervicais.
* Variação anatômica: Canal da artéria vertebral

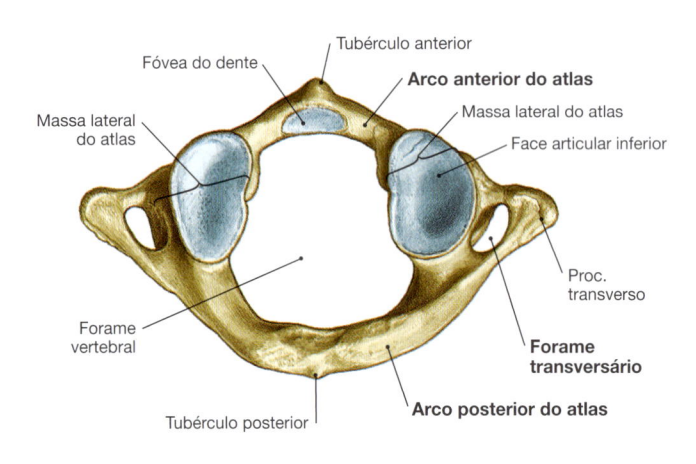

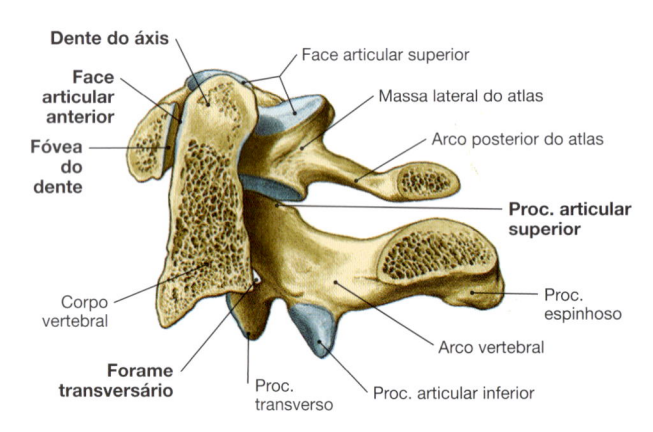

Figura 2.25 Primeira vértebra cervical (C I) ou atlas; vista caudal. [S700]
Sobre a face interna do arco anterior do atlas encontra-se a fóvea do dente, para articulação do dente do áxis. As faces articulares inferiores são côncavas e planas e direcionadas em um ângulo de aproximadamente 30° em relação ao plano transversal. O forame transversário, característico das vértebras cervicais, permite a passagem da A. vertebral.

Figura 2.26 Primeira e segunda vértebras cervicais (C I e C II), atlas e áxis; corte mediano; vista pelo lado esquerdo. [S700]
O corte mediano permite a visualização do canal vertebral. O atlas e o áxis articulam-se, por meio da fóvea do dente e da face articular anterior, na articulação atlantoaxial mediana. Em comparação ao arco vertebral do áxis, o arco posterior do atlas é nitidamente menor.

Correlações clínicas

As alterações degenerativas da coluna cervical são frequentes com o avançar da idade. Elas se manifestam, por exemplo, como **osteocondrose intervertebral** com espondilófitos posteriores, os quais podem causar estreitamento do canal vertebral, com resultante compressão da medula espinal. A **artrose** nas articulações vertebrais e na fenda uncovertebral (→ Figura 2.31) com formação de osteófitos leva ao estreitamento do forame intervertebral e/ou do forame transversário, comprometendo os nervos espinais e, também, à compressão da A. vertebral e do plexo nervoso simpático.

Fraturas isoladas do arco do atlas podem ocorrer particularmente após acidentes automobilísticos; entretanto, têm diminuído em função do aumento dos dispositivos de proteção nos veículos (airbags). Elas precisam ser diferenciadas das variações anatômicas do atlas. Além de variações como a ocorrência de um canal da artéria vertebral, ou malformações, como a **assimilação do atlas** (fusão com a base do crânio), é frequente a formação de **fissuras na região do arco vertebral** (Correlações clínicas da → Figura 2.41).

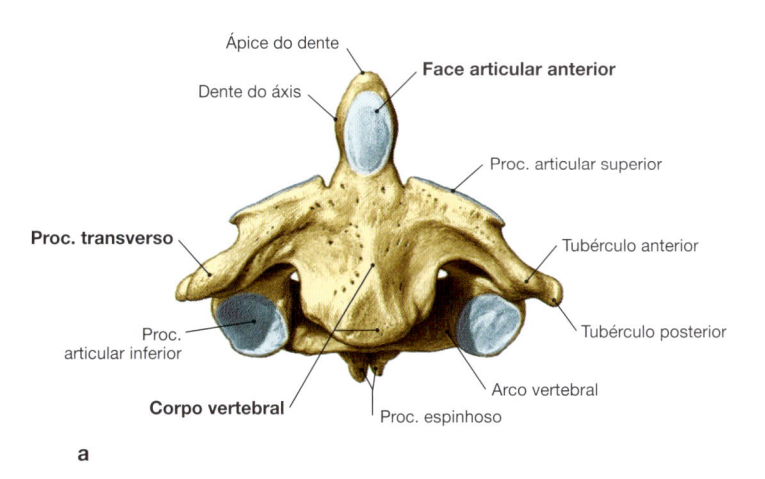

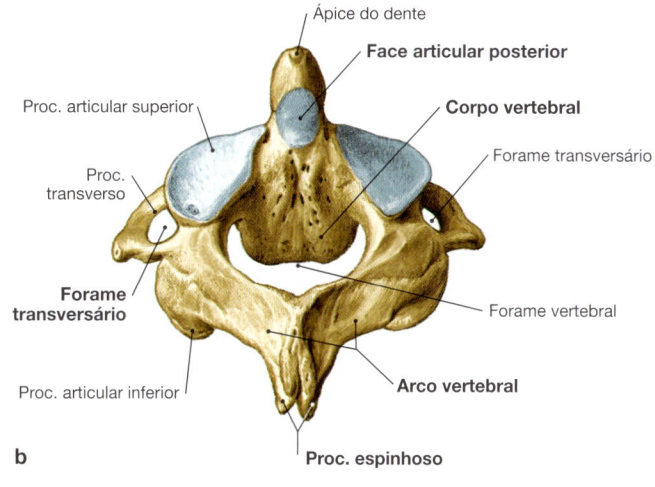

Atlas, Áxis e Articulações da Cabeça

Figura 2.27a e b   Segunda vértebra cervical, áxis. [S700]
a Vista anterior.
b Vista posterocranial.
O dente do áxis distingue o áxis das demais vértebras cervicais. Nas faces anterior e posterior, o dente tem superfícies articulares (faces articulares anterior e posterior). As faces articulares dos Procc. articulares superiores projetam-se lateralmente, enquanto as faces articulares dos Procc. articulares inferiores se mantêm inclinadas em relação ao plano frontal. A partir da 3ª vértebra cervical, as faces articulares dos Procc. articulares superiores também se mantêm inclinadas em relação ao plano frontal. O Proc. transverso é pouco desenvolvido, enquanto o Proc. espinhoso é frequentemente bífido.

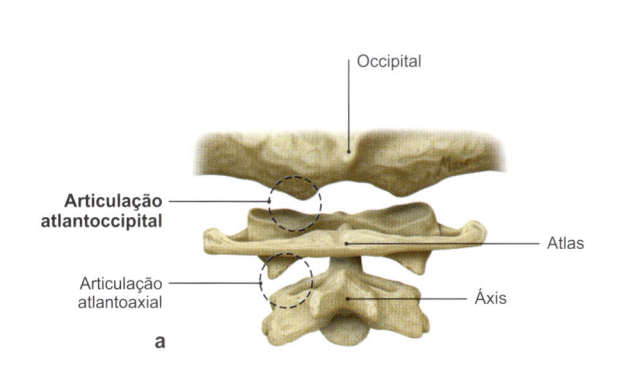

Figura 2.28a e b   Articulação superior da cabeça, articulação atlanto-occipital.
a Vista anterior. A articulação atlantoccipital par é uma diartrose verdadeira (articulação sinovial) que conecta a região occipital (C 0) ao atlas (C I). Os côndilos são seções de um corpo elipsoidal, o que possibilita movimentos de arremesso no eixo transversal e uma leve inclinação lateral no eixo sagital. Não há disco intervertebral entre os elementos esqueléticos articulados. [S701-L127]

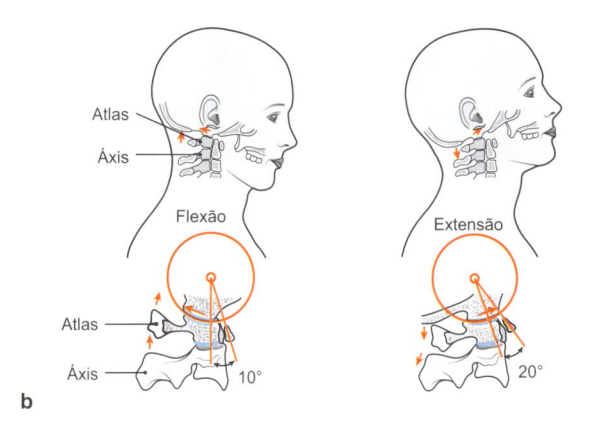

b Amplitude de movimento. Principalmente os movimentos de arremesso são possíveis na articulação (flexão e extensão com circunferência total de 30°; flexão de 10° e extensão de 20°). Inclinações laterais (não mostradas) são possíveis em um total de cerca de 15°; 7° a 8° para a direita e para a esquerda. [S701-L126]

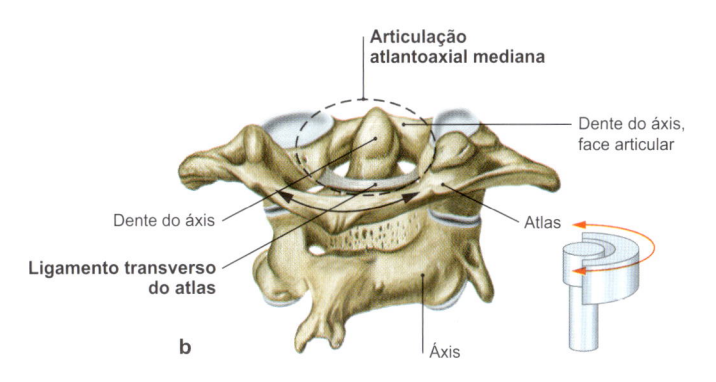

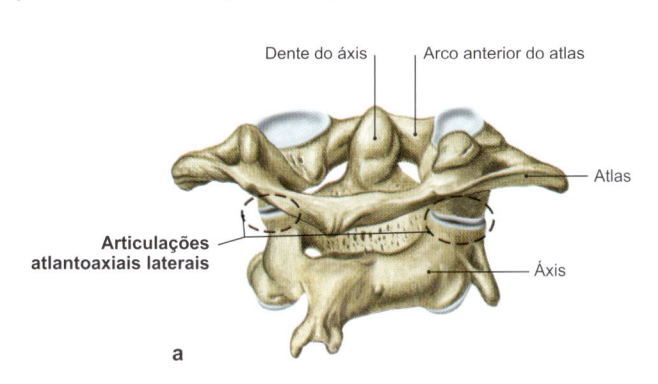

Figura 2.29a e b   Articulação inferior da cabeça, articulação atlantoaxial; vista posterior. [S701-L127]
Os movimentos articulares entre o atlas (C I) e o áxis (C II) baseiam-se em três articulações sinoviais. Como entre C 0 e C I, não há disco intervertebral na articulação inferior da cabeça.

a A **articulação atlantoaxial lateral** par é uma articulação plana e está localizada entre os processos articulares superior e inferior do atlas e do áxis.

b A **articulação atlantoaxial mediana** é uma articulação giratória cujo eixo vertical atravessa o dente do áxis, que, por sua vez, é fixado posteriormente ao arco anterior do atlas pelo ligamento transverso do atlas. A fixação possibilita movimentos rotacionais de aproximadamente 25° para a direita e para a esquerda.

Esqueleto

Região Cervical da Coluna Vertebral

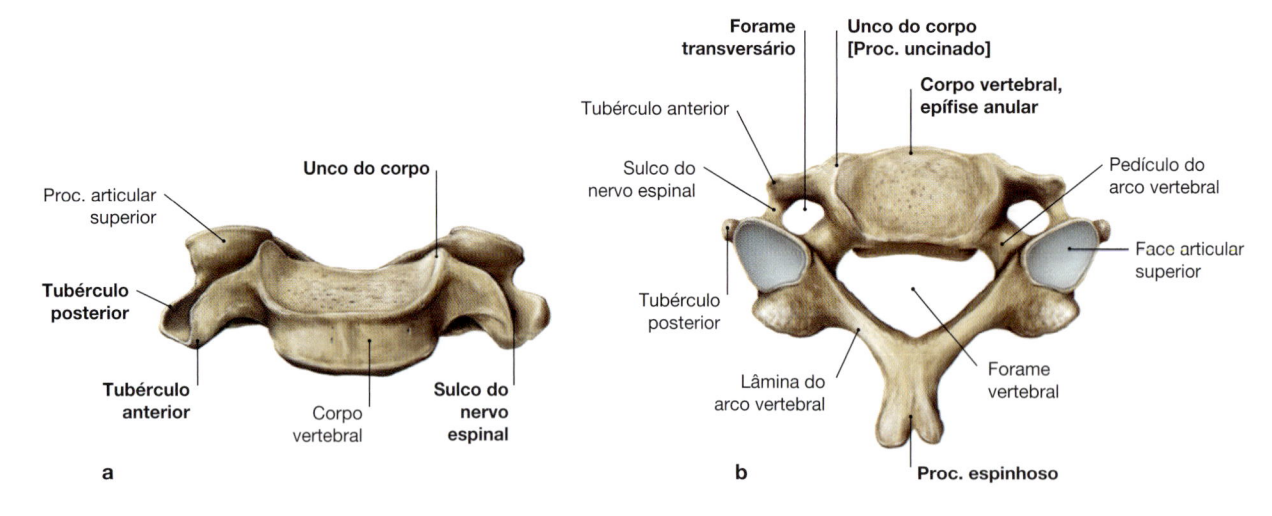

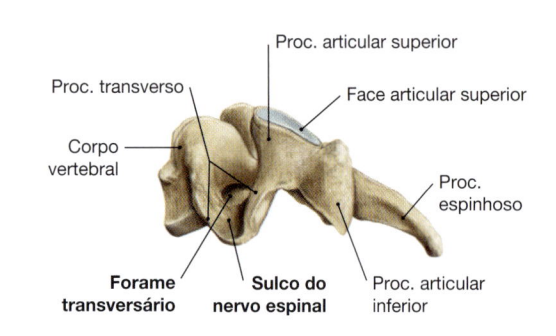

Figura 2.30a-c   Quinta vértebra cervical (C V). [S702-L266]
a Vista anterior.
b Vista cranial.
c Vista esquerda.

A 5ª vértebra cervical apresenta a típica estrutura anatômica das 3ª a 6ª vértebras cervicais. O Proc. espinhoso é curto e bífido, com exceção da 7ª vértebra cervical. O Proc. transverso é curto, apresenta o forame transversário e termina lateralmente em um tubérculo anterior e um tubérculo posterior. Entre os dois encontra-se o sulco do nervo espinal. O forame vertebral é amplo e de formato triangular. O corpo vertebral é mais longo no plano transversal do que no plano sagital e apresenta a mesma largura tanto anterior quanto posteriormente.

Por meio da face articular superior, a vértebra se articula com a vértebra acima; por meio da face articular inferior, a vértebra se articula com a vértebra abaixo (articulações dos processos articulares).

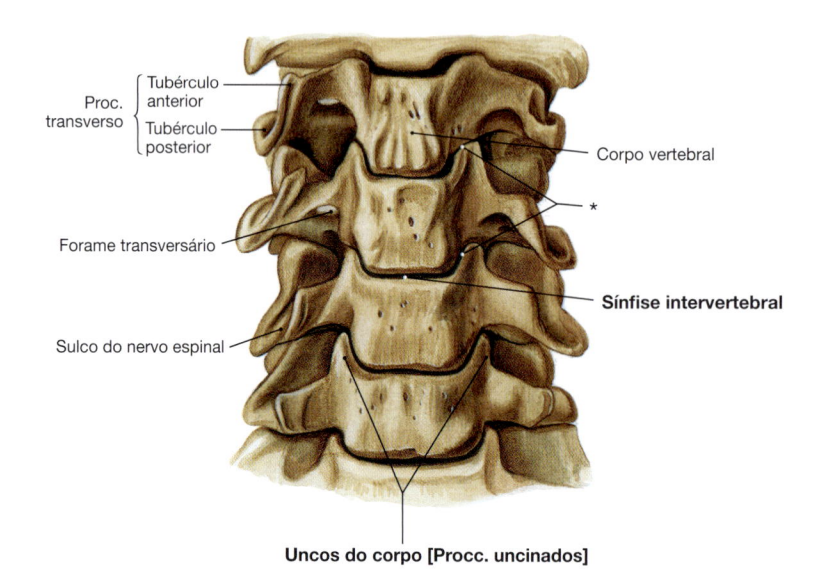

Figura 2.31   Segunda a sétima vértebras cervicais (C II a C VII); vista anterior. [S700]

As 3ª a 6ª vértebras cervicais apresentam estrutura anatômica típica, enquanto as 1ª, 2ª e 7ª vértebras cervicais divergem dessa estrutura. As lâminas ósseas situadas lateralmente no corpo vertebral são encurvadas para cima (uncos do corpo). Os uncos dos corpos vertebrais, também chamados Procc. uncinados, se articulam em conjunto com as porções laterais e caudais dos corpos vertebrais sobrepostas nas articulações uncovertebrais (hemiartroses).

*Fendas uncovertebrais

Correlações clínicas

Os odontoideum é malformação congênita que se caracteriza por perda de continuidade do dente do áxis com o corpo de C II. Há um núcleo ósseo independente, que fica acima do corpo do áxis, em vez do dente, e geralmente é fixado por tecido conjuntivo no áxis. Como resultado, a região é muito mais móvel. Na ressonância magnética (RM), o núcleo ósseo parece flutuar acima do áxis sem o dente do áxis. A **fratura do dente**, ou fratura do pedículo do arco vertebral (chamada de "fratura do enforcado"), com risco de compressão medular cervical, geralmente ocorre no contexto de acidentes automobilísticos. Uma fratura do dente do áxis também pode afetar crianças pequenas e é difícil de diagnosticar.

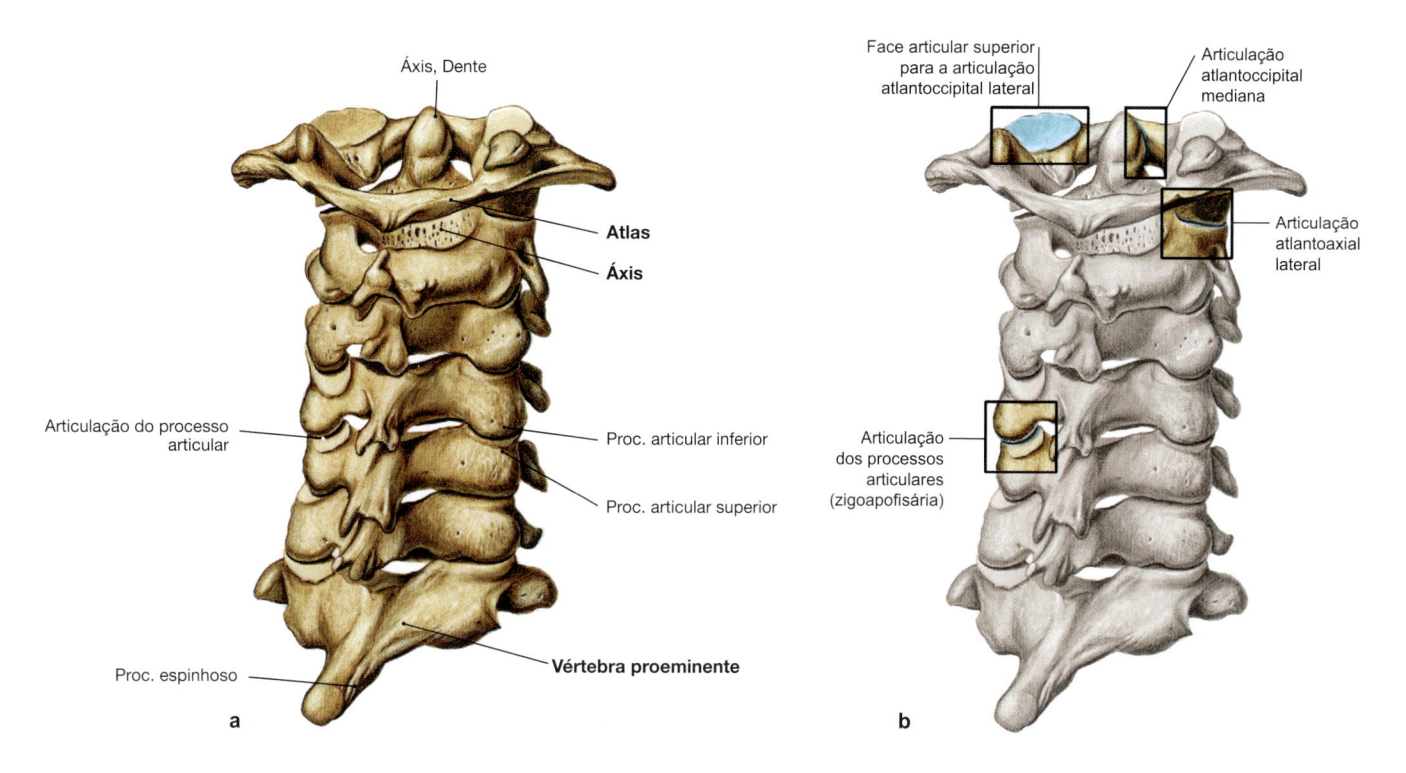

Região Cervical da Coluna Vertebral

Figura 2.32a e b   Primeira a sétima vértebras cervicais (C I a C VII); vista posterolateral.

a O Proc. espinhoso da 7ª vértebra cervical, longo e não bifurcado (por isso esta vértebra cervical é também denominada **vértebra proeminente**), é bem palpável posteriormente no pescoço. Entretanto, pode ser confundido com o Proc. espinhoso da 1ª vértebra torácica, habitualmente um pouco mais proeminente. As respectivas faces articulares (faces articulares superior ou inferior) de um Proc. articular superior ou inferior se articulam com a vértebra vizinha na articulação do processo articular (zigoapofisária). [S700]

b O atlas, primeira vértebra cervical (C I), articula-se com os côndilos occipitais na articulação atlantoccipital par. Pela articulação atlantoaxial mediana, ele se articula com o dente do áxis da segunda vértebra cervical (C II), o áxis, com o qual também se articula pela articulação atlantoaxial lateral. Todas as outras vértebras, o áxis e as vértebras cervicais C III a C VII, se articulam, por meio da articulação dos processos articulares par, com a vértebra cervical subjacente. [S700-L127]

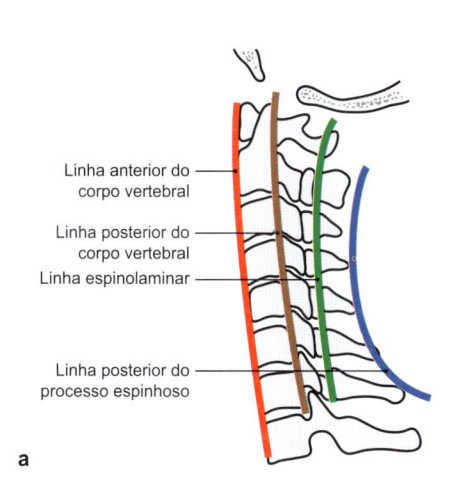

Figura 2.33a e b   Coluna cervical normal. a [S701-L126], b [G724]
a Esquema.
b Radiografia em perfil. Imagens laterais da parte cervical da coluna vertebral são frequentemente usadas para detectar possíveis lesões. Diferentes linhas servem para orientar e verificar a anatomia normal:
- A linha na margem anterior dos corpos vertebrais (vermelha; **linha anterior do corpo vertebral**) deve formar uma curvatura plana anterior
- A **linha posterior do corpo vertebral** corre ao longo da margem posterior dos corpos vertebrais (marrom) e, junto com a linha do corpo anterior vertebral, mostra alinhamento e distâncias uniformes entre os corpos vertebrais individuais. O estreitamento pode ser uma indicação do prolapso do disco intervertebral
- A **linha espinolaminar** segue ao longo da margem posterior do canal vertebral (verde) e é um importante indicador de possíveis deslocamentos de vértebras
- A perda de continuidade da **linha posterior do processo espinhoso** (azul), que conecta as extremidades dos processos espinhosos, pode ser uma indicação de lesão ligamentar e/ou fraturas.

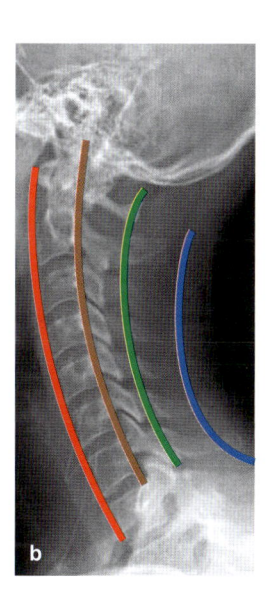

101

Esqueleto

Articulações dos Processos Articulares e Segmento de Movimento

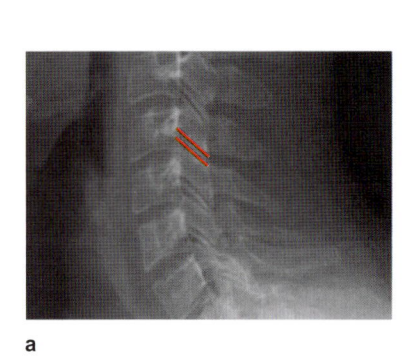

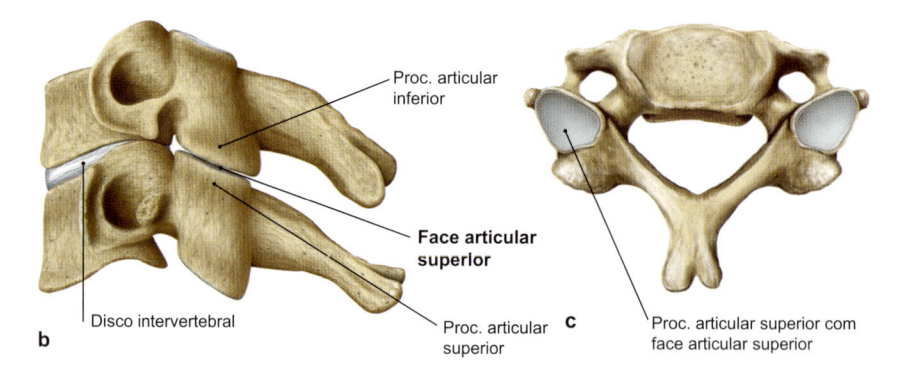

Figura 2.34a-c Articulação dos processos articulares das vértebras e segmento de movimento.
a Radiografia em perfil da coluna cervical. As linhas vermelhas marcam a área das articulações dos processos articulares. [G723]
b Segmento de movimento cervical, vista da esquerda. [S701-L127]
c Segmento de movimento cervical, vista cranial. [S701-L127]

As **articulações dos processos articulares** (também conhecidas como **articulações zigapofisárias**) formam uma diartrose verdadeira (articulação sinovial), que faz parte dos segmentos de movimento na coluna vertebral. Nessas articulações dos processos articulares, uma vértebra articula-se com a vértebra inferior (incluindo L V com o sacro), e as articulações servem para orientar e limitar a amplitude de movimento de cada segmento de movimento. A orientação das faces articulares dos processos articulares é diferente em cada região da coluna vertebral (ver *Estrutura e função*) e, portanto, influencia a amplitude de movimento possível em cada uma.

O **segmento de movimento** é a menor unidade funcional da coluna vertebral e inclui todas as ações entre duas vértebras. O segmento de movimento inclui a vértebra (corpo vertebral, arco e processos transversos e espinhoso), o disco intervertebral entre elas, as duas articulações dos processos articulares, os ligamentos e músculos associados, o forame intervertebral par com o nervo espinal, o gânglio sensitivo do nervo espinal, as fibras nervosas aferentes e eferentes e os vasos sanguíneos e linfáticos associados. O segmento de movimento é dividido por alguns autores em colunas ou regiões anterior e posterior:

- A coluna anterior fornece estabilidade e inclui os corpos vertebrais com o disco intervertebral e os ligamentos associados. Possibilita apenas pequenos movimentos e serve para absorver a carga corporal que age no segmento de movimento
- A coluna posterior fornece mobilidade. Inclui os arcos vertebrais com os processos transversos e espinhosos, os ligamentos associados e as articulações dos processos articulares.

Estrutura e função

Articulações dos processos articulares (zigapofisárias)

A forma, o tamanho e a posição das faces articulares superiores e inferiores das articulações dos processos articulares diferem regionalmente e são características estruturais de vértebras individuais.

Na **coluna cervical** (exceto nas articulações atlantoccipitais e atlantoaxiais), as faces articulares são alinhadas quase paralelamente no plano frontal e em ângulo de 45° em relação ao plano transversal, com os processos articulares superiores apontando posterossuperiormente e os inferiores apontando anteroinferiormente. Como resultado, são possíveis a flexão e a extensão, mas também a inclinação lateral e a rotação.

As articulações da **parte torácica** da coluna vertebral correspondem a seções de uma esfera comum, cujo centro de curvatura é mais anterior. Isso possibilita rotação sem obstáculos e inclinação lateral em todos os segmentos da parte torácica da coluna vertebral. Em virtude da posição das articulações em um ângulo de aproximadamente 60° em relação ao plano transversal e 20° em relação ao plano frontal, e da inclinação das articulações dos processos articulares superiores posterolateralmente (e ligeiramente para cima) e das articulações dos processos articulares inferiores anteromedialmente (e ligeiramente para baixo), os movimentos de flexão e extensão são restritos. Sem exceção, as articulações da **parte lombar da coluna vertebral** têm uma pequena área estritamente frontal na sua circunferência medial. Ela é usada para absorver as forças de cisalhamento anteriores e, portanto, é um pré-requisito para a estabilidade da coluna lombar. Com base nisso, a maior proporção das faces articulares é quase sagital (segmentar caudalmente, mas ligeiramente divergente). As faces dos processos articulares superiores apontam medialmente, enquanto as inferiores apontam lateralmente. O alinhamento facilita movimentos de flexão e extensão e restringe movimentos rotacionais.

A **articulação L V/S I** (não mostrada) tem uma orientação uniforme de cerca de 60° em relação ao plano sagital. Isso é manifestação da enorme tensão na mudança de um membro inferior para o outro ao caminhar, correr e pular. No restante da coluna lombar, as pequenas superfícies frontais são suficientes para absorver as forças de impulso; na transição para o sacro, no entanto, agem forças muito mais intensas. O sistema musculoesquelético é adaptado às funções (especialmente cargas dinâmicas) até o menor detalhe. Para melhor compreensão, a figura simplifica as condições.

a, b Alinhamento das articulações dos processos articulares. [S702-L126]
c Amplitude de movimento nos segmentos de movimento da coluna vertebral. [S701-L126]

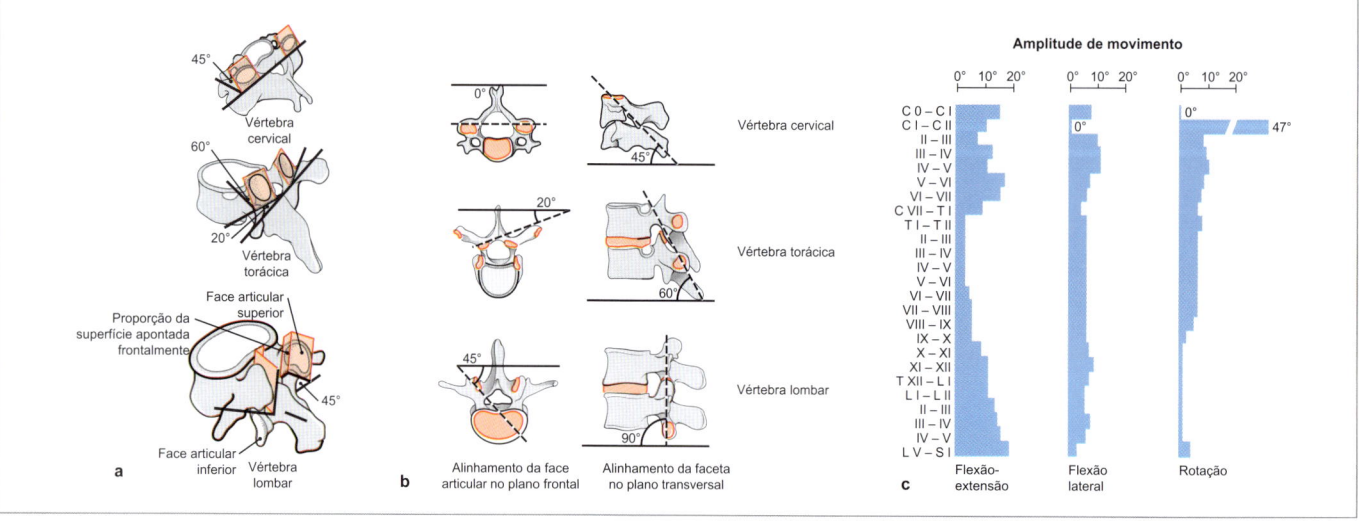

Movimentos da Coluna Cervical

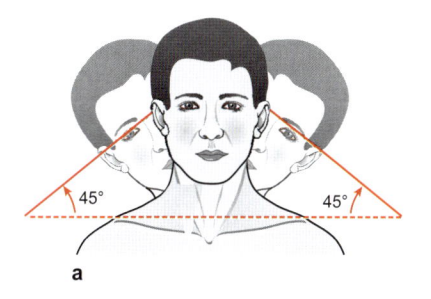

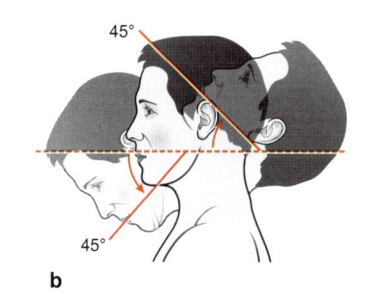

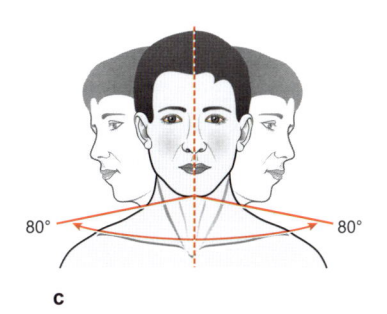

Figura 2.35a-c Movimentos na coluna cervical. [S700-L127]
a Inclinação lateral.
b Flexão e extensão.
c Rotação. Geralmente, a parte cervical da coluna vertebral é dividida em uma parte superior com as duas articulações da cabeça (C 0/C I e C I/C II) e uma parte inferior C III a C VII. A parte que engloba C III a C VII tem uma estrutura comparável com discos intervertebrais e articulações dos processos articulares das vértebras. Em virtude da interação de todos os segmentos de movimento e estruturas na coluna cervical, são possíveis inclinações laterais, flexão e extensão pronunciadas, bem como movimentos rotacionais da cabeça.

Estrutura e função

A lordose cervical possibilita movimentos controlados e transmissão da energia ideal, por meio dos músculos e tecidos moles ligados à coluna cervical.
a Com flexão, a lordose cervical é perdida. Nessa posição, a coluna cervical é mais suscetível a luxações e fraturas.
b Na posição de extensão, a lordose cervical é significativamente exacerbada. [G724]

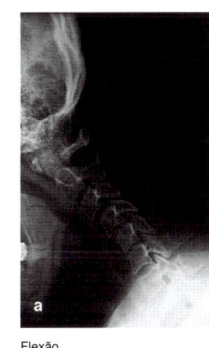

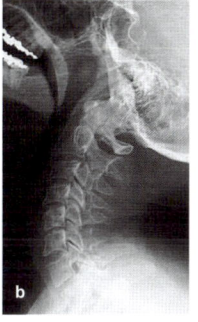

Flexão   Extensão

Esqueleto

Vértebra Torácica

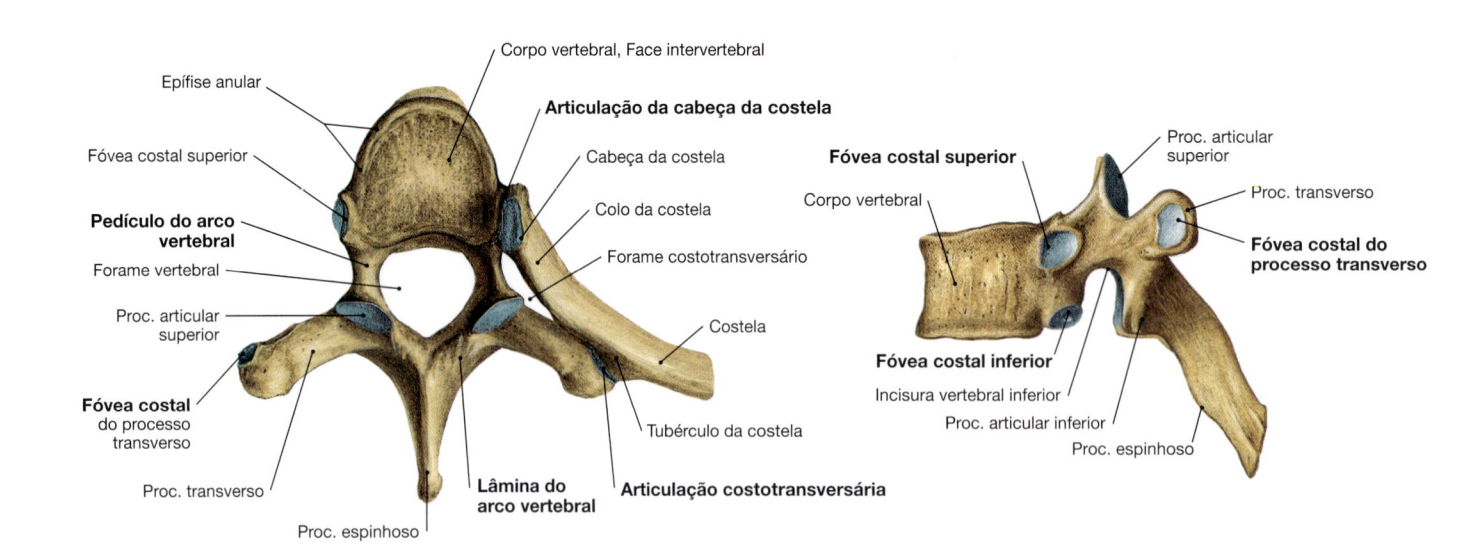

Figura 2.36 Vértebra: características estruturais anatômicas, tomando-se como exemplo a 5ª vértebra torácica (T V); vista cranial. [S700]
O arco vertebral divide-se no pedículo do arco vertebral e na lâmina do arco vertebral. Do arco, originam-se, lateralmente, os Procc. transversos e posteriormente o Proc. espinhoso. Cranial e caudalmente encontram-se as faces articulares (Procc. articulares) para a articulação dos processos articulares. O corpo vertebral apresenta, de cada lado, cranial e caudalmente, uma face articular para as cabeças das costelas (fóveas costais superior e inferior). No Proc. transverso, a fóvea costal se articula com a face articular do tubérculo costal da costela correspondente, na chamada articulação costotransversária.

Figura 2.37 Sexta vértebra torácica (T VI); vista pelo lado esquerdo. [S700]
São observadas as faces articulares para as cabeças das costelas (fóveas costais superior e inferior), e as faces articulares para as articulações dos Procc. articulares superior e inferior (articulações zigapofisárias) direcionadas quase no plano frontal; a face articular (fóvea costal) para a articulação com o tubérculo da costela; a incisura vertebral inferior; e o Proc. espinhoso, que se projeta para baixo em um trajeto verticalizado.

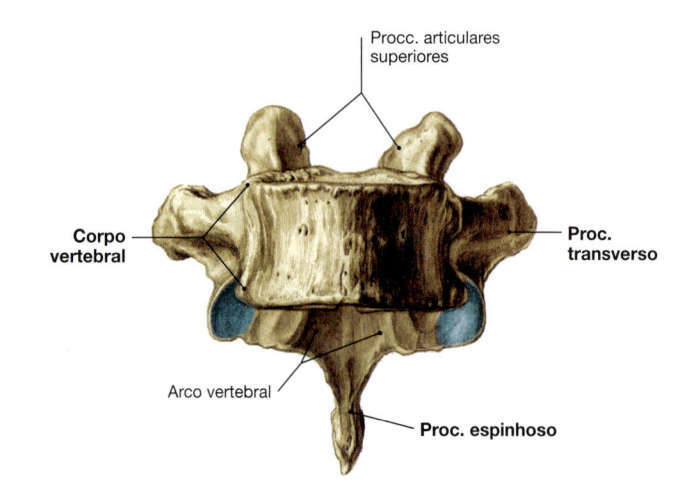

Figura 2.38 Décima vértebra torácica (T X); vista anterior do corpo vertebral com as placas ósseas de cobertura e basal. [S700]
As faces articulares dos Procc. articulares se projetam cranial e caudalmente, ultrapassando o corpo vertebral.

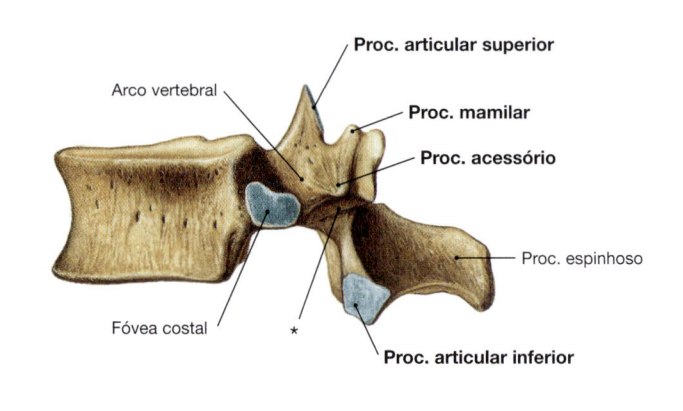

Figura 2.39 12ª vértebra torácica (T XII); vista pelo lado esquerdo. [S700]
A 12ª vértebra torácica apresenta, de cada lado, apenas uma fóvea costal e já exibe características da região lombar da coluna vertebral: os Procc. articulares inferiores se orientam lateralmente. Além disso, já aparecem os Procc. mamilares e os Procc. acessórios.

*Região do arco vertebral entre os processos articulares superior e inferior (chamada istmo = parte interarticular)

Vértebras Torácicas

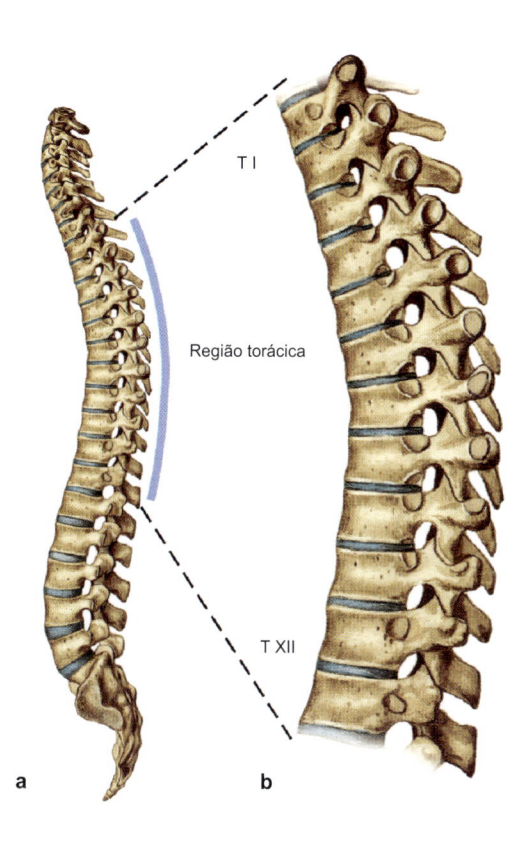

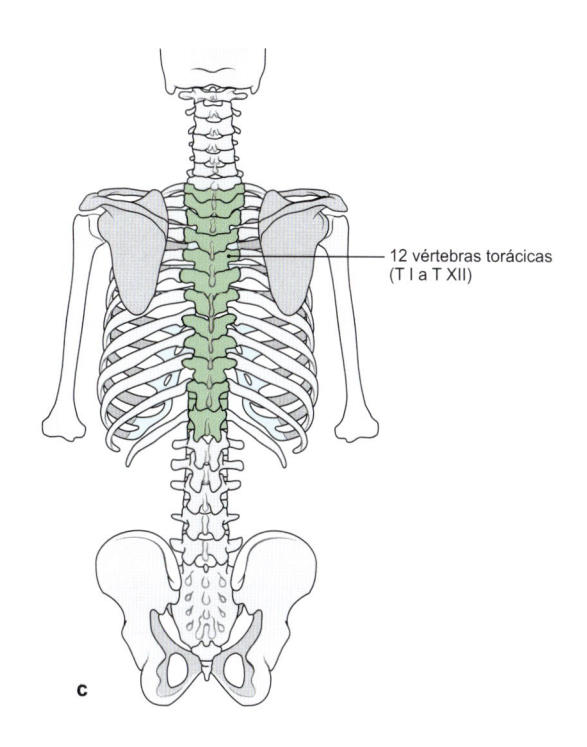

Figura 2.40a-c Parte torácica da coluna vertebral.
a Vista esquerda de toda a coluna vertebral. A parte torácica da coluna vertebral está assinalada. [S701]
b Vista esquerda da parte torácica da coluna vertebral. [S701]
c Vista de toda a coluna vertebral destacando a parte torácica posteriormente. [S701-L126]

A parte torácica da coluna vertebral consiste em 12 vértebras torácicas características e discos intervertebrais associados. Conecta-se à parte cervical e se estende até a parte lombar. Junto com os 12 pares de costelas e o esterno, forma o tórax ósseo, que fornece proteção e estabilidade aos órgãos torácicos (coração, pulmões).

Esqueleto

Regiões Torácica e Lombar da Coluna Vertebral

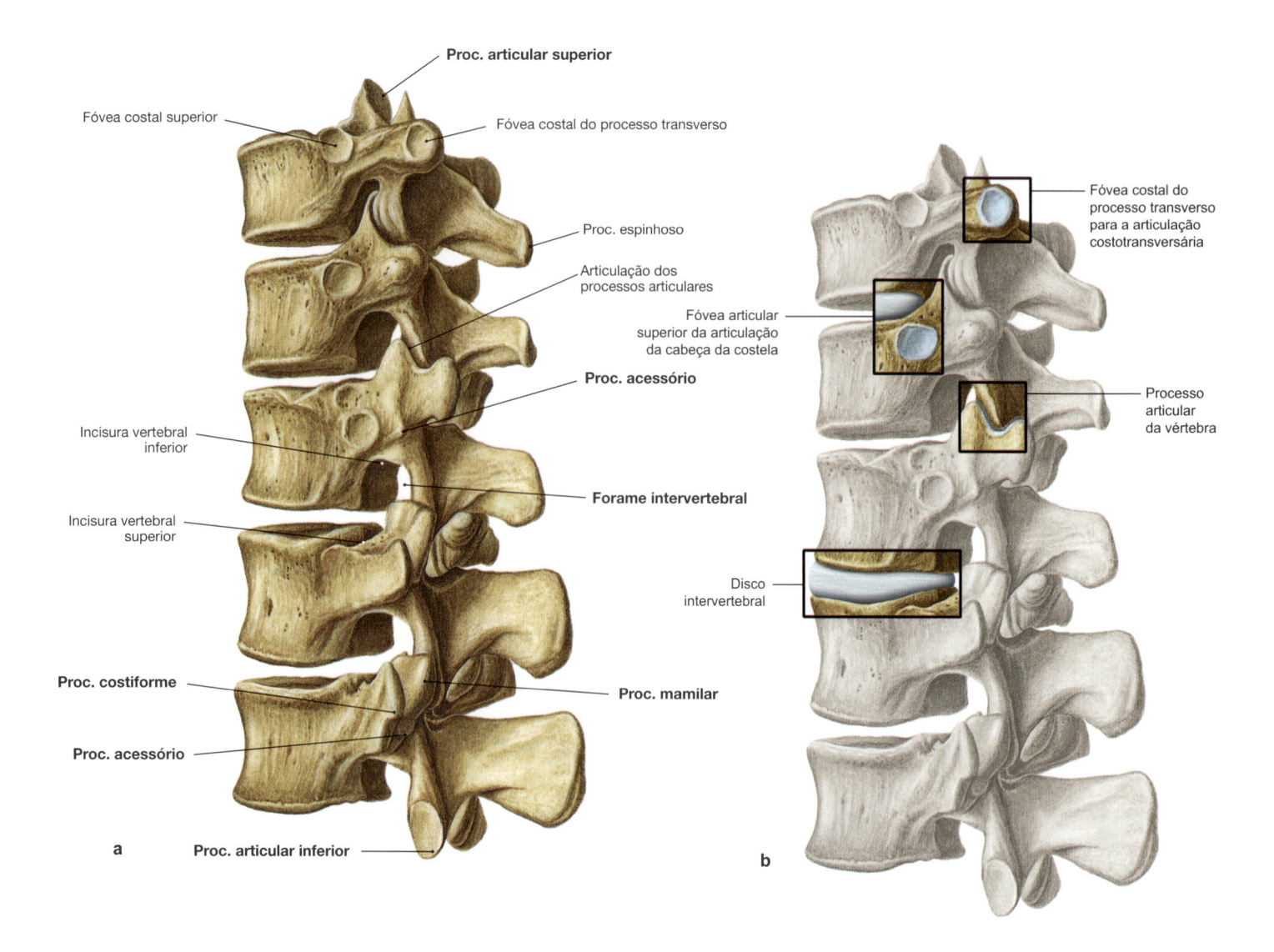

Figura 2.41a e b 10ª a 12ª vértebras torácicas (T X a T XII) e 1ª e 2ª **vértebras lombares (L I e L II);** vista posterolateral.

a O tamanho das vértebras torácicas aumenta no sentido craniocaudal e faz transição contínua para o das vértebras lombares. Devido à maior carga compressiva, os corpos das vértebras lombares são mais robustos do que os das demais vértebras. Na coluna lombar, os Procc. espinhosos são curtos e abaulados e se direcionam quase horizontalmente. A partir dos arcos vertebrais das vértebras lombares originam-se os Procc. costiformes (que derivam dos primórdios das costelas e se fundem com as vértebras), os Procc. acessórios de tamanho variável, os Procc. articulares superiores (apresentam as faces articulares superiores) e os Procc. mamilares (remanescentes dos Procc. transversos), além dos Procc. articulares inferiores, com as faces articulares inferiores. [S700]

b As vértebras torácicas e lombares diferem por causa das faces articulares presentes nas vértebras torácicas para articulação com as costelas (articulação da cabeça da costela, par e articulação costotransversária, também par). As articulações dos processos articulares, ou zigapofisárias, ocorrem ao longo de toda a coluna e, portanto, também entre as vértebras torácicas e lombares, assim como existem discos intervertebrais entre todos os corpos vertebrais (exceto articulações da cabeça). [S700-L127]

Correlações clínicas

- Hérnias posterolaterais de discos intervertebrais ou osteófitos de articulações intervertebrais alteradas por artroses podem causar **estreitamento dos forames intervertebrais** e compressão das raízes dos nervos espinais, com manifestações neurológicas
- **Costelas lombares** podem provocar dor devido à sua íntima relação topográfica com os rins
- **Fendas laterais dos arcos vertebrais** podem causar a separação entre os Procc. articulares inferiores e a parte posterior do arco, com o Proc. espinhoso, das demais partes da vértebra (a chamada **espondilólise**)
- A separação óssea pode causar deslizamento das vértebras (**espondilolistese**), principalmente do istmo (→ Figura 2.39).

Vértebra Lombar

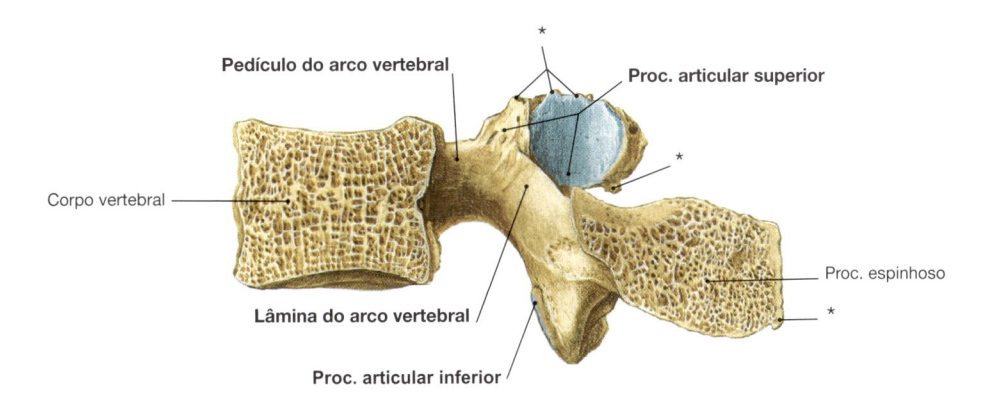

Figura 2.42 Terceira vértebra lombar (L III) de um homem idoso.
Corte mediano; vista pelo lado esquerdo. [S700]
As faces articulares dos Procc. articulares superiores estão voltadas uma para a outra (por isso não se vê claramente o outro lado) e se articulam com os processos articulares inferiores da vértebra imediatamente superior.

*Ossificação das inserções dos ligamentos

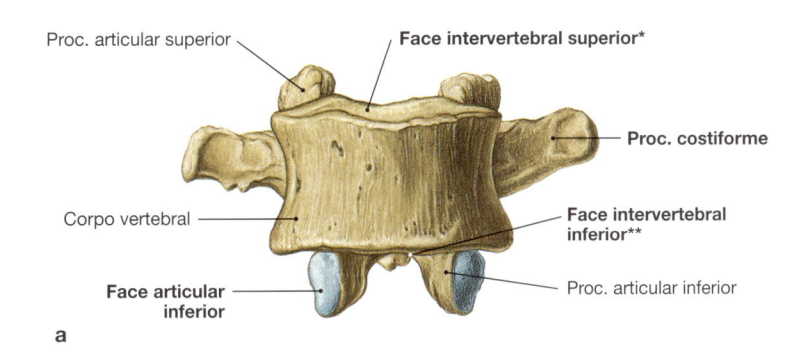

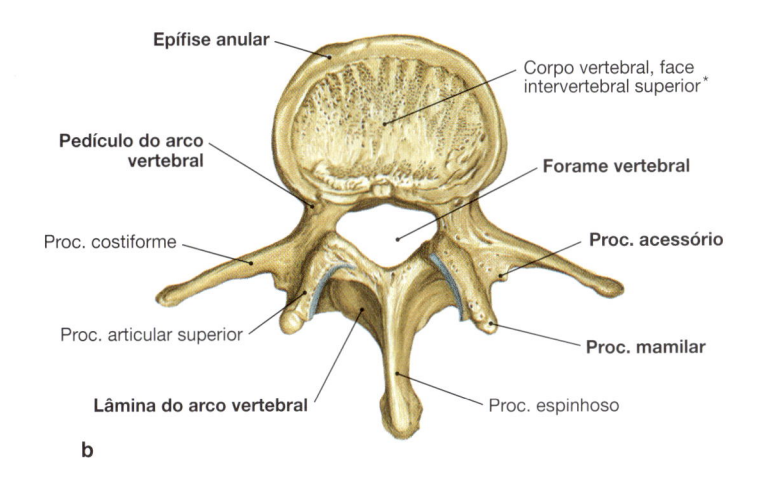

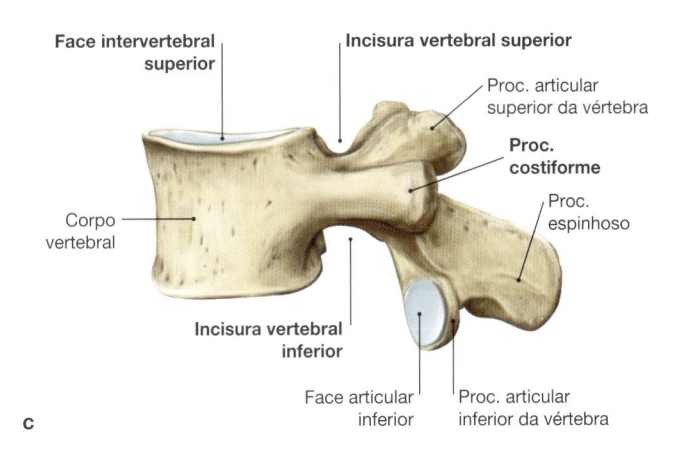

Figura 2.43a-c Quarta vértebra lombar (L IV)
a Em vista anterior. A vértebra lombar tem um corpo bastante robusto, com proeminentes lâminas de cobertura e basal (faces intervertebrais superior e inferior). As faces articulares das articulações dos processos articulares se sobrepõem ao corpo vertebral cranial e caudalmente. [S700]
b Vista cranial. O pedículo do arco vertebral é muito resistente, de acordo com o tamanho da vértebra lombar. Lateralmente ao arco, podem-se observar os diferentes processos (costais, acessórios, mamilares e articulares superiores e inferiores) e, posteriormente, o forte processo espinhoso. [S700]
c Vista da esquerda. [S702-L266]

* Também denominada placa de cobertura
** Também denominada placa basal

Esqueleto

Sacro

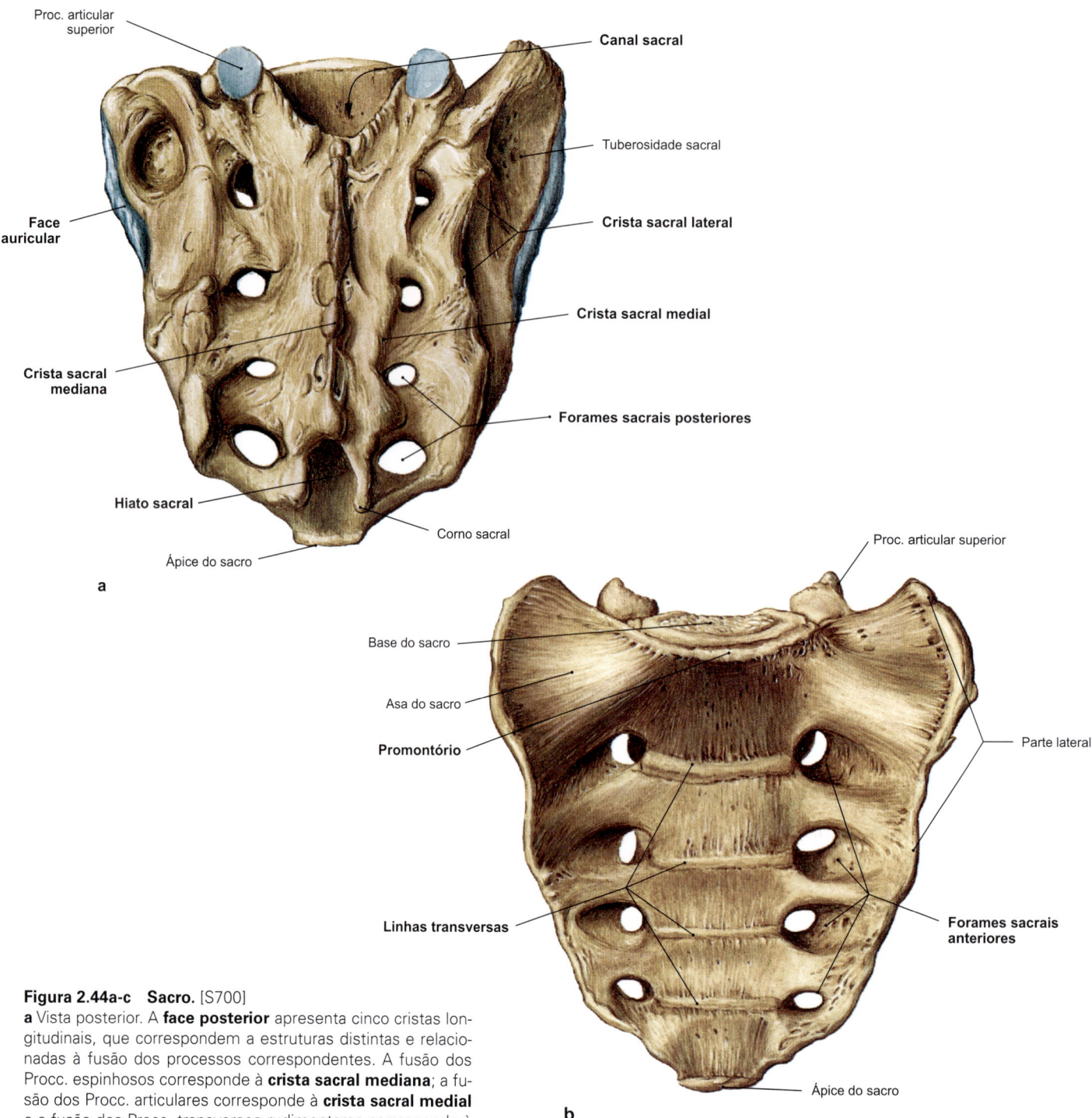

Figura 2.44a-c   Sacro. [S700]

a Vista posterior. A **face posterior** apresenta cinco cristas longitudinais, que correspondem a estruturas distintas e relacionadas à fusão dos processos correspondentes. A fusão dos Procc. espinhosos corresponde à **crista sacral mediana**; a fusão dos Procc. articulares corresponde à **crista sacral medial** e a fusão dos Procc. transversos rudimentares corresponde à **crista sacral lateral**. A crista sacral mediana termina acima do hiato sacral, que representa a abertura caudal do canal vertebral. Ele é utilizado nas crianças como via de acesso para a anestesia sacral.

b Vista anterior. A **face pélvica** apresenta os limites fundidos dos corpos das vértebras sacrais (linhas transversas) e os pares de forames sacrais anteriores, que representam as aberturas para saída dos ramos anteriores dos nervos espinais. A porção do sacro situada lateralmente aos forames sacrais anteriores é denominada parte lateral.

c Vista cranial. A **base do sacro**, vista de cima, é a superfície de contato do disco intervertebral com a 5ª vértebra lombar. Esse disco intervertebral apresenta uma curvatura que é mais larga em direção à pelve e, juntamente com a margem anterior da base do sacro, é denominada **promontório**. Lateralmente à base, as asas do sacro se alargam como a porção cranial das partes laterais. Posteriormente à base encontra-se o canal sacral, de formato triangular, e lateralmente encontram-se os Procc. articulares superiores para o contato articular com a 5ª vértebra lombar.

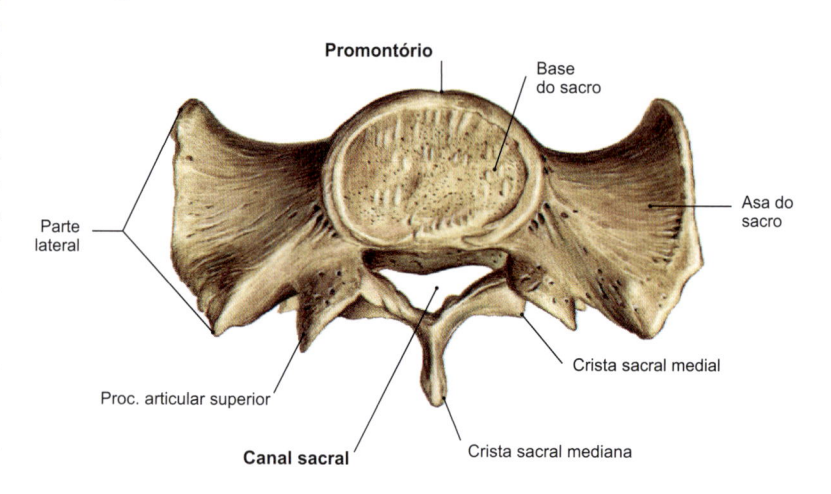

Sacro e Cóccix

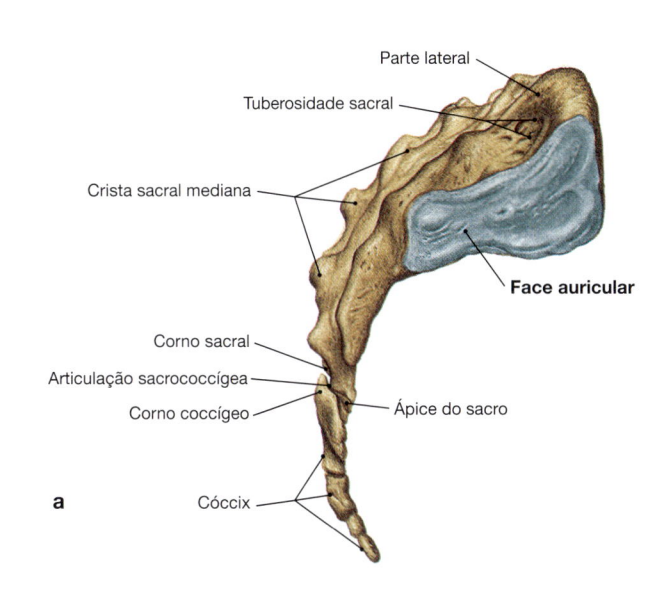

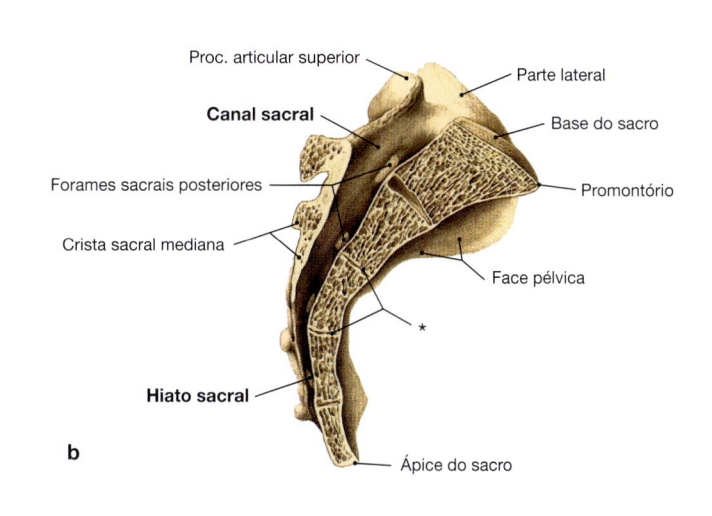

Figura 2.45a e b Sacro. [S700]
a Vista da direita. Na vista lateral observa-se a face auricular, que serve como local de articulação com o osso do quadril (articulação sacroilíaca). Posteriormente encontra-se a tuberosidade sacral, onde os ligamentos se inserem.

b Corte mediano, vista da direita. O corte mediano mostra a entrada no hiato sacral e a transição no canal sacral.

*No adulto, podem permanecer remanescentes de tecidos dos discos intervertebrais. Além disso, frequentemente ocorre apenas a fusão incompleta das vértebras sacrais.

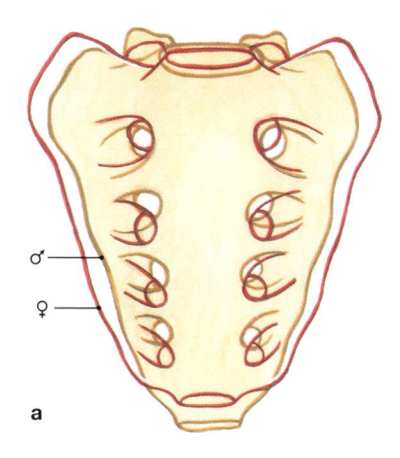

Figura 2.46a e b Sacro; diferenças entre os sexos. [S700]
a Vista anterior.
b Vista lateral (sagital).

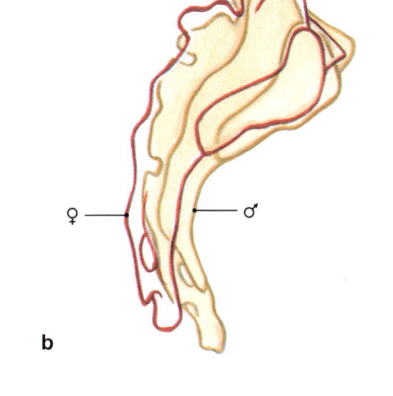

O sacro no homem é um pouco mais longo que na mulher, porém não é tão largo. Esta característica diferencial do sacro feminino contribui para o formato mais amplo da pelve feminina, que é vantajoso para o parto.

Esqueleto

Cóccix

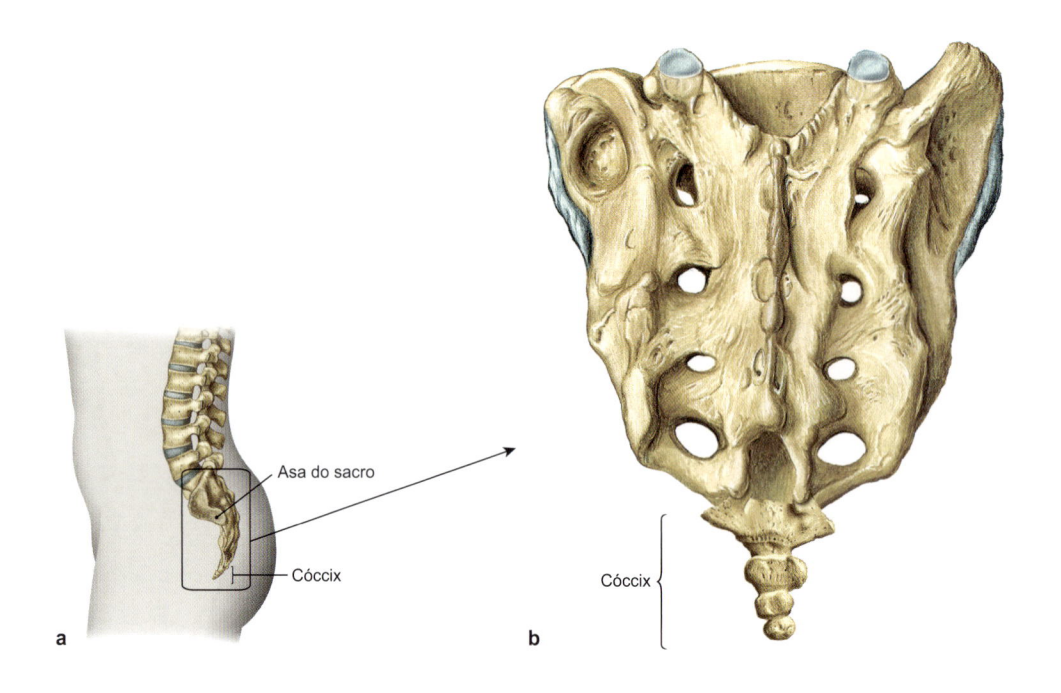

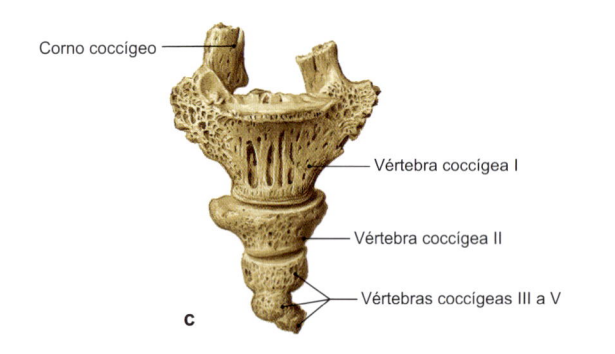

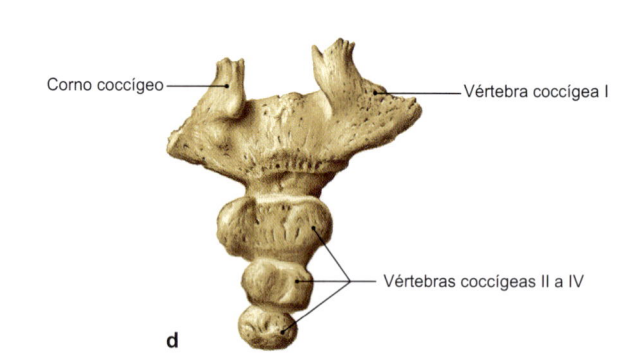

Figura 2.47a-d Cóccix.
a Vista lateral esquerda. [S701-L127]
b Vista posterior. [S700]
c Vista anterior cranial. [S700]
d Vista posterior caudal. [S700]
O cóccix é a extremidade caudal da coluna vertebral. É geralmente formado por três a quatro vértebras fundidas (sinostose), mas também pode – como mostrado – ser composto por cinco vértebras rudimentares. Por meio dos cornos coccígeos e do corpo vertebral rudimentar, o cóccix se funde ao sacro.
O tamanho do cóccix diminui no sentido craniocaudal. Apenas a primeira vértebra coccígea apresenta alguma semelhança com a estrutura anatômica de uma vértebra típica.

Correlações clínicas

A maioria das lesões de cóccix (contusão, luxação ou fratura) é causada por traumatismo (p. ex., queda sobre o cóccix em posição sentada ao escorregar em uma escada, ou estresse recorrente, ou atrito da área do cóccix em ciclismo ou remo). Essas lesões estão associadas a dor e desconforto significativos na região do cóccix. Embora se curem lentamente, a maioria delas responde bem ao repouso e ao tratamento conservador.

Esterno

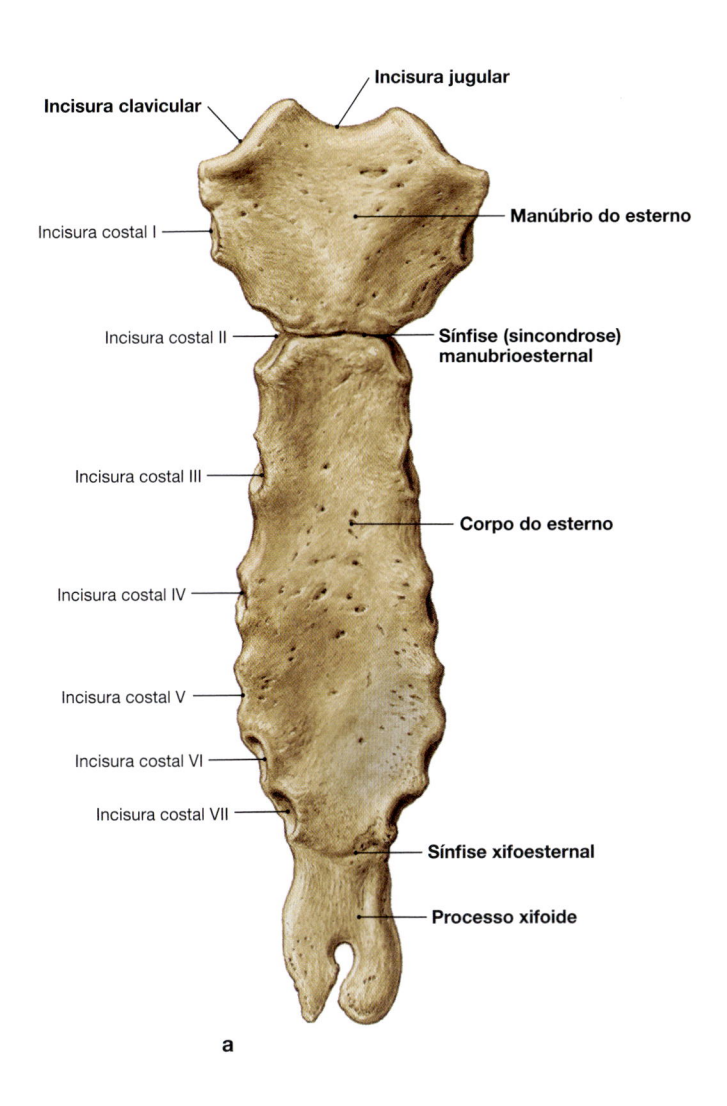

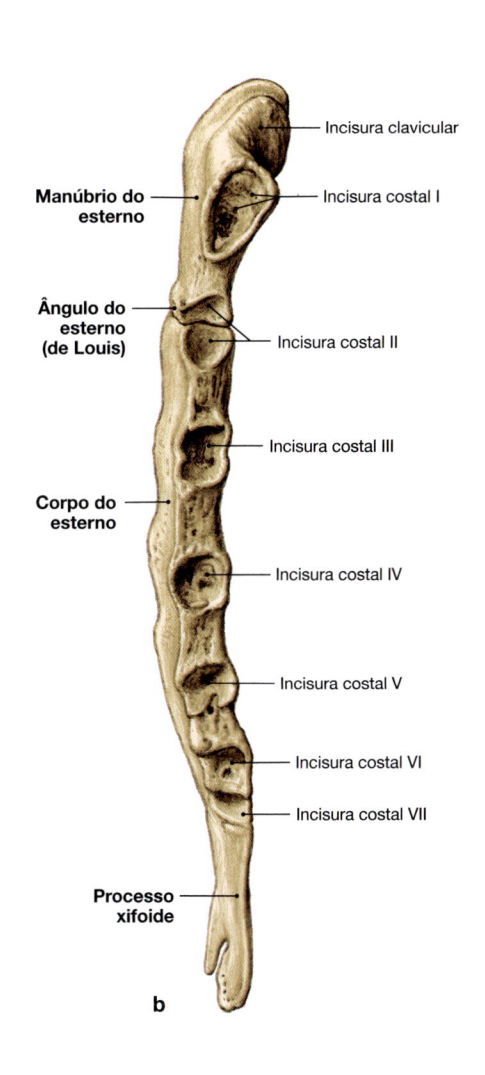

Figura 2.48a e b Esterno. [S700]
a Vista anterior.
b Vista lateral.
O esterno apresenta um manúbrio, um corpo e um processo xifoide. Ele forma, com a incisura jugular, o limite anterior da abertura superior do tórax e se articula, por meio das incisuras claviculares, com a clavícula e, por meio das incisuras costais, com as costelas I a VII. O manúbrio e o corpo são unidos entre si pela **sínfise (ou sincondrose) manubriesternal**, enquanto o corpo e o Proc. xifoide se unem na **sínfise xifoesternal**. O Proc. xifoide pode estar fendido.

Correlações clínicas

Podem ser realizadas punções ósseas no esterno e na crista ilíaca. Na **punção esternal**, atualmente pouco realizada, coleta-se uma amostra da medula óssea para avaliação dos elementos figurados nas doenças hematológicas. Ela é feita na linha média do corpo do esterno, entre as articulações das costelas II e III. **Nos pacientes obesos, por exemplo, é mais fácil realizar a punção do esterno do que a da crista ilíaca.**

Não devem ser feitas punções na região das articulações costoesternais, uma vez que nesses locais existem sincondroses, nem nos dois terços inferiores do corpo do esterno, pois pode haver, neste local, uma **fissura congênita do esterno**, devido ao par de primórdios cartilagíneos do esterno, e a agulha de punção pode, assim, atingir o coração (Correlações clínicas da → Figura 2.13).

Esqueleto

Esterno

Figura 2.49 Esterno e articulação das cartilagens costais; corte longitudinal (frontal). [S700]
Apenas uma parte das articulações costoesternais tem estrutura de verdadeiras articulações. Ocorrem também sincondroses (costelas I, VI e VII).

Legendas: Cartilagem costal I; Sincondrose costal I; Manúbrio do esterno; **Sínfise manubrioesternal (sincondrose manubrioesternal)**; Lig. esternocostal intra-articular; Cartilagem costal III; Corpo do esterno; Articulações esternocostais; Cartilagem costal V; Cartilagem costal VII.

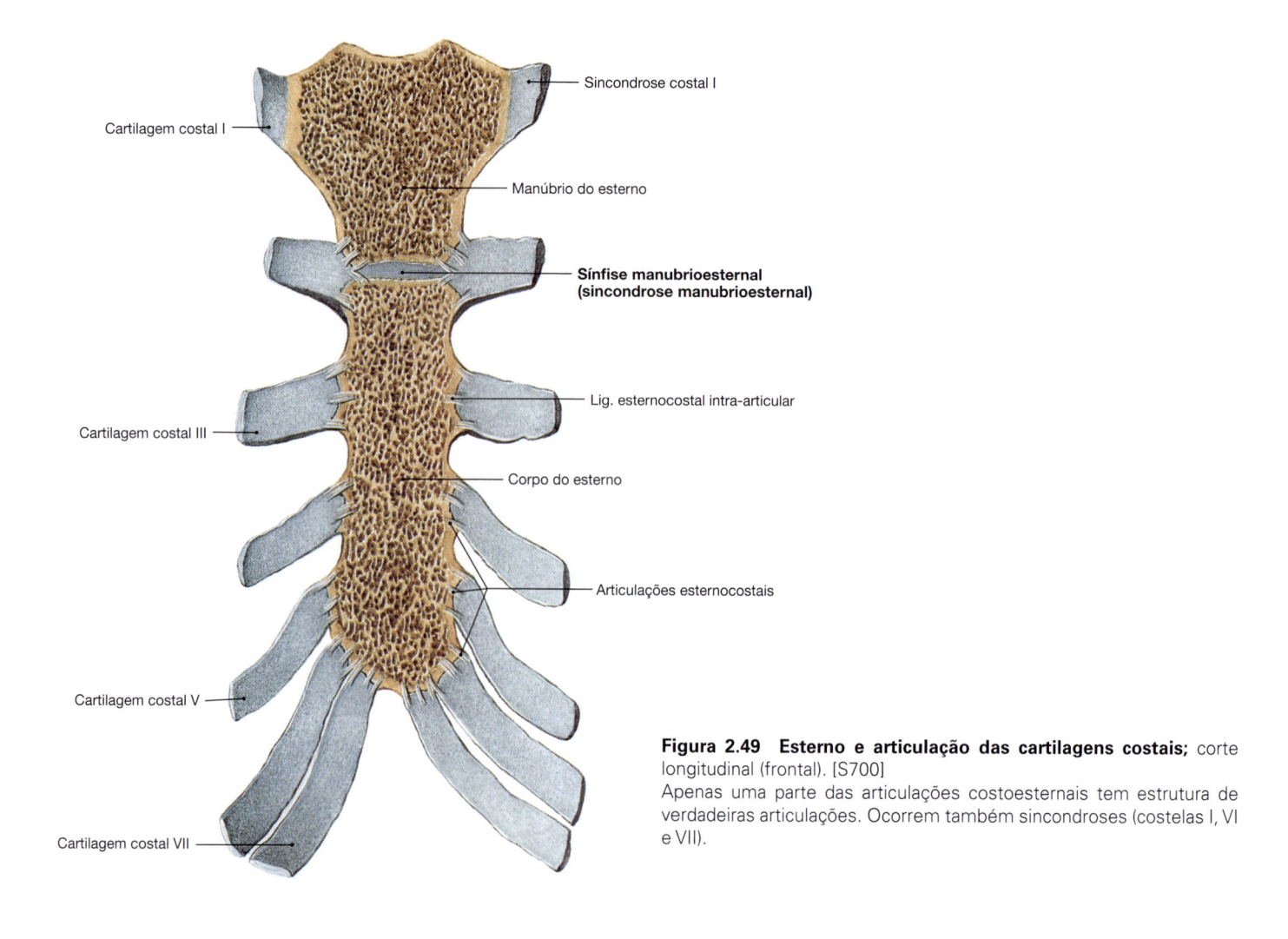

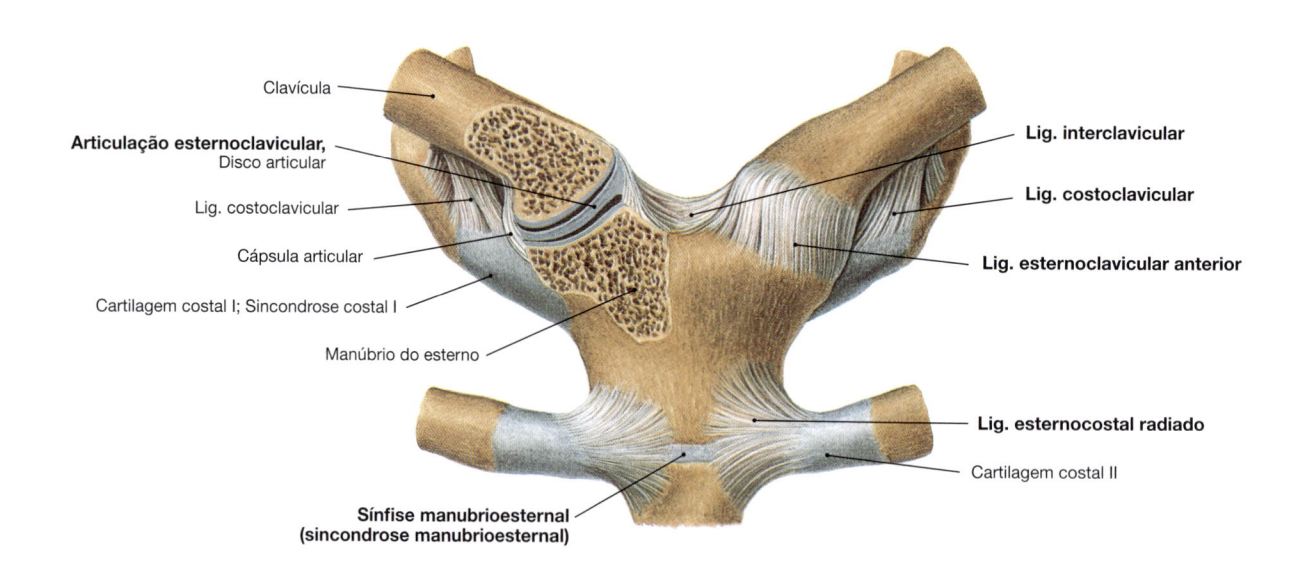

Figura 2.50 Articulações esternoclaviculares; vista anterior; corte frontal da articulação do lado direito. [S700]
A articulação esternoclavicular é uma **articulação do tipo esferoide**, com três graus de liberdade. Ela apresenta um **disco articular** de cartilagem fibrosa que divide a articulação em duas cavidades (**articulação bicameral**). O formato desta articulação reflete uma grande mobilidade e resistência extremamente variada a cargas em diferentes posições articulares. Devido à capacidade do disco de resistir a intensas forças de atrito, as faces articulares podem ser pequenas. Os Ligg. esternoclaviculares anterior e posterior e os Ligg. interclavicular e costoclavicular reforçam a cápsula articular.

Legendas: Clavícula; **Articulação esternoclavicular**, Disco articular; Lig. costoclavicular; Cápsula articular; Cartilagem costal I; Sincondrose costal I; Manúbrio do esterno; **Sínfise manubrioesternal (sincondrose manubrioesternal)**; Lig. interclavicular; **Lig. costoclavicular**; **Lig. esternoclavicular anterior**; Lig. esternocostal radiado; Cartilagem costal II.

Ligamentos da Coluna Vertebral

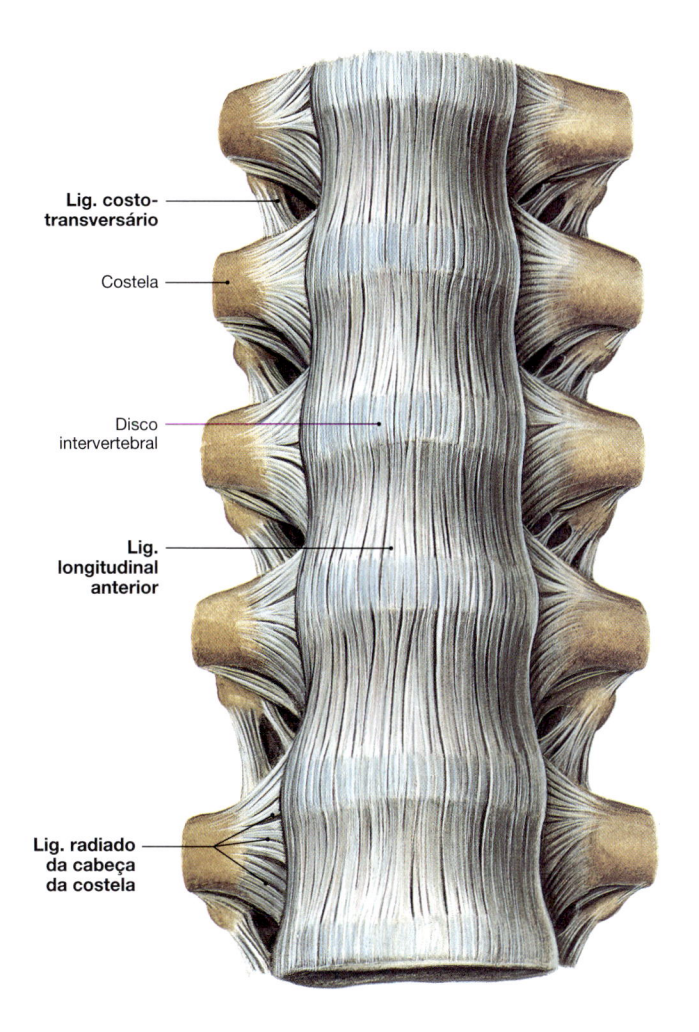

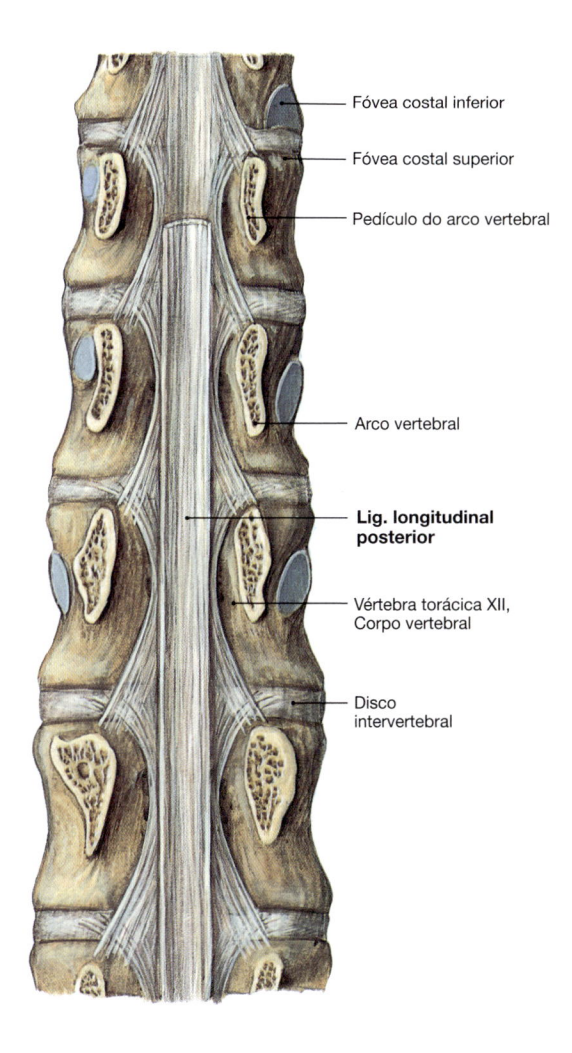

Figura 2.51 Ligamentos da coluna vertebral, tomando-se como exemplo a porção inferior da região torácica; vista anterior. [S700]
O **Lig. longitudinal anterior** estende-se do tubérculo anterior do atlas até o sacro. Consequentemente, ele se encontra fundido à face anterior dos corpos vertebrais e também se apresenta fixado aos discos intervertebrais. O ligamento aumenta a estabilidade da coluna vertebral durante a **extensão**.

Figura 2.52 Ligamentos da coluna vertebral, tomando-se como exemplo a porção inferior da região torácica e a porção superior da região lombar; vista posterior. [S700]
O **Lig. longitudinal posterior** origina-se como uma extensão da membrana tectória e chega até o canal sacral. Ele se apresenta firmemente unido aos discos intervertebrais e às margens das placas de cobertura e, com isso, protege os discos intervertebrais. O ligamento aumenta a estabilidade da coluna vertebral durante a **flexão**.

Esqueleto

Ligamentos da Coluna Vertebral

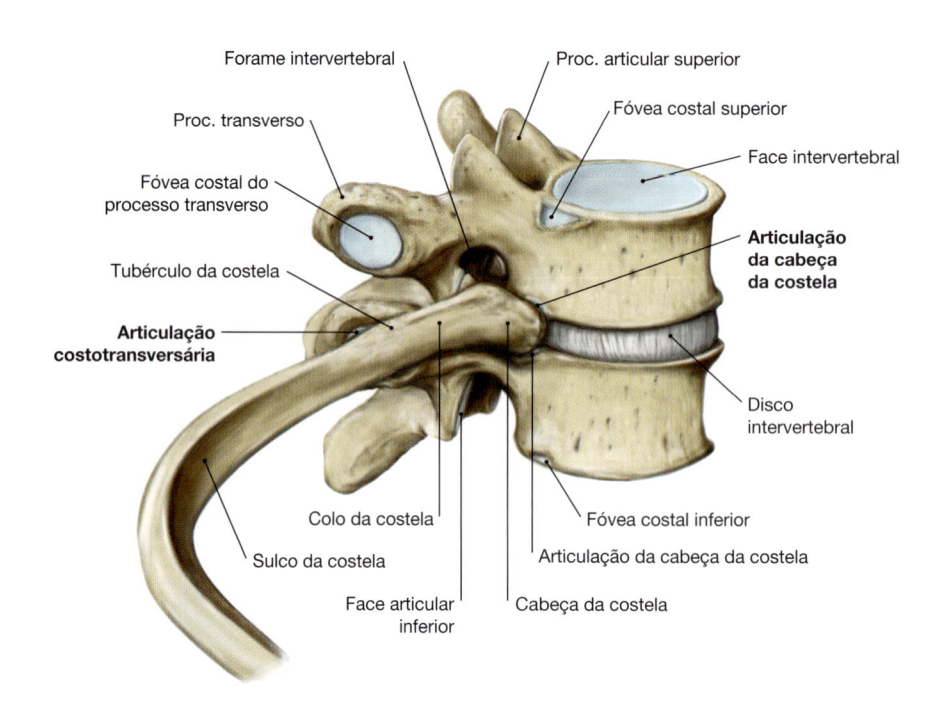

Figura 2.53 Articulações costovertebrais; articulação costovertebral na altura das vértebras torácicas VII e VIII; vista lateral direita. [S702-L266]
As cabeças das costelas se articulam por meio da **articulação da cabeça da costela** com a(s) vértebra(s) torácica(s). Com exceção das costelas I, XI e XII, as outras costelas exibem articulação bilocular, em que cada cabeça da costela se articula com as margens superior e inferior de duas vértebras adjacentes.

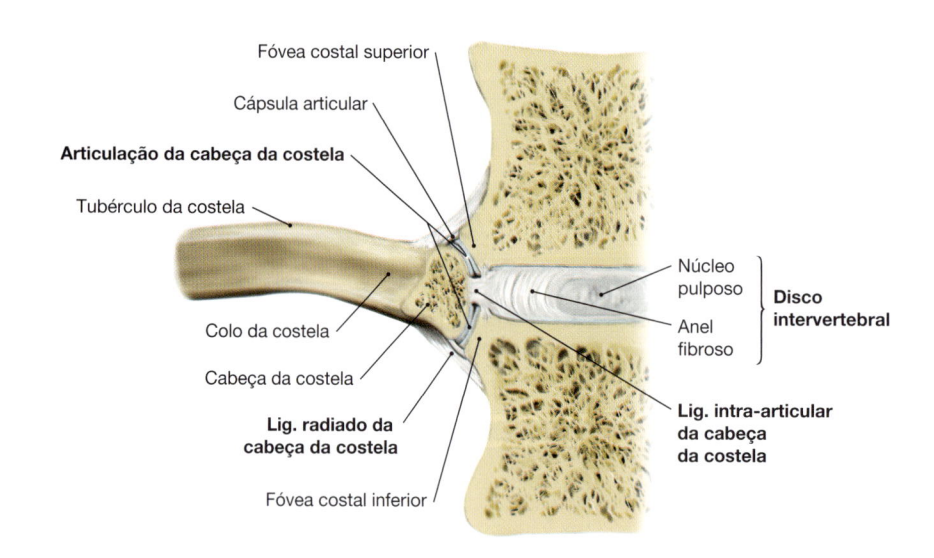

Figura 2.54 Articulação da cabeça da costela; vista lateral direita. [S702-L266]
Cada cabeça das costelas II a X articula-se com as margens superior e inferior de duas vértebras adjacentes e com o disco intervertebral por intermédio de um ligamento (Lig. intra-articular da cabeça da costela), que é fixo à crista da cabeça da costela (não é mostrada). A cavidade articular é, assim, dividida em duas câmaras (articulação bilocular).

Ligamentos da Coluna Vertebral

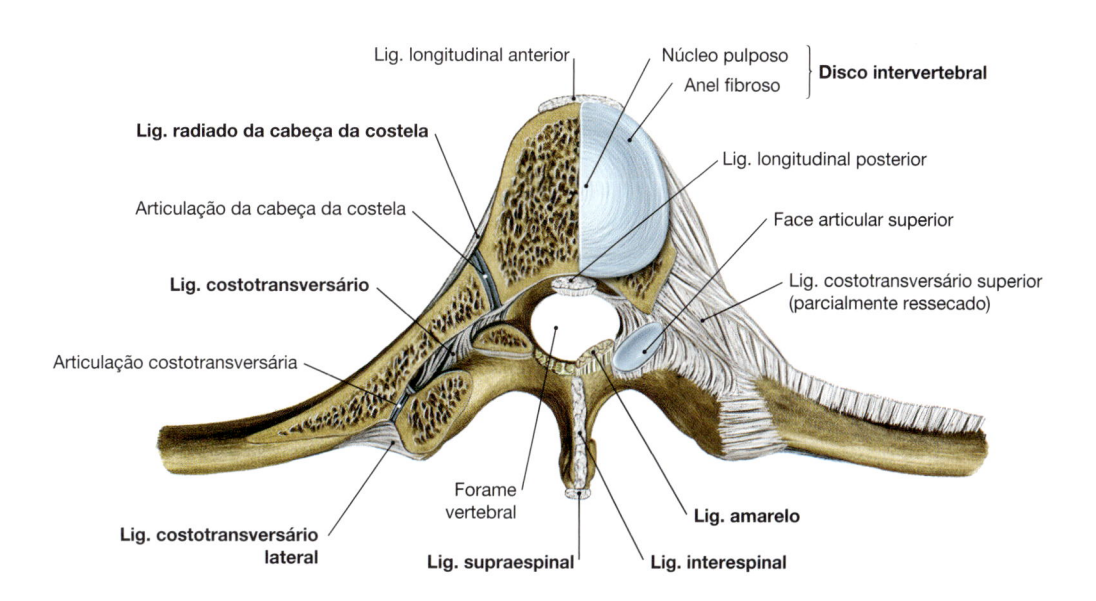

Figura 2.55 Articulações costovertebrais; corte transversal à esquerda, na altura da parte inferior da articulação de uma cabeça da costela (articulação costovertebral); à direita é mostrado o disco cobrindo o corpo vertebral e o sistema ligamento-cápsula da costela correspondente com as vértebras torácicas; vista cranial. [S702-L127]

As costelas articulam-se na **articulação costotransversária** com o processo transverso da vértebra torácica correspondente, por exemplo, a costela I com a vértebra torácica I (T I), ou a costela V com T V (exceto as costelas XI e XII). As faces articulares do tubérculo da costela e a fóvea costal do processo transverso também se conectam. As cápsulas articulares são fracas e reforçadas por diferentes ligamentos (→ Figura 2.56).

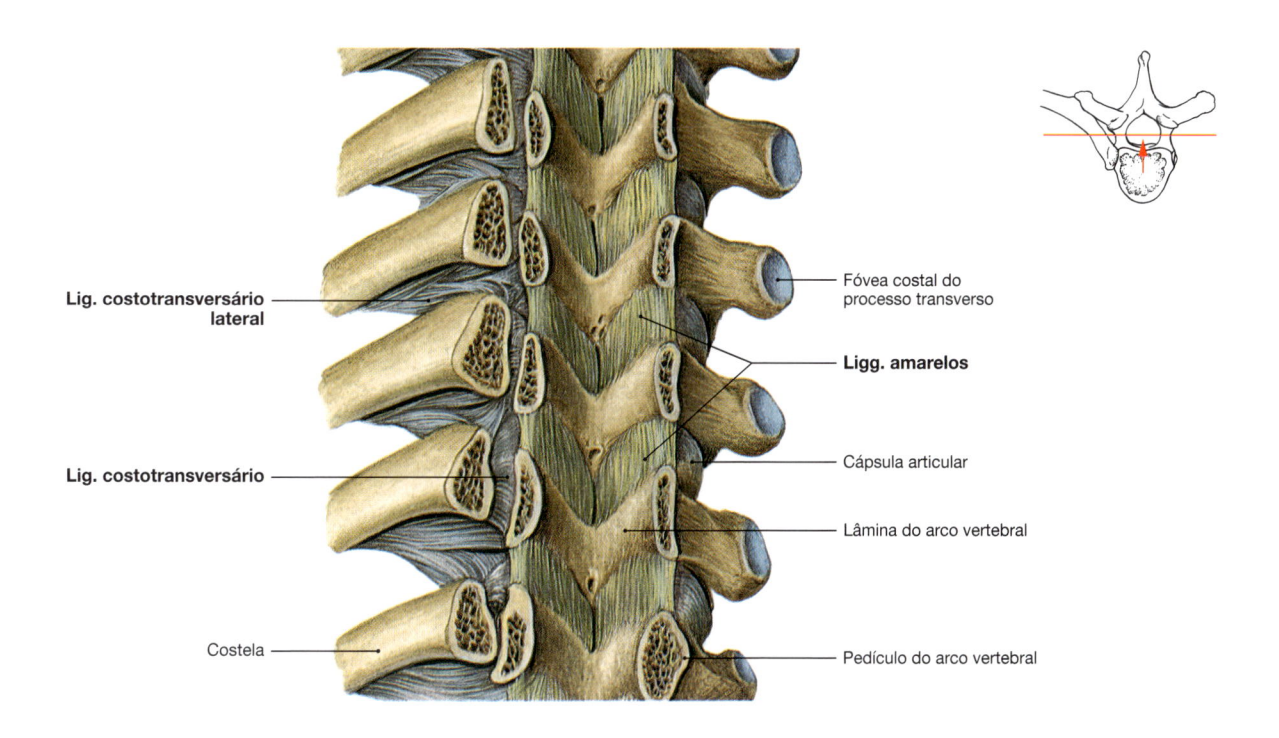

Figura 2.56 Ligamentos dos arcos vertebrais; vista anterior. [S700]
Entre os arcos vertebrais estendem-se, de modo segmentar, os **Ligg. amarelos**, ricos em fibras elásticas, dispostas de maneira entrelaçada. Eles delimitam posteriormente os forames intervertebrais. Os Ligg. amarelos mantêm-se tensos nas diferentes posições e sustentam os músculos do dorso durante a extensão da coluna vertebral a partir de todas as posições de flexão.

Esqueleto

Ligamentos da Coluna Vertebral

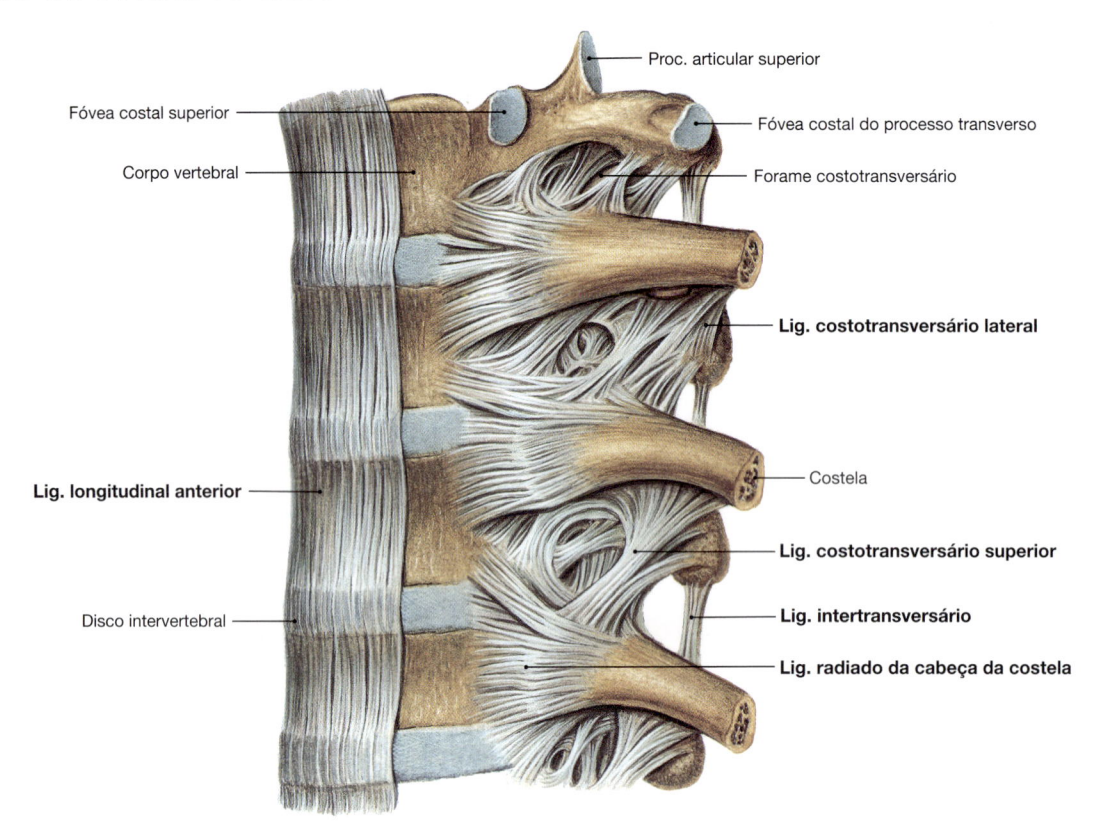

Figura 2.57 Ligamentos da coluna vertebral e articulações costovertebrais; vista pelo lado esquerdo; as porções laterais do ligamento longitudinal anterior foram retiradas. [S700]

Cada cápsula articular de uma articulação da cabeça da costela é reforçada pelo Lig. radiado da cabeça da costela; as cápsulas das articulações costotransversárias são reforçadas pelos Ligg. costotransversários (costotransversário lateral e costotransversário superior).

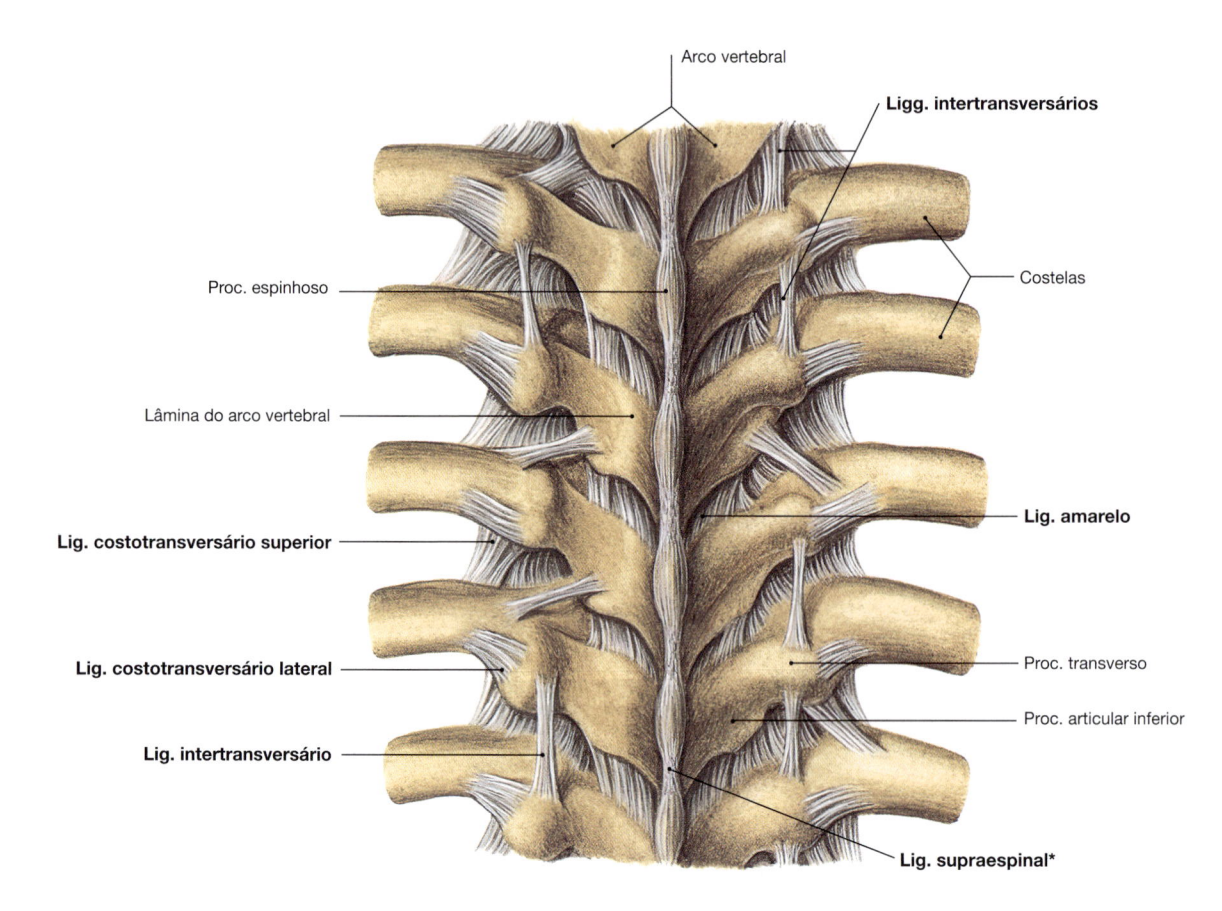

Figura 2.58 Ligamentos dos arcos vertebrais e das articulações costovertebrais; vista posterior. [S700]
As cápsulas articulares das articulações costotransversárias são reforçadas pelos Ligg. costotransversários laterais e superiores. A estabilidade adicional é garantida pelos Ligg. intertransversários.

*A porção mediana da fáscia toracolombar é denominada Lig. supraespinal.

Ligamentos da Coluna Vertebral

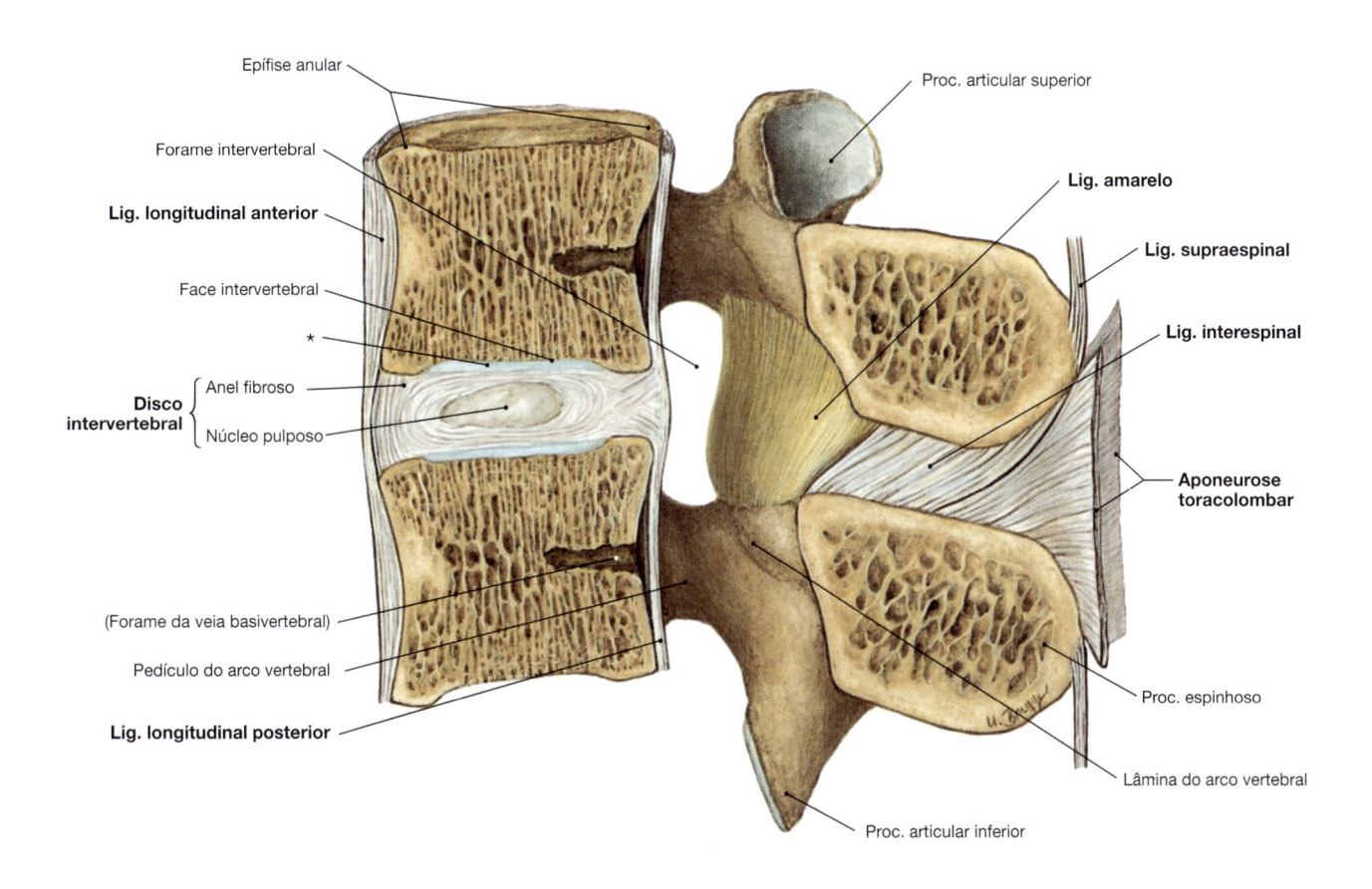

Figura 2.59 Segmento móvel lombar; corte mediano; vista pelo lado esquerdo. [S700]

O disco intervertebral é composto por um núcleo pulposo, centralmente localizado, que é um remanescente da notocorda, e por um anel fibroso, formado por cartilagem fibrosa, que envolve o núcleo pulposo sem limites nítidos. Em sua maior parte, o anel fibroso está preso à placa terminal por uma crista óssea e por um revestimento de cartilagem hialina (*), como um resto não ossificado da epífise anular, no corpo vertebral, e ainda se apresenta fixado pelo Lig. longitudinal posterior e, mais frouxamente, pelo Lig. longitudinal anterior. Um disco intervertebral une dois corpos vertebrais adjacentes como uma sínfise intervertebral. Na região dos arcos vertebrais, a tensão é garantida pelos Ligg. amarelos, interespinais e supraespinais. O Lig. interespinal se irradia para a região toracolombar na aponeurose toracolombar.

* Revestimento de cartilagem hialina da lâmina basal

Correlações clínicas

A espondilite anquilosante (ou **doença de Bechterew**), de natureza genética (HLA-B27-positiva) é acompanhada por progressiva ossificação do anel fibroso dos discos intervertebrais, das articulações intervertebrais, dos Ligg. radiados das cabeças das costelas, dos Ligg. costotransversários, do Lig. longitudinal anterior e dos Ligg. interespinais. No estágio inicial, apenas as articulações sacroilíacas são afetadas. Apesar da mobilidade limitada, observa-se que o contorno do dorso inicialmente ainda se mantém normal. Com a progressão da doença, o dorso se retifica, de modo semelhante a uma prancha. Além disso, ocorre nítida restrição dos movimentos da parede torácica, com redução da amplitude respiratória.

Esqueleto

Ligamentos das Articulações da Cabeça

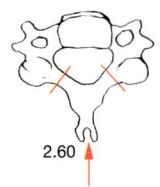

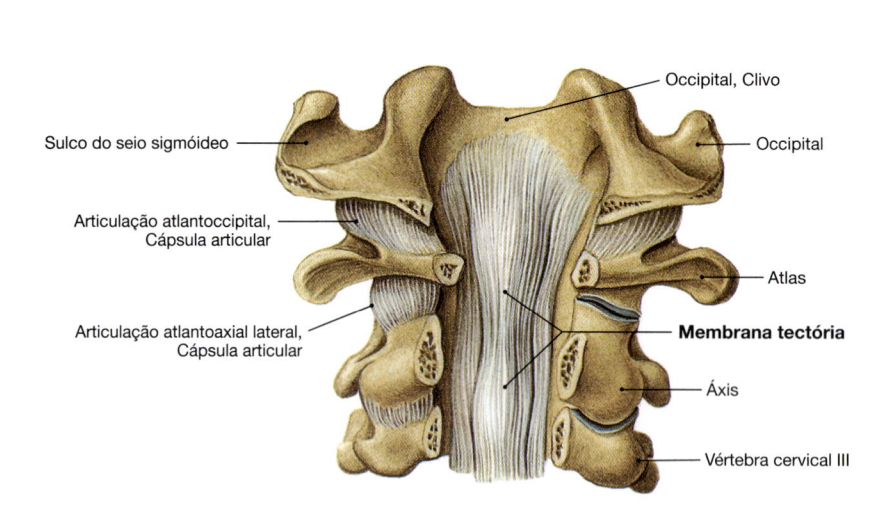

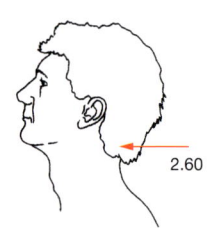

Figura 2.60 Articulações da cabeça com os ligamentos profundos; vista posterior. [S700]
A **membrana tectória** representa a extensão do **Lig. longitudinal posterior** em direção cranial. Ela recobre o conjunto de ligamentos e a cápsula articular da articulação atlantoaxial mediana (não visualizados). Lateralmente, pode-se identificar a cápsula da articulação atlantoccipital entre o occipital e o atlas, e a cápsula da articulação atlantoaxial lateral entre o atlas e o áxis.

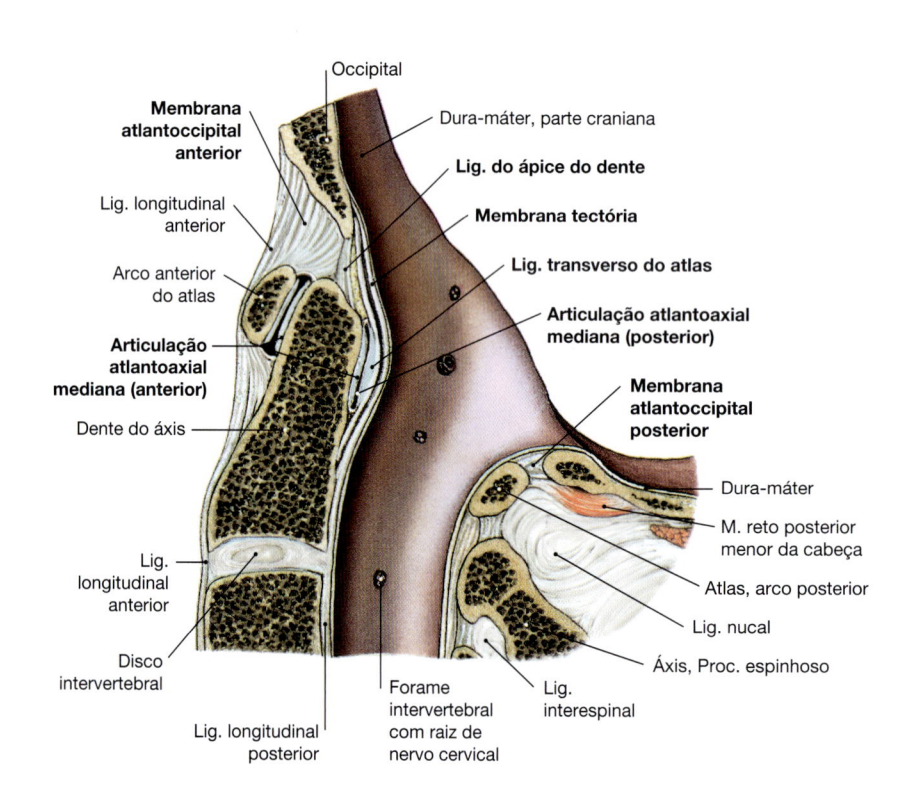

Figura 2.61 Região de transição cervicoccipital, com a articulação atlantoaxial mediana e o conjunto de ligamentos; corte sagital mediano; vista pelo lado esquerdo. [S700]
Como parte da chamada articulação inferior da cabeça (constituída pelas articulações atlantoaxiais laterais e atlantoaxial mediana, em comparação à articulação superior da cabeça, que é formada pelas articulações atlantoccipitais), pode-se observar um corte através da articulação entre o dente do áxis e o arco anterior do atlas (articulação atlantoaxial mediana). A cápsula articular é reforçada, acima do atlas, pela **membrana atlantoccipital anterior** e pelo **Lig. longitudinal anterior** (→ Figura 2.64). Sobre a face posterior, os fascículos longitudinais e o Lig. transverso do atlas (denominados em conjunto Lig. cruciforme do atlas) formam um reforço da cápsula articular, além da **membrana tectória**, que cobre o "ligamento cruciforme", e é recoberta pela dura-máter (parte espinal). Posteriormente ao canal vertebral, a **membrana atlantoccipital posterior** se estende entre o occipital e o atlas e, na nuca, o **Lig. nucal** estende-se desde a protuberância occipital até o Proc. espinhoso de C VII.

Ligamentos das Articulações da Cabeça

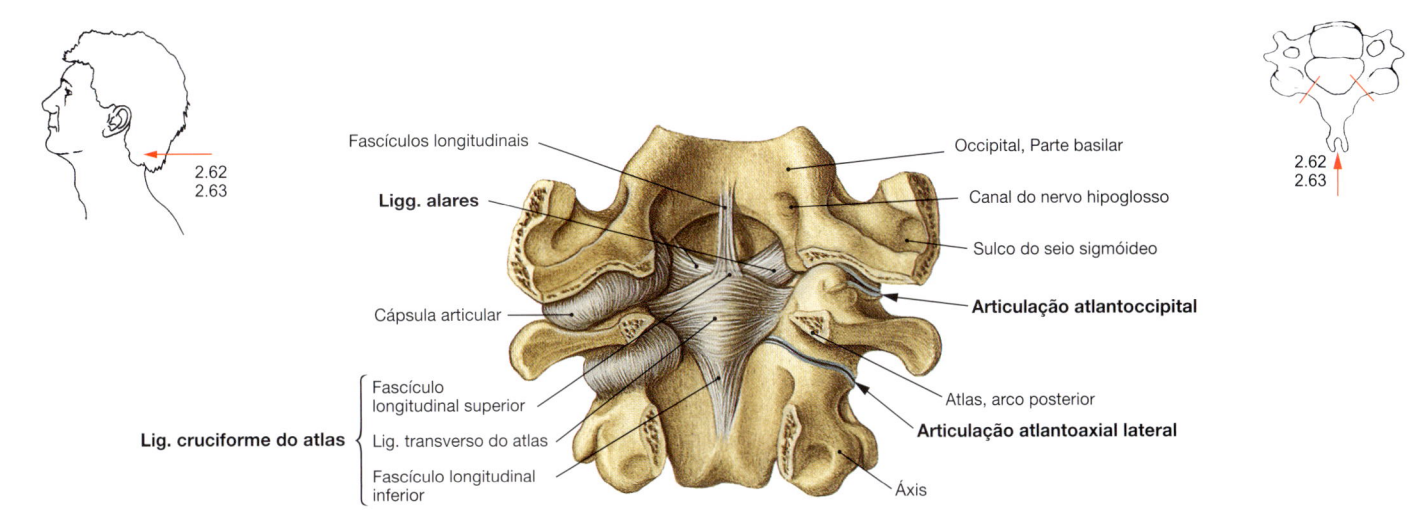

Figura 2.62 Articulações da cabeça com os ligamentos profundos; vista posterior, após retirada da membrana tectória. [S700] Centralmente observa-se o **Lig. cruciforme do atlas**, composto pelo Lig. transverso do atlas e pelos dois fascículos longitudinais. Posteriormente, observam-se os **Ligg. alares**, que se originam das extremidades e das faces laterais do dente do áxis (→ Figura 2.63) e se estendem obliquamente para cima. Em um dos lados, observam-se as cápsulas da articulação atlantoccipital e da articulação atlantoaxial; no outro lado, as cápsulas articulares foram retiradas, mostrando a cavidade articular.

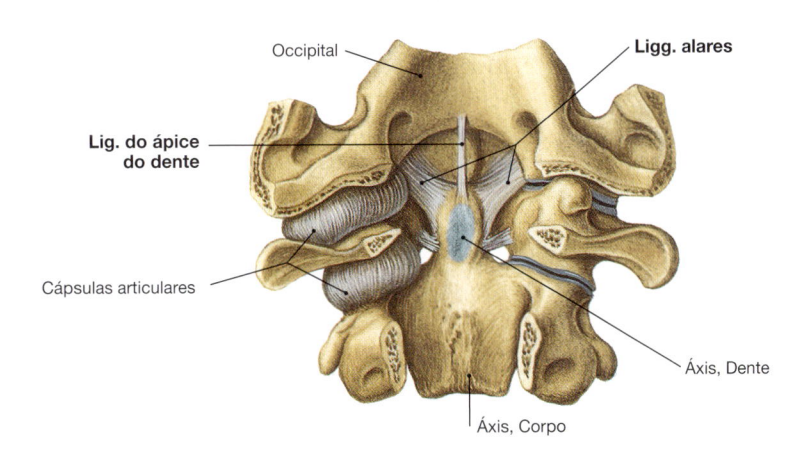

Figura 2.63 Articulações da cabeça com os ligamentos profundos; vista posterior, após retirada da membrana tectória e do Lig. cruciforme do atlas. [S700] Observam-se os **Ligg. alares** (→ Figura 2.62), que frequentemente se irradiam para as massas laterais do atlas, além do delgado **Lig. do ápice do dente**.

Correlações clínicas

Durante a laceração do Lig. transverso do atlas ou do Lig. cruciforme do atlas, pode ocorrer a luxação do dente do áxis no canal vertebral e, consequentemente, a contusão ou o seccionamento de estruturas, como o bulbo ou a medula espinal (**fratura do pescoço**). Nesse caso, os centros nervosos da respiração e da circulação são lesados. Isto pode levar à morte imediata.
Ocasionalmente, a formação incompleta ou ausente do dente do áxis é a causa de **subluxação atlantoaxial**.

Esqueleto

Ligamentos das Articulações da Cabeça

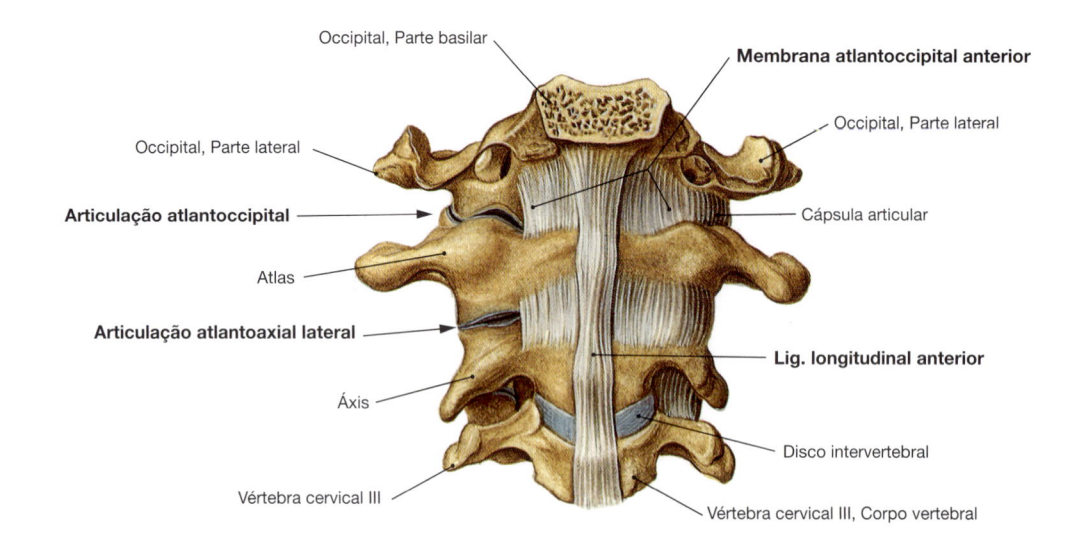

Figura 2.64 Articulações da cabeça com os ligamentos e a porção superior da região cervical da coluna vertebral; vista anterior. [S700]
Na linha média observa-se o **Lig. longitudinal anterior**. Entre o occipital e o atlas, estende-se a **membrana atlantoccipital anterior**. Lateralmente observa-se a cápsula da articulação atlantoccipital, que foi retirada do lado oposto.

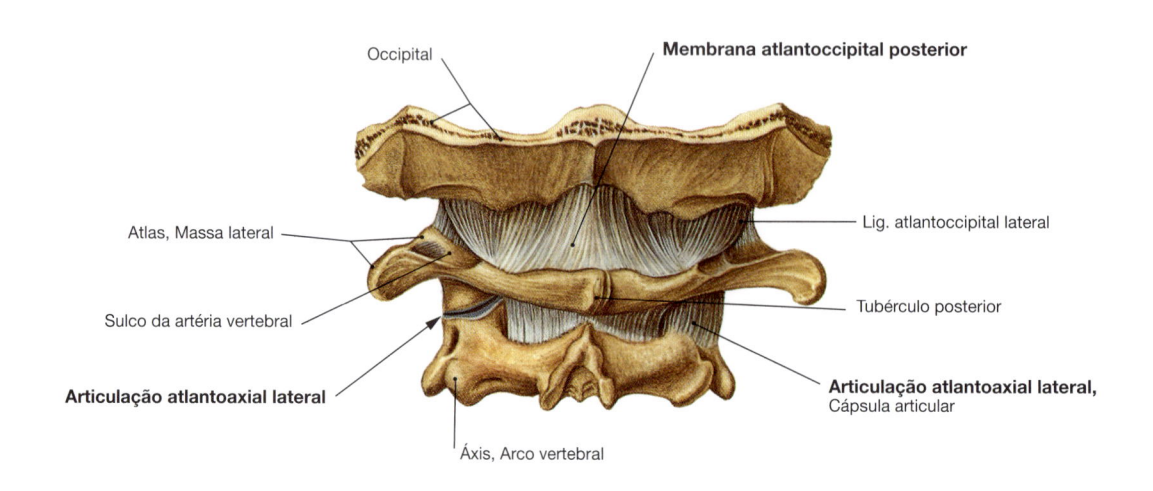

Figura 2.65 Articulações da cabeça; vista posterior. [S700]
Posteriormente se observa a membrana atlantoccipital posterior, entre o occipital e o arco posterior do atlas, e o ligamento atlantoccipital lateral. Entre o atlas e o áxis observa-se, à direita, a cápsula da articulação atlantoaxial lateral, que foi retirada à esquerda.

Discos Intervertebrais

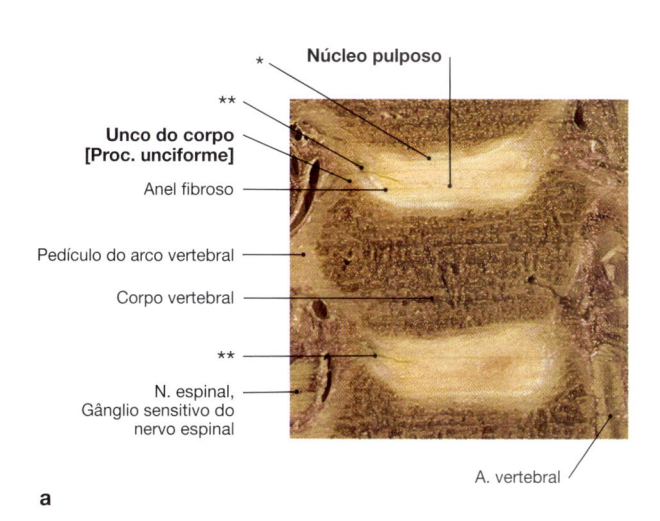

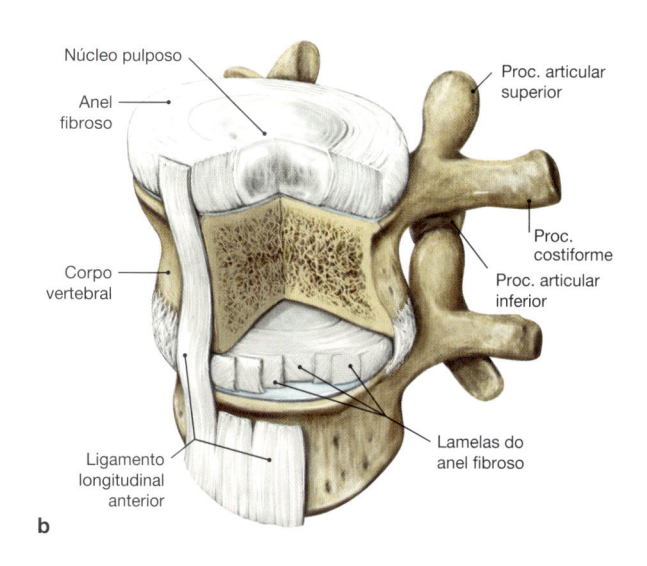

Figura 2.66a e b   Discos intervertebrais.
a Discos intervertebrais cervicais; corte frontal; vista anterior.
Logo na 1ª década de vida, nas zonas laterais dos discos intervertebrais cervicais, formam-se as chamadas fendas uncovertebrais. Aproximadamente entre o 5º e o 10º ano de vida ocorre a formação de fendas nos discos intervertebrais da região cervical da coluna vertebral, que assumem uma característica semelhante a uma articulação verdadeira. As articulações uncovertebrais proporcionam vantagem funcional em relação à mobilidade da região cervical da coluna vertebral, embora, no decorrer da vida, elas possam sofrer lacerações completas e distúrbios mecânicos. [S700]
b Estrutura dos discos intervertebrais, discos intervertebrais lombares; vista anterior oblíqua. Cada disco intervertebral é constituído por um anel fibroso externo (anel fibroso), formado por lamelas opostas (padrão de espinhas) de fibras colágenas. O anel fibroso é delimitado, anterior e posteriormente, pelos ligamentos longitudinal anterior e posterior. Além disso, é subdividido em uma zona externa, uma zona interna e uma zona de transição. As zonas interna e de transição formam a conexão com o núcleo gelatinoso (núcleo pulposo). O núcleo pulposo entra em contato, cranial e caudalmente, com os corpos vertebrais superior e inferior e, lateralmente, com o anel fibroso. Se o anel fibroso se romper, ocorre prolapso do disco intervertebral (→ Figura 2.68, → Correlações clínicas). [S702-L266]/[R449]

*Revestimentos de cartilagem hialina das lâminas terminais do corpo vertebral como partes não ossificadas das epífises dos corpos vertebrais
**Também denominadas articulações uncovertebrais

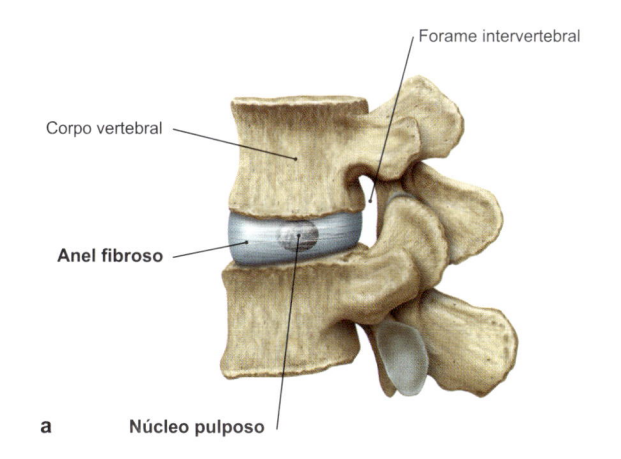

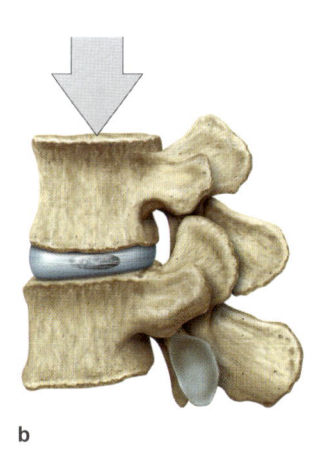

Figura 2.67a e b   Disco intervertebral em um segmento de movimento da parte lombar da coluna vertebral; vista lateral esquerda. [S701-L127]
a Vista pela manhã. Entre todos os corpos vertebrais das partes cervical (exceto articulações da cabeça), torácica e lombar (assim como L V e sacro) da coluna vertebral, há um disco intervertebral. Ele é constituído por anel fibroso e núcleo pulposo e conecta os corpos vertebrais em conjunto na forma de uma sínfise. Possibilita movimentos mínimos entre os corpos vertebrais e exerce a função de amortecedor.
b Vista à noite. Durante o dia (carga [seta]), a altura do disco intervertebral diminui discretamente em virtude da perda de água, que é compensada ao dormir. Isso explica o fato de uma pessoa ser quase 1 cm menor à noite do que de manhã. Entre os corpos vertebrais superiores da sinostose do sacro ainda se observa, com frequência, o tecido de disco intervertebral rudimentar.

Esqueleto

Discos Intervertebrais

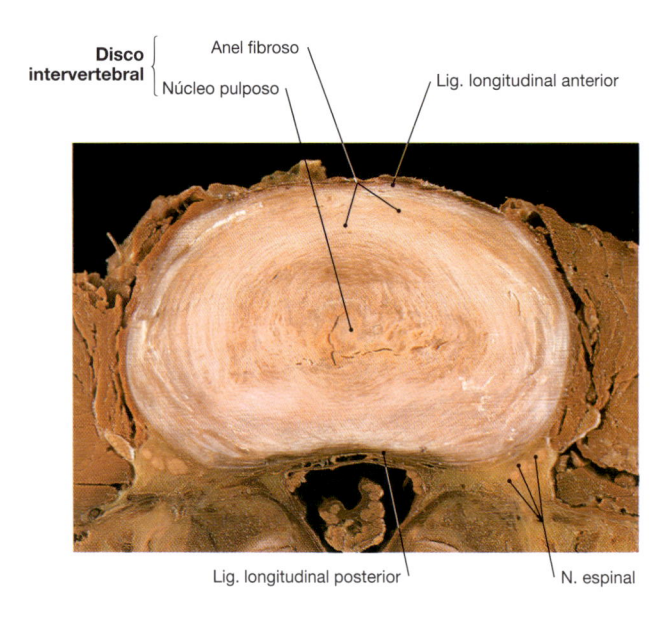

Figura 2.68 Disco intervertebral lombar; vista cranial. [S700]
O disco intervertebral é composto por um **núcleo pulposo**, em posição central e de consistência gelatinosa, derivado da notocorda, e um anel de cartilagem fibrosa, o **anel fibroso**, que envolve o núcleo pulposo.

Correlações clínicas

a Cerca de 25% de todas as pessoas com menos de 40 anos e cerca de 60% daquelas com mais de 40 apresentam alterações degenerativas do disco intervertebral. Na maioria das vezes, tais alterações ocorrem nas regiões lombar e cervical da coluna vertebral. Essas alterações podem resultar em protrusão ou prolapso do disco intervertebral (**hérnia de disco intervertebral**, hérnia do núcleo pulposo). Com isso, o tecido dos discos intervertebrais pode se deslocar no sentido posterolateral (mais frequentemente) ou posteromediano (mais raramente) para o canal vertebral (→ Figura b).

Consequentemente, ocorrem compressões das raízes dos nervos espinais (**síndrome radicular espinal**). Mais frequentemente, os segmentos S1, L5 e L4 são afetados. Também na região cervical da coluna vertebral pode ocorrer uma hérnia de disco após fissuras do disco intervertebral, originadas a partir das fendas uncovertebrais. [S701-L127]
b Representação de um prolapso lateroposterior com compressão do nervo espinal e um prolapso medioposterior com estreitamento do canal vertebral. [S702-L266]/[R449]

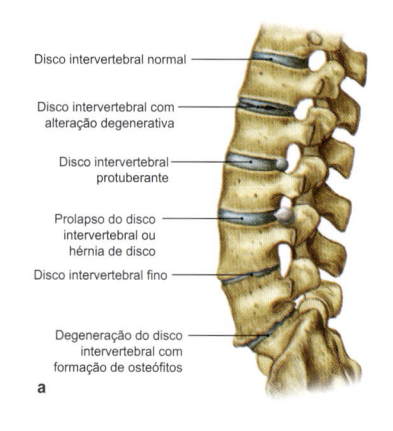

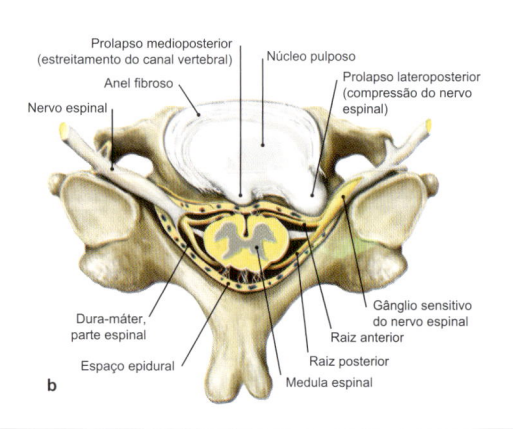

Articulações Uncovertebrais

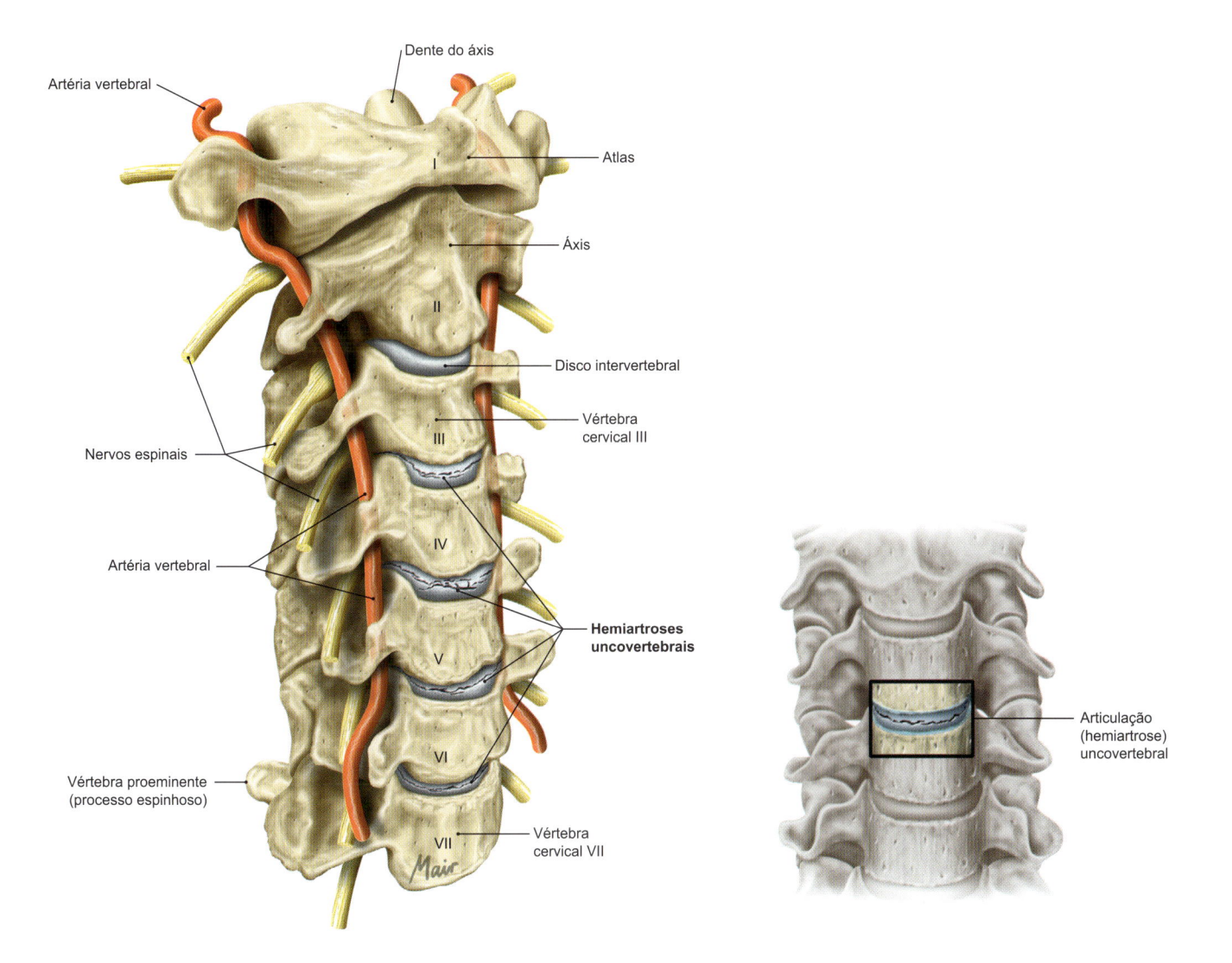

Figura 2.69 Articulações uncovertebrais; vistas cranial, anterior e lateral direita. [S700-L127]
A formação das articulações uncovertebrais resulta em afrouxamento da estrutura, que é compensada pelos fortes ligamentos. A importância funcional das articulações uncovertebrais não foi conclusivamente esclarecida. O que está em discussão é que elas possibilitam o aumento dos movimentos anterior e posterior, enquanto restringem os laterais.

Figura 2.70 Disco intervertebral cervical com articulação uncovertebral; vista anterior. [S700-L127]
Na coluna cervical, os discos intervertebrais são restringidos e cobertos lateralmente pelos uncos do corpo das vértebras. A partir dos 10 anos de vida, uma fissura fisiológica se forma nos discos intervertebrais entre as vértebras cervicais III e VI, na qual surge uma nova estrutura de tecido conjuntivo semelhante à articulação. Essas alterações, que ocorrem apenas na coluna cervical, são chamadas de articulações (hemiartroses) uncovertebrais (articulações de Von-Luschka). Aqui é mostrado o segmento entre as vértebras C IV e C V com essa articulação uncovertebral (articulações de Von-Luschka).

Região Cervical da Coluna Vertebral, Radiografia

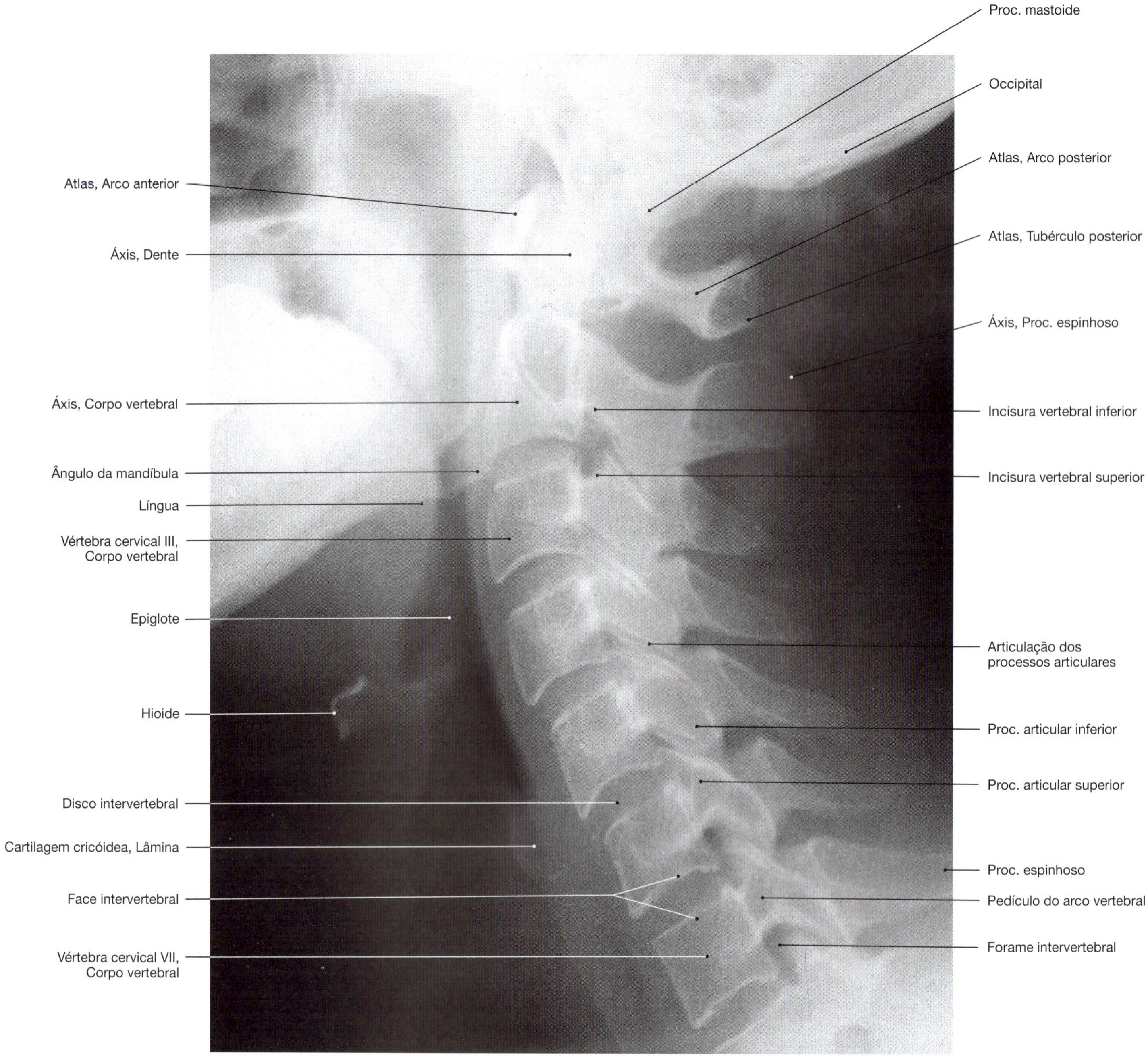
Proc. mastoide
Occipital
Atlas, Arco posterior
Atlas, Tubérculo posterior
Áxis, Proc. espinhoso
Incisura vertebral inferior
Incisura vertebral superior
Articulação dos processos articulares
Proc. articular inferior
Proc. articular superior
Proc. espinhoso
Pedículo do arco vertebral
Forame intervertebral
Atlas, Arco anterior
Áxis, Dente
Áxis, Corpo vertebral
Ângulo da mandíbula
Língua
Vértebra cervical III, Corpo vertebral
Epiglote
Hioide
Disco intervertebral
Cartilagem cricóidea, Lâmina
Face intervertebral
Vértebra cervical VII, Corpo vertebral

Figura 2.71 Região cervical da coluna vertebral, vértebras cervicais; radiografia em incidência lateral; posição ereta; raio central da ampola ajustado sobre a 3ª vértebra cervical; os ombros foram tracionados para baixo. [S700-T904]

Correlações clínicas

Entende-se como **cifose** a coluna vertebral com convexidade na direção posterior. Na região torácica da coluna vertebral há uma cifose fisiológica; entretanto, nas regiões cervical e lombar da coluna vertebral, a cifose é sempre patológica. A acentuação da cifose (giba) leva à formação de uma giba e ocorre em variadas formas (p. ex., no início da infância como uma **corcunda**, na adolescência como **cifose juvenil** ou da adolescência [doença de Scheuermann] e, em idade mais avançada, devido à perda da elasticidade e à degeneração dos discos intervertebrais, como **cifose senil**). Cifoses hereditárias podem se associar a hemivértebra.
A lordose não fisiológica é caracterizada como **hiperlordose** e ocorre particularmente na região lombar da coluna vertebral. [G725]

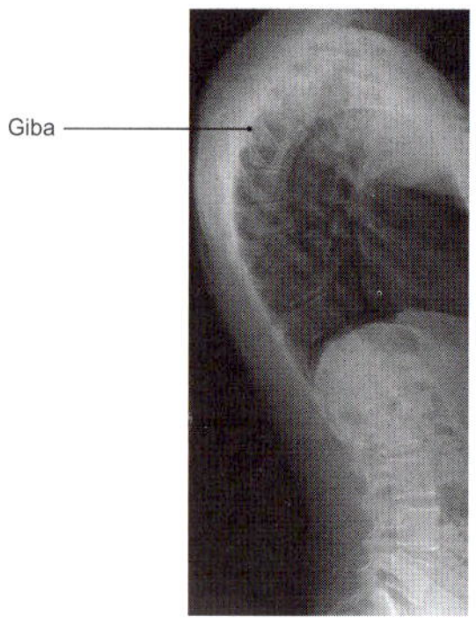
Giba

Região Torácica da Coluna Vertebral, Radiografia

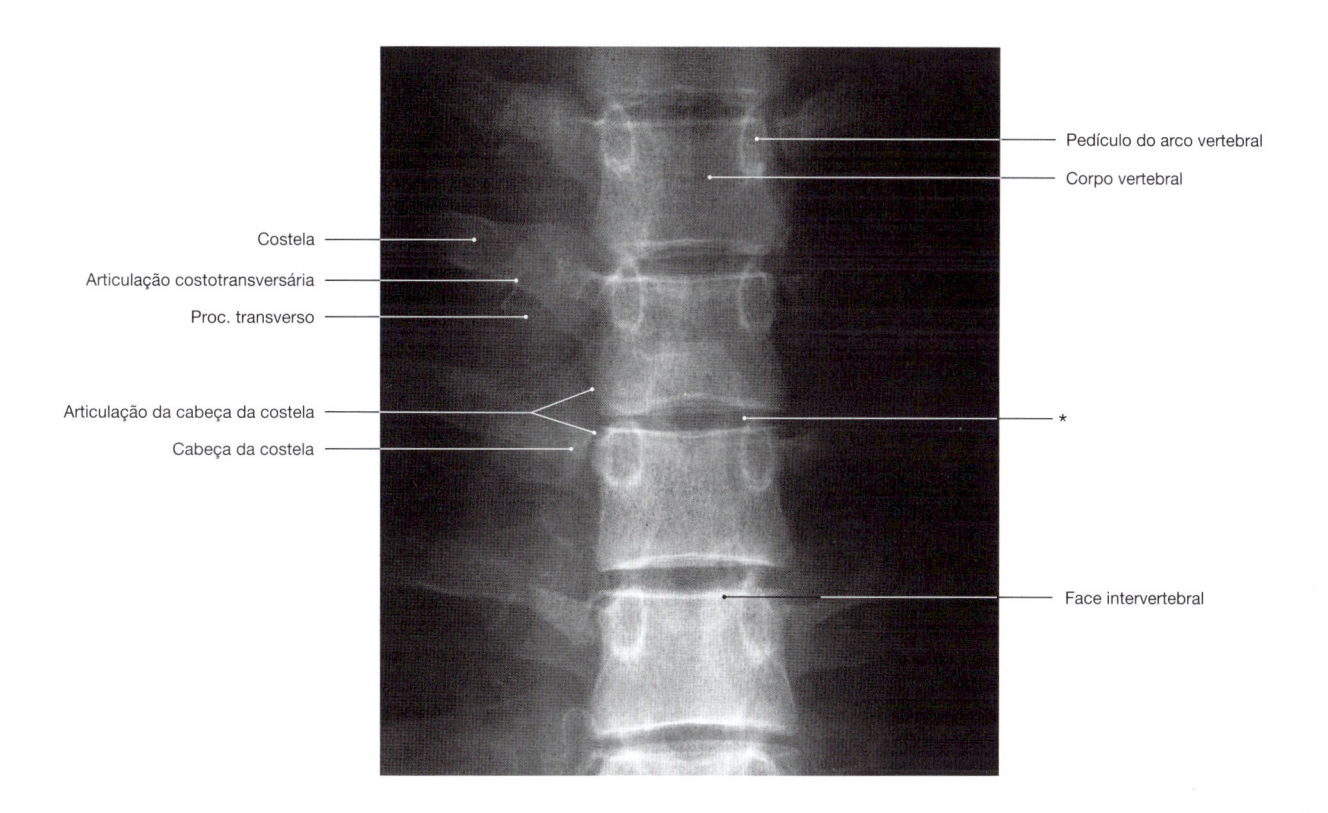

Figura 2.72 Região torácica da coluna vertebral, vértebras torácicas; radiografia em incidência anteroposterior (AP); posição ereta. Radiografia em inspiração. Raio central da ampola posicionado sobre a 6ª vértebra torácica. [S700-T902]

*Espaço intervertebral (disco intervertebral)

Correlações clínicas

A coluna vertebral é um local frequente de **metástases** de tumores malignos, devido à substancial rede capilar nas vértebras. Nas vértebras afetadas, a matriz óssea normal – e, consequentemente, as propriedades mecânicas do tecido ósseo – é destruída. Em função disso, pequenas sobrecargas já predispõem a fraturas vertebrais. Não raramente, fragmentos de corpos vertebrais atingem o canal vertebral ou os forames intervertebrais e causam lesões e compressões da medula espinal e dos nervos espinais.

Técnicas de Imagem

Região Lombar da Coluna Vertebral, Radiografia

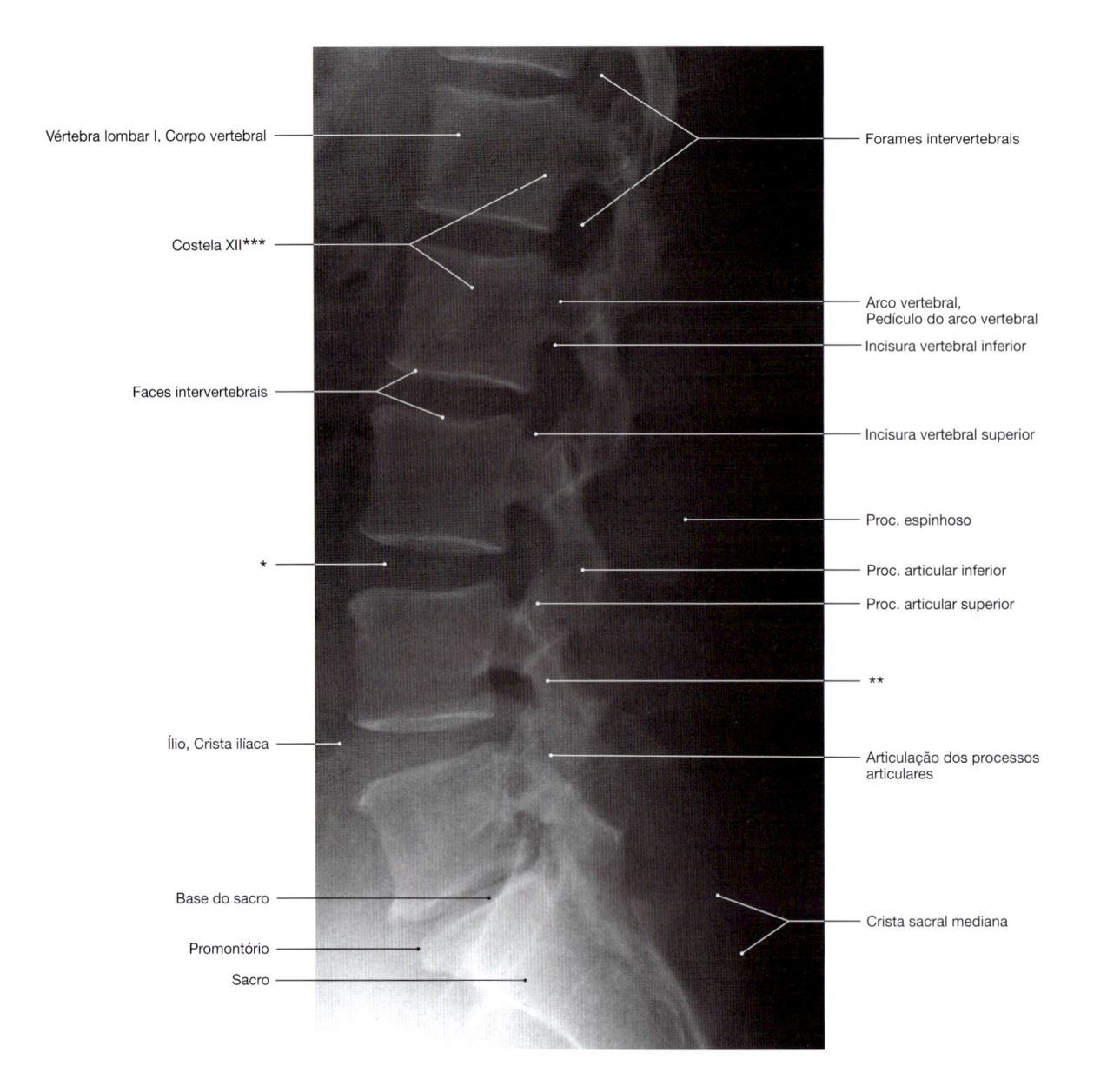

Figura 2.73 Região lombar da coluna vertebral, vértebras lombares; radiografia em incidência lateral; posição ereta. Raio central da ampola posicionado sobre a 2ª vértebra lombar. A inclinação das margens anteriores das vértebras lombares inferiores é a manifestação de alterações degenerativas iniciais e, consequentemente, de uma alteração patológica. [S700-T902]

* Espaço de um disco intervertebral
** Região do arco vertebral entre os processos articulares superior e inferior (o chamado istmo = parte interarticular)
*** Os pontos indicam o trajeto da costela XII, pouco visível na reprodução da imagem radiológica

Correlações clínicas

A **osteoporose** é uma doença óssea metabólica (osteopatia), de etiologia, em sua maior parte, desconhecida, com redução localizada ou generalizada do tecido ósseo, com ou sem alteração da conformação externa dos ossos. Particularmente as mulheres são afetadas após os 55 anos, e os homens após os 70 anos. Predisposição genética, pouca atividade física, más condições alimentares e níveis baixos de estrógenos contribuem para o desenvolvimento da osteoporose. Como resultado da resistência diminuída do tecido ósseo, ocorrem, frequentemente, fraturas ósseas, em particular de vértebras, partes distais do rádio e do colo do fêmur.

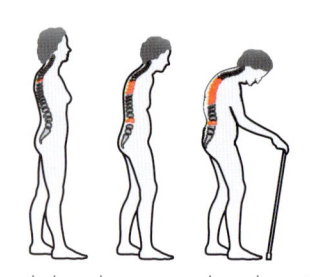

Deterioração postural da coluna causada pela osteoporose com o envelhecimento. [S701-L126]

Região Lombar da Coluna Vertebral, Radiografia

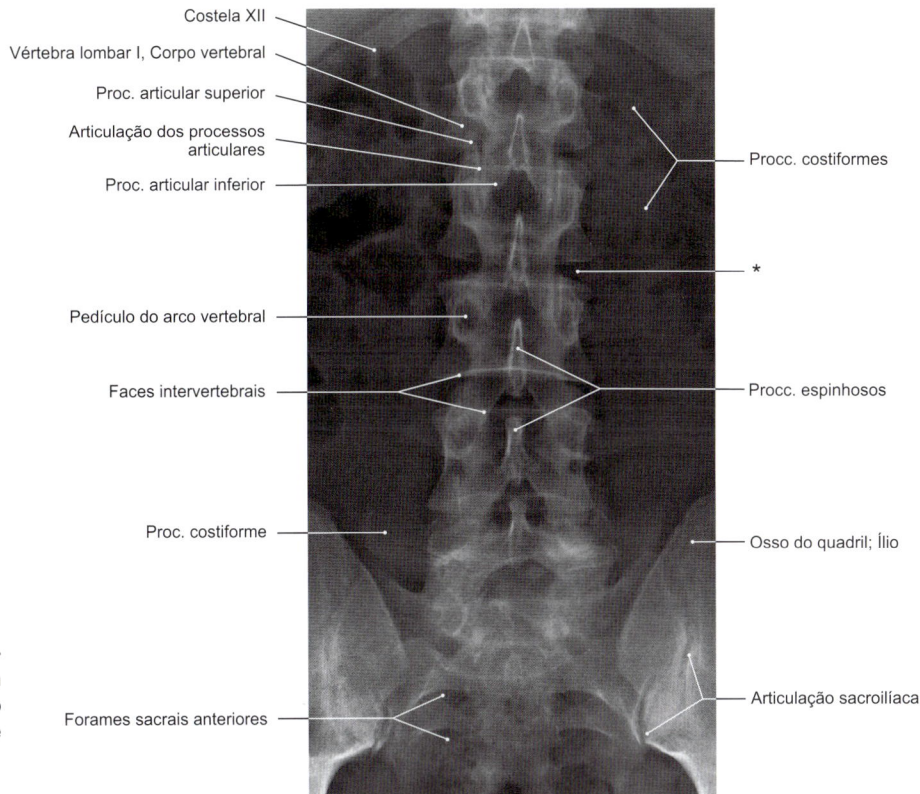

Figura 2.74 Região lombar da coluna vertebral, vértebras lombares e sacro; radiografia em incidência anteroposterior (AP); posição ereta; raio central da ampola posicionado sobre a 2ª vértebra lombar. [T902]

*Espaço de um disco intervertebral

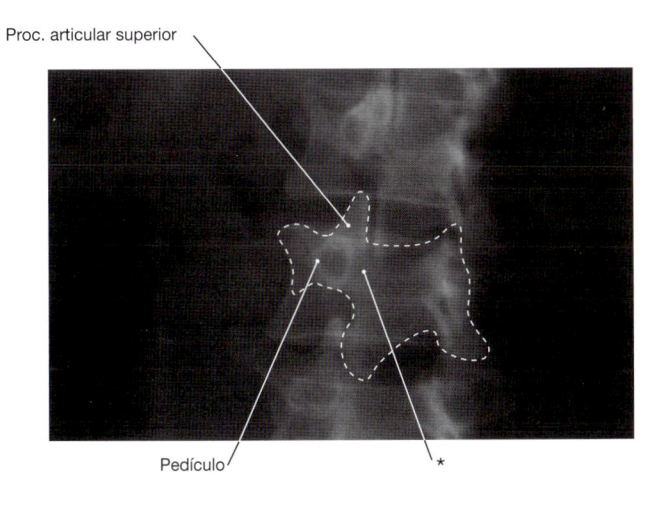

Figura 2.75 Região lombar da coluna vertebral, vértebras lombares; radiografia em incidência oblíqua; posição ereta. [E402]
Um radiologista experiente consegue identificar na radiografia oblíqua a figura de um *terrier* escocês, linha tracejada). A região central é, portanto, a porção interarticular. Clinicamente descreve-se a porção da vértebra situada entre as faces articulares superior e inferior das articulações dos processos articulares (→ Figura 2.39).

*Parte interarticular

Técnicas de Imagem

Correlações Clínicas, Espondilólise

Correlações clínicas

Fraturas na parte interarticular (istmo) resultam em uma alteração que se assemelha à silhueta de um cão, como se estivesse de coleira (setas brancas na → Figura a), causada por uma zona de lise (**espondilólise**). A fratura pode ser unilateral ou bilateral. As causas mais comuns são lesões durante a prática de esporte, as quais podem provocar danos na parte interarticular (istmo), principalmente na altura de L IV e L V.

Se ocorrer espondilólise (→ Figura b), poderá desenvolver-se **espondilolistese** (deslizamento vertebral). No entanto, esse deslizamento também pode desenvolver-se sem fratura da parte interarticular em sentido anterior através da vértebra. A causa costuma ser alteração do posicionamento das faces articulares dos processos articulares, que pode ser de origem hereditária ou decorrente de alterações degenerativas. Porém, em todos os casos (também no de fratura da parte interarticular), trata-se de uma espondilolistese. A extensão do deslizamento é dividida em quatro graus: grau 1 corresponde a 25%; e grau 4, a 100%. Quanto mais pronunciada for a espondilolistese, mais pronunciada será a lordose da coluna vertebral no segmento afetado.

a [E329], b [S701-L126]

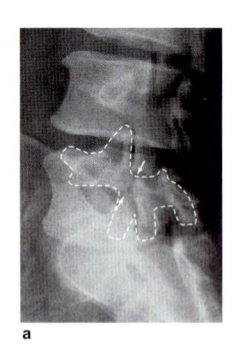

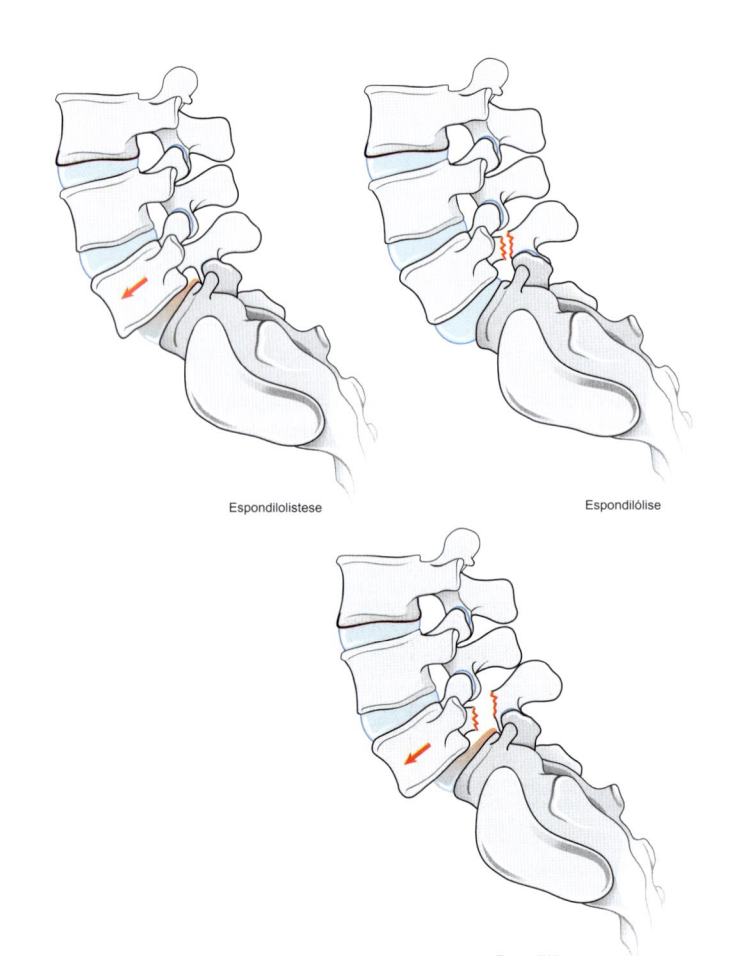

Coluna Vertebral, TC

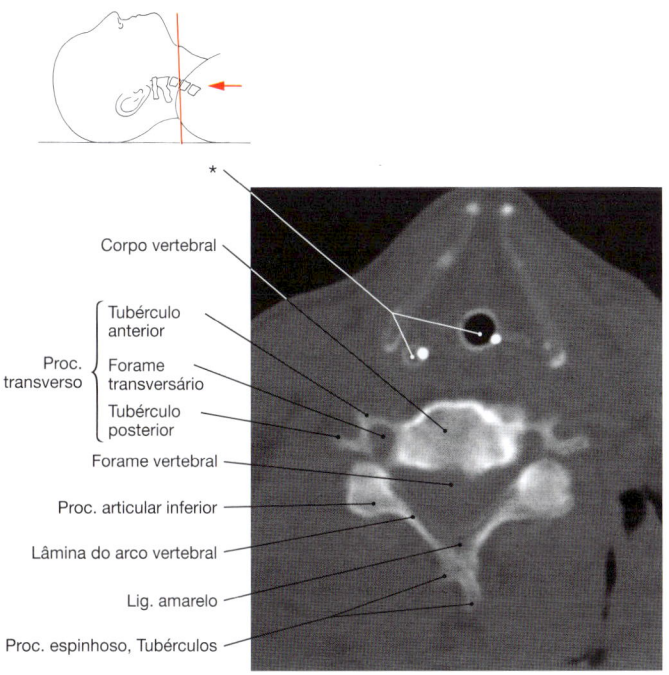

Figura 2.76 Região cervical da coluna vertebral; tomografia computadorizada (TC). Corte transversal na altura do disco intervertebral entre as 4ª e 5ª vértebras cervicais. [S700-T902]

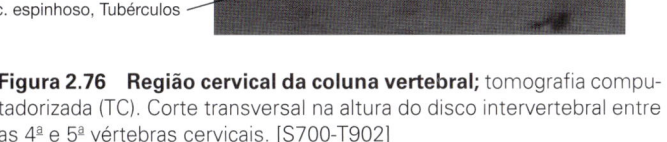

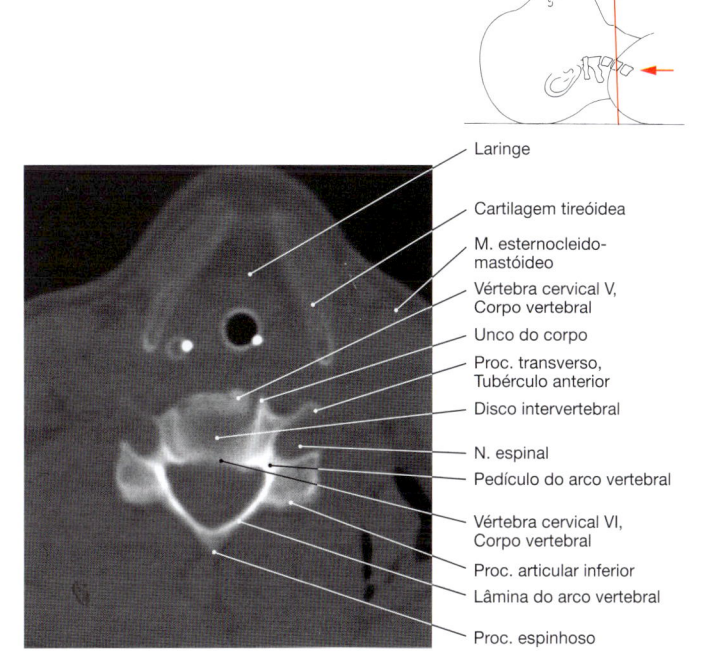

* Tubo endotraqueal e endoscópio

Figura 2.77 Região cervical da coluna vertebral; tomografia computadorizada (TC). Corte transversal na altura da 5ª vértebra cervical. [S700-T902]

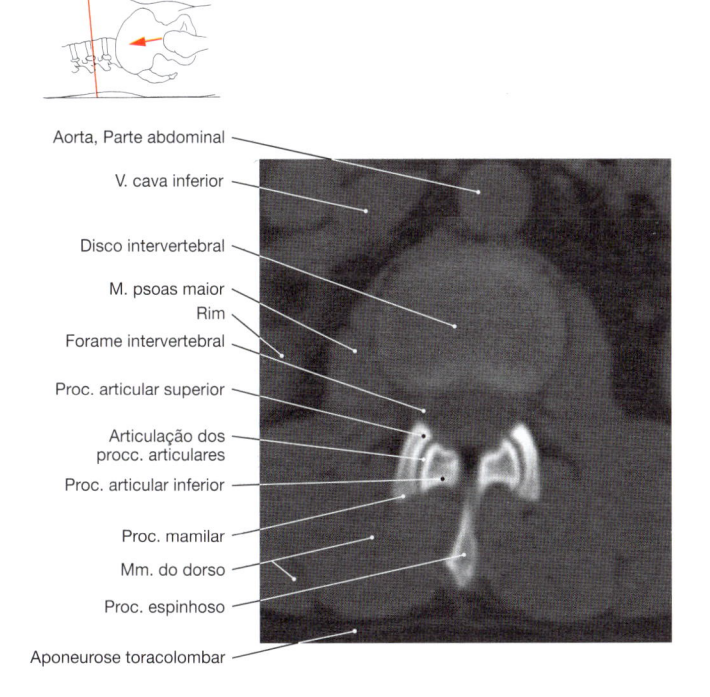

Figura 2.78 Região lombar da coluna vertebral; tomografia computadorizada (TC).
Corte transversal na altura do disco intervertebral entre as 2ª e 3ª vértebras lombares. [S700-T902]

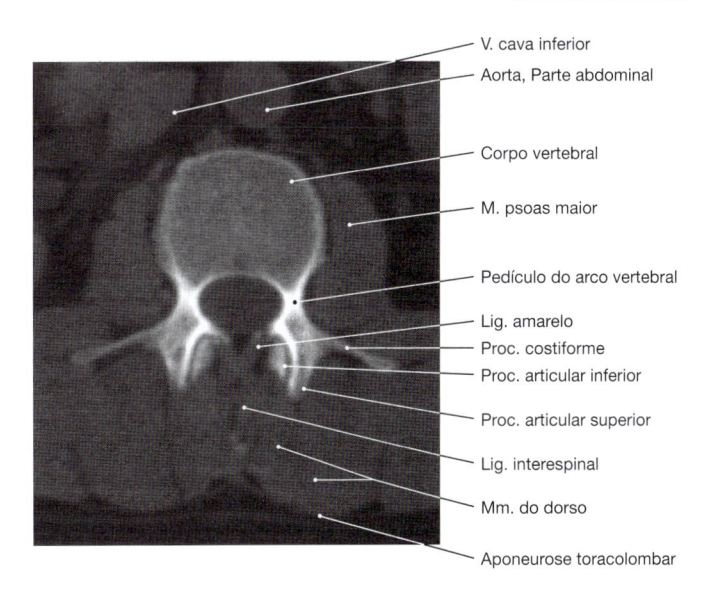

Figura 2.79 Região lombar da coluna vertebral; tomografia computadorizada (TC).
Corte transversal na altura do pedículo da 3ª vértebra lombar. [S700-T902]

Correlações clínicas

Algumas doenças genéticas são acompanhadas de variações do número de vértebras. A **síndrome de Klippel-Feil** é um distúrbio de desenvolvimento hereditário da região cervical da coluna vertebral no qual se observam fusões de vértebras no período embrionário (frequentemente entre o atlas e o áxis, ou entre as 5ª e 6ª vértebras cervicais). Devido à fusão, observa-se pescoço curto, além de posição mais elevada dos ombros. Adicionalmente, nessa doença, podem aparecer espinha bífida, implantação baixa das orelhas e malformações do coração e de outros órgãos.

Uma **hemivértebra** se forma quando uma vértebra é derivada apenas de um dos lados do esclerótomo correspondente.

Técnicas de Imagem

Coluna Vertebral, TC, RM

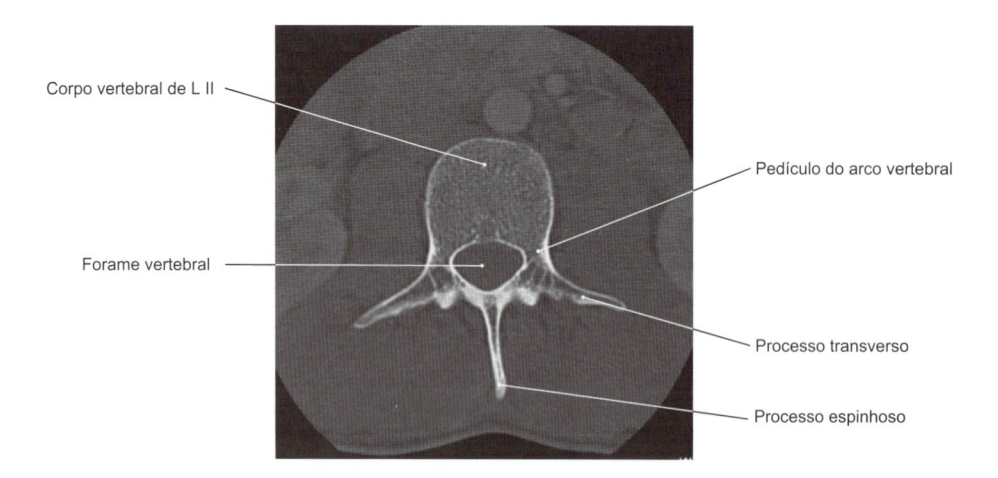

Figura 2.80 Coluna lombar; corte transversal de tomografia computadorizada (TC) no nível de L II. [E458]

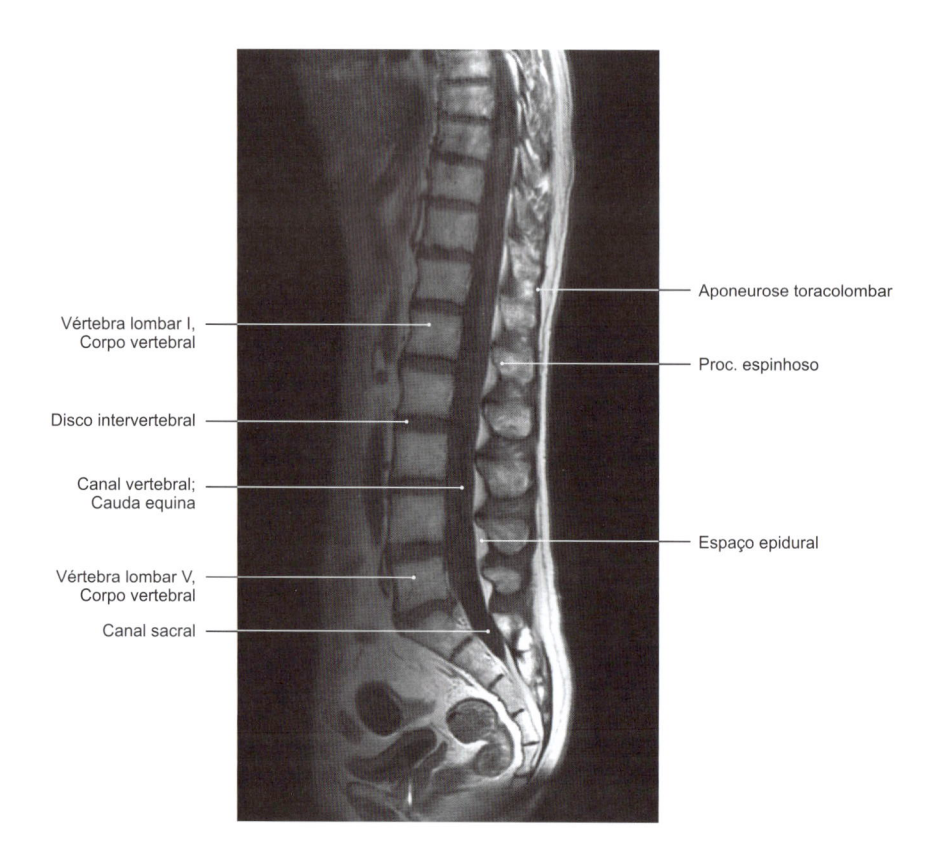

Figura 2.81 Região lombar da coluna vertebral; ressonância magnética (RM); Corte mediano das regiões torácica e lombar da coluna vertebral e do sacro. [S700-T906]

A RM permite a avaliação dos discos intervertebrais, da medula espinal e do espaço epidural.

Correlações Clínicas

Correlações clínicas

Ao longo da vida, as propriedades hidrofílicas do anel fibroso e do núcleo pulposo dos discos intervertebrais diminuem, o que, entre outras consequências, leva à formação de pequenas fissuras no anel fibroso (**condrose**). Do ponto de vista radiológico, isso pode ser identificado pela diminuição do espaço intervertebral, e, do ponto de vista anatomopatológico, por instabilidade com mobilidade aumentada em segmentos móveis da coluna vertebral. Em virtude da diminuição da altura dos discos intervertebrais e da consequente redução da função mecânica de amortecimento, observa-se resistência aumentada das lâminas de cobertura e de base dos corpos vertebrais. Radiologicamente, isso se manifesta como **esclerose**, com opacidade radiológica elevada (**osteocondrose**). Além disso, ocorre a formação de **espondilófitos** (projeções ósseas marginais) nos corpos vertebrais, também visíveis nas radiografias. Caso ocorra a intensificação da formação de fissuras radiais nos anéis fibrosos, o tecido dos discos intervertebrais pode projetar-se para o espaço intervertebral (**prolapso do disco intervertebral**; → Figuras a e b).
a Prolapso de disco mediano (seta); ressonância magnética (RM) ponderada em T2 da coluna lombar, corte sagital. Nos segmentos sobrepostos, a medula espinal é comprimida por tecido de disco intervertebral prolapsado. [E684]
b Prolapso de disco mediano; RM, ponderada em T2, da coluna lombar. As setas indicam tecido de disco herniado, que comprime a medula espinal. [E684].

Estenose do canal vertebral é o estreitamento anormal do canal vertebral ou de um forame intervertebral que pode levar à pressão ou compressão da medula espinal e/ou das raízes nervosas espinais. É mais frequentemente causada por alterações degenerativas na coluna vertebral (→ Figura c e d) (p. ex., artrose das articulações dos processos articulares). A estenose pode causar sintomas como dor, dormência, parestesia e perda de controle motor. A localização da estenose determina qual região do corpo é afetada. Aproximadamente 75% de todos os casos de estenose do canal vertebral ocorrem na coluna lombar e provocam sintomas relacionados com o nervo isquiático (formigamento, fraqueza ou dormência, irradiando da região lombar para as nádegas e os membros inferiores). Em casos graves, a cirurgia pode ser o último recurso para criar espaço suficiente para a medula espinal ou o nervo espinal afetado no canal vertebral estreito ou forame intervertebral.
Alterações degenerativas na coluna cervical:
c Formação de pequenos osteófitos, especialmente nos corpos vertebrais e nos uncos dos corpos. [S700-L127]
d Alterações degenerativas em uma vértebra cervical com osteófitos pronunciados e estreitamento do canal vertebral e dos forames intervertebrais. [S700-L127]

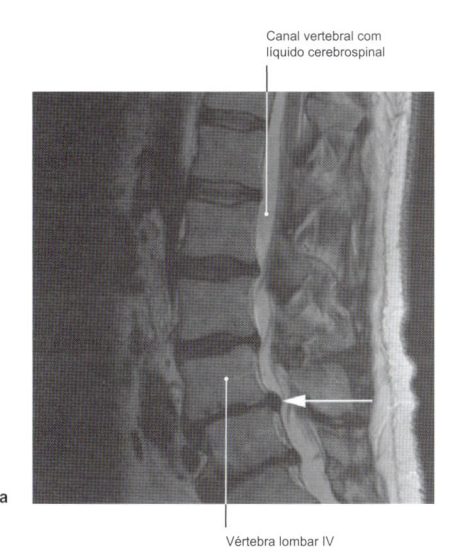

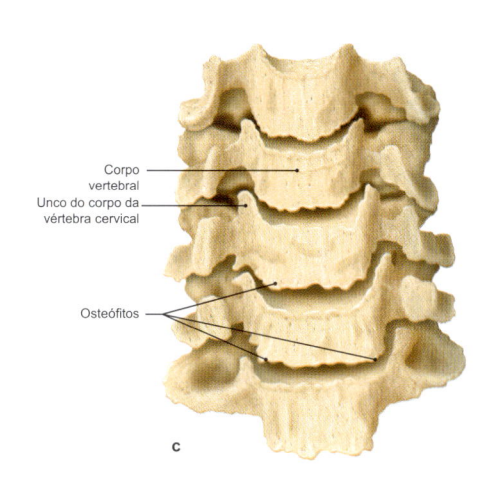

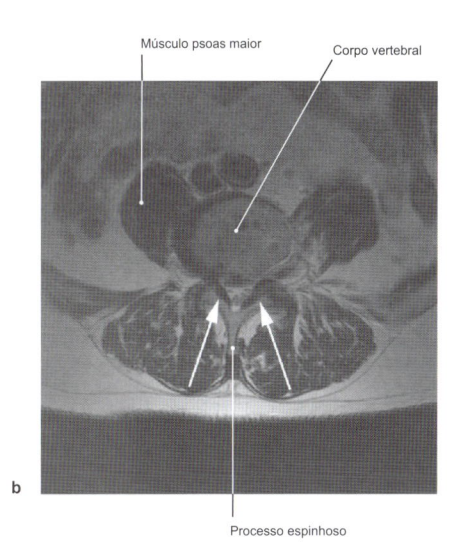

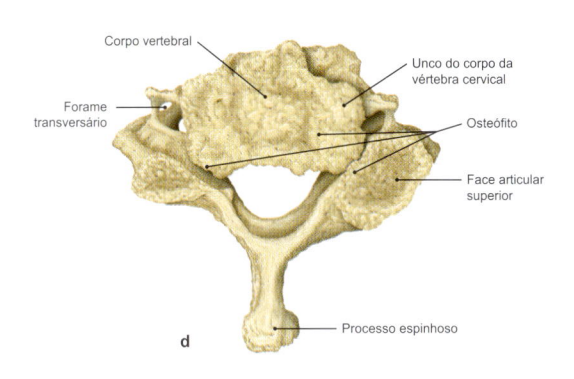

Musculatura

Músculos Superficiais do Dorso

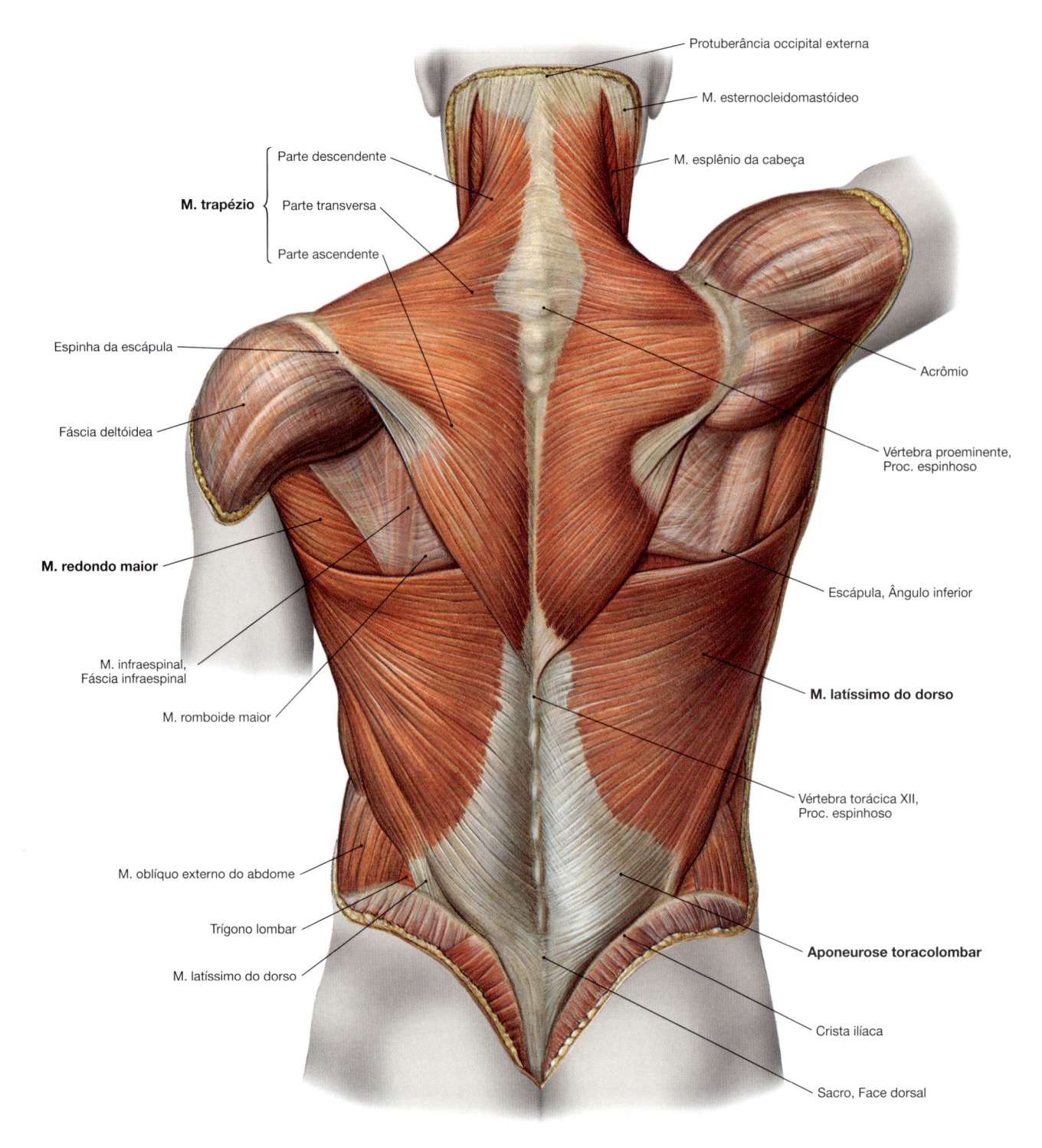

Figura 2.82 Camada superficial dos músculos toracoapendiculares (tronco-braço e tronco-cíngulo); vista posterior. [S700]

A camada de músculos superficiais do dorso é formada, em sua maior parte, pelos Mm. trapézio e latíssimo do dorso. O **M. trapézio** fixa a escápula e, deste modo, o cíngulo do membro superior. Ele movimenta a escápula e, com ela, também a clavícula, para trás, em direção à coluna vertebral. As partes descendente e ascendente giram o ângulo inferior da escápula na direção lateral. A parte descendente ainda aduz e antagoniza a ação do M. serrátil anterior durante a elevação do ombro.

O **M. latíssimo do dorso** é o músculo de maior comprimento do ser humano. Ele abaixa o braço levantado, aduzindo-o, e pode puxá-lo medialmente e para trás a partir da posição de abdução. Atua ainda como rotador medial e auxilia na respiração. Do ponto de vista do desenvolvimento embrionário, o M. latíssimo do dorso se forma com o **M. redondo maior**. Este músculo movimenta o braço para trás, em direção medial, atua na adução e é um rotador medial.

→ T 29, T 30

Correlações clínicas

Partes do **M. latíssimo do dorso** são utilizadas para a **cobertura de defeitos da parede do tronco** e também para a reconstrução do tórax após ressecção devido a um carcinoma mamário. Para tanto, obtém-se um retalho pedunculado, no qual as A. e V. toracodorsais são dissecadas e deslocadas simultaneamente. O **M. peitoral maior** (parede anterior do tronco) é frequentemente dissecado e preparado como retalho pedunculado para **cobertura de defeitos da face**.

Músculos Profundos do Dorso

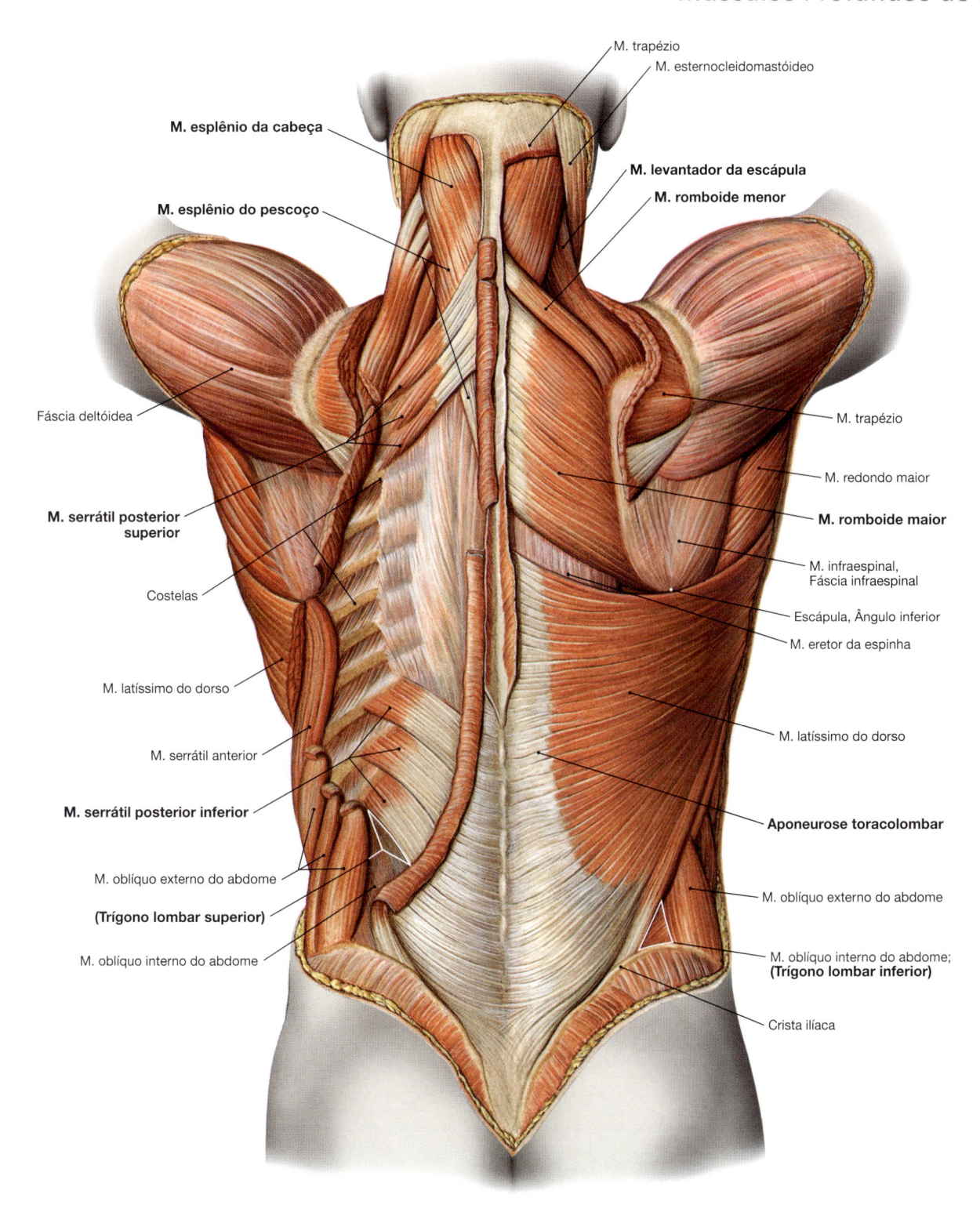

Figura 2.83 Camada profunda dos músculos toracoapendiculares; vista posterior. [S700]
Após a retirada do M. trapézio observam-se, do lado direito, os Mm. levantador da escápula, romboide menor e romboide maior. O **M. levantador da escápula** eleva a escápula e gira seu ângulo inferior simultaneamente na direção medial.
O **M. romboide menor** e o **M. romboide maior** mantêm a escápula sobre o tórax e a tracionam em direção à coluna vertebral.
A retirada dos três músculos e do M. latíssimo do dorso permite a visualização dos **Mm. serráteis posteriores superior e inferior**. O M. serrátil posterior superior levanta as costelas superiores e atua como músculo da respiração durante a inspiração forçada. O M. serrátil posterior inferior alarga a abertura inferior do tórax e estabiliza as costelas inferiores durante a contração da parte costal do diafragma. Por isso, ele também atua como um músculo respiratório durante a inspiração.

A **aponeurose toracolombar** é uma fáscia muito resistente. Com sua estrutura fibrosa, completa o canal osteofibroso formado pela coluna vertebral e pelas faces posteriores das costelas, envolvendo a musculatura intrínseca do dorso. Sua lâmina superficial atua como origem do M. latíssimo do dorso e do M. serrátil posterior inferior e se encontra firmemente aderida ao tendão do M. eretor da espinha. Cranialmente, separa o M. esplênio do pescoço do M. trapézio e dos Mm. romboides, e se associa à fáscia da nuca. A lâmina profunda está representada na → Figura 2.85.
Na região do **trígono lombar superior** (triângulo de Grynfelt) e do **trígono lombar inferior** (triângulo de Petit) pode haver a formação das **hérnias lombares de Grynfelt e de Petit**.

→ T 18, T 29

Musculatura

Músculos Profundos do Dorso

Trato	Sistema reto		Sistema oblíquo	Trato
lateral	M. longuíssimo - da cabeça - do pescoço - do tórax		M. esplênio* - da cabeça - do pescoço	lateral
lateral	M. iliocostal - do pescoço - do lombo, parte torácica - do lombo, parte lombar		M. semiespinal** - da cabeça - do pescoço	medial
medial	M. espinal - da cabeça - do pescoço - do tórax		M. multífido** - do pescoço - do tórax - do lombo	medial
lateral	Mm. intertransversários - do pescoço - do tórax - do lombo		Mm. rotadores longos** - do pescoço - do tórax - do lombo	medial
medial	Mm. interespinais - do pescoço - do tórax - do lombo		Mm. rotadores curtos** - do pescoço - do tórax - do lombo	medial

Aponeurose toracolombar

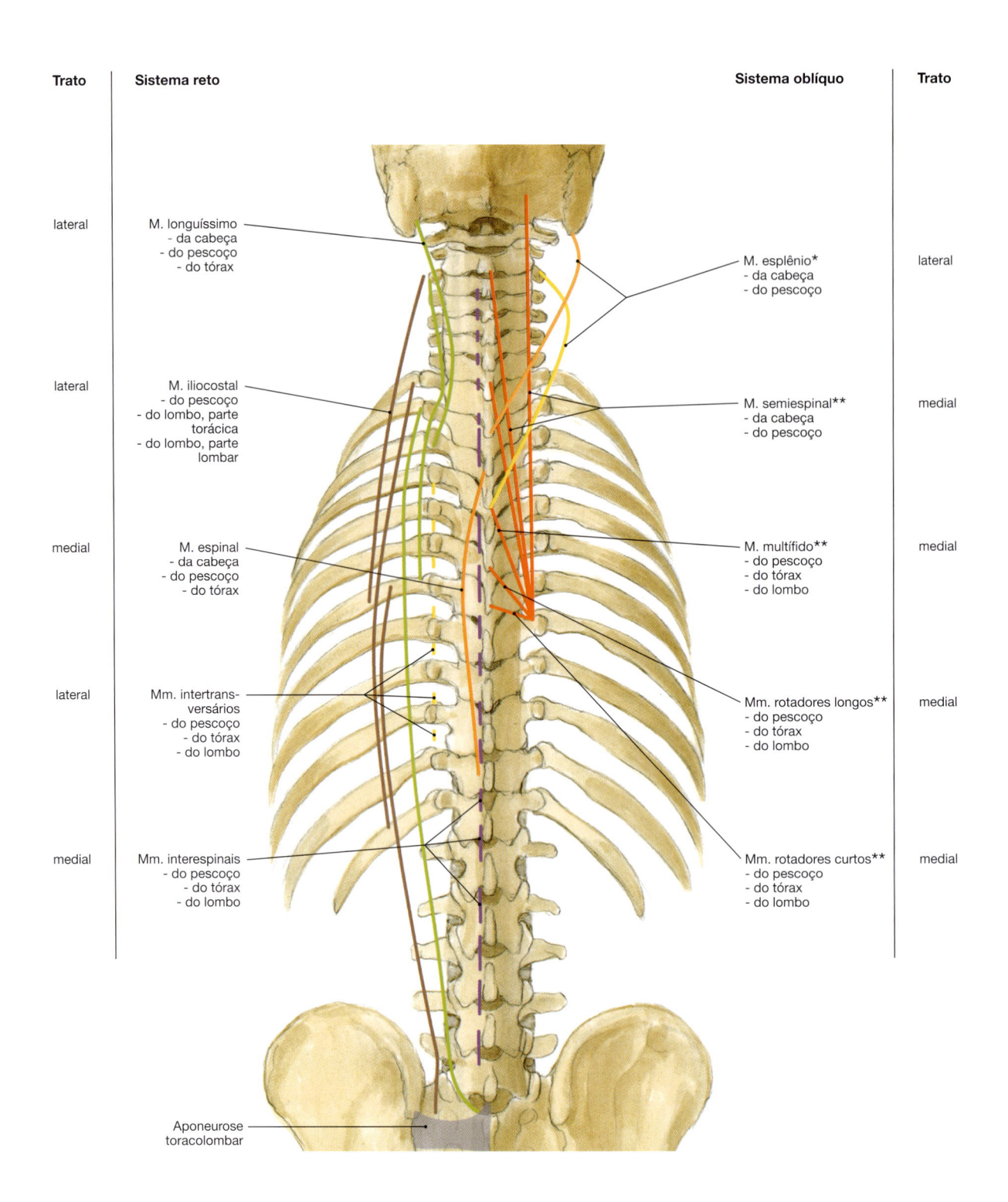

Figura 2.84   Músculos profundos (intrínsecos) do dorso; esquema de orientação dos grupos musculares. [S700]
A musculatura intrínseca do dorso, considerada em conjunto como músculo eretor da espinha, pode ser subdividida em um sistema reto e um sistema oblíquo, além de um trato lateral e um trato medial.
O **trato lateral** é dividido em um sistema intertransversário (Mm. intertransversários), um sistema sacrospinal (M. iliocostal, M. longuíssimo) e um sistema espinotransversal (M. esplênio do pescoço, M. esplênio da cabeça):

- O sistema intertransversário atua na estabilização, além da inclinação lateral e da extensão entre os processos transversos
- O sistema sacrospinal estende a coluna vertebral e atua na inclinação lateral e na rotação do tronco para o mesmo lado
- O sistema espinotransversal estabiliza, segundo o princípio de arcos e tendões, e dá suporte – junto com os músculos suboccipitais – a todos os movimentos da região cervical da coluna vertebral e das articulações da cabeça.

O **trato medial** divide-se em um sistema espinal (Mm. interespinais, M. espinal) e um sistema transversoespinal (Mm. rotadores curtos, Mm. rotadores longos, M. multífido, M. semiespinal). Do ponto de vista funcional, o **sistema espinal** atua na extensão e na rotação; o **sistema transversoespinal** estabiliza e gira para o lado oposto.

*   Espinotransversal
** Transversoespinal

Músculos Profundos do Dorso

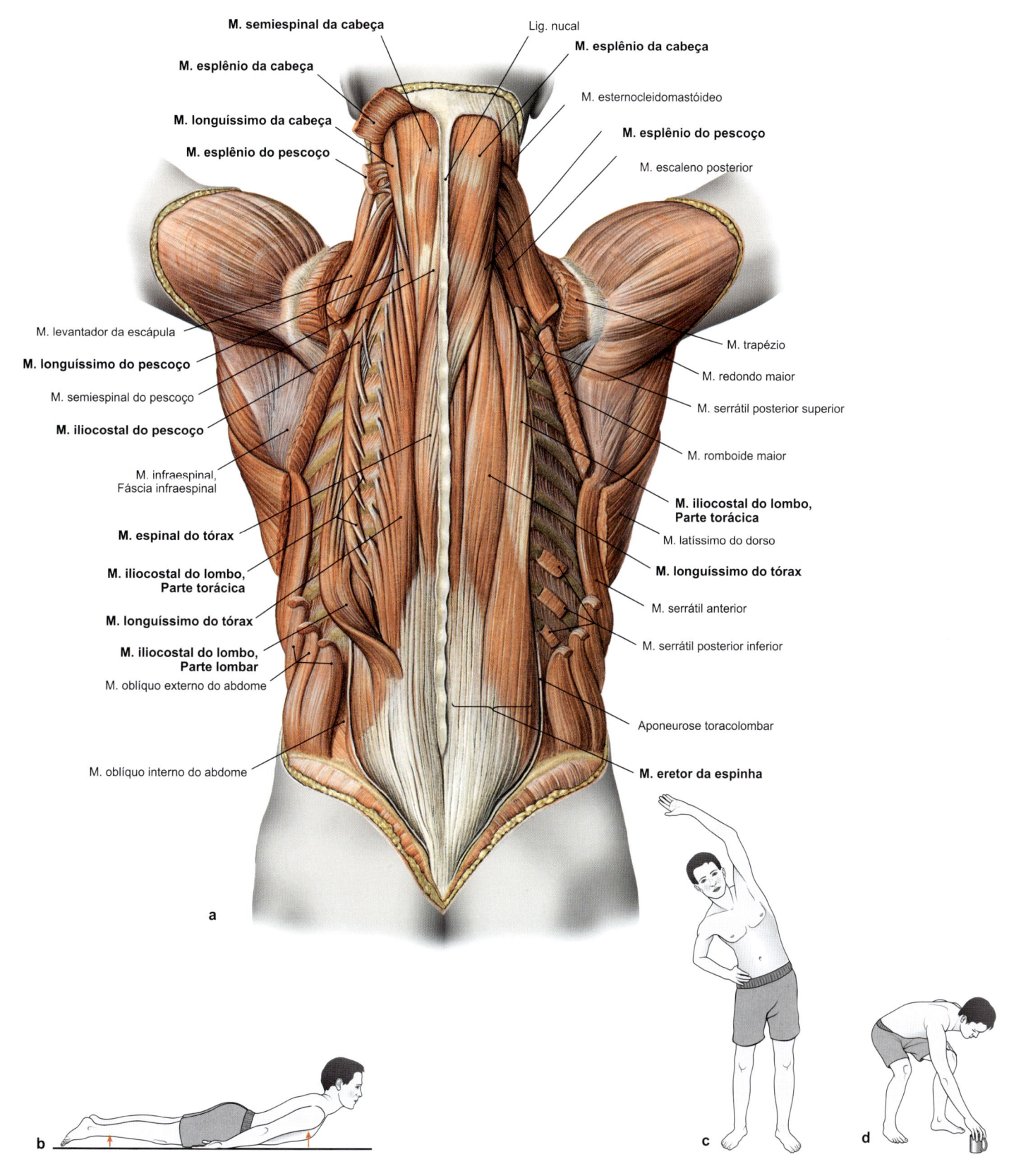

Figura 2.85a-d Camada superficial (lateral) dos músculos próprios do dorso.

a Vista posterior. Os músculos próprios do dorso são referidos em sua totalidade como **músculo eretor da espinha**. Ele é dividido em uma parte medial (profunda) e uma lateral (superficial), e ambas consistem em diferentes sistemas (→ Figura 2.84). O músculo eretor da espinha estende-se do sacro até o occipital e, portanto, segue paralelamente à coluna vertebral. Forma uma unidade funcional com os músculos abdominais (princípio do arco reflexo e do tendão). Anatomicamente, a camada superficial costuma ser composta por três colunas musculares diferentes: músculo iliocostal (coluna lateral), músculo longuíssimo (coluna média) e músculo espinal (coluna medial). [S700]

b Do ponto de vista funcional, as três colunas musculares trabalham juntas para possibilitar extensão completa da coluna vertebral durante a contração bilateral. [S700-L126]

c Em caso de contração unilateral, é produzida uma inclinação lateral. [S700-L126]

d Por fim, os músculos ajudam a compensar a força da gravidade durante os movimentos de flexão para frente. Assim, o músculo eretor da espinha fixa a coluna vertebral e possibilita abaixamento lento do tronco durante a flexão para frente a fim de pegar um objeto do chão. [S700-L126]

→ T 19

Musculatura

Músculos Profundos do Dorso

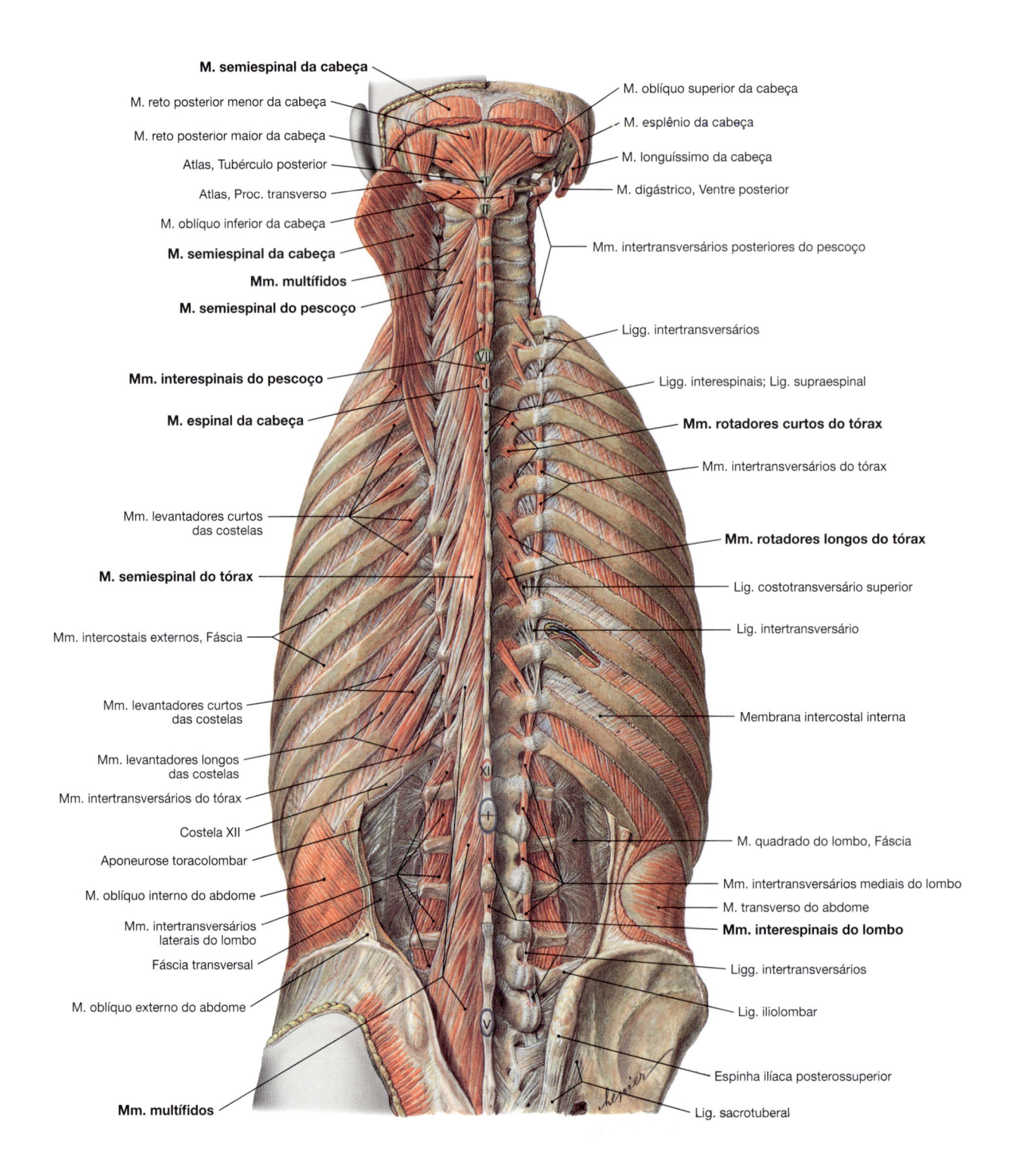

Figura 2.86 Camada profunda (medial) dos músculos próprios do dorso, músculos do dorso e do pescoço, músculos suboccipitais; vista posterior. [S700]

Após a remoção dos músculos esplênio da cabeça e semiespinal da cabeça, os músculos suboccipitais (reto posterior menor da cabeça, reto posterior maior da cabeça, oblíquo superior da cabeça, oblíquo inferior da cabeça) tornam-se visíveis. Nas → Figuras 2.89 a 2.91, eles são apresentados com mais detalhes, e sua função é explicada. A classificação dos outros músculos próprios do dorso é mostrada na → Figura 2.84.

Os 12 músculos levantadores das costelas, também apresentados, são músculos posteriores que não podem ser uniformemente atribuídos a um grupo específico. Eles são supridos por ramos posteriores dos nervos espinais, bem como por pequenas ramificações dos ramos anteriores dos nervos intercostais. Presume-se que eles tenham migrado dos processos transversos para as costelas. Na literatura, são, portanto, parcialmente considerados músculos secundários próprios do dorso. A sua contração causa rotação para o lado oposto e a inclinação para o mesmo lado da coluna vertebral. Alguns autores discutem também uma função na inspiração.

→ T 19

Músculos Profundos do Dorso

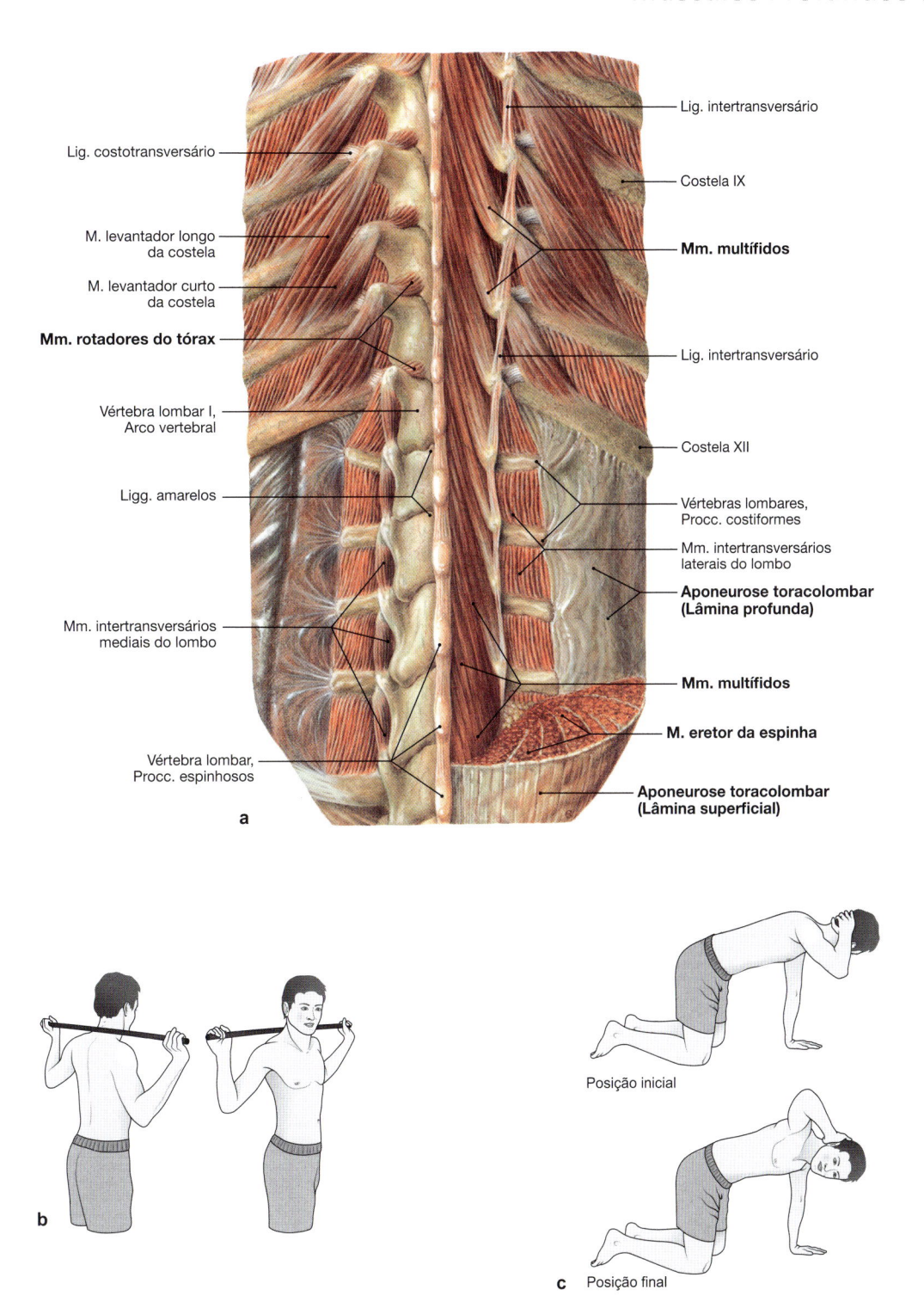

Figura 2.87a-c Camada profunda (trato medial) dos músculos próprios do dorso na parte inferior da região torácica e na região lombar da coluna vertebral.

a Vista posterior. Do lado direito, observa-se, na região caudal, um corte transversal do músculo eretor da espinha. Medialmente encontram-se os músculos multífidos, pertencentes à camada medial, além das lâminas superficial e profunda da aponeurose toracolombar. Do lado esquerdo, são mostrados os músculos rotadores do tórax. [S700]

b O sistema transversoespinal (músculos semiespinais, multífidos e rotadores) das funções do músculo eretor da espinha possibilita movimentos rotacionais e de alongamento da coluna vertebral. [S700- L126]

c Além disso, o músculo eretor da espinha controla e possibilita movimentos de rotação e alongamento direcionados em determinadas partes da coluna vertebral (p. ex., como no caso mostrado na região torácica da coluna vertebral). [S700-L126]

Musculatura

Músculos Profundos do Dorso

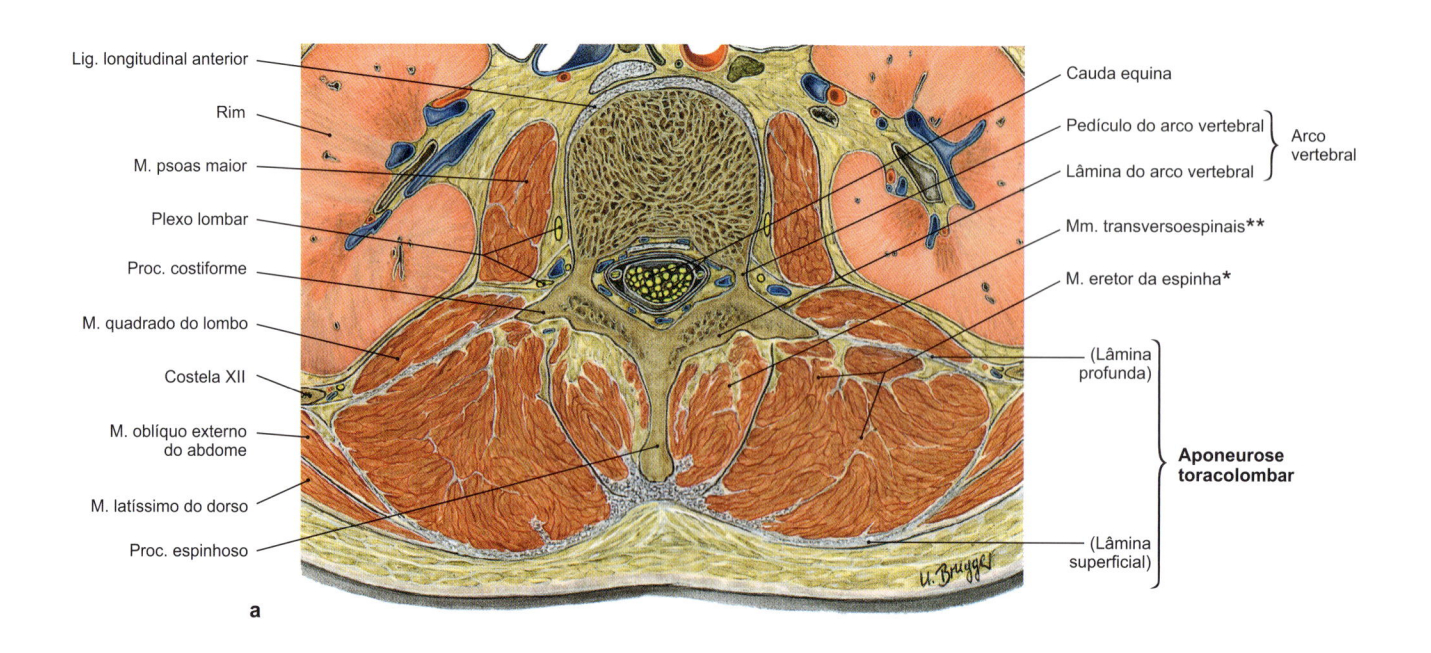

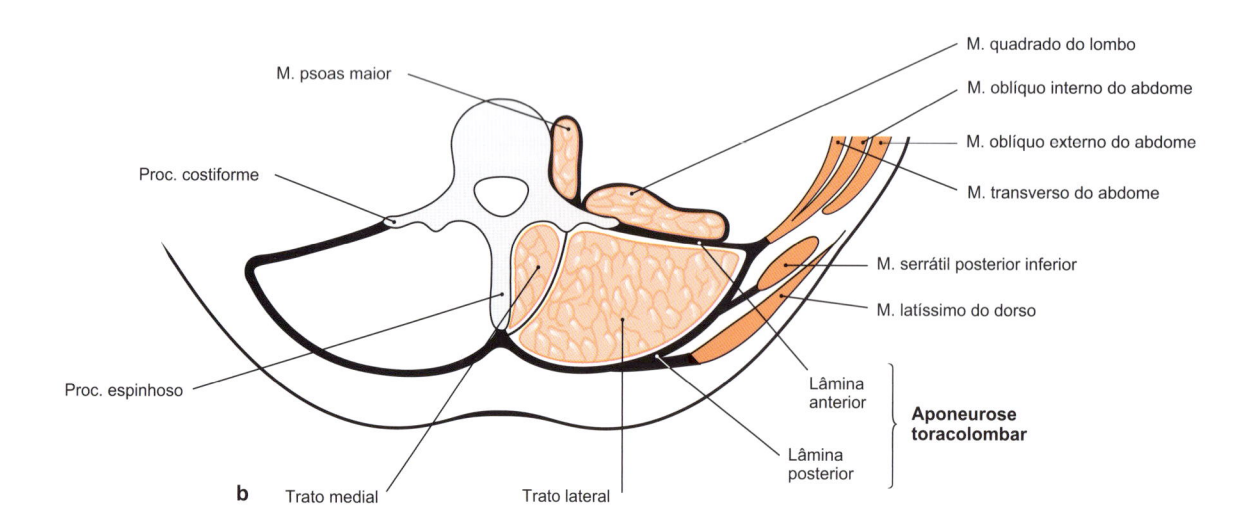

Figura 2.88a e b Músculos próprios do dorso e fáscia toracolombar; corte transversal no nível de L II; vista caudal.

a Os músculos próprios do dorso encontram-se, com suas camadas lateral (*) e medial (**), em um canal osteofibroso, que é circundado internamente pelas partes posteriores das vértebras e externamente pela fáscia toracolombar. [S700]

b A fáscia toracolombar é dividida em uma lâmina superficial resistente e uma lâmina profunda resistente. [S702-L126]

→ T 19

Músculos Suboccipitais

Figura 2.89 Mm. suboccipitais; vista posterior oblíqua. [S700]
Os Mm. reto posterior maior da cabeça, oblíquo superior da cabeça e oblíquo inferior da cabeça formam um triângulo suboccipital (**trígono da A. vertebral**). O M. reto posterior menor da cabeça está em posição medial ao M. reto posterior maior da cabeça. Do ponto de vista funcional, os quatro músculos proporcionam movimentos precisos nas articulações da cabeça (atlantoccipital e atlantoaxial) e atuam no posicionamento e no ajuste finos da cabeça.

→ T 19

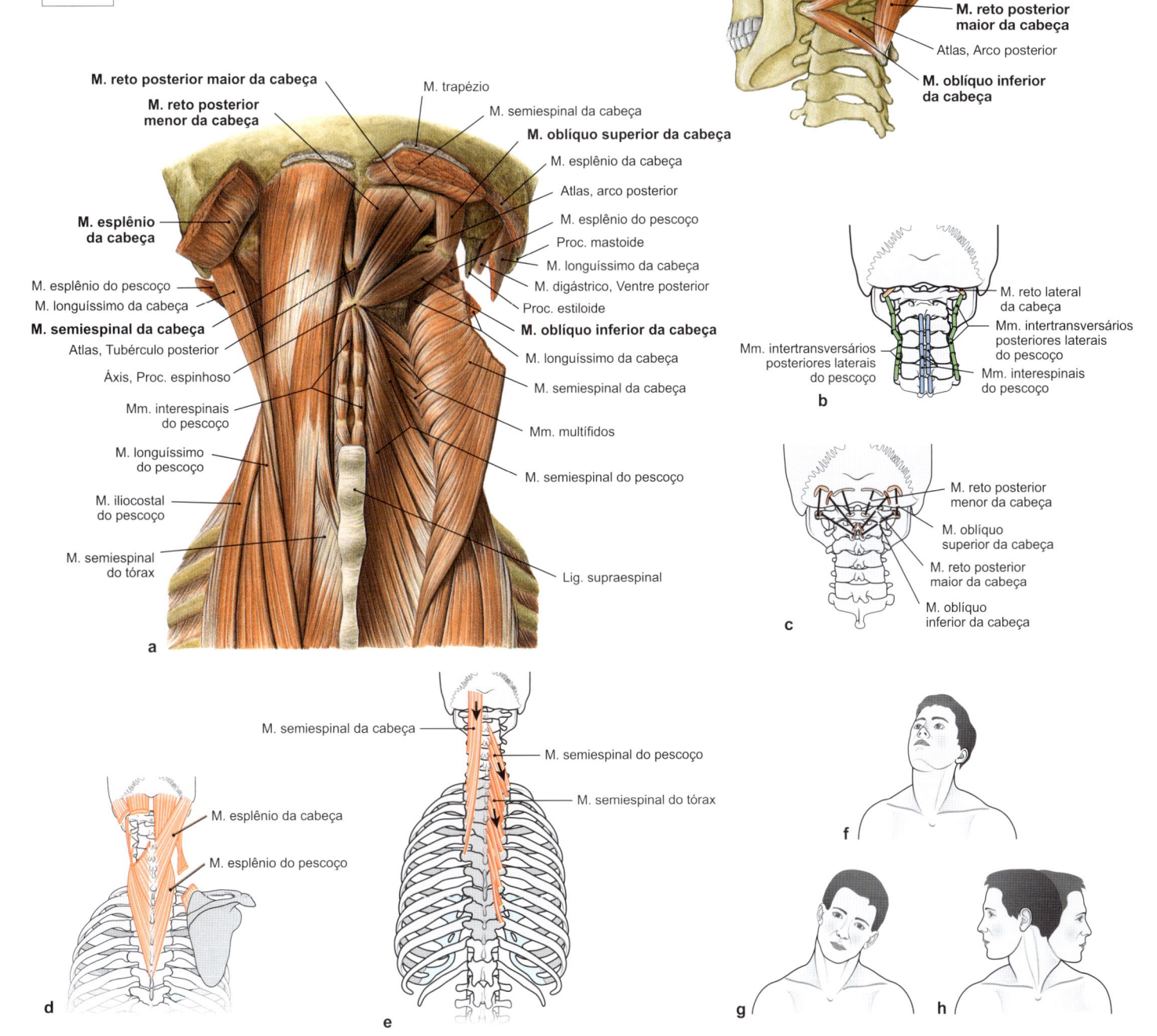

Figura 2.90a-h Mm. do dorso e Mm. suboccipitais; vista posterior.
a Para a exposição dos Mm. suboccipitais, os Mm. esplênio da cabeça e semiespinal da cabeça foram seccionados no lado direito. O M. reto posterior menor da cabeça origina-se no tubérculo posterior do atlas e se insere medialmente na linha nucal inferior. O M. reto posterior maior da cabeça origina-se no processo espinhoso do áxis e se insere lateralmente ao M. reto posterior menor da cabeça na linha nucal inferior. O M. oblíquo superior da cabeça origina-se no processo transverso do atlas e se insere acima e lateralmente ao M. reto posterior maior da cabeça. O M. oblíquo inferior da cabeça origina-se do processo espinhoso do áxis e se insere no processo transverso do atlas. [S700]
b Posição dos músculos curtos do pescoço (esquema) [S702-L126]
c Posição dos Mm. suboccipitais com suas origens e inserções. (esquema) [S702-L126]

d Localização do músculo esplênio da cabeça e do músculo esplênio do pescoço como parte dos músculos superiores do dorso (esquema). Junto com os músculos do pescoço, os superiores do dorso permitem movimentos extensores durante a contração bilateral. [S701-L126]
e Localização dos músculos semiespinal da cabeça, semiespinal do pescoço e semiespinal do tórax como parte dos músculos superiores do dorso (esquema). Junto com os músculos do pescoço, os superiores do dorso possibilitam inclinação lateral e rotação na contração unilateral. [S701-L126]
f-h Os músculos superiores do dorso e do pescoço possibilitam movimentos da cabeça, como olhar para o céu (f), encostar a orelha no ombro (g) ou olhar por cima do ombro (h). [S700-L126]

→ T 19

Musculatura

Músculos Suboccipitais

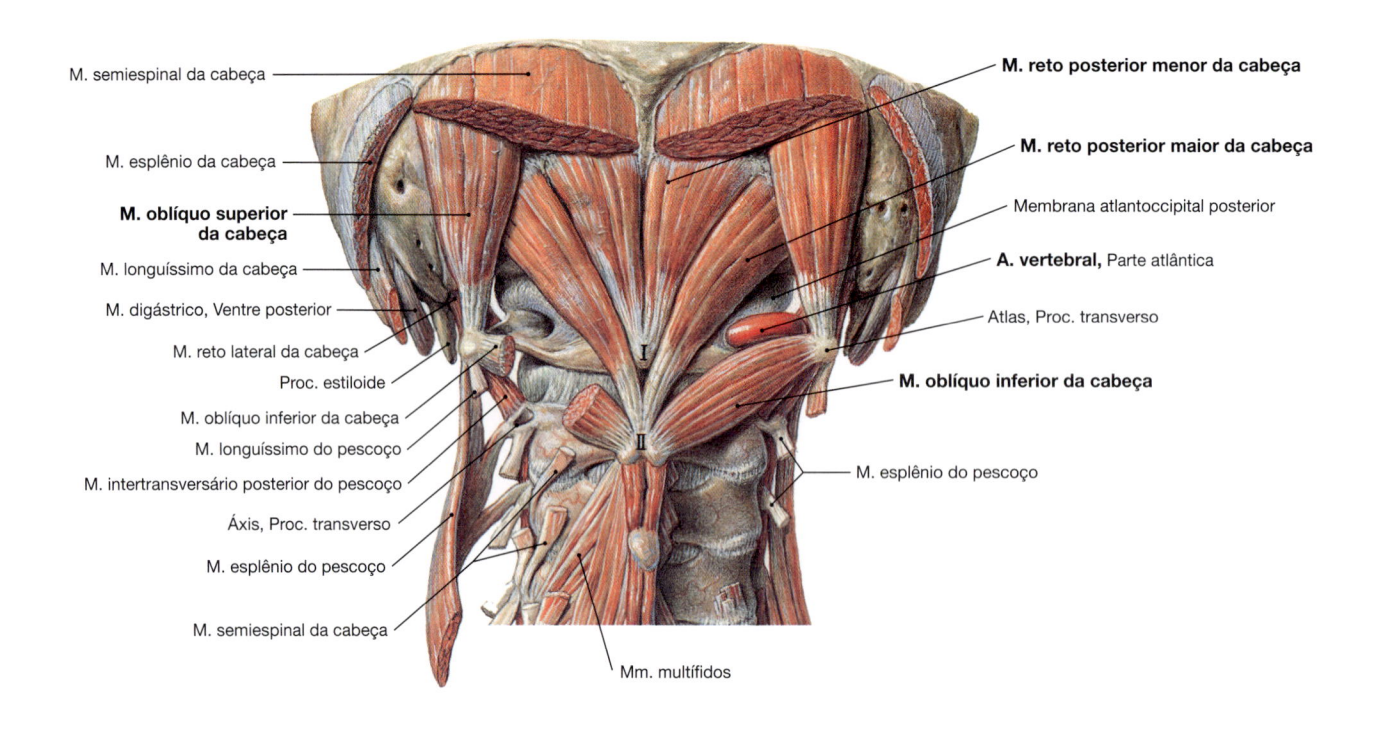

Figura 2.91 Mm. suboccipitais; vista posterior. [S700]
Os Mm. reto posterior maior da cabeça, oblíquo superior da cabeça e oblíquo inferior da cabeça delimitam o triângulo suboccipital (**trígono da artéria vertebral**), (→ Figura 2.89) Aqui, a A. vertebral segue profundamente sobre o arco posterior do atlas.

I = Tubérculo posterior do atlas
II = Proc. espinhoso do áxis

→ T 19

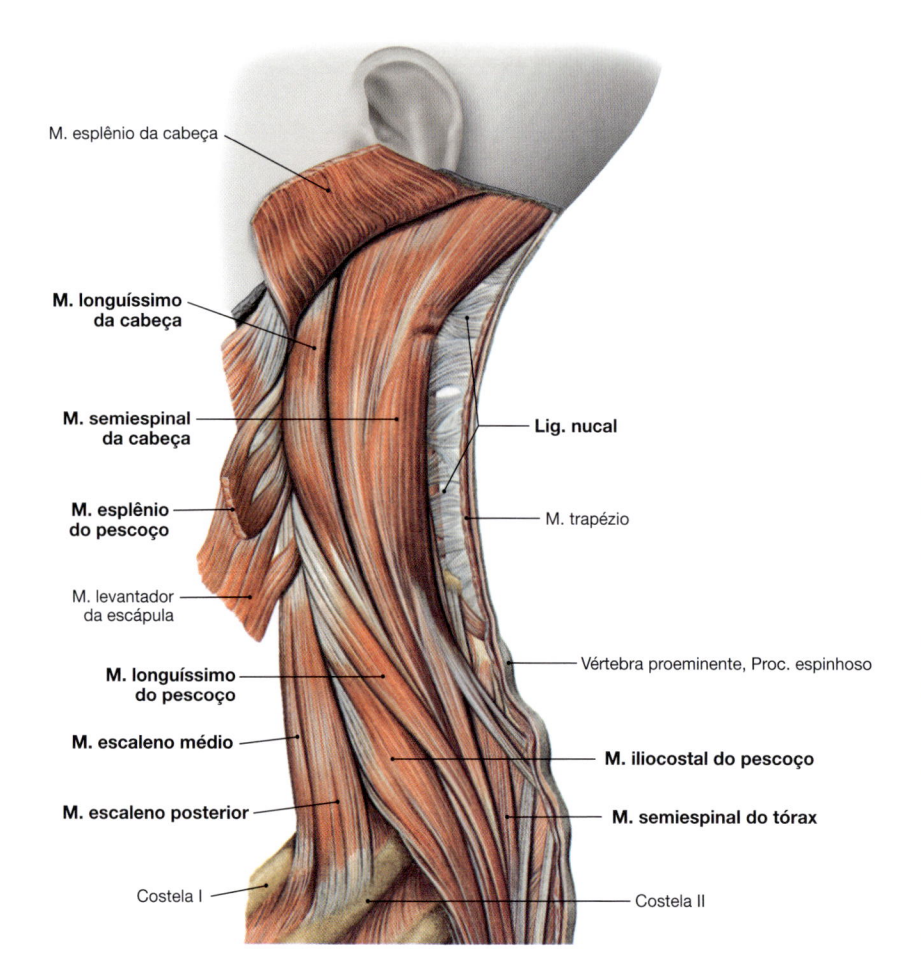

Figura 2.92 Mm. do dorso, Mm. suboccipitais e Mm. do pescoço; vista pelo lado esquerdo. [S700]
Na vista lateral do pescoço, após a retirada do M. esplênio da cabeça (o restante foi deslocado superiormente), observam-se, de frente para trás, os Mm. escalenos médio e posterior, além dos Mm. intrínsecos do dorso dos tratos lateral (Mm. iliocostal do pescoço, longuíssimo do pescoço, esplênio do pescoço, longuíssimo da cabeça) e medial (Mm. semiespinal do tórax, semiespinal da cabeça). Após a remoção dos músculos superficiais do dorso na região cervical posterior, pode-se identificar na linha média o Lig. nucal, além de partes do M. trapézio.

→ T 19

Músculos Superficiais das Paredes Torácica e Abdominal

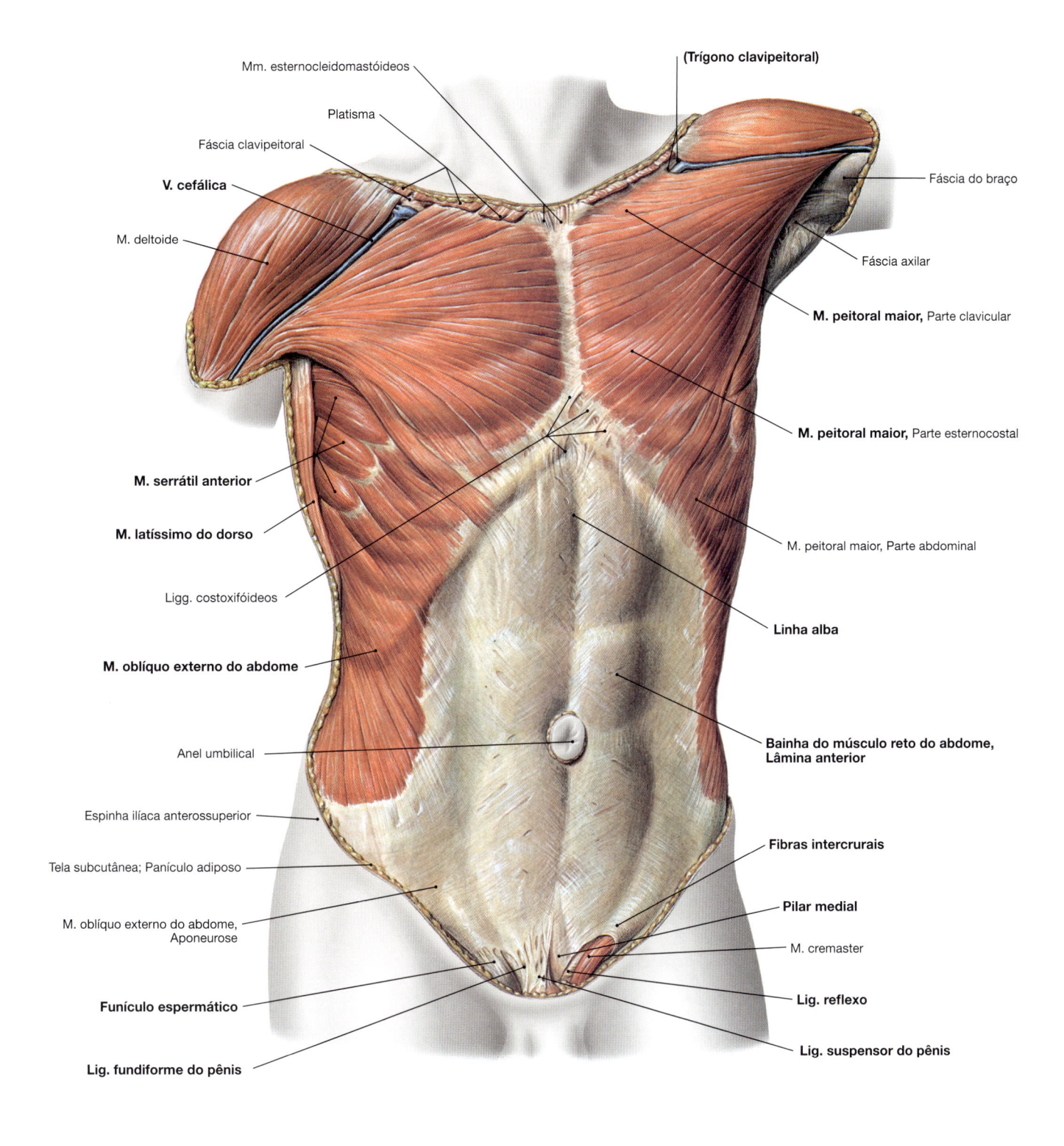

Figura 2.93 Camada superficial dos músculos das paredes torácica e abdominal; vista anterior. [S700]

A V. cefálica segue no limite entre o M. deltoide e o M. peitoral maior em direção ao trígono clavipeitoral (fossa de Mohrenheim), e neste local ela se aprofunda para desembocar na V. axilar. A margem inferior do M. peitoral maior forma a prega axilar anterior, e a margem anterior do M. latíssimo do dorso forma a prega axilar posterior; o M. serrátil anterior forma o assoalho da axila.

Do ponto de vista funcional, o **M. peitoral maior** está envolvido na flexão do braço na articulação do ombro, e também é um forte adutor e rotador medial. Além disso, movimenta o ombro para frente e abaixa o ombro com o braço fixado. Também é um músculo auxiliar durante a inspiração.

Na região abdominal, observa-se a bainha dos Mm. retos do abdome, que é formada pelas aponeuroses dos Mm. oblíquos e transverso do abdome. Externamente, observa-se o **M. oblíquo externo do abdome** que, com sua aponeurose, forma a face externa da bainha dos Mm. retos do abdome.

Na linha média, as aponeuroses se fundem na linha alba. Caudalmente, estão representados os ligamentos de sustentação do pênis, os ligamentos fundiforme e suspensor. Lateralmente, observa-se o funículo espermático e, no lado oposto, o anel inguinal superficial, com o pilar medial, as fibras intercrurais e o ligamento reflexo.

→ T 16, T 27, T 28, T 30

Musculatura

Músculos Superficiais das Paredes Torácica e Abdominal

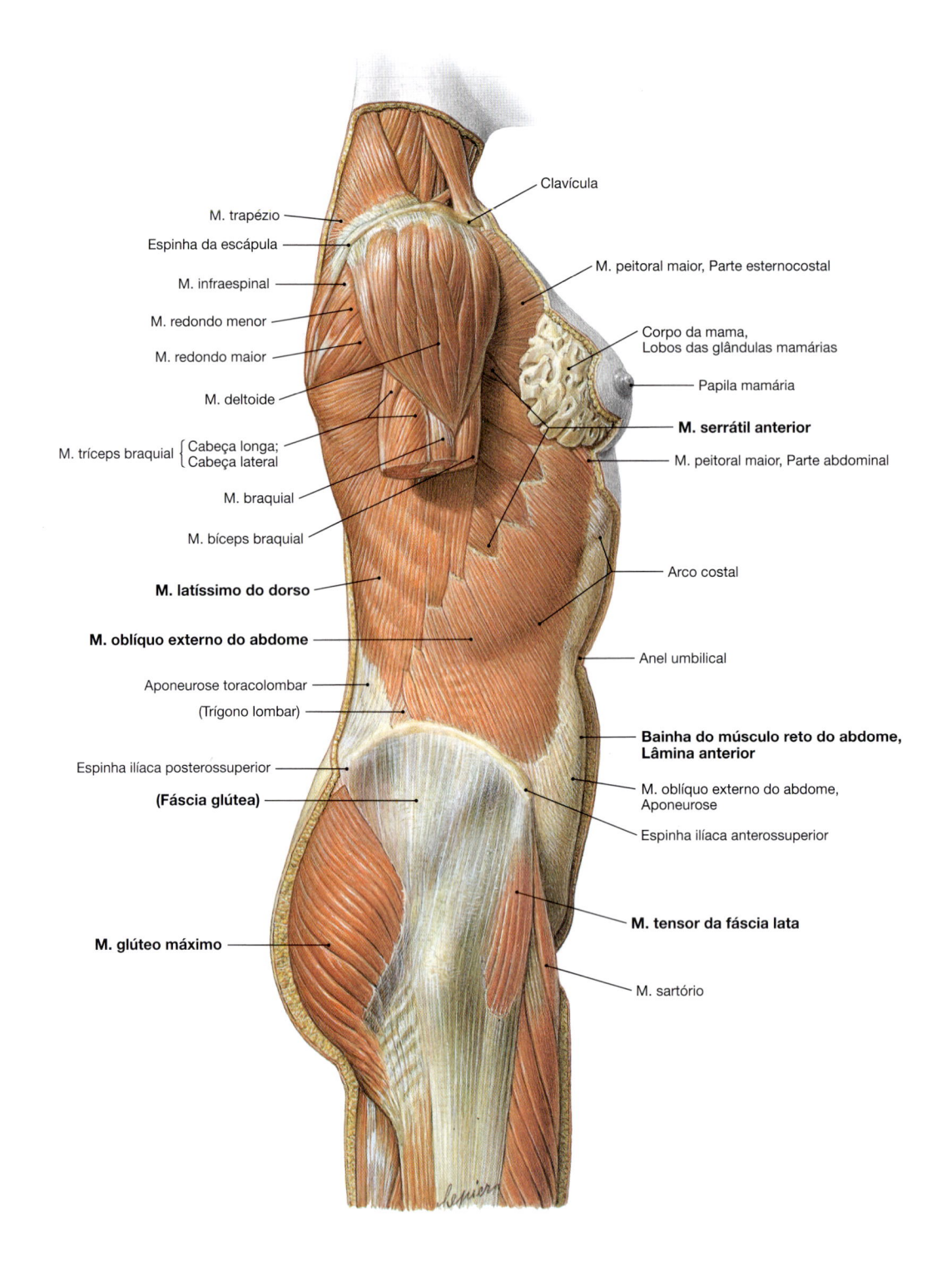

Figura 2.94 Corte superficial dos músculos das paredes torácica e abdominal; vista pelo lado direito. [S700]

A vista lateral mostra a mama, situada sobre o M. peitoral maior. Na região lateral, as cabeças de origem do M. oblíquo externo do abdome se interdigitam com as fibras de origem do **M. serrátil anterior**. Posteriormente, o M. latíssimo do dorso se sobrepõe. O **M. oblíquo externo do abdome** segue da região lateral na direção medial, com as fibras dispostas para a frente e para baixo. As fibras oriundas das costelas inferiores seguem quase verticalmente em direção ao lábio externo da crista ilíaca. As demais fibras terminam na parede anterior do tronco em uma extensa aponeurose, envolvida na estrutura da bainha dos Mm. retos do abdome. Na coxa, observam-se a fáscia glútea e os **Mm. glúteo máximo** e **tensor da fáscia lata**, que são fixados no trato iliotibial.

→ T 16, T 26, T 30, T 45

Músculos da Parede Torácica

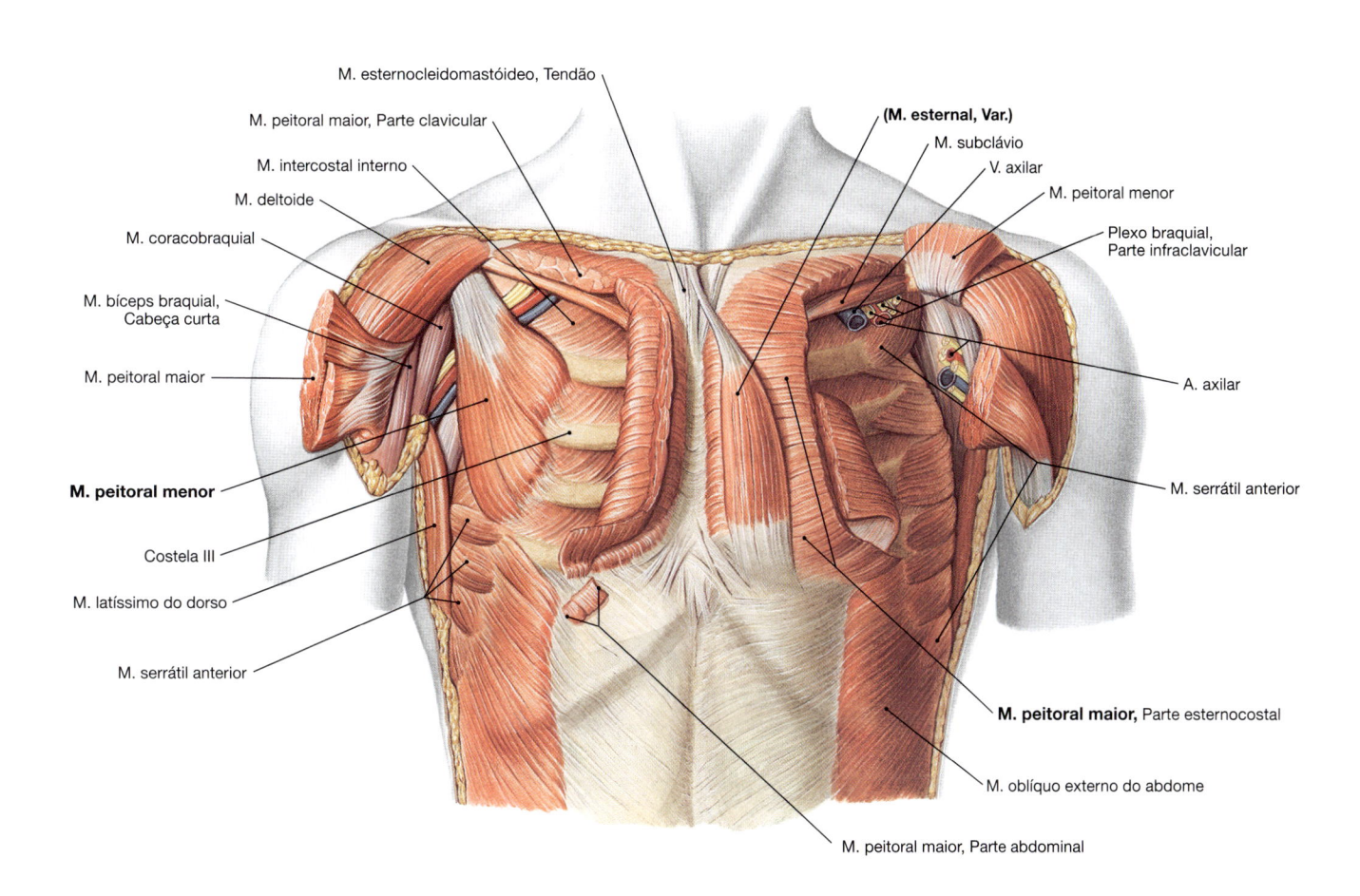

Figura 2.95 Corte profundo dos músculos da parede torácica, Mm. do tórax; vista anterior. [S700]
O M. peitoral maior foi retirado de ambos os lados, e, do lado esquerdo, o M. peitoral menor também foi removido. Observa-se, do lado direito do corpo, abaixo do M. peitoral menor, o trajeto do feixe vasculonervoso em direção ao membro superior. O **M. peitoral menor** é, de fato, considerado parte dos músculos do ombro; porém, não se insere no membro superior, e sim no processo coracoide. Ele se origina das costelas III a V e está envolvido no abaixamento e na rotação da escápula. Como uma variação não tão rara, o M. esternal segue sobre o M. peitoral maior.

→ T 14

Musculatura

Músculos da Parede Torácica

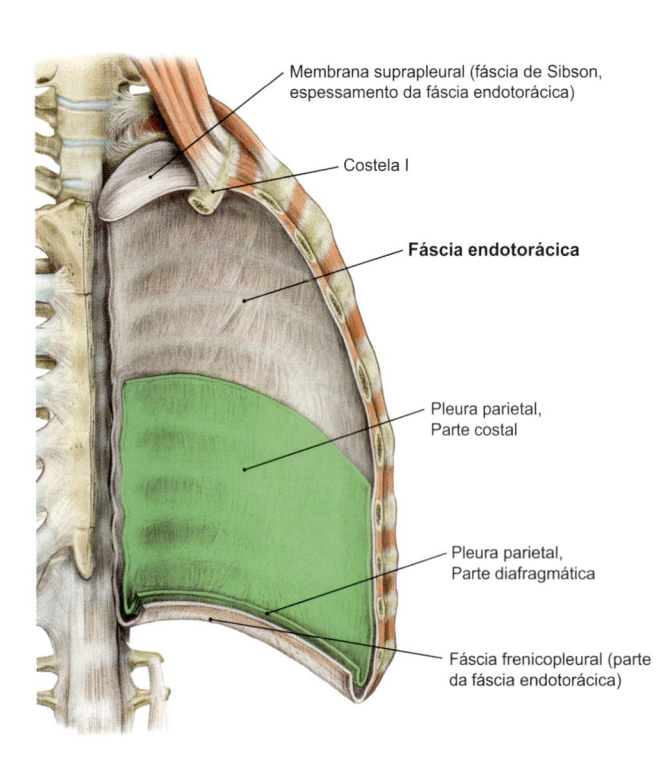

Figura 2.96 Fáscia endotorácica como parte da parede torácica; representação da parte posterior da parede torácica, vista por dentro após a remoção do pulmão esquerdo. [S701-L285]
A parede torácica interna é revestida pela fáscia endotorácica. A pleura parietal está diretamente ligada e firmemente presa a ela.

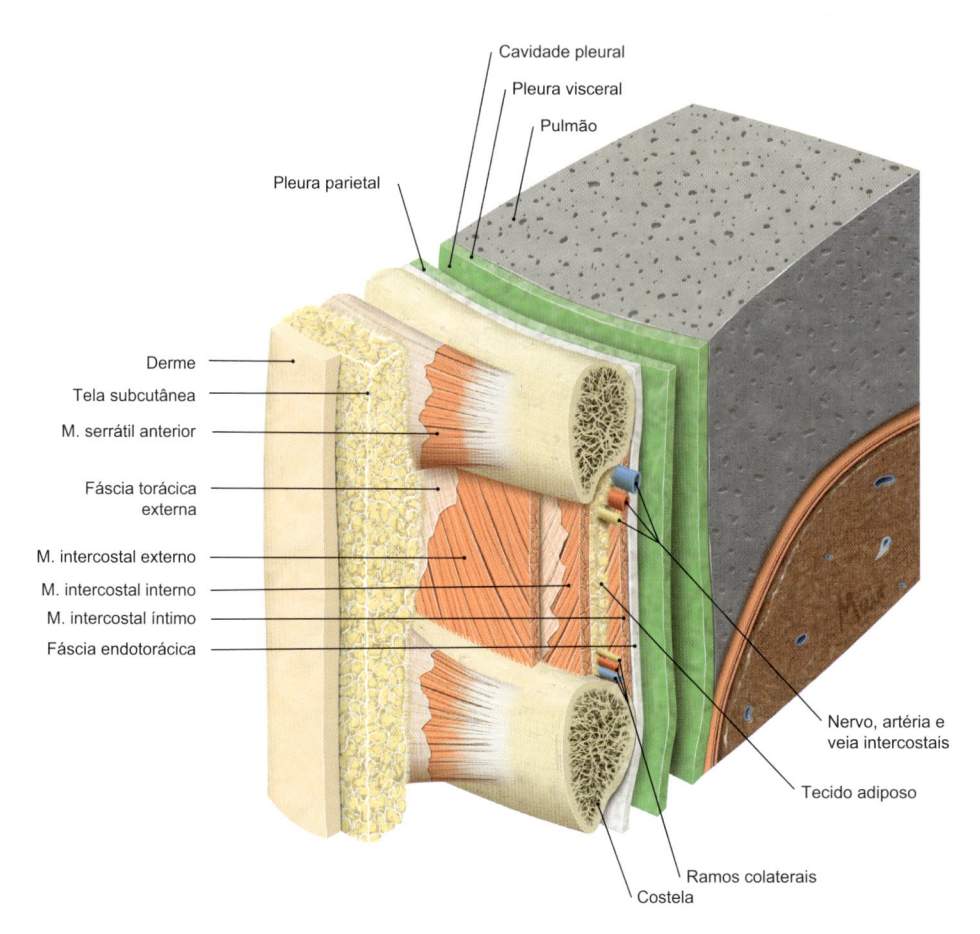

Figura 2.97 Músculos e estrutura da parede torácica; representação de um espaço intercostal. [S702-L127]
A parede torácica é formada, de fora para dentro, por:
- Pele/tela subcutânea (hipoderme)
- Fáscia do músculo serrátil
- Músculo serrátil anterior
- Fáscia torácica externa
- Músculo intercostal externo
- Músculo intercostal interno, músculo intercostal íntimo (como parte do músculo intercostal interno)
- Fáscia intercostal interna (não mostrada, → Figura 2.98)
- Fáscia endotorácica
- Pleura parietal.

A cavidade pleural e a pleura visceral, que revestem os pulmões, estão adjacentes à pleura parietal. Abaixo das costelas, seguem nervo, artéria e veia intercostais, de fora para dentro, no sulco costal e, acima da costela, seguem os ramos colaterais muito menores.

→ T 14, T 26

Músculos da Parede Torácica

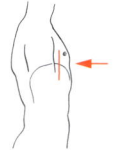

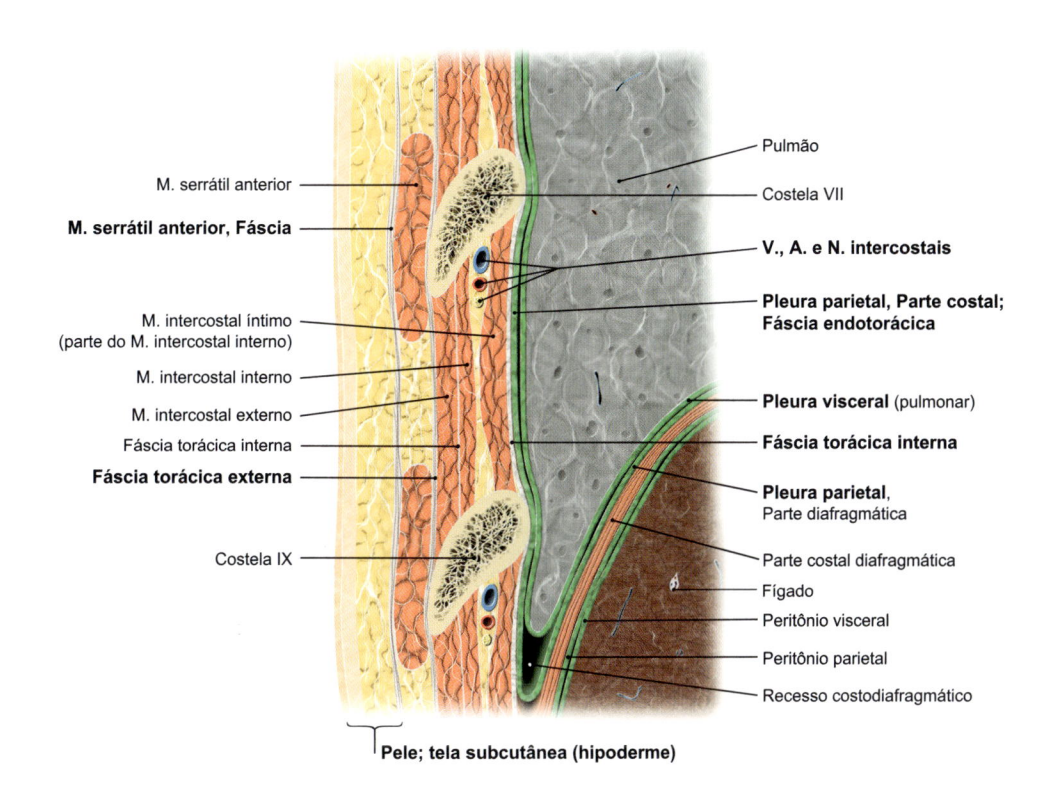

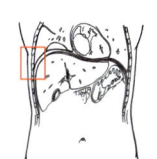

Figura 2.98 Músculos do tórax; corte frontal envolvendo dois espaços intercostais. [S701-L127]
O músculo intercostal interno está envolvido, com a sua parte mais interna (músculo intercostal íntimo), por uma fáscia muscular verdadeira, chamada de fáscia torácica interna. Na direção da parte interna do tórax, ela é limitada pela fáscia endotorácica, que está localizada entre a fáscia torácica interna e a pleura parietal.

Labels: M. serrátil anterior; **M. serrátil anterior, Fáscia**; M. intercostal íntimo (parte do M. intercostal interno); M. intercostal interno; M. intercostal externo; Fáscia torácica interna; **Fáscia torácica externa**; Costela IX; Pele; tela subcutânea (hipoderme); Pulmão; Costela VII; **V., A. e N. intercostais**; **Pleura parietal, Parte costal; Fáscia endotorácica**; Pleura visceral (pulmonar); **Fáscia torácica interna**; **Pleura parietal**, Parte diafragmática; Parte costal diafragmática; Fígado; Peritônio visceral; Peritônio parietal; Recesso costodiafragmático

Musculatura

Parede Torácica e Vias Vasculonervosas

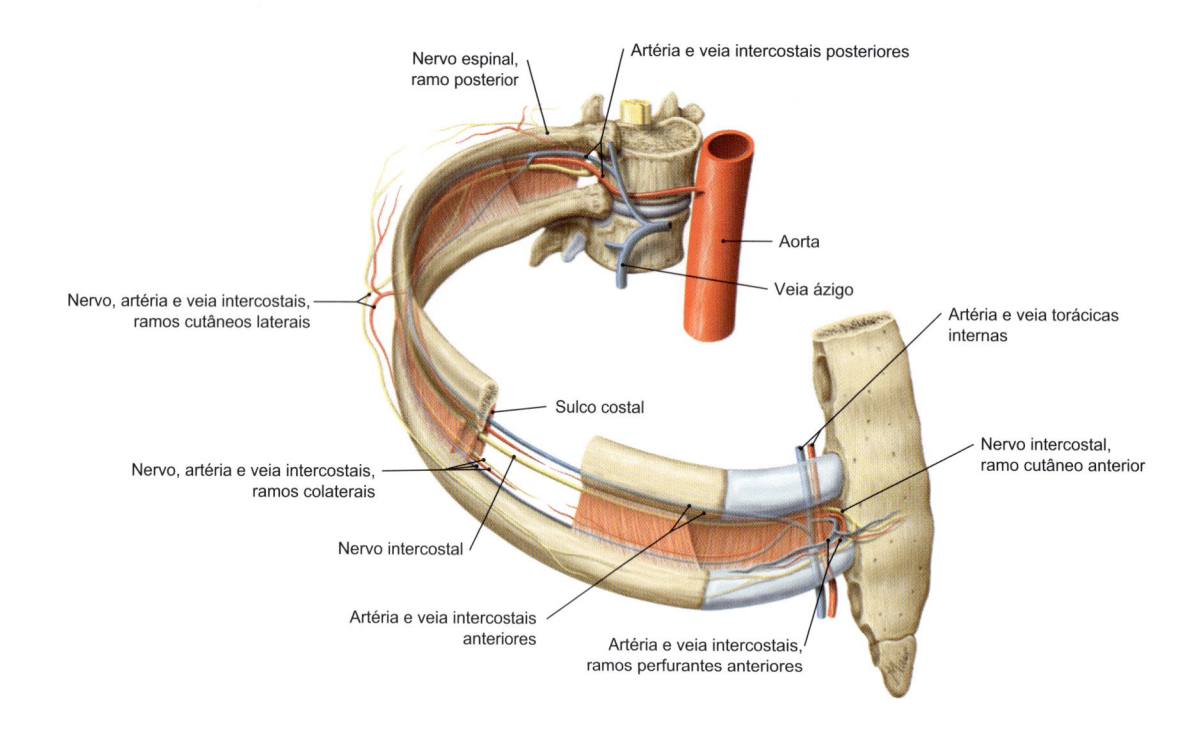

Figura. 2.99 Vasos intercostais e nervo intercostal; representação dos vasos sanguíneos e do nervo intercostal de um espaço intercostal. [S701-L127]
O nervo intercostal e os vasos intercostais seguem entre o M. intercostal interno e o M. intercostal íntimo (parte do músculo intercostal interno) com topografia típica de superior a inferior: **veia – artéria – nervo** **(VAN)**. O nervo intercostal é, portanto, a estrutura menos protegida da margem inferior da costela. Os ramos colaterais dos vasos intercostais e pequenos ramos do nervo intercostal também correm acima da costela no tecido adiposo, entre o músculo intercostal interno e o músculo intercostal íntimo, como ramos colaterais.

Correlações clínicas

Derrame (efusão) pleural é uma coleção de líquido no espaço entre as lâminas pleurais que cobrem as costelas e os pulmões. Em uma **punção pleural**, esse espaço é puncionado. Assim pode-se distinguir entre uma punção diagnóstica (para obter material, como no caso de inflamação) e uma punção terapêutica (p. ex., para aliviar e restaurar a ventilação). As seguintes estruturas anatômicas são perfuradas durante a punção pleural: pele/tela subcutânea, fáscia do músculo serrátil, músculo serrátil anterior, fáscia torácica externa, músculo intercostal externo, músculo intercostal interno, fáscia torácica interna, fáscia endotorácica e pleura parietal. A punção pleural é sempre realizada na margem superior da costela, porque as vias vasculonervosas (veia, artéria e nervo intercostais) seguem logo abaixo da margem inferior da costela. [S701-L127]

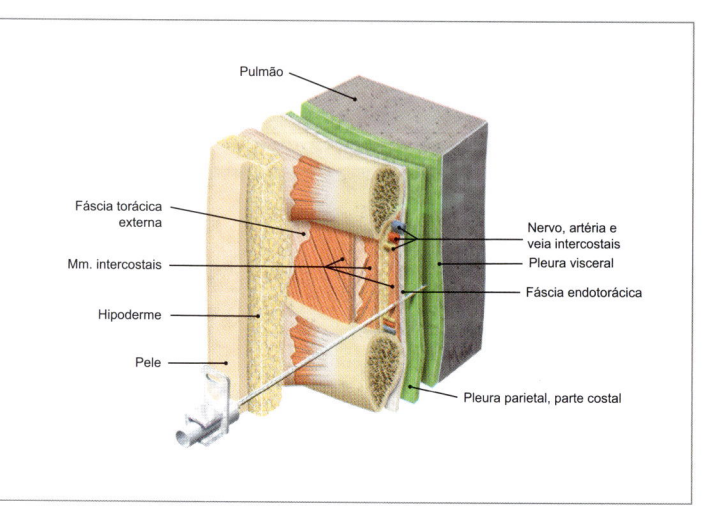

Músculos da Parede Torácica

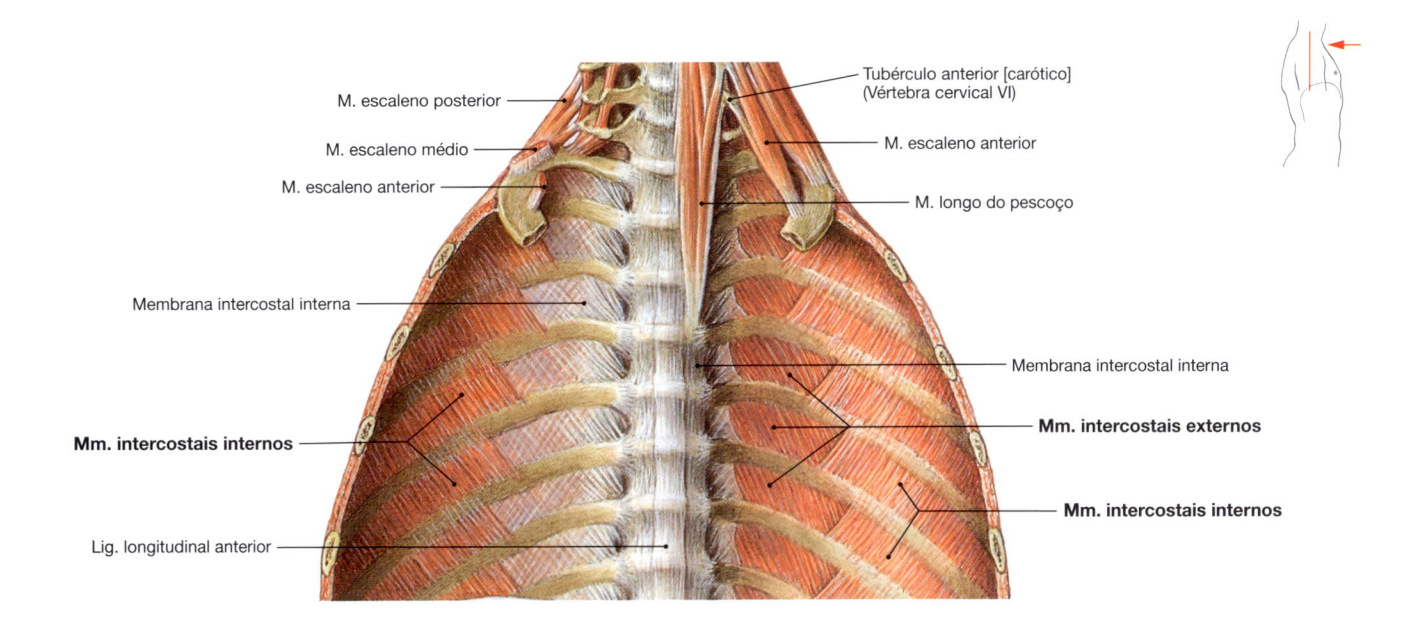

Figura 2.100 Parede posterior do tórax, cavidade torácica; vista anterior. [S700]
Os **Mm. intercostais externos** seguem da região posterior e superior para a região anterior e inferior. Eles se originam no tubérculo da costela e seguem para a frente até a transição da costela com a cartilagem, na região paraesternal (não visualizada). Os músculos atuam juntamente com os Mm. intercartilagíneos (não representados), durante a inspiração, como **levantadores das costelas**.
Os **Mm. intercostais internos** estendem-se da região posterior e inferior para a região anterior e superior. Eles se originam no ângulo da costela e seguem até o esterno (não representado). Eles atuam, na expiração, como **abaixadores das costelas**. Uma exceção é representada pelas porções musculares que seguem entre os segmentos cartilagíneos das costelas (Mm. intercartilagíneos) e que atuam na inspiração. Não estão representadas as porções musculares dos Mm. intercostais internos sobre vários segmentos, denominadas Mm. subcostais, e que têm a mesma função que os Mm. intercostais internos.

→ T14-T16

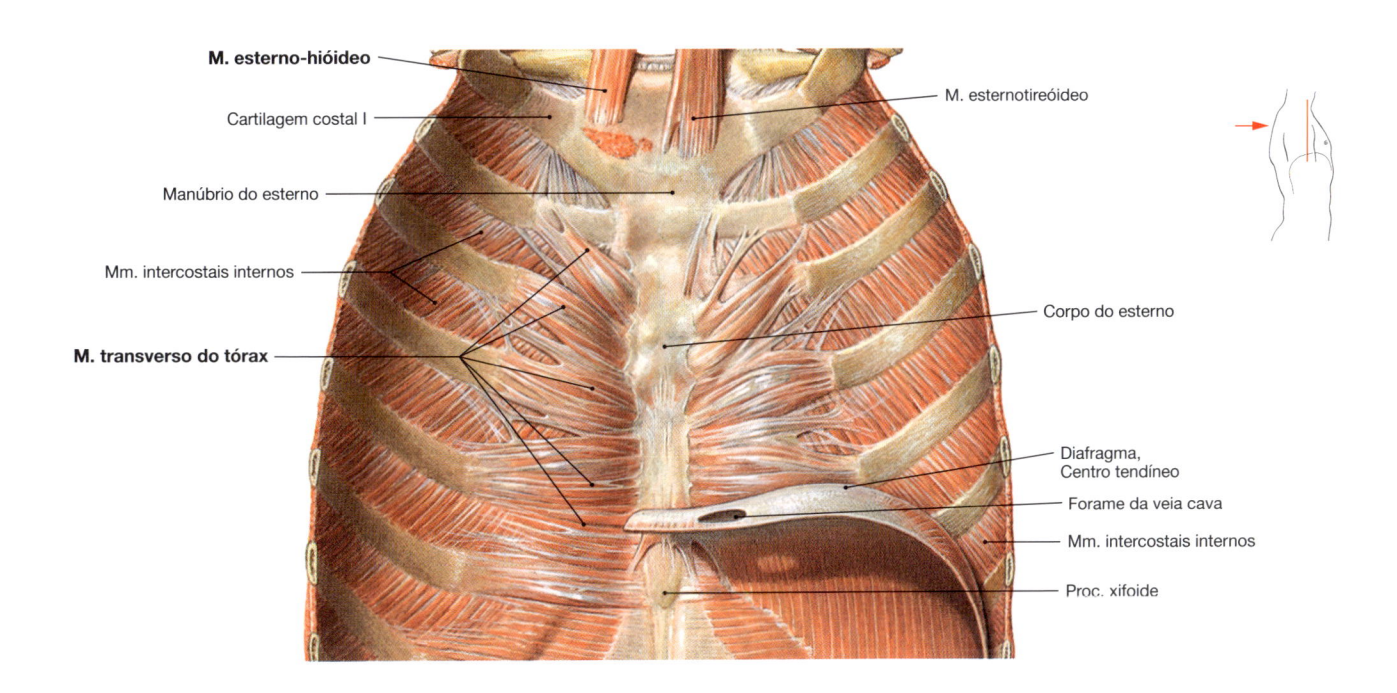

Figura 2.101 Parede anterior do tórax, cavidade torácica; vista posterior. [S700]
A visão interna da parede anterior do tórax mostra, além do esterno, os feixes do **M. transverso do tórax**. Ele se origina na margem lateral do esterno e do processo xifoide e se insere na face interna das cartilagens costais II a VI. Ele atua como um músculo da **expiração**. Na face posterior do manúbrio do esterno, originam-se o M. esternotireóideo e o M. esterno-hióideo.

→ T 14

Musculatura

Músculos da Parede Torácica

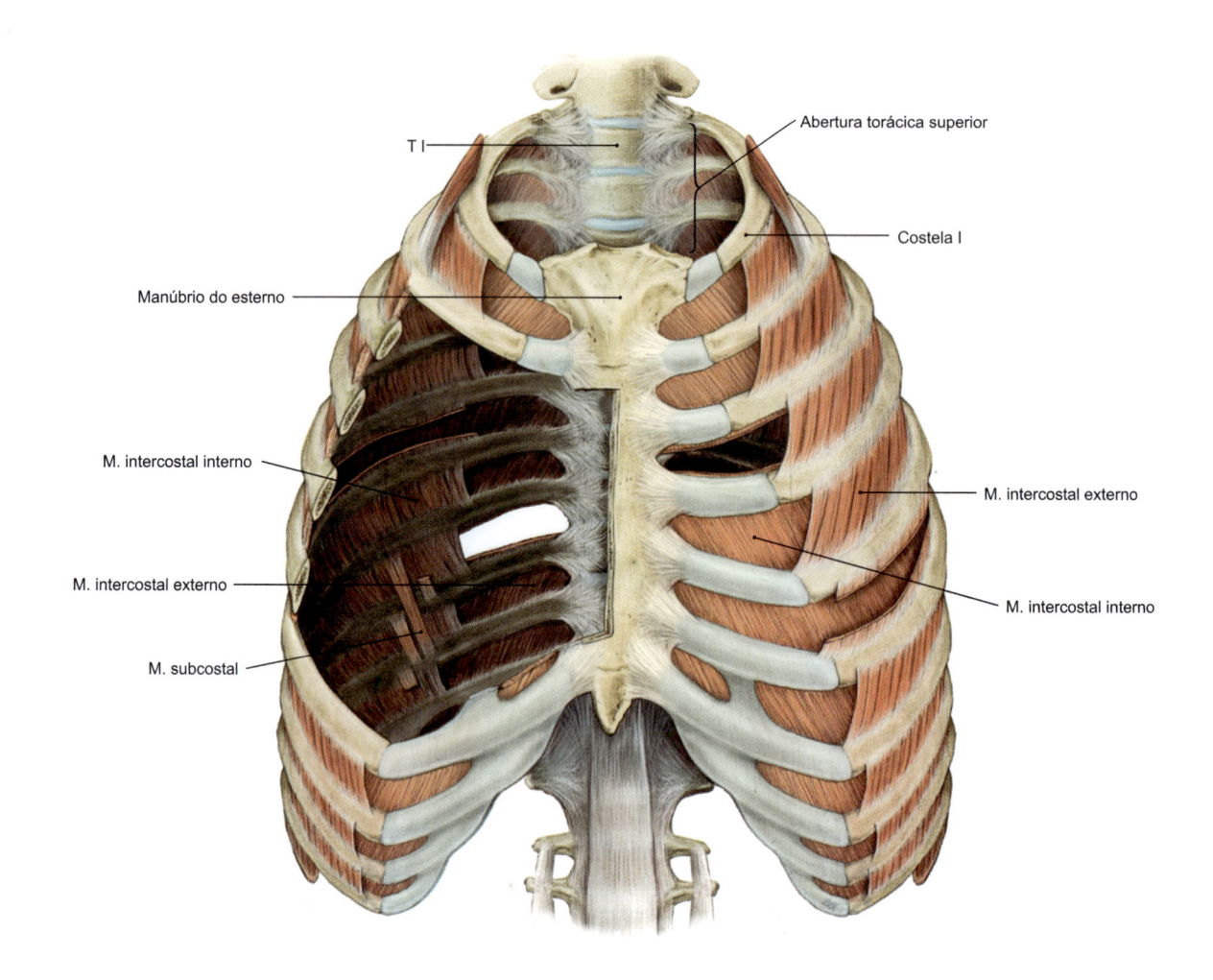

Figura 2.102 Abertura superior do tórax e músculos da parede torácica; vista posterior. [S701-L285]
A abertura superior do tórax é delimitada pela primeira vértebra torácica (T I), a primeira costela par e a margem superior do manúbrio do esterno. A figura também mostra o trajeto dos músculos intercostais na região da parede posterior do tórax (à direita) e da parede anterior do tórax (à esquerda).

Músculos do Abdome

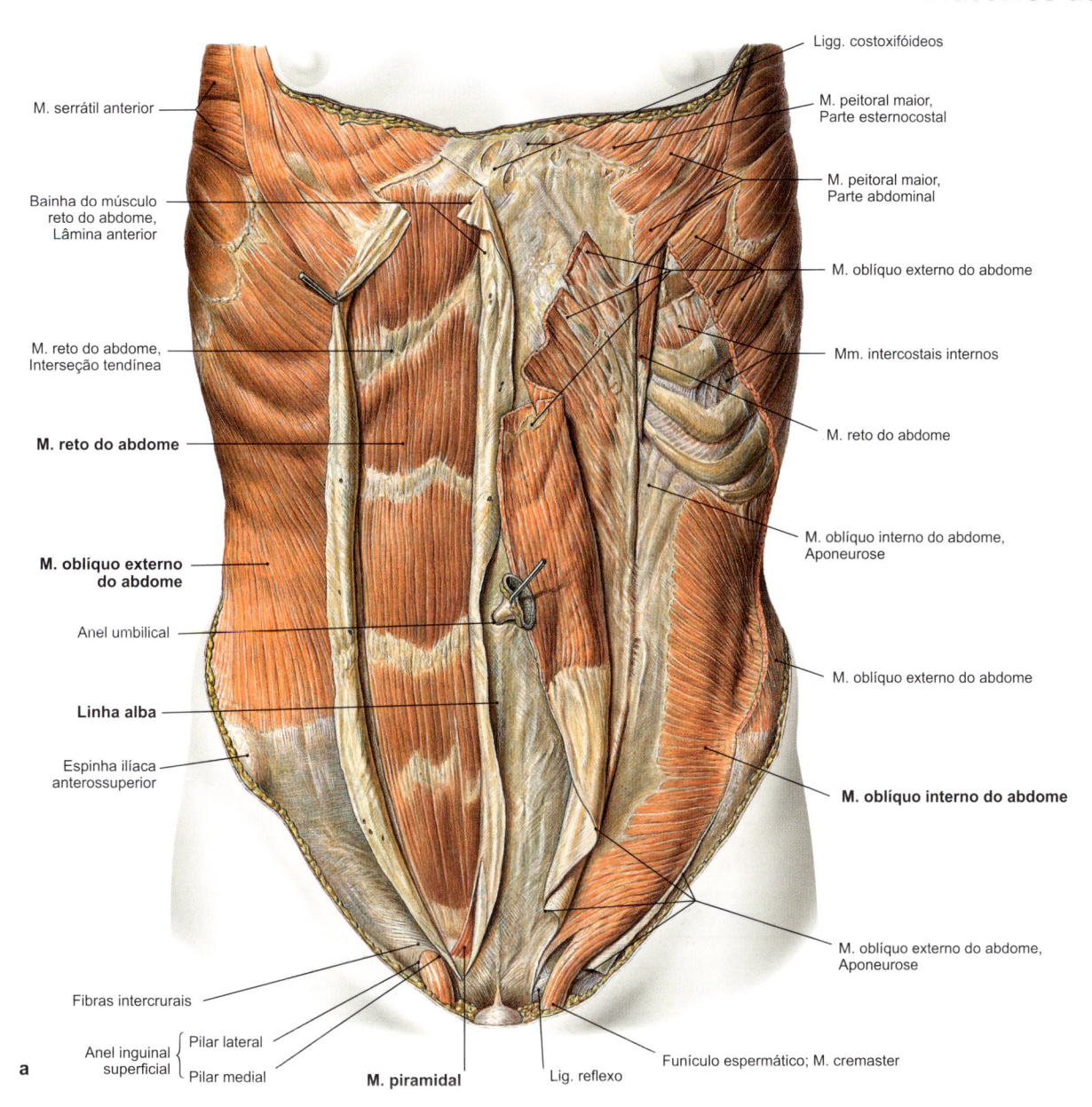

Figura 2.103 Camadas superficial e média dos músculos do abdome; vista anterior.

a No lado direito, o folheto superficial (lâmina anterior) da bainha dos Mm. retos do abdome está aberto. Pode-se observar o **M. reto do abdome** em seu interior. Ele é interrompido por três a quatro interseções tendíneas, que são responsáveis pela divisão chamada de "abdome em tanquinho", obtido em função de treinamento físico intenso. Os Mm. retos do abdome, situados em sua bainha, atuam na flexão do tronco e na inclinação lateral. Na porção caudal da bainha dos Mm. retos do abdome observa-se ainda o pequeno **M. piramidal**, de formato triangular, que se origina do púbis e se fixa na linha alba. O M. piramidal é um músculo rudimentar (comparado anatomicamente ao M. piramidal muito desenvolvido nos cangurus). [S700]

No lado esquerdo, o **M. oblíquo externo do abdome** está destacado e deslocado em direção medial sobre a bainha dos Mm. retos do abdome. A maior parte se funde em uma aponeurose, envolvida na constituição da lâmina anterior da bainha dos Mm. retos do abdome. Funcionalmente, ele colabora na flexão, na inclinação lateral e na rotação da parte superior do corpo para o lado oposto; atua, ainda, no aumento da pressão intra-abdominal e na manutenção da tensão da parede abdominal, formando, com o músculo do lado oposto e com os Mm. oblíquos internos e transversos do abdome, uma unidade funcional.

b A contração bilateral dos músculos oblíquos do abdome estabiliza a parede lateral do abdome e exerce pressão lateral sobre os órgãos abdominais internos; a contração unilateral possibilita a inclinação lateral. [S700-L126]

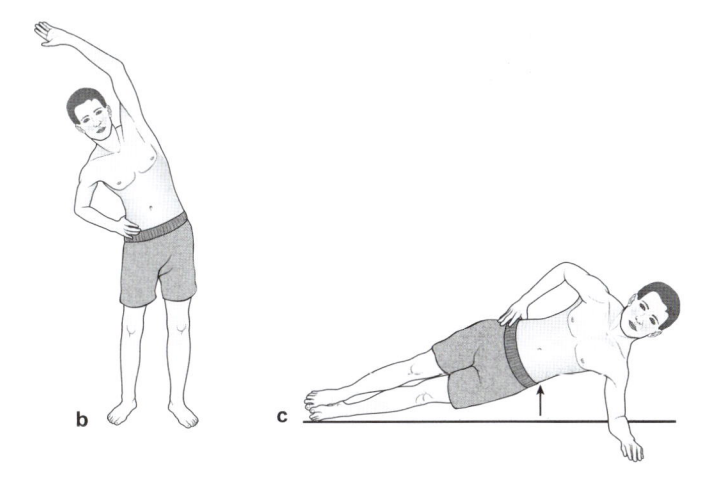

c A contração unilateral dos músculos oblíquos do abdome também possibilita o levantamento do tronco a partir do decúbito lateral. [S700-L126]

→ T 15, T 16

Musculatura

Músculos do Abdome

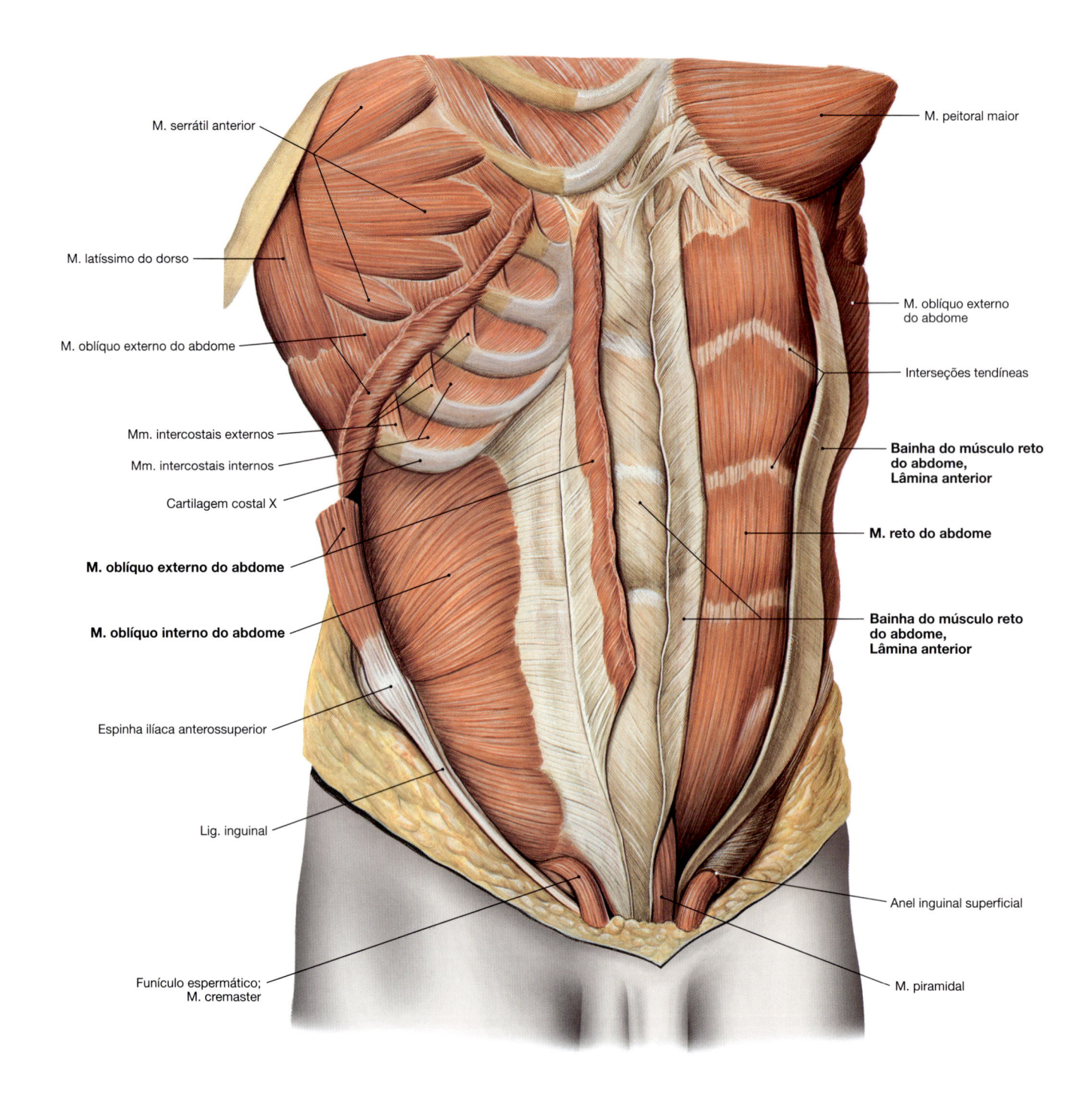

Figura 2.104 Camada média dos músculos abdominais; vista anterior. [S700]

No lado direito, o M. oblíquo externo do abdome foi removido em sua maior parte. Abaixo observa-se o **M. oblíquo interno do abdome**. Sua aponeurose participa da constituição tanto da lâmina anterior quanto da lâmina posterior da bainha dos Mm. retos do abdome. O M. oblíquo interno do abdome segue da região lateral e caudal para a região medial e cranial. Como o M. oblíquo externo do abdome, ele está envolvido no aumento da pressão intra-abdominal e na manutenção da tensão da parede abdominal, e atua na flexão, na inclinação lateral e na rotação lateral da porção superior do corpo, para o mesmo lado.

→ T 16

Músculos do Abdome

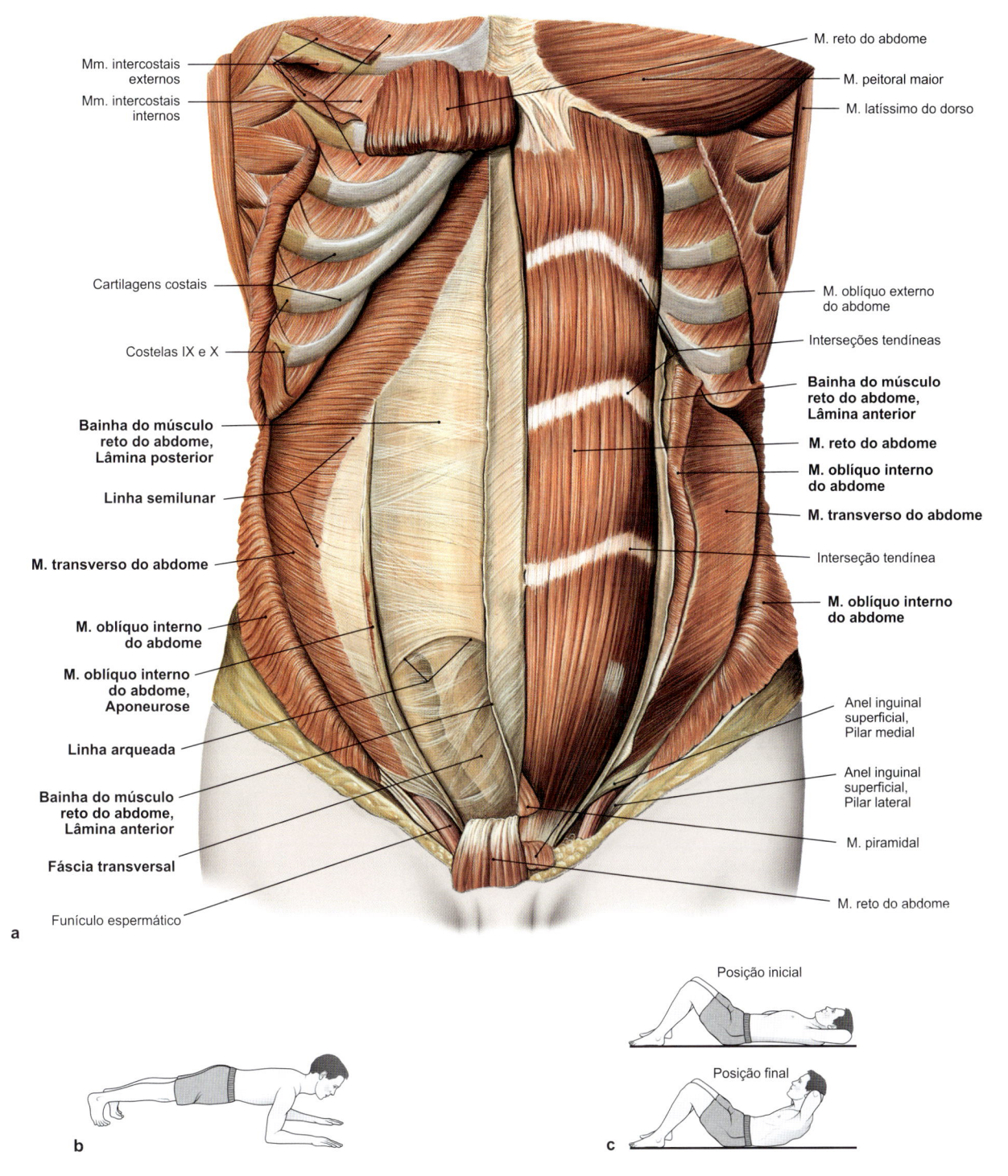

Figura 2.105a-c Camada profunda dos músculos do abdome; vista anterior. [S700]
No lado direito do abdome, observa-se o M. transverso do abdome. Além disso, a lâmina anterior da bainha dos Mm. retos do abdome foi removida e o M. reto do abdome foi retirado de sua bainha. As fibras musculares do **M. transverso do abdome** se inserem na região de uma linha de formato semilunar (a linha semilunar) na aponeurose muscular que, em grande parte, forma a parede posterior da lâmina posterior da bainha dos Mm. retos do abdome. Caudalmente à linha arqueada, a aponeurose participa da constituição da lâmina anterior da bainha dos Mm. retos do abdome (→ Figura 2.108). A aponeurose alcança a linha alba. Do ponto de vista funcional, o M. transverso do abdome está essencialmente envolvido na pressão abdominal e na flexão do tronco e atua na sustentação de uma expiração forçada.
A lâmina posterior da bainha dos Mm. retos do abdome é formada, em sua porção superior (do esterno até a linha arqueada), por uma parte da aponeurose do M. oblíquo interno do abdome e pela aponeurose do M. transverso do abdome. Na porção inferior (da linha arqueada até o púbis), a lâmina posterior é constituída apenas pela fáscia transversal e pelo peritônio parietal.
b Função estabilizadora do músculo transverso do abdome no suporte do antebraço ("prancha"). [S700-L126]
c Contração do músculo transverso do abdome durante o exercício abdominal clássico [S700-L126]

→ T 15–T 17

Correlações clínicas

Na margem lateral da linha arqueada, no limite com a linha semilunar, ocorrem as raras **hérnias de Spiegel**.

Cicatrizes cirúrgicas na região da parede abdominal podem ser pontos de formação de **hérnias cicatriciais**.

Musculatura

Funções dos Músculos

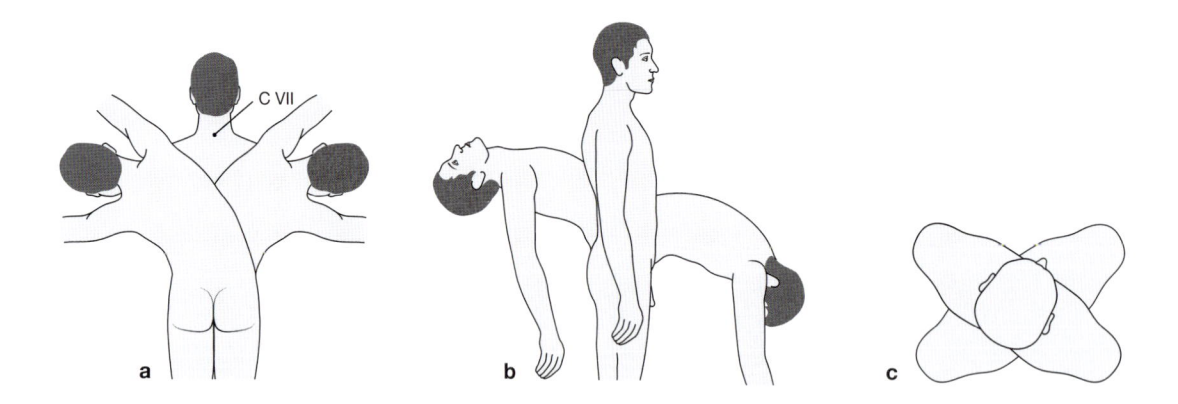

Figura 2.106a-c Movimentos do tronco. [S700-L126]

a Inclinação (flexão) lateral do tronco. A inclinação ou flexão lateral é normalmente possível até 40° para ambos os lados (0°/40°). A medição do ângulo é feita entre a vértebra proeminente (C VII) e S I, em posição ereta e em inclinação lateral máxima. Na inclinação lateral do tronco, participam os Mm. oblíquo externo do abdome, oblíquo interno do abdome, quadrado do lombo, iliocostal, psoas maior, longuíssimo e esplênio.

b Inclinação (flexão) anterior (para a frente) e inclinação (extensão) posterior do tronco nas articulações da coluna vertebral. A amplitude de movimentos se encontra entre 100° de flexão e 50° de extensão. Para fins de medição, utiliza-se uma reta entre o acrômio da escápula e a crista ilíaca. Na inclinação anterior do tronco, participam os Mm. reto do abdome, oblíquo externo do abdome, oblíquo interno do abdome e psoas maior. Os Mm. iliocostal, longuíssimo, esplênio, espinal, semiespinal, multífido, trapézio e levantadores da costela alongam a coluna vertebral.

c Rotação do tronco. É possível a rotação do tronco para ambos os lados até cerca de 40°. Como eixo de orientação utiliza-se uma linha imaginária traçada através do acrômio da escápula em ambos os lados. Os Mm. oblíquo interno do abdome, iliocostal, longuíssimo e esplênio estão envolvidos na rotação do tronco para o mesmo lado. Em contrapartida, os Mm. oblíquo externo do abdome, semiespinal, multífido, rotadores e levantadores das costelas atuam na rotação do tronco para o lado oposto.

A amplitude de movimentos de cada segmento da coluna vertebral é restrita principalmente pelas articulações vertebrais. Em relação a toda a coluna vertebral, são possíveis inclinação anterior (flexão), inclinação posterior (extensão) de cerca de 100°/0°/50°, inclinação lateral (ou flexão lateral) de 0°/40° e rotação de 40°/0°/40°; elas servem como indicadores para a avaliação das restrições de movimento.

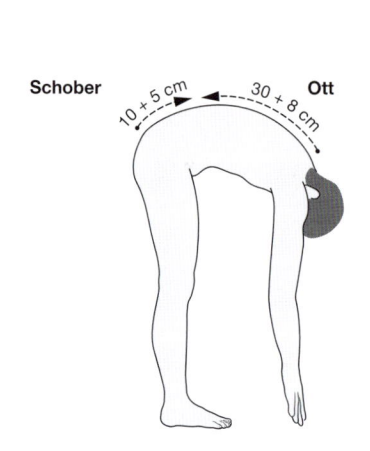

Figura 2.107 Avaliação das restrições de movimento da região lombar da coluna vertebral (método de Schober) e da região torácica da coluna vertebral (sinal de Ott). [S700-L126]

Correlações clínicas

Método de Schober: Para determinar se existe restrição de movimento na região lombar da coluna vertebral, com o paciente em posição ereta, o examinador apoia o polegar direito na extremidade da porção cranial da crista sacral mediana e o dedo indicador da mesma mão sobre o processo espinhoso de uma vértebra lombar, em uma distância de cerca de 10 cm. Após flexão máxima, aumenta-se a distância entre os dois pontos, em torno de 5 cm (4 a 6 cm).

Sinal de Ott: O sinal de Ott também é válido para a medição da mobilidade na região torácica da coluna vertebral. A medição começa no processo espinhoso da 7ª vértebra cervical (vértebra proeminente) e se estende por 30 cm em direção ao cóccix. Aqui também são registradas as alterações da medição (normalmente 8 cm) após os movimentos.

Músculos do Abdome, Bainha dos Músculos Retos do Abdome

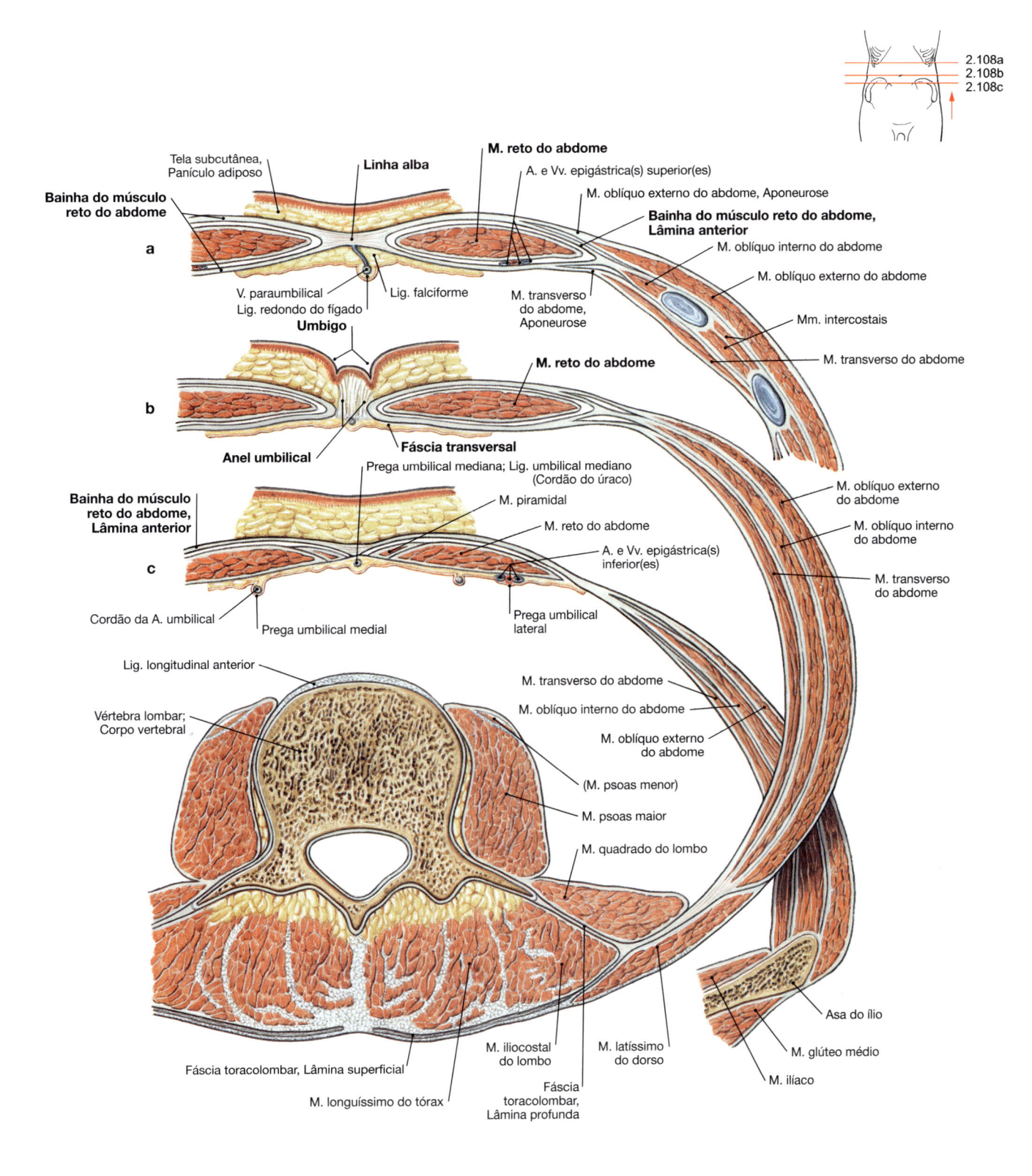

Figura 2.108a-c Estrutura anatômica da bainha dos músculos retos do abdome; cortes horizontais; vista caudal. [S700]

Os Mm. retos do abdome e piramidal apresentam um resistente envoltório de tecido conjuntivo (bainha dos Mm. retos do abdome), que é formado pelas aponeuroses dos Mm. oblíquos do abdome (Mm. oblíquo externo do abdome, oblíquo interno do abdome e transverso do abdome, além da fáscia transversal e do peritônio parietal sobre a face interna da parede abdominal). Todas as aponeuroses se inserem na linha alba, situada na região mediana. A estrutura anatômica da bainha dos Mm. retos do abdome é diferente em suas regiões superior e inferior. O limite entre as duas regiões é a **linha arqueada**.

Na **porção superior**, a lâmina anterior da bainha dos Mm. retos do abdome é formada pela aponeurose do M. oblíquo externo do abdome e pela porção anterior da aponeurose do M. oblíquo interno do abdome; a lâmina posterior é composta pela porção posterior da aponeurose do M. oblíquo interno do abdome, pela aponeurose do M. transverso do abdome, pela fáscia transversal e pelo peritônio parietal (**a, b**).

Na **porção inferior**, as três aponeuroses seguem anteriormente aos Mm. retos do abdome (**c**). Aqui, a face posterior da bainha dos Mm. retos do abdome é muito delgada e é formada apenas pela fáscia transversal e pelo peritônio parietal (→ Figura 2.105).

O umbigo é um possível ponto fraco da parede abdominal anterior, pois na região da fossa umbilical e na papila umbilical a parede é mais delgada do que em outras regiões (**b**).

→ T 15, T 16, T 21

Musculatura

Parede Abdominal, TC

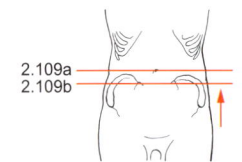

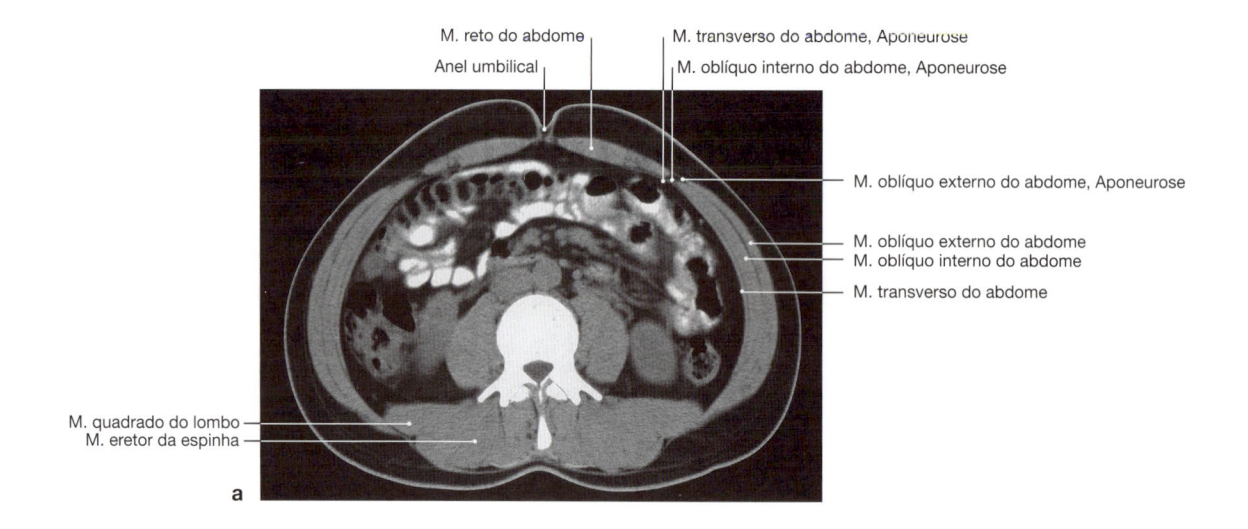

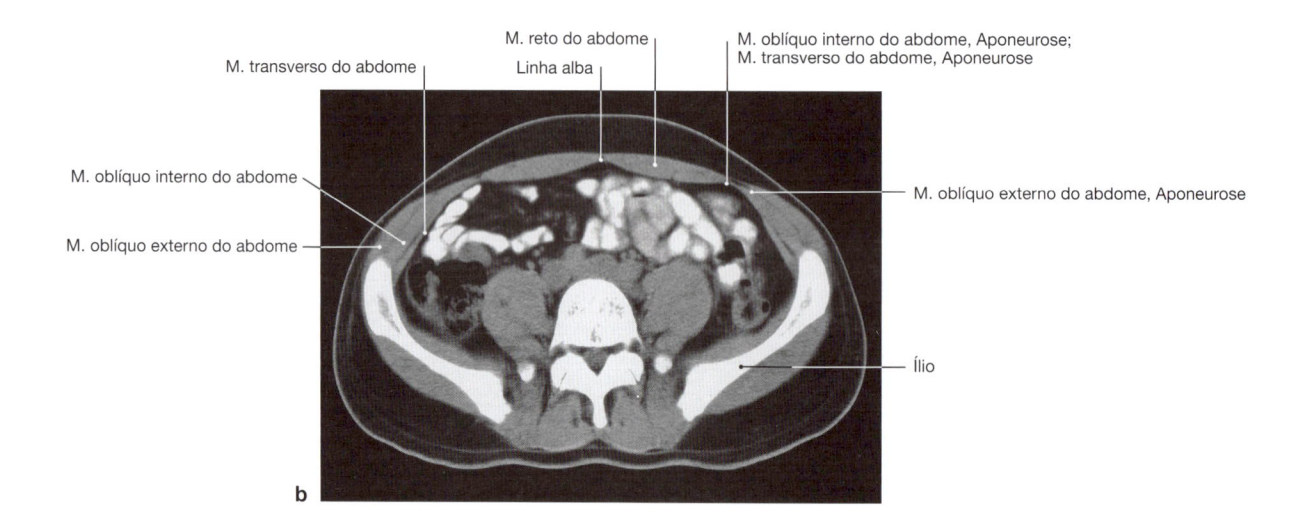

Figura 2.109a e b Músculos do abdome; cortes transversais (horizontais) em tomografia computadorizada (TC). [S700-T893]

Na TC os Mm. oblíquos e retos do abdome podem ser diferenciados. O M. eretor da espinha e o M. quadrado do lombo também são facilmente visualizados.

Correlações clínicas

Hérnias umbilicais ocorrem em recém-nascidos e em adultos; em recém-nascidos, ocorrem na região da papila umbilical ainda não plenamente formada, e em adultos são devidas à separação de partes moles de tecido conjuntivo da papila umbilical, causadas pela distensão excessiva da parede abdominal (gestação, obesidade). O orifício herniário é o anel umbilical.

A **onfalocele** (hérnia umbilical congênita) é uma malformação devida à interrupção do desenvolvimento, que consiste na persistência da hérnia umbilical fisiológica no período embrionário.

Face Interna da Parede Abdominal

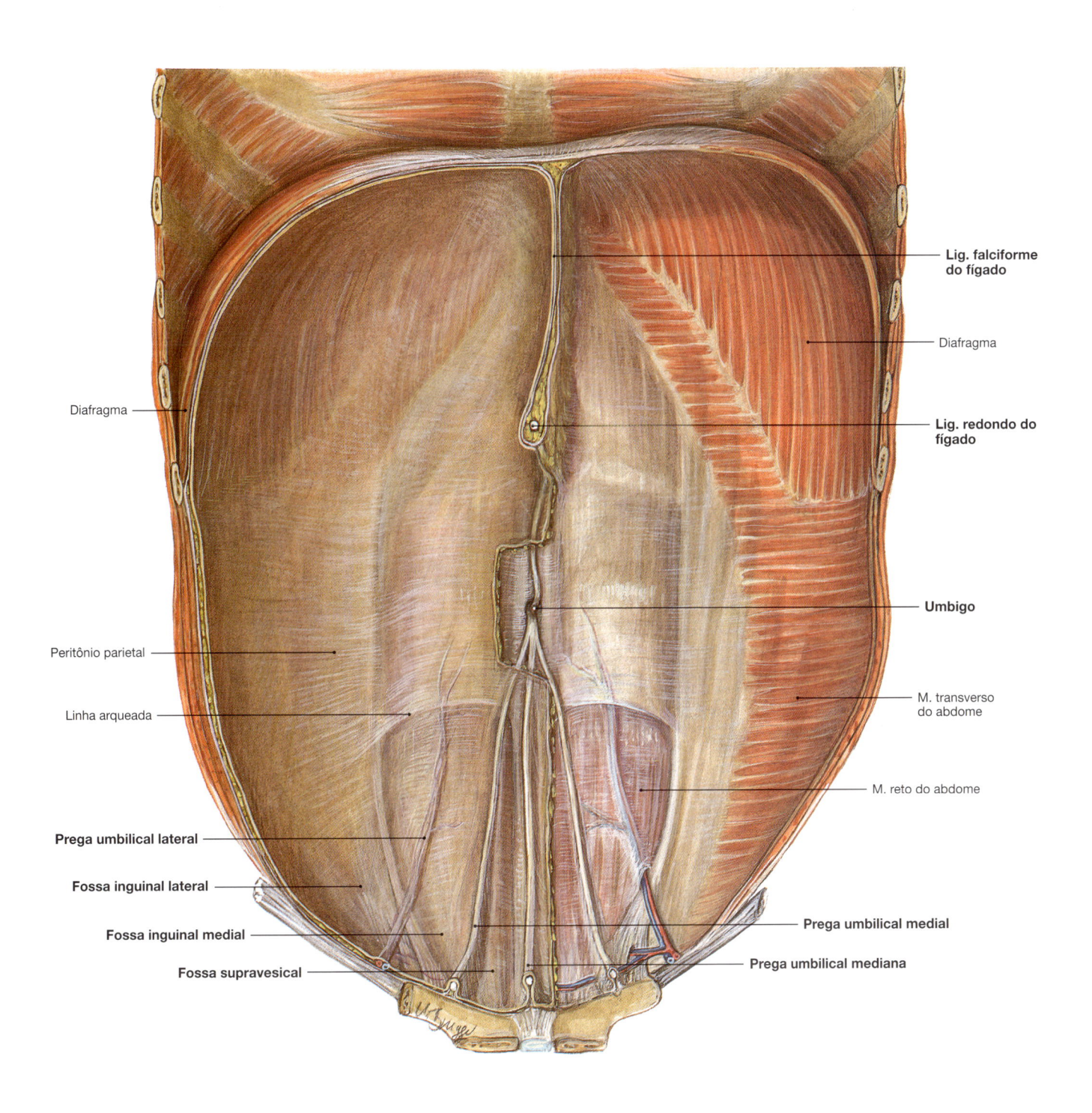

Figura 2.110 Face interna da parede abdominal anterior; vista posterior. No lado direito, as fáscias e o peritônio sob o diafragma e o M. transverso do abdome foram retirados. [S700]

Na face interna da parede abdominal observam-se diferentes pregas, fossas e ligamentos. A partir do diafragma e do fígado estende-se o **Lig. falciforme do fígado**, em ângulo reto em relação à superfície abdominal. Ele se estende até o umbigo, uma vez que originariamente representa o mesentério da V. umbilical no feto. A V. umbilical é obliterada imediatamente após o parto e permanece como um cordão arredondado de tecido conjuntivo (**Lig. redondo do fígado**) na margem livre do Lig. falciforme do fígado. Abaixo do umbigo observa-se a **prega umbilical mediana** (que contém o úraco obliterado – que se estende do ápice da bexiga urinária até o umbigo), e lateralmente a esta são observadas as **pregas umbilicais mediais** (que contêm as Aa. umbilicais obliteradas) e as **pregas umbilicais laterais** (que contêm os vasos epigástricos inferiores). Entre as pregas são formadas fossas (fossas supravesicais, inguinais mediais e inguinais laterais). A **fossa inguinal lateral** corresponde ao anel inguinal profundo na parede abdominal interna; a **fossa inguinal medial** encontra-se na altura do anel inguinal superficial.

→ T 15, T 16, T 21

Musculatura

Diafragma e Parede Abdominal Posterior

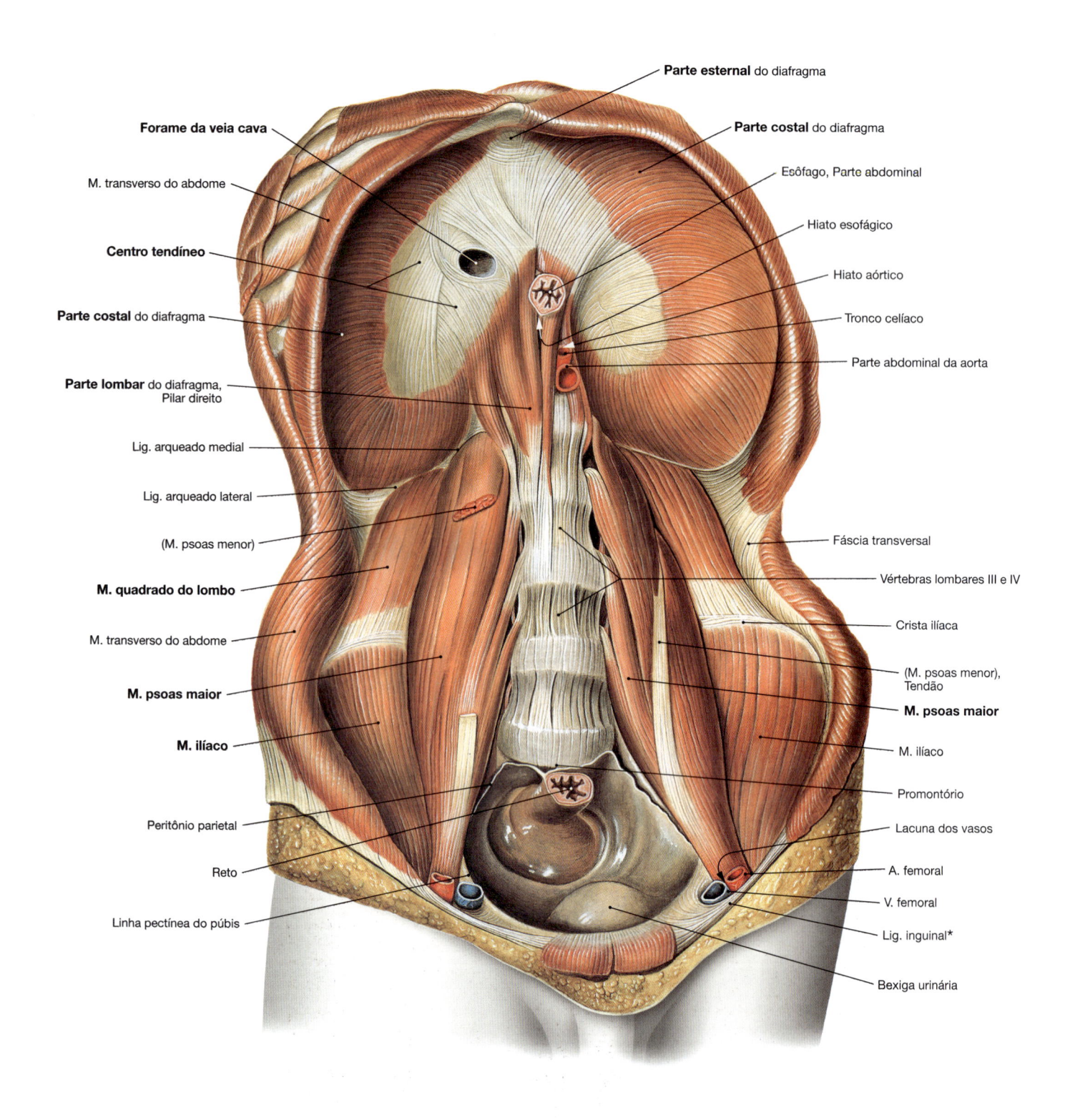

Legendas da figura (no sentido horário, a partir do alto):
- Parte esternal do diafragma
- Parte costal do diafragma
- Esôfago, Parte abdominal
- Hiato esofágico
- Hiato aórtico
- Tronco celíaco
- Parte abdominal da aorta
- Fáscia transversal
- Vértebras lombares III e IV
- Crista ilíaca
- (M. psoas menor), Tendão
- M. psoas maior
- M. ilíaco
- Promontório
- Lacuna dos vasos
- A. femoral
- V. femoral
- Lig. inguinal*
- Bexiga urinária
- Linha pectínea do púbis
- Reto
- Peritônio parietal
- M. ilíaco
- M. psoas maior
- M. transverso do abdome
- M. quadrado do lombo
- (M. psoas menor)
- Lig. arqueado lateral
- Lig. arqueado medial
- Parte lombar do diafragma, Pilar direito
- Parte costal do diafragma
- Centro tendíneo
- M. transverso do abdome
- Forame da veia cava

Figura 2.111 Diafragma e músculos do abdome; vista anterior. [S700]

O diafragma é composto por uma placa tendínea central (ou **centro tendíneo**) e porções musculares inseridas nela, que têm sua origem no esterno (parte esternal), nas costelas (parte costal) e na região lombar da coluna vertebral (parte lombar).

Em posição paraesternal, após a remoção do retroperitônio, observam-se os Mm. iliopsoas (constituídos pelo M. psoas maior e pelo M. ilíaco), o M. quadrado do lombo e, como variante, um M. psoas menor.

O **M. psoas maior** insere-se juntamente com o **M. ilíaco** – originado na fossa ilíaca – no trocanter menor do fêmur, e é o mais potente dos músculos flexores na articulação do quadril. Ele flexiona a coluna a partir do decúbito dorsal e está envolvido na inclinação (flexão) lateral do tronco. O **M. quadrado do lombo** origina-se do lábio interno da crista ilíaca e se insere na costela XII e nos processos costiformes da 1ª à 4ª vértebra lombar. Ele pode abaixar a costela XII e participa da inclinação (ou flexão) lateral do tronco.

*Epônimo: Ligamento de Falópio ou de Poupart

→ T 16, T 17, T 21, T 44

Diafragma

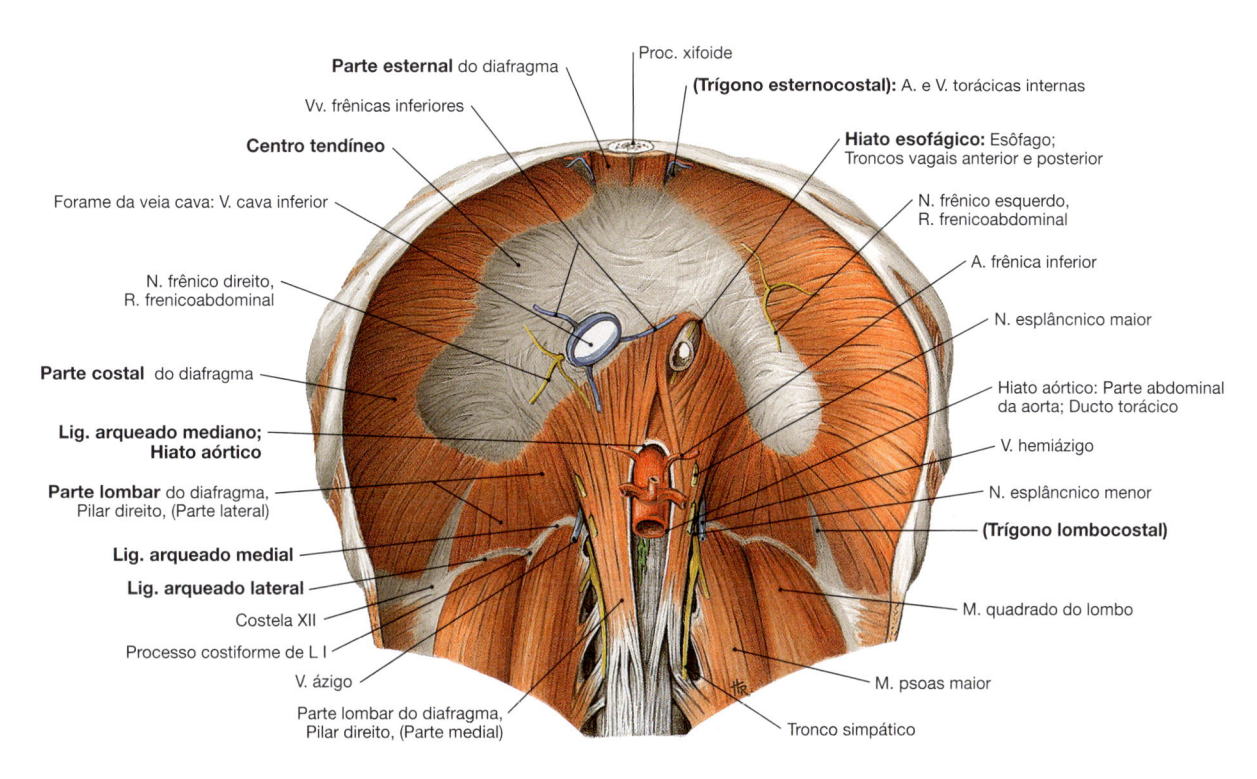

Figura 2.112 Diafragma; vista caudal. [S700-L240]
O diafragma divide-se no centro tendíneo e nas partes esternal, costal e lombar. Entre a parte esternal e a parte costal encontra-se o **trígono esternocostal**, e entre a parte costal e a parte lombar existe o **trígono lombocostal** (triângulo de Bochdalek). A impressão geral de que os vasos torácicos internos atravessam o trígono esternocostal é falsa. Na verdade, os vasos correm anteriormente ao trígono esternocostal.

→ T 21

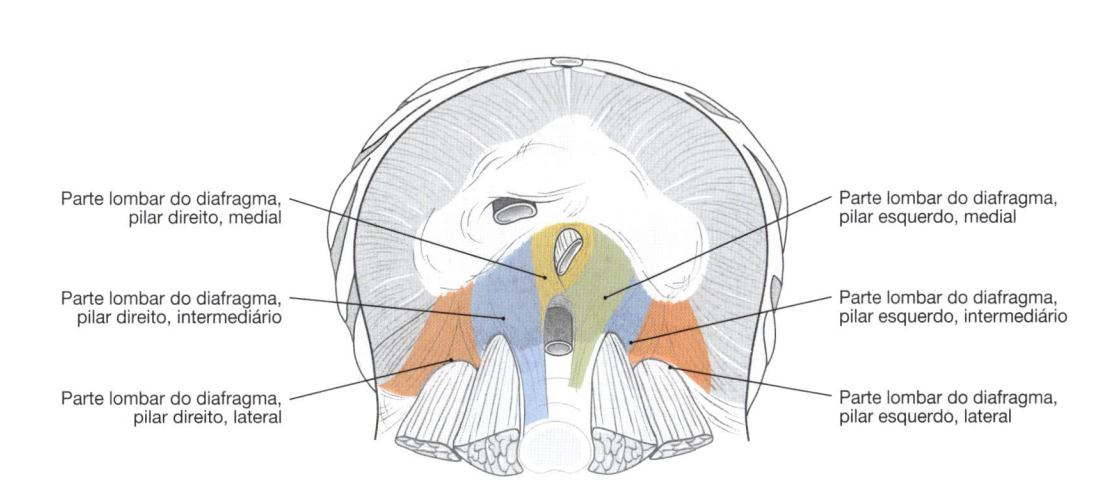

Figura 2.113 Diafragma; vista caudal. [S700-L126]
Representação colorida dos pilares direito e esquerdo do diafragma. Cada pilar do diafragma é dividido em partes medial (à direita: amarelo, à esquerda: verde), intermediária (azul-claro) e lateral (vermelho). O pilar direito está ligado às vértebras L I a L III e aos discos intervertebrais intermediários; o pilar esquerdo, às vértebras L I e L II e aos discos intermediários. A parte medial do pilar direito forma uma alça em torno do esôfago (hiato esofágico). Os pilares direito e esquerdo do diafragma estão ligados à coluna vertebral por um arco tendíneo (hiato aórtico), atrás do qual corre a aorta. Em torno do M. psoas maior, o diafragma forma o Lig. arqueado medial; e em torno do M. quadrado lombar, forma o Lig. arqueado lateral.

Musculatura

Diafragma

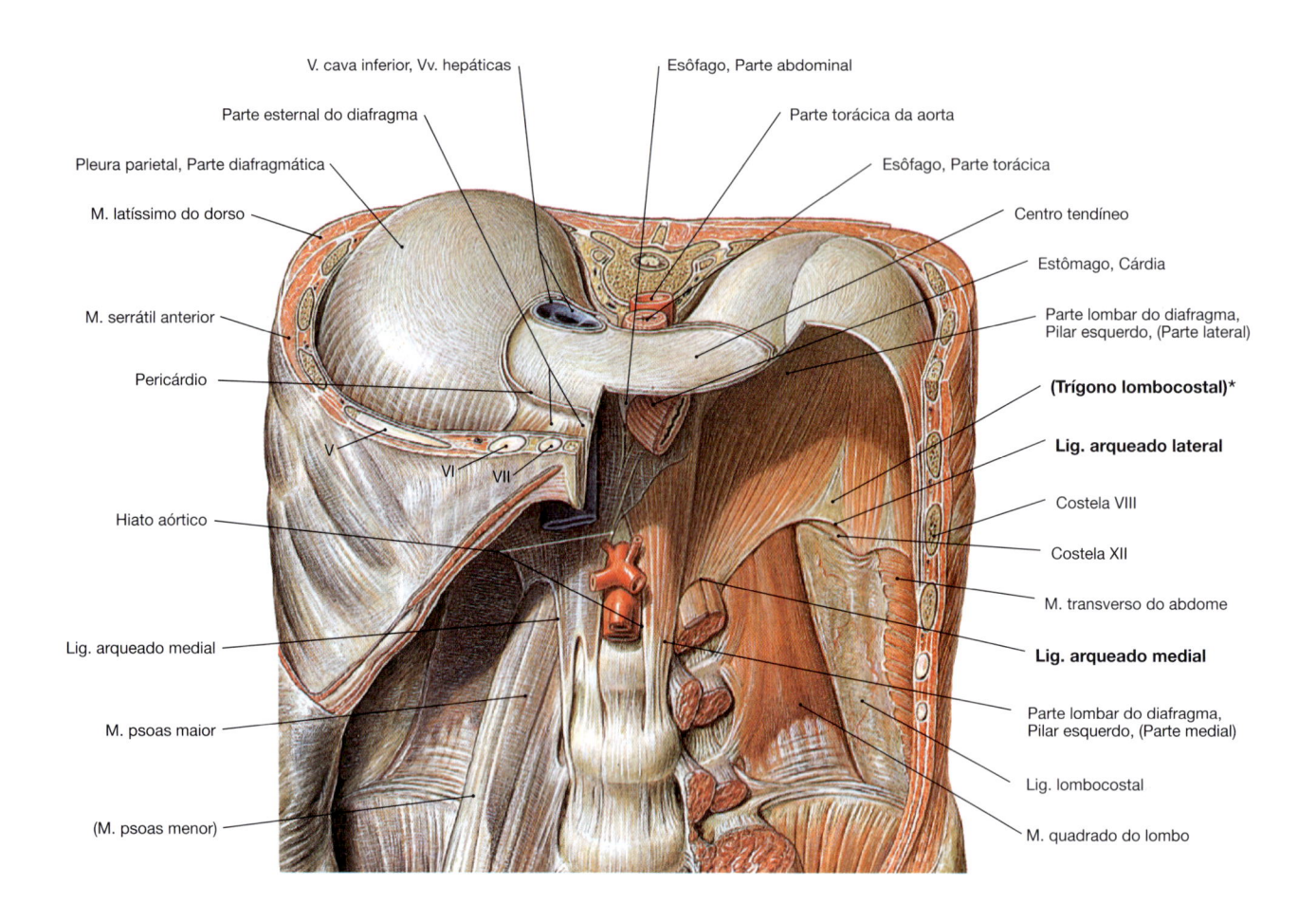

Figura 2.114 Diafragma, com orifícios de passagem e músculos da parede posterior do abdome; vista anterior. [S700]
O diafragma tem o formato de uma dupla cúpula entre as cavidades torácica e abdominal (→ Figuras 2.111 e 2.115).

Rótulos (de cima para baixo, da esquerda para a direita):
- V. cava inferior, Vv. hepáticas
- Parte esternal do diafragma
- Pleura parietal, Parte diafragmática
- M. latíssimo do dorso
- M. serrátil anterior
- Pericárdio
- Hiato aórtico
- Lig. arqueado medial
- M. psoas maior
- (M. psoas menor)
- Esôfago, Parte abdominal
- Parte torácica da aorta
- Esôfago, Parte torácica
- Centro tendíneo
- Estômago, Cárdia
- Parte lombar do diafragma, Pilar esquerdo, (Parte lateral)
- **(Trígono lombocostal)***
- **Lig. arqueado lateral**
- Costela VIII
- Costela XII
- M. transverso do abdome
- **Lig. arqueado medial**
- Parte lombar do diafragma, Pilar esquerdo, (Parte medial)
- Lig. lombocostal
- M. quadrado do lombo

* Epônimo: triângulo de Bochdalek

→ T 21

Correlações clínicas

É preciso diferenciar as **hérnias diafragmáticas** congênitas (hérnia diafragmática espúria) das adquiridas (hérnia diafragmática verdadeira). Por definição, uma hérnia diafragmática ocorre quando um ou mais órgãos revestidos por peritônio são encontrados no saco herniário.

De modo geral, nas formas **congênitas** existe um hiato no diafragma através do qual os órgãos abdominais (estômago, intestino, fígado, baço) conseguem penetrar no tórax. Com frequência, as hérnias congênitas (geralmente penetram os pontos fracos fisiológicos do diafragma no trígono esternocostal ou no trígono lombocostal [hérnia de Morgagni]) não têm saco herniário.

As hérnias diafragmáticas **adquiridas** são, em geral, hérnias de hiato por deslizamento ou paraesofágicas (→ Figura 2.116). Na **hérnia de hiato**, parte do estômago atravessa o hiato esofágico – orifício em forma de fenda no diafragma. Na **hérnia por deslizamento** axial, a cárdia é tracionada para cima através do diafragma para a cavidade torácica.

Também existem formas **mistas** de hérnias. Um tipo especialmente grave é a **hérnia hiatal**, na qual grande parte do estômago penetra na cavidade torácica (*upside-down stomach*).

Diafragma

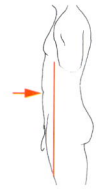

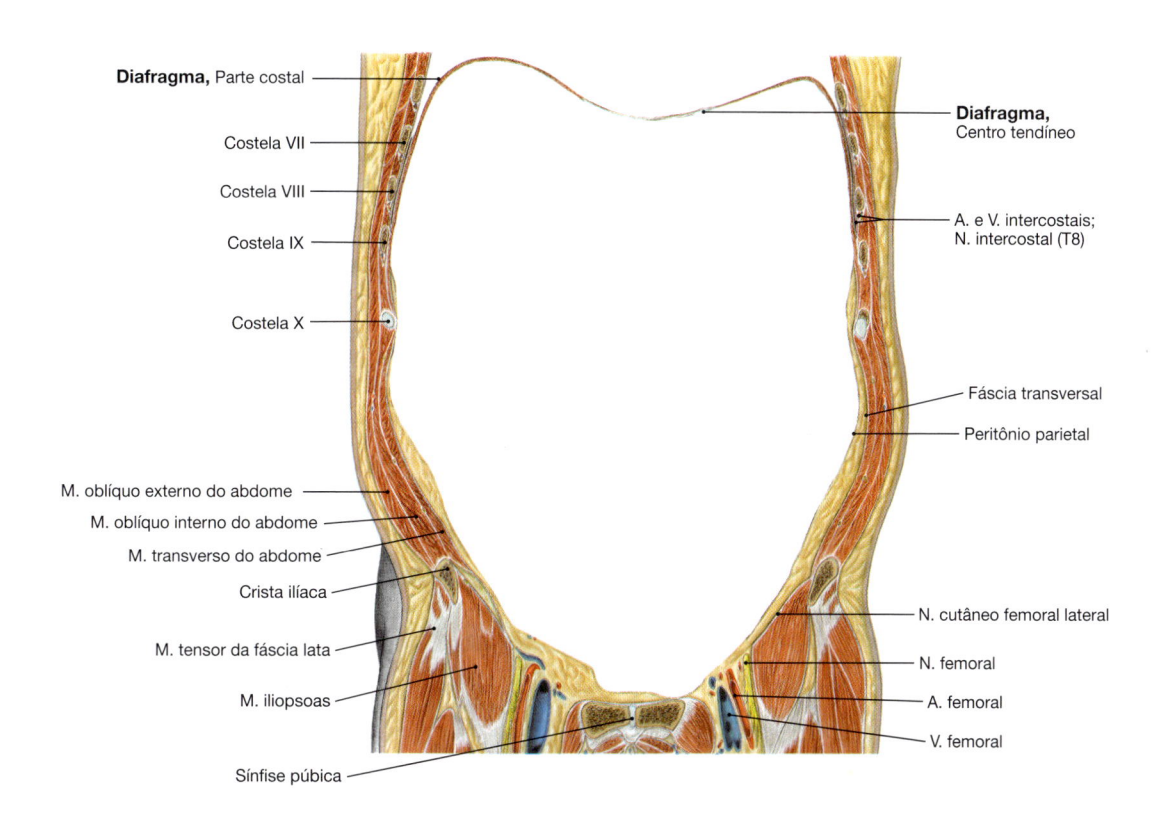

Figura 2.115 Diafragma e músculos oblíquos do abdome; corte frontal; vista anterior. [S700-L238]
A figura mostra o formato de cúpula do diafragma. As partes costais originam-se lateralmente a partir do 9º par de costelas e se irradiam para o centro tendíneo. As cúpulas do diafragma encontram-se em posição de repouso respiratório entre os 5º e 6º espaços intercostais. A parede abdominal lateral é formada pelos Mm. oblíquos do abdome (Mm. oblíquo externo do abdome, oblíquo interno do abdome e transverso do abdome).

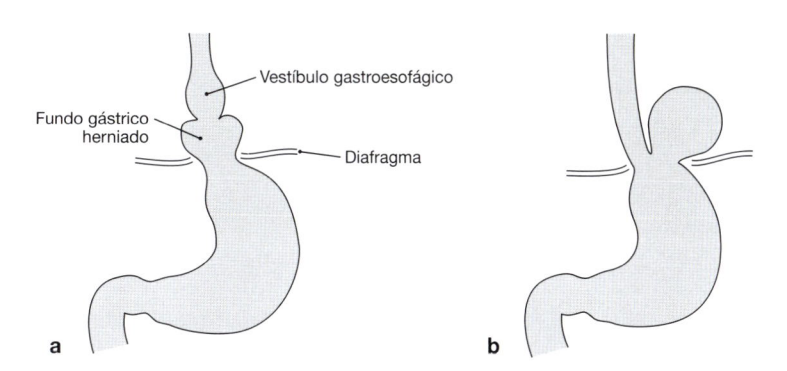

Figura 2.116a e b Hérnia de hiato axial (hérnia por deslizamento) (a) e hérnia de hiato paraesofágica (b); representação esquemática. [S008-3]

Vasos Sanguíneos e Nervos

Artérias da Parede Anterior do Tronco

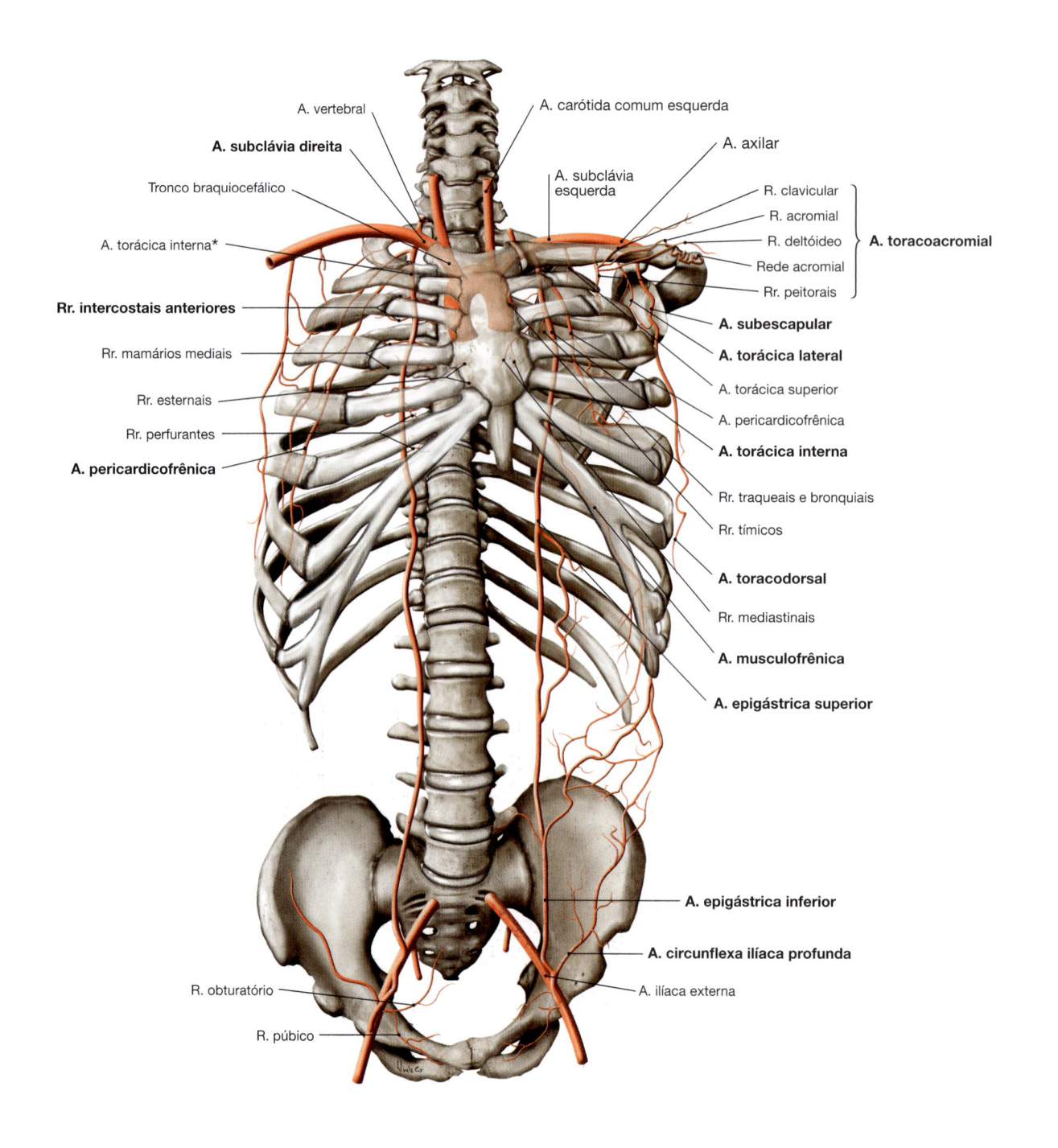

Figura 2.117 Artérias da parede anterior do tronco. [S700-L266]
A parede anterior do tronco é suprida por ramos das Aa. subclávia, axilar, ilíaca externa e femoral. Os músculos da parede abdominal recebem sangue através das Aa. lombares, de organização segmentar, derivadas da parte abdominal da aorta (não representadas).

*Terminologia clínica: A. mamária interna

Ramos da A. torácica interna

- Rr. mediastinais
- Rr. tímicos
- Rr. bronquiais
- Rr. traqueais
- A. pericardicofrênica
- Rr. esternais
- Rr. perfurantes
- Rr. mamários mediais
- Rr. intercostais anteriores
  – A. musculofrênica
- A. epigástrica superior

Artérias da Parede do Tórax

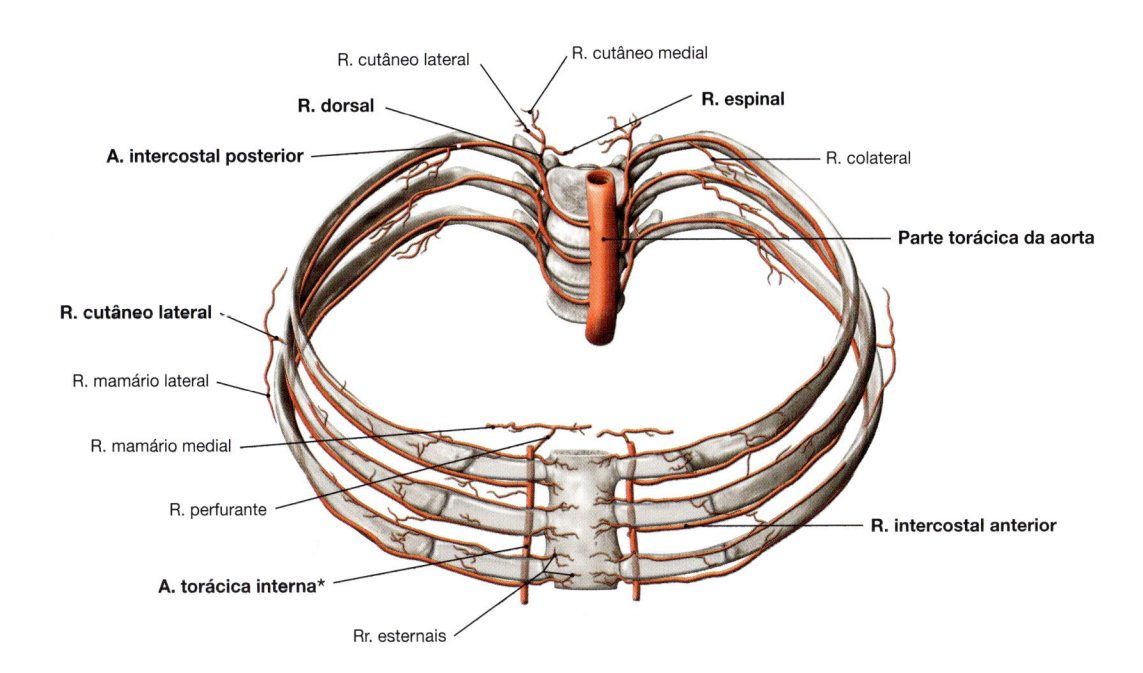

Figura 2.118 Artérias da parede do tórax. [S700-L266]
As Aa. intercostais formam anastomoses entre a A. torácica interna e a parte torácica da aorta.

*Terminologia clínica: A. mamária interna

Ramos da parte torácica da aorta

- Aa. intercostais posteriores
  - R. dorsal
    - R. cutâneo medial
    - R. cutâneo lateral
  - R. espinal
- R. colateral
- R. cutâneo lateral
  - Rr. mamários laterais

Correlações clínicas

Na **estenose do istmo da aorta (coarctação da aorta)**, um estreitamento da aorta na região do arco da aorta, ocorre a formação de uma circulação colateral vertical e de uma circulação colateral horizontal:

- **Circulação colateral vertical:** entre as Aa. subclávias e ilíacas externas, através das Aa. torácicas internas, epigástricas superiores e epigástricas inferiores (no interior da bainha dos Mm. retos do abdome), e na região da parede abdominal, através das Aa. musculofrênicas, epigástricas inferiores e circunflexas ilíacas profundas.

- **Circulação colateral horizontal:** entre as Aa. torácicas internas e parte torácica da aorta, através dos Rr. intercostais anteriores e Aa. intercostais posteriores, para o suprimento dos órgãos torácicos e abdominais. A dilatação das Aa. intercostais causa a formação das incisuras costais (→ Correlações clínicas da → Figura 2.17). A circulação colateral contribui para a manutenção do suprimento sanguíneo de partes da parede do tronco e dos membros inferiores (entretanto, detecta-se diferença de pressão arterial entre os membros superiores e inferiores).

Vasos Sanguíneos e Nervos

Veias da Parede Anterior do Tronco

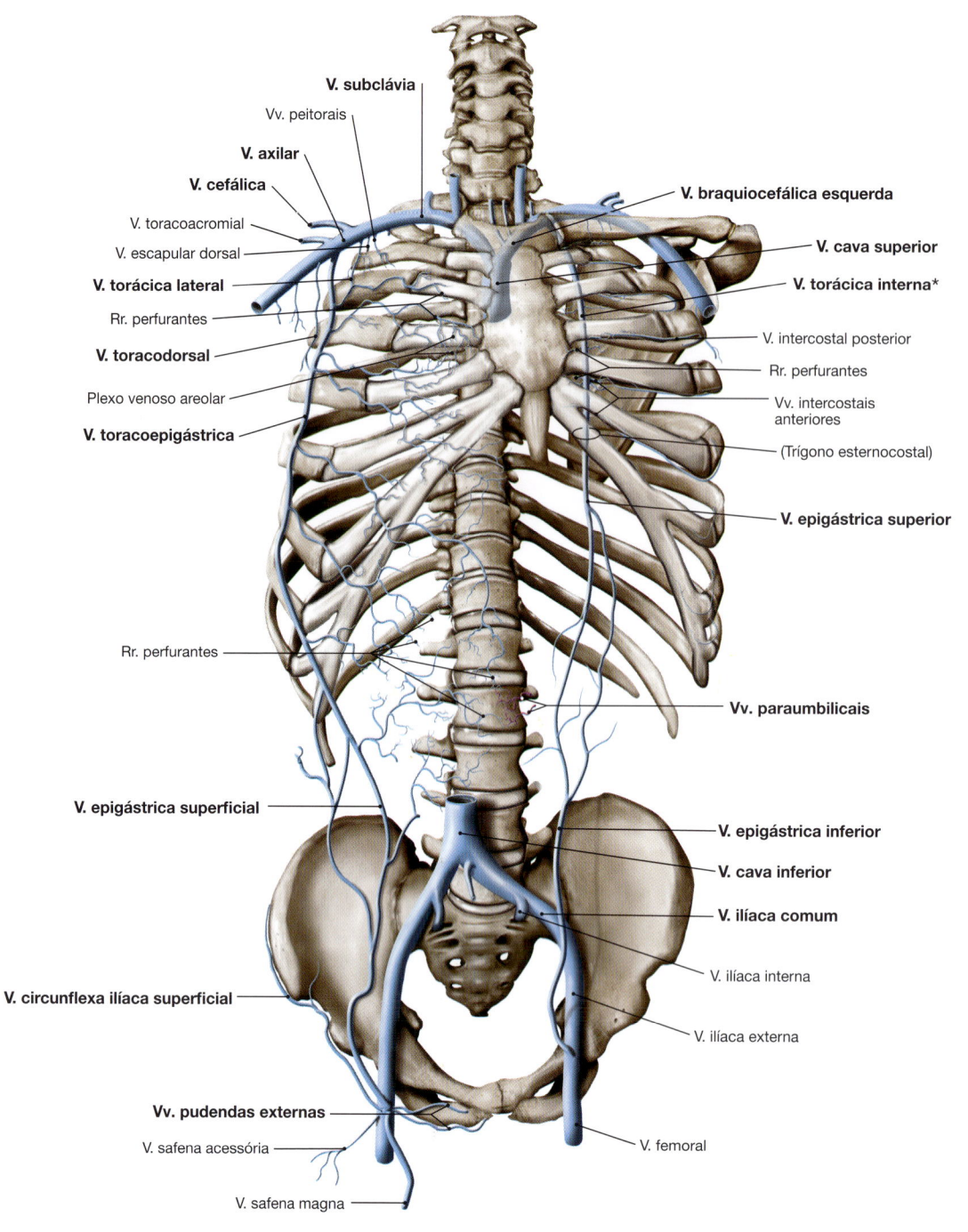

Figura 2.119 Veias da parede anterior do tronco. [S700-L266]
Na região da parede anterior do tronco, as veias formam um **sistema superficial de anastomoses** (mostradas no lado direito do corpo) e um **sistema profundo de anastomoses** (mostradas no lado esquerdo do corpo) entre as Vv. cavas superior e inferior.

*Terminologia clínica: V. mamária interna

Figura 2.120 Vasos da parede torácica. [S700-L266]
O trajeto das veias na parede torácica acompanha o trajeto das artérias. Anteriormente, as veias intercostais anteriores drenam para a veia torácica interna e, posteriormente, as veias intercostais posteriores drenam para as veias ázigo e hemiázigo, bem como veia hemiázigo acessória. Dessa forma, formam anastomoses venosas entre elas.

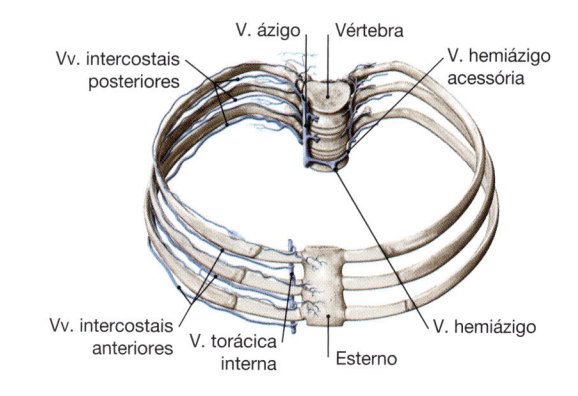

Sistema Ázigo

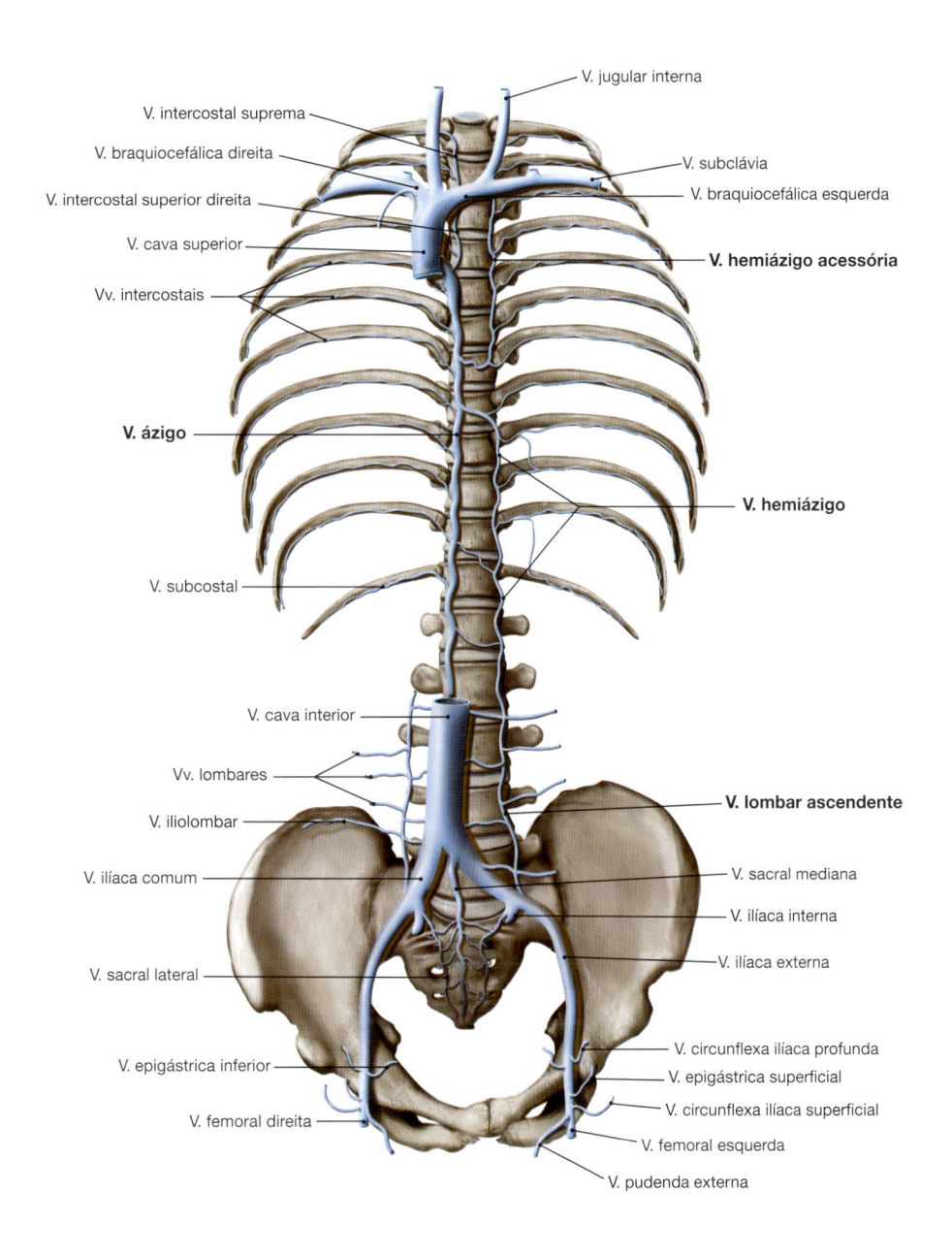

Figura 2.121 Sistema ázigo. [S700-L266]
O sistema ázigo drena o sangue entre a V. ilíaca interna e a V. cava superior. A V. lombar ascendente do lado direito, que une a V. ázigo à V. ilíaca comum direita, é recoberta pela V. cava inferior. Além disso, existem conexões diretas das Vv. lombares ascendentes com a V. cava inferior. No sistema, além das Vv. lombares, o plexo venoso sacral e os plexos venosos vertebrais externo e interno estão conectados.

Correlações clínicas

Como resultado de estases de fluxo sanguíneo na V. cava superior, na V. cava inferior ou nas Vv. ilíacas comuns devidas a trombose, a uma lesão expansiva ou tumores, pode ocorrer a formação de circulações colaterais entre a V. cava superior e a V. cava inferior (**anastomoses cavocavais**):

- Entre a V. ilíaca externa e a V. cava superior, através da V. epigástrica inferior, V. epigástrica superior, V. torácica interna e V. braquiocefálica
- Entre a V. femoral e a V. cava superior, através da V. circunflexa ilíaca superficial/epigástrica superficial, V. toracoepigástrica, V. axilar e V. braquiocefálica
- Entre a V. ilíaca interna e a V. cava superior, através do plexo venoso sacral, plexos venosos vertebrais externos e internos, Vv. ázigo e hemiázigo
- Entre as Vv. lombares e a V. cava superior, através das Vv. lombares ascendentes, Vv. ázigo e hemiázigo.

Anastomoses portocavais (→ Figura 6.101, Vol. 2).

Vasos Sanguíneos e Nervos

Artérias e Veias da Parede do Tórax

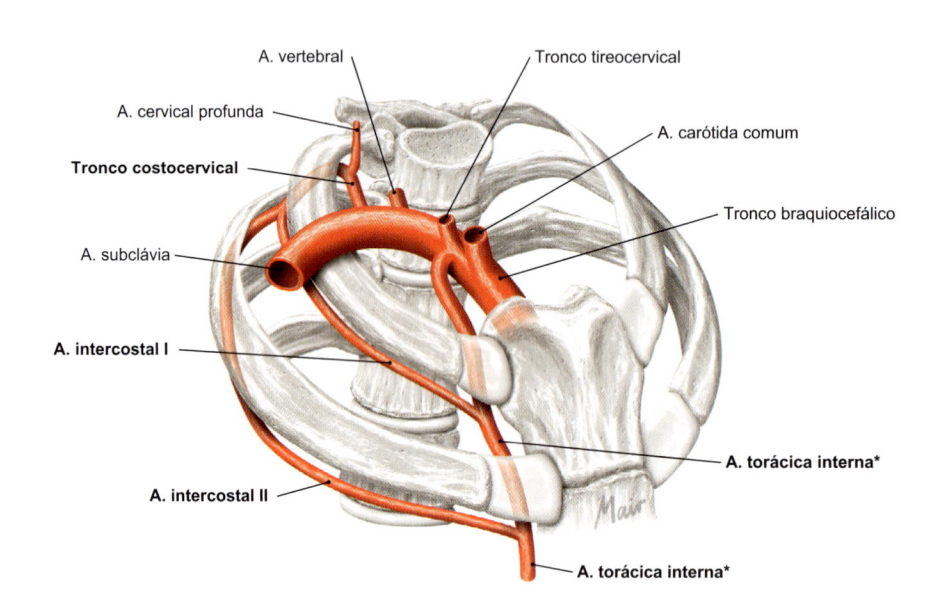

Figura 2.122 Artérias da parede torácica em relação à primeira e à segunda costela. [S700-L127]
As duas primeiras artérias intercostais posteriores são originárias do tronco costocervical, originário da artéria subclávia, e fazem anastomose com as respectivas artérias intercostais anteriores da artéria torácica interna.

*Na clínica, artéria mamária interna

Artérias e Veias da Parede do Tórax

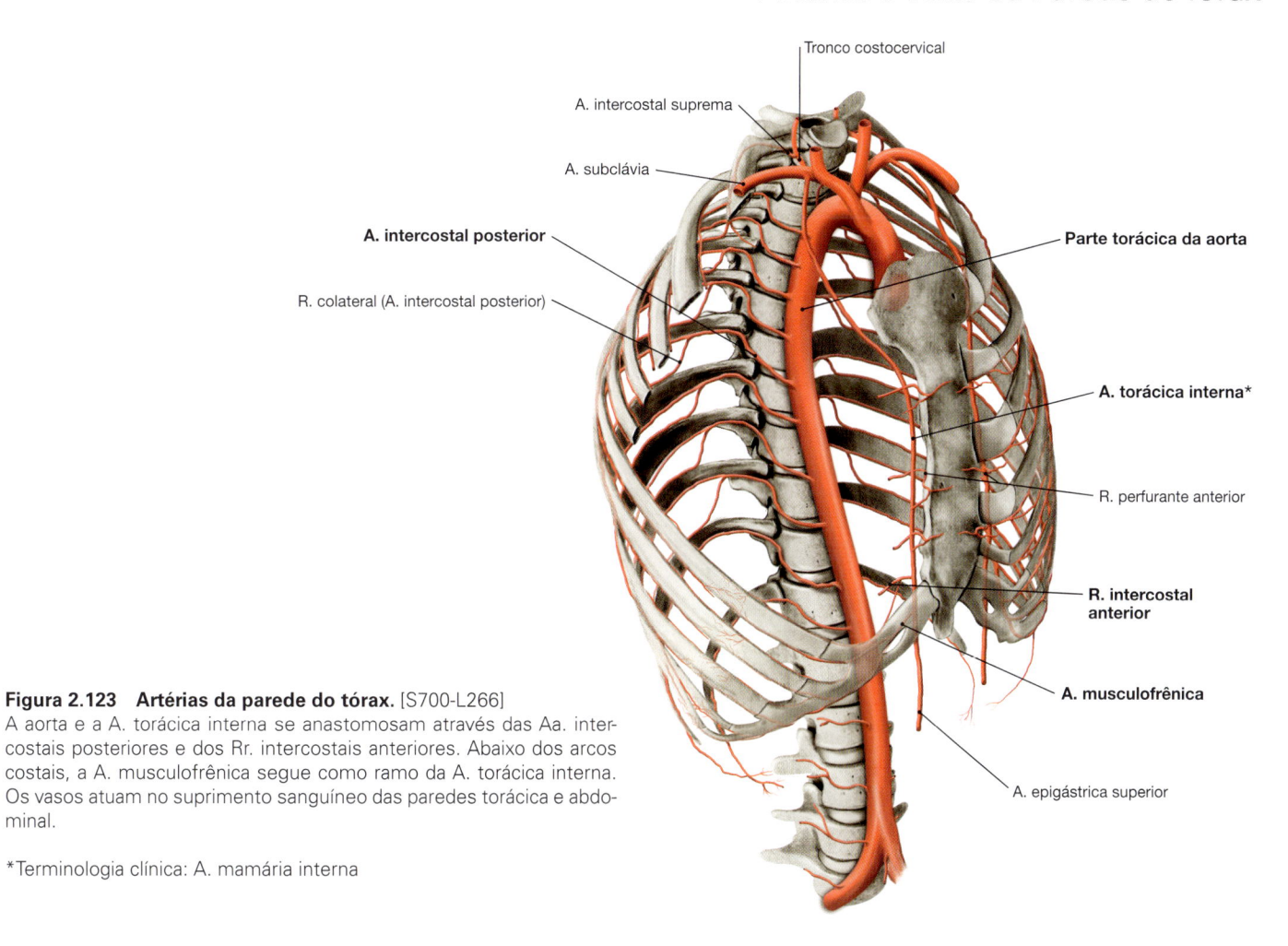

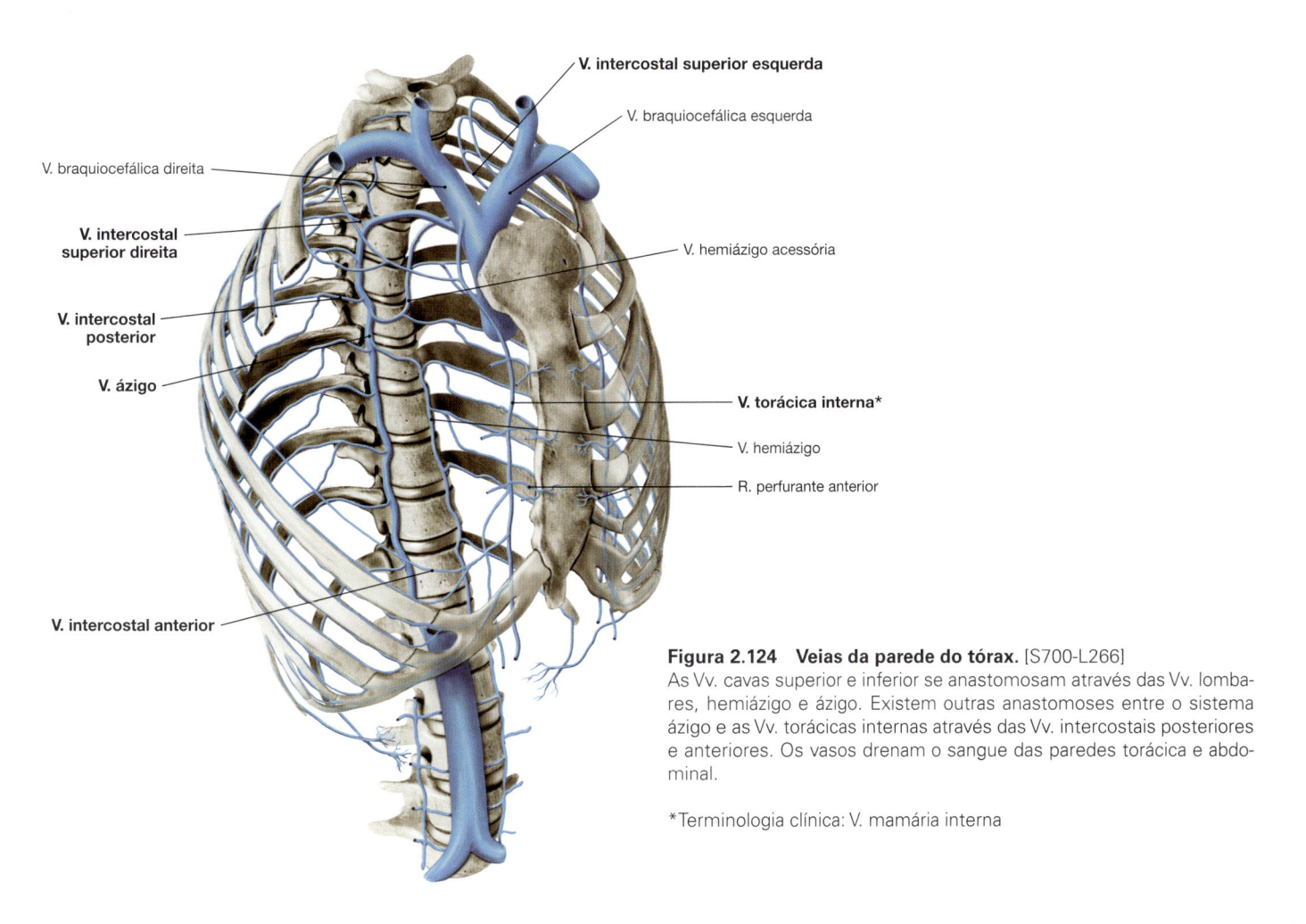

Figura 2.123 Artérias da parede do tórax. [S700-L266]
A aorta e a A. torácica interna se anastomosam através das Aa. intercostais posteriores e dos Rr. intercostais anteriores. Abaixo dos arcos costais, a A. musculofrênica segue como ramo da A. torácica interna. Os vasos atuam no suprimento sanguíneo das paredes torácica e abdominal.

*Terminologia clínica: A. mamária interna

Figura 2.124 Veias da parede do tórax. [S700-L266]
As Vv. cavas superior e inferior se anastomosam através das Vv. lombares, hemiázigo e ázigo. Existem outras anastomoses entre o sistema ázigo e as Vv. torácicas internas através das Vv. intercostais posteriores e anteriores. Os vasos drenam o sangue das paredes torácica e abdominal.

*Terminologia clínica: V. mamária interna

Vasos Sanguíneos e Nervos

Artérias e Veias da Parede Anterior do Tronco

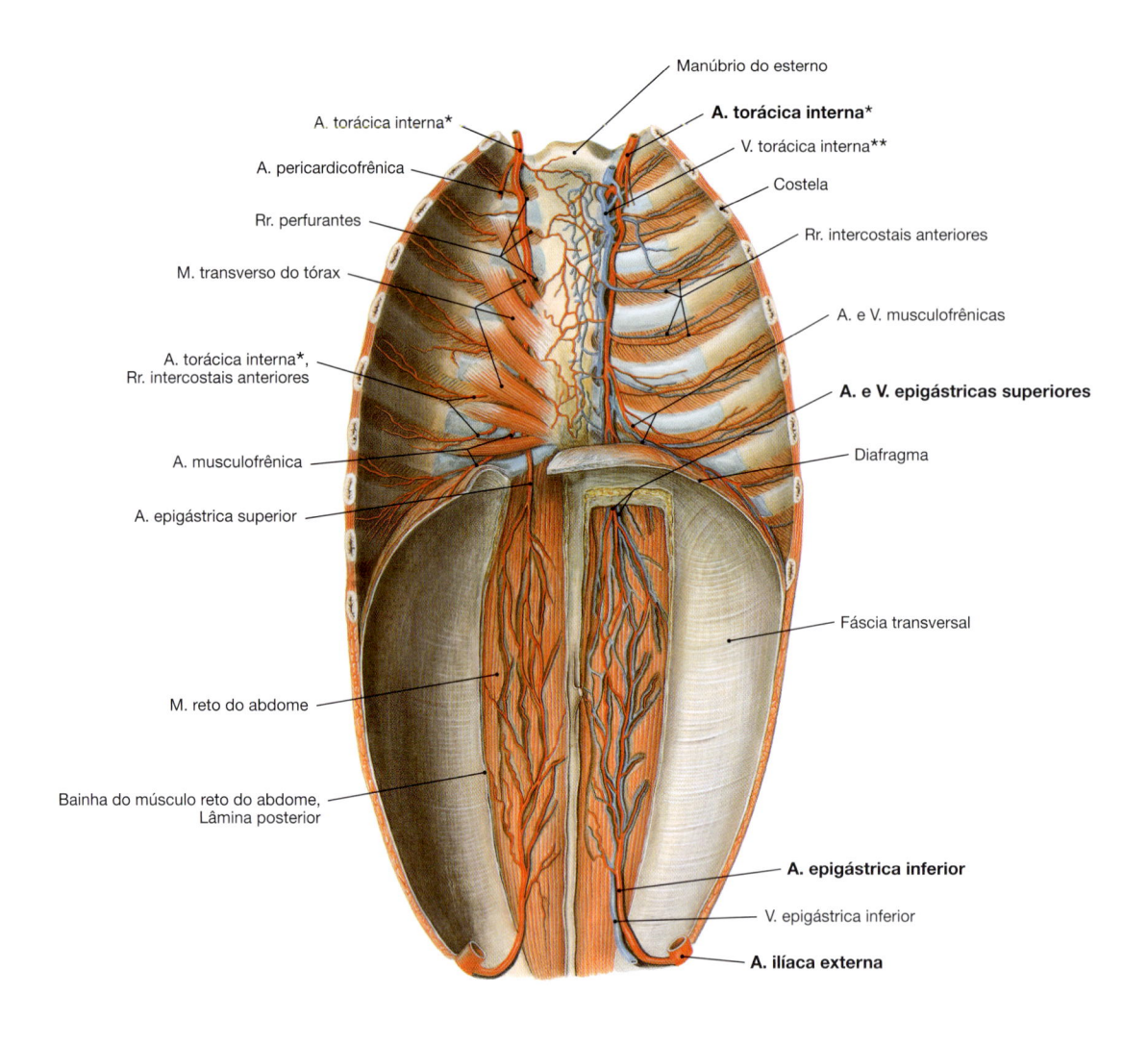

Figura 2.125 Vasos sanguíneos na face interna da parede anterior do tronco; vista posterior. [S700]

Os vasos epigástricos (superiores e inferiores) seguem sobre a face posterior do M. reto do abdome e são visíveis após a retirada da bainha dos Mm. retos do abdome nos dois terços superiores da cavidade abdominal e após a retirada da fáscia transversal. A A. torácica interna está coberta, do lado esquerdo do corpo, pelo M. transverso do tórax. Abaixo deste músculo, ela penetra na bainha dos Mm. retos do abdome através do trígono esternocostal do diafragma e continua como A. epigástrica superior. A A. epigástrica inferior origina-se da A. ilíaca externa. No lado direito do corpo, é mostrada a condição com as veias correspondentes.

*   Terminologia clínica: A. mamária interna
** Terminologia clínica: V. mamária interna

Correlações clínicas

A A. torácica (ou mamária) interna e a V. safena magna são frequentemente utilizadas em cirurgias de revascularização do coração em **estenoses graves das artérias coronárias** como **desvios** ("pontes").

Circulação colateral na estenose do istmo da aorta: → Figura 2.118; anastomoses cavocavais → Figura 2.121.

Vasos Linfáticos

Figura 2.126 Vasos linfáticos superficiais e linfonodos regionais da parede anterior do tronco. [S700-L127]

Os **linfonodos axilares** (entre os quais se incluem os linfonodos braquiais e peitorais) coletam a linfa de todo o membro superior, de uma grande parte da parede anterior do tronco até a área de drenagem na altura do umbigo, e também do dorso até a área de drenagem correspondente (→ Figura 2.127).

Os **linfonodos inguinais superficiais** constituem um grupo vertical e um grupo horizontal. Eles coletam a linfa de todo o membro inferior, da parede anterior do tronco até a área de drenagem na altura do umbigo, da região das nádegas e do dorso até a área de drenagem respectiva, além dos órgãos genitais externos (incluindo o pênis), da região do períneo e da região anal.

Na **mulher**, os vasos linfáticos oriundos do corpo do útero e do infundíbulo da tuba uterina, e que seguem com o Lig. redondo do útero através do canal inguinal (→ Figura 2.129), drenam a linfa para os linfonodos inguinais superficiais.

No **homem**, a linfa dos testículos é drenada para os linfonodos paraórticos (não representados).

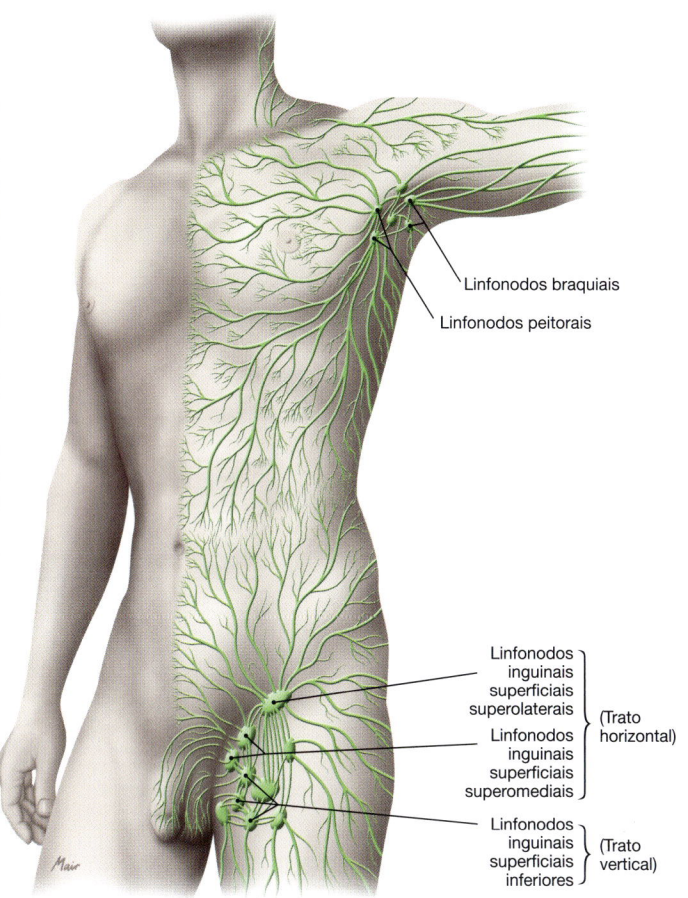

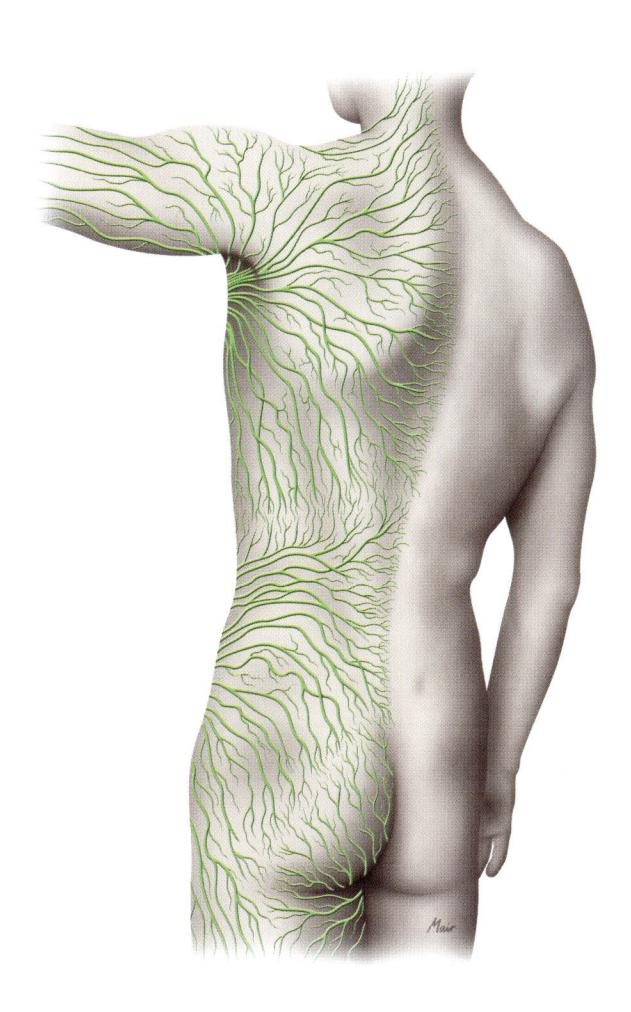

Figura 2.127 Vasos linfáticos superficiais da parede posterior do tronco. [S700-L127]

A linfa da região do dorso é drenada, acima do umbigo, para os linfonodos axilares e, abaixo do umbigo, para os linfonodos inguinais superficiais.

Vasos Sanguíneos e Nervos

Vasos Linfáticos

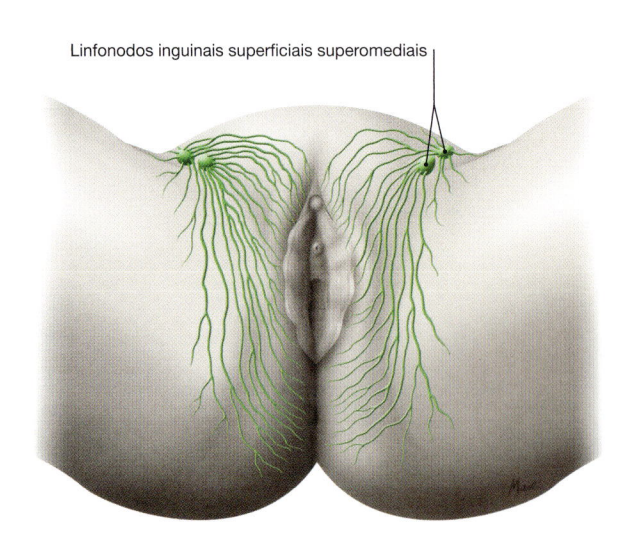

Figura 2.128 Vasos linfáticos superficiais e linfonodos regionais dos órgãos genitais femininos externos, além da região do períneo e da região anal; vista caudal. [S700-L127]
A linfa oriunda dos órgãos genitais externos, região do períneo e região anal é drenada para os linfonodos inguinais superficiais. A primeira cadeia de linfonodos é a dos **linfonodos inguinais superficiais superomediais**.

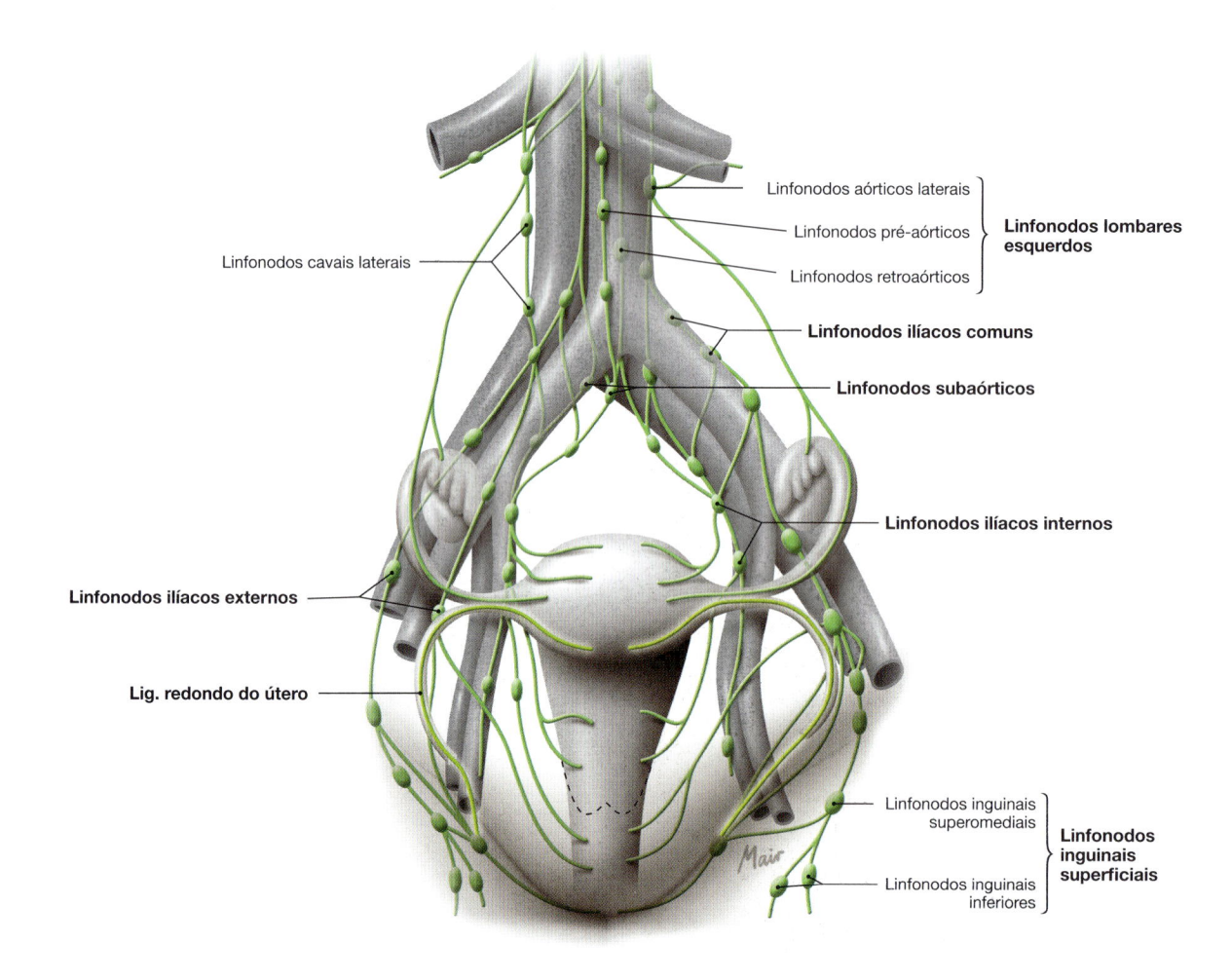

Figura 2.129 Vasos linfáticos superficiais e profundos, além de linfonodos regionais de vagina, útero, tuba uterina e ovário; vista anterior. [S700-L127]
- Os dois terços superiores da vagina têm a linfa drenada para os linfonodos pélvicos, enquanto o terço inferior da vagina tem a linfa drenada para os linfonodos inguinais
- A linfa derivada do ovário, da tuba uterina e de uma parte do fundo e do corpo do útero segue por vasos linfáticos que acompanham a A. ovárica, situada no Lig. suspensor do ovário, em direção aos linfonodos lombares
- Uma segunda parte da linfa derivada das regiões do fundo, do corpo e do colo do útero segue em vasos linfáticos que acompanham a A. uterina em direção aos linfonodos ilíacos
- Uma terceira parte da linfa derivada das regiões do fundo e do corpo do útero é drenada por vasos que seguem ao longo do Lig. redondo do útero para os linfonodos inguinais superficiais.

Correlações clínicas

Os linfonodos inguinais são importantes clinicamente nos casos de inflamações e tumores malignos, uma vez que um aumento de tamanho é a primeira indicação de um processo patológico na região de drenagem. Neste contexto, suspeita-se sempre de **comunicação metastática** para os vasos linfáticos através do Lig. redondo do útero.

Inervação da Pele e do Dorso

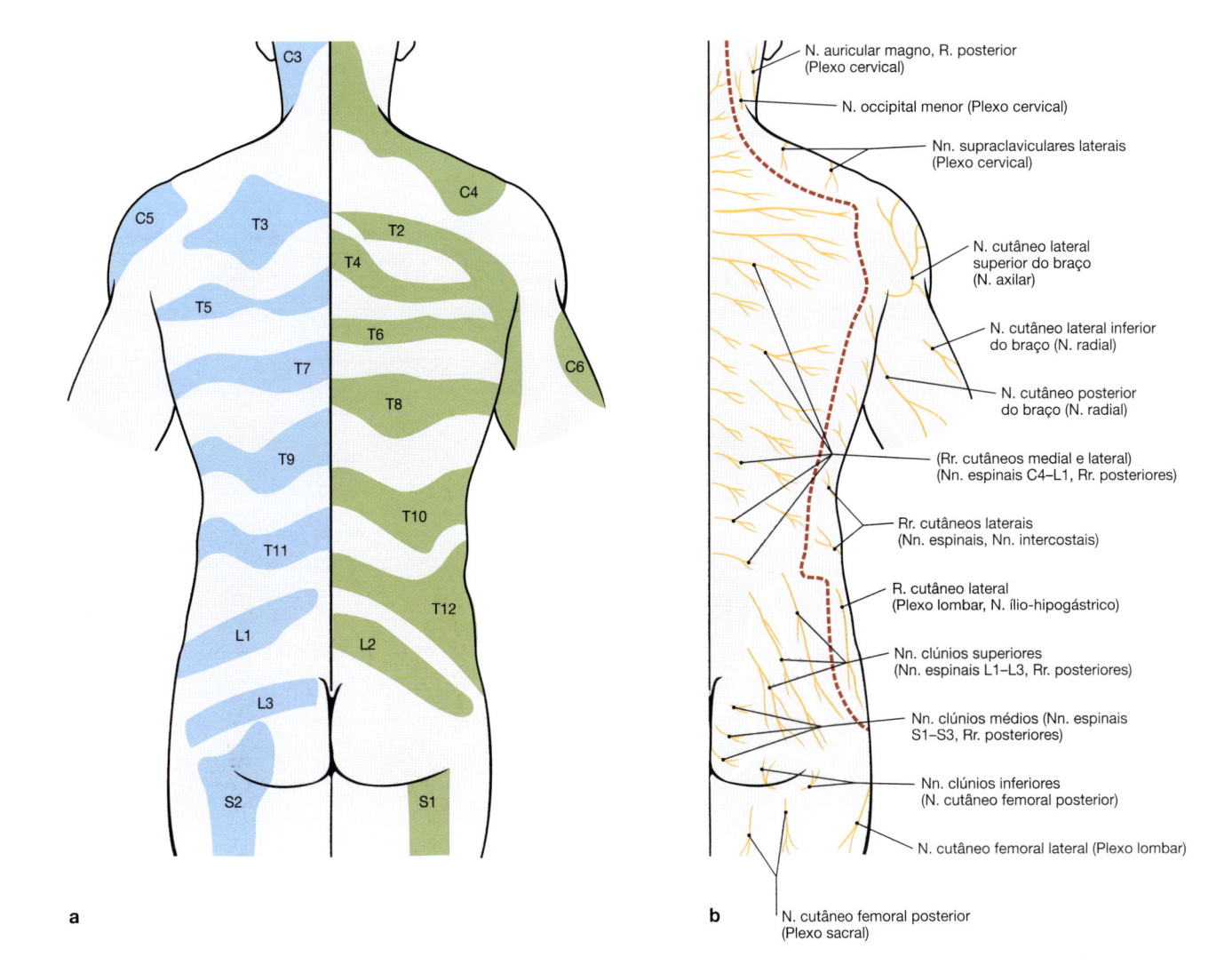

Figura 2.130a e b   Inervação cutânea segmentar (dermátomos) e os nervos cutâneos do dorso [vista posterior]. [S700-L126]/[F1060-001]

a Dermátomos na vista de corpo inteiro. Uma vez que muitos nervos cutâneos são constituídos por fibras de múltiplos nervos espinais, os dermátomos se diferenciam dos campos de inervação dos nervos cutâneos. Os dermátomos são apresentados alternadamente à esquerda (azul) e à direita (verde). Assim, por exemplo, T7 é apresentado à esquerda em azul, T8 à direita em verde, e T9 novamente à esquerda em azul, e assim por diante. O motivo desse tipo de representação é o fato de que os dermátomos não são áreas autônomas da inervação cutânea sensitiva, havendo substancial superposição e em diferentes extensões (apenas na linha mediana do corpo a superposição é muito baixa). As regiões em cinza (p. ex., a área entre C4, T2 e T3 em volta da linha mediana) são áreas em que existe considerável variabilidade e nas quais pode ocorrer tamanha superposição interindividual que nenhuma atribuição clara é possível. A apresentação dos dermátomos é fundamentada em um mapa dos dermátomos baseado em evidências feito por Lee et al. (2008). Para manter a ilustração clara e compreensível, os dermátomos S3, S4 e S5 não são mostrados (eles cobrem a área do períneo, incluindo o ânus e os órgãos genitais externos).

b Nervos cutâneos em vista parcial do corpo. A linha tracejada vermelha marca o limite das áreas supridas pelos ramos posteriores e anteriores dos nervos espinais.

Topografia, Dorso

Vasos Sanguíneos e Nervos do Dorso

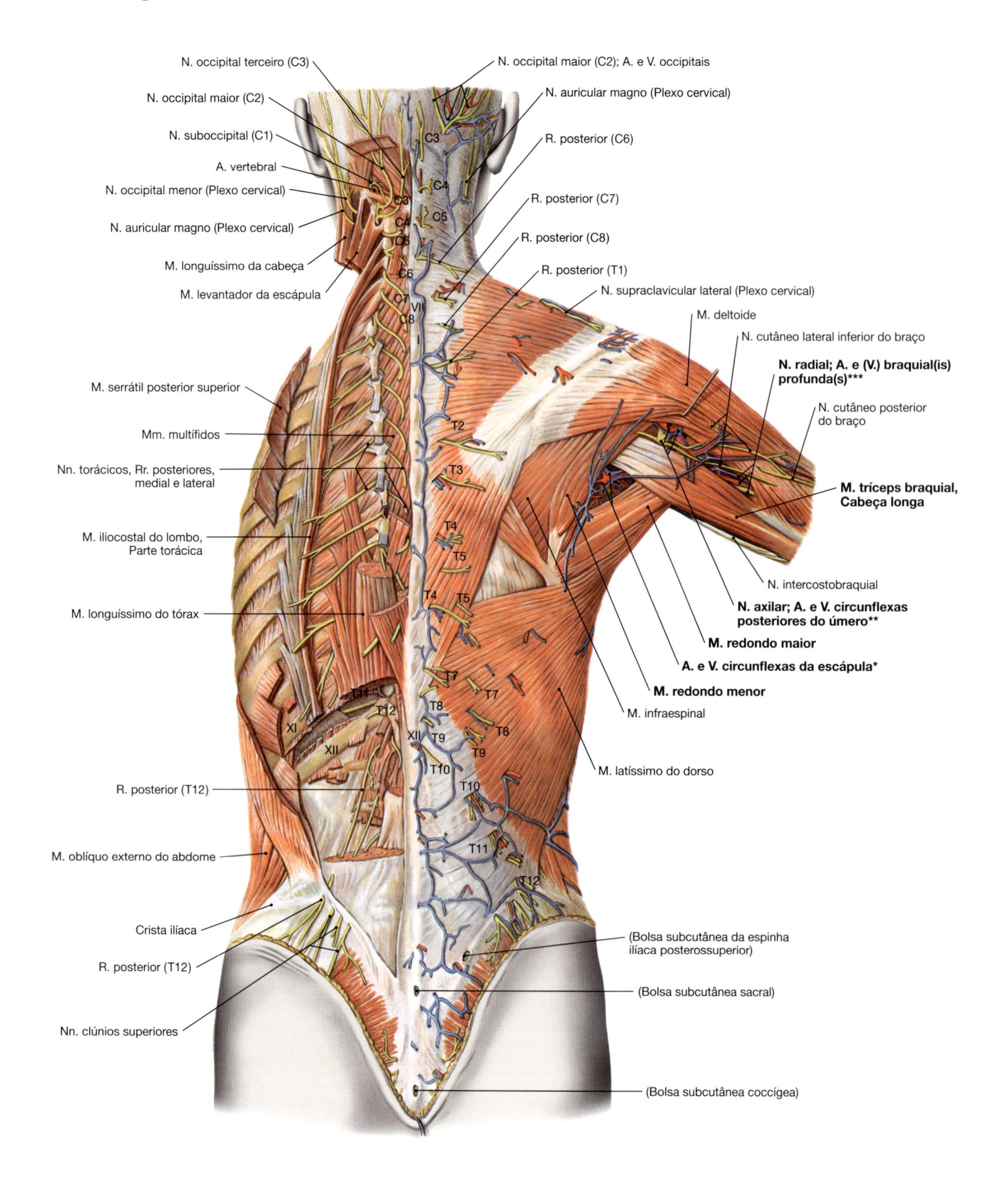

Figura 2.131 Vasos sanguíneos e nervos do dorso; vista posterior, após retirada dos músculos superficiais e do cíngulo do membro superior do lado esquerdo. [S700]

O **espaço triangular** é delimitado cranialmente pelo músculo redondo menor, caudalmente pelo músculo redondo maior, lateralmente pela cabeça longa do músculo tríceps braquial. No espaço triangular, seguem as artérias e veias circunflexas da escápula.

O **espaço quadrangular** é delimitado cranialmente pelo músculo redondo menor, caudalmente pelo músculo redondo maior, medialmente pela cabeça longa do músculo tríceps braquial e lateralmente pela diáfise do úmero. No espaço quadrangular seguem as artérias e veias circunflexas posteriores do úmero e o nervo axilar.

O **espaço tricipital** é delimitado cranialmente pelo músculo redondo maior, medialmente pela cabeça longa do músculo tríceps braquial e lateralmente pela diáfise do úmero. As artérias e veias braquiais profundas e o nervo radial atravessam esse espaço.

* Vasos sanguíneos e nervos no espaço axilar medial
** Vasos sanguíneos e nervos no espaço axilar lateral
*** Vasos sanguíneos e nervos no sulco do M. tríceps

Vasos Sanguíneos e Nervos da Região Cervical Posterior

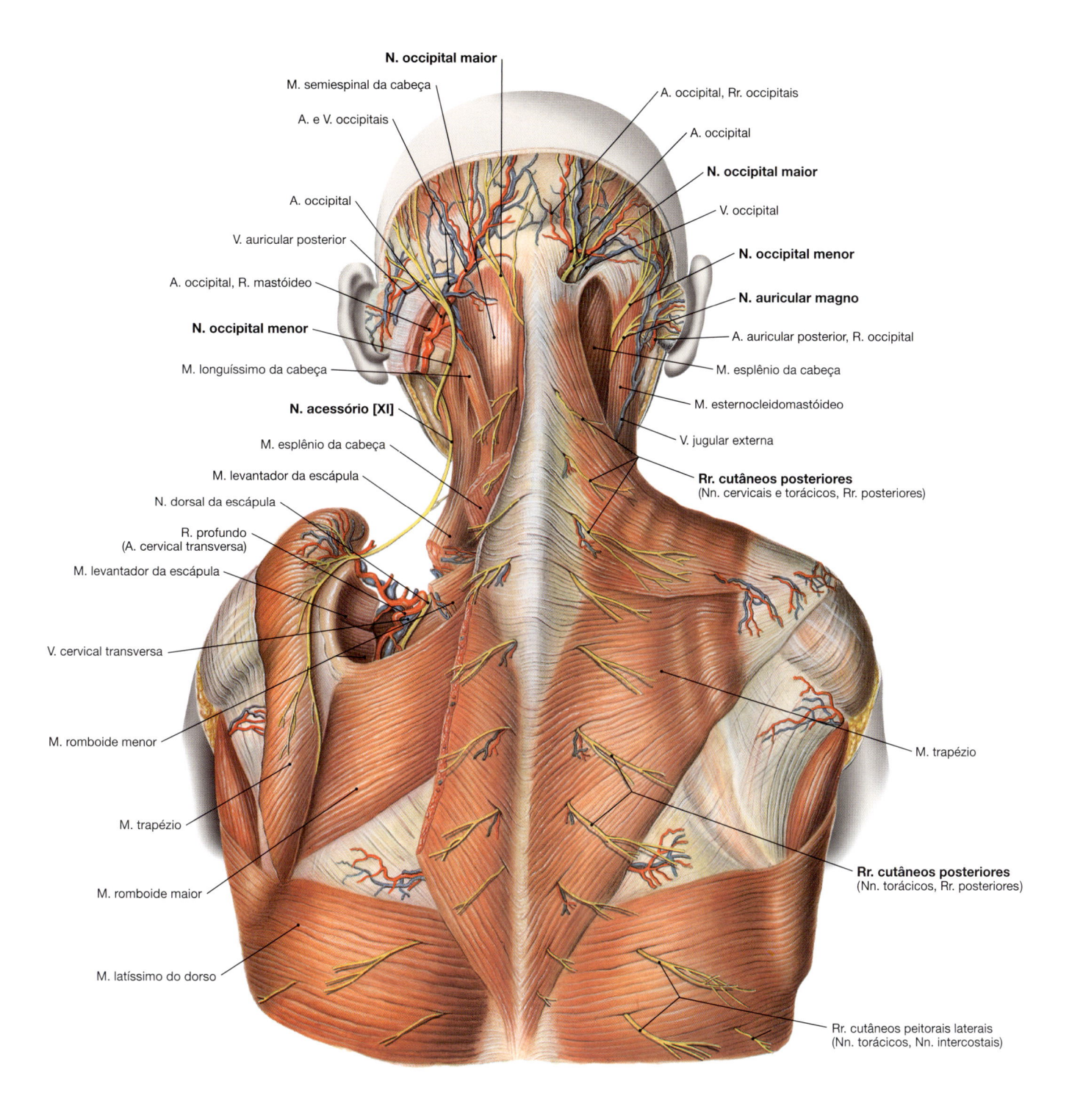

Figura 2.132 Vasos sanguíneos e nervos da região occipital, da região cervical posterior e da região superior do dorso; vista posterior. [S700]

A pele do dorso é inervada de forma segmentar pelos Rr. posteriores (dorsais) dos nervos espinais (Rr. cutâneos posteriores) até a linha escapular. Os Rr. cutâneos nas regiões cervical posterior e occipital (Rr. mediais dos Rr. posteriores [dorsais]) são o N. occipital maior, derivado de C2, e o N. occipital terceiro, derivado de C3 (não visualizado). O N. occipital menor é ramo do plexo cervical (Rr. anteriores [ventrais]) através do ponto de Erb. O trajeto do N. acessório (NC XI) nas regiões cervical e do ombro também está representado.

Topografia, Dorso

Vasos Sanguíneos e Nervos da Região Cervical Posterior

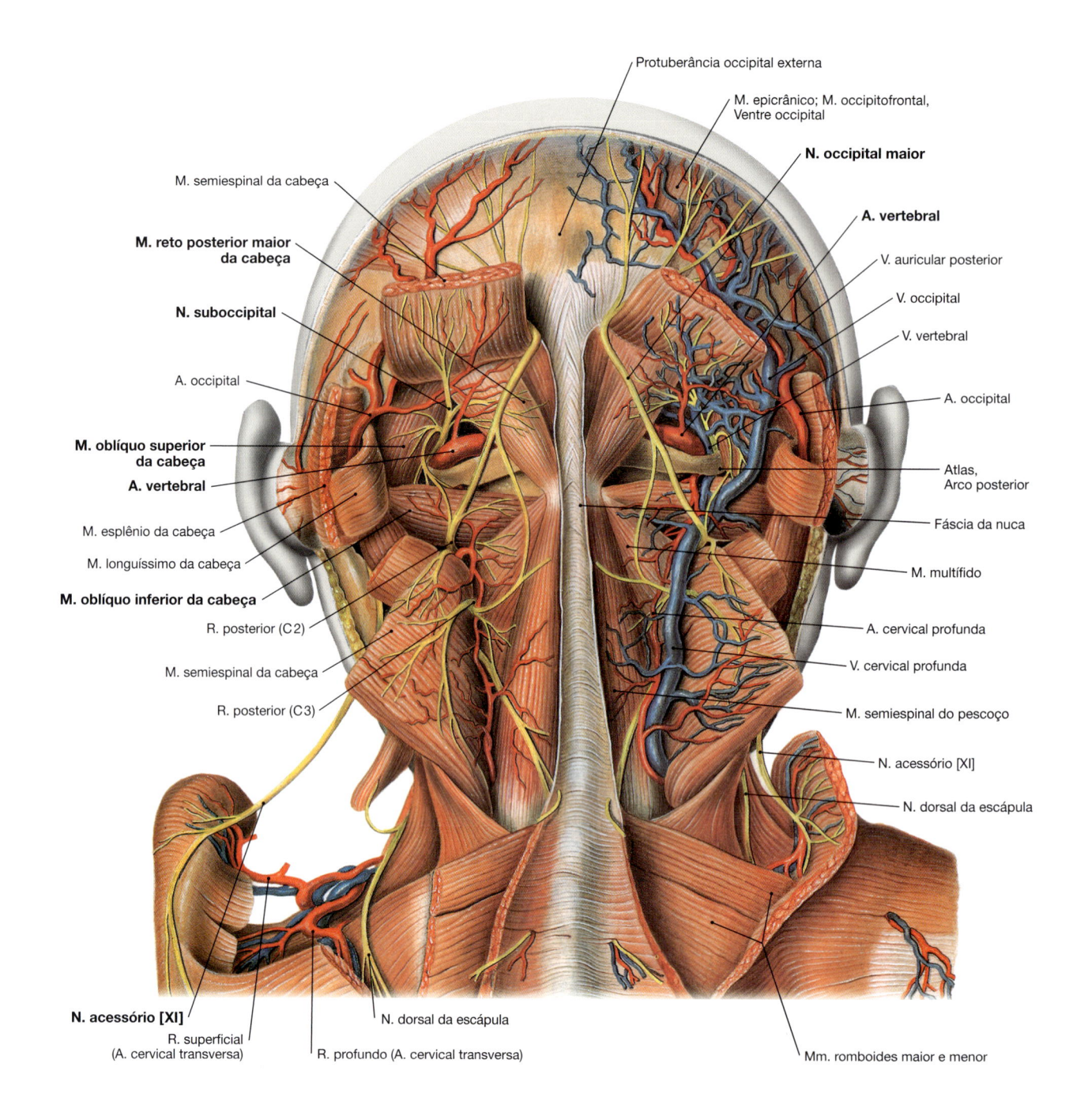

Figura 2.133   Vasos sanguíneos e nervos da região occipital e da região cervical posterior (região da nuca); vista posterior. [S700]
Em ambos os lados, para a representação dos vasos sanguíneos e nervos de localização profunda, os Mm. trapézio, esternocleidomastóideo, esplênio da cabeça e semiespinal da cabeça foram rebatidos e parcialmente retirados. Observam-se os Mm. suboccipitais (Mm. retos posteriores menor e maior da cabeça, além dos Mm. oblíquos superior e inferior da cabeça), que delimitam o **triângulo vertebral** (trígono da artéria vertebral). Além das artérias e veias, também estão representados os Nn. occipital maior e suboccipital e os Nn. acessórios (NC XI).

Nervos das Regiões Cervical Posterior e Cervical Posterior Profunda

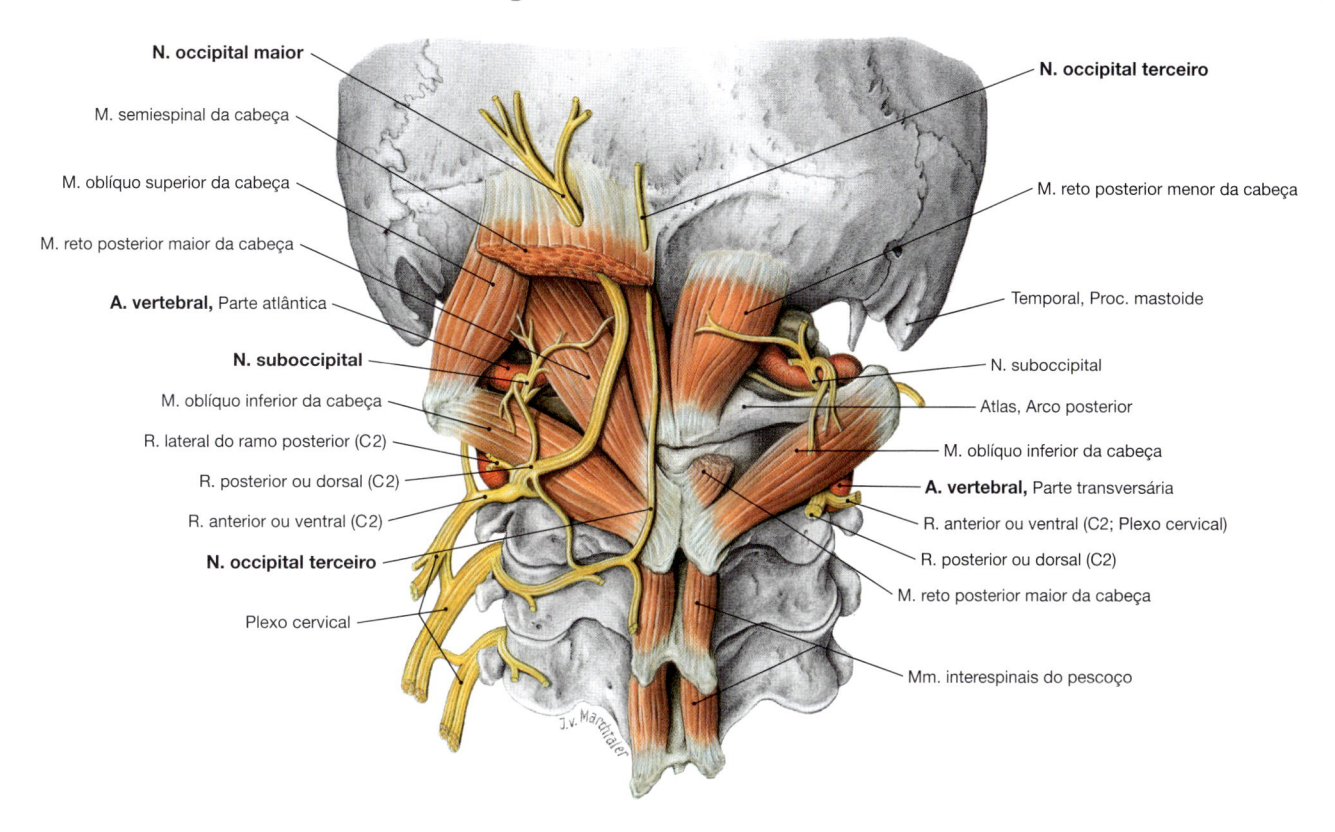

Figura 2.134 Nervos da região cervical posterior; vista posterior. [S700]
O R. posterior, derivado de C2, segue como **N. occipital maior** sobre a região occipital. O R. posterior, derivado de C3, segue como **N. occipital terceiro** na região do ligamento nucal em direção cranial. A partir da região profunda do triângulo vertebral (trígono da artéria vertebral), no qual se encontra também a A. vertebral, emerge o R. posterior, derivado de C1, que inerva os Mm. suboccipitais, denominado **N. suboccipital**.

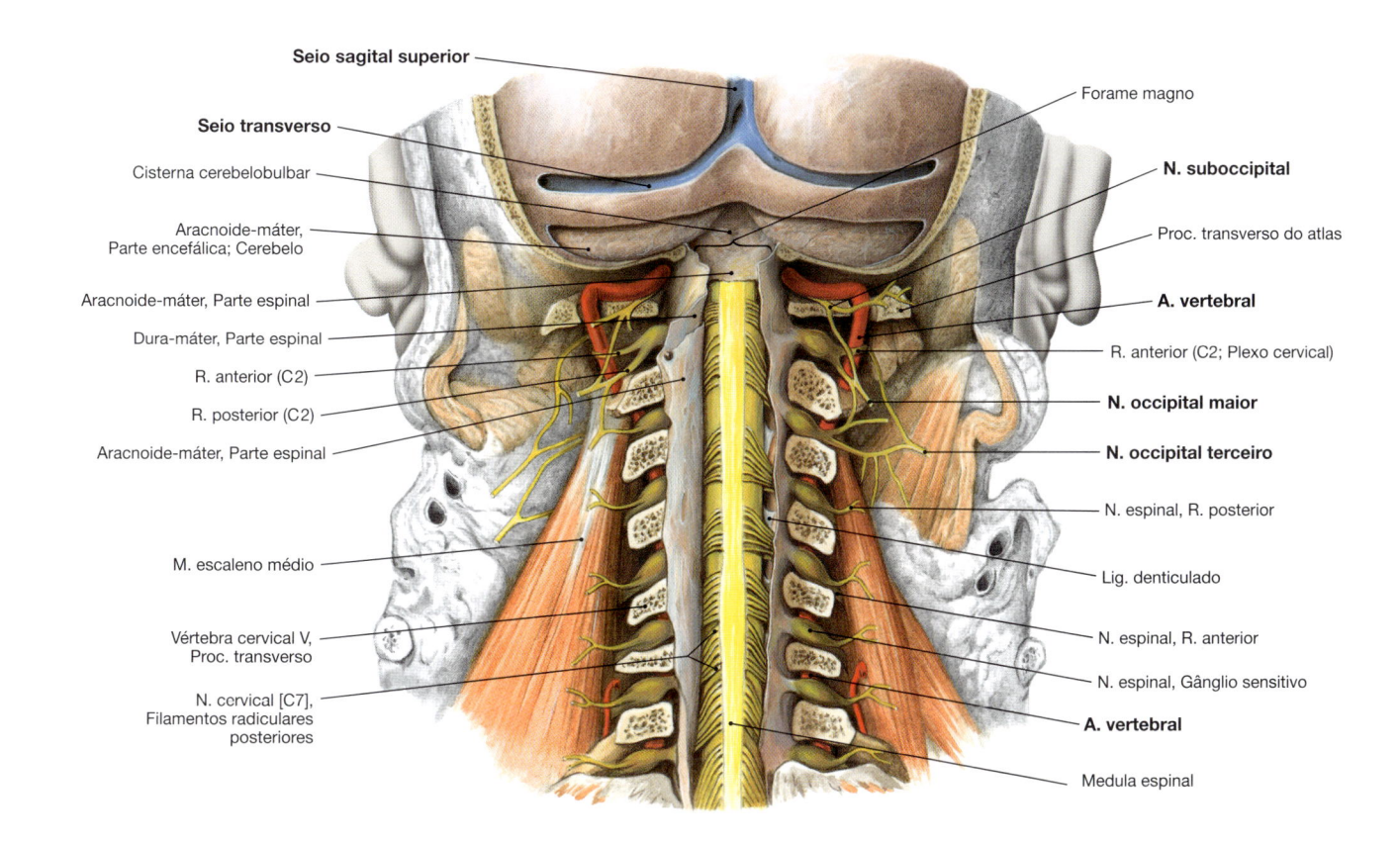

Figura 2.135 Vasos sanguíneos e nervos da região cervical posterior profunda e conteúdo do canal vertebral; vista posterior. [S700]
O canal vertebral foi aberto posteriormente; o occipital foi retirado, o que permite a visualização da dura-máter, com o seio sagital superior e o seio transverso abertos.

Entre as vértebras cervicais, observa-se o trajeto ascendente da **A. vertebral**.

Topografia, Dorso

Cauda Equina e Punção Lombar

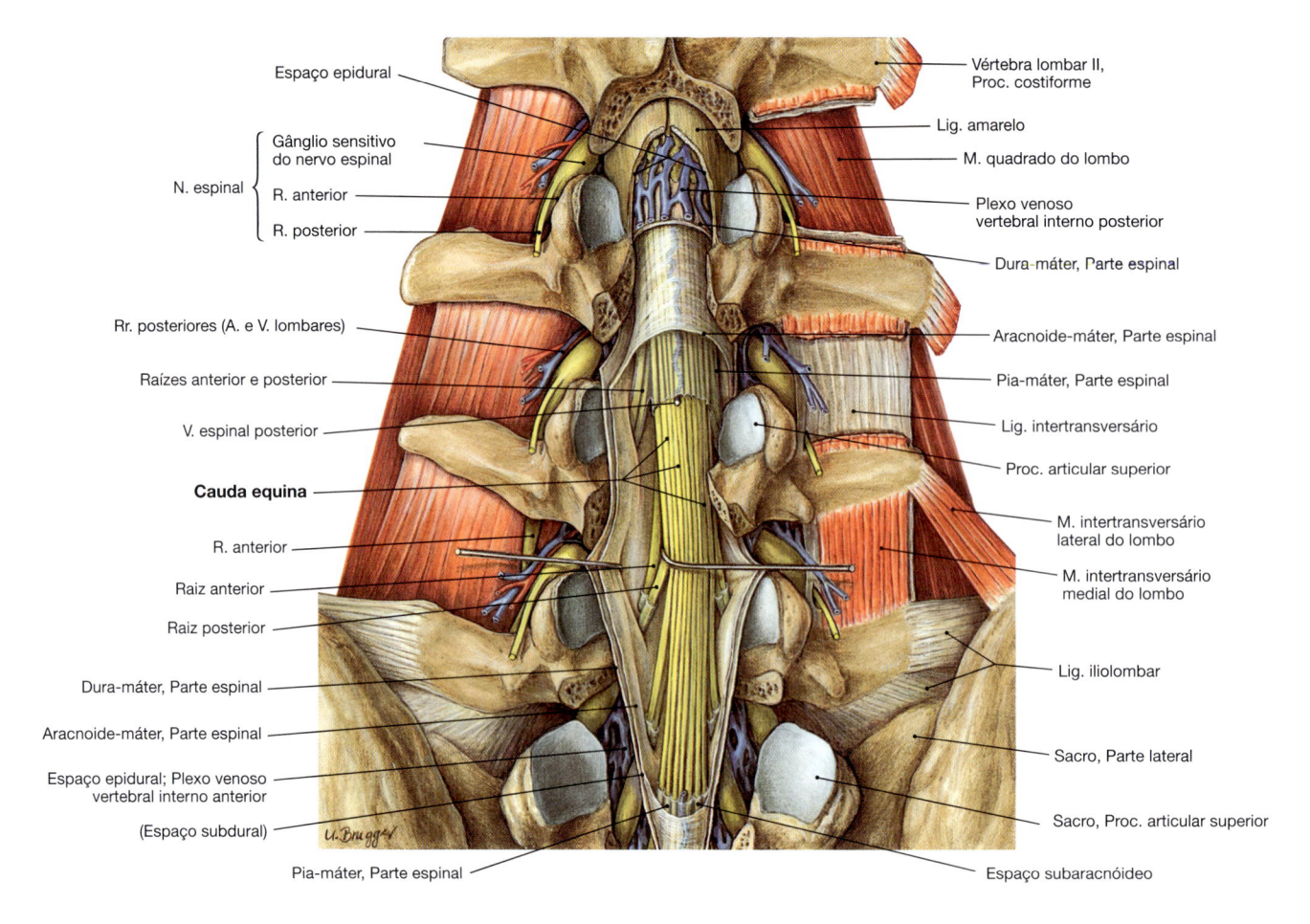

Figura 2.136 Canal vertebral da região lombar aberto, mostrando vasos sanguíneos e nervos; vista posterior. [S700]

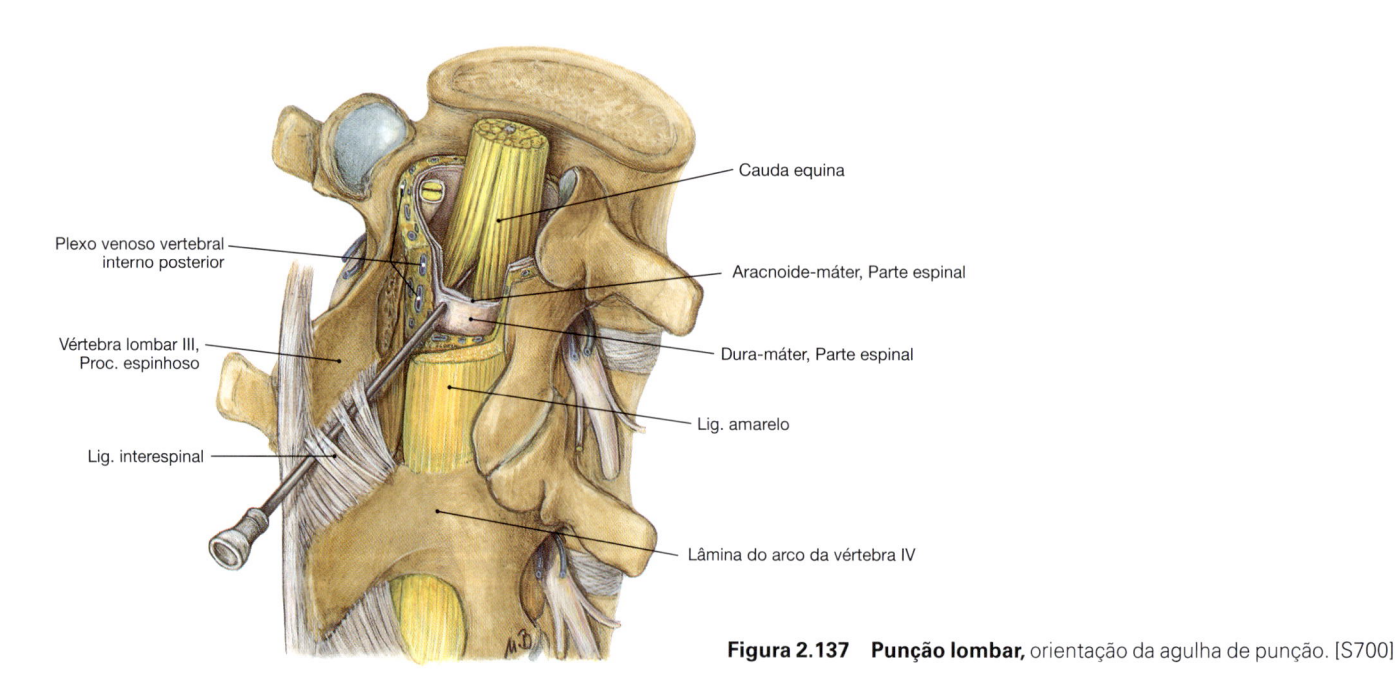

Figura 2.137 Punção lombar, orientação da agulha de punção. [S700]

Correlações clínicas

Para que se obtenha o líquido cerebrospinal para fins diagnósticos ou para a aplicação de medicamentos no espaço subaracnóideo, procede-se a uma **punção lombar**. Esta é realizada abaixo da 2ª vértebra lombar, geralmente entre os processos espinhosos de L III/L IV ou L IV/L V, de modo que a medula espinal não seja lesada.

Nessa altura se encontra a cauda equina; o espaço subaracnóideo apresenta, aqui, a sua maior extensão. Os ligamentos supraespinal e interespinal, o espaço epidural, a dura-máter e a aracnoide-máter são perfurados com a agulha de punção até que esta atinja o espaço subaracnóideo (→ Figura 2.137).

Nervo Espinal e Forame Intervertebral

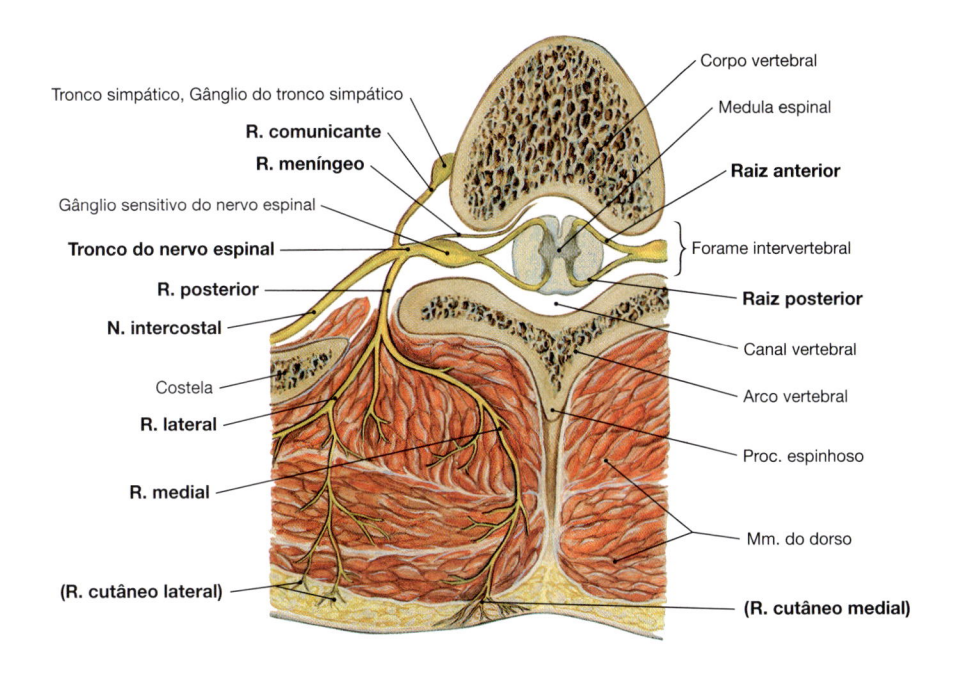

Figura 2.138 Nervo espinal na região torácica; vista caudal. [S700]
O tronco de um nervo espinal, formado pela fusão das raízes anterior e posterior, tem apenas alguns milímetros de comprimento. A partir do tronco originam-se o R. anterior, maior (na região torácica como N. intercostal), e o R. posterior, menor. Os ramos posteriores se dividem em um R. medial e um R. lateral e inervam a musculatura intrínseca do dorso (Mm. do dorso) e também a pele do dorso com seus ramos terminais (Rr. cutâneos medial e lateral). Cada nervo espinal se mantém associado ao tronco simpático por um R. comunicante. O R. meníngeo do nervo espinal segue para trás no canal vertebral e inerva os ligamentos da coluna vertebral e as meninges da medula espinal. O N. intercostal segue abaixo de cada costela (não representado) em direção anterior, inerva os Mm. intercostais externos e internos e dá origem aos Rr. cutâneos lateral e anterior para a inervação da pele.

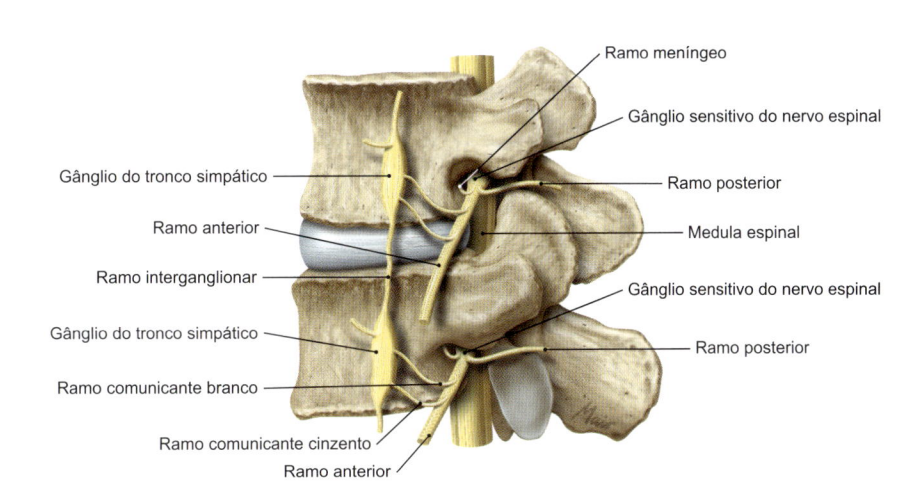

Figura 2.139 Nervo espinal na região lombar; vista lateral esquerda. [S700-L127]

Após atravessar o forame intervertebral, o nervo espinal se divide em ramos anterior, posterior, meníngeo e comunicante e forma conexões com o tronco simpático.

Correlações clínicas

Hérnias (ou prolapsos) posterolaterais de discos intervertebrais, espondilófitos ou tumores podem causar **estreitamento dos forames intervertebrais**, com compressão das raízes dos nervos espinais e consequentes déficits neurológicos.
[S701-L126]

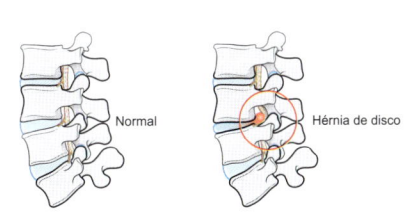

Topografia, Dorso

Nervo Espinal

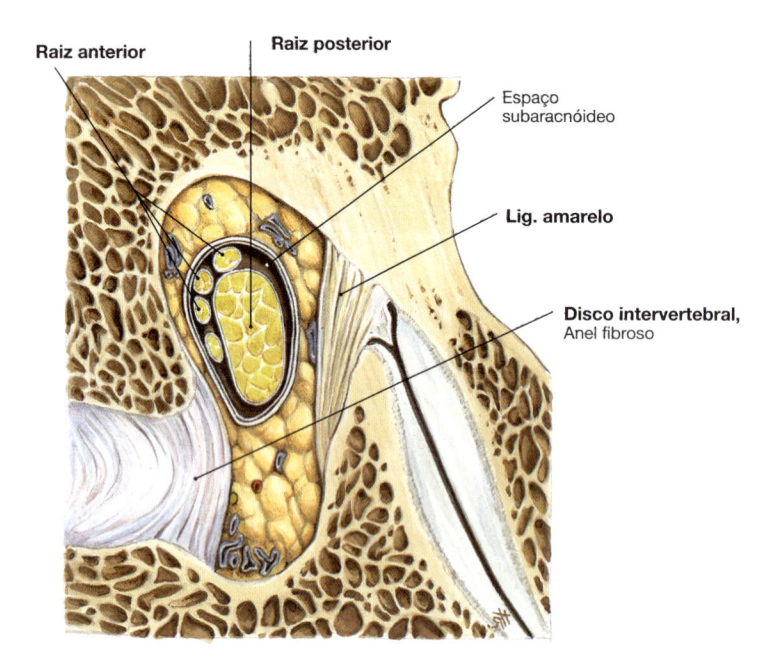

Figura 2.140 Nervo espinal na região lombar. Corte sagital na altura do forame intervertebral; vista pelo lado esquerdo. [B500-L240]
No forame intervertebral, as raízes anterior e posterior ainda não se uniram para a formação de um nervo espinal. Elas ainda se encontram em uma bolsa de dura-máter e são banhadas pelo líquido cerebrospinal. Pode-se observar anteriormente o disco intervertebral e posteriormente o Lig. amarelo, além da articulação dos processos articulares adjacente.

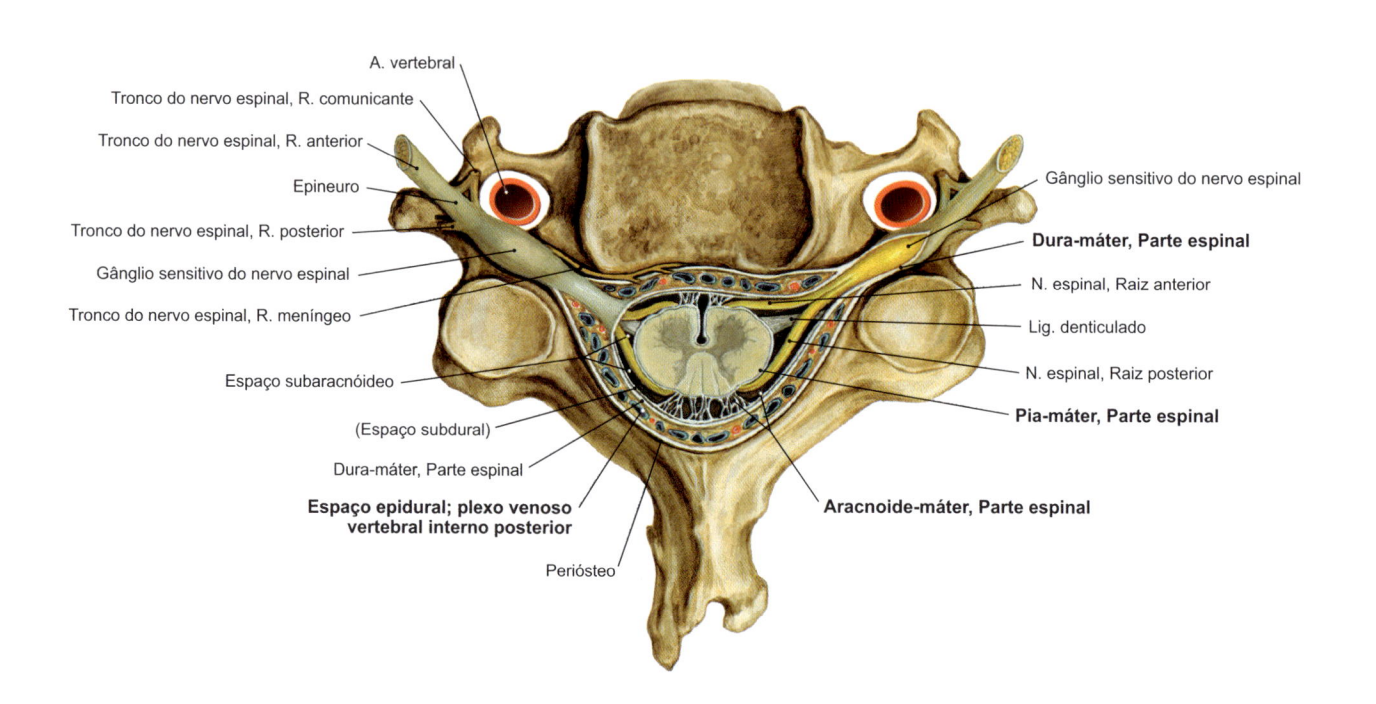

Figura 2.141 Conteúdo do canal vertebral; corte transversal na altura da 5ª vértebra cervical; vista cranial. [S700]
A medula espinal é recoberta pela dura-máter, aracnoide-máter e pia-máter, sendo banhada pelo líquido cerebrospinal no espaço subaracnóideo. A dura-máter e as raízes dos nervos espinais no canal vertebral são protegidas contra choques pelo tecido adiposo que aloja os plexos venosos vertebrais internos anterior e posterior, além de vasos sanguíneos nutrícios.
Sobre a **anestesia epidural** → Figura 12.190, Vol. 3.

Nervo Espinal

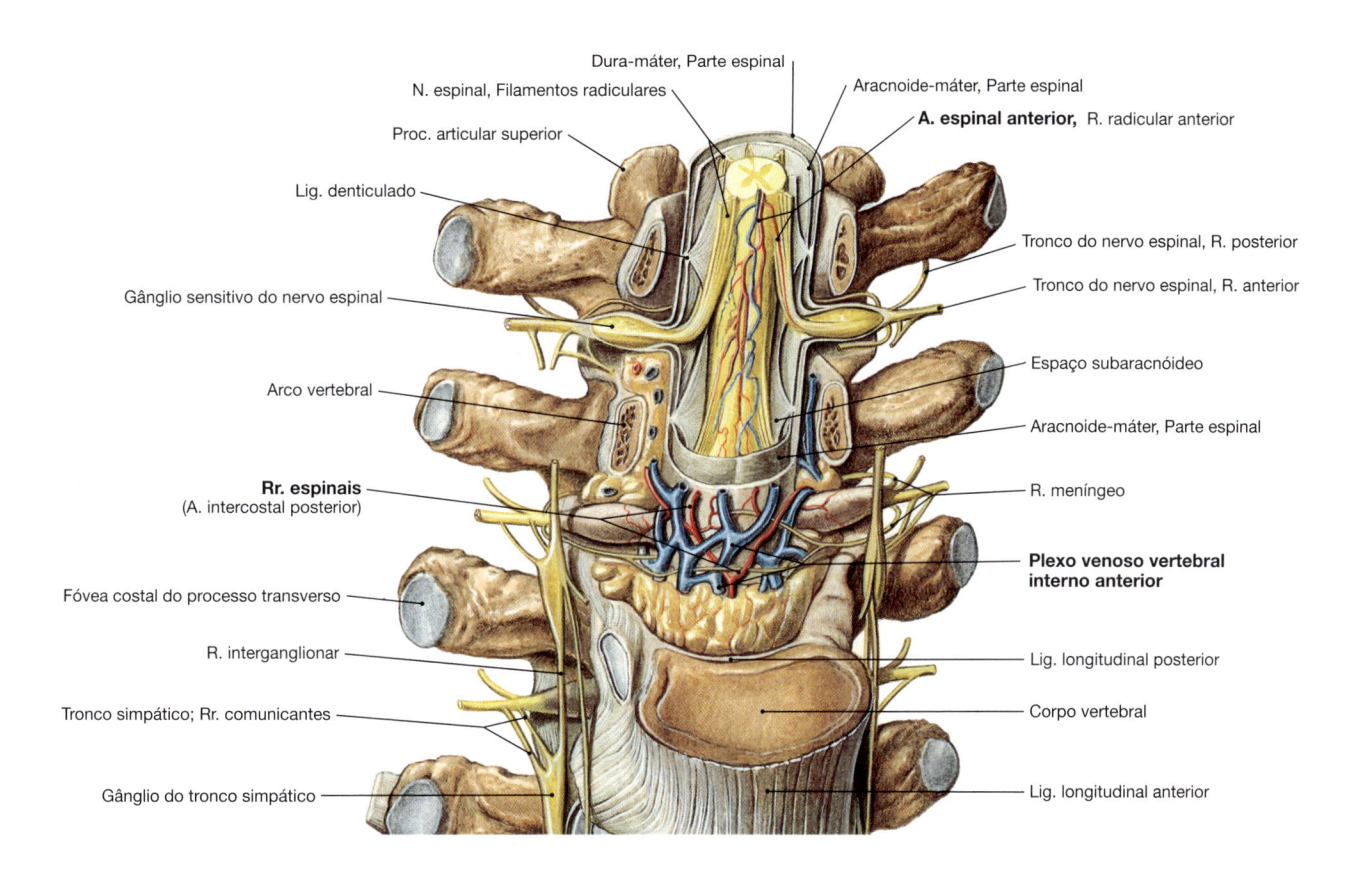

Figura 2.142 Região torácica da coluna vertebral com a medula espinal e o tronco simpático; vista anterior. [S700]
Observam-se, no canal vertebral, as meninges que recobrem o espaço epidural, em cujo tecido adiposo o plexo venoso vertebral interno anterior e os Rr. espinais da A. intercostal posterior estão visíveis. A A. espinal anterior segue sobre a medula espinal.

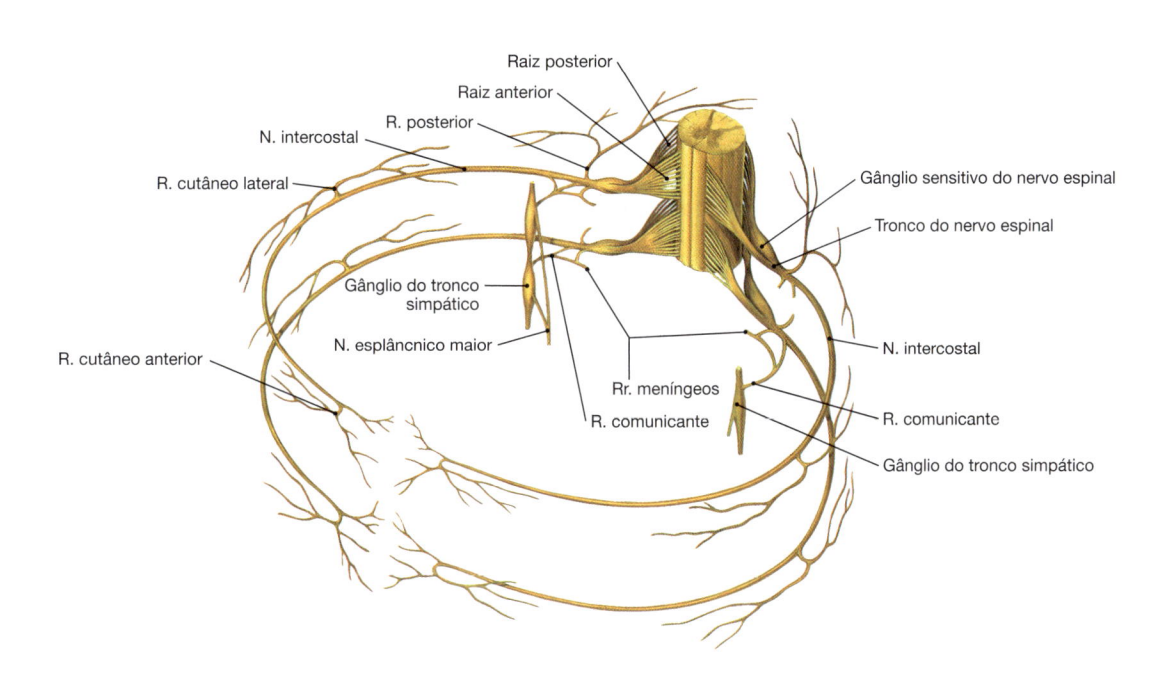

Figura 2.143 Princípio estrutural de um nervo espinal e segmento da medula espinal, tomando-se como exemplo dois nervos torácicos; vista oblíqua anterior. [S700]
Cada nervo espinal apresenta uma raiz anterior (ou ventral) e uma raiz posterior (ou dorsal). Os corpos celulares (pericário) de neurônios que formam as fibras nervosas motoras se encontram na substância cinzenta da medula espinal e saem através da raiz anterior; os corpos celulares de neurônios que formam as fibras nervosas sensitivas se encontram nos gânglios sensitivos do nervo espinal (ou gânglios da raiz dorsal) e entram na medula espinal através da raiz posterior. Através dos Rr. comunicantes existem conexões da medula espinal com os gânglios do tronco simpático. Os Rr. posteriores dos nervos espinais estão organizados de maneira segmentar; os Rr. anteriores, exceto os 2º a 11º nervos intercostais, se unem para formar os plexos.

Topografia, Dorso

Vasos Sanguíneos e Nervos do Canal Vertebral

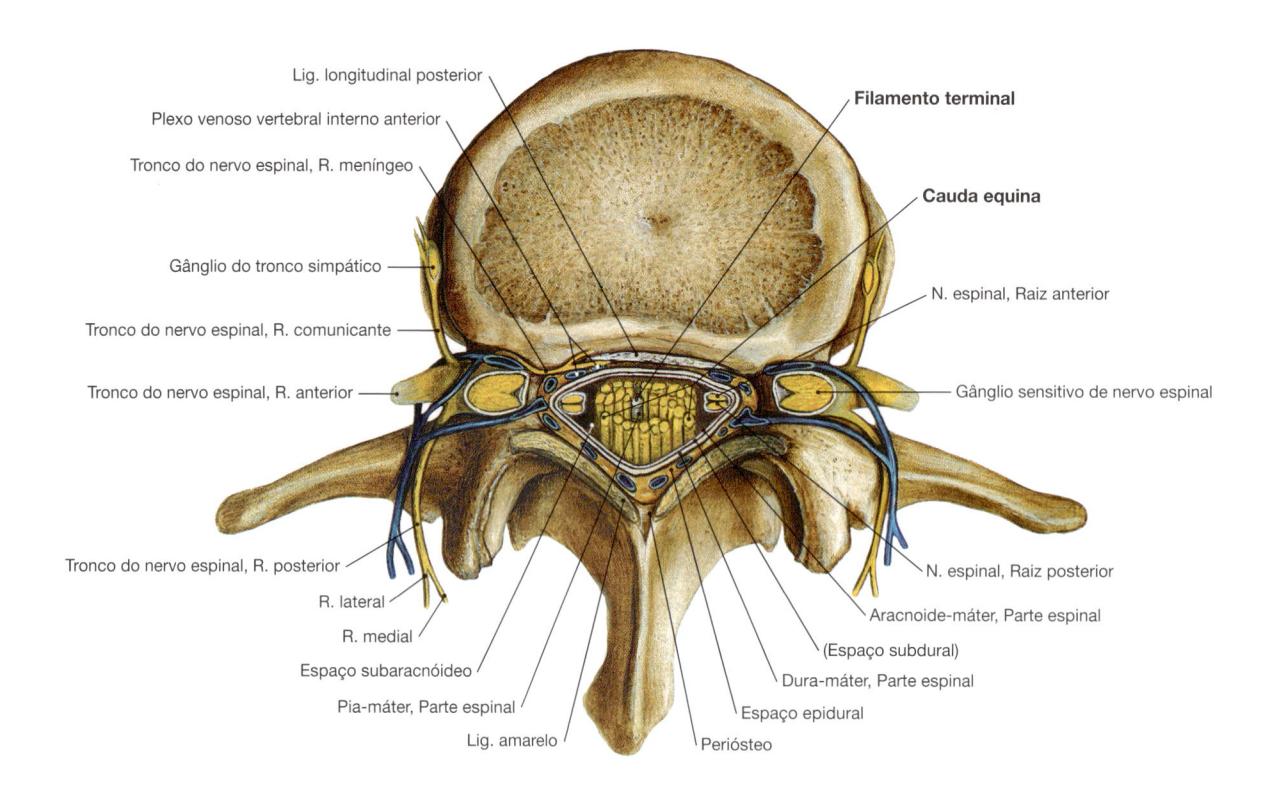

Figura 2.144 Conteúdo do canal vertebral; corte transversal na altura da 3ª vértebra lombar; vista cranial. [S700]
Abaixo da 1ª/2ª vértebra lombar, as raízes nervosas de L2 – incluindo o N. coccígeo – projetam-se no saco dural em direção caudal como feixes livres até seus pontos de emergência. O conjunto de raízes nervosas é denominado **cauda equina**. Entre as fibras nervosas da cauda equina observa-se o delgado **filamento terminal**, subsequentemente ao cone medular da medula espinal.
Sobre **punção lombar** → Figura 2.137.

Figura 2.145 Emergência de nervos espinais da coluna vertebral; vista oblíqua pelo lado direito. [S700-L266]
Estão representados os ramos emergentes de um nervo espinal que seguem para as estruturas imediatamente adjacentes. Observam-se o **R. meníngeo**, que promove a inervação sensitiva das meninges da medula espinal; pequenos ramos derivados do **R. posterior**, destinados à cápsula da articulação dos processos articulares; e os Rr. comunicantes branco e cinzento, em direção ao tronco simpático.
Através do **R. comunicante branco** seguem fibras simpáticas pré-ganglionares derivadas do corno lateral da medula espinal em direção ao tronco simpático. Através do **R. comunicante cinzento** seguem fibras simpáticas pós-ganglionares do tronco simpático de volta para o nervo espinal. As fibras autônomas do tronco simpático inervam os discos intervertebrais e os ligamentos da coluna vertebral.

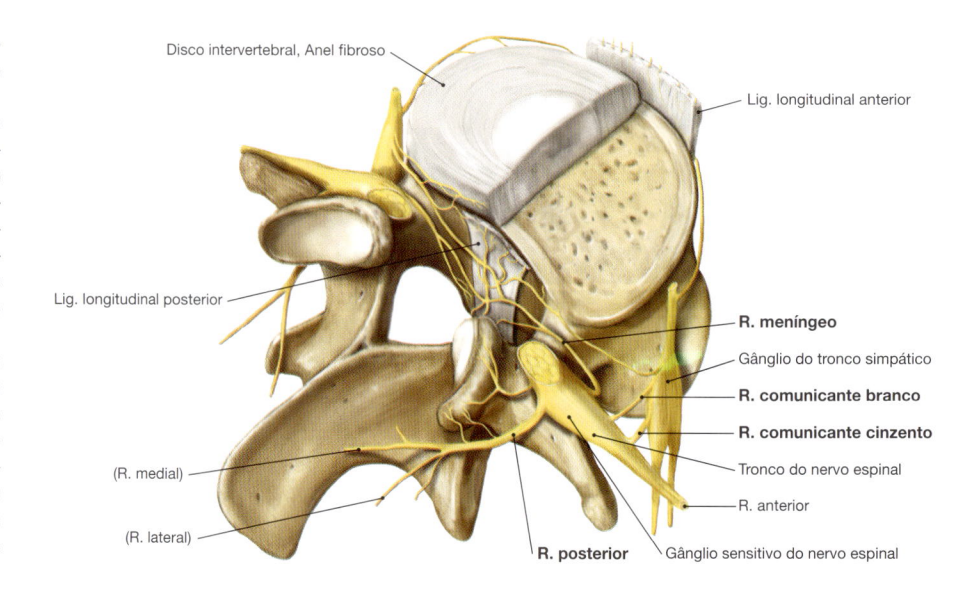

Vasos Sanguíneos e Nervos do Canal Vertebral

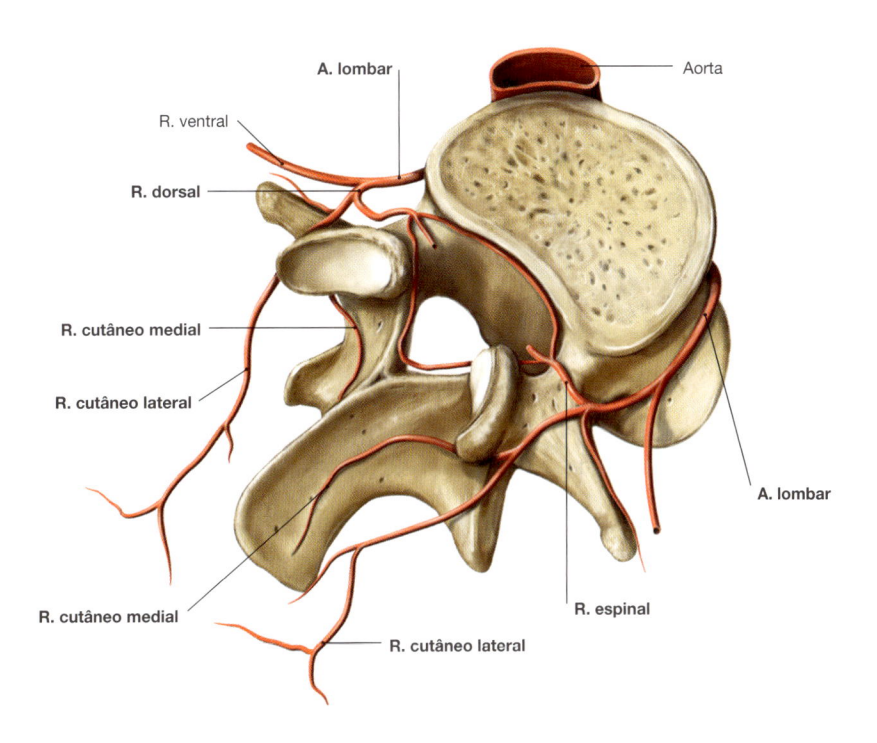

Figura 2.146 Artérias do canal vertebral, com o exemplo de uma vértebra lombar; vista oblíqua direita. [S700-L266]

Nas partes torácica e lombar da coluna vertebral, a irrigação arterial é estritamente segmentar. As **artérias intercostais posteriores** pareadas da aorta torácica ou as **artérias lombares** pareadas da parte abdominal da aorta irrigam os corpos vertebrais vizinhos como ramos segmentais. Cada artéria emite um **R. dorsal** e este, por sua vez, emite outro **R. espinal** que atravessa o forame do respectivo segmento no canal vertebral. Os ramos ascendentes e descendentes se anastomosam com artérias espinais segmentares em diferentes níveis do canal vertebral. Paralelos às veias espinais posteriores de mesmo nome correm os ramos terminais dos ramos posteriores dos **ramos cutâneos mediais** e dos **ramos cutâneos laterais**. Esses vasos sanguíneos irrigam as estruturas ósseas posteriores a partir do exterior, e suas ramificações terminais irrigam os músculos do dorso e a pele.

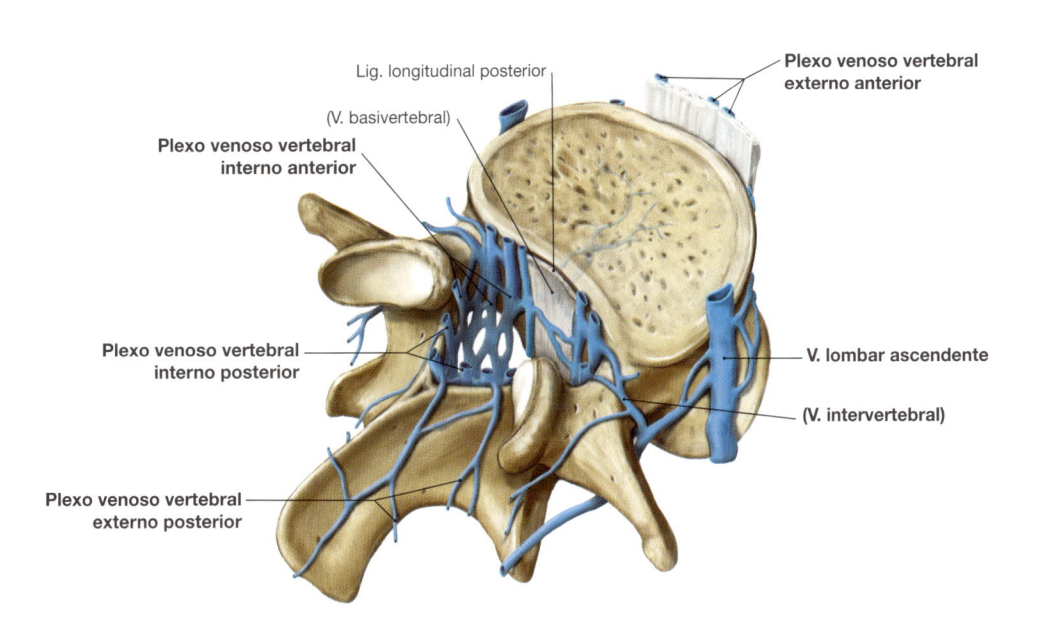

Figura 2.147 Veias do canal vertebral; vista oblíqua pelo lado direito e posteriormente. [S700-L266]

O canal vertebral é dotado de um denso sistema de veias, que formam os **plexos venosos vertebrais internos anterior** e **posterior**. Eles se encontram no espaço epidural e circundam as meninges que envolvem a medula espinal e a cauda equina. Ambos os plexos estão associados ao **plexo venoso vertebral externo posterior** pelas veias intervertebrais. Esse plexo drena o sangue (na região lombar da coluna vertebral) para as Vv. lombares ascendentes que seguem em posição paravertebral (na região torácica, nesta posição seguem as Vv. ázigo, hemiázigo e hemiázigo acessória). Estas veias coletam o sangue também a partir do **plexo venoso vertebral externo anterior**, situado na face anterior dos corpos vertebrais e dos discos intervertebrais.

Topografia, Dorso

Vias de Acesso Cirúrgico para a Coluna Vertebral

Correlações clínicas

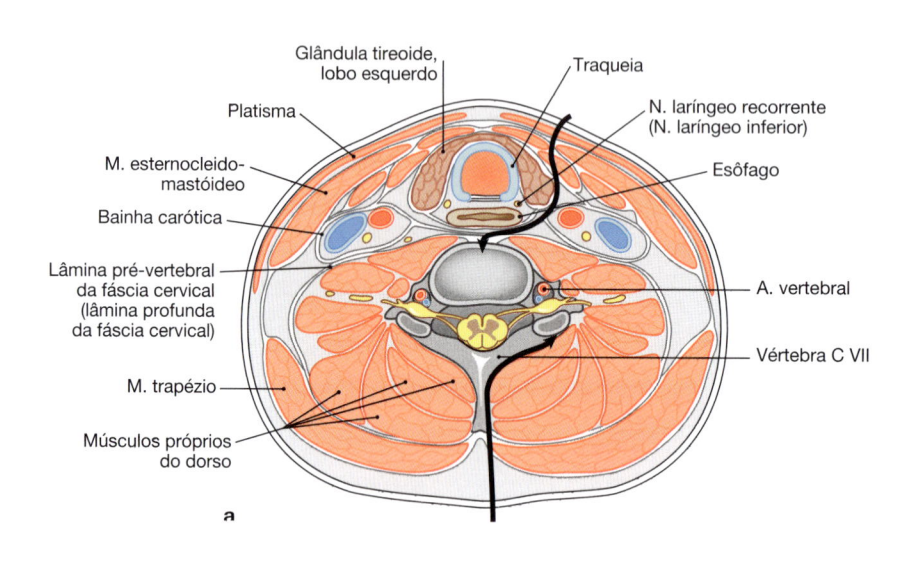

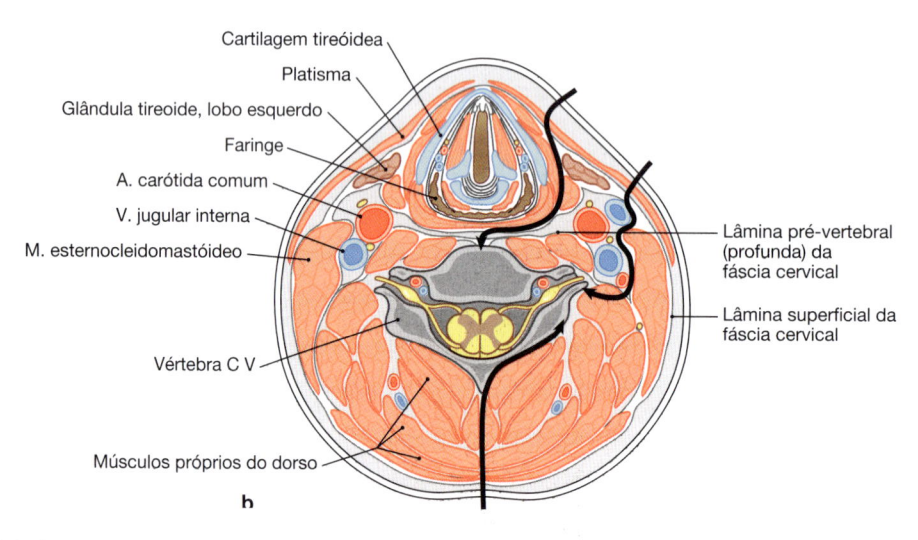

a Vias de acesso cirúrgico para a coluna cervical anterior no nível da primeira cartilagem traqueal; corte horizontal. [S700-L126]
b Vias de acesso cirúrgico para a parte cervical da coluna vertebral no nível das pregas vocais; corte horizontal. Dependendo do motivo do procedimento cirúrgico (→ Figura a), são necessários acessos anterior, lateral ou posterior para a parte cervical da coluna vertebral (p. ex., de Frykholm). [S700-L126]

Vias de Acesso Cirúrgico para a Coluna Vertebral

Correlações clínicas

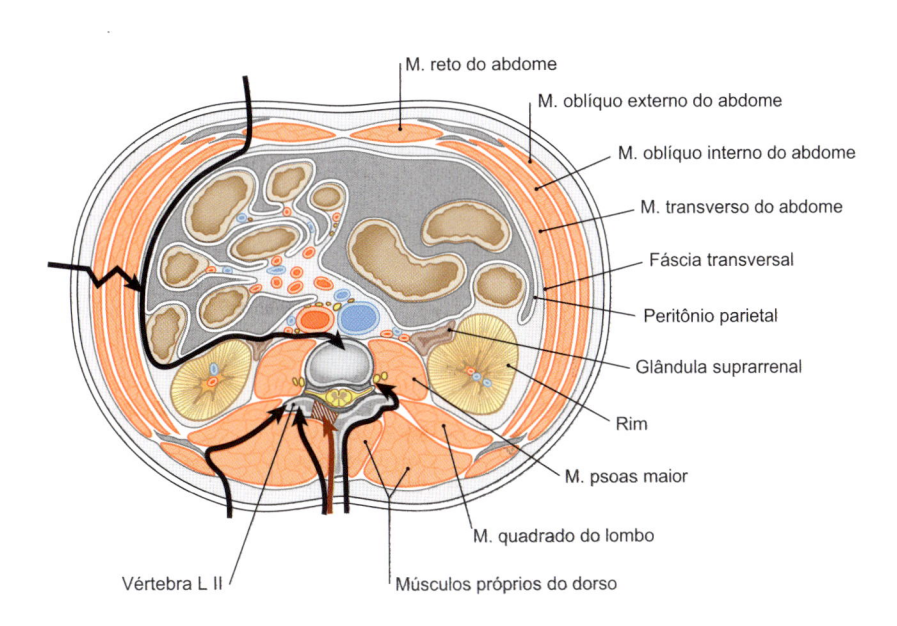

- M. reto do abdome
- M. oblíquo externo do abdome
- M. oblíquo interno do abdome
- M. transverso do abdome
- Fáscia transversal
- Peritônio parietal
- Glândula suprarrenal
- Rim
- M. psoas maior
- M. quadrado do lombo
- Músculos próprios do dorso
- Vértebra L II

Vias de acesso cirúrgico para a parte lombar da coluna vertebral no nível da primeira vértebra lombar (L I); corte horizontal. [S700-L126].

As vias de acesso cirúrgico para coluna vertebral são importantes como parte essencial da cirurgia da coluna vertebral por diversos motivos, como para o tratamento de hérnias de disco, estenose do canal vertebral, para intervenções em escoliose, fraturas vertebrais e tumores e metástases, malformações e instabilidades degenerativas (p. ex., espondilolistese). O cirurgião precisa penetrar nos tecidos moles da coluna vertebral a partir da pele.

A abordagem anterior é no nível da primeira **cartilagem traqueal**, o procedimento é realizado na margem anterior do M. esternocleidomastóideo. As vísceras cervicais com as fáscias dos órgãos gerais circundantes são deslocadas anteriormente, e a bainha carótica e seu conteúdo permanecem na parte posterior.

Também na **parte lombar da coluna vertebral**, dependendo do motivo, é necessária uma abordagem anterior, lateral ou posterior para uma intervenção cirúrgica. No caso das abordagens anterior e lateral, evita-se tanto quanto possível lesar o peritônio. A abordagem posterior é, comparativamente, de fácil realização, porque o processo espinhoso da respectiva vértebra lombar pode ser usado como guia. A seta vermelha mostra o acesso padrão com ressecção parcial da lâmina na cirurgia de discos intervertebrais por acessos medial e mediolateral.

Mama

Visão Geral e Desenvolvimento

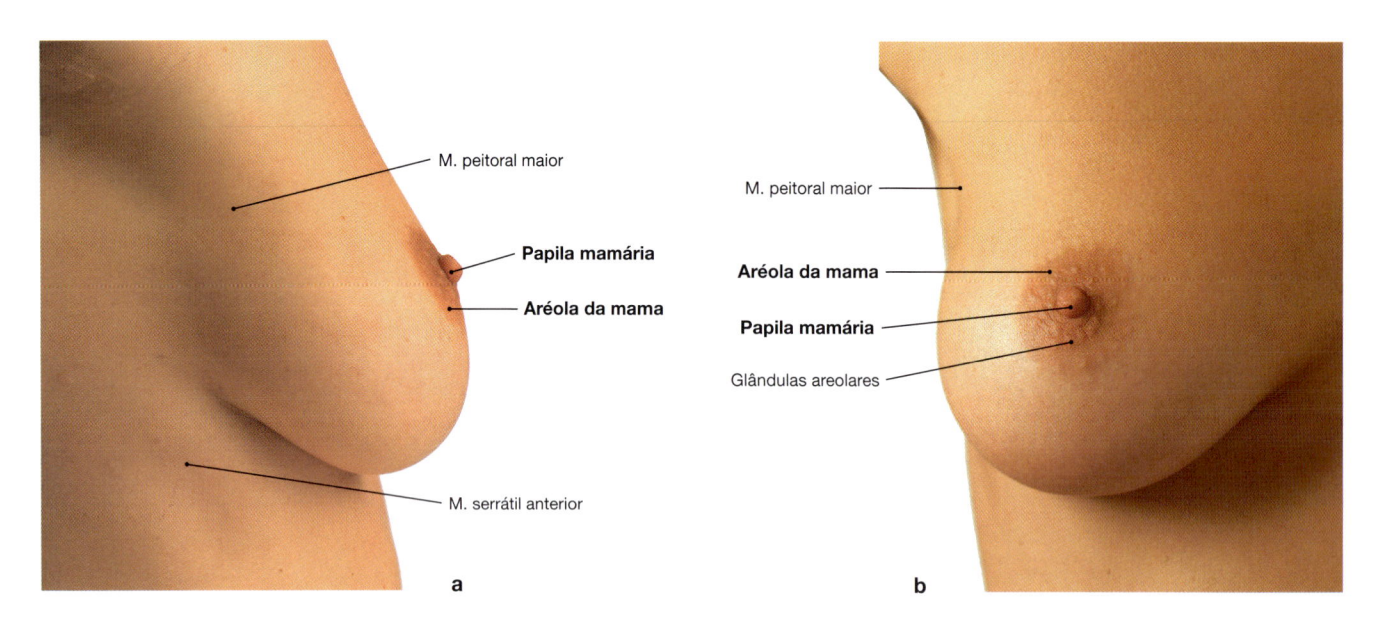

Figura 2.148a e b Mama. [S700]
a Vista lateral.
b Vista anterior.

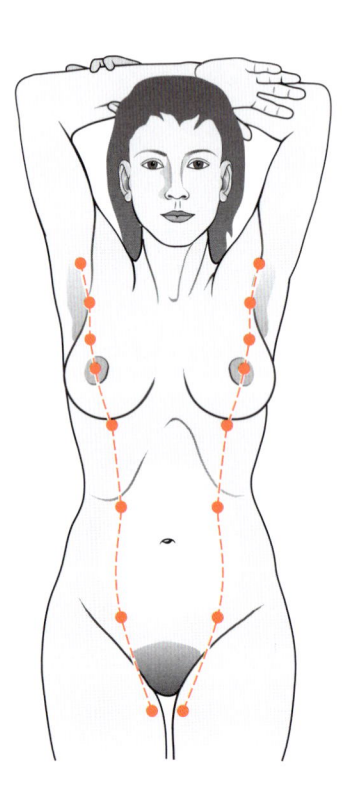

Figura 2.149 Linhas lácteas (cristas lácteas). [S700-L126]
O desenvolvimento das glândulas mamárias inicia-se nas linhas lácteas (ou cristas lácteas), duas faixas de espessamento da epiderme que se formam no ectoderma cutâneo durante a 6ª semana de desenvolvimento e que se estendem da fossa axilar até a região inguinal. Subsequentemente, as linhas lácteas regridem, com exceção da região sobre o M. peitoral maior. Neste local elas se desenvolvem nas mamas.

Correlações clínicas

A ausência dos mamilos (**atelia**) ou das mamas (**amastia** ou **aplasia das mamas**) é uma anomalia congênita rara e pode ser unilateral ou bilateral. A **politelia** e a **polimastia** são a ocorrência de mamilos e mamas supranumerários, respectivamente. Essas condições são habitualmente de caráter hereditário e também podem afetar os homens.

Nos homens, o tecido glandular mamário rudimentar normalmente não se desenvolve após o nascimento e o crescimento das mamas. Havendo crescimento (mais frequentemente em função de distúrbios hormonais), denomina-se **ginecomastia**.
Algumas mulheres sofrem com mamas muito grandes (**hipertrofia das mamas**), que podem causar dor nos ombros e nas costas. Em tais casos, uma cirurgia de redução de mamas é indicada.

Estrutura

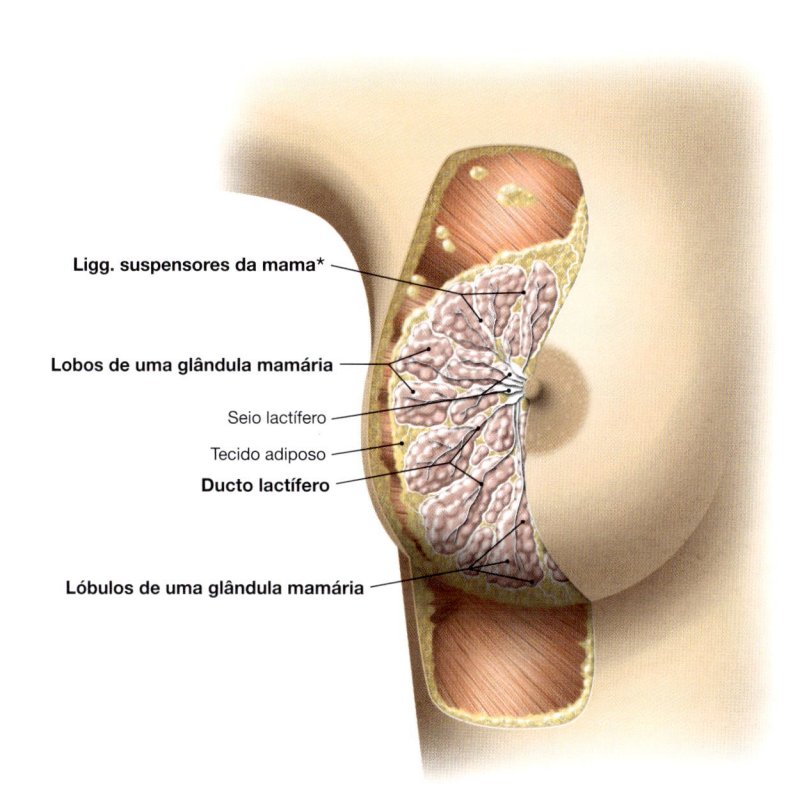

Figura 2.150 Mama; vista anterior. [S700-L127]
A mama é composta pelas glândulas mamárias e um estroma de tecido conjuntivo que contém tecido adiposo. Ela inclui até 20 glândulas mamárias individuais (ou lobos mamários), que desembocam na papila mamária (ou mamilo) através de um ducto excretor próprio. Nas regiões terminais dos ductos excretores ramificados encontram-se as unidades ou porções secretoras (alvéolos mamários), que estão organizadas em grupos (lóbulos). Em caso de gravidez, o tecido mamário se reestrutura para proporcionar a lactação.

* Epônimo: Ligamentos de Cooper

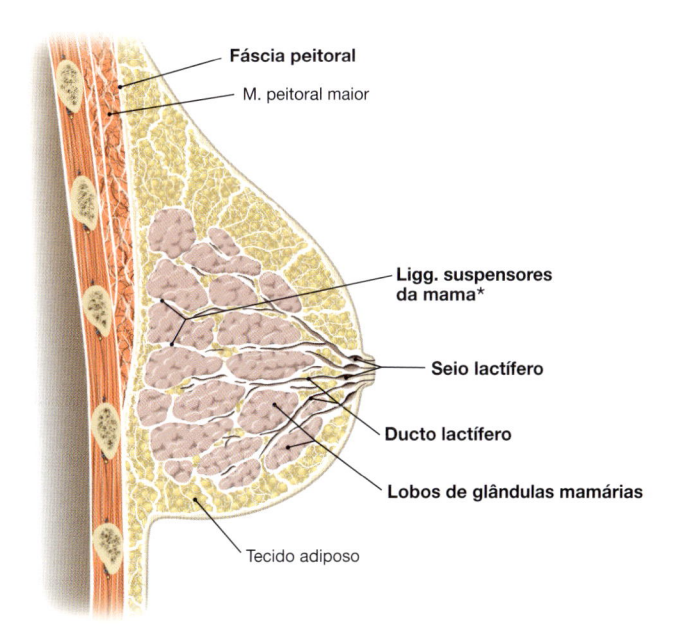

Figura 2.151 Mama; corte sagital. [S700-L127]
A mama é fixada de maneira relativamente frouxa à fáscia peitoral do M. peitoral maior por faixas resistentes de tecido conjuntivo (Ligg. suspensores da mama, ou ligamentos de Cooper).

* Epônimo: Ligamentos de Cooper

Mama

Suprimento Sanguíneo e Drenagem Linfática

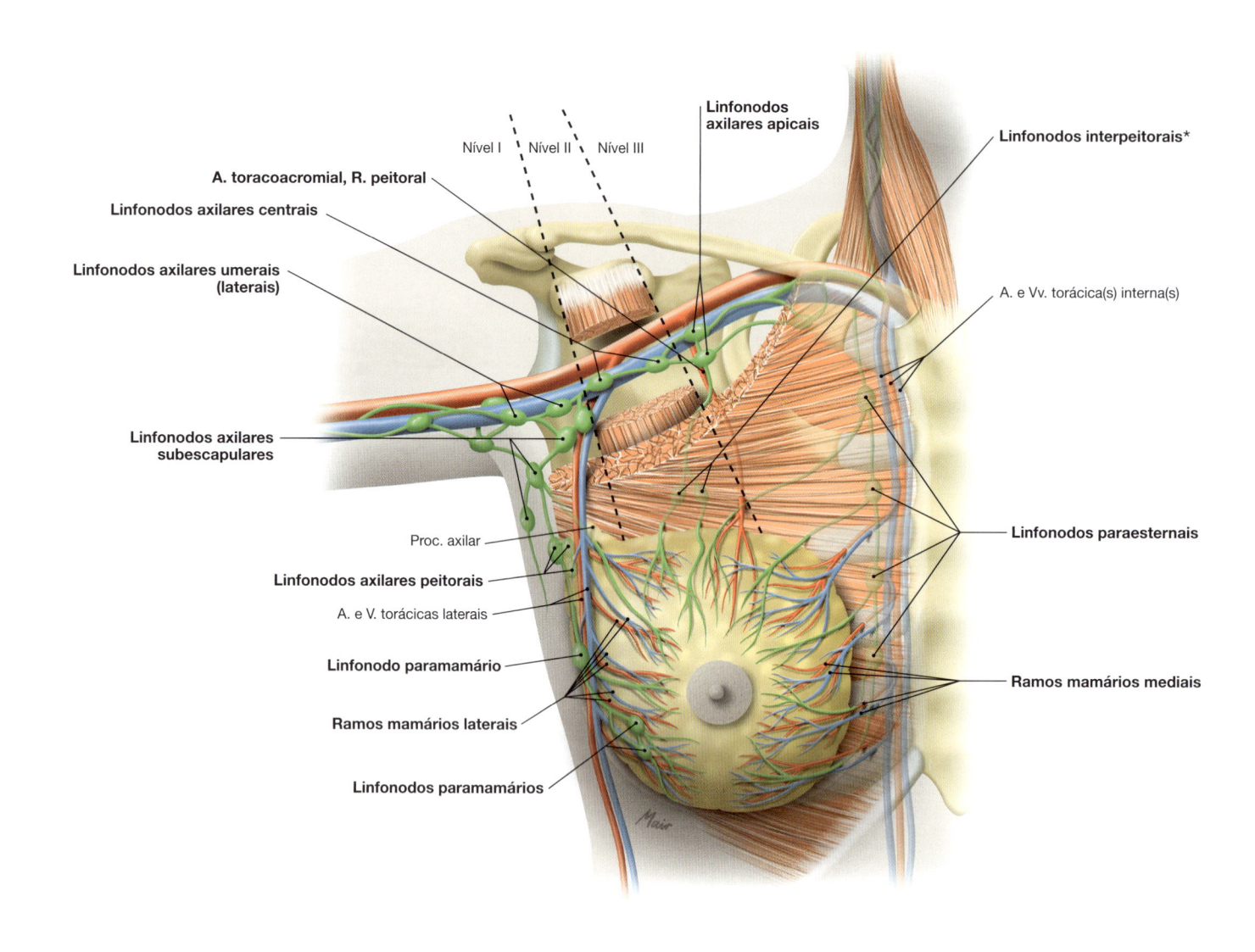

Figura 2.152 Suprimento sanguíneo da mama, vias de drenagem linfática da mama e posição dos linfonodos regionais. [S700-L127] Graças aos cerca de 40 linfonodos axilares ocorre a drenagem da linfa de quase todo o membro superior, e também de 75% da linfa oriunda da mama e da maior parte da linfa oriunda das paredes torácica e abdominal superior. O **tronco subclávio** coleta a linfa dos linfonodos axilares e a drena à direita para o **ducto linfático direito** e à esquerda para o **ducto torácico** (não representado).

* Epônimo: Linfonodos de Rotter

Correlações clínicas

Dos pontos de vista clinicotopográfico e oncocirúrgico, os linfonodos da mama se subdividem em **três níveis**. O M. peitoral menor funciona como limite:
- O nível I é lateral ao M. peitoral menor
- O nível II encontra-se abaixo do M. peitoral menor
- O nível III é medial ao M. peitoral menor.

Os linfonodos paraesternais de ambos os lados estão associados entre si. A linfa é drenada do nível I para o nível II, e daí para os linfonodos axilares apicais no nível III. Deste local, a linfa é drenada para o tronco subclávio.

Manifestações Clínicas

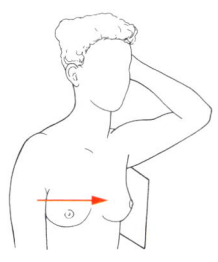

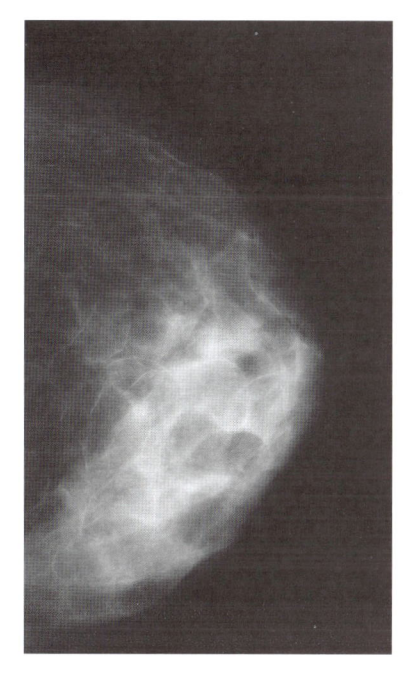

Figura 2.153 Mamografia de mulher de 47 anos. [S700]
A mamografia é um exame radiográfico para a detecção precoce do câncer de mama, o tipo mais frequente na mulher.

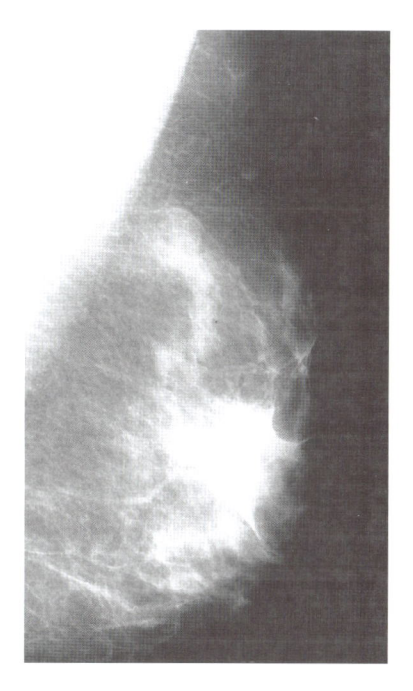

Figura 2.154 Mamografia de mulher de 23 anos. [G198]
O parênquima da mama de aspecto normal apresenta áreas condensadas esbranquiçadas de limites pouco nítidos e que se encontram em geral posteriormente ao mamilo. Em mulheres jovens, o parênquima das glândulas mamárias pode estar extremamente denso e apresentar apenas pequenas quantidades de gordura entremeada.

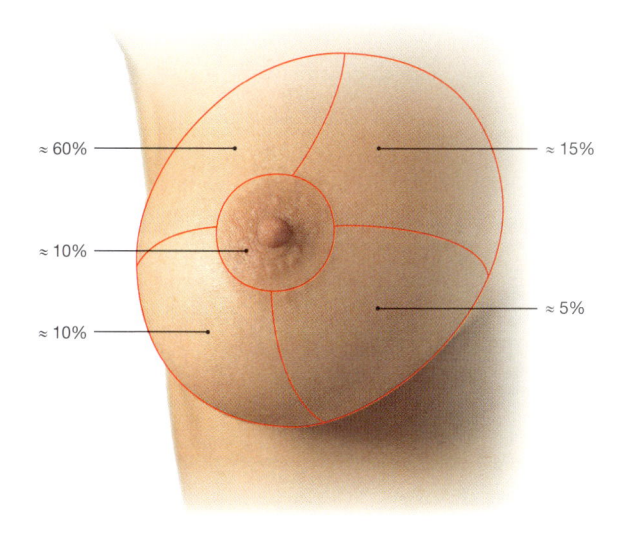

Figura 2.155 Frequência de câncer de mama em relação à localização (em porcentagens). [S700-L127]

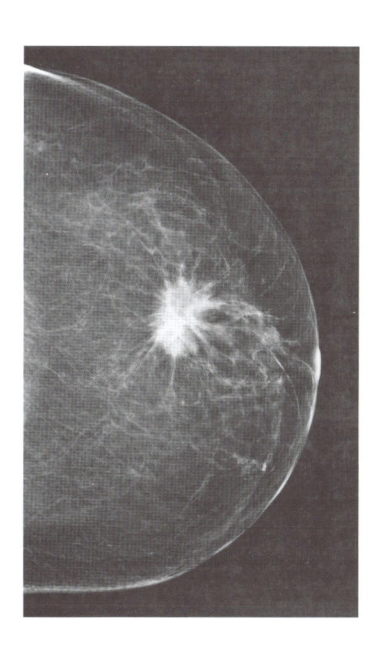

Figura 2.156 Mamografia com um tumor maligno de mama. [S700-T903]

Correlações clínicas

O **câncer de mama** é responsável por 18% de todas as mortes por câncer em mulheres na Alemanha. Consequentemente, o câncer de mama está em primeiro lugar entre as causas de morte por câncer, à frente dos cânceres de intestino e de pulmão. Em mulheres com 35 a 55 anos, o câncer de mama é a causa de morte mais frequente. O quadrante superior externo da mama é o mais afetado, com cerca de 60% de todos os casos (→ Figura 2.155). O carcinoma de mama origina-se habitualmente do epitélio dos ductos lactíferos (carcinoma ductal) e envia metástases, predominantemente, para os linfonodos axilares e, mais raramente, para os linfonodos retroesternais (ou paraesternais).

O primeiro linfonodo situado na área de drenagem da linfa é denominado **linfonodo-sentinela**. Ele representa, na maioria das vezes, a primeira localização metastática nos linfonodos. O número de linfonodos afetados nos três níveis apresenta correlação direta com a taxa de sobrevida. Os carcinomas mamários dos quadrantes mediais podem originar metástases para o lado oposto através dos linfonodos paraesternais, com os quais estão associados.

Topografia, Abdome e Parede Abdominal

Inervação da Pele das Paredes Torácica e Abdominal

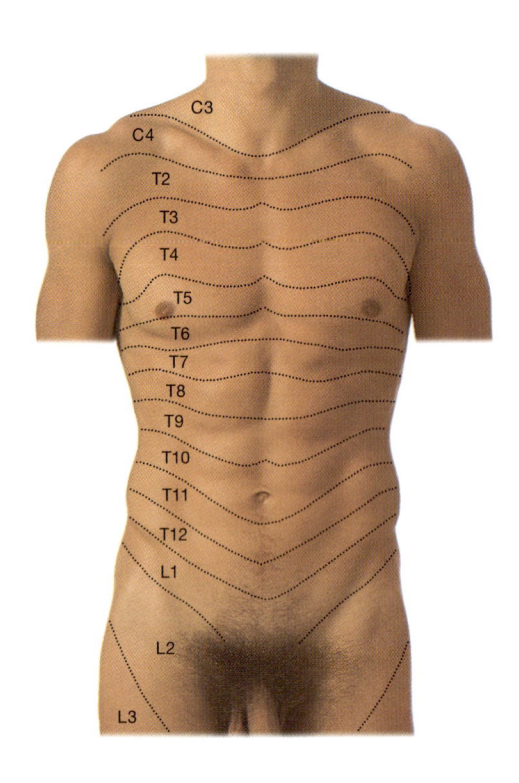

Figura 2.157 Inervação sensitiva segmentar da porção anterior das paredes torácica e abdominal (dermátomos). [S700]
A região da pele que é inervada pelas fibras sensitivas de um nervo espinal específico é chamada dermátomo. As papilas mamárias estão localizadas nos dermátomos de T4 e T5; e o umbigo, no dermátomo de T10.

Figura 2.158 Inervação sensitiva segmentar das paredes torácica e abdominal. [S700-L126]
Do lado direito, os ramos dos nervos espinais estão representados e são responsáveis pela inervação dos dermátomos (→ Figura 2.157).
A zona de Head é uma área da pele na qual, com base na divisão da estrutura anatômica do corpo (metameria), existe uma conexão entre as divisões somática e autônoma do sistema nervoso através do segmento da medula espinal associado. Essas áreas são correspondentes a determinados órgãos internos. A zona de Head que é correspondente a determinado órgão interno pode se estender por vários dermátomos, embora apresente um ponto de referência mais significativo.

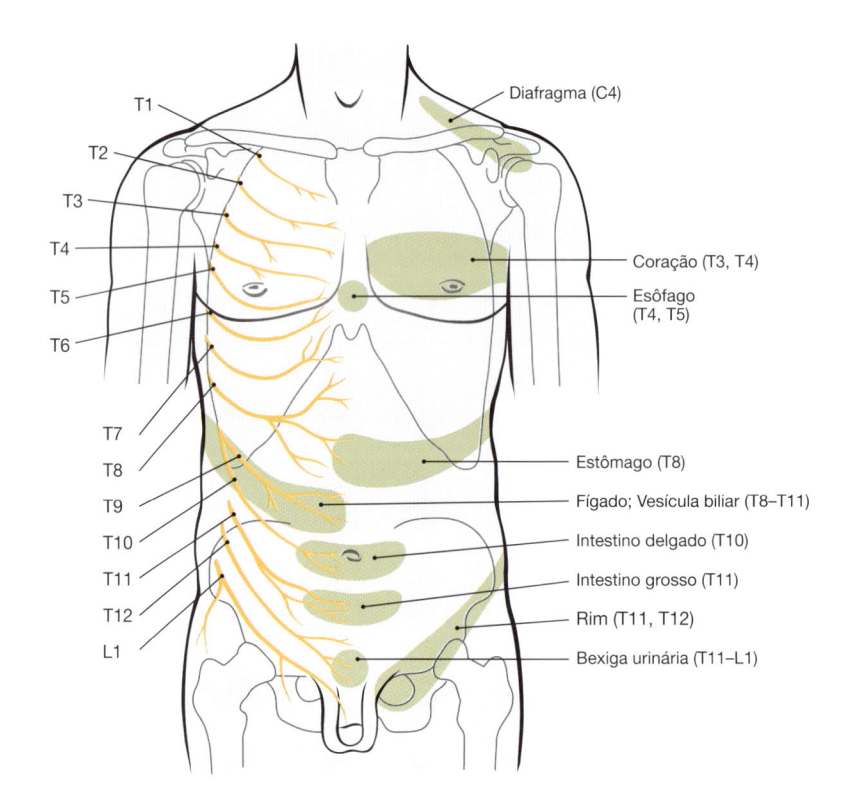

Correlações clínicas

O **herpes-zóster** é a causa mais frequente de infecção da parte periférica do sistema nervoso. Ocorre neuralgia aguda, que está restrita a uma raiz sensitiva específica de nervo espinal ou craniano em determinado dermátomo. O agente da infecção é o vírus varicela-zóster, que causa uma primeira infecção como varicela que subsequentemente é reativada. Observa-se exantema vesicular, que está restrito ao território inervado por gânglio sensitivo de um nervo espinal ou pela parte sensitiva de um nervo craniano. Inicialmente, o paciente sofre intensa dor aguda e circunscrita, a qual é seguida pelo aparecimento de bolhas após 3 a 5 dias. A irritação dos órgãos internos associados em uma **zona de Head** (→ Figura 2.158) pode causar dor em determinada zona – habitualmente do mesmo lado – por um reflexo viscerocutâneo (zona de hiperalgesia). Este fenômeno é denominado **dor referida**. A dor às vezes se dissemina por segmentos adjacentes ou por toda a metade do corpo.

Vasos Sanguíneos e Nervos da Parede do Tronco

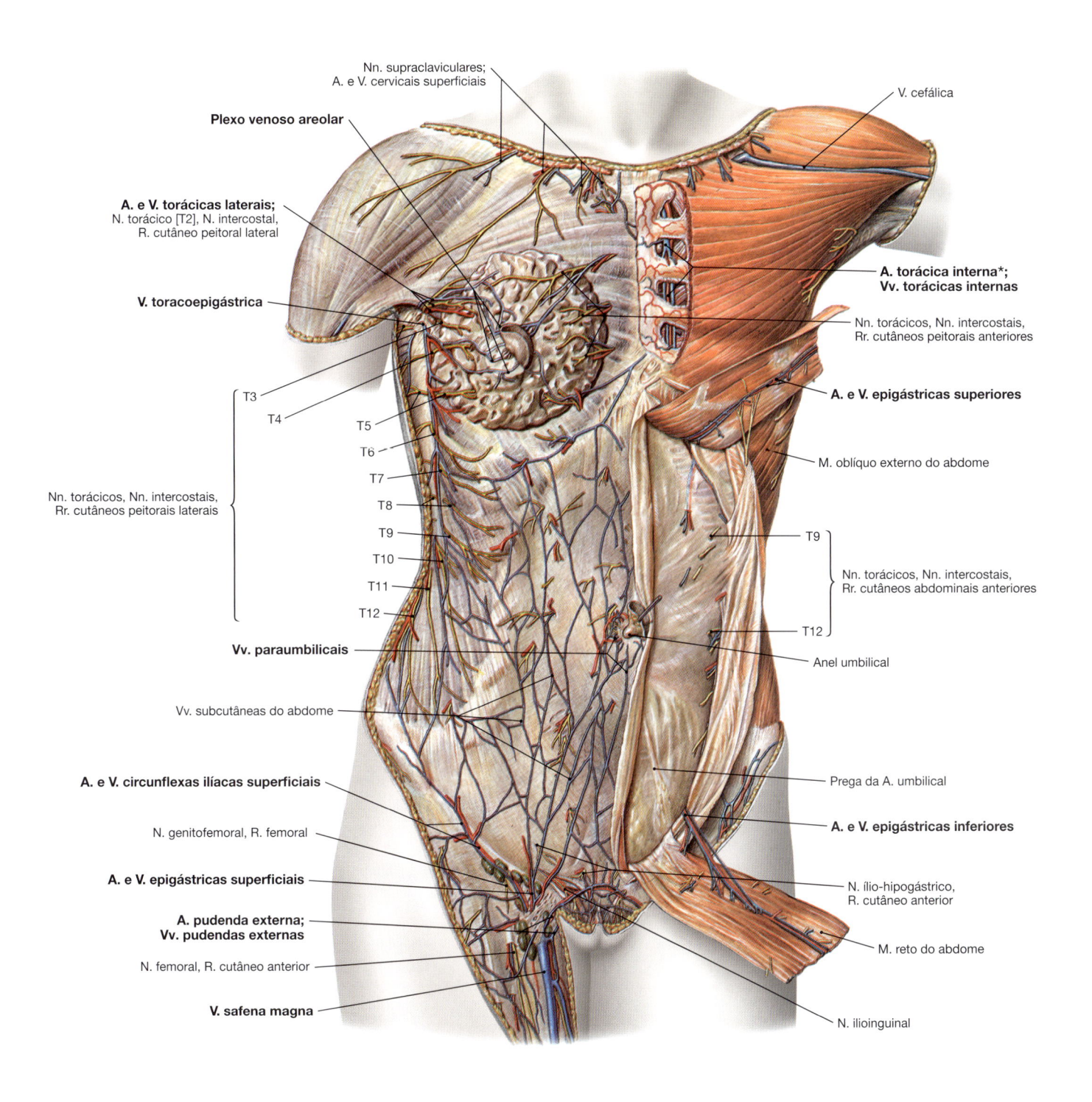

Figura 2.159 Vasos sanguíneos e nervos epifasciais e profundos da parede do tronco no sexo feminino; vista anterior. [S700]

Do lado direito do corpo, as fáscias deltóidea, peitoral, torácica, abdominal e lata, com os vasos sanguíneos e nervos epifasciais, além da mama, estão representados. O suprimento sanguíneo da mama provém dos Rr. mamários mediais da A. torácica interna e dos Rr. mamários laterais derivados das Aa. torácica lateral e toracodorsal.

Do lado esquerdo do corpo, a fáscia superficial foi retirada para a demonstração dos músculos. A bainha dos Mm. retos do abdome está aberta, e o M. reto do abdome está seccionado no meio; suas porções foram rebatidas para cima e para baixo. Em sua face posterior, observam-se os vasos epigástricos superiores e inferiores.

* Terminologia clínica: A. mamária interna

Topografia, Abdome e Parede Abdominal

Relevo Interno da Parede Abdominal Anterior

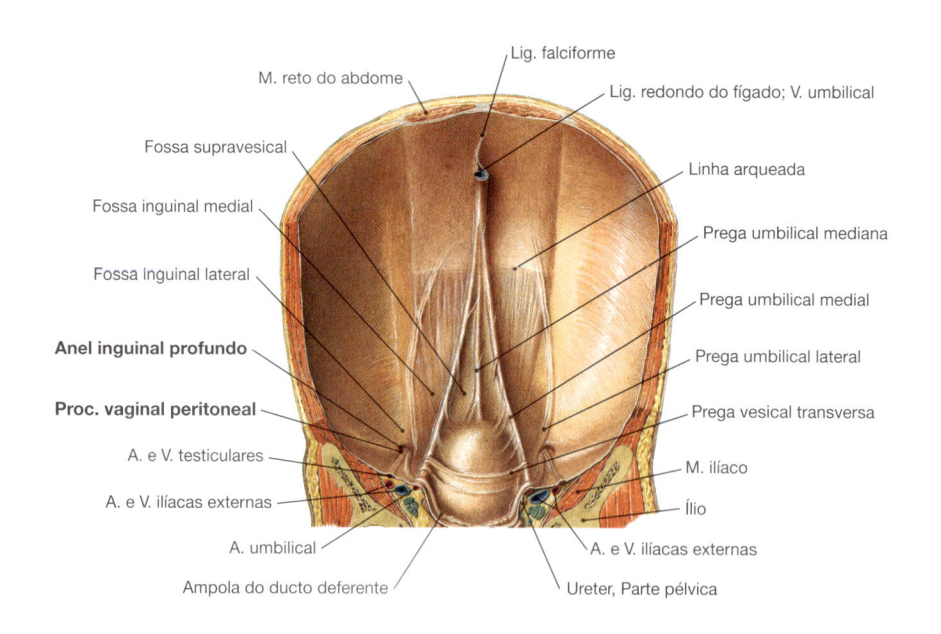

Figura 2.160 Parede abdominal anterior de um recém-nascido; face interna. [S700]
Em um recém-nascido a termo, a migração dos testículos para o escroto já foi concluída. Através do anel inguinal profundo, o peritônio parietal invagina-se delicadamente como o Proc. vaginal do peritônio em direção ao canal inguinal.

Figura 2.161 Parede abdominal anterior; face interna. O peritônio parietal e a fáscia transversal foram parcialmente removidos. [S700-L127]/[E633-002]
Representação do trígono inguinal (triângulo de Hesselbach), do ligamento interfoveolar (ligamento de Hesselbach) e da fossa inguinal lateral com o funículo espermático.

* Terminologia clínica: Ligamento de Hesselbach
** Terminologia clínica: Triângulo de Hesselbach

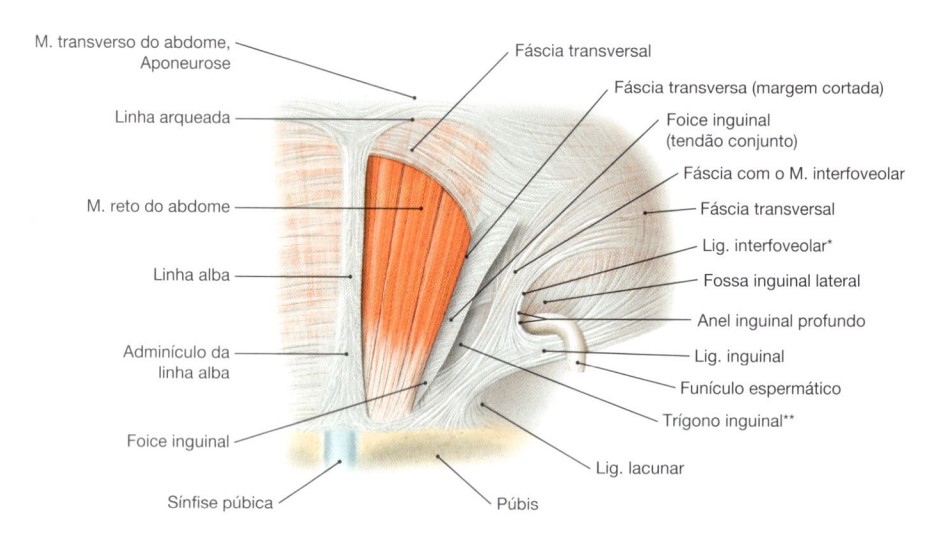

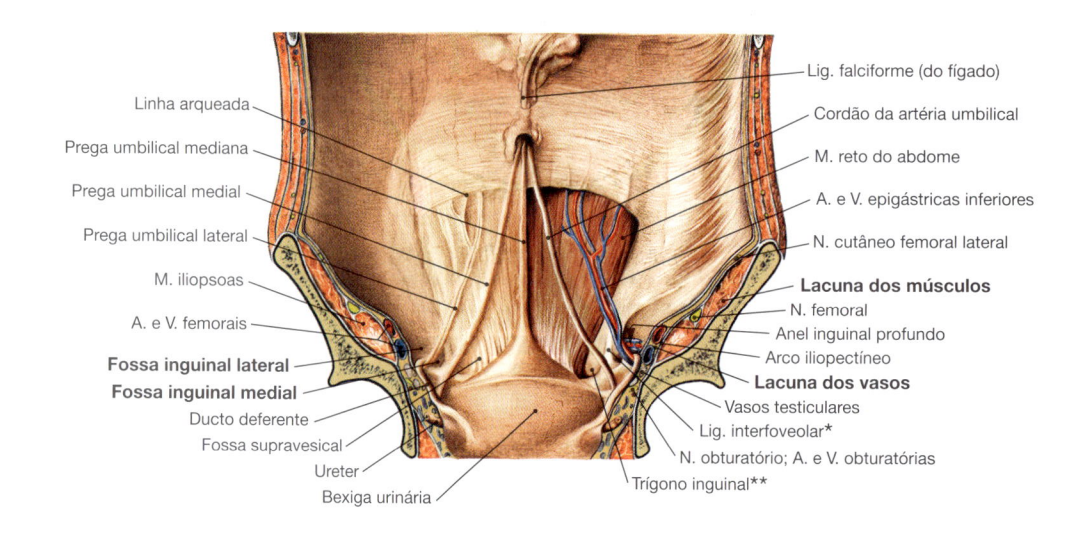

Figura 2.162 Parede abdominal anterior; face interna. [S700]
Estão demonstradas a fossa inguinal medial, a fossa inguinal lateral, a lacuna dos vasos e a lacuna dos músculos. O peritônio parietal e a fáscia transversal foram retirados do lado direito do corpo para a exposição dos vasos sanguíneos e dos nervos.

* Epônimo: Ligamento de Hesselbach
** Epônimo: Triângulo de Hesselbach

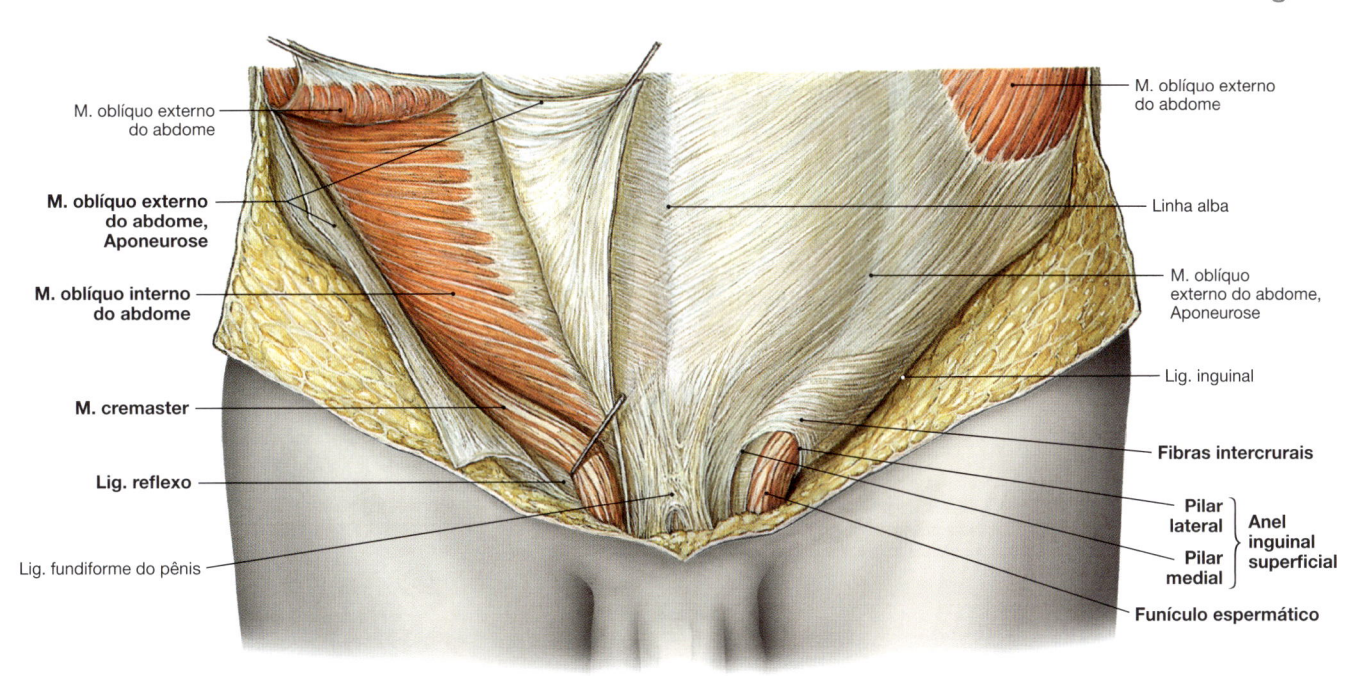

Canal Inguinal

Figura 2.163 Anel inguinal superficial; vista anterior. [S700]
Os limites do anel inguinal superficial são o **pilar medial** e o **pilar lateral**, formados pela aponeurose do M. oblíquo externo do abdome, entre os quais as fibras intercrurais se estendem. O limite caudal é formado pelo **Lig. reflexo**, que é um prolongamento do Lig. inguinal.

Do lado direito do corpo, a aponeurose do M. oblíquo externo do abdome foi rebatida para trás e permite a visualização do **M. oblíquo interno do abdome**. Fibras musculares do M. oblíquo interno do abdome se separam para formar o **M. cremaster** que segue no funículo espermático em direção ao escroto.

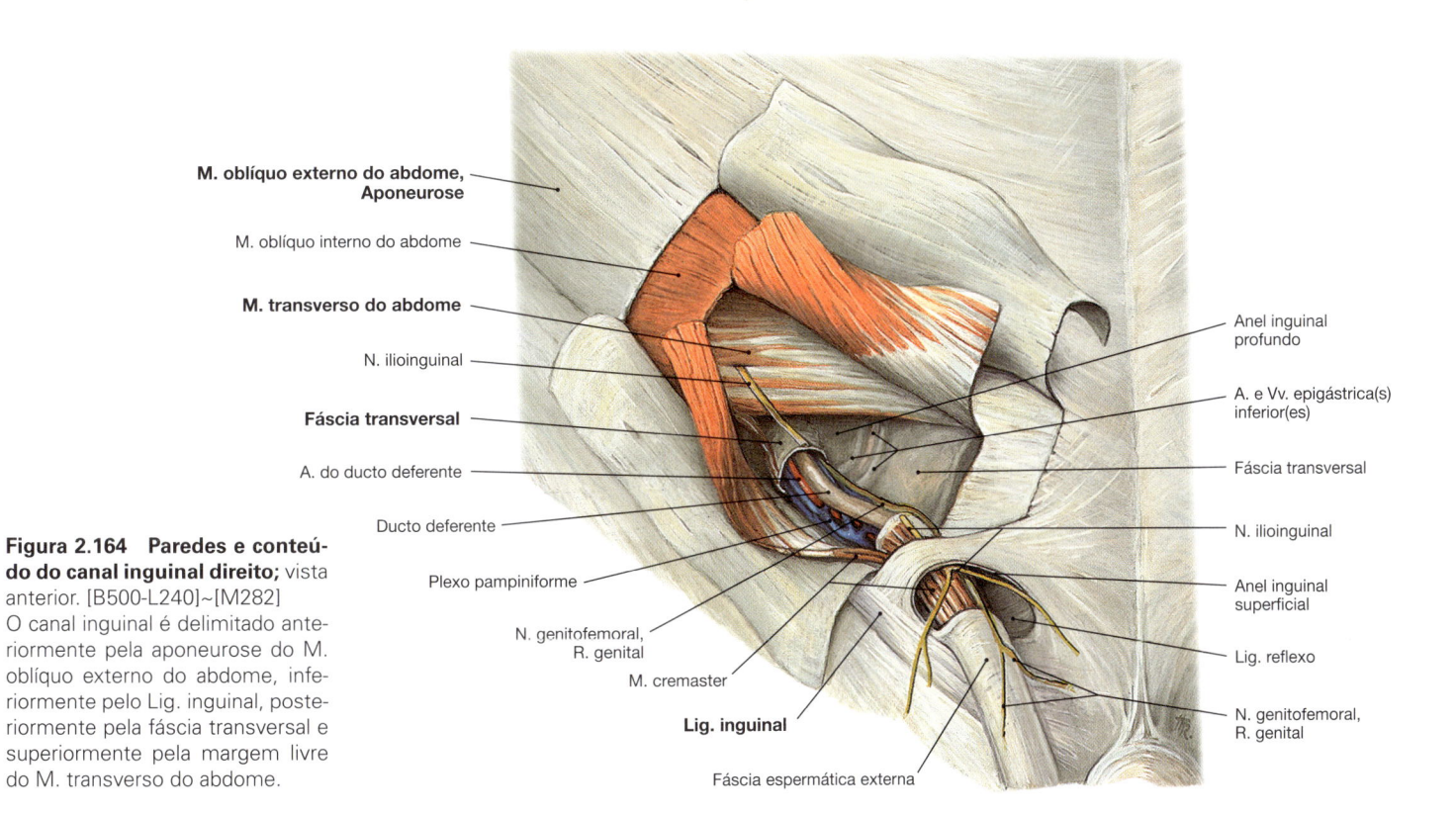

Figura 2.164 Paredes e conteúdo do canal inguinal direito; vista anterior. [B500-L240]~[M282]
O canal inguinal é delimitado anteriormente pela aponeurose do M. oblíquo externo do abdome, inferiormente pelo Lig. inguinal, posteriormente pela fáscia transversal e superiormente pela margem livre do M. transverso do abdome.

Correlações clínicas

O **reflexo cremastérico** consiste na contração do M. cremaster durante um estímulo na face medial da coxa, deflagrando elevação do testículo do mesmo lado. Trata-se de um reflexo fisiológico extrínseco. As fibras aferentes seguem no R. femoral do N. genitofemoral, enquanto as fibras eferentes seguem no R. genital do N. genitofemoral.

O anel inguinal profundo é o **orifício herniário interno** nas hérnias inguinais indiretas, a fossa inguinal medial (triângulo de Hesselbach → Figura 2.162) é o orifício herniário interno nas hérnias inguinais diretas, e o septo femoral na lacuna dos vasos é o orifício herniário interno nas **hérnias femorais**.

Topografia, Abdome e Parede Abdominal

Canal Inguinal

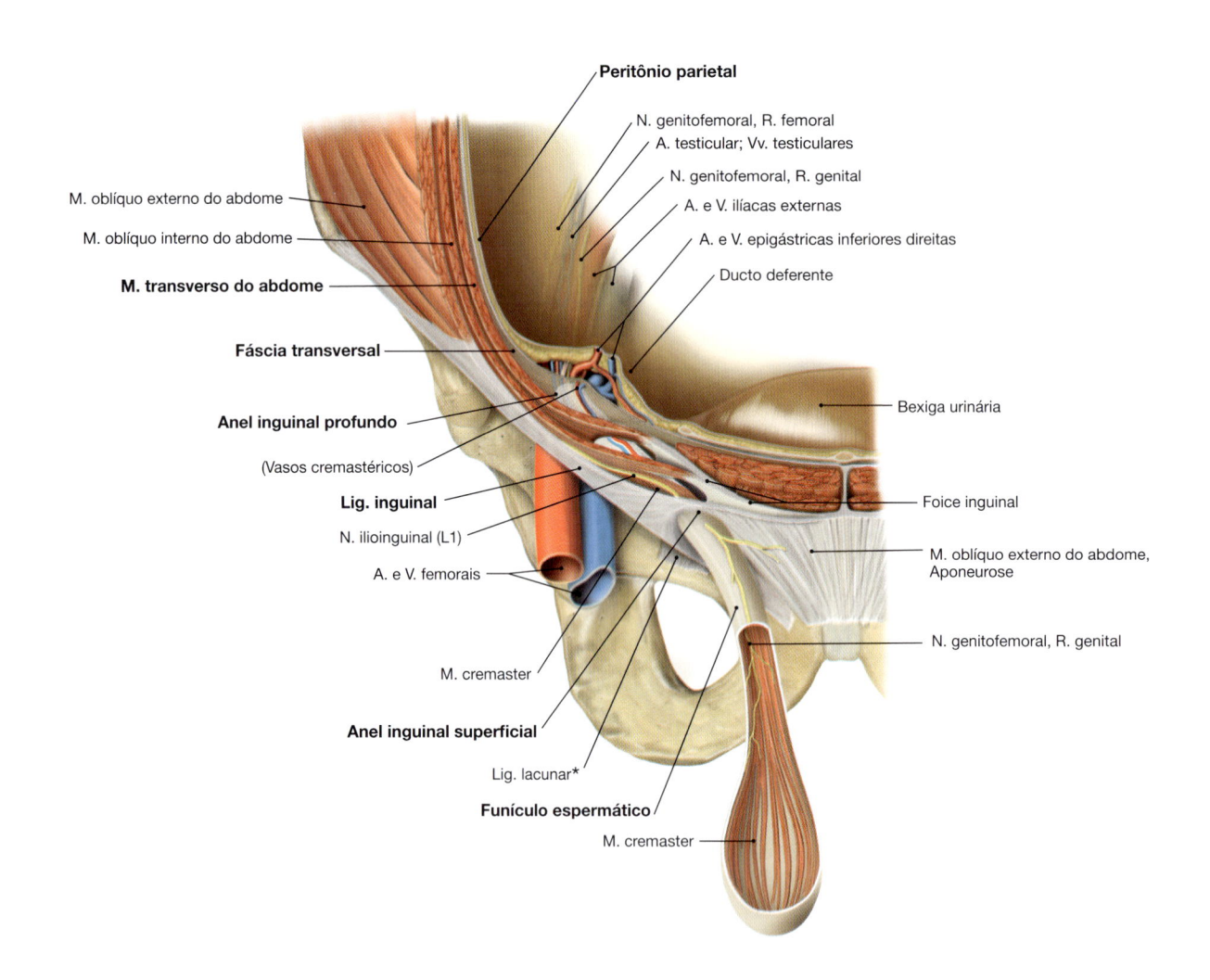

Figura 2.165 Canal inguinal e funículo espermático do lado direito; vista anterior. [S700-L280]

O canal inguinal, com cerca de 4 a 6 cm de comprimento, atravessa obliquamente a parede abdominal anterior, da região posterior-lateral-cranial para a região anterior-medial-caudal, acima do ligamento inguinal. A sua abertura interna é o **anel inguinal profundo**, que é formado posteriormente pelo peritônio e pela fáscia transversal, superiormente pelo M. transverso do abdome e inferiormente pelo Lig. inguinal. Sua abertura externa é o **anel inguinal superficial**, delimitado anteriormente pela aponeurose do M. oblíquo externo do abdome e inferiormente pelo ligamento reflexo. Pelo canal inguinal passa o **funículo espermático**, sobre cuja fáscia espermática externa segue o N. escrotal anterior, derivado do N. ilioinguinal, em direção à porção anterior do escroto. O **M. oblíquo interno do abdome** segue, como o M. transverso do abdome, sobre o funículo espermático e origina fibras musculares (M. cremaster), as quais, sobre o funículo espermático, são envolvidas em uma fáscia própria (fáscia cremastérica), se estendem entre as fáscias espermáticas externa e interna até o testículo e são importantes na regulação da temperatura para a espermatogênese.

* Epônimo: Ligamento de Gimbernat

Canal Inguinal

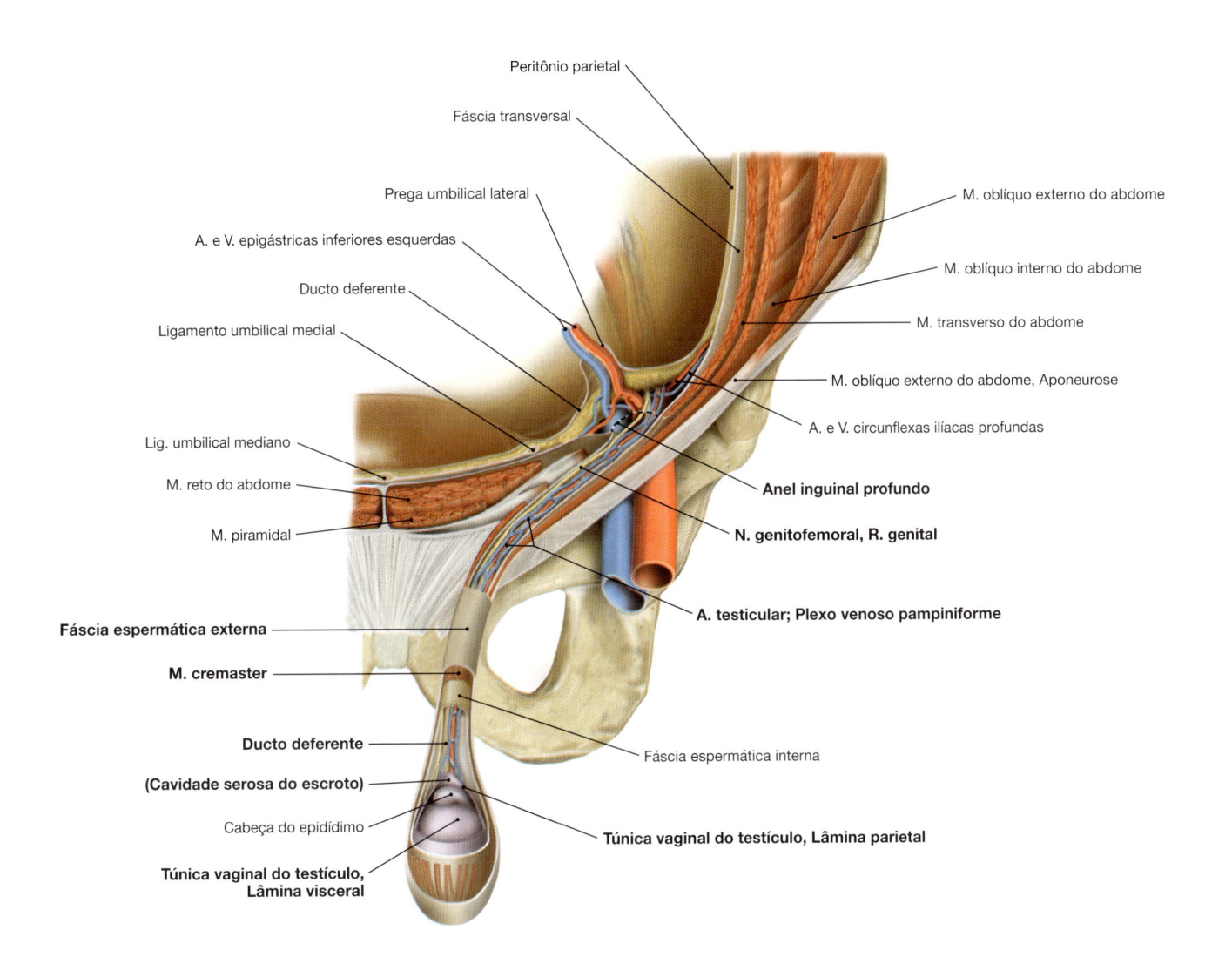

Figura 2.166 Conteúdo do funículo espermático e envoltórios testiculares do lado esquerdo; vista anterior. [S700-L280]
O conteúdo do **funículo espermático** – envolvido pela fáscia espermática externa, pelo M. cremaster e pela fáscia espermática interna – inclui o ducto deferente, a A. do ducto deferente, a A. testicular (ramo direto derivado da aorta), o plexo pampiniforme (drena para a V. testicular e, desta, à direita, para a V. cava inferior e, à esquerda, para a V. renal), o R. genital do N. genitofemoral e o vestígio do processo vaginal (Proc. vaginal do testículo obliterado, em cuja superfície o testículo desce da cavidade abdominal para o escroto → Figura 2.167).

O **testículo** é recoberto pela lâmina visceral da serosa (epiórquio) e é separado da lâmina parietal envoltória (periórquio) pela cavidade serosa do escroto (um espaço em fenda). O epiórquio e o periórquio estão fundidos por meio do mesórquio. Externamente, a fáscia espermática interna, fibras do M. cremaster e a fáscia espermática externa se associam. Os dois testículos estão localizados no escroto (não representado) e apresentam a túnica dartos como uma espécie de coxim amortecedor. Esta última contém células mioepiteliais que promovem a contração do escroto e, deste modo, estão envolvidas na regulação da temperatura para a espermatogênese.

Correlações clínicas

O acúmulo de líquido na cavidade serosa do escroto é denominado **hidrocele**. Cistos no Proc. vaginal do testículo causam dilatações no funículo espermático e são denominados hidrocele do funículo espermático.
Cistos de retenção do epidídimo são chamados **espermatoceles**. Na malformação do mesórquio (zona de aderência entre o testículo e o epidídimo) pode ocorrer **torção testicular** (frequente na puberdade), com redução do retorno venoso pelo plexo pampiniforme e estrangulamento definitivo da A. testicular, com risco de necrose asséptica do testículo.
A estase sanguínea no plexo pampiniforme é denominada **varicocele**, ocorrendo do lado esquerdo em 80% dos casos (uma vez que a V. testicular esquerda drena para a V. renal esquerda). A causa é a obstrução da drenagem, p. ex., um tumor renal. As varicoceles podem causar infertilidade.

Topografia, Abdome e Parede Abdominal

Desenvolvimento do Canal Inguinal

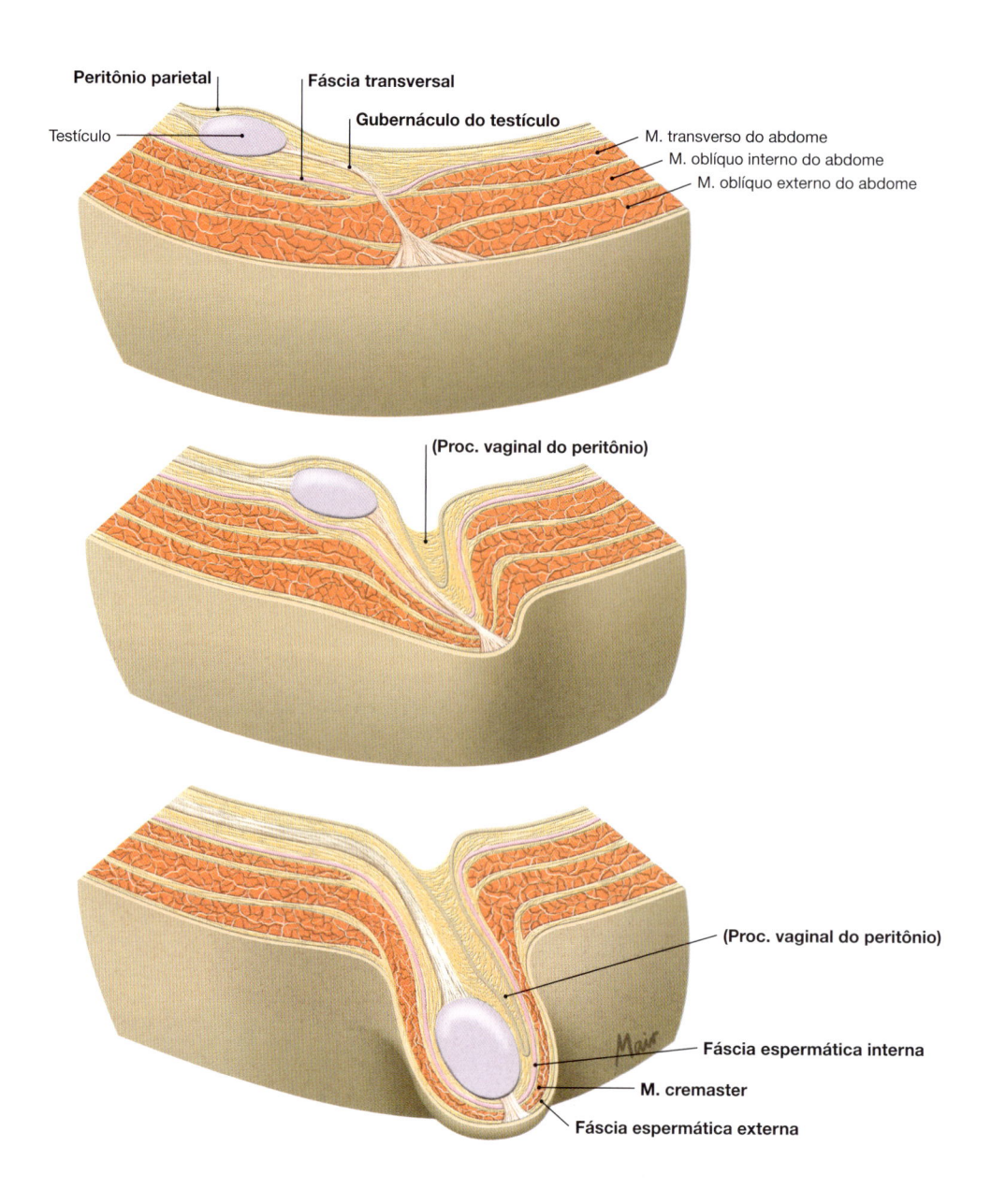

Figura 2.167 Migração do testículo, da 7ª semana de vida intrauterina até o nascimento. [S700-L127]
No embrião masculino, durante o período fetal, os testículos se deslocam da cavidade abdominal e descem ao longo do ligamento gonádico inferior (ou gubernáculo do testículo), por baixo do peritônio parietal, na parede posterior do corpo, em direção ao escroto. O peritônio parietal forma, no canal inguinal, uma evaginação (Proc. vaginal do peritônio), que desce até o escroto e vem a se posicionar sobre o testículo. O Proc. vaginal do peritônio se oblitera, exceto por uma porção remanescente na região do testículo (túnica vaginal do testículo), logo após o nascimento.

Correlações clínicas

A migração do testículo para o escroto é um sinal de maturação do feto à época do nascimento. **Distúrbios da migração testicular** ocorrem em cerca de 3% de todos os recém-nascidos. O testículo pode permanecer na cavidade abdominal ou no canal inguinal (retenção testicular, criptorquidismo, ectopia testicular). Devido à alta temperatura corporal (a espermatogênese ocorre normalmente em 35°C), a **ectopia testicular** pode ocasionar distúrbios de fertilidade e aumentar o risco de desenvolvimento de um tumor maligno.

Hérnias Inguinais

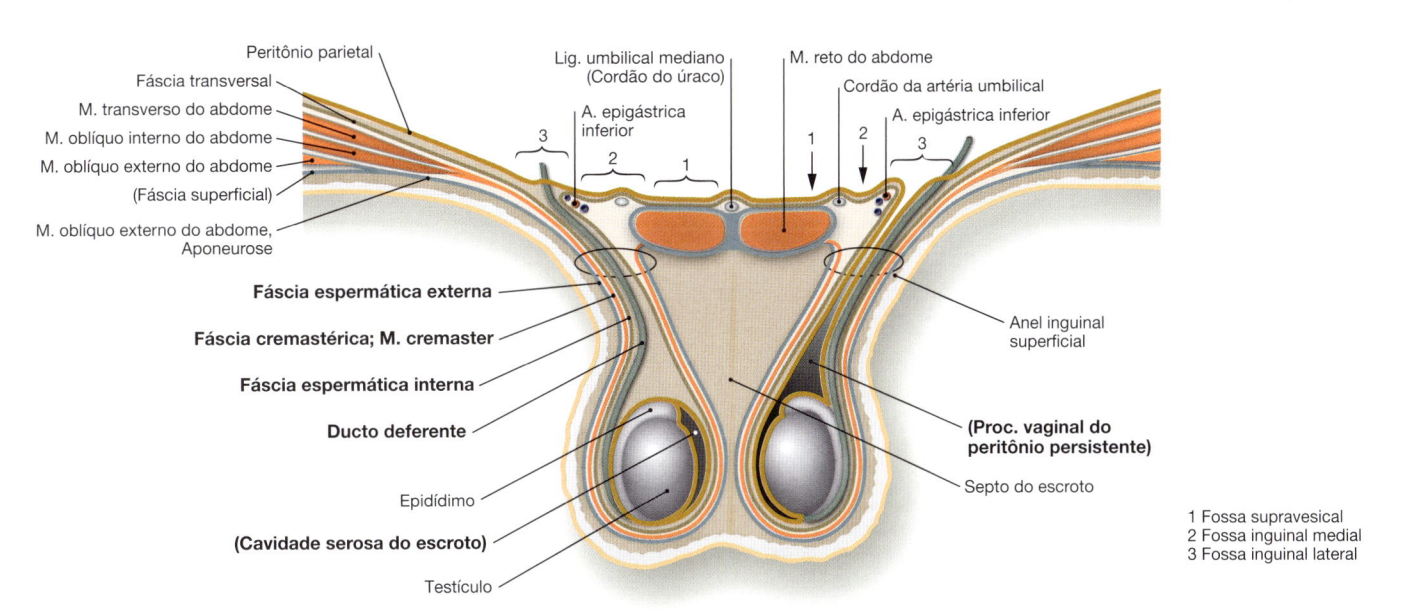

Figura 2.168 Estrutura anatômica da parede abdominal e dos envoltórios do funículo espermático e do testículo; representação esquemática. Por motivos didáticos, o canal inguinal, o funículo espermático e o escroto foram esquematizados em um único plano. [S700-L275]/[B500-L240]

Devido à migração testicular, o testículo se posiciona em uma evaginação da parede abdominal, que se estende como uma bolsa para o interior do escroto. Consequentemente, o escroto e o funículo espermático apresentam a mesma estrutura anatômica que a parede abdominal.

A fáscia do M. oblíquo externo do abdome continua como a **fáscia espermática externa** sobre o funículo espermático. Abaixo desta se encontra o M. cremaster – como um componente do M. oblíquo interno do abdome –, envolvido pela **fáscia cremastérica**. Sob o M. cremaster, segue-se a **fáscia espermática interna** – como um componente da aponeurose do M. transverso do abdome –, que envolve o conteúdo do funículo espermático. O Proc. vaginal do peritônio é obliterado (visto ao lado esquerdo da figura), de modo a formar o **vestígio do processo vaginal** (um cordão de tecido conjuntivo), com exceção de uma porção remanescente na região do testículo (túnica vaginal do testículo, com lâmina parietal [periórquio] e lâmina visceral [epiórquio]). No lado direito da figura, o Proc. vaginal do testículo não está obliterado, mas persiste (Proc. vaginal do peritônio persistente). Ele constitui uma conexão aberta entre a cavidade abdominal e a cavidade serosa do testículo.

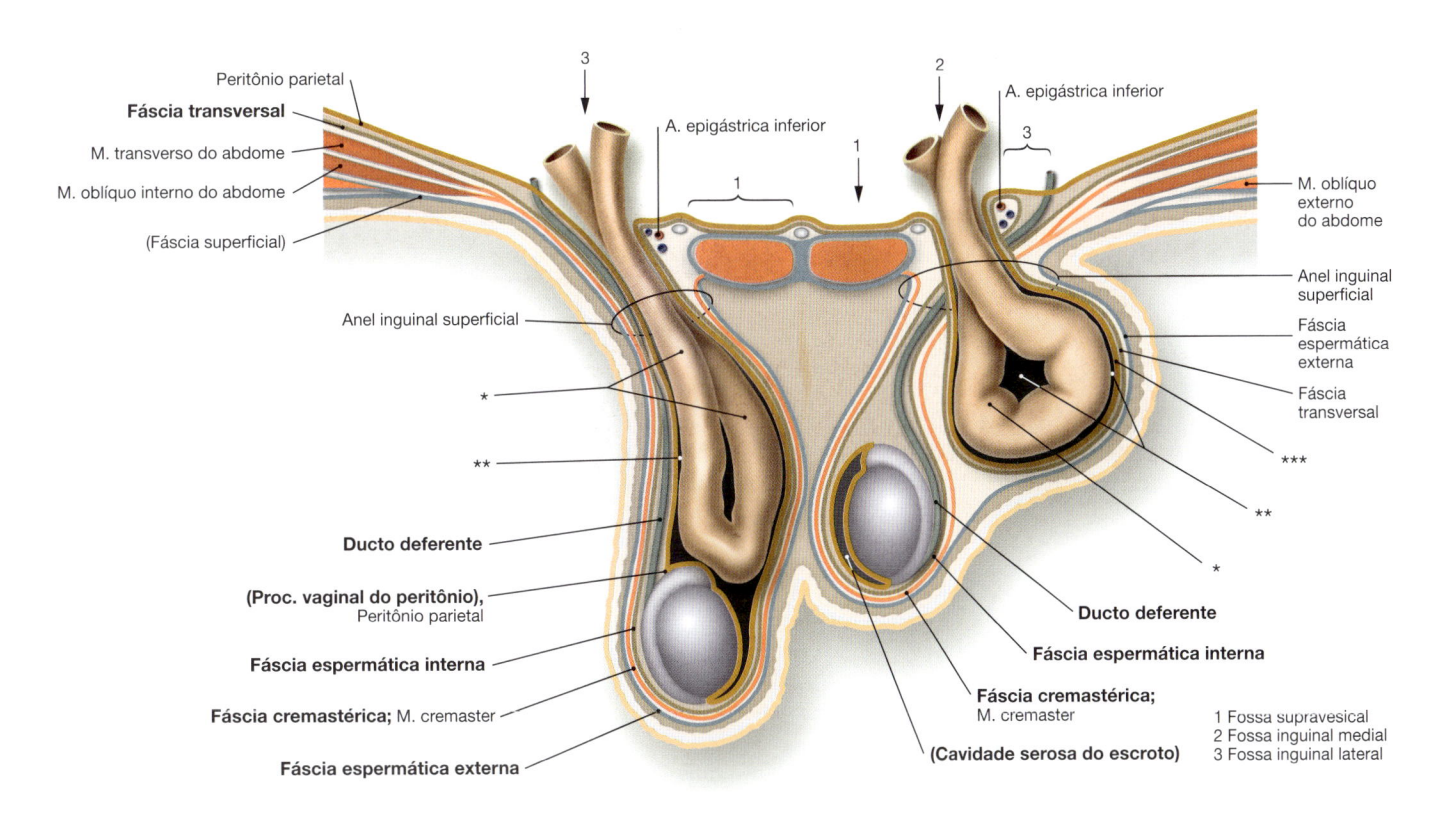

Figura 2.169 Hérnias inguinais; representação esquemática. Lado esquerdo da figura: hérnia indireta lateral; lado direito da figura: hérnia direta medial. [S700-L275]/[B500-L240]

As **hérnias inguinais indiretas** penetram na fossa inguinal lateral através do anel inguinal profundo, no canal inguinal.

As **hérnias inguinais diretas** penetram na fossa inguinal medial através do trígono inguinal (triângulo de Hesselbach), que não tem musculatura, o que representa um ponto fraco na parede abdominal. Aqui, a parede abdominal posterior é constituída apenas pela fáscia transversal e pelo peritônio parietal (parede posterior delgada do canal inguinal).

* Alça intestinal no saco herniário
** Espaço peritoneal
*** Saco herniário peritoneal recém-formado

Topografia, Abdome e Parede Abdominal

Canal Inguinal de um Recém-Nascido

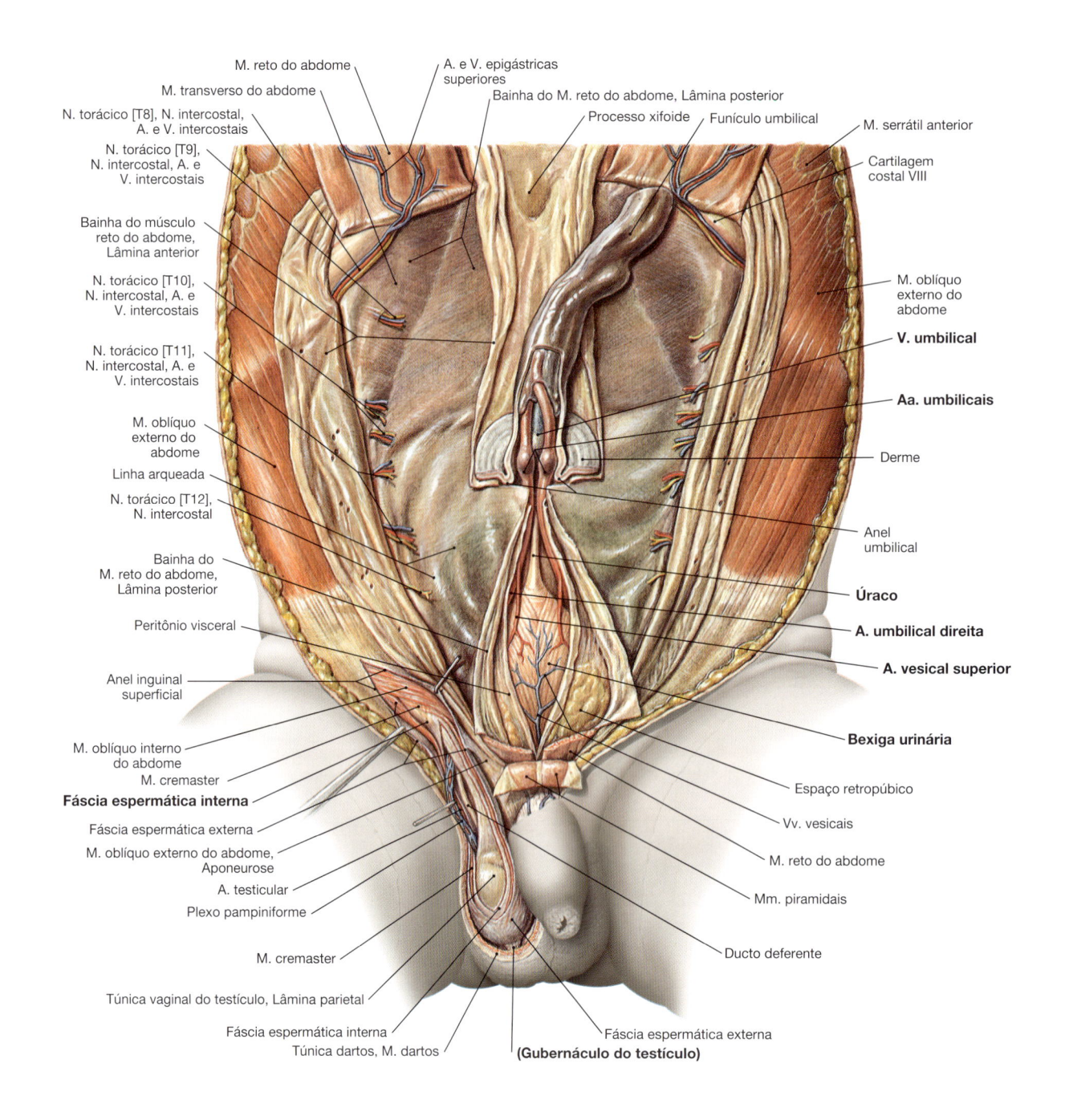

Figura 2.170 Parede anterior do abdome de um recém-nascido; os Mm. retos do abdome estão rebatidos; a cavidade abdominal está aberta no plano mediano juntamente com o cordão umbilical; no lado direito, o canal inguinal está preparado. [S700]

A fáscia espermática externa está fixada por resquícios do gubernáculo do testículo ao fundo do escroto. Na cavidade abdominal aberta até o umbigo, pode-se ver a bexiga urinária com o úraco e os vasos umbilicais.

Plexo Lombossacral

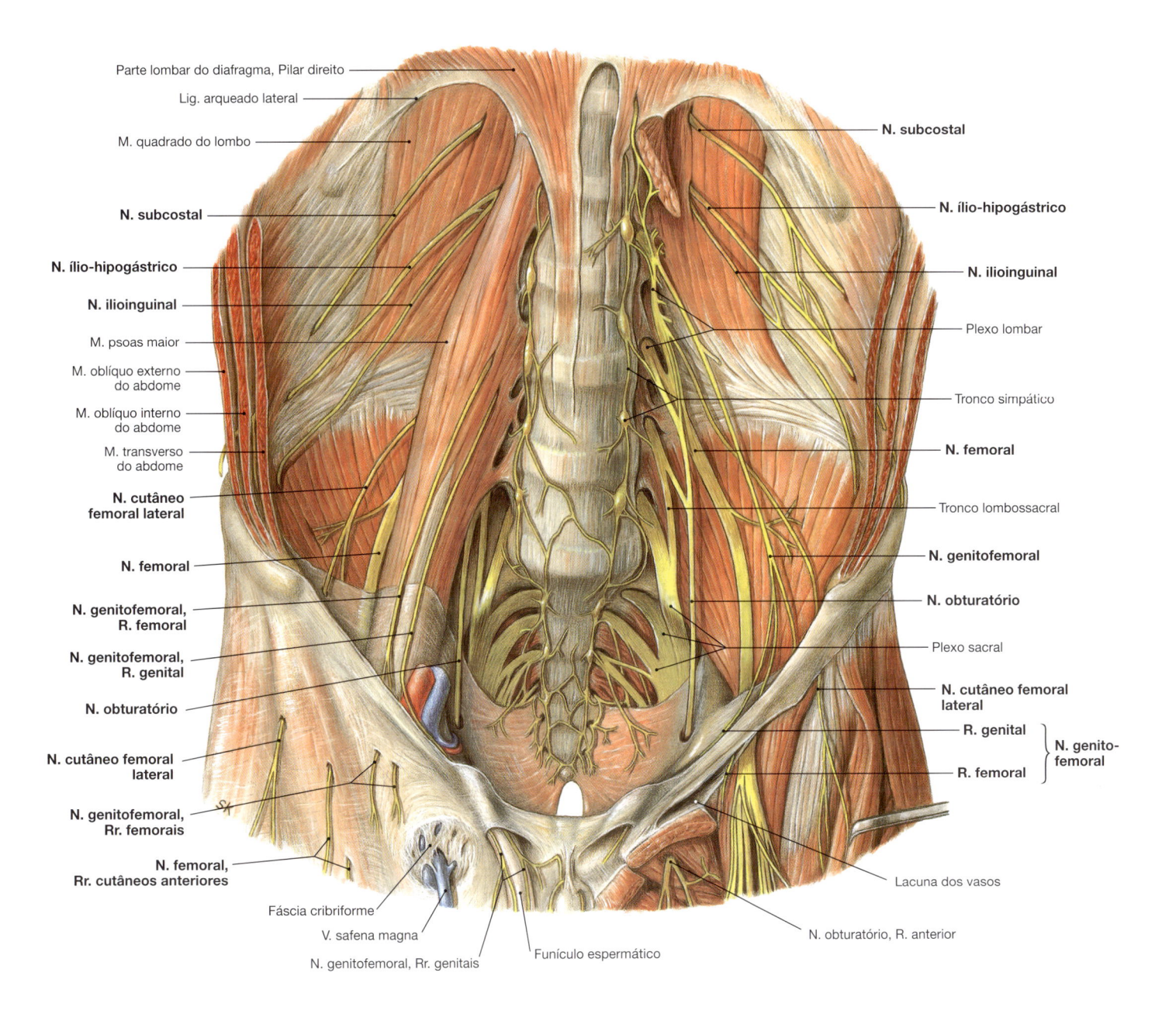

Figura 2.171 Parede abdominal posterior com o plexo lombossacral; vista anterior. [S700-L238]
O plexo lombossacral é constituído pelo plexo lombar (T12, L1-L3 [L4]) e pelo plexo sacral ([L4] L5, S1-S5). O plexo lombar é importante para a inervação da parede do tronco. A figura mostra a emergência segmentar e o trajeto dos **Rr. anteriores (ventrais) dos nervos espinais do plexo lombar**, que inervam os músculos abdominais, a região inguinal e a coxa. Estes são, da região cranial para a caudal, os Nn. subcostal (12º nervo intercostal), ílio-hipogástrico (T12, L1), ilioinguinal (L1), genitofemoral (L1, L2), com R. femoral e R. genital, e o N. cutâneo femoral lateral (L2, L3). Além disso, observa-se a emergência do N. femoral (L1-L4) que, após passagem pela lacuna dos músculos, origina os Rr. cutâneos anteriores – para a inervação da pele da coxa – e do N. obturatório ([L1] L2-L4), que entra no canal obturatório.

→ T 42

Questões de autoavaliação

Para testar se você assimilou o conteúdo deste capítulo, apresentamos a seguir questões preparatórias úteis para exames orais de Anatomia.

Considere a estrutura de uma vértebra:

- Como são distinguidas as diferentes vértebras dos diferentes segmentos da coluna vertebral?
- Que características têm a primeira (atlas) e a segunda (áxis) vértebras cervicais?
- Quais ligamentos estabilizam a coluna vertebral e como ocorre a fixação entre a coluna cervical e o crânio?
- Que movimentos podem ser realizados na coluna vertebral entre duas vértebras e em geral?
- O que é um segmento de movimento?
- Quais músculos estão significativamente envolvidos nos movimentos da coluna vertebral?

Considere a estrutura da parede torácica:

- Quais estruturas têm de ser perfuradas sucessivamente em uma toracocentese?
- Do ponto de vista anatômico, deve-se prestar atenção a quais estruturas durante uma toracocentese?
- Como são dispostos os músculos intercostais e qual é a sua função?

Considere a estrutura da parede do abdome:

- Como é formado o músculo reto do abdome?
- Onde se localizam os pontos fracos da parede?
- Quais são as funções dos músculos reto e oblíquos do abdome?
- Qual o conteúdo das pregas da parede abdominal?

Considere a estrutura do diafragma:

- Que regiões de passagem você conhece e o que passa por elas?
- Que pontos fracos você conhece?
- O que se entende por ligamento arqueado lateral?
- Como é inervado o diafragma e como é o seu suprimento sanguíneo?

Considere a irrigação sanguínea das paredes torácica e abdominal:

- Quais conexões arteriais existem entre as metades superior e inferior do corpo?
- O que se entende por circulação de desvio vertical e horizontal?
- Nomeie as anastomoses cavocavais
- Que vasos sanguíneos passam no interior das paredes torácica e abdominal e se comunicam uns com os outros?

Considere a região da nuca e as estruturas nela localizadas:

- Como se chamam os músculos curtos do pescoço?
- O que é trígono vertebral?
- Como são denominados os nervos do pescoço?

Considere a estrutura do espaço epidural:

- Como é formado um nervo espinal?
- Quais estruturas estão localizadas no forame intervertebral?
- A que estruturas se deve atentar durante uma punção lombar?

Considere a localização e a estrutura das mamas:

- O que é uma linha láctea, e por onde ela passa?
- Por que a mama feminina é dividida em quadrantes?
- Nomeie os grupos de linfonodos regionais na área da mama
- Para fins clinicotopográficos e oncocirúrgicos, os linfonodos da mama feminina são divididos em níveis. Quais são esses níveis e quais são os limites?

Considere a diferença entre dermátomo e zona de Head:

- Nomeie dermátomos característicos na parede anterior do tronco
- Mostre a zona de Head que está associada ao coração. O que se entende por dor referida?

Considere a estrutura do canal inguinal:

- Que estruturas atravessam o canal inguinal?
- Quais são os limites do canal inguinal?
- Qual é a relação da túnica vaginal com o peritônio e o que acontece se não for obliterada? Explique a descida dos testículos
- O que são uma hérnia inguinal indireta e uma hérnia inguinal direta?

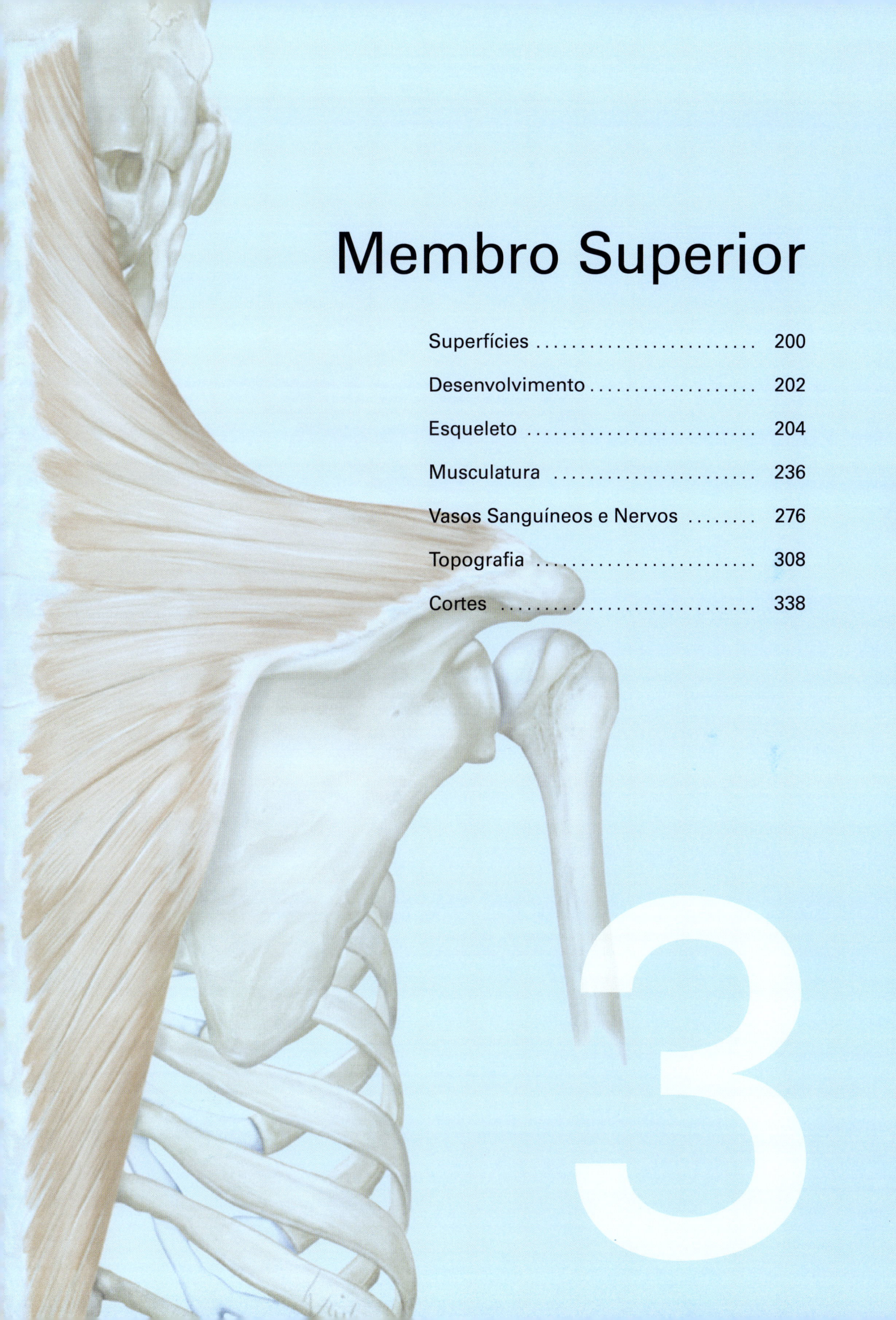

Membro Superior

Superfícies 200

Desenvolvimento 202

Esqueleto 204

Musculatura 236

Vasos Sanguíneos e Nervos 276

Topografia 308

Cortes 338

3

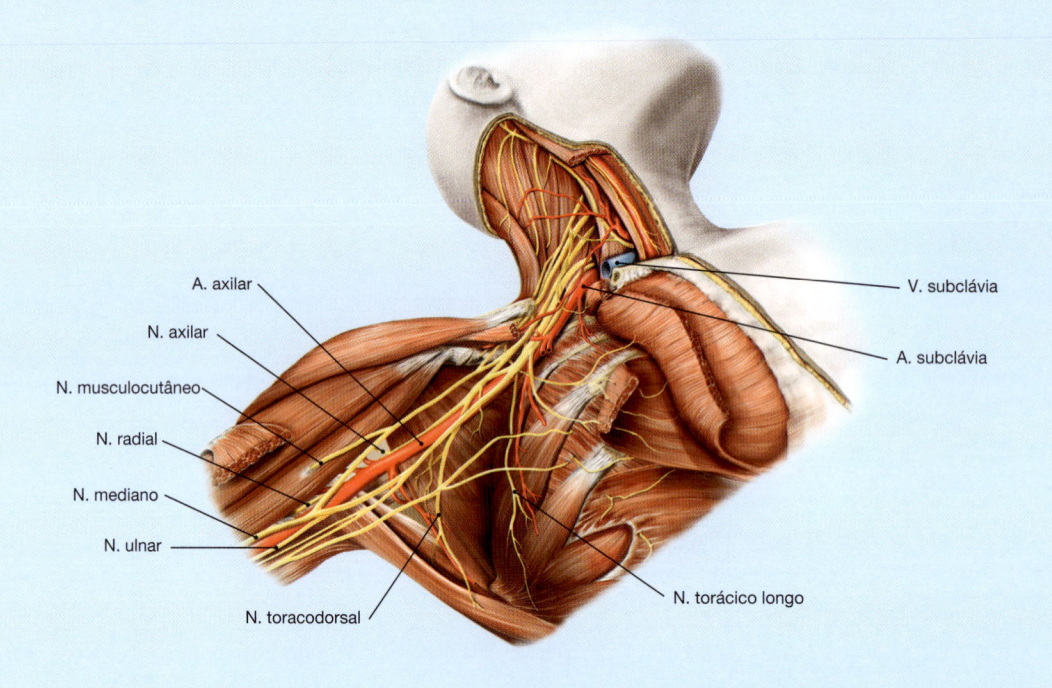

Visão geral

O **membro superior** é dividido em **cíngulo do membro superior e parte livre do membro superior**. O cíngulo do membro superior é constituído pela escápula e pela clavícula de cada lado. A parte livre do membro é dividida por articulações em braço, antebraço e mão. O cíngulo do membro superior e a parte livre do membro superior, como um todo, estão ligados ao tronco apenas pela parte medial da clavícula.

Ao contrário dos membros inferiores, que se destinam a locomoção e suporte, os membros superiores são usados para **prensão e toque**. Durante o desenvolvimento, a amplitude de movimento dos membros superiores foi substancialmente aumentada. O alcance das mãos é bastante expandido pelos movimentos de torção do antebraço e do punho. Além disso, a **mobilidade diferenciada dos dedos das mãos** e a capacidade de **oposição** dos polegares possibilitam a manipulação de objetos e conferem eficiência excepcional às mãos.

Os músculos do membro superior são inervados pelo **plexo braquial**, situado no pescoço e na axila, formado pelos ramos anteriores dos nervos espinais C5 a T1. Do plexo braquial emergem diferentes nervos para o ombro e o membro superior. Os vasos sanguíneos que irrigam e drenam o membro superior são a **A. e a V. subclávias** e suas ramificações. Os vasos linfáticos apresentam substancial conexão com as veias e os **linfonodos do oco axilar**, além de drenarem as mamas.

Tópicos mais importantes

Após estudar e compreender os principais tópicos deste capítulo, segundo as diretrizes do Nationalen Kompetenzbasierten Lernzielkatalog Medizin (NKLM), você será capaz de:

- Explicar os princípios do desenvolvimento dos membros e as variações e malformações clinicamente relevantes
- Descrever as estruturas ósseas do cíngulo do membro superior e da parte livre do membro superior, bem como suas articulações no âmbito dos movimentos
- Discorrer sobre o trajeto dos ligamentos e dos músculos do cíngulo do membro superior, do braço e do antebraço, bem como sobre suas origens, inserções e funções. Também será capaz de apontar essas estruturas. No caso dos músculos da mão, muitas vezes basta descrever o trajeto, a função e a inervação
- Explicar a estrutura do plexo braquial, mostrar suas estruturas nas figuras e esclarecer os sinais/sintomas das suas lesões
- Caracterizar as funções e as alterações encontradas nos ombros
- Descrever o trajeto, a função e os sinais/sintomas exatos no caso de falência dos grandes nervos do braço e apontá-los nas figuras
- Identificar todas as artérias do membro superior
- Nomear as anastomoses vasculares do ombro e do braço
- Descrever o princípio básico da drenagem venosa do membro superior
- Descrever as grandes veias epifasciais (superficiais) e mostrá-las nas figuras
- Explicar os princípios da drenagem linfática do membro superior
- Nomear as cadeias de linfonodos no oco axilar e sua relevância clínica
- Limitar e indicar as estruturas que atravessam o triângulo de Mohrenheim (trígono clavipeitoral)
- Nomear os limites dos espaços triangular e quadrangular na axila, bem como explicar as estruturas que atravessam esses espaços e mostrá-las na figura
- Explicar o trajeto dos vasos sanguíneos na fossa cubital
- Explicar a estrutura e os elementos que atravessam o túnel do carpo e a loja de Guyon (túnel ulnar).

Relação com a clínica

A seguir, é apresentado um estudo de caso que reforça a correlação entre os muitos detalhes anatômicos e a prática clínica mais atual.

Lesão do plexo braquial

Protocolo de emergência
Um homem de 20 anos é encontrado à beira da estrada após colisão de sua motocicleta com a grade de proteção da rodovia. Ele está atordoado, mas lúcido e respondendo aos estímulos. Não há lesões externas nas partes do corpo, até onde foi possível identificar pelo vestuário utilizado. O paciente está estabilizado em maca de vácuo e foi colocado um colar cervical, para evitar o deslocamento de possíveis ossos fraturados e lesão raquimedular. Ele foi trazido para avaliação.

Achados da avaliação
O paciente está lúcido e orientado no tempo e no espaço. Ele informa dor intensa em vários locais do corpo, nos quais são observadas contusões e escoriações cutâneas. A frequência cardíaca (100 bpm), a frequência respiratória (25 incursões/minuto) e a pressão arterial (140/100 mmHg) estão discretamente aumentadas.

Exames complementares
A tomografia computadorizada (TC) não mostra sinais de fratura ou lesões internas. Após os curativos foi realizada uma avaliação de todas as articulações, bem como de seus movimentos, de acordo com o método neutro-nulo. O paciente não consegue levantar (abduzir) o braço direito nem flexioná-lo na articulação do cotovelo (→ Figura a). O braço direito pende ao longo do corpo, e a palma da mão está virada lateralmente, ou seja, há rotação medial do ombro. No entanto, os movimentos da mão e dos dedos da mão não estão comprometidos. A sensibilidade tátil está diminuída em uma área em formato de faixa desde a face externa do ombro até o polegar, passando pela face lateral do antebraço (dermátomos C5 e C6). A ressonância magnética (RM) do ombro direito foi solicitada e mostrou ruptura das raízes dos nervos espinais dos segmentos C5 e C6 da medula espinal.

Diagnóstico
Lesão do plexo braquial do tipo Erb (→ Figura b).

Tratamento
Primeiro, os neurocirurgiões fixaram as raízes nervosas que foram seccionadas. Como parte de estudo científico, foram aplicados fatores de crescimento locais durante a intervenção cirúrgica. O propósito foi acelerar o crescimento das fibras neurais. A fisioterapia foi iniciada alguns dias depois da cirurgia. Após meses de treinamento intensivo, o paciente recuperou, com limitações, a capacidade de movimento.

Evolução
A função da articulação do cotovelo foi recuperada com limitações; entretanto, os transtornos sensitivos no antebraço e no polegar persistem.

Laboratório de anatomia
O plexo braquial é uma estrutura muito complicada de ser demonstrada na sala de dissecção. Ele só pode ser preparado e explicado em um atlas de anatomia após exame cuidadoso (→ Figura 3.102). O **plexo braquial** é formado pelos ramos dos nervos espinais; os segmentos da parte inferior do pescoço e da parte alta do tórax (C5 a T1) nutrem o plexo. Os ramos anteriores dos nervos espinais formam **três troncos**, que passam entre os músculos profundos do pescoço (**Mm. escalenos**) no **hiato dos escalenos**, em direção à região axilar. Na região axilar, esses nervos estão dispostos em **três fascículos** em torno da A. axilar.

> *Uma abordagem sensata é buscar a origem dos nervos na dissecção – caso contrário, é fácil se perder!*

Os nervos individuais emergem de troncos e fascículos. Os segmentos craniais da medula espinal (C5, C6) inervam os músculos proximais do ombro e a pele correspondente via **nervos curtos do ombro**. Os segmentos caudais (C8, T1) formam nervos longos do antebraço e da mão. O **N. musculocutâneo** inerva os músculos flexores da articulação do cotovelo no braço e forma a inervação cutânea lateral do antebraço. Os músculos flexores no antebraço são supridos pelos **Nn. mediano e ulnar** (do fascículo medial). Os músculos extensores são supridos pelo **N. radial** (fascículo posterior).

> *É possível se orientar no plexo braquial porque os nervos formam a letra "M"!*

De volta à clínica
As manifestações clínicas mostram que se trata de uma lesão mista, ou seja, motora e sensitiva. Todos os déficits dos músculos e da sensibilidade cutânea podem ser atribuídos à lesão dos segmentos C5 e C6 da medula espinal. Assim, é provável que o impacto sobre a grade de proteção da estrada tenha tracionado o ombro para baixo, com consequente lesão das raízes nervosas superiores do plexo braquial. Trata-se, portanto, de uma lesão da parte alta do plexo, do tipo Erb.

> *Isso é, com frequência, questionado junto com a anatomia do plexo braquial!*

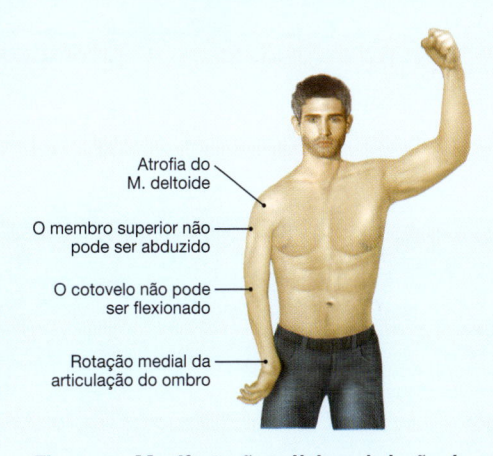

Figura a Manifestações clínicas de lesão da parte alta do plexo braquial (do tipo Erb). [S700-L238]

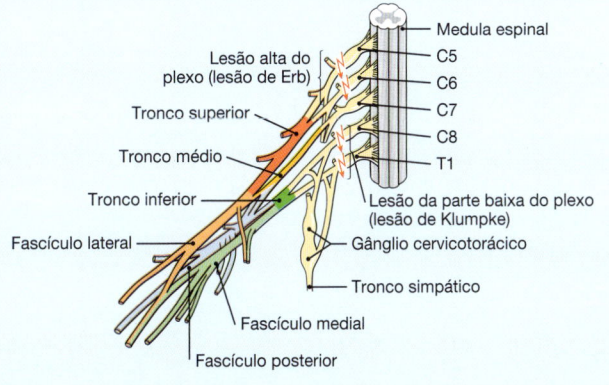

Figura b Lesões do plexo braquial, lesões dos nervos espinais, à direita; vista anterior. [S700-L126]

Superfícies

Anatomia de Superfície

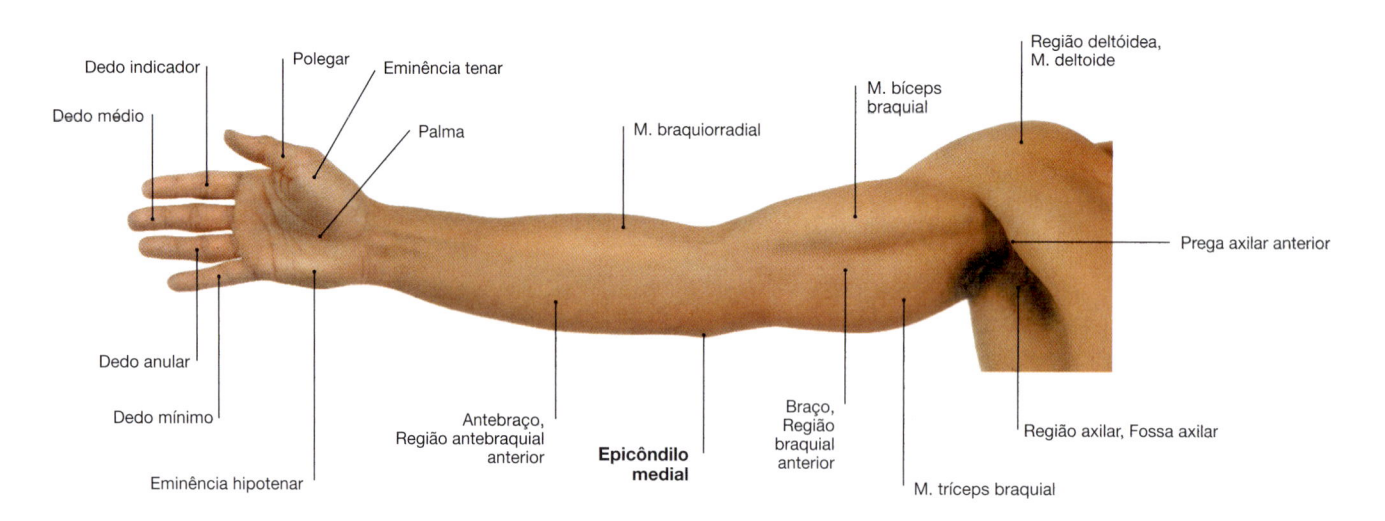

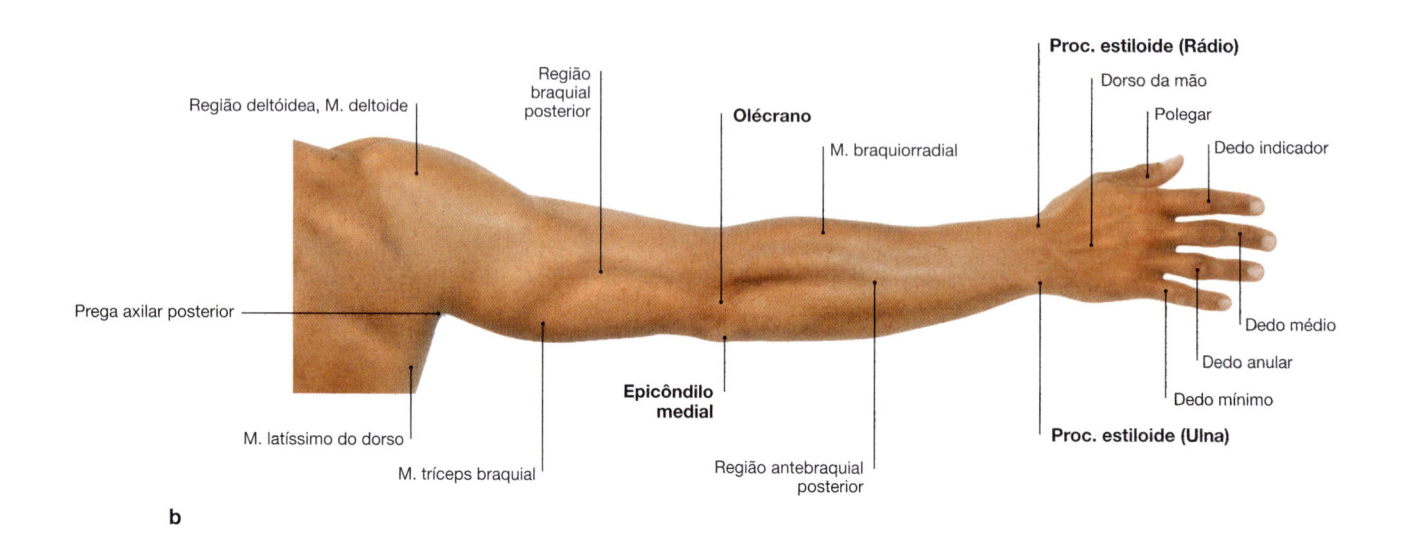

Figura 3.1a e b Relevo superficial do membro superior direito.
[S700]
a Vista anterior.
b Vista posterior.

― **Correlações clínicas** ―

O relevo superficial do membro superior é determinado pelos músculos e por alguns componentes do esqueleto. Os **acidentes ósseos** facilitam a orientação durante o exame físico.

Fáscias do Braço

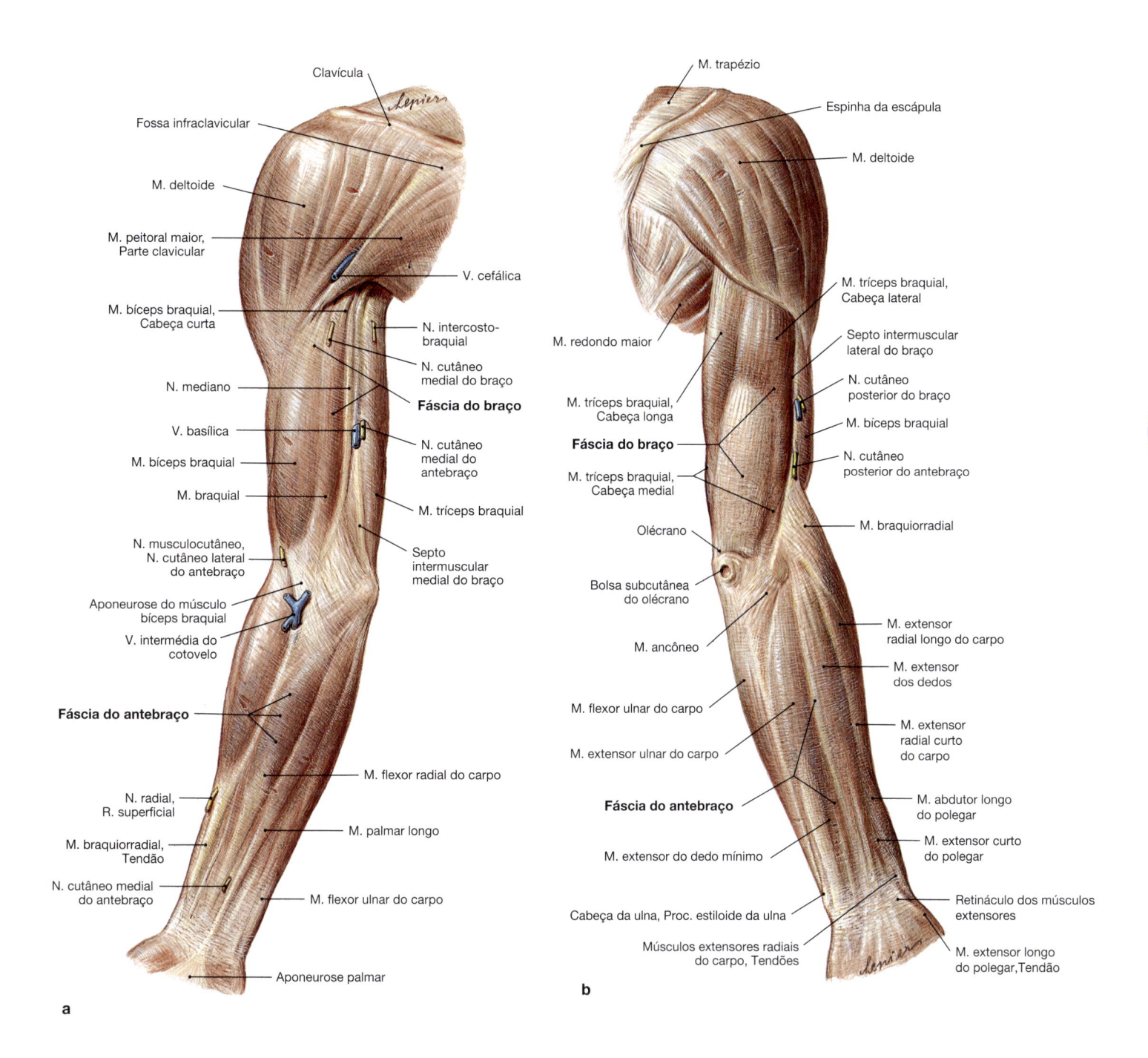

Figura 3.2a e b Fáscias do braço e do antebraço, lado direito.
[S700]
a Vista anterior.
b Vista posterior.
O relevo superficial é determinado principalmente pelos músculos. Os músculos são envolvidos por fáscias próprias e agregados em grupos. As fáscias destes grupos são recobertas por uma fáscia comum, a fáscia do braço e do antebraço, que se encontra abaixo da tela subcutânea. Durante a dissecção, após a exposição das principais estruturas subcutâneas, como os nervos cutâneos e as veias superficiais, a fáscia do corpo é exposta, uma vez que a tela subcutânea foi completamente removida.

Desenvolvimento

Desenvolvimento

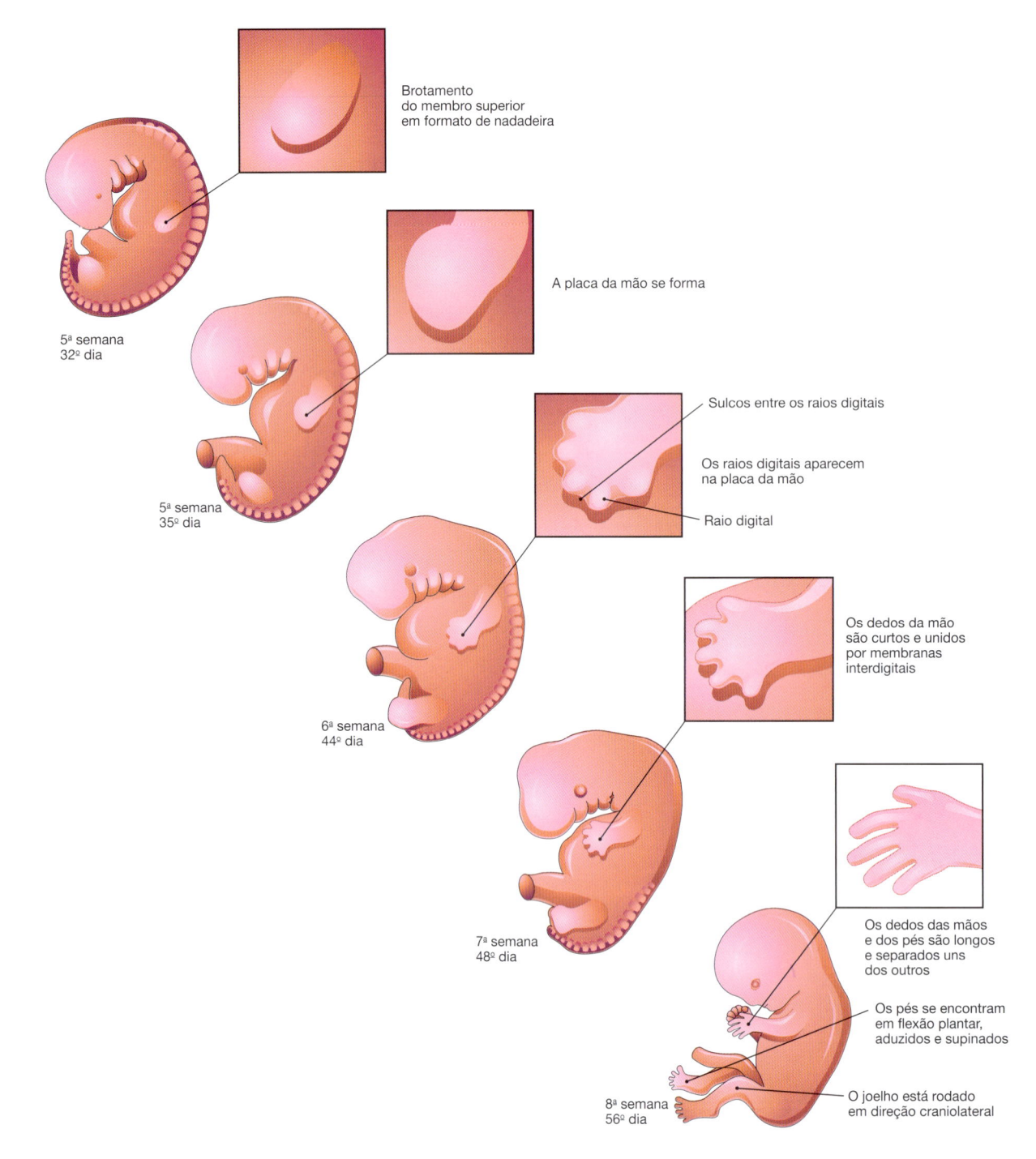

Figura 3.3 Desenvolvimento dos membros na 5ª-8ª semana; representação esquemática. [E347-009]

Os **membros** se desenvolvem a partir da **4ª semana**. Os **brotamentos dos membros superiores**, em formato de nadadeira, formam-se no **26º-27º dia**, portanto, 2 dias antes dos brotamentos dos membros inferiores. Os primórdios dos membros são compostos, nesse momento, por um eixo de tecido conjuntivo mesenquimal, derivado da somatopleura do mesoderma intraembrionário, e um revestimento derivado do ectoderma superficial que formará a futura epiderme da pele (→ Figura 3.4). O ectoderma na margem distal dos brotamentos dos membros (crista ectodérmica apical) produz fatores de crescimento, que atraem precursores de células musculares derivados dos somitos do mesoderma intraembrionário, na região do tronco. Por volta da **5ª-6ª semana**, os brotamentos dos membros permitem o reconhecimento de uma **estrutura** típica nos primórdios de ambos os membros. A partir da 6ª semana, os raios digitais se separam uns dos outros, à medida que o tecido interposto regride, devido à morte celular programada (apoptose). Até o **final da 8ª semana**, os **dedos das mãos e dos pés** estão completamente **separados**.

Em comparação ao primórdio do membro superior, o **primórdio do membro inferior** sofre rotação na **8ª semana**, na qual o **joelho é posicionado em direção craniolateral**. Isto faz com que, no membro inferior, os músculos extensores da coxa e da perna se posicionem anteriormente, enquanto no membro superior são encontrados na face posterior. Além disso, inicialmente, **o pé, na 8ª semana**, encontra-se em **flexão plantar**, **aduzido** e **em supinação**. Entretanto, essa posição do pé regride normalmente até a 11ª semana.

Correlações clínicas

O **pé torto congênito** é a malformação mais frequente dos membros. Neste caso, o pé se mantém fixo em flexão plantar e supinação. Acredita-se que esta malformação se baseie na regressão deficiente desta posição do pé, que é fisiológica entre a 8ª e a 11ª semana.

3 Desenvolvimento

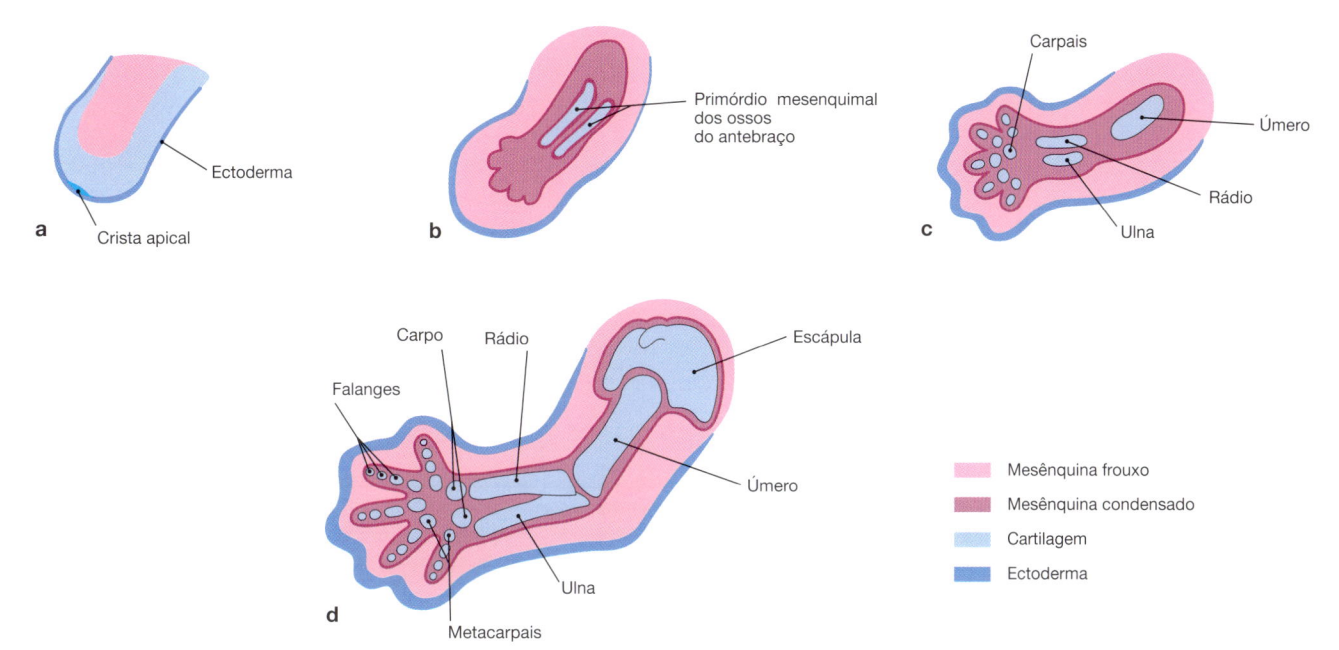

Figura 3.4a-d Desenvolvimento dos primórdios cartilagíneos dos ossos do membro superior na 4ª-8ª semana; cortes longitudinais esquemáticos. [E347-009]

a Na **4ª semana**, os primórdios dos membros são constituídos por um eixo de tecido conjuntivo mesenquimal e um revestimento derivado do ectoderma superficial e que formará futuramente a epiderme da pele.
b O mesênquima se condensa e forma – entre a **4ª e a 6ª semana** no membro superior e entre a **6ª e a 8ª semana** no membro inferior – um **esqueleto cartilagíneo** como precursor dos futuros ossos. Esse processo avança da região proximal para a distal.
c Nesse esqueleto cartilagíneo formam-se os centros de ossificação, **a partir da 7ª semana**, os quais iniciam o processo de **ossificação condral**, em que o esqueleto cartilagíneo é progressivamente substituído por um esqueleto ósseo.
d O padrão da ossificação condral consiste na utilização da cartilagem calcificada como arcabouço para a instalação do tecido ósseo (→ Figura 1.27).

- Até a 12ª semana, em todos os ossos do membro superior, exceto os carpais, existem centros de ossificação. Os centros de ossificação dos carpais surgem apenas na vida pós-natal, entre o 1º e o 8º ano de vida. A clavícula constitui uma exceção: ela surge na 7ª semana de vida embrionária, pois não apresenta um primórdio cartilagíneo e, portanto, se origina diretamente a partir do mesênquima (ossificação intramembranosa).
- A ossificação dos membros inferiores é um pouco tardia. Enquanto no fêmur, na tíbia e na fíbula os primeiros centros de ossificação surgem na 8ª semana de vida embrionária, as falanges dos dedos dos pés surgem entre a 9ª semana de vida embrionária e o 6º mês de gravidez. Os tarsais (1º–4º ano pós-natais) e o cíngulo do membro inferior (em parte até o 20º ano) ossificam-se na vida pós-natal.

O **fechamento das epífises** (desaparecimento das cartilagens epifisiais) e o consequente término do crescimento longitudinal dos membros ocorrem entre **o 14º e o 25º ano de vida**, embora na maioria dos ossos isto ocorra até os **21 anos**.

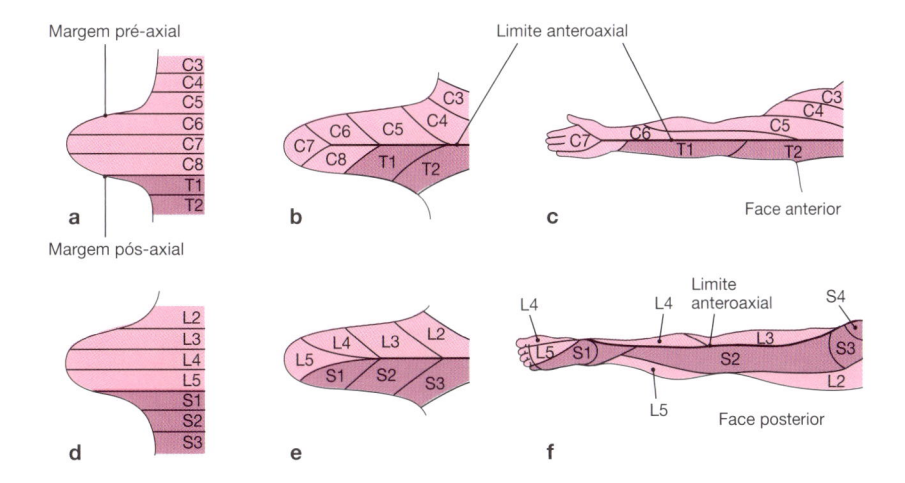

Figura 3.5a-f Desenvolvimento dos dermátomos na região dos membros. [E347-009]
Determinadas áreas da pele (dermátomos) têm a inervação sensitiva fornecida por um segmento exclusivo da medula espinal. Em comparação com o tronco, no qual os dermátomos estão organizados em forma de cinturões, eles seguem nos membros inicialmente quase em direção longitudinal (**a, d**) e, no decorrer do desenvolvimento, vão progressivamente assumindo um trajeto oblíquo (→ Figura 3.108 e → Figura 4.145). Os membros superiores e inferiores apresentam um limite anteroaxial (**b, c, e, f**), no qual os campos de inervação sensitiva não se sobrepõem.

Correlações clínicas

Pode-se estimar o crescimento das crianças e a altura quando adultos (**idade óssea**) a partir dos centros de ossificação, por meio de exames radiográficos. No exame radiográfico de crianças, deve-se lembrar que os ossos ainda têm centros de ossificação, que ainda não estão totalmente ossificados. É importante não confundir com fraturas.

Esqueleto

Esqueleto do Membro Superior

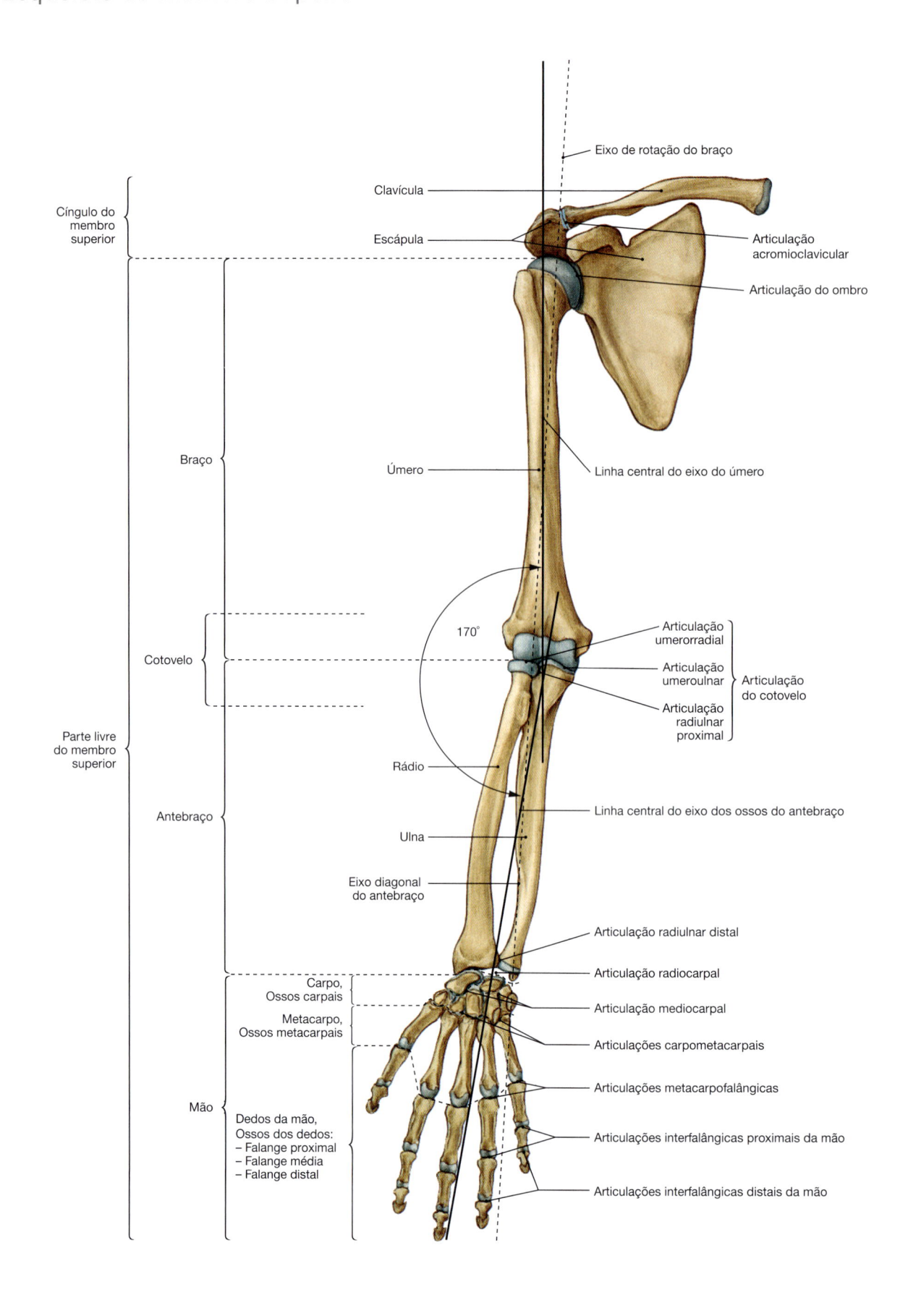

Figura 3.6 Ossos e articulações do membro superior direito; vista anterior. [S700]

O braço e o antebraço formam, de modo semelhante ao membro inferior, um **ângulo lateral do membro superior**, de 170°, aberto em direção lateral, cujo vértice se situa no eixo transversal da articulação do cotovelo. O eixo de rotação do braço na articulação do ombro corresponde à linha que conecta a cabeça do úmero e a articulação do cotovelo. Essa linha se estende como um eixo diagonal do antebraço, desde a articulação proximal até a distal, entre os ossos do antebraço (articulação radiulnar). Os movimentos rotatórios reversos do antebraço (pronação/supinação) ocorrem em torno desse eixo.

Cíngulo do Membro Superior

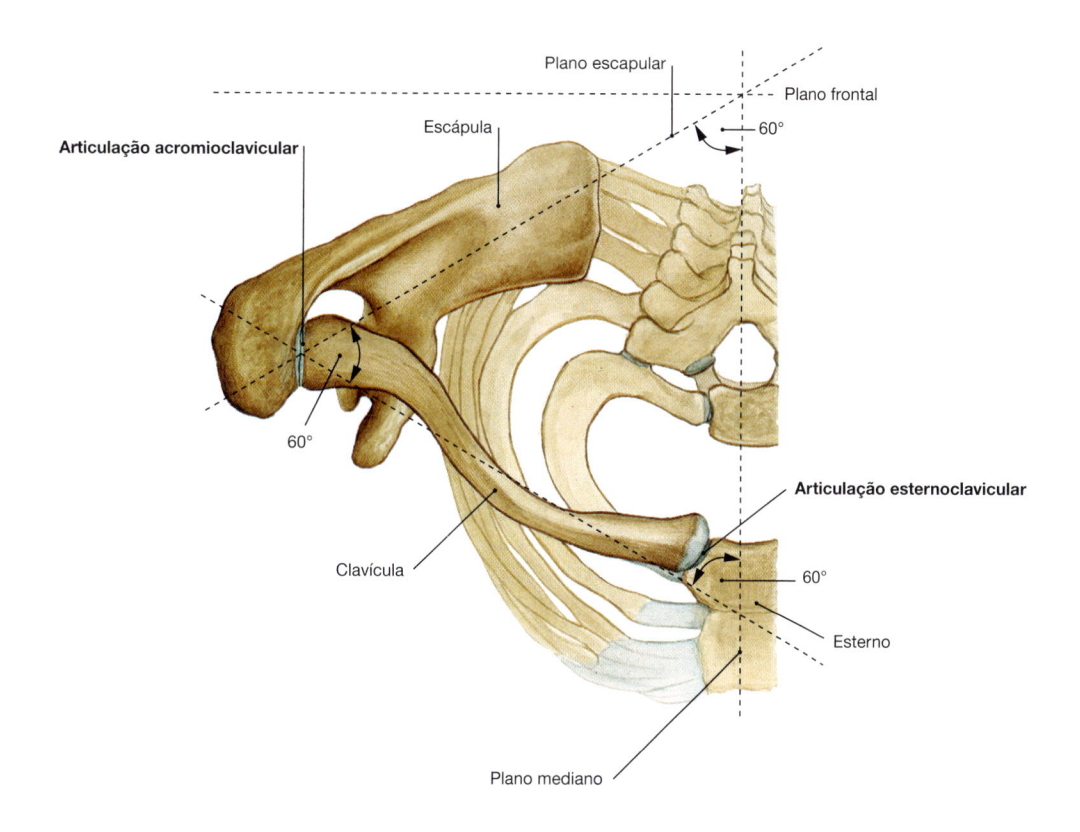

Figura 3.7 Cíngulo do membro superior, lado direito; vista superior. [S700]
O cíngulo do membro superior é composto pela **clavícula** e pela **escápula**. Os dois ossos interagem na articulação acromioclavicular, em posição lateral; a clavícula articula-se com o esqueleto do tronco por meio da articulação esternoclavicular, em posição medial.

A clavícula forma um ângulo de cerca de 60° tanto com o plano mediano quanto com a escápula (plano escapular). A própria escápula encontra-se no chamado plano escapular, que inclui um ângulo de 60° em relação ao plano mediano.

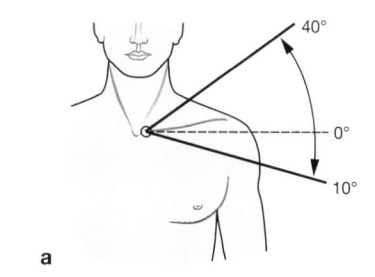

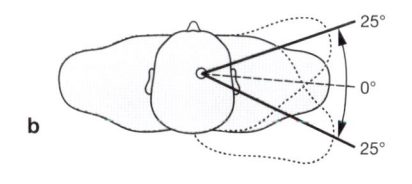

Figura 3.8a e b Amplitude dos movimentos do cíngulo do membro superior a partir da articulação esternoclavicular. [S700-L126]/[G1061]
a Elevação e abaixamento.
b Protração e retração.
As duas articulações esternoclaviculares são **esferóideas** e habitualmente se comportam como uma unidade funcional, uma vez que o cíngulo do membro superior está unido ao esqueleto do tronco apenas na articulação esternoclavicular, medial. Além da protração e da retração, são possíveis um discreto abaixamento (depressão) e uma elevação relativamente significativa do ombro. A clavícula consegue realizar, de modo geral, rotação de 45° ao redor da sua extremidade esternal fixa. Devido à mobilidade do cíngulo do membro superior, a amplitude de movimento do membro superior é ampliada.

Amplitude de movimento do cíngulo do membro superior:
- Elevação-Abaixamento: 40°-0°-10°
- Protração-Retração: 25°-0°-25°.

Esqueleto

Clavícula

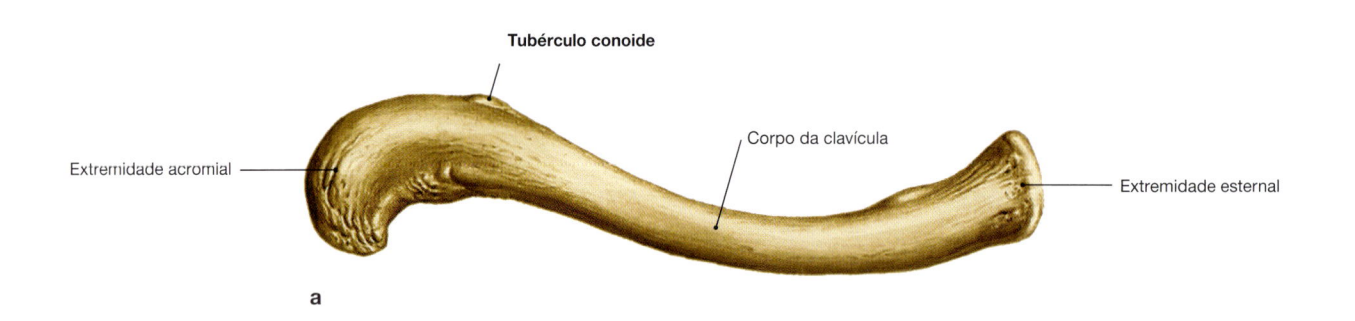

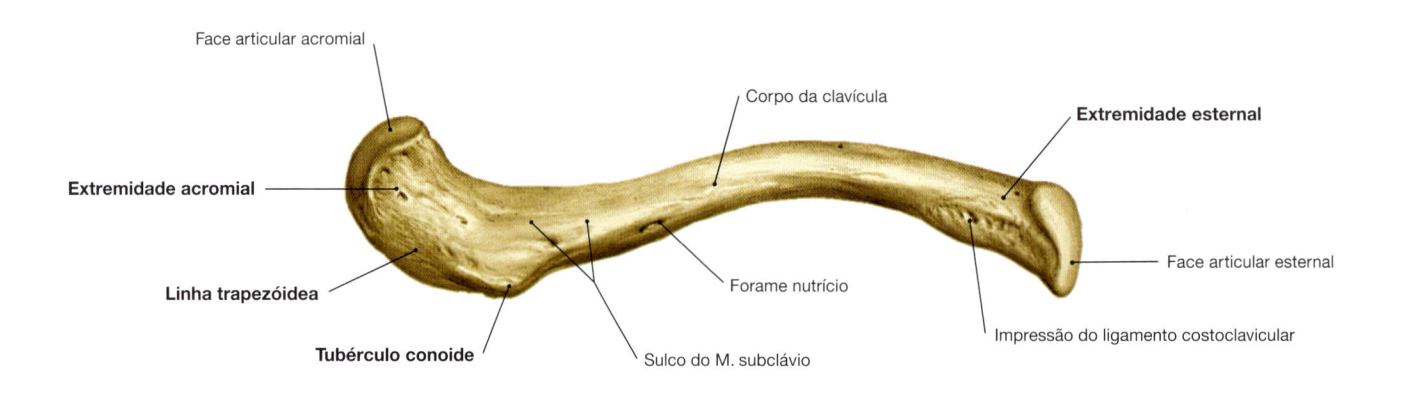

Figura 3.9a e b Clavícula direita; vista cranial. [S700]

a Vista superior. O posicionamento unilateral de uma clavícula não é simples de ser compreendido. Observa-se que a extremidade esternal é mais abaulada, enquanto a extremidade acromial é mais plana. Além disso, a convexidade na extremidade esternal é direcionada anteriormente.

b Vista inferior. Na face inferior do osso encontram-se duas apófises características, nas quais as duas partes do ligamento coracoclavicular estão fixadas (→ Figura 3.21). Medialmente encontra-se o **tubérculo conoide** e, mais lateralmente, encontra-se a **linha trapezóidea**.

Correlações clínicas

A clavícula é o osso do membro superior mais frequentemente fraturado. Geralmente, a fratura ocorre quando a pessoa cai sobre o braço estendido ou diretamente sobre o ombro.
a Em geral, a fratura acomete o terço médio da clavícula na transição da parte lateral côncava para a parte medial convexa. [S701-L231]
b No exame físico, observa-se uma tumefação (seta). Os pacientes não conseguem elevar o braço, que fica "caído", porque não conseguem suportar o seu peso. [G721]
c A radiografia do cíngulo do membro superior mostra uma fratura na qual o segmento medial da clavícula está desviado para cima (acima da seta) e forma um fragmento ósseo (seta). [G305]

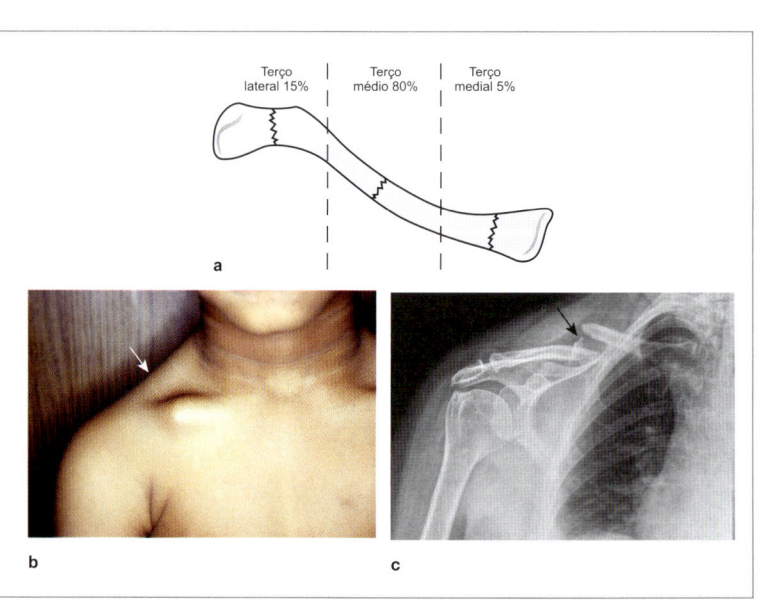

Escápula

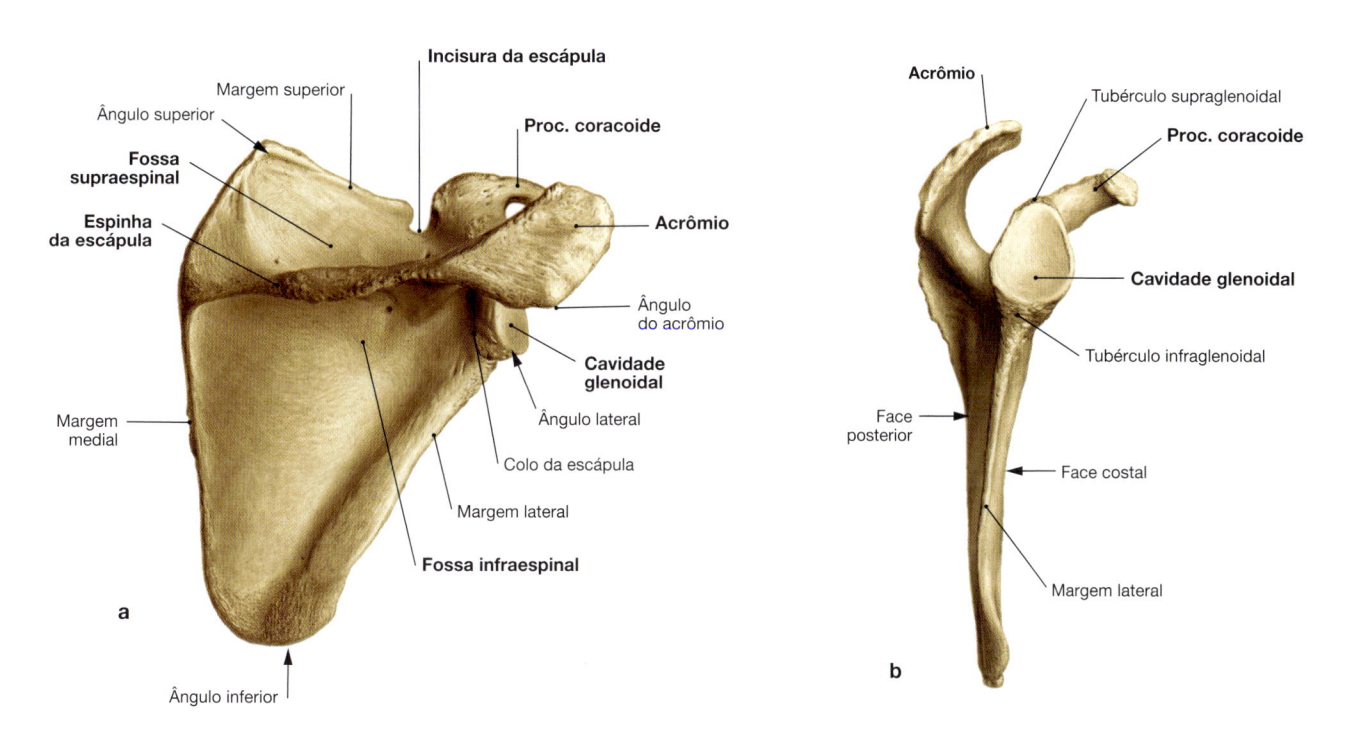

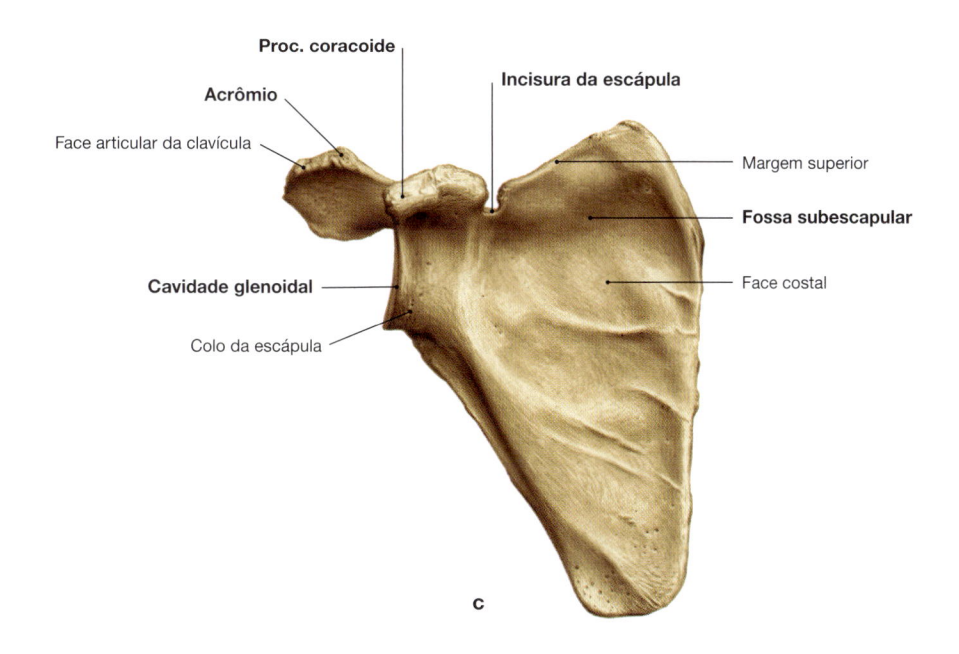

Figura 3.10a-c Escápula direita; vista posterior. [S700]
a A escápula é um osso plano com três faces e três ângulos. Posteriormente apresenta uma projeção em formato de T, a espinha da escápula, que representa uma importante apófise para a origem e a inserção de músculos.
b Vista lateral.
c Vista anterior.

Correlações clínicas

O **N. supraescapular** atravessa a **incisura da escápula**, sobre a qual passa o Lig. transverso superior da escápula (→ Figura 3.21). A ossificação do ligamento pode provocar **compressão** do nervo, com comprometimento dos músculos inervados por ele (M. supraespinal e M. infraespinal), importantes para a abdução e a rotação lateral do braço.

Esqueleto

Úmero

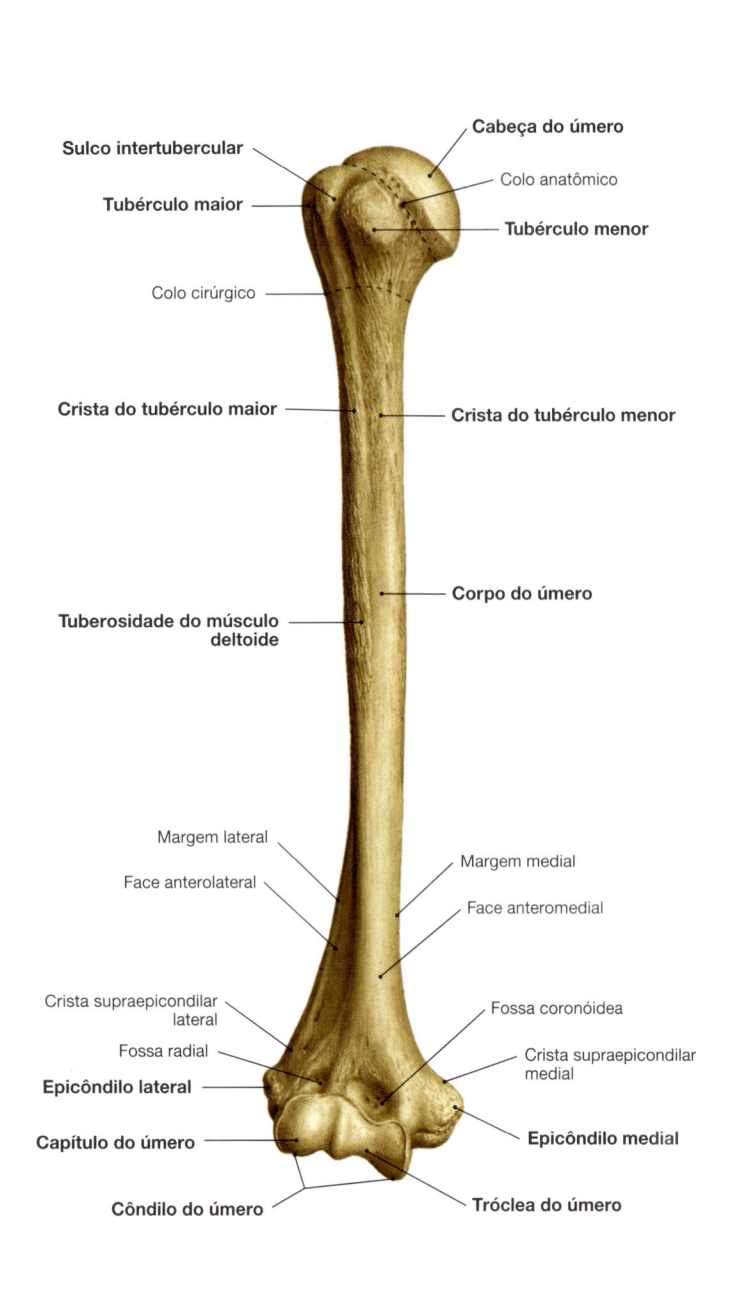

Figura 3.11 Úmero direito; vista anterior. [S700]
A cabeça do úmero forma um ângulo de 150°-180° com o eixo da diáfise (**ângulo do colo da diáfise**). Além disso, a cabeça apresenta **retrotorção** em torno de 15°-30°, isto é, o colo se apresenta rodado posteriormente em relação ao eixo transversal dos côndilos distais. Na região proximal da diáfise, encontram-se o tubérculo maior (lateralmente) e o tubérculo menor (medialmente).

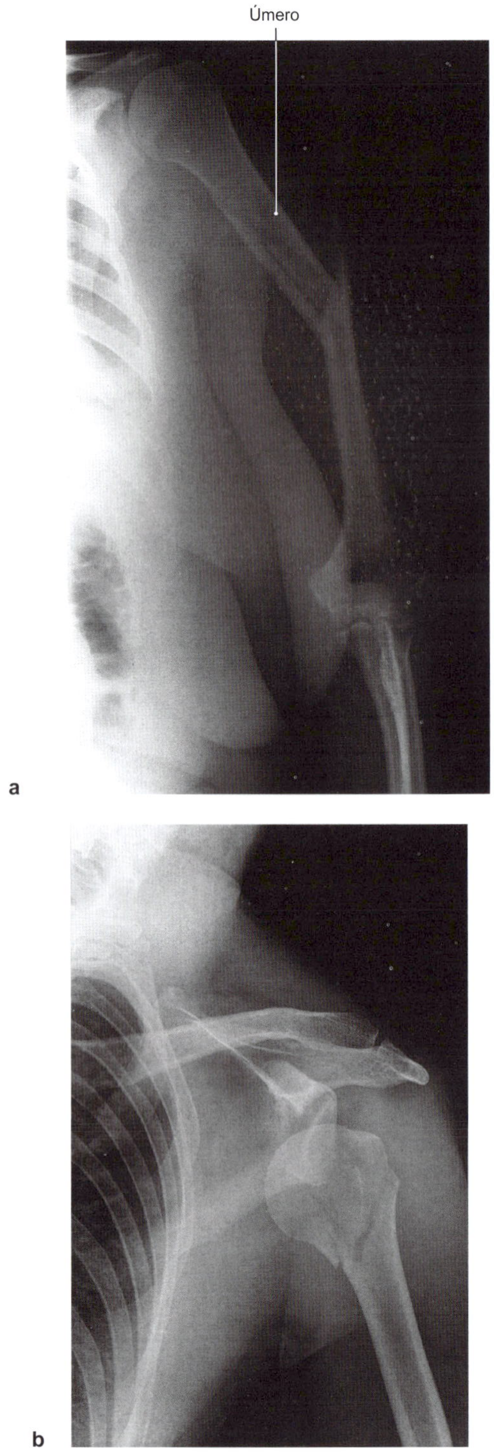

Figura 3.12a e b   Radiografias de fraturas do úmero.
a Fratura da diáfise do úmero esquerdo, que pode levar à lesão do nervo radial. [E402]
b Fratura do colo do úmero esquerdo na região do colo cirúrgico, que pode resultar em lesão do nervo axilar. [M502-M519]

Correlações clínicas

As radiografias possibilitam a detecção e o diagnóstico de **fraturas** e **luxações**, que levam a desalinhamentos dos elementos esqueléticos.

As **lesões dos ligamentos**, por outro lado, não são visíveis nas radiografias e precisam ser evidenciadas por ultrassonografia (US) ou ressonância magnética (RM).

Úmero

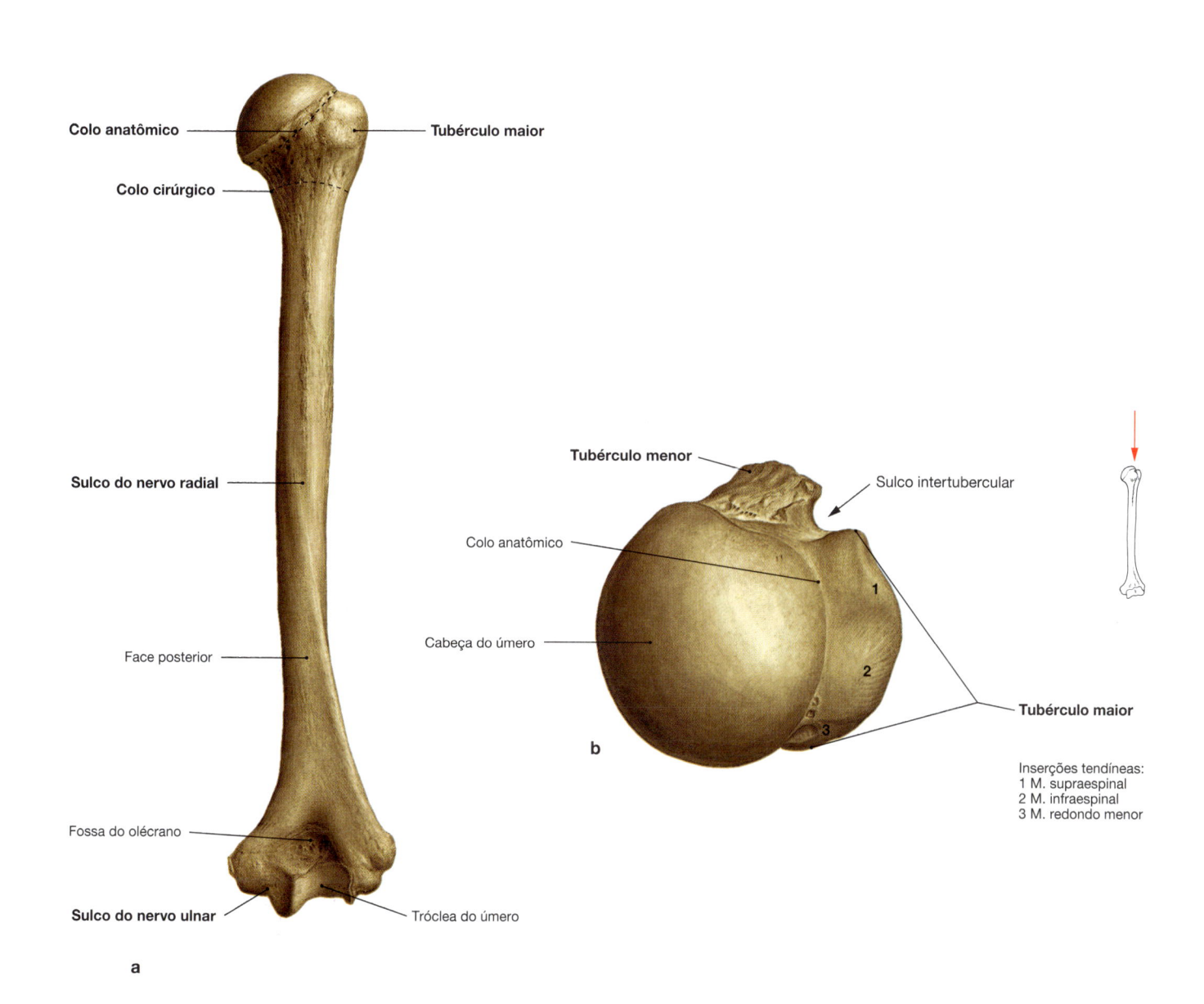

Figura 3.13a e b   Úmero direito. [S700]
a Vista posterior. Posteriormente, o **sulco do nervo radial** forma uma espiral ao redor da diáfise do úmero, na qual o N. radial está situado. Na face posterior do epicôndilo medial, encontra-se o **sulco do nervo ulnar**, onde este nervo pode ser estimulado mecanicamente (**síndrome do túnel ulnar**).
b Vista proximal.

Inserções tendíneas:
1 M. supraespinal
2 M. infraespinal
3 M. redondo menor

Correlações clínicas

Fraturas do úmero são relativamente frequentes nas quedas. Nas **fraturas proximais**, pode ocorrer lesão dos **vasos sanguíneos nutrícios** (Aa. circunflexas anterior e posterior do úmero) e do N. axilar (→ Figuras 3.116 a 3.118), que contornam o úmero. Nas fraturas da **diáfise** ou durante o tratamento cirúrgico destas fraturas, o N. radial pode ser lesado, e surge o quadro clínico de **lesão do N. radial** (→ Figura 3.122). Neste local, o nervo também pode ser lesado por compressão (**"lesão do banco do parque"**). **Fraturas distais** podem causar **lesão do N. ulnar** no sulco de mesmo nome (→ Figura 3.130). Como o nervo está muito superficial nesse local, as lesões do N. ulnar nessa região são as lesões nervosas mais frequentes no membro superior.

Esqueleto

Ulna

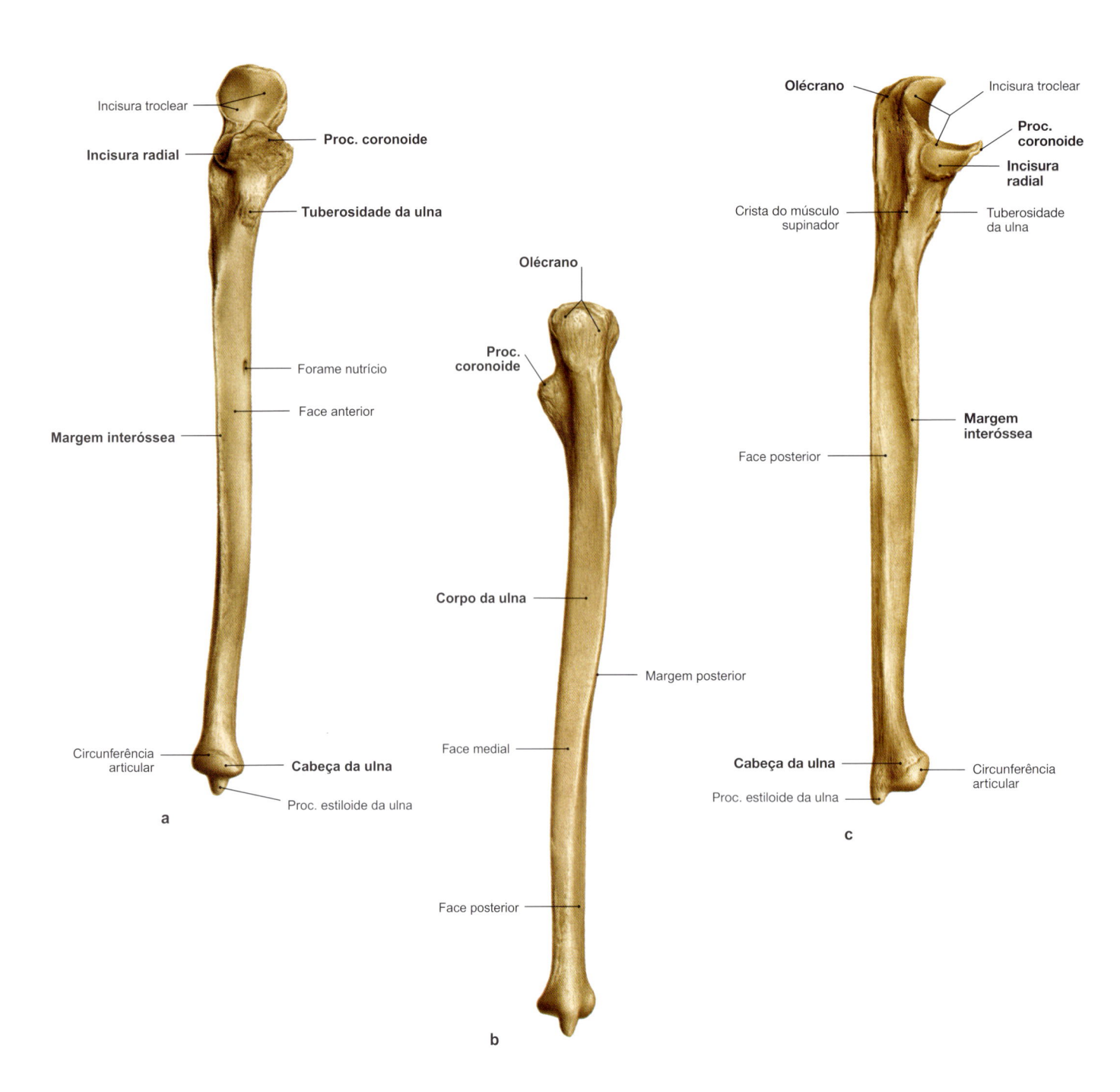

Figura 3.14a-c Ulna direita. [S700]
a Vista anterior. O posicionamento da ulna isolada em relação a um lado do corpo é possível com a orientação da posição da incisura radial, direcionada lateralmente.
b Vista posterior.
c Vista radial.

Correlações clínicas

Em geral, o cotovelo é apoiado na área do olécrano.
a Portanto, ao redor da inserção do tendão do músculo extensor do cotovelo (triceps braquial), estão localizadas várias **bolsas sinoviais,** sob a pele ou entre o tendão e o osso. [S701-L126]
b Após lesão, esforço excessivo ou uma infecção, pode ocorrer **inflamação da bolsa sinovial (bursite do olécrano)**, que é perceptível por tumefação (seta), extremamente dolorosa, sobretudo com o movimento ou à palpação. [G463]

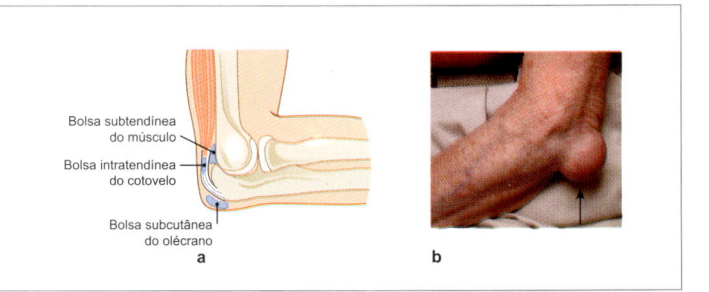

Rádio

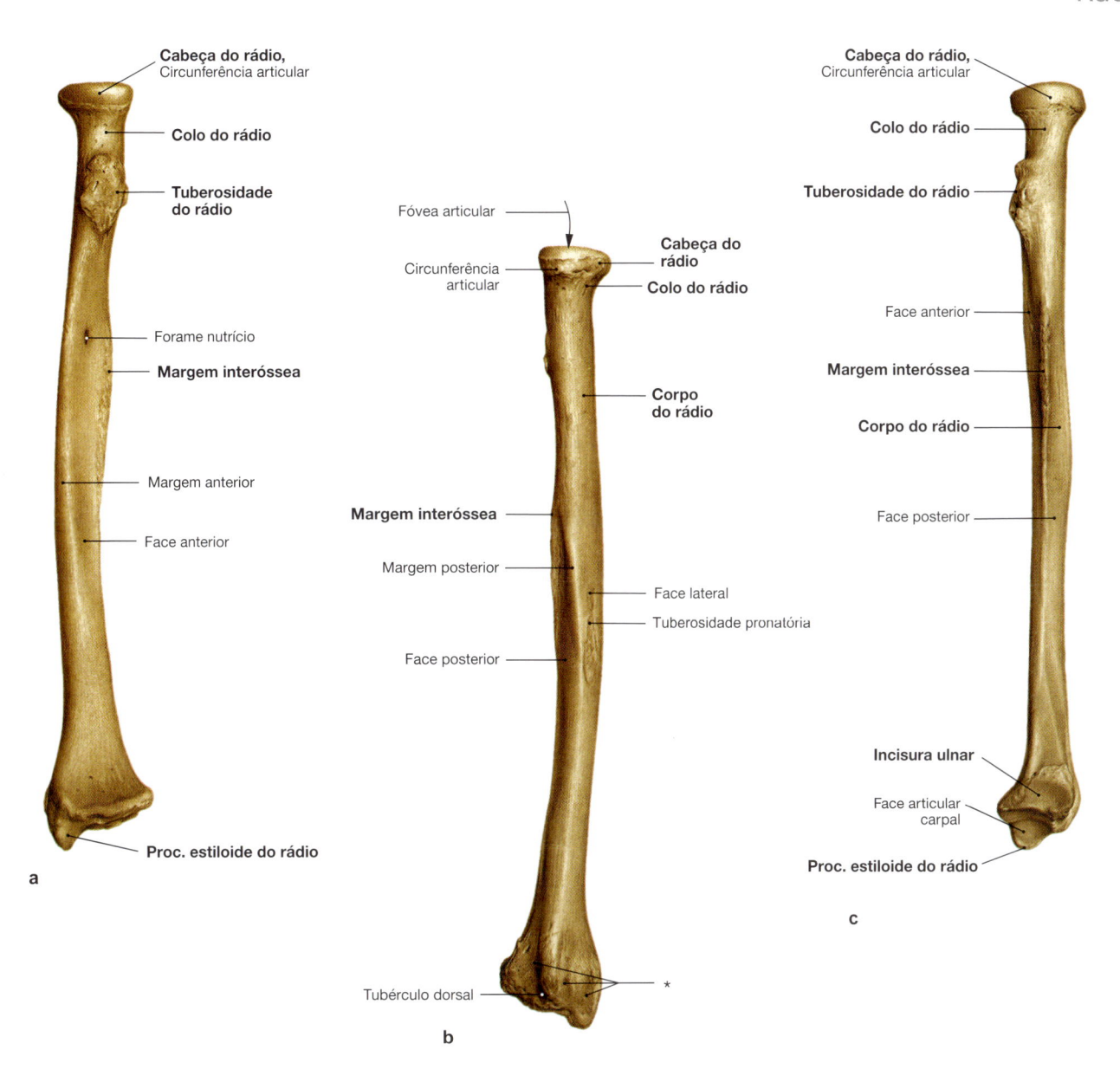

Figura 3.15a-c Rádio direito. [S700]
a Vista anterior. O posicionamento do rádio isolado em relação a um lado do corpo é possível devido à orientação na posição do Proc. estiloide do rádio, dirigido lateralmente. A incisura ulnar, por sua vez, está orientada medialmente.

b Vista posterior.
c Vista ulnar.

* Sulcos e cristas ósseas para os tendões dos músculos extensores

Correlações clínicas

A fratura óssea mais comum no corpo humano é a **da parte distal do rádio** (fratura de Colles). Em geral, a causa é uma queda com o braço estendido. A fratura se situa, geralmente, alguns centímetros acima da parte proximal do punho. De modo geral, nas incidências laterais (perfil), o fragmento ósseo distal apresenta desvio posteroinferior (seta). [G645]

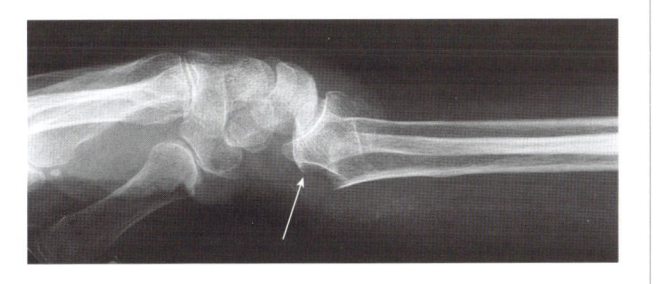

Esqueleto

Esqueleto da Mão

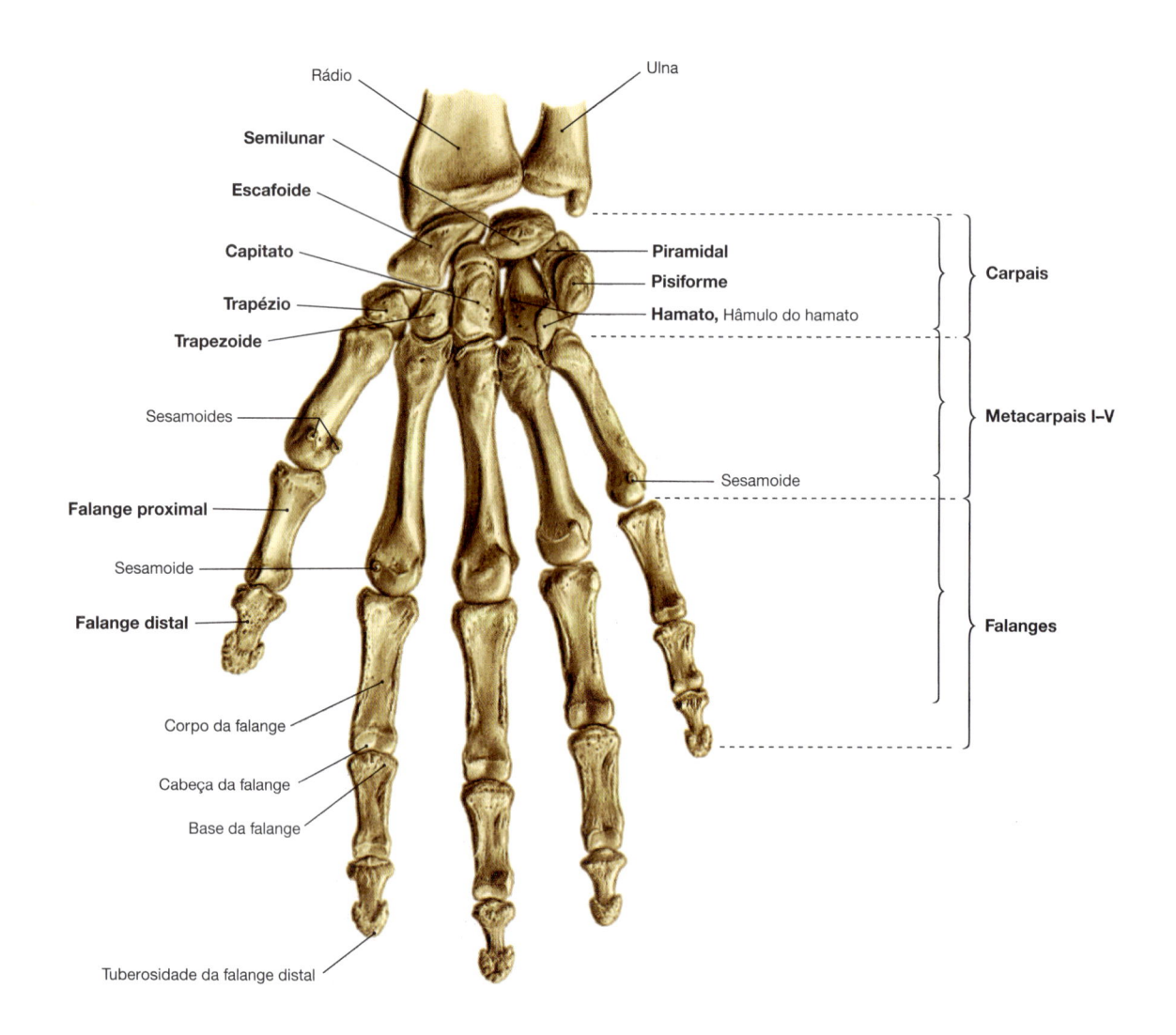

Figura 3.16 Esqueleto da mão direita; vista palmar. [S700]
A mão está dividida em carpo, metacarpo e dedos.
Os ossos carpais estão dispostos em duas fileiras, uma proximal e outra distal. Na proximal, no sentido radial para ulnar, estão os ossos escafoide, semilunar e piramidal. O osso piramidal é palmar ao osso pisiforme, que na verdade não é um osso carpal. Ele está aderido ao tendão do músculo flexor ulnar do carpo como osso sesamoide. Na fileira distal estão os ossos trapézio, trapezoide, capitato e hamato.
Os dedos são compostos por várias falanges. Os carpais formam o sulco do carpo, que constitui o assoalho do túnel do carpo (→ Figura 3.128). Este túnel é delimitado, em posição radial, pelo escafoide e trapézio e, em posição ulnar, pelo pisiforme e hamato.

Esqueleto da Mão

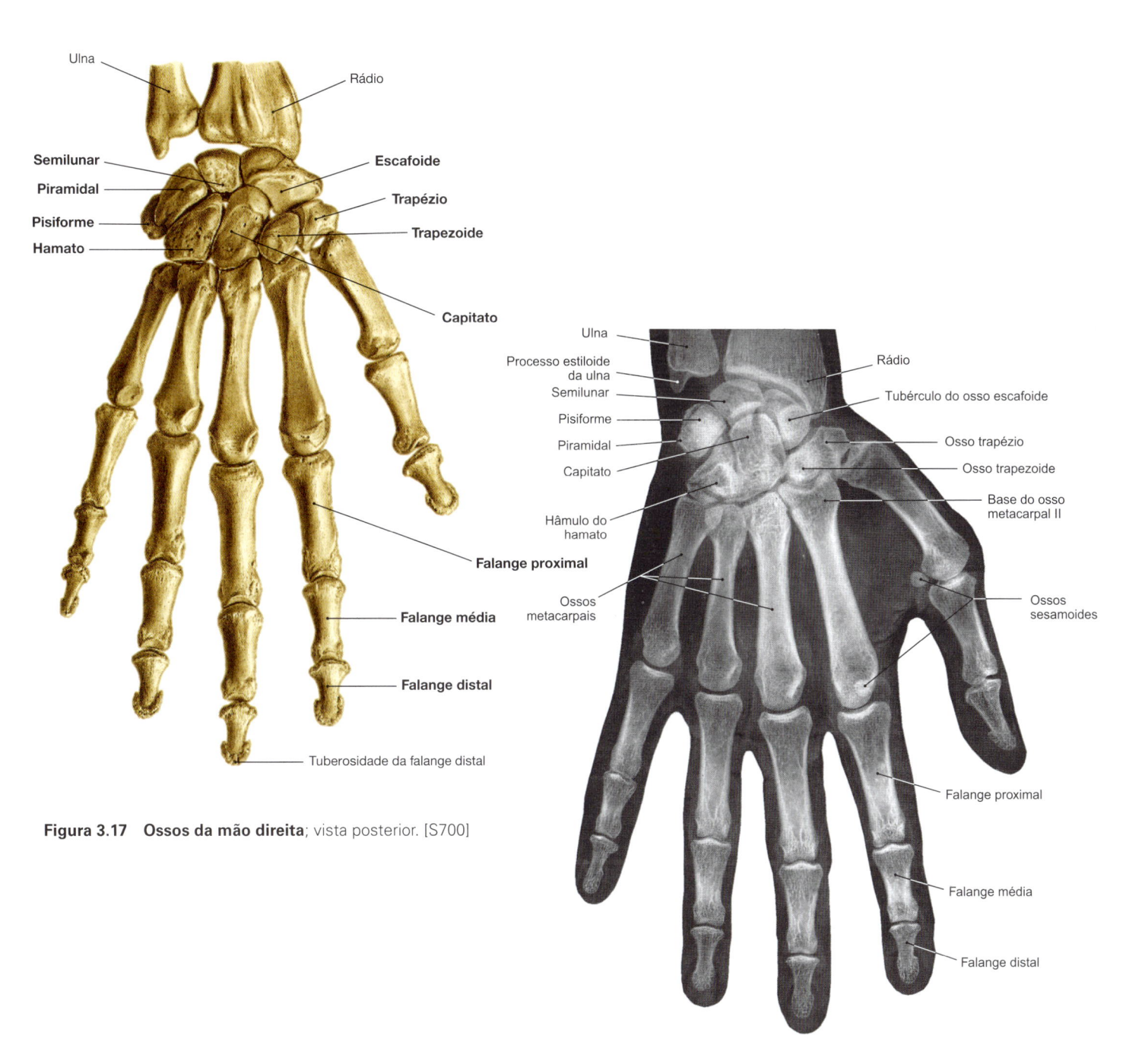

Figura 3.17 Ossos da mão direita; vista posterior. [S700]

Figura 3.18 Mão direita; incidência anteroposterior (AP) da radiografia. [S700]

Correlações clínicas

A **fratura do escafoide** é a mais comum do punho. Danos aos vasos sanguíneos que irrigam a região podem resultar em necrose, que pode ser observada na radiografia como densidade óssea reduzida. As lesões também podem causar alterações degenerativas, como **artrose** nas articulações das mãos e dos dedos, que são acompanhadas por sinais típicos, como osteófitos e destruição das faces articulares.

Esqueleto

Articulação Medial da Clavícula

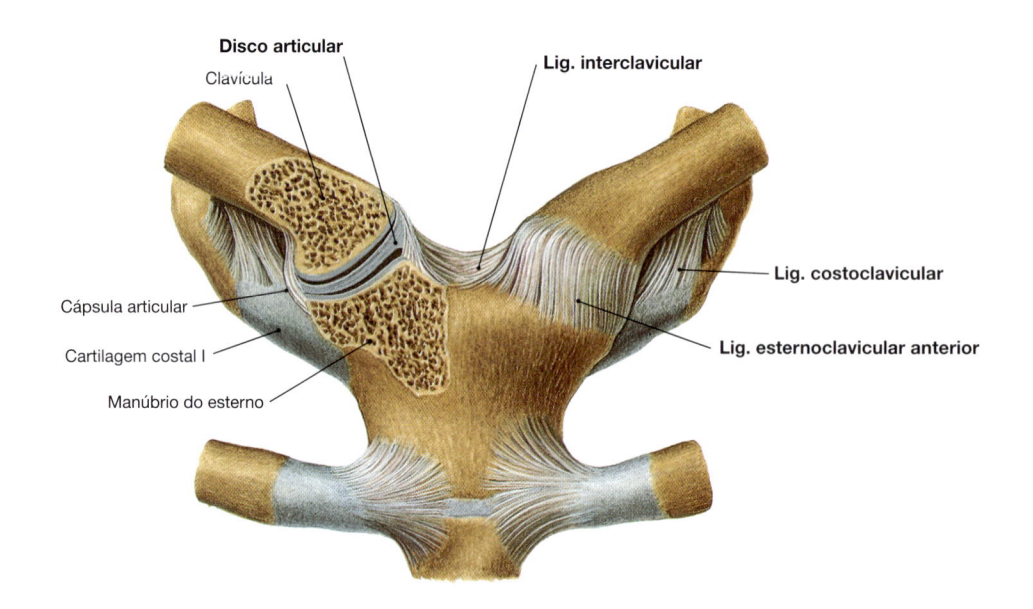

Figura 3.19 Articulação esternoclavicular; vista anterior. [S700]
A articulação esternoclavicular é a única articulação do membro superior com o esqueleto do tronco. A incisura clavicular do esterno e a face articular esternal têm formato discretamente semelhante a uma sela e estão separadas por um disco articular, formado por cartilagem fibrosa e que suporta a tensão dos deslocamentos transversais. O conjunto de ligamentos é bastante estável e é composto pelos **Ligg. esternoclaviculares anterior** e **posterior**, entre os dois ossos nas faces anterior e posterior, respectivamente, além de um **Lig. interclavicular** que une as duas clavículas, entre si, em posição superior. A partir da cartilagem costal I, o **Lig. costoclavicular** estende-se em direção à extremidade esternal da clavícula, enquanto o M. subclávio se estende em direção à extremidade acromial.

Estrutura e função

A articulação esternoclavicular é uma **articulação esferóidea** com **ligamentos tensos**. Nela, a clavícula gira em torno de seu eixo.

Visão geral das articulações do membro superior	
• **Articulação esternoclavicular**: articulação esferóidea	• **Articulação radiocarpal**: articulação elipsóidea
• **Articulação acromioclavicular**: articulação plana (atua com a articulação medial como uma articulação esferóidea)	• **Articulação mediocarpal**: gínglimo interligado (interage com a articulação proximal como uma articulação elipsóidea)
• **Articulação do ombro**: articulação esferóidea	• **Articulações intercarpais, articulações carpometacarpais, articulações intermetacarpais**: anfiartroses (articulações cartilagíneas); **articulação carpometacarpal do polegar**: articulação selar
• **Articulação do cotovelo**: articulação composta constituída por: – **Articulação umeroulnar**: gínglimo – **Articulação umerorradial**: articulação esferóidea – **Articulação radiulnar proximal**: articulação trocóidea	• **Articulações metacarpofalângicas**: articulações esferóideas
• **Articulação radiulnar distal**: articulação trocóidea	• **Articulações interfalângicas das mãos**: gínglimo

Articulação Medial da Clavícula

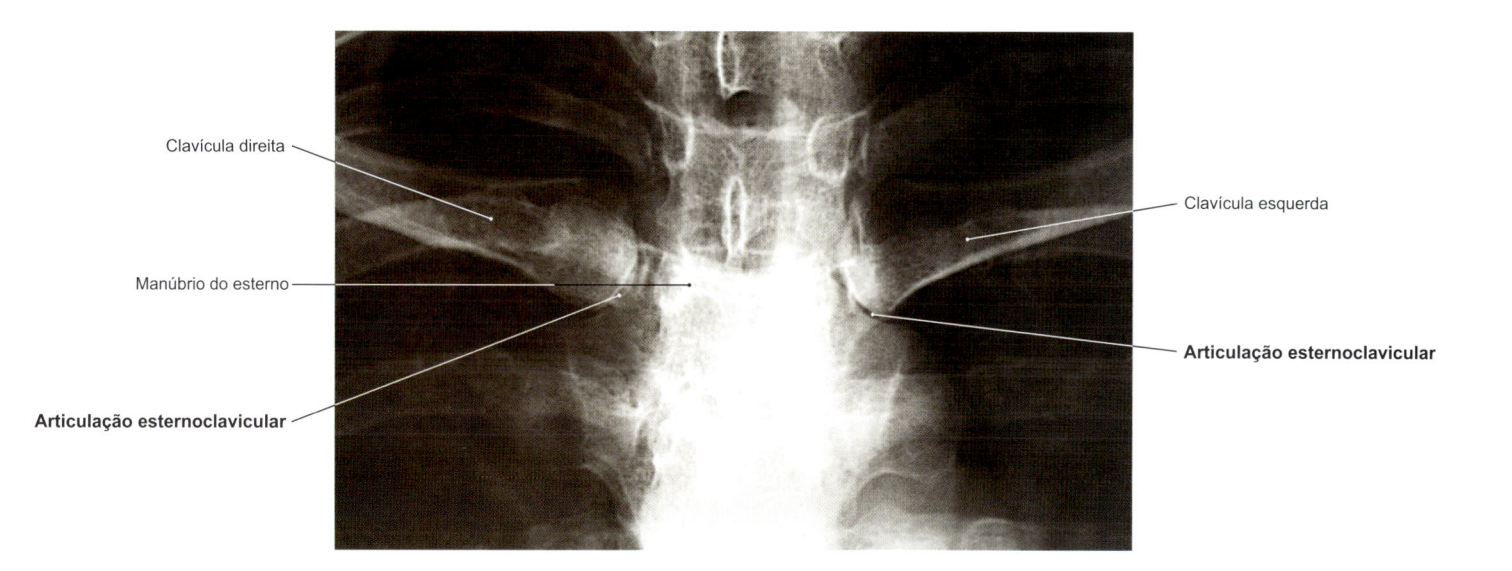

Figura 3.20 Articulação esternoclavicular; vista anterior, incidência anteroposterior (AP). [E530]
A figura mostra as articulações esternoclaviculares direita e esquerda. As extremidades ósseas mediais das clavículas são claramente visíveis. O manúbrio do esterno, por outro lado, não pode ser claramente definido, porque se sobrepõe às vértebras.

Correlações clínicas

Lesões na articulação medial da clavícula são muito raras, graças aos ligamentos estáveis, e só ocorrem em caso de movimento violento, quando os ligamentos não conseguem suportar a tensão e se rompem.

a A luxação (deslocamento) posterior da articulação esternoclavicular ocorre quando a força é aplicada direta e anteriormente à extremidade medial da clavícula, como no caso de impacto contra um objeto sólido. Uma luxação anterior, por outro lado, geralmente é causada por força indireta no ombro, que faz com que ele seja deslocado para a frente. [S701-L126]

b A tomografia computadorizada (TC) da parte superior do tórax mostra luxação posterior da articulação da clavícula medial direita (círculo). O deslocamento posterior é mais perigoso do que o deslocamento anterior da extremidade medial da clavícula, porque posteriormente estão localizados os pulmões, a traqueia, o esôfago e os vasos, como a artéria e a veia subclávias e o plexo braquial (→ Figura 5.135). Lesões nos vasos podem levar a hemorragia potencialmente fatal. [H064-001]

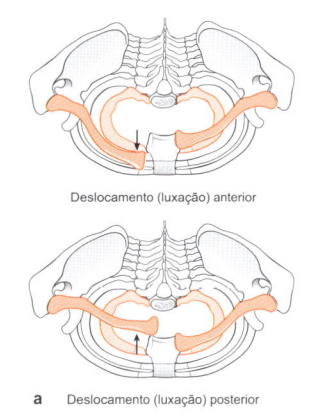

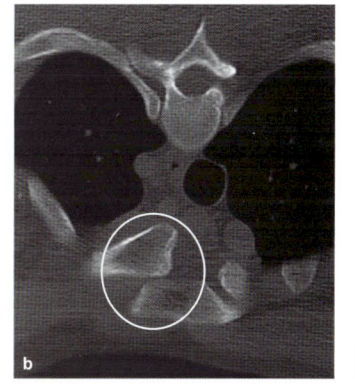

Esqueleto

Articulação Lateral da Clavícula

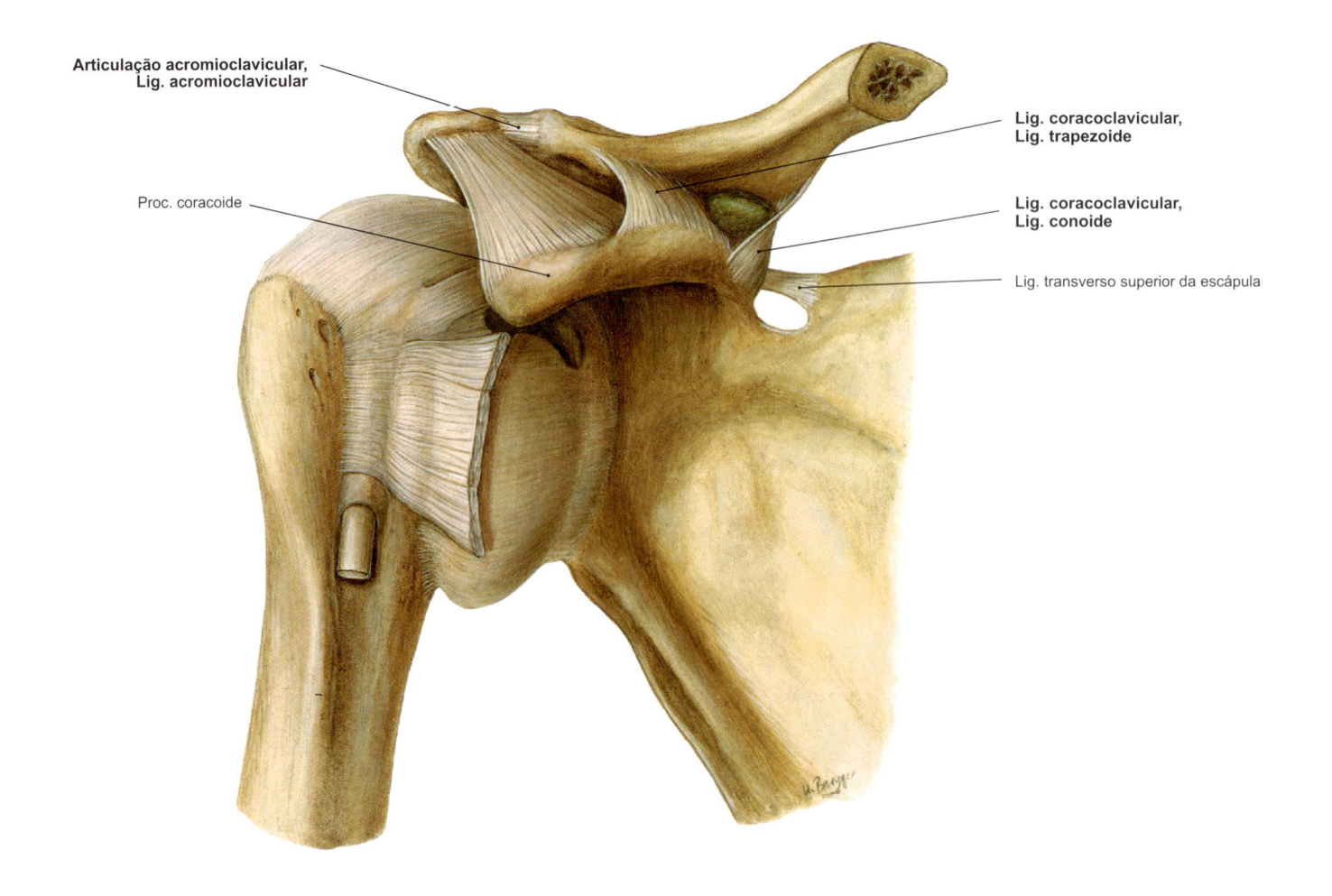

Figura 3.21 Articulação acromioclavicular direita; vista anterior. [S700]
A articulação acromioclavicular é a articulação entre a clavícula e a escápula. Nesta articulação também é comum existir um disco de cartilagem fibrosa, que divide a cavidade articular de modo incompleto. A cápsula articular é reforçada pelo **Lig. acromioclavicular**. Para a estabilidade da articulação acromioclavicular, o **Lig. coracoclavicular** também é importante, sendo composto por dois ligamentos independentes, que unem o Proc. coracoide da escápula à clavícula. Medialmente, encontra-se o **Lig. conoide**, que se projeta para o tubérculo conoide. Lateralmente, o **Lig. trapezoide** se insere na linha trapezóidea, na face inferior da extremidade acromial da clavícula (→ Figura 3.9b).

Estrutura e função

A articulação acromioclavicular é uma **articulação plana** na qual não ocorre movimento. Ela conecta a clavícula e a escápula com seus ligamentos de três partes, para que o cíngulo do membro superior possa ser girado na articulação esternoclavicular. Portanto, ambas as **articulações da clavícula** trabalham juntas como uma **articulação esferóidea** funcional. Os **ligamentos são relativamente fracos**, em relação às cargas que podem ser aplicadas à articulação acromioclavicular por meio do braço.

Correlações clínicas

A articulação esternoclavicular é bem protegida e estabilizada pelo seu conjunto de ligamentos, enquanto as **lesões da articulação acromioclavicular** (p. ex., em quedas), também denominada articulação AC, são relativamente frequentes (→ Figura 3.23).

Articulação Lateral da Clavícula

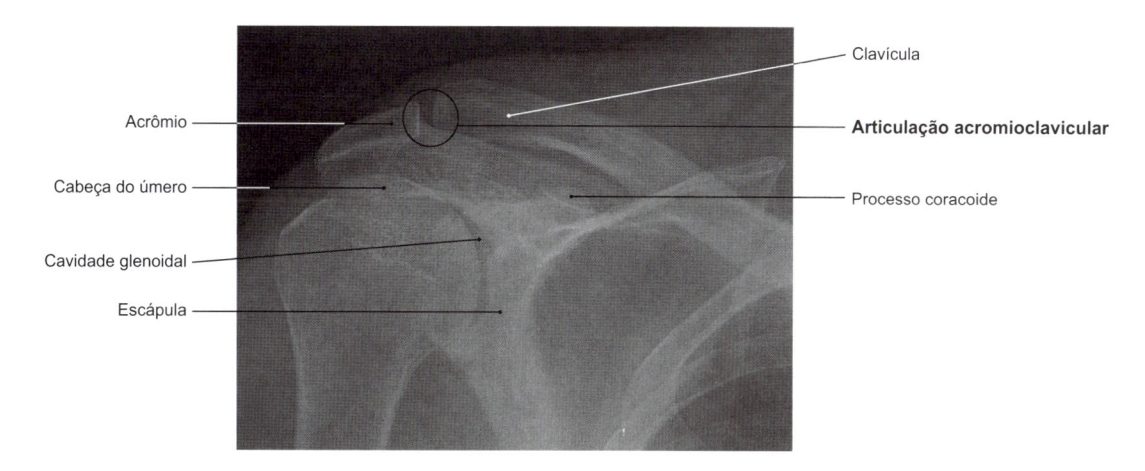

Figura 3.22 Articulação acromioclavicular direita; vista anterior, radiografia, incidência anteroposterior (AP). [G568]

A radiografia mostra uma articulação acromioclavicular intacta. Como o disco articular não é visível, o espaço articular parece alargado. A distância entre o processo coracoide e a clavícula não está aumentada.

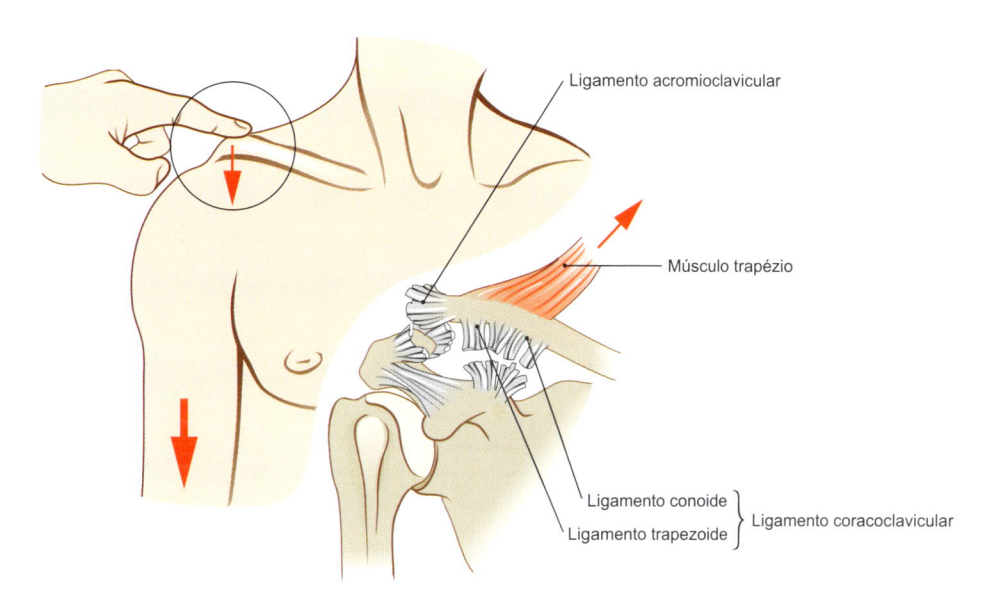

Figura 3.23 Lesão da articulação acromioclavicular. [S700-L126]/[(B500-M282-L132)/G1063]
Especialmente em lesões graves da articulação acromioclavicular, a extremidade lateral da clavícula é desviada para cima devido à tração do músculo trapézio. A formação da protrusão pode ser compensada, pressionando a extremidade lateral da clavícula para baixo com o dedo ("**sinal da tecla de piano**").

Correlações clínicas

As **lesões da articulação acromioclavicular** são relativamente comuns em comparação com as da articulação esternoclavicular. Isso se deve à amplitude de movimento significativamente maior da extremidade distal da clavícula, que gira em torno da extremidade medial, fixada na articulação esternoclavicular. A lesão da articulação acromioclavicular, que também é clinicamente conhecida como **ruptura da articulação acromioclavicular**, leva à ruptura dos ligamentos. No caso de lesões menores, apenas o ligamento acromioclavicular é lesado. No caso de lesões moderadas, ele é rompido, e partes do ligamento coracoclavicular também são danificadas. Se a lesão for grave, os três ligamentos serão lesionados.

De acordo com a **classificação de Tossy**, é feita uma distinção entre diferentes níveis de gravidade:
- Tossy I: distensão ou ruptura parcial do ligamento acromioclavicular (um ligamento afetado)
- Tossy II: ruptura parcial adicional do ligamento coracoclavicular (dois ligamentos afetados)
- Tossy III: ruptura completa do ligamento acromioclavicular e de ambas as partes do ligamento coracoclavicular (três ligamentos afetados).

A **classificação de Rockwood**, na qual se avalia a instabilidade horizontal da articulação, é mais importante para a indicação cirúrgica. A ruptura da articulação acromioclavicular pode ser vista claramente na incidência AP da radiografia, uma vez que a extremidade lateral da clavícula se desvia para cima (seta). Em princípio, é possível considerar que a gravidade da lesão pode ser derivada da extensão do deslocamento da extremidade lateral da clavícula. [G718]

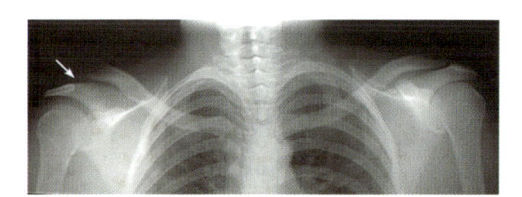

Esqueleto

Articulação do Ombro

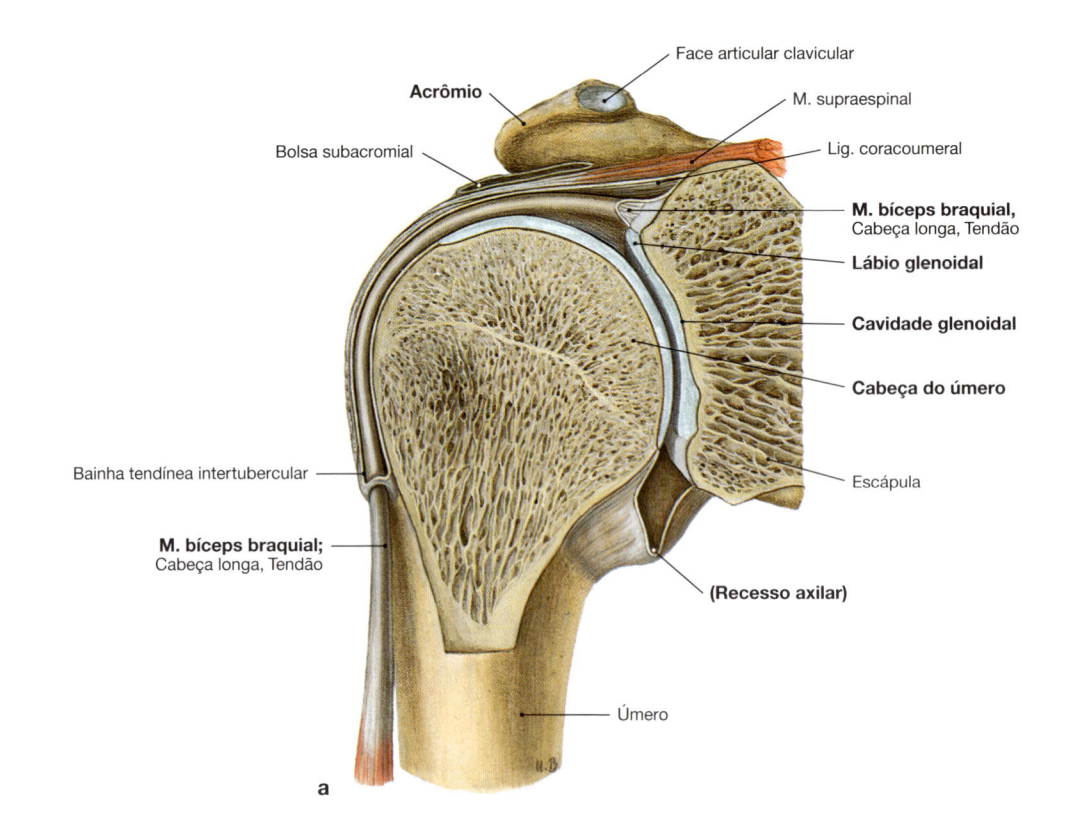

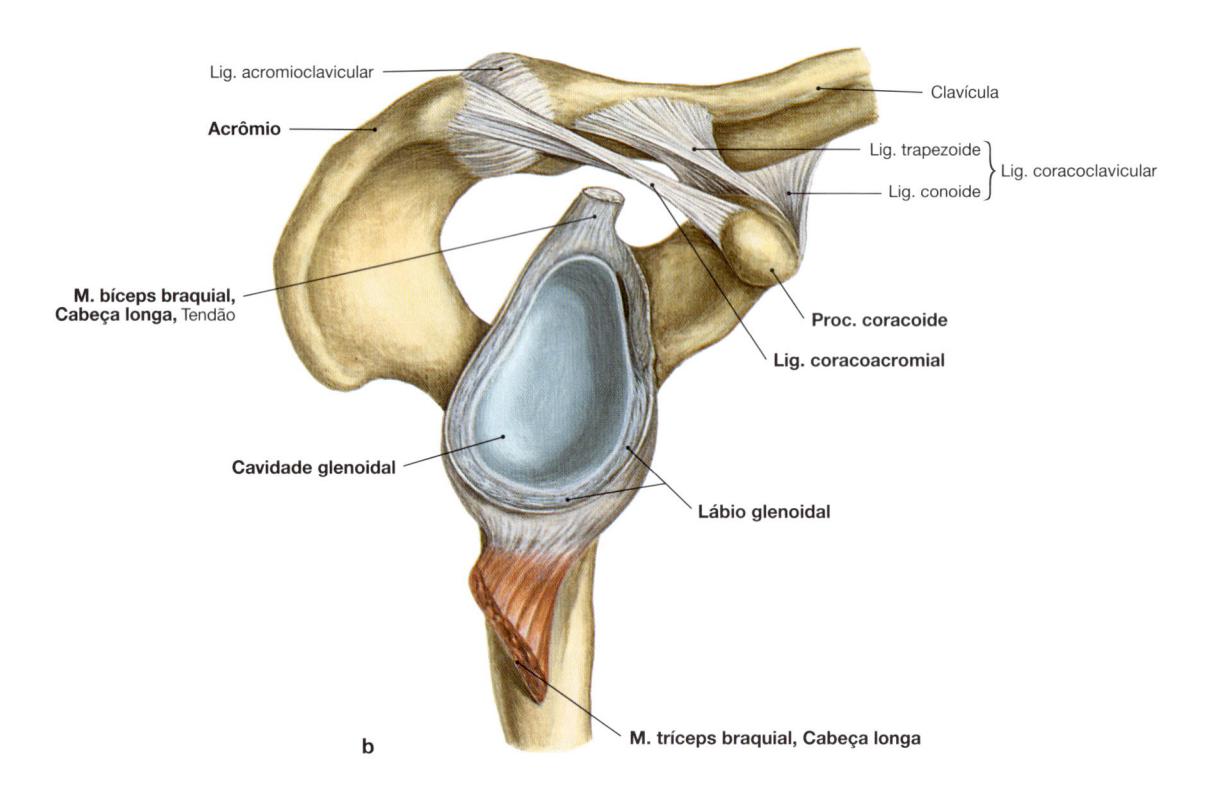

Figura 3.24a e b   Articulação do ombro direito. [S700]
a Secção no nível da escápula, vista anterior.
b Demonstração da cavidade glenoidal, vista lateral.

A cavidade glenoidal da escápula forma, juntamente com o lábio glenoidal de cartilagem fibrosa, a articulação do ombro com a cabeça do úmero. Trata-se de uma articulação esferóidea característica. A cápsula articular origina-se do lábio glenoidal, e o tendão de origem da cabeça longa do M. bíceps braquial se insere na margem superior da cavidade glenoidal. A cabeça longa do M. bíceps braquial origina-se no tubérculo supraglenoidal e atravessa a cápsula articular, enquanto a cabeça longa do M. tríceps braquial tem sua origem fora da cápsula, no tubérculo infraglenoidal. A cápsula se insere no colo anatômico do úmero, de modo que os tubérculos maior e menor permaneçam em posição extra-articular. Caudalmente, a cápsula articular apresenta uma prega (recesso axilar). A cápsula articular é reforçada por ligamentos (→ Figura 3.25) nas suas faces e pelos tendões, em disposição radiada, dos músculos do manguito rotador (→ Figuras 3.34 e 3.57). A articulação do ombro é recoberta pelo **arco coracoacromial**, composto pelo processo coracoide, pelo acrômio e pelo **Lig. coracoacromial** que une as duas proeminências ósseas.

Articulação do Ombro

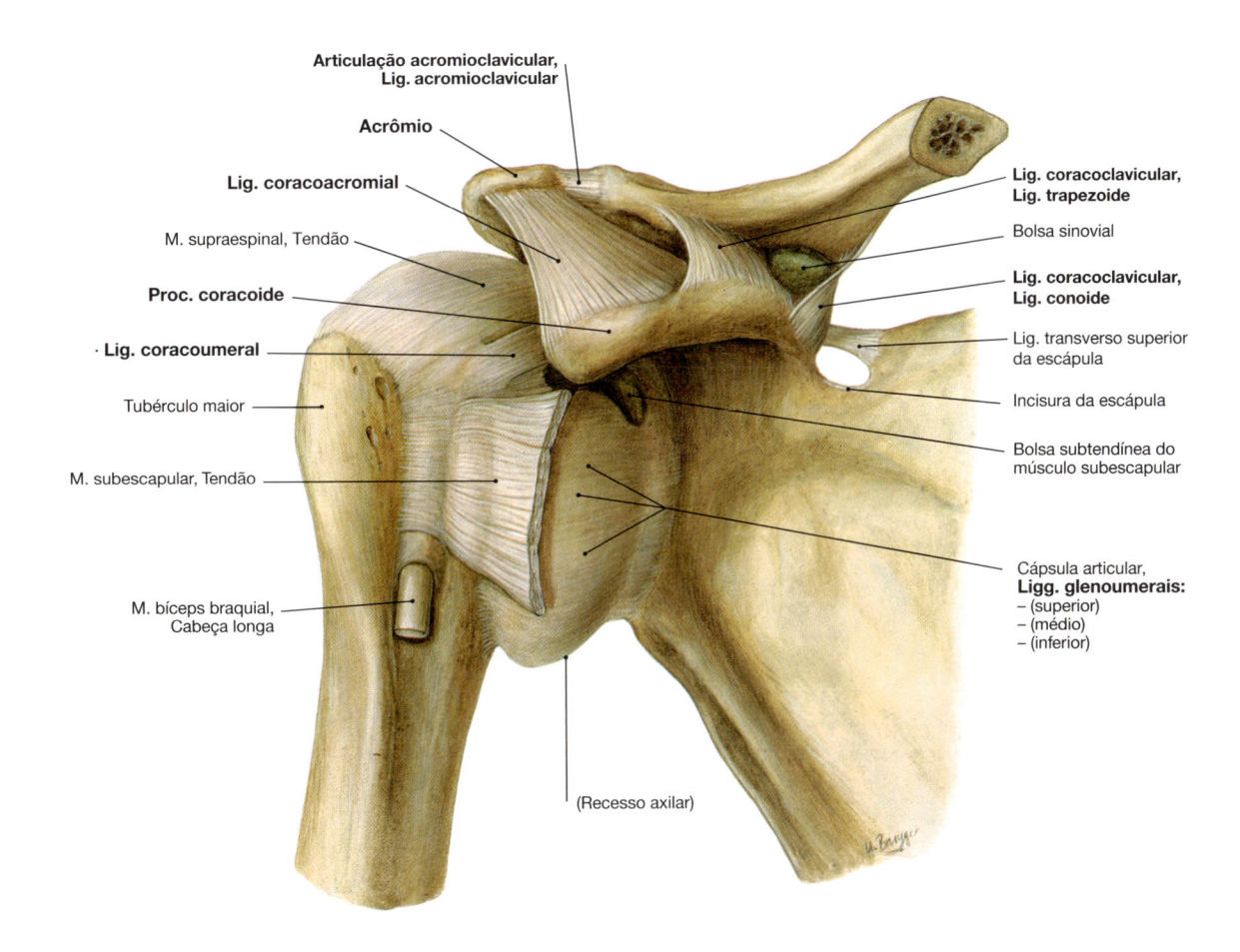

Figura 3.25 Articulação do ombro direito; vista anterior. [S700]
A cápsula articular é estabilizada por diferentes ligamentos e tendões dos músculos do manguito rotador. O **Lig. coracoumeral** está em posição cranial e se estende do Proc. coracoide em direção posterior à cápsula. Os **Ligg. glenoumerais** são compostos por diferentes feixes de fibras e estabilizam a face anterior da cápsula. Da mesma forma, como os músculos do manguito rotador convergem para cima, para a frente e para trás da cápsula, isto faz com que a cápsula articular seja delgada e particularmente suscetível a lesões em sua face inferior.

O **Lig. coracoacromial**, juntamente com o Proc. coracoide e o acrômio, forma o **arco coracoacromial**, e por isso não apresenta relação com a cápsula articular. O arco coracoacromial representa um complemento da cavidade glenoidal e estabiliza superiormente a cabeça do úmero quando uma pressão é exercida sobre o braço apoiado. Entretanto, devido à cobertura da articulação, o arco coracoacromial limita também a abdução e a anteversão na articulação do ombro e, consequentemente, impede a elevação do ombro em posição horizontal, quando a escápula não sofre rotação simultânea.

Estrutura e função

A articulação do ombro é uma **articulação esferóidea** e tem a **maior amplitude de movimento** no corpo humano. A **orientação óssea e ligamentar** é **insuficiente** para manter a sua estabilidade, por isso ela depende da proteção muscular via **manguito rotador**. Esses músculos se irradiam para a cápsula articular e, assim, a fortalecem diretamente.

Esqueleto

Articulação do Ombro

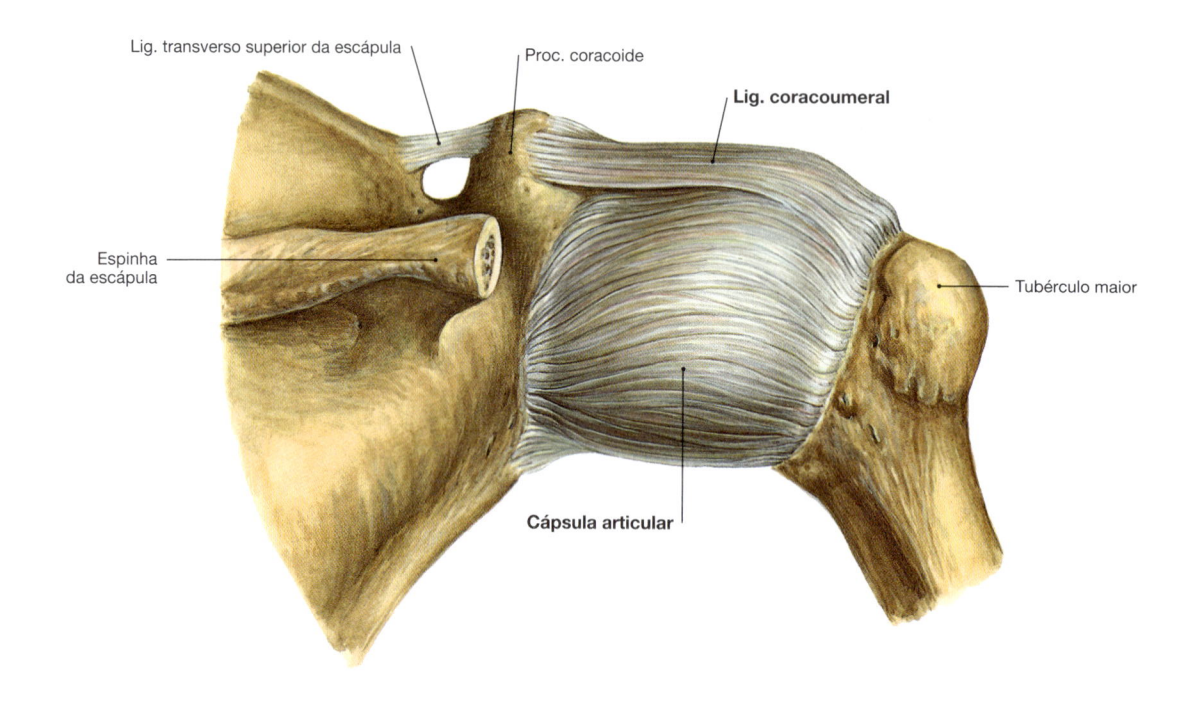

Figura 3.26 Articulação do ombro direito; vista posterior. [S700]

Labels: Lig. transverso superior da escápula, Proc. coracoide, **Lig. coracoumeral**, Espinha da escápula, Tubérculo maior, **Cápsula articular**

Músculos mais importantes para o movimento da articulação do ombro	
Movimento	Músculo
Anteversão	Peitoral maior
Retroversão	Tríceps braquial
Abdução	Deltoide
Adução	Peitoral maior
Rotação lateral	Infraespinal
Rotação medial	Subescapular

Articulação do Ombro

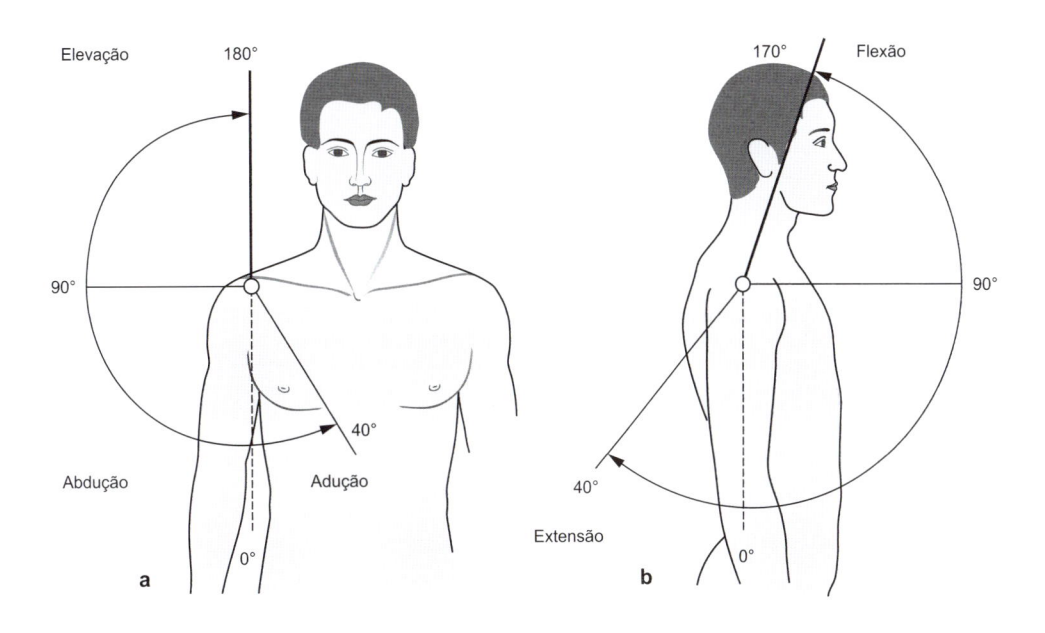

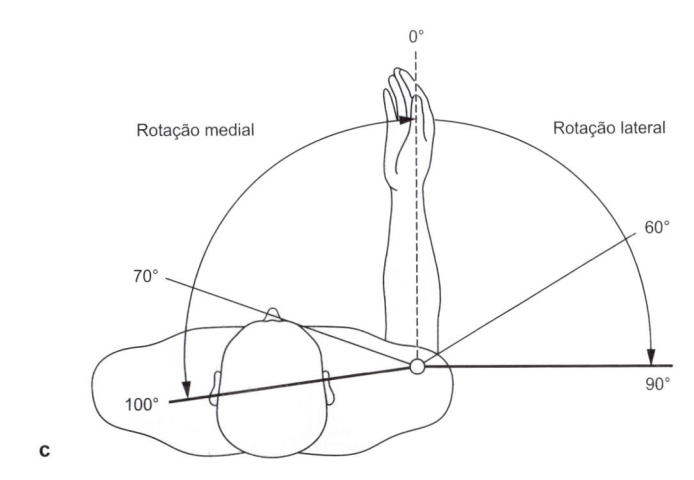

Figura 3.27a-c Amplitude dos movimentos da articulação do ombro com e sem envolvimento das articulações claviculares. [S700-L126]/[G1061]

a, b A articulação do ombro é **esferóidea** com três graus de liberdade e apresenta a maior amplitude de movimentos dentre todas as articulações do corpo humano. A amplitude de abdução e flexão é restrita devido ao arco coracoacromial, quando os movimentos são realizados apenas na articulação do ombro (linhas finas). Em movimentos de combinação entre as articulações do ombro e claviculares, nos quais a escápula é rodada, a amplitude de movimentos é nitidamente aumentada. Nesse caso, a abdução do braço acima da horizontal (**elevação**) também é possível. A rotação da escápula pela ação do M. serrátil anterior e pelo M. trapézio se estabelece a partir do início do movimento de abdução.
c Para que a rotação na articulação do ombro possa ser avaliada, o antebraço deve estar posicionado como um ponteiro de relógio, em ângulo reto com a articulação do cotovelo (abaixo). Com o braço estendido, habitualmente é realizada uma combinação de movimentos adicionais de rotação do antebraço.

Amplitude dos movimentos da articulação do ombro isolada:
- Abdução-adução: 90°-0°-40°
- Flexão-extensão: 90°-0°-40°
- Rotação lateral-rotação medial: 60°-0°-70°.

Amplitude dos movimentos da articulação do ombro com as articulações claviculares:
- Abdução-adução: 180°-0°-40°
- Flexão-extensão: 170°-0°-40°
- Rotação lateral-rotação medial: 90°-0°-100°.

Esqueleto

Articulação do Ombro

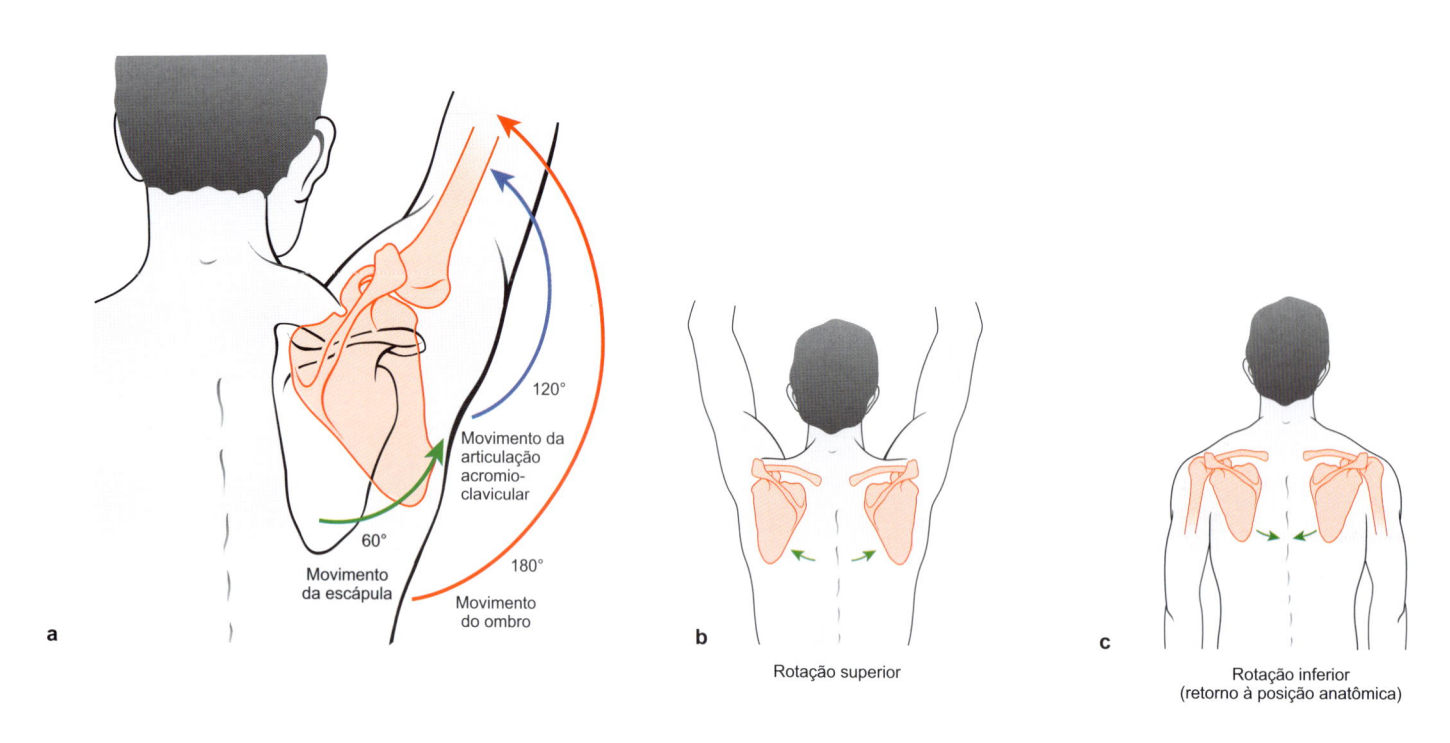

Figura 3.28a-c Movimentos combinados da escápula e do úmero. [S701-L126]
Durante a elevação do braço, a escápula e o úmero se movem juntos.
a Durante a elevação, a escápula e o úmero se movem na razão de 1:2. Na abdução total de 180°, são alcançados 60° de movimento do cíngulo do membro superior nas articulações da clavícula, enquanto 120° de amplitude de movimento ocorrem na articulação do ombro.
b e **c** O movimento de deslizamento da escápula nas alças musculares do cíngulo do membro superior na caixa torácica gira o encaixe da articulação do ombro para cima e para baixo. O movimento conjunto da escápula e do úmero é chamado de **movimento escapuloumeral**.

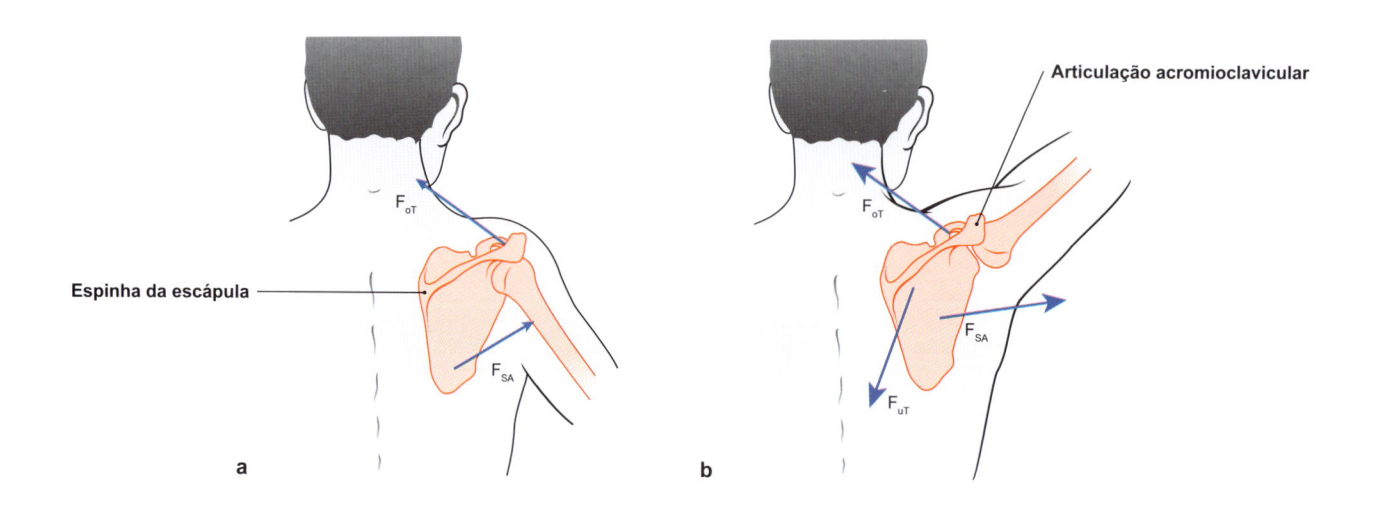

Figura 3.29a e b Efeito das alças musculares ao redor da escápula em movimentos combinados da escápula e do úmero. [S701-L126]
Durante o movimento de elevação, as alças musculares, nas quais a escápula está inserida, trabalham juntas.
a Com menos de 100° de abdução, a fossa glenoidal gira como um soquete, mantendo a extremidade medial da espinha da escápula fixa como eixo. A parte descendente do músculo trapézio (F_{oT}) neutraliza o músculo deltoide, que fornece a força essencial para a abdução. Em contrapartida, o músculo serrátil anterior (F_{SA}) puxa o ângulo inferior da escápula lateralmente para a frente.
b Em uma elevação maior que 100°, a escápula gira na articulação acromioclavicular. Isso é possível, porque a parte ascendente do trapézio (F_{uT}) atua como reforço para o serrátil anterior (F_{SA}). Essa contração combinada fixa a escápula ao tronco. A parte descendente do trapézio (F_{oT}) causa então a rotação da escápula com a orientação da cavidade glenoidal para cima.

Articulação do Ombro

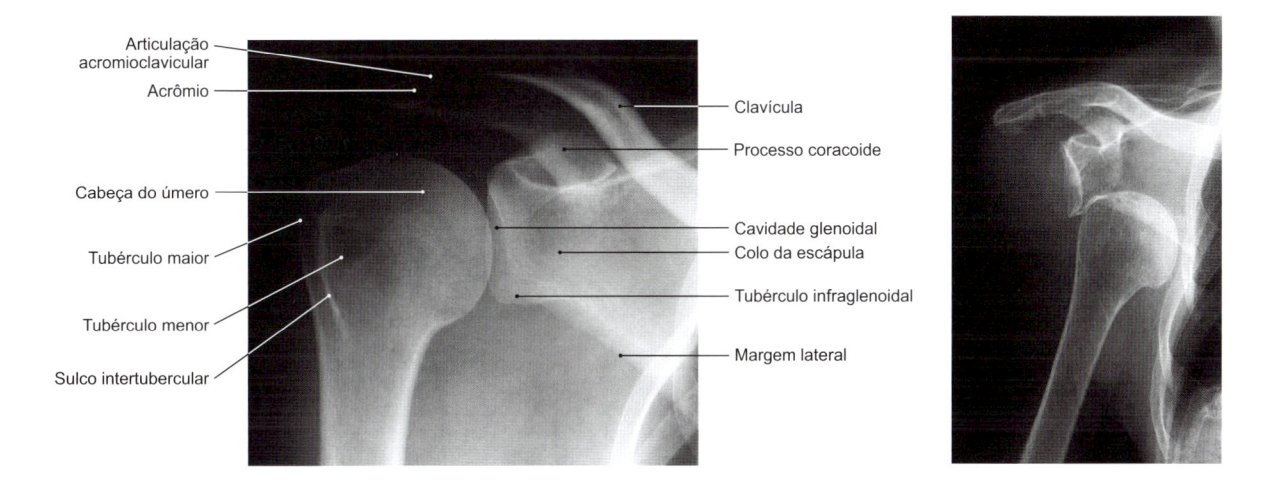

Figura 3.30 Articulação do ombro, articulação do úmero, direita; radiografia, incidência anteroposterior (AP). [S700-T902]

Figura 3.31 Luxação da articulação do ombro direito; radiografia do ombro direito em incidência anteroposterior (AP); vista anterior. [M502/M519]
A radiografia mostra luxação da articulação do ombro direito. A cabeça do úmero está deslocada para baixo do processo coracoide (luxação subcoracóidea).

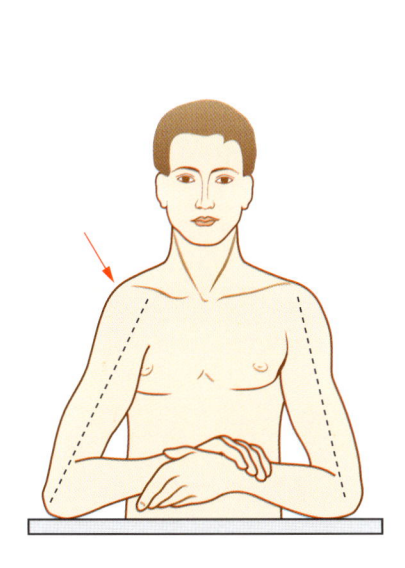

Figura 3.32 Achados clínicos na luxação da articulação do ombro direito. [S700-L126]/[B500]
Ao **exame físico**, observa-se que o **contorno do ombro direito mudou** (seta) e parece afundado em relação ao lado esquerdo, pois o músculo deltoide está deslocado para baixo com a cabeça do úmero. Isso faz com que o braço pareça mais longo no lado afetado.

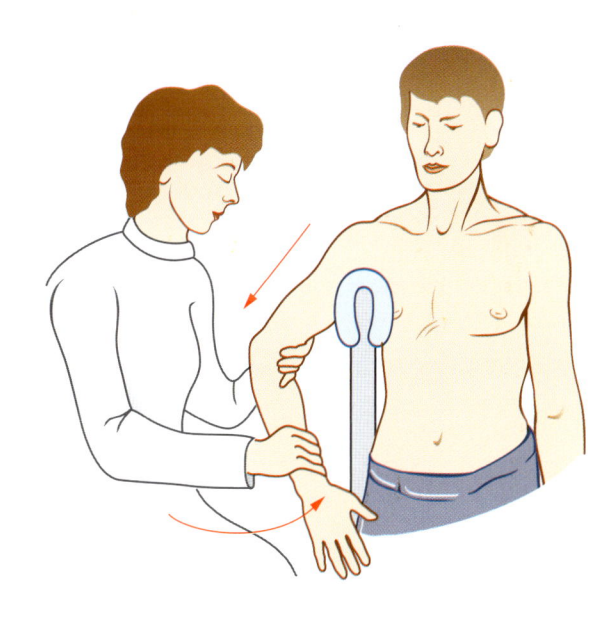

Figura 3.33 Redução da luxação do ombro. [S700-L126]/[R234]
No método de Arlt de redução, o braço lesionado é colocado sobre o encosto de uma cadeira acolchoada. O médico puxa o braço dobrado em ângulo reto até ocorrer o encaixe da cabeça do úmero.

Correlações clínicas

A **luxação do ombro** é a mais comum do corpo. A suscetibilidade da articulação deve-se à sua má orientação óssea e ligamentar. Em 90% dos casos, há luxação subcoracóidea, na qual a cabeça do úmero fica abaixo do processo coracoide.

Esqueleto

Articulação do Ombro

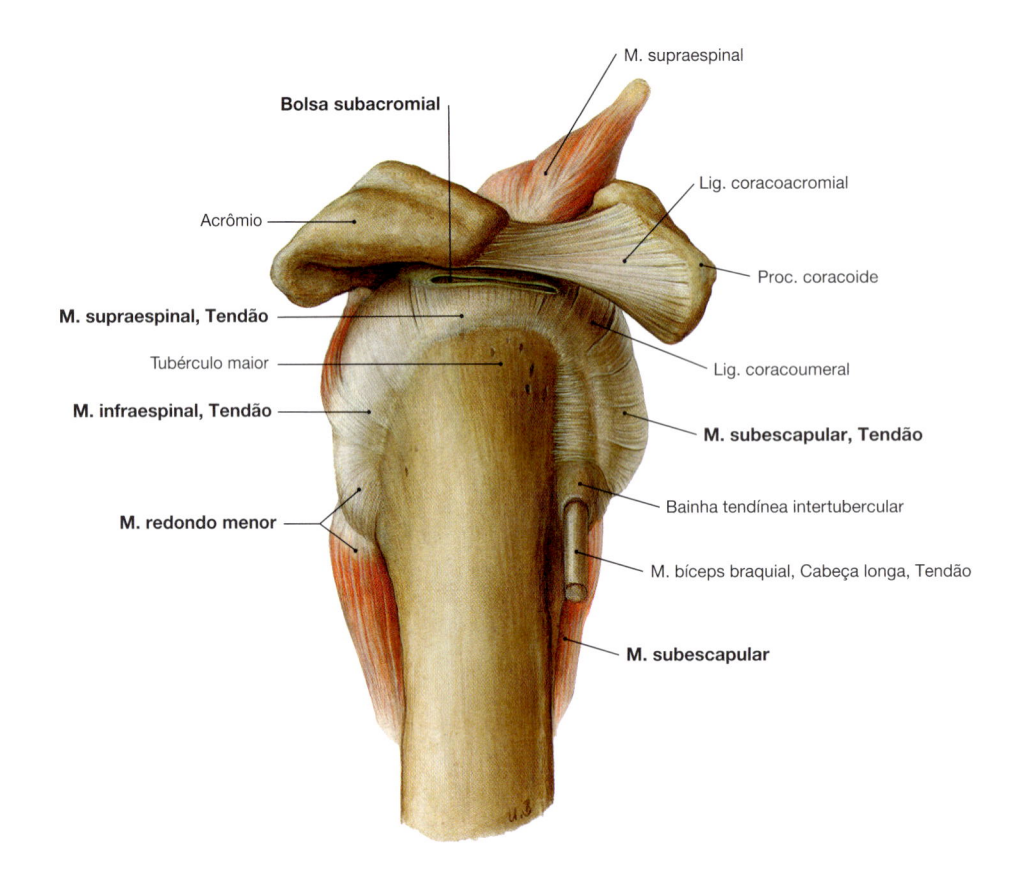

Figura 3.34 Articulação do ombro direito; vista lateral. [S700]
Os tendões de inserção de diferentes músculos convergem para a cápsula articular e a estabilizam. Esses músculos são caracterizados, em conjunto, como o **manguito rotador**: anteriormente o **M. subescapular**, superiormente o **M. supraespinal** e posteriormente os **Mm. infraespinal** e **redondo menor** convergem para a cápsula. Apenas na face inferior a cápsula é pouco resistente.
Na articulação do ombro existem diferentes bolsas, associadas, parcialmente, à cápsula articular, que formam câmaras adicionais da articulação. A **bolsa subcoracóidea**, abaixo do Proc. coracoide, comunica-se, normalmente, com a bolsa subtendínea do M. subescapular, situada abaixo do tendão de inserção do músculo (→ Figura 3.25) e, por sua vez, mantém-se em comunicação com a cavidade articular (→ Figura 3.56). Em contrapartida, a bolsa subacromial se encontra sobre o tendão do M. supraespinal e habitualmente se comunica com a bolsa subdeltóidea. Juntas, essas duas bolsas formam a chamada articulação subacromial e reduzem o atrito e o estresse da cabeça do úmero e dos tendões de inserção dos músculos do manguito rotador sob o acrômio.

Correlações clínicas

Os **movimentos escapuloumerais** costumam ser comprometidos, porque a articulação do ombro tem orientação óssea e ligamentar fraca, o que frequentemente resulta em **lesões do manguito rotador**. O tendão do músculo supraespinal, em particular, é comprimido sob o acrômio durante o movimento de abdução.

a Alterações degenerativas do tendão do músculo supraespinal são, portanto, comuns e podem ser identificadas na radiografia AP (seta branca). [G217]

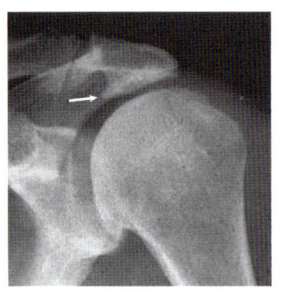

b Pode haver dor com abdução entre 60° e 120° se o tendão do músculo supraespinal estiver comprimido sob o acrômio (**síndrome do impacto**). **Depósitos degenerativos de cálcio** na "articulação subacromial" também podem levar a restrições dolorosas de movimento. [S701-L126]

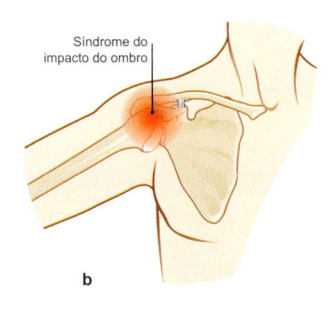

Articulação do Cotovelo

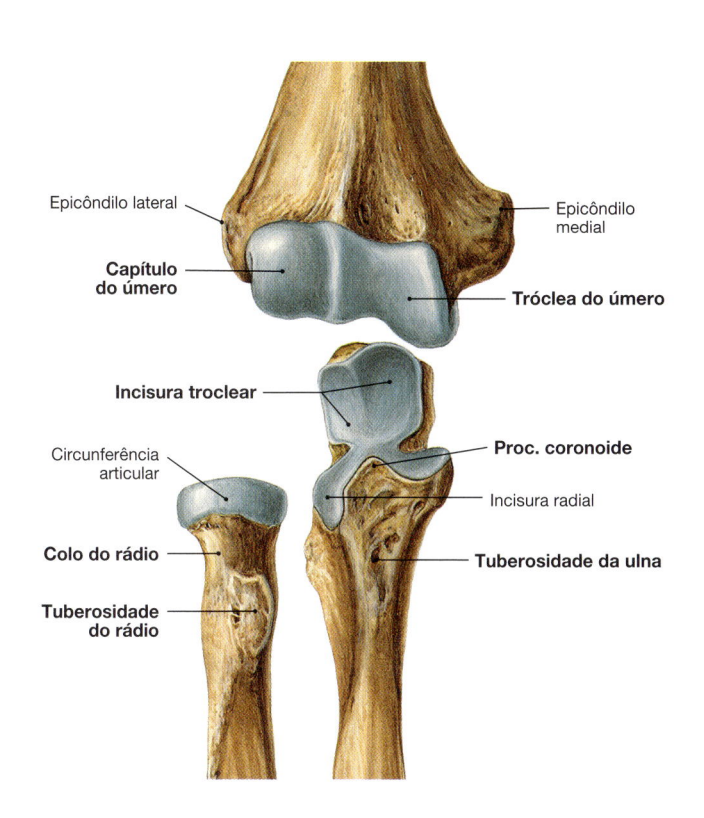

Figura 3.35 Elementos da articulação do cotovelo; vista anterior. As faces articulares recobertas por cartilagem hialina foram representadas em azul. [S700]

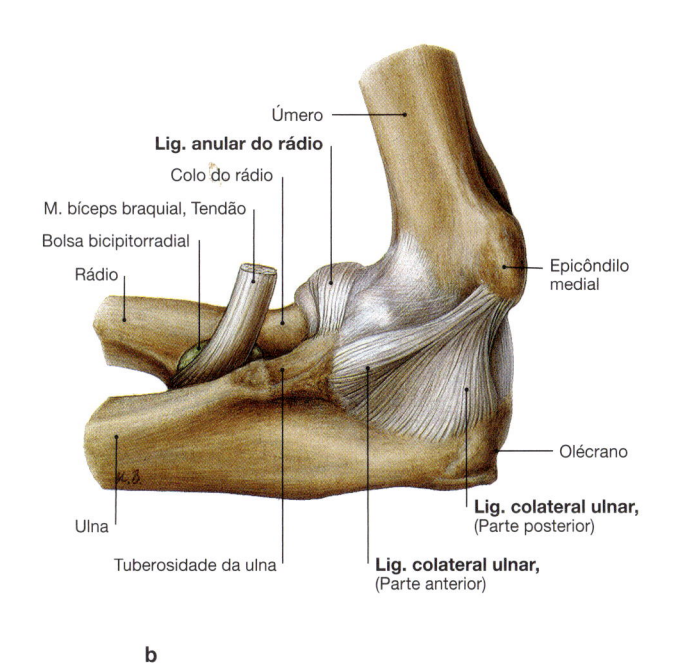

Figura 3.36a-c Articulação do cotovelo direito. [S700]
a Vista anterior.
b Vista medial.
c Vista posterior.

A articulação do cotovelo é composta, visto que o úmero, o rádio e a ulna formam três articulações parciais:

- **Articulação umeroulnar:** gínglimo com a tróclea do úmero como cabeça articular e a incisura troclear da ulna como base articular
- **Articulação umerorradial:** articulação esferóidea, com o capítulo do úmero como cabeça articular e a fóvea articular do rádio como base articular
- **Articulação radiulnar proximal:** articulação trocóidea com a circunferência articular da cabeça do rádio como cabeça articular e a incisura radial da ulna como base articular.

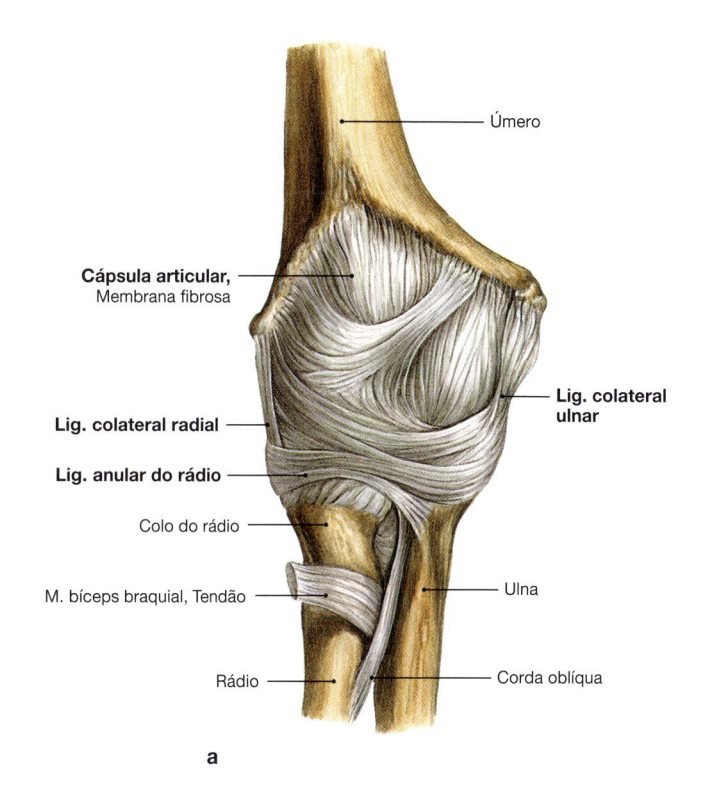

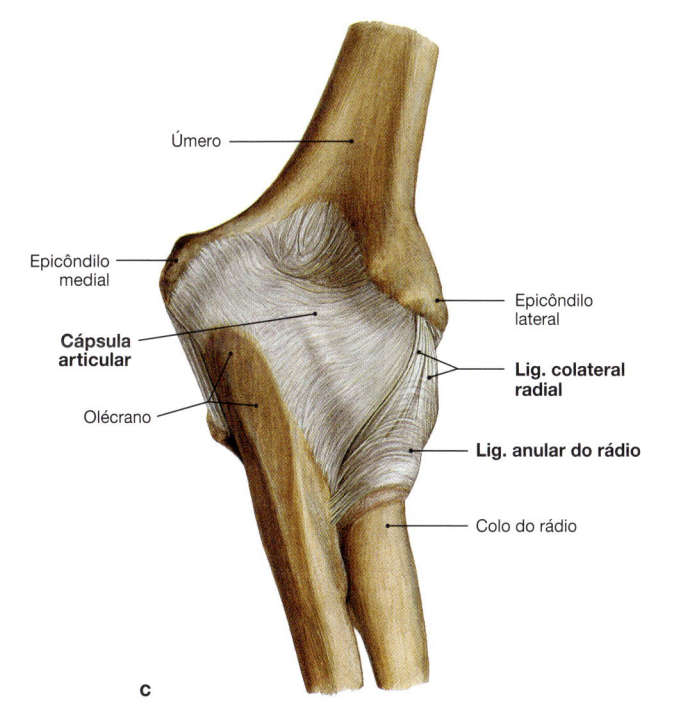

A cápsula articular envolve as faces articulares cartilagíneas de todos os três ossos. A cápsula é reforçada por um forte conjunto de ligamentos. Os dois **ligamentos colaterais** estabilizam a articulação do cotovelo medial e lateralmente. Medialmente, o **Lig. colateral ulnar** estende-se do epicôndilo medial do úmero em direção ao Proc. coronoide (parte anterior) e ao olécrano (parte posterior) da ulna. O **Lig. colateral radial** origina-se da face inferior do epicôndilo lateral e irradia para o **Lig. anular do rádio**, que se encontra fixo às margens anterior e posterior da incisura radial da ulna. Devido ao trajeto desses ligamentos, a cabeça do rádio gira em uma alça durante a rotação.

Esqueleto

Articulação do Cotovelo

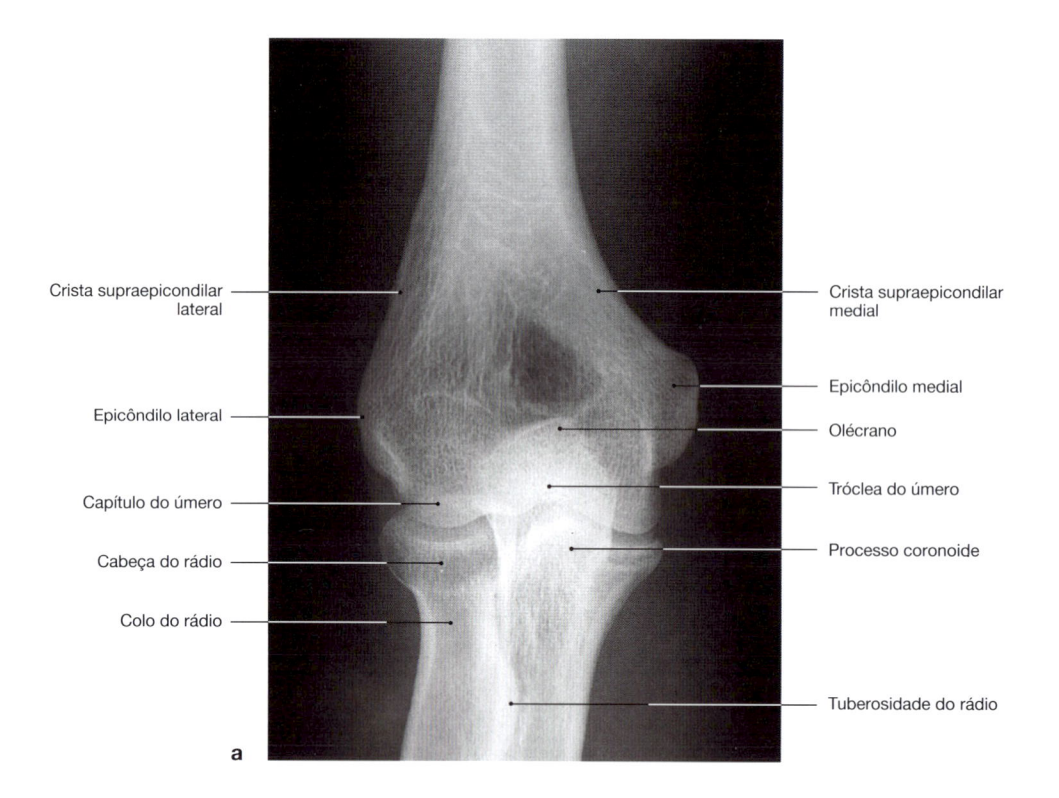

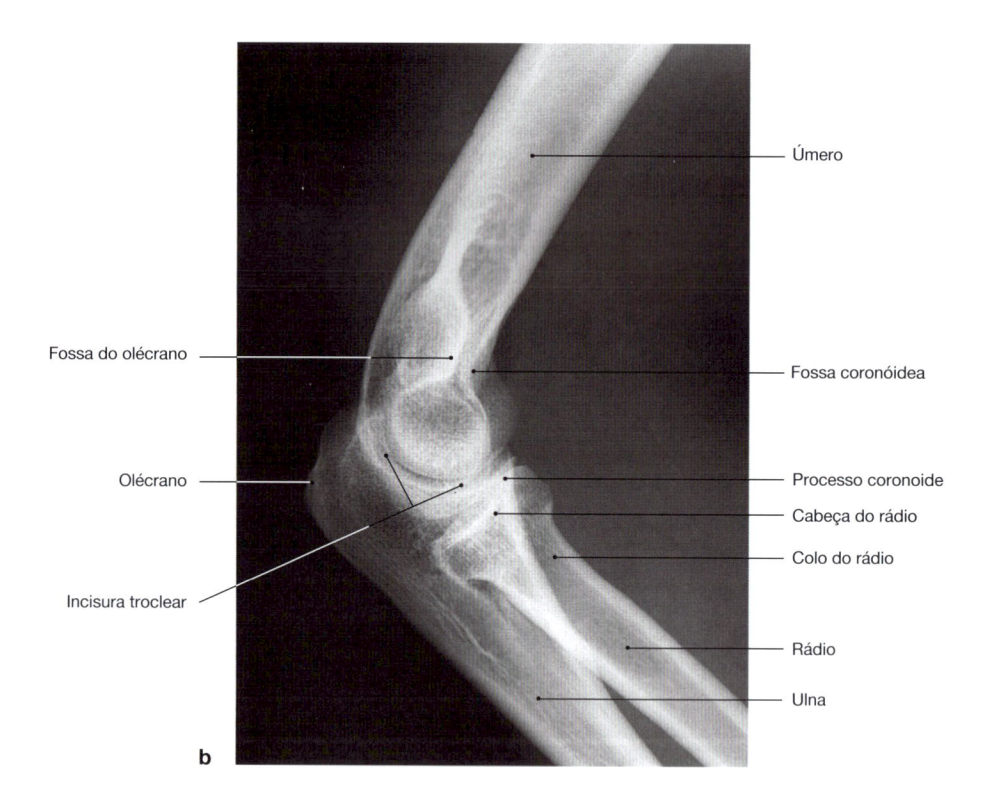

Figura 3.37a e b Articulação do cotovelo direito. [S700-T902]
a Radiografia, incidência anteroposterior (AP).
b Radiografia, incidência lateral (perfil).

Labels figura a:
- Crista supraepicondilar lateral
- Epicôndilo lateral
- Capítulo do úmero
- Cabeça do rádio
- Colo do rádio
- Crista supraepicondilar medial
- Epicôndilo medial
- Olécrano
- Tróclea do úmero
- Processo coronoide
- Tuberosidade do rádio

Labels figura b:
- Fossa do olécrano
- Olécrano
- Incisura troclear
- Úmero
- Fossa coronóidea
- Processo coronoide
- Cabeça do rádio
- Colo do rádio
- Rádio
- Ulna

Correlações clínicas

Na posição estendida, os dois epicôndilos do úmero estão alinhados com o olécrano (→ Figura 3.37a). Fraturas ou luxações podem levar a posições divergentes (→ Figura 3.40).

Articulação do Cotovelo

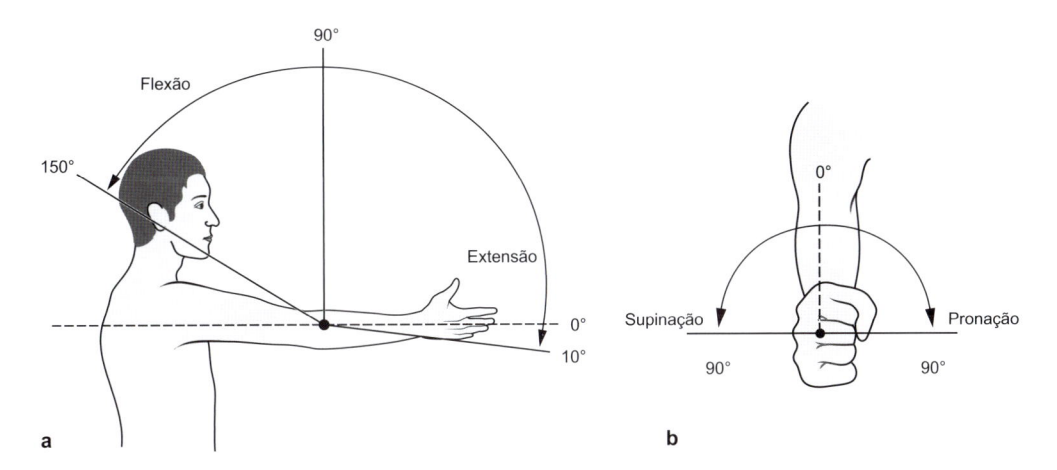

Figura 3.38a e b Amplitude dos movimentos da articulação do cotovelo. [S700-L126]/[G1061]
Na articulação do cotovelo, são realizados movimentos em dobradiça entre o úmero e a ulna e entre o úmero e o rádio, além de movimentos de rotação entre o úmero e o rádio e entre o rádio e a ulna. Consequentemente, as articulações se movem em conjunto como uma **articulação cilíndrica**. A articulação umeroulnar é caracterizada pela grande congruência entre os ossos.
a Flexão e extensão. Enquanto a flexão é limitada pelo contato das partes moles representadas pelos músculos flexores, a extensão é limitada pelo olécrano. O eixo de movimento do gínglimo projeta-se transversalmente através do meio da tróclea do úmero.

b A articulação radioulnar distal também está envolvida no movimento de giro da articulação do cotovelo (→ Figura 3.43). O movimento de rotação é contido pelo ligamento anular do rádio (**inibição pelo ligamento**). Embora a articulação umerorradial seja esferóidea, de acordo com o formato das faces articulares, não são possíveis abdução e adução, uma vez que o rádio está conectado à ulna pelo ligamento anular e, consequentemente, apenas movimentos em dobradiça da articulação umeroulnar associados à rotação umerorradial podem ser realizados.
Amplitude dos movimentos da articulação do cotovelo:
- Extensão-flexão: 10°-0°-150°
- Supinação-pronação: 90°-0°-90°.

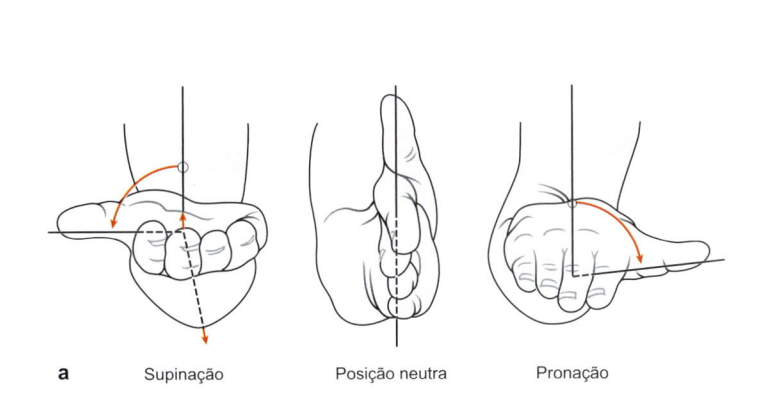

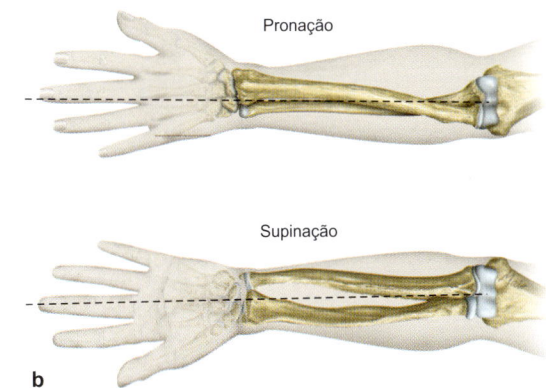

Figura 3.39a e b Movimentos rotacionais da articulação do cotovelo.
Com os movimentos rotacionais da articulação do cotovelo, o rádio se move ao redor da ulna. Os movimentos são chamados de **supinação** e **pronação**.
a Partindo da posição neutra-zero com o polegar apontando para cima, esse movimento de rotação permite que o antebraço realize a supinação (palma virada para cima) e a pronação (palma virada para baixo). [S701-L126]

b Na supinação, a ulna e o rádio ficam paralelos, enquanto se cruzam na pronação. Por isso, a articulação do cotovelo fica em supinação na posição anatômica, caso contrário, as descrições das demais posições, como medial e lateral, não seriam claras. [S701-L127]
Observação do laboratório de anatomia: dissecar e estudar os membros superiores são mais fáceis com o antebraço em supinação. A identificação dos músculos e de seu trajeto quando o braço está em pronação é mais difícil, especialmente na posição de decúbito ventral.

Músculos mais importantes para os movimentos da articulação do cotovelo	
Movimento	**Músculos**
Flexão	Bíceps braquial
Extensão	Tríceps braquial
Supinação	Bíceps braquial (com o cotovelo flexionado) Supinador (com o cotovelo estendido)
Pronação	Pronador redondo

Esqueleto

Articulação do Cotovelo

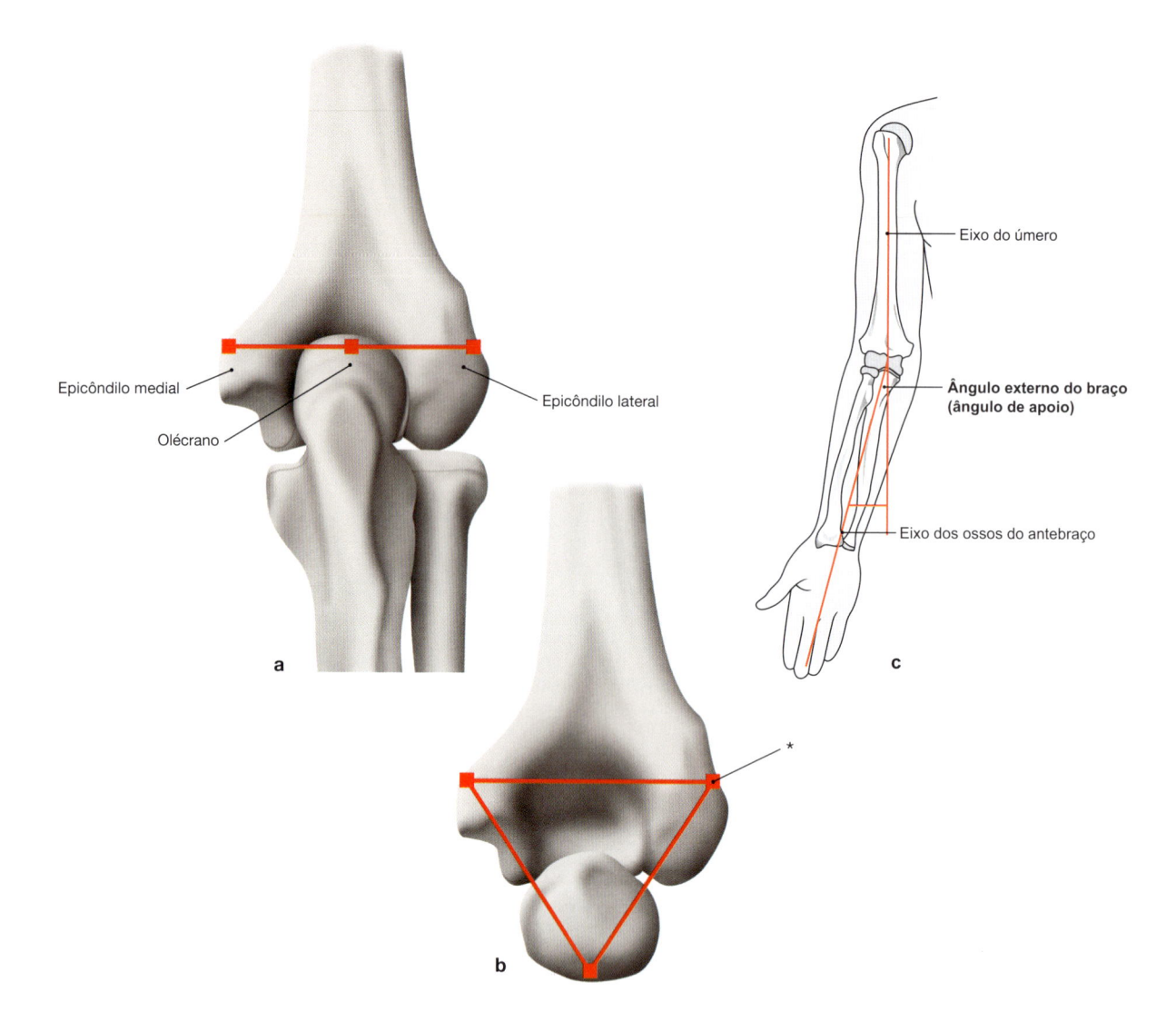

Figura 3.40a-c Triângulo de Hueter.
a As extremidades dos epicôndilos do úmero e do olécrano ficam alinhadas quando a articulação do cotovelo está em extensão, vista por trás. [S700-L127]
b Na posição flexionada, as extremidades dos epicôndilos formam um triângulo isósceles com o olécrano (triângulo de Hueter). Fraturas e luxações levam a desvios desse triângulo, o que é importante para o diagnóstico na radiografia. [S700-L127]

c Quando os braços estão esticados em supinação ao lado do corpo, eles normalmente se desviam 5° a 15° para fora do eixo longitudinal do tronco. Este ângulo é chamado de **ângulo de apoio**. O ângulo possibilita o balanço dos braços durante a marcha ou a prática de esportes, sem que a pelve restrinja sua amplitude de movimento. Fraturas ou luxações do cotovelo podem alterar o ângulo de apoio, o que é útil para o diagnóstico em comparação com o lado saudável. [S701-L231]
* clínica: triângulo de Hueter

Correlações clínicas

As **luxações da articulação do cotovelo** ocorrem apenas em traumatismos graves. Em quedas de grande altura ou em acidentes de moto e de carro, geralmente ocorre luxação posterior, na qual as extremidades proximais dos ossos do antebraço são deslocadas para trás do olécrano. Todos os elementos ósseos envolvidos podem ser fraturados. As luxações do cotovelo levam a dor intensa, edema articular e desvio do ângulo de apoio e do triângulo de Hueter. O nervo ulnar, que corre posteriormente à articulação, também pode ser lesado. Lesões complexas com fraturas e luxações exigem redução cirúrgica e estabilização e, com frequência, estão associadas a defeitos permanentes, como instabilidade e limitação da amplitude de movimento.
Luxação anterior do cotovelo. [E813]

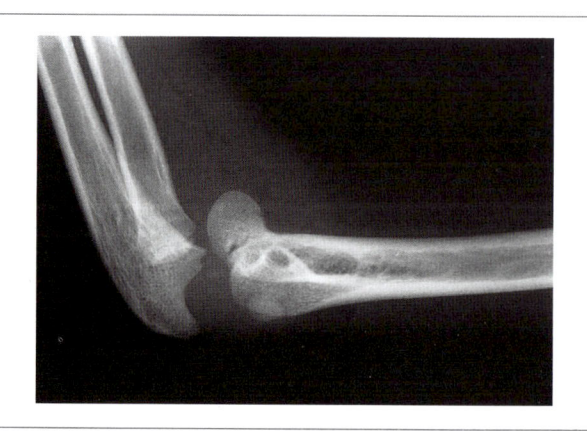

Estrutura e função

A articulação do cotovelo é uma articulação composta protegida por **ligamentos muito estáveis**. Um grau de liberdade (abdução/adução) é perdido devido à restrição da cabeça do rádio pelo ligamento anular. Portanto, a articulação do cotovelo é **funcionalmente** um **gínglimo**.

Articulações do Carpo e do Metacarpo

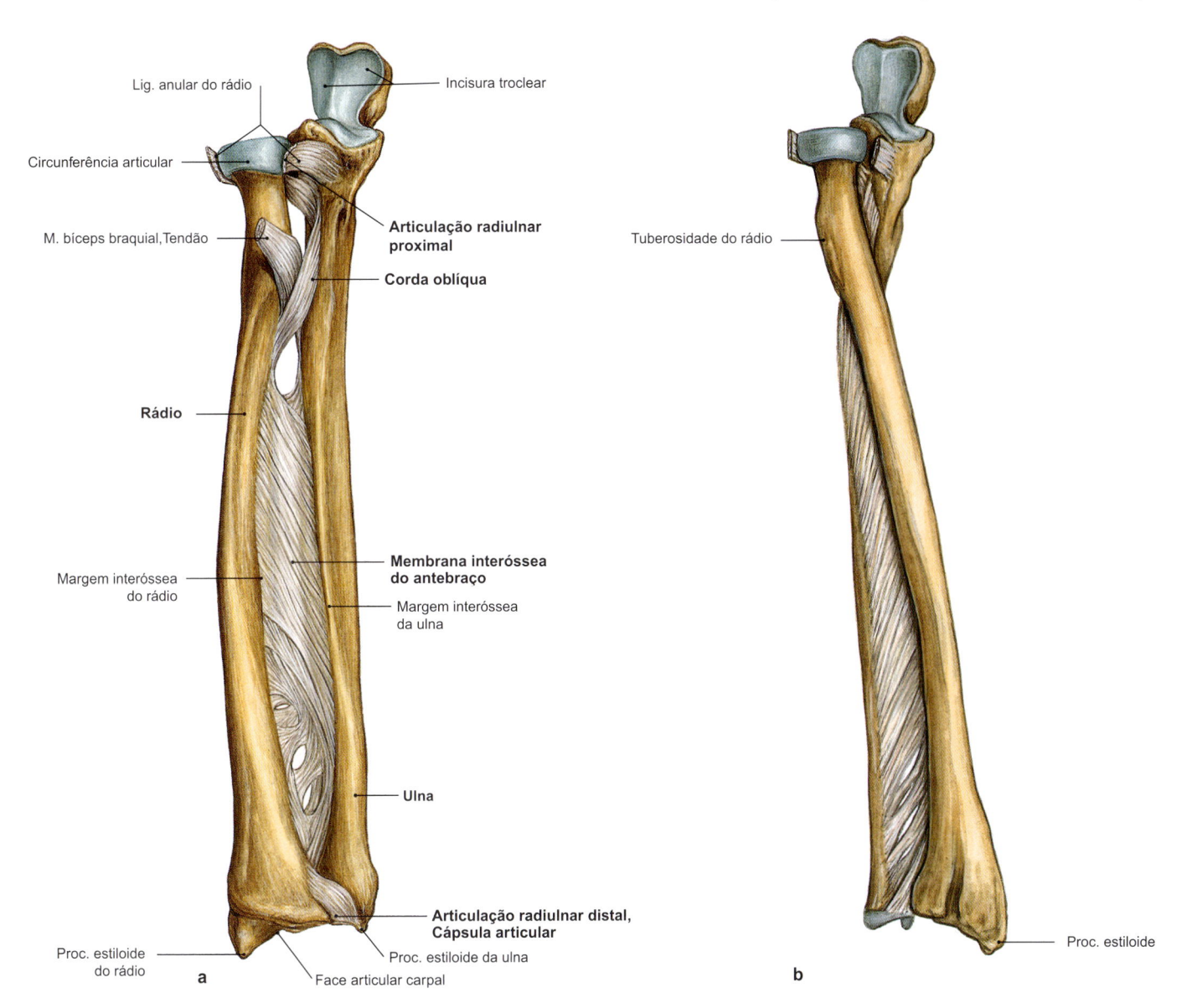

Figura 3.41a e b   Articulações dos ossos do antebraço direito; vista anterior. [S700]
a Vista em posição de supinação.
b Vista em posição de pronação.
Os ossos do antebraço estão associados e estabilizados por meio da membrana interóssea do antebraço, cujos feixes de fibras se estendem, predominantemente, da região proximal do rádio para a região distal da ulna. Na região proximal, é complementada pela corda oblíqua, que segue um trajeto no sentido contrário. As figuras mostram como o rádio é conduzido ao redor da ulna durante o movimento de rotação. Na posição de supinação do antebraço, os ossos se encontram paralelos, enquanto na posição de pronação eles se cruzam.

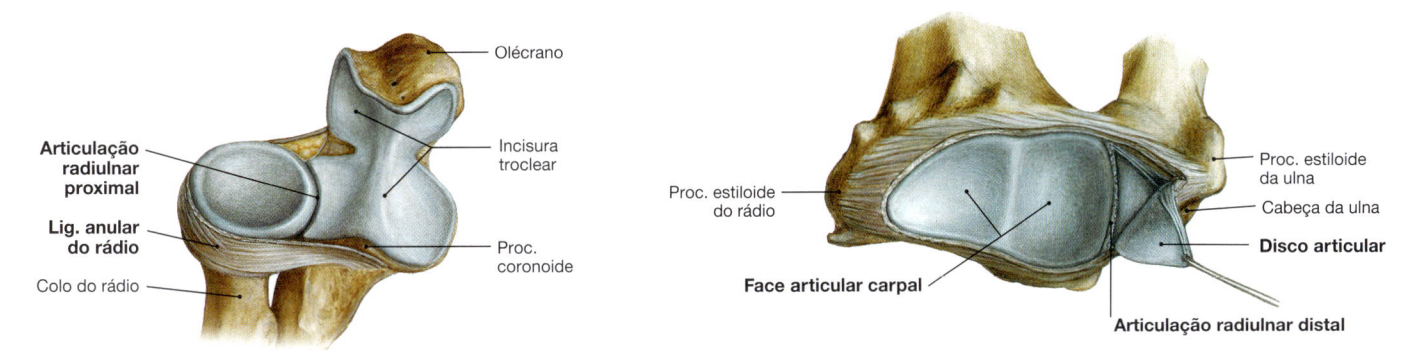

Figura 3.42   Articulação radiulnar proximal direita; vista proximal e anterior. [S700]
A articulação radiulnar proximal é **trocóidea** e faz parte da articulação do cotovelo. O eixo articular comum das articulações radiulnares proximal e distal é o eixo diagonal do antebraço, que segue da cabeça do rádio até a cabeça da ulna.

Figura 3.43   Articulação radiulnar distal direita; vista distal e posterior. [S700]
A articulação radiulnar distal é **trocóidea** e se limita com a região proximal da articulação do carpo. Ela é formada pela cabeça da ulna e pela incisura ulnar do rádio. As faces articulares da articulação proximal do carpo são compostas pela face articular carpal do rádio e pelo disco articular, que separa a articulação radiulnar distal da articulação proximal do carpo.

229

Esqueleto

Articulações do Carpo e do Metacarpo

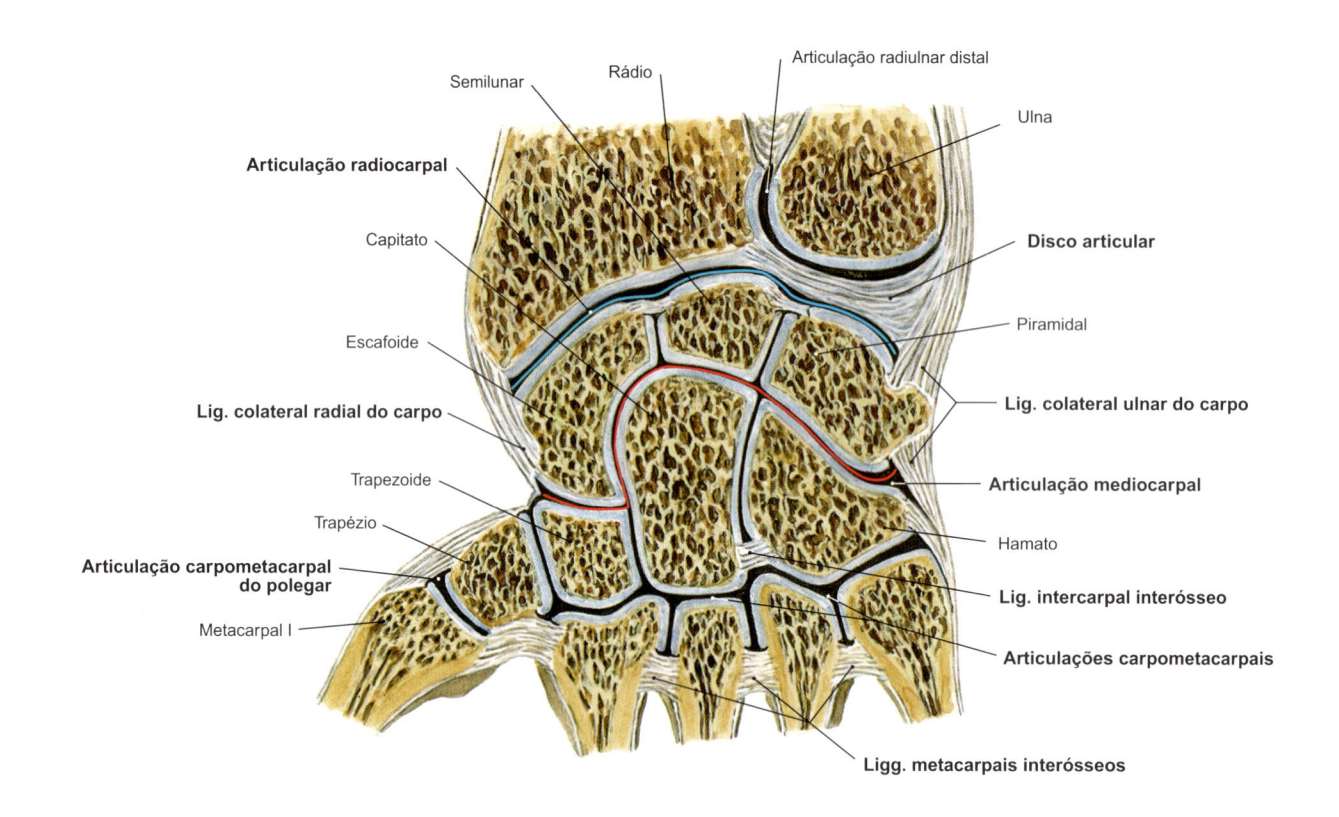

Figura 3.44 Articulações do carpo e do metacarpo direitos; vista palmar; corte plano paralelo ao dorso da mão. [S700]
Neste caso, além das pequenas articulações entre os carpais e metacarpais, também estão incluídas as duas articulações do punho.
- A **articulação radiocarpal proximal** une os ossos do antebraço (base articular) à fileira proximal dos carpais (cabeça articular). É do tipo elipsóideo. A ulna encontra-se separada do piramidal pelo disco articular (→ Figura 3.43)
- Na **articulação mediocarpal distal**, os ossos carpais da fileira proximal e da fileira distal se articulam em uma linha de formato ondulado. De acordo com a morfologia das faces articulares é um gínglimo; contudo, interage proximalmente com a parte proximal do carpo como uma articulação elipsóidea.

As **2ª a 5ª articulações carpometacarpais**, entre os ossos carpais e os ossos metacarpais, e as **articulações intermetacarpais**, entre as bases dos metacarpais, são, habitualmente, resistentes anfiartroses e permitem pequenos movimentos. A **articulação carpometacarpal do polegar**, por sua vez, é bastante móvel e, além de flexão e de extensão, permite também abdução e adução.

Correlações clínicas

Fraturas dos ossos carpais e metacarpais são comuns.
a Fratura do escafoide: as fraturas mais comuns na região carpal envolvem o osso escafoide (seta). No caso de queda sobre o braço estendido, os ramos da A. radial também podem ser lesados, além do osso. Isso pode levar à necrose óssea, que é perceptível na radiografia graças à densidade óssea reduzida. Além disso, as lesões podem resultar em alterações degenerativas, como artrose nas articulações da mão. [G719]
b Fratura de boxeador: fratura do quinto metacarpal logo abaixo da cabeça do osso. Isso ocorre, por exemplo, ao atingir um objeto ou uma parte dura do corpo de uma pessoa, como mandíbula, apenas com a parte externa dos dedos, durante um golpe forte com o punho. [E513-002]

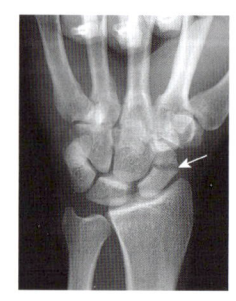

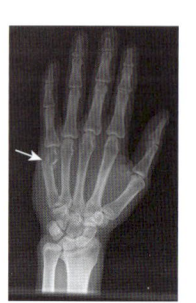

Ligamentos das Articulações da Mão

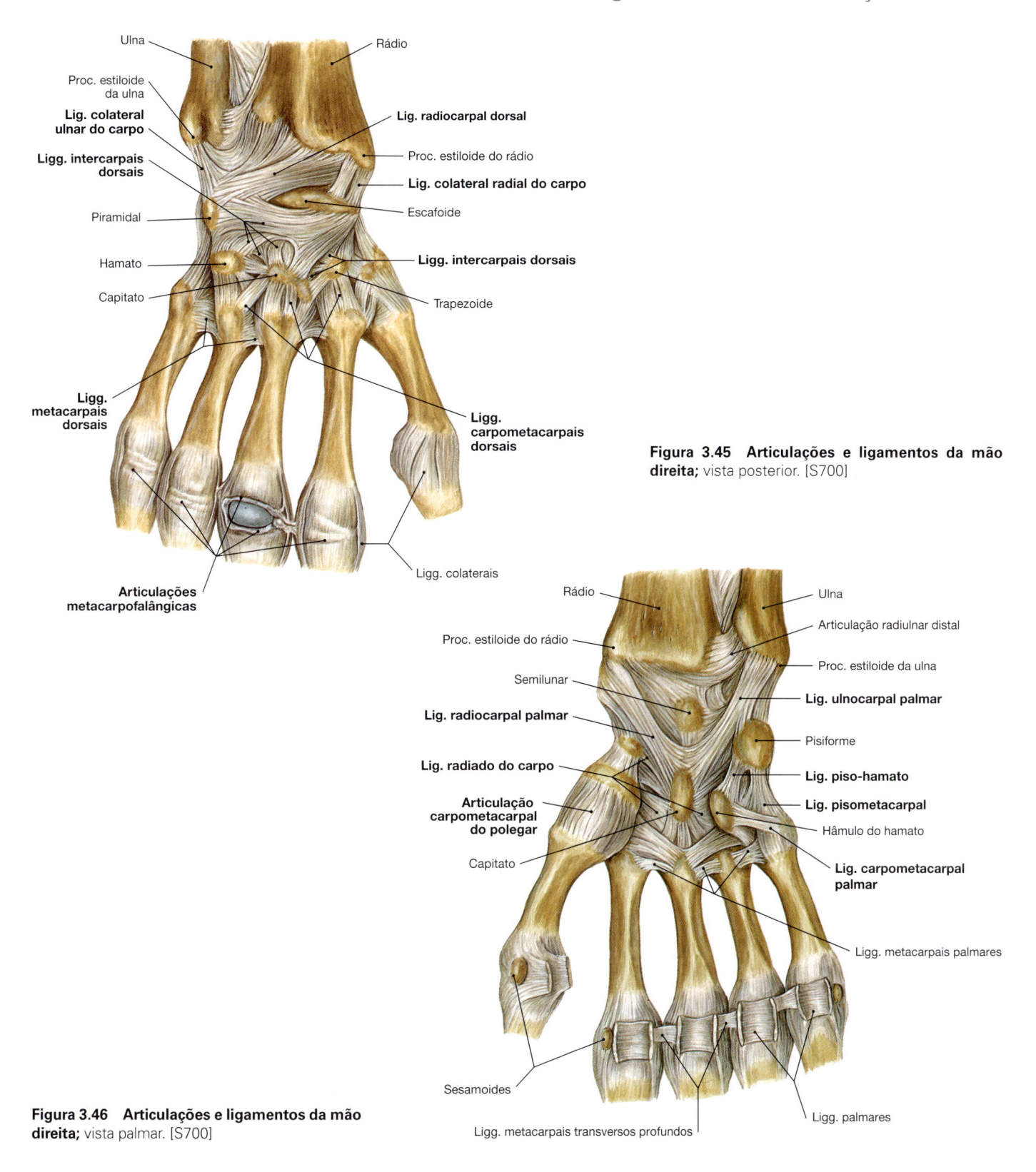

Figura 3.45 Articulações e ligamentos da mão **direita**; vista posterior. [S700]

Figura 3.46 Articulações e ligamentos da mão **direita**; vista palmar. [S700]

Ligamentos do carpo e do metacarpo
• Ligg. radiocarpais palmar e dorsal e Lig. ulnocarpal palmar
• Ligg. colaterais radiais do carpo e da ulna: a partir dos Procc. estiloides
• Ligg. intercarpais palmares, dorsais e interósseos
• Lig. radiado do carpo: ligamento, em formato estrelado, que parte do capitato
• Lig. piso-hamato: continuação do tendão do M. flexor ulnar do carpo em direção ao hamato
• Lig. pisometacarpal: continuação do tendão do M. flexor ulnar do carpo em direção aos ossos metacarpais IV e V
• Ligg. carpometacarpais palmares e dorsais
• Ligg. metacarpais palmares, dorsais e interósseos

231

Esqueleto

Movimento das Articulações dos Dedos das Mãos

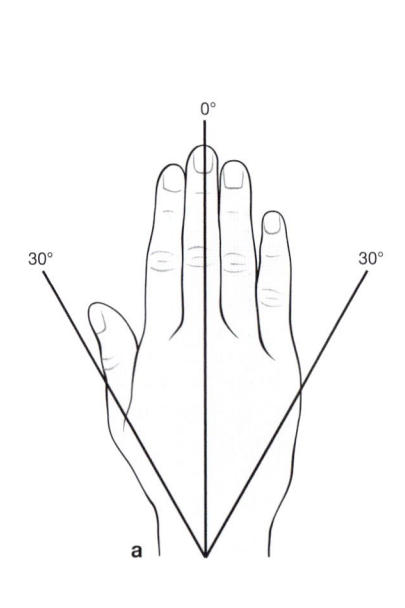

Figura 3.47a e b Amplitude dos movimentos das articulações da mão. [S700-L126]/[G1062]

a As articulações radiocarpais proximais e distais funcionam como **articulações elipsóideas** e estão envolvidas nos movimentos da mão. Para tanto, os eixos de movimento combinados para as duas articulações podem ser descritos, tendo como referência o capitato. A **abdução** e a **adução** ocorrem, predominantemente, na **articulação radiocarpal proximal**, onde o eixo combinado segue em direção dorsopalmar através da região mediana do capitato.

b Na flexão **p**almar, a articulação radiocarpal **p**roximal está principalmente envolvida, enquanto a extensão **d**orsal ocorre predominantemente na articulação radiocarpal **d**istal (mnemônico!). O eixo transversal de movimentos segue da mesma forma em relação ao capitato. A maioria das outras articulações do carpo e do metacarpo é de anfiartroses, cuja amplitude de movimentos é mínima. Por sua vez, a **articulação carpometacarpal do polegar** (articulação selar) é bastante móvel e, além de flexão e de extensão, também permite a abdução e a adução. Estes movimentos podem ser combinados para a realização de movimentos circulares do polegar e para a oponência, importante para a preensão de objetos.

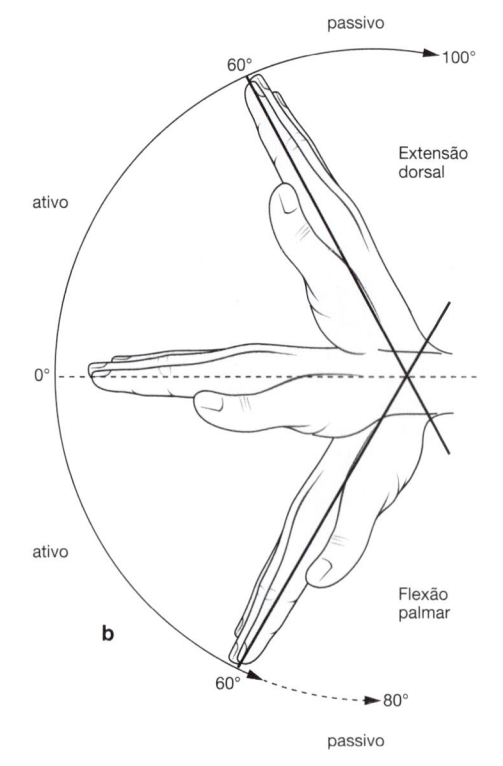

Amplitude dos movimentos das articulações radiocarpais:
- Abdução-adução (desvio radial e desvio ulnar): 30°-0°-30°
- Extensão-flexão: 60°-0°-60°.

Amplitude dos movimentos da articulação carpometacarpal do polegar:
- Extensão-flexão: 30°-0°-40°
- Abdução-adução: 10°-0°-40°.

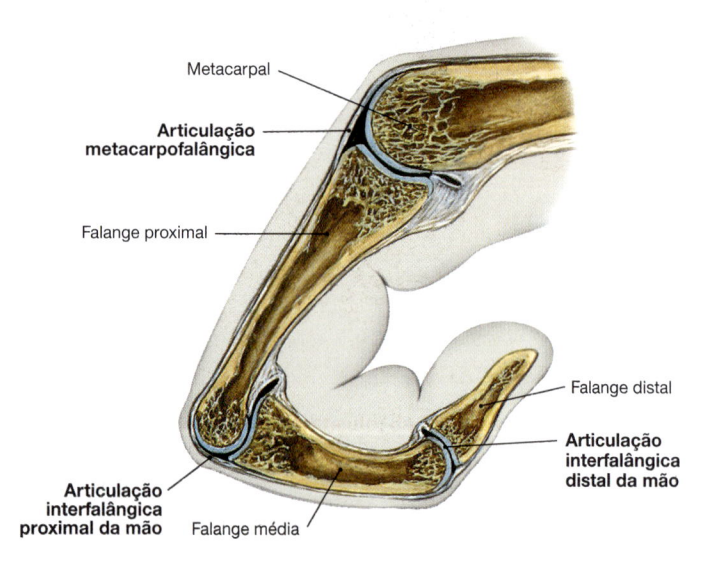

Figura 3.48 Articulações dos dedos da mão direita; vista lateral, corte sagital. [S700]

Aqui são mostradas as falanges proximal, média e distal dos dedos da mão.

As **articulações metacarpofalângicas** são **esferóideas**, entre as cabeças dos ossos metacarpais e as bases das falanges proximais. Por outro lado, a articulação proximal do polegar é um gínglimo.

As **articulações interfalângicas proximais e distais da mão**, entre as cabeças e as bases das falanges, são **gínglimos**.

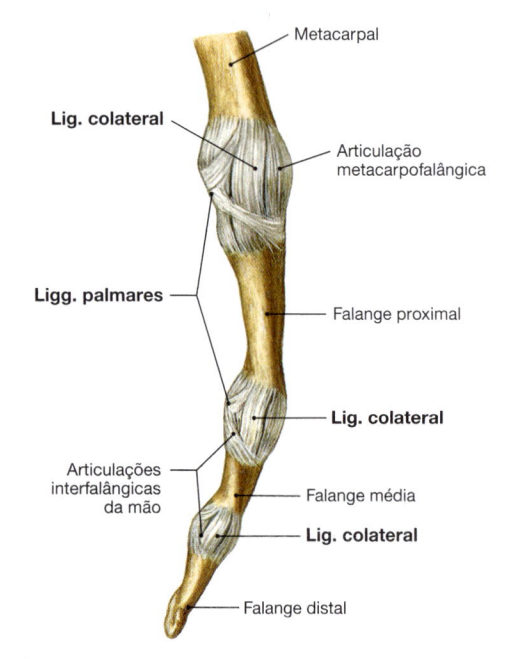

Figura 3.49 Ligamentos das articulações dos dedos da mão direita; vista lateral. [S700]
- **Ligg. colaterais:** medial e lateral
- **Lig. palmar:** em posição anterior
- **Lig. metacarpal transverso profundo:** une as articulações proximais aos ligamentos palmares.

Movimento das Articulações dos Dedos das Mãos

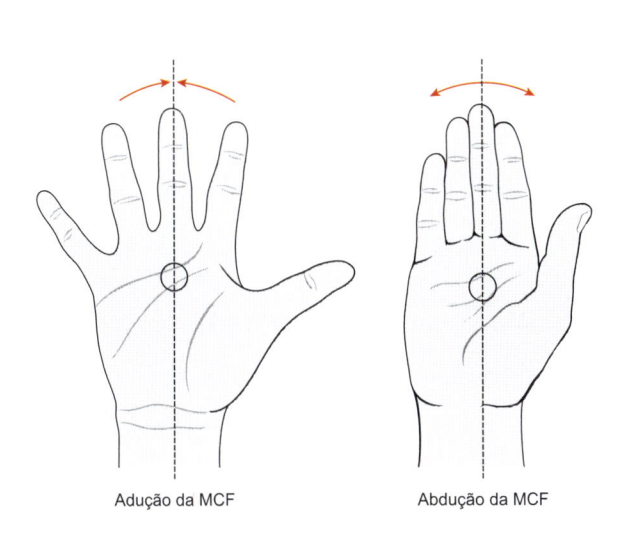

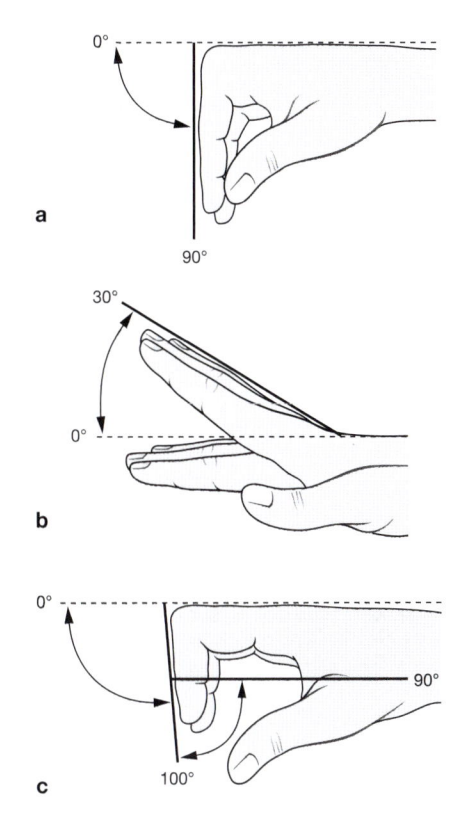

Figura 3.50 Movimentos das articulações metacarpofalângicas. [S701-L126]
As articulações metacarpofalângicas (MCF) são **articulações esferóideas** que possibilitam flexão e extensão, bem como adução e abdução. Adução e abdução sempre se referem ao dedo médio da mão, pois está localizado na linha média do esqueleto da mão.
Amplitude de movimento das articulações MCF:
- Dorsiflexão–flexão palmar: 30°-0°-90°
- Abdução ulnar–abdução radial: (20-40)°-0°-(20-40)°.

Figura 3.51a-c Amplitude de movimento das articulações dos dedos das mãos. [S700-L126]/[G1061]
As articulações metacarpofalângicas permitem flexão e extensão, além de abdução e adução. A rotação só é possível passivamente com os dedos esticados. A articulação metatarsofalângica, por outro lado, só permite movimentos em torno de um eixo transversal. Isso também se aplica a todas as articulações médias e distais, nas quais apenas flexão é possível, a partir da posição normal.
Amplitude de movimento das articulações interfalângicas médias:
- Extensão–flexão: 0°-0°-100°.

Amplitude de movimento das articulações interfalângicas distais:
- Extensão–flexão: 0°-0°-90°.

Correlações clínicas

Do ponto de vista clínico, frequentemente são utilizados os seguintes **conceitos e abreviaturas** para as articulações dos dedos da mão:
- **MCF** (= articulação **m**eta**c**arpo**f**alângica): articulação proximal dos dedos da mão
- **IFP** (= articulação **i**nter**f**alângica **p**roximal): articulação média
- **IFD** (= articulação **i**nter**f**alângica **d**istal): articulação distal.

Esqueleto

Movimento das Articulações dos Dedos das Mãos

Extensão — Flexão — Oposição — Adução — Abdução

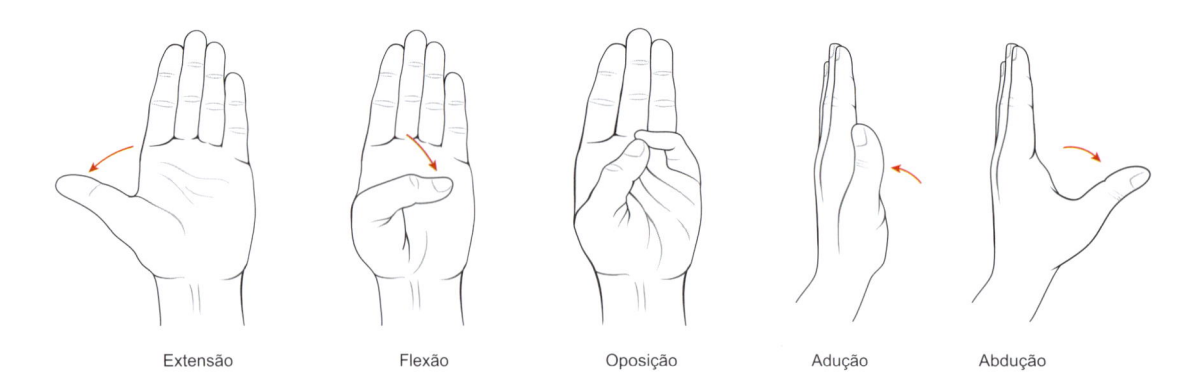

Figura 3.52 Mobilidade do polegar. [S701-L126]
A articulação central para o movimento de preensão da mão é a **articulação carpometacarpal (CMC)** do polegar. Trata-se de uma articulação selar entre o trapézio e a base do primeiro metacarpal (→ Figura 3.44). Os movimentos da articulação selar não permitem apenas flexão/extensão e abdução/adução, como seria esperado de uma articulação com dois graus de liberdade. Ambos os movimentos também podem ser combinados e possibilitar a **oposição** do polegar em relação aos outros dedos da mão e com a palma. Isso possibilita que a pessoa segure objetos.

Amplitude de movimento da CMC do polegar:
- Extensão-flexão: 30°-0°-40°
- Abdução-adução: 10°-0°-40°.

A articulação metacarpofalângica (MCF) e a articulação interfalângica proximal (IFP), por outro lado, são gínglimos que possibilitam apenas flexão e extensão.
Amplitude de movimento do MCP do polegar:
Extensão-flexão: 0°-0°-50°.
Amplitude de movimento da IFP do polegar:
Extensão-flexão: 0°-0°-80°.

Correlações clínicas

Lesões nas pequenas articulações das mãos e dos dedos são comuns e resultam em edema doloroso das articulações afetadas.
a Radiografia (incidência lateral) mostrando luxação da articulação interfalângica proximal do dedo anular (seta). [E339-01]
b Lesões nos ligamentos ou estiramento excessivo das articulações podem levar a pequenas fraturas nos pontos de fixação dos ligamentos ou músculos, que são conhecidas como **fraturas por avulsão** (seta). [E380]

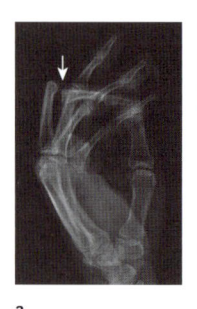

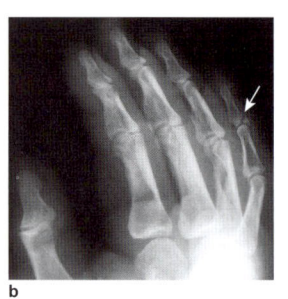

Estrutura e função

O formato das faces articulares difere entre a **parte proximal do punho** (articulação elipsóidea) e a **parte distal do punho** (gínglimo denteado). **Funcionalmente**, no entanto, ambas atuam como uma **articulação elipsóidea**, participando em vários movimentos em níveis diferentes. Os ligamentos são muito complicados e relativamente estáveis.

A **articulação carpometacarpal do polegar** é, como uma **articulação selar**, essencial para a função de preensão da mão, enquanto as outras, sendo anfiartroses, são pouco móveis. Por outro lado, as articulações metacarpofalângicas (MCF) dos dedos, sendo articulações esferóideas, são muito mais móveis do que o gínglimo do polegar, que, funcionalmente, é mais parecida com as articulações interfalângicas dos dedos e do polegar. As articulações dos dedos das mãos têm ligamentos fortes.

Movimento das Articulações dos Dedos das Mãos

Músculos que movem o punho	
Movimento	**Músculos**
Flexão	Palmar longo, flexor radial do carpo, flexor ulnar do carpo, flexor superficial dos dedos, flexor profundo dos dedos
Extensão	Extensor dos dedos, extensor do dedo mínimo, extensor ulnar do carpo, abdutor longo do polegar, extensor curto do polegar, extensor longo do polegar, extensor do indicador, extensor radial longo do carpo, extensor radial curto do carpo
Adução	Flexor ulnar do carpo, extensor ulnar do carpo
Abdução	Flexor radial do carpo, extensor radial longo do carpo, extensor radial curto do carpo

Principais flexores e extensores das articulações dos dedos das mãos			
Movimento	**MCF**	**IFP**	**IFD**
Flexão dos dedos das mãos	Mm. interósseos palmares, Mm. interósseos dorsais	M. flexor superficial dos dedos	M. flexor profundo dos dedos
Extensão dos dedos das mãos	M. extensor dos dedos	M. extensor dos dedos	Mm. lumbricais
Flexão do polegar	M. flexor longo do polegar	M. flexor longo do polegar	–
Extensão do polegar	M. extensor curto do polegar	M. extensor longo do polegar	–

Musculatura

Músculos do Ombro e do Membro Superior

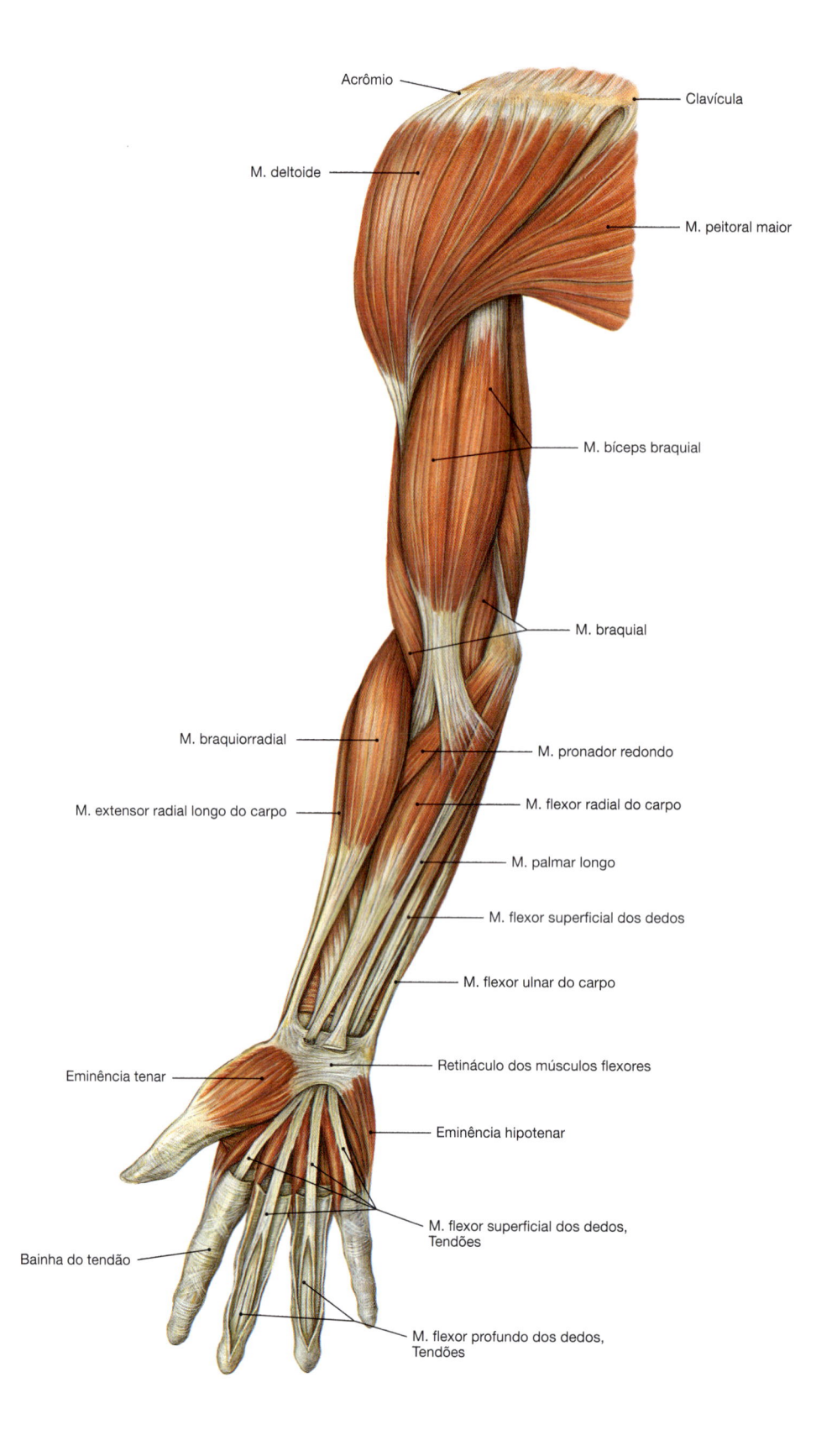

Figura 3.53 Músculos anteriores do ombro e do membro superior direitos; vista anterior. [S700]

→ T 26-T 40

Músculos do Ombro e do Membro Superior

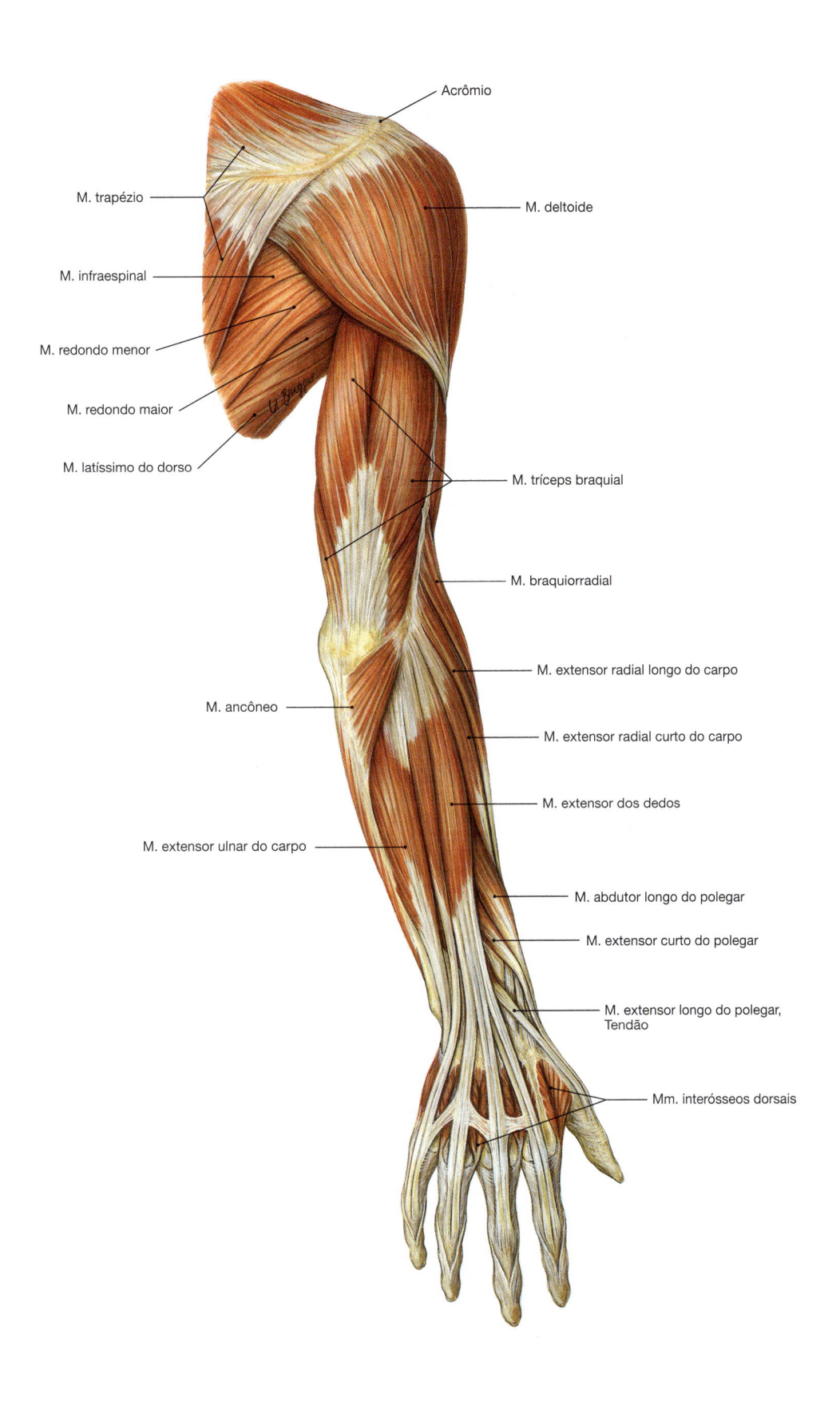

Figura 3.54 Músculos posteriores do ombro e do membro superior direitos; vista posterior. [S700]

→ T 26-T40

Musculatura

Músculos do Membro Superior e do Tórax

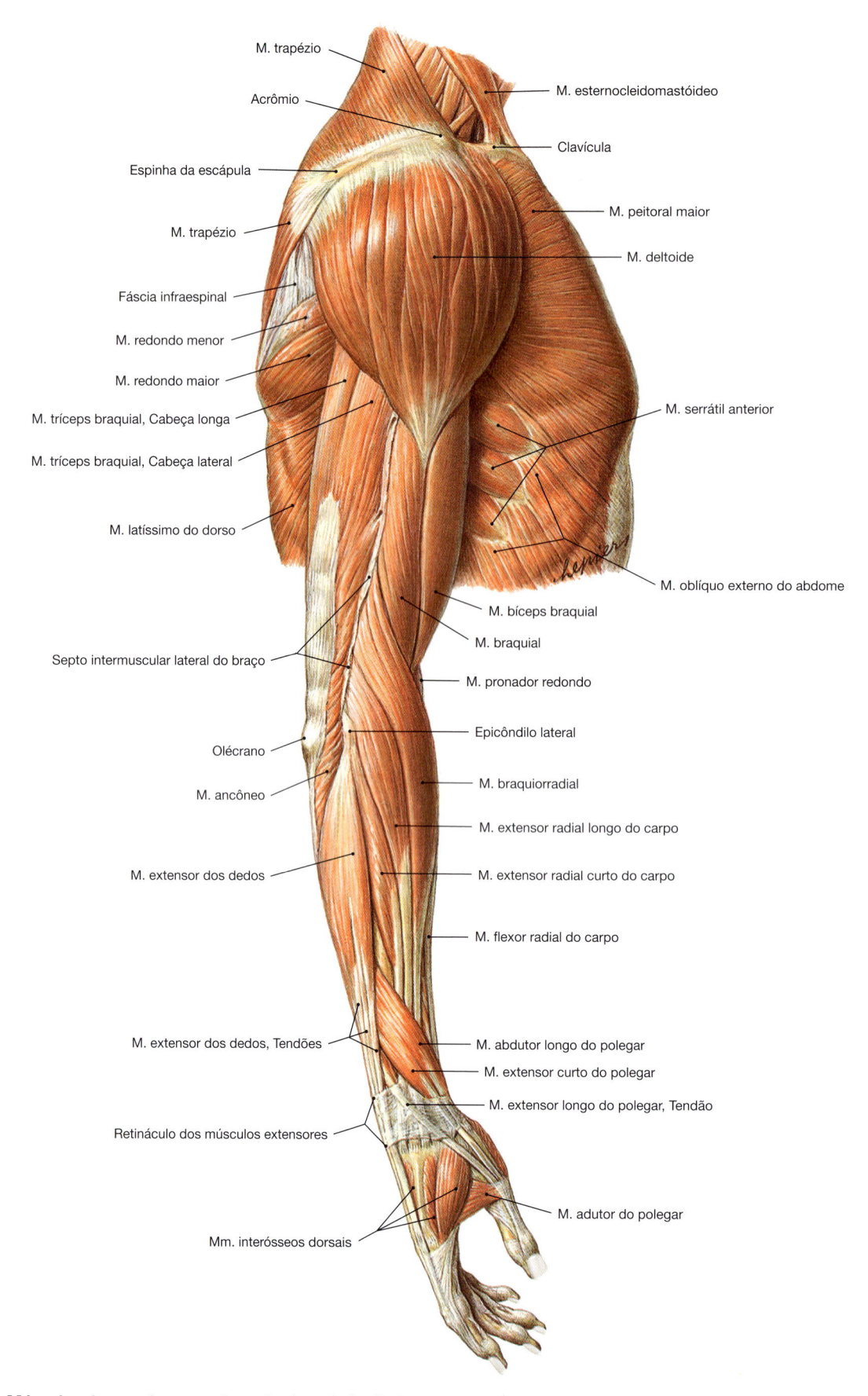

Figura 3.55 Músculos do membro superior e do tórax, lado direito; vista lateral. [S700]

→ T 26-T40

Manguito Rotador

Figura 3.56 Articulação do ombro e músculos do manguito rotador, lado direito; vista lateral; após a remoção do M. deltoide e remoção da cabeça do úmero. [S700]

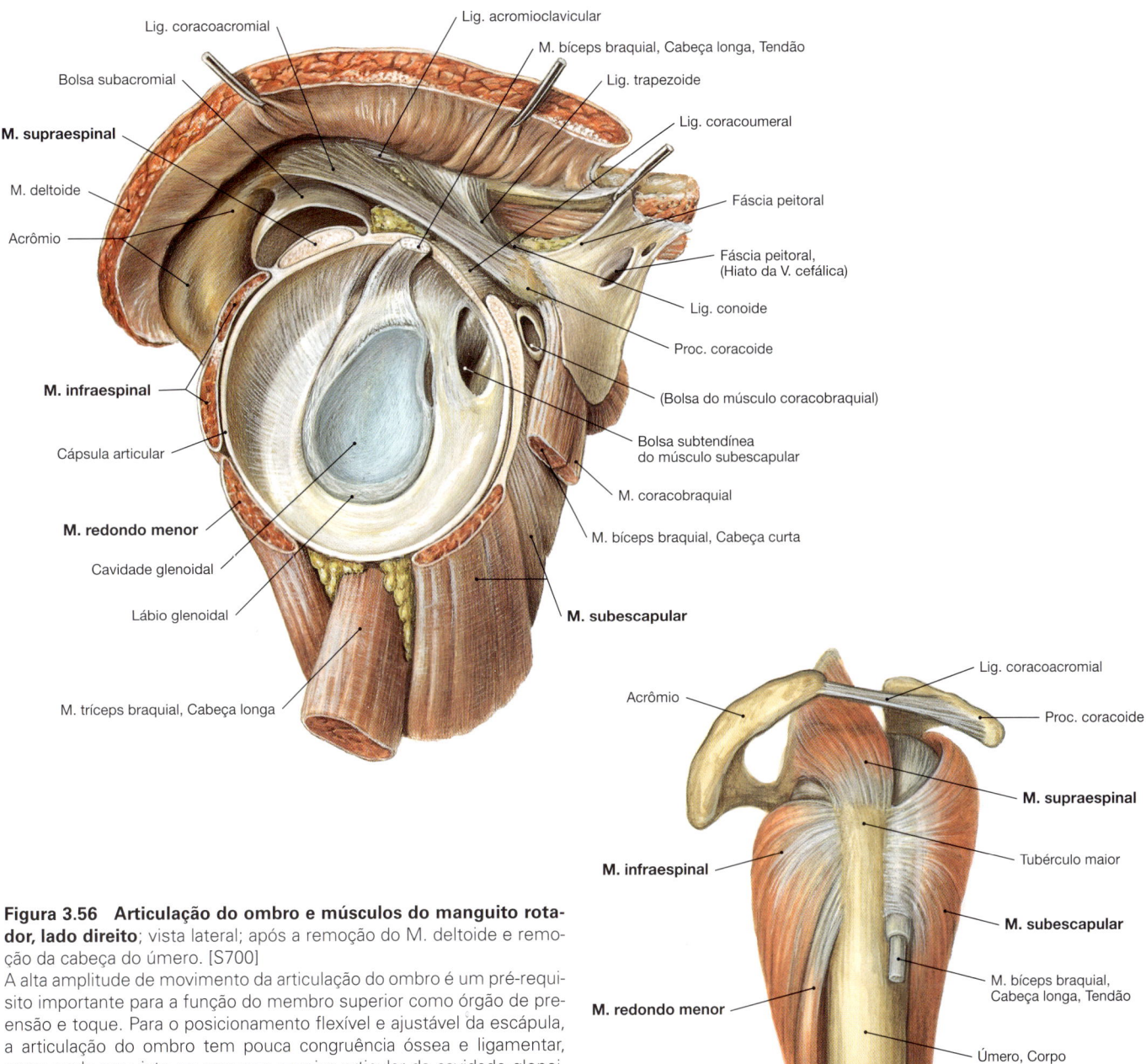

A alta amplitude de movimento da articulação do ombro é um pré-requisito importante para a função do membro superior como órgão de preensão e toque. Para o posicionamento flexível e ajustável da escápula, a articulação do ombro tem pouca congruência óssea e ligamentar, como pode ser visto no pequeno encaixe articular da cavidade glenoidal. Isso é compensado por suporte muscular fortemente desenvolvido. Entretanto, quando aparecem problemas no controle neuromuscular, como, p. ex., em distúrbios da inervação, em consequência de lesões ou de doenças dos nervos que suprem os músculos do ombro ou, ainda, quando o equilíbrio desses músculos é perturbado, o contato articular nas posições finais dos movimentos fica comprometido. As luxações ocorrem caso surjam forças de tração direcionadas tangencialmente à cavidade glenoidal, especialmente no caso de quedas.

Os tendões dos músculos diretamente associados à articulação do ombro convergem para a cápsula articular e formam uma tensa bainha circunferencial ao redor da cabeça do úmero, o manguito rotador. Nessa estrutura estão o **M. subescapular**, o **M. supraespinal**, o **M. infraespinal** e o **M. redondo menor**. O M. deltoide não está incluído neste grupo muscular, uma vez que não se irradia para a cápsula articular e se afasta da articulação, passando bem acima.

Figura 3.57 Músculos do manguito rotador; vista lateral. Como componentes do manguito rotador, os seguintes músculos se irradiam para a cápsula articular com seus tendões e a estabilizam: **subescapular** (frente), **supraespinal** (acima), **infraespinal** (atrás, acima) e **redondo menor** (atrás, abaixo). Apenas na parte inferior a cápsula articular não é reforçada, por isso, é o local em que as luxações do ombro ocorrem com mais frequência. [S700]

Com exceção do músculo subescapular, que se insere no tubérculo menor, todos os outros músculos do manguito rotador se fixam no tubérculo maior.

→ T 28, T 30

Correlações clínicas

Além de sua participação em diferentes movimentos (cinemática), a principal função dos músculos do manguito rotador é garantir a posição correta da cabeça do úmero na cavidade glenoidal (estabilidade). Se o equilíbrio dos músculos for comprometido, particularmente em caso de fraqueza relativa das partes adutoras (inferiores) dos músculos, pode ocorrer **elevação anormal da cabeça do úmero**.

Musculatura

Músculos do Cíngulo do Membro Superior

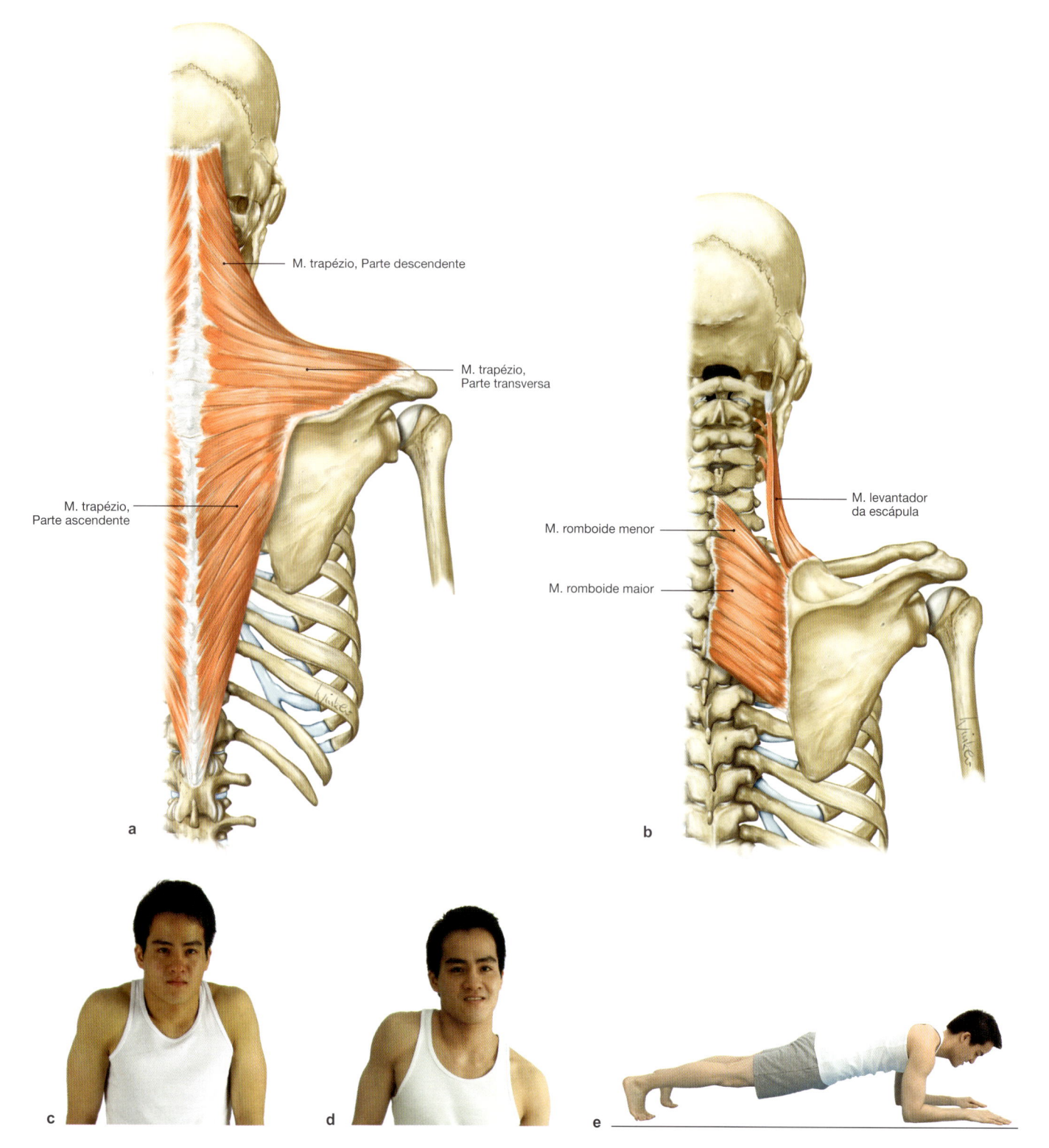

Figura 3.58a-e   Músculos posteriores do cíngulo do membro superior.
Na região do ombro existem dois grupos musculares. Os **músculos do cíngulo do membro superior** se inserem na escápula ou na clavícula e movimentam, primariamente, o cíngulo do membro superior e, portanto, de modo apenas indireto, o braço. Em contrapartida, a **musculatura do ombro** tem as suas inserções no úmero e, portanto, movimenta diretamente o braço.

Os músculos deste grupo podem ser subdivididos em posteriores e anteriores, de acordo com as suas posições. Entre os músculos **posteriores** do cíngulo do membro superior estão o **M. trapézio**, o **M. levantador da escápula** e os **Mm. romboides**.

Para a fixação da escápula ao tronco, os principais responsáveis são o **M. levantador da escápula** e os **Mm. romboides** e, nesta função, são auxiliados pelo **M. trapézio**. Esses músculos fixam a escápula e, portanto, o membro superior à coluna vertebral. Eles são, por isso, também agrupados como **músculos espinoescapulares**.

a Músculo trapézio. [S700-L266]
b Músculo levantador da escápula e Mm. romboides. [S700-L266]
c O músculo trapézio e os músculos romboides são usados para levantar os dois ombros e aproximá-los (p. ex., ao encolher os ombros). [S701-L271]
d O ombro do mesmo lado pode ser levantado de maneira direcionada pelo músculo levantador da escápula. [S701-L271]
e Ao transportar cargas pesadas e durante exercícios esportivos, como prancha, flexões ou levantamento de peso, os músculos espinoescapulares neutralizam as forças de tração e fixam a escápula medialmente no tronco. [S701-L271]

Dica: Os músculos posteriores do cíngulo do membro superior também são representados como músculos superficiais do dorso no tronco (→ Figuras 2.82 e 2.83).

→ T 29

Músculos do Cíngulo do Membro Superior

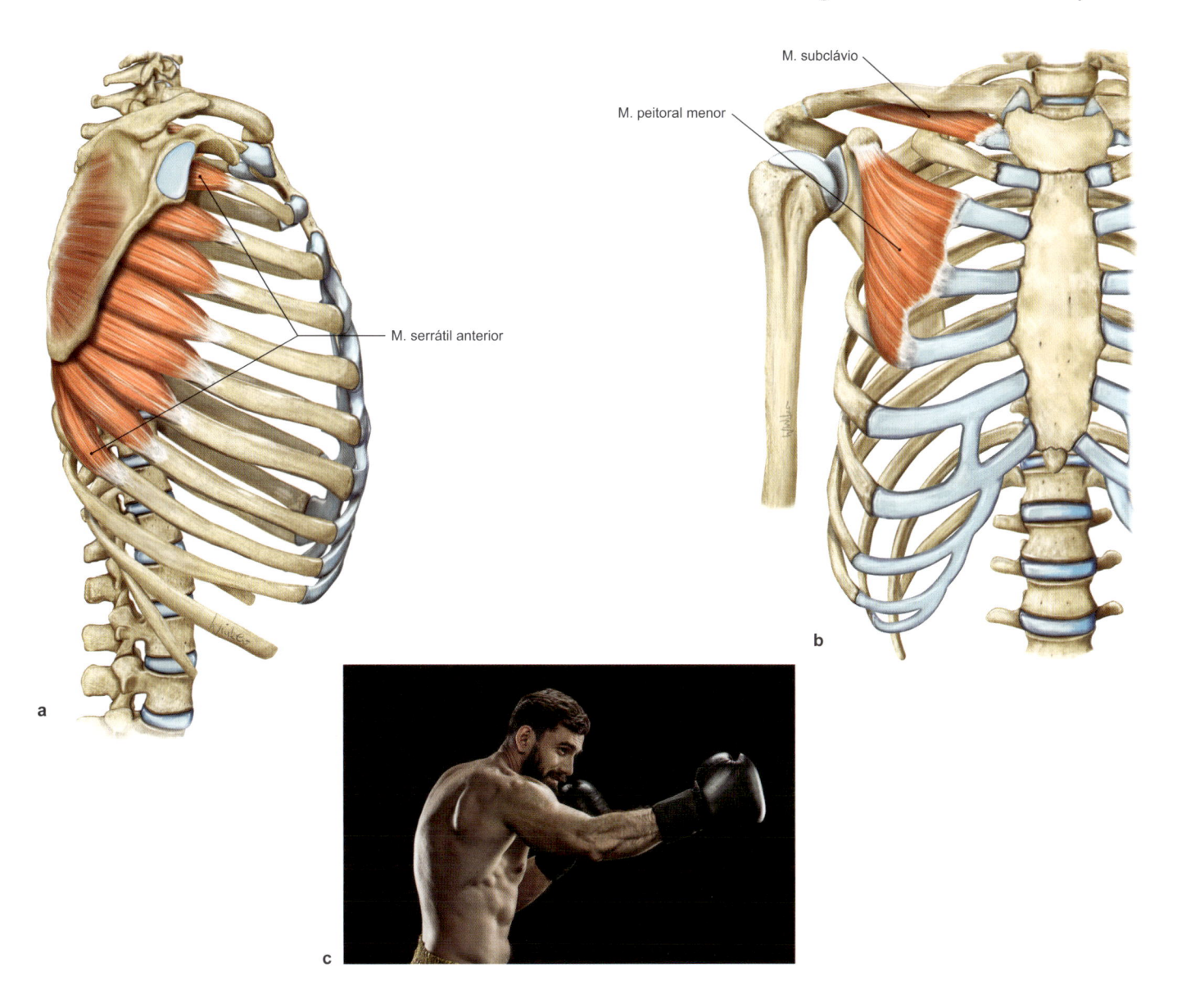

Figura 3.59a-c   Músculos anteriores do cíngulo do membro superior.

Os músculos anteriores do cíngulo do membro superior incluem **M. serrátil anterior, M. peitoral menor e M. subclávio.**

a M. serrátil anterior. Sua função primária é girar a escápula para elevar o braço acima da horizontal (abdução acima de 90 graus). Ele é apoiado pelo trapézio. A escápula e o úmero realizam movimentos articulares, que são resumidos como movimentos escapuloumerais (→ Figura 3.27). Uma vez que o serrátil anterior cruza sob a escápula antes de se fixar à sua margem medial, ele estabiliza a margem medial da escápula ao tronco e impede que, por exemplo, ela seja levantada do tronco durante as flexões. Isso torna possível levantar todo o corpo da base. [S700-L266]

b Mm. peitoral menor e subclávio. O **M. peitoral menor** pode abaixar a escápula ou, quando o braço está apoiado, levantar as costelas como o serrátil anterior e, assim, atuar como um músculo respiratório auxiliar. Uma vez que o peitoral menor é inserido anteriormente no processo coracoide da escápula, evita que a escápula deslize dorsalmente ao transportar cargas. Juntamente com o grupo muscular espinoescapular na parte posterior do tronco (→ Figura 3.58), ele fixa a escápula ao tronco, como o M. serrátil anterior.

O **M. subclávio** representa um ligamento de fixação ativo e serve para estabilizar a articulação esternoclavicular. [S700-L266]

c No caso de movimentos de golpe, por exemplo, no boxe, o M. serrátil anterior sustenta o movimento, puxando todo o cíngulo do membro superior para a frente no tronco. [J787]

Observação para o laboratório de anatomia: para mobilizar (desarticular) a extremidade medial da clavícula da articulação esternoclavicular, é preciso cortar o subclávio, bem como os ligamentos estabilizadores da articulação.

Nota: Os músculos anteriores também são mostrados na parede anterior do tronco (→ Figuras 2.103 a 2.105)

→ T 26

Correlações clínicas

Os músculos anteriores do cíngulo do membro superior fixam o tronco. No entanto, apenas o comprometimento do **M. serrátil anterior** é clinicamente significativo, uma vez que o braço não pode mais ser abduzido além da horizontal. Nesse caso, quando o braço está apoiado, a margem medial da escápula se afasta do tronco, o que pode ser usado como sinal diagnóstico (**escápula alada**). A causa é geralmente uma lesão ao N. torácico longo, por exemplo, por ficar preso sob a escápula ao transportar cargas pesadas ("lesão da mochila").

Musculatura

Músculos do Ombro

M. latíssimo do dorso

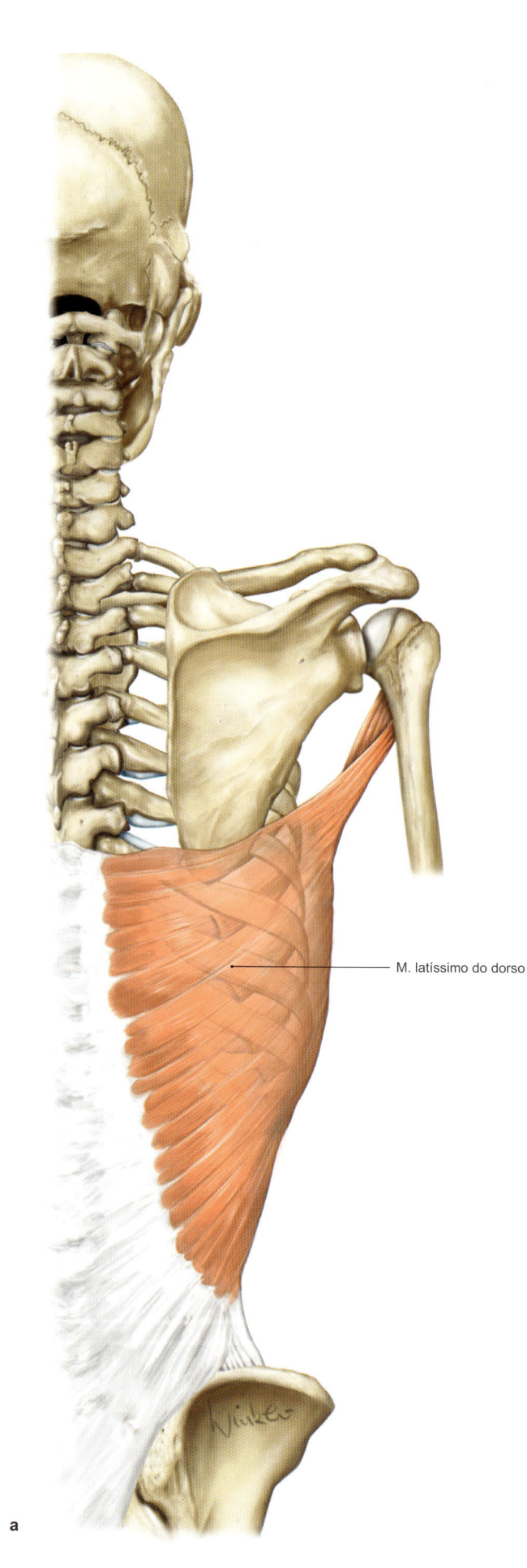

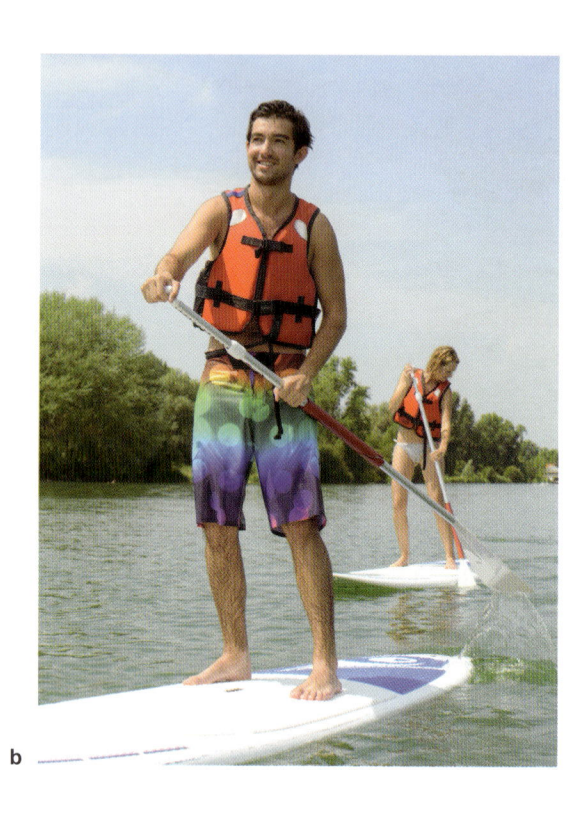

Figura 3.60a e b Músculos do ombro: M. latíssimo do dorso. Em contraste com os músculos do cíngulo do membro superior, os músculos do ombro atuam diretamente na articulação do ombro.

a O maior músculo **posterior** do ombro é o **M. latíssimo do dorso**, que pode realizar um poderoso movimento de retroversão a partir da posição de anteversão, além de promover adução discreta e rotação medial na articulação do ombro. [S700-L266]

b A partir da posição neutra, o M. latíssimo do dorso é relativamente fraco, devido aos pequenos braços de alavanca, e não é essencial para qualquer movimento da articulação do ombro. Nos esportes, por outro lado, é importante para muitos exercícios, especialmente quando o tronco deve ser aproximado dos braços, como no exercício em barra fixa, ou quando um peso deve ser puxado para baixo atrás do tronco. Também dá suporte ao retorno e à adução do membro superior ao remar. [J787]

O M. latíssimo do dorso também pode atuar como músculo respiratório auxiliar durante a expiração, comprimindo o tórax ("músculo da tosse").

→ T 30

Músculos do Ombro

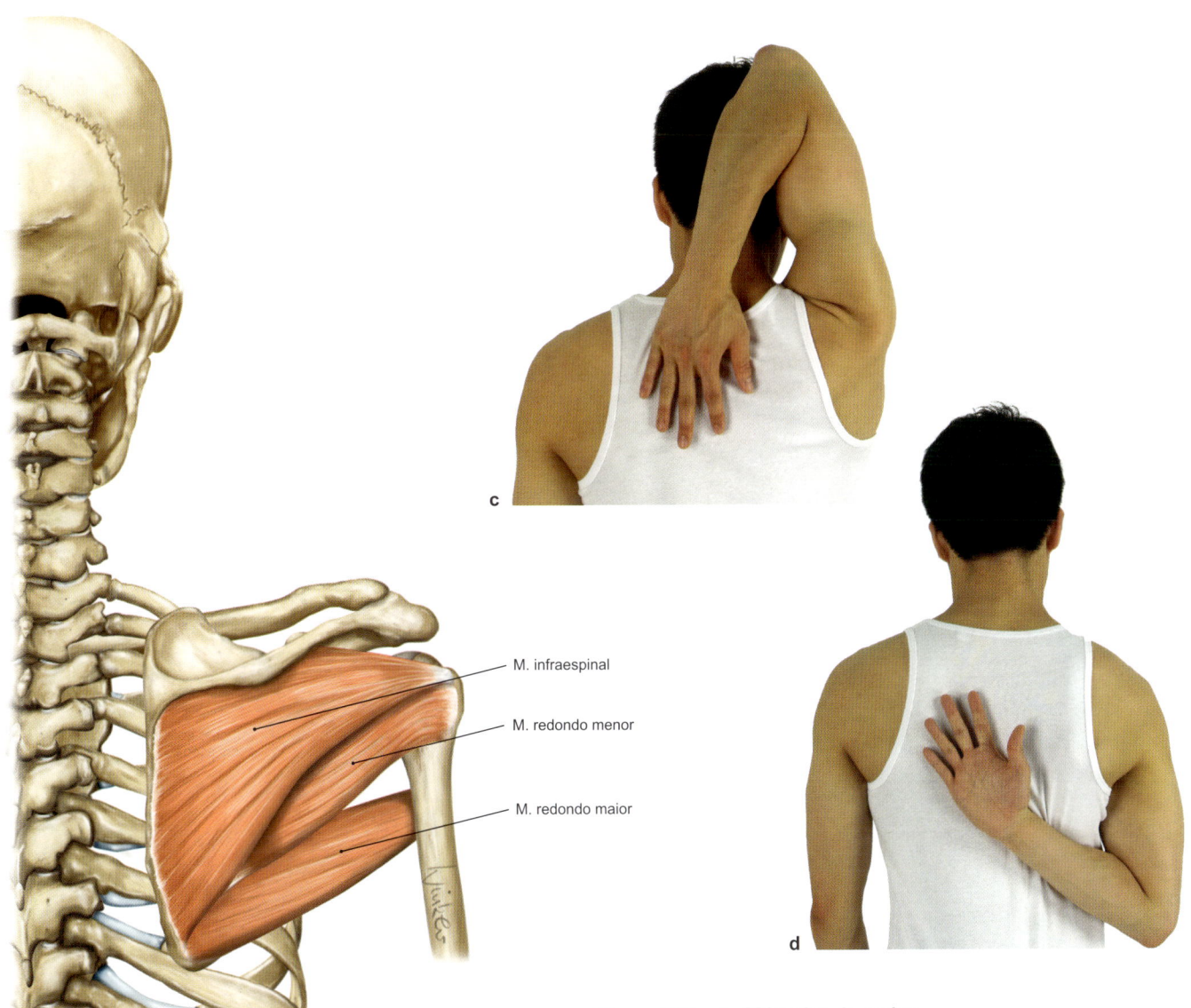

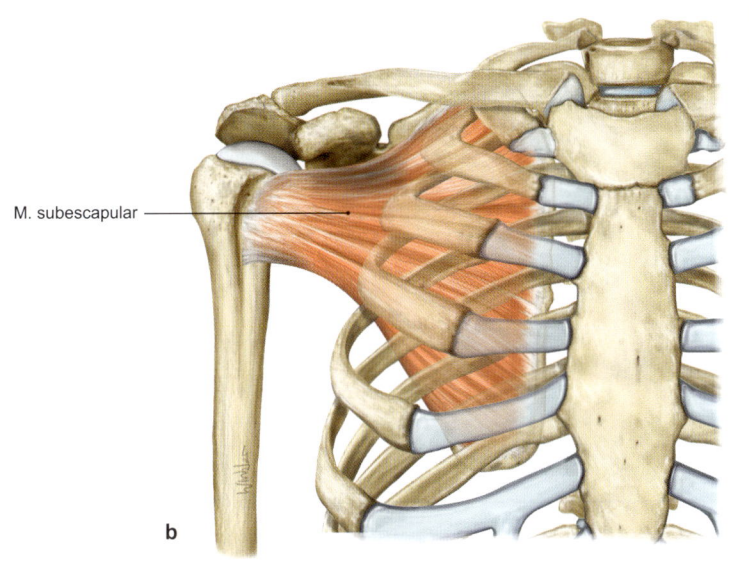

Figura 3.61a-d Músculos do ombro.
a, b Mm. infraespinal, redondo menor, redondo maior, subescapular. Além do **M. latíssimo do dorso**, os músculos posteriores do ombro também incluem **M. infraespinal, M. redondo menor, M. redondo maior e M. subescapular**. Os dois músculos mais importantes deste grupo, para o movimento da articulação do ombro são os Mm. infraespinal e subescapular. Ambos pertencem ao manguito rotador, porque estabilizam a articulação do ombro por seus tendões que se irradiam para a cápsula articular (→ Figuras 3.56 e 3.57). [S700-L266]

c O **M. infraespinal** possibilita rotação lateral poderosa. Como o músculo mais importante para a rotação lateral do ombro, seu comprometimento resulta em restrições de movimento perceptíveis. O **M. redondo menor** auxilia este movimento. Ambos os músculos são usados quando a mão é movida para trás dos ombros, como ao coçar o dorso. Embora o M. redondo menor não seja essencial para qualquer movimento do ombro, ele protege a articulação do ombro como parte do manguito rotador. Torna-se importante como estabilizador da articulação do ombro, principalmente no caso de lesões do manguito rotador (→ Figura 3.57), que geralmente acometem o tendão do M. supraespinal.

Ao mover-se contra resistência, por exemplo, nos esportes, o **M. redondo maior** é usado, mas é menos importante para movimentos a partir da posição neutra. Apoia o M. latíssimo do dorso na retroversão e adução do ombro. [S701-L271]

d O **M. subescapular**, o único músculo deste grupo que fica na frente da escápula, é o antagonista do M. infraespinal. É o principal rotador interno na articulação do ombro e é necessário para cruzar os braços atrás das costas ou coçar o dorso. Portanto, seu comprometimento prejudica visivelmente a execução de movimentos cotidianos. [S701-L271]

→ T 30

Musculatura

Músculos do Ombro

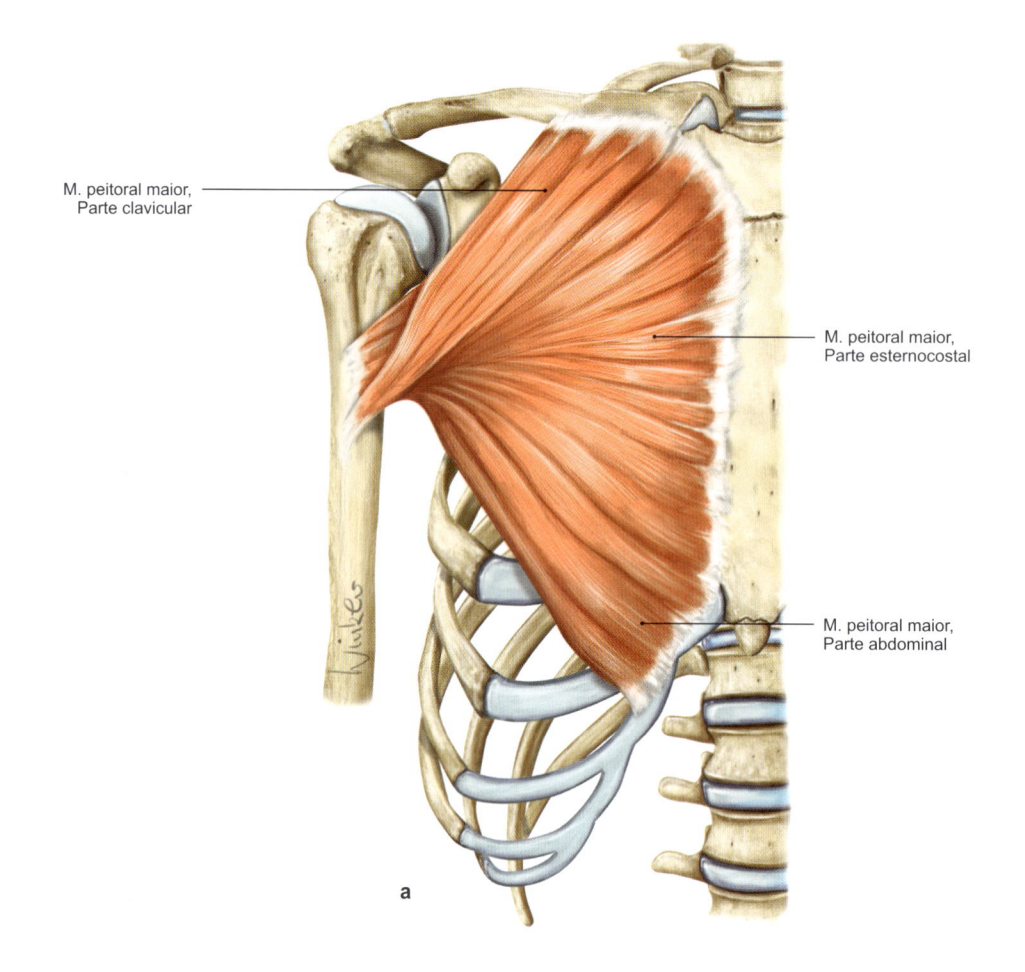

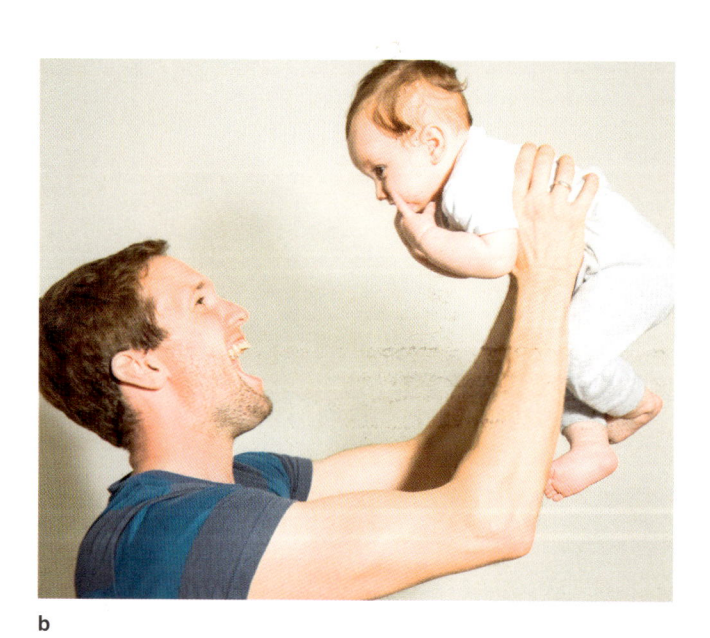

Figura 3.62a-c Músculos do ombro: M. peitoral maior.
a O único músculo **anterior** do ombro é o **M. peitoral maior**. É o músculo de anteversão e adução mais poderoso da articulação do ombro. Sem ele, não é possível cruzar os braços na frente do tronco. [S700-L266]
b O M. peitoral maior é necessário quando se quer levantar um objeto na frente do corpo, puxar para baixo um peso na frente do tronco ou puxar o tronco para cima no exercício de barra fixa (*pull-up*). [K383]

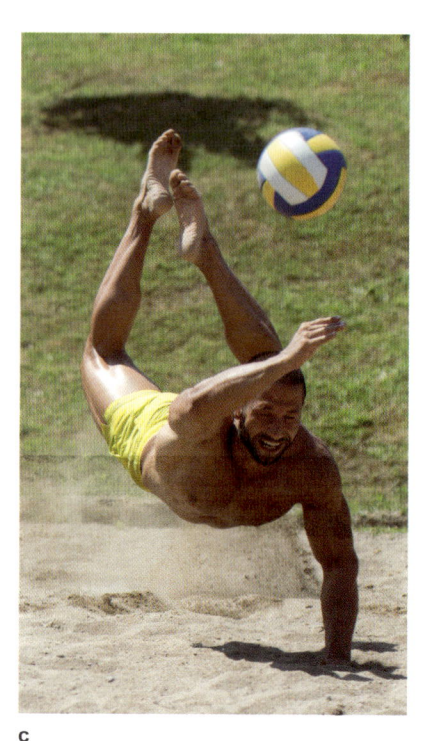

c O M. peitoral maior também é importante para dar suporte ao corpo no caso de um salto ou queda. Juntamente com o latíssimo do dorso, executa um poderoso movimento de retroversão a partir da anteversão. [J787]

→ T 27

Músculos do Ombro

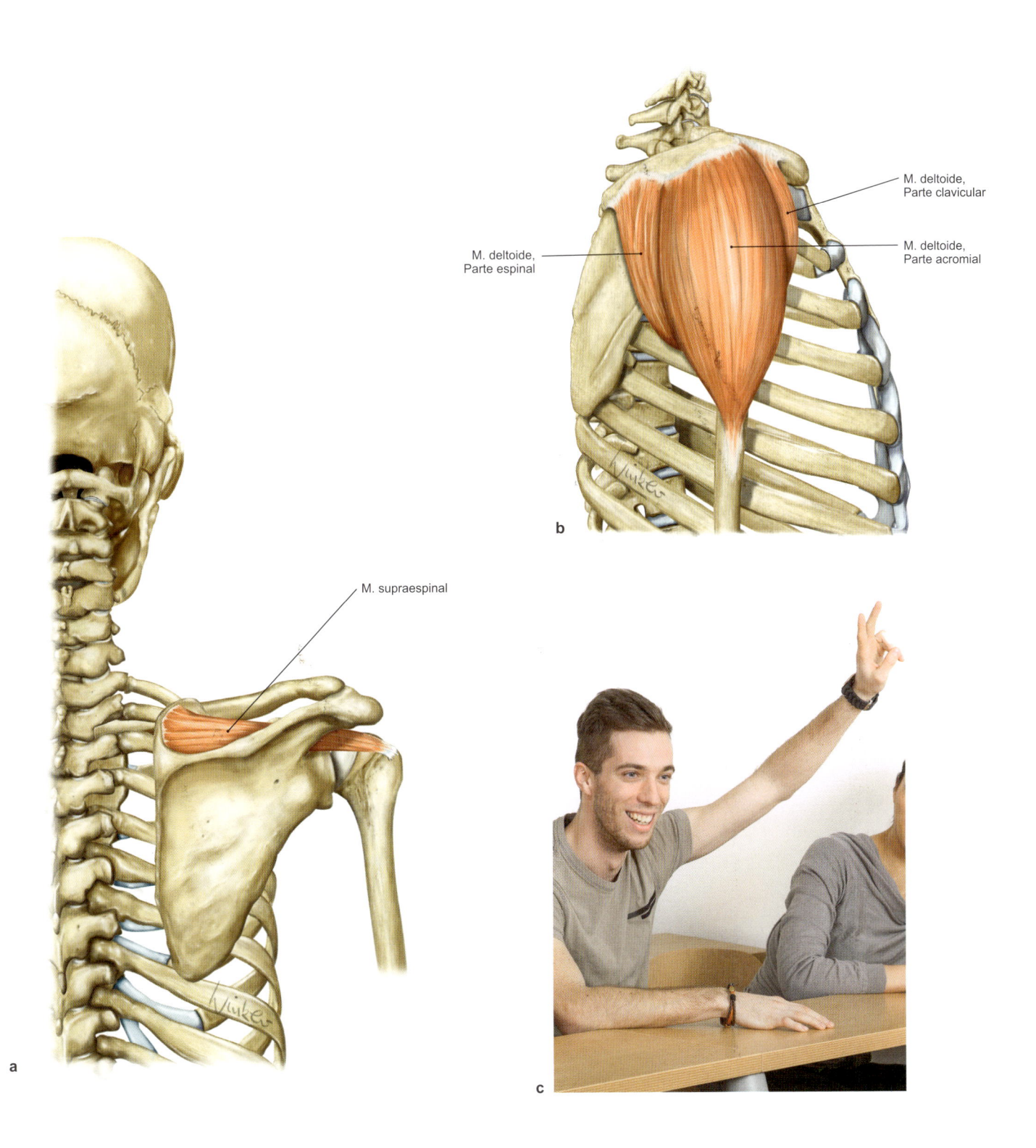

Figura 3.63a-c   Músculos do ombro.
Os músculos **laterais** do ombro incluem o **M. supraespinal** e o **M. deltoide**.

a M. supraespinal. Auxilia o M. deltoide durante a abdução e inicia o movimento (função iniciadora). O M. supraespinal também faz parte do manguito rotador, porque estabiliza a articulação do ombro ao inserir seu tendão na cápsula articular (→ Figuras 3.56 e 3.57). [S700-L266]

b M. deltoide. É o abdutor mais importante na articulação do ombro, mas, com suas várias partes, consegue dar suporte a todos os movimentos da articulação do ombro. [S700-L266]

c O M. deltoide, quando realiza a elevação do membro superior, torna-se o abdutor mais importante na articulação do ombro. [J787]

→ T 28

Musculatura

Músculos do Ombro

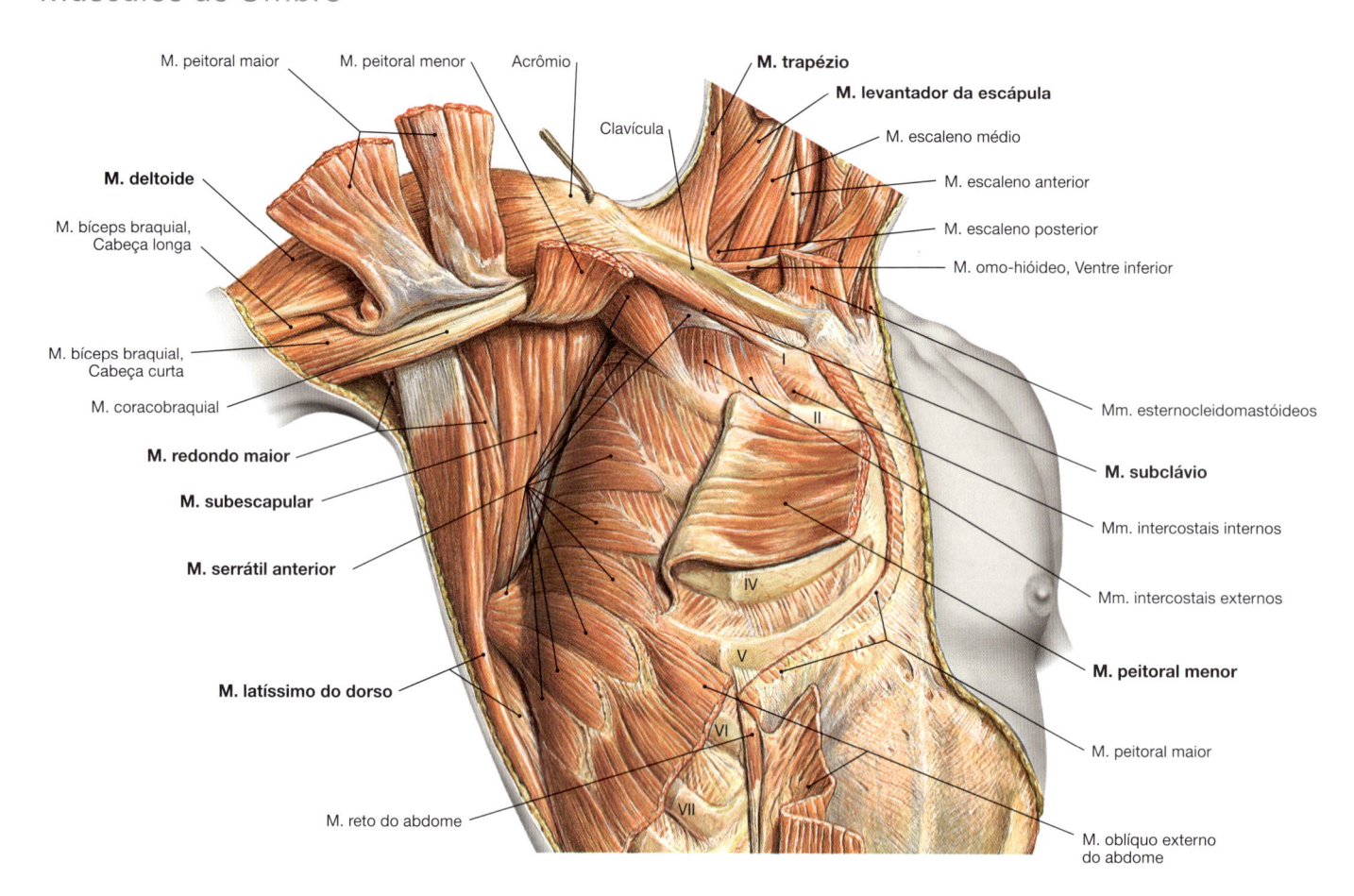

Figura 3.64 Músculos do cíngulo do membro superior e do ombro; lado direito; vista anterior; os algarismos romanos indicam as respectivas costelas. [S700]
Entre os músculos do cíngulo do membro superior são mostrados, principalmente, os músculos do grupo anterior (M. serrátil anterior, M. peitoral menor e M. subclávio), enquanto, dos músculos posteriores, apenas o M. levantador da escápula e uma parte do M. trapézio estão representados. O M. peitoral menor foi rebatido para a frente; por isso, as origens do M. serrátil anterior – das costelas I a IX – podem ser observadas. Com a posição de abdução do braço, o M. subescapular também está bem visualizado e se expande, de forma ampla, sobre a face anterior da escápula.

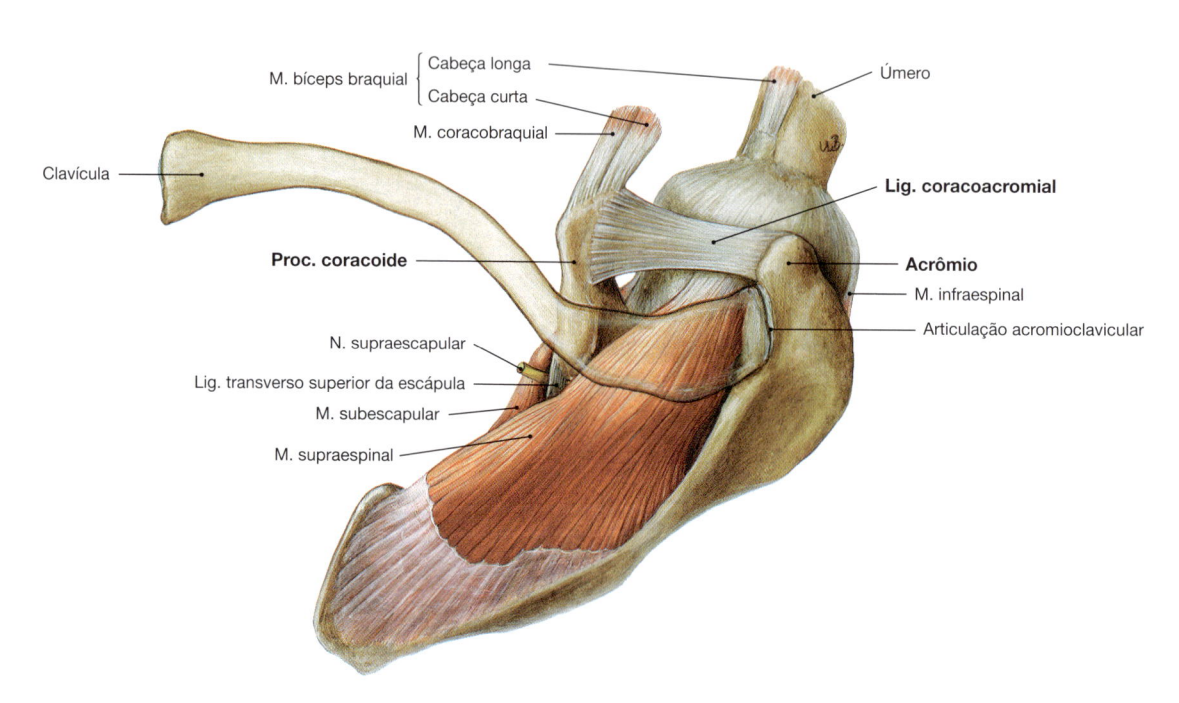

Figura 3.65 Posição do M. supraespinal em relação ao arco coracoacromial. [S700]
O **arco coracoacromial** é constituído pelo acrômio e pelo Proc. coracoide, unidos pelo Lig. coracoacromial. O tendão de inserção do M. supraespinal passa por baixo do arco coracoacromial, antes de convergir para a cápsula articular. Por isso, compreende-se como esse tendão pode ser comprimido durante a abdução do braço, submetendo-o, consequentemente, a frequentes alterações degenerativas e dolorosas (síndrome do impacto, (→ Figura 3.34).

→ T 28, T 30, T 31

Músculos do Ombro

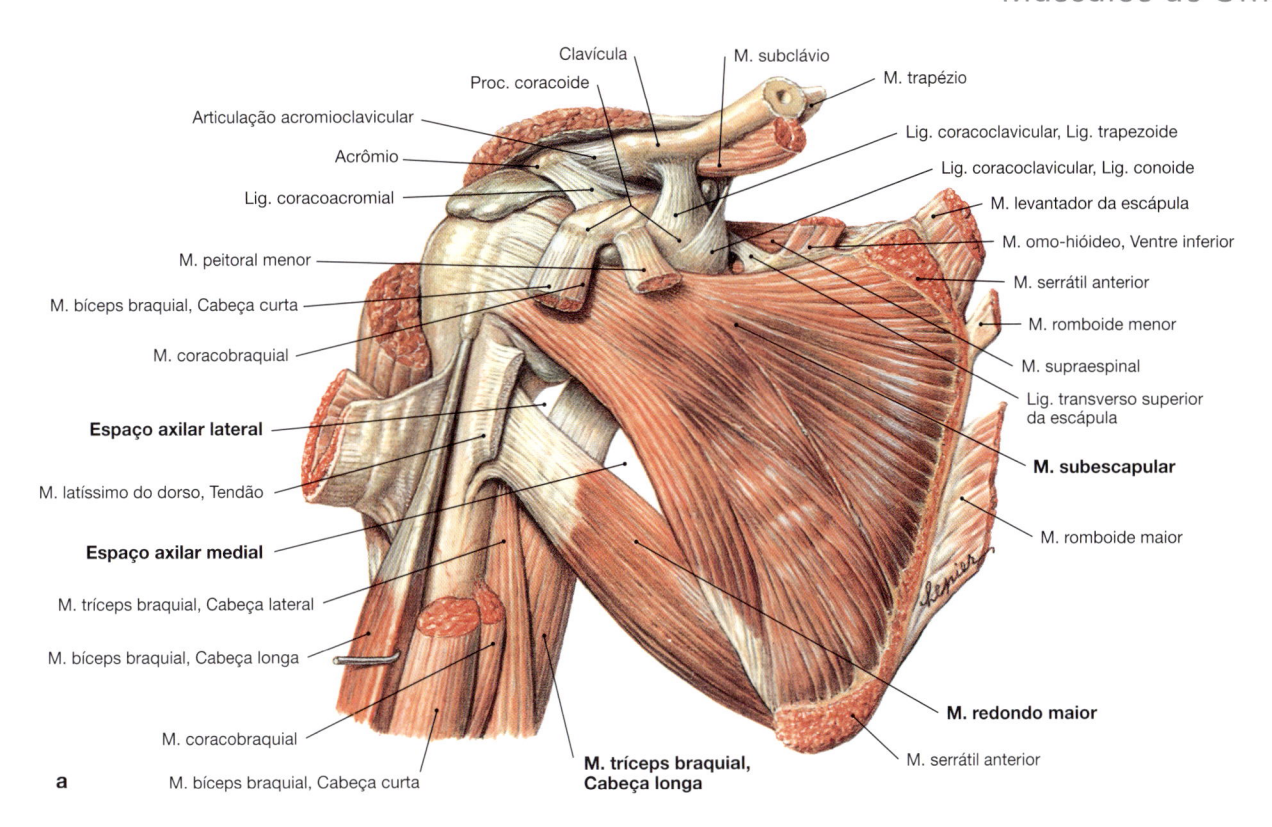

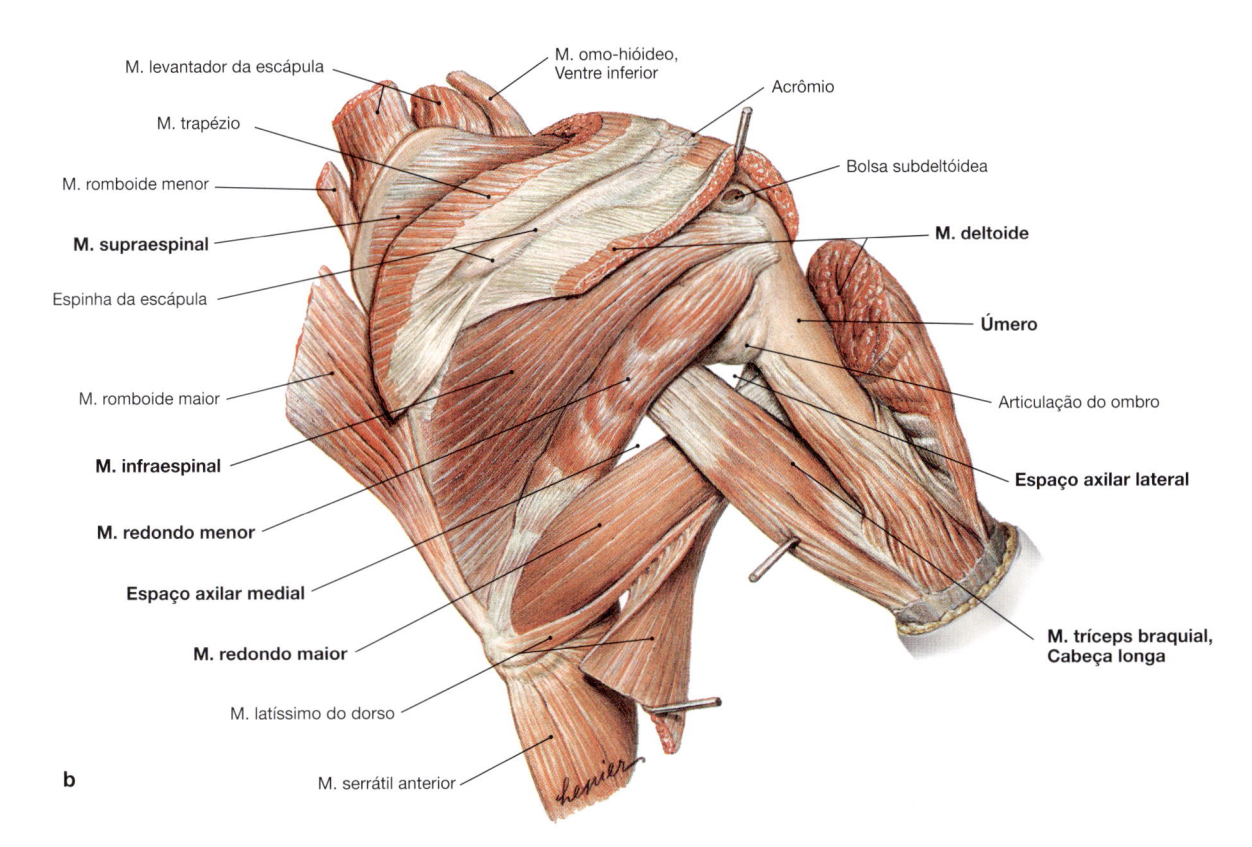

Figura 3.66a e b Músculos do cíngulo do membro superior e do ombro direitos.
a Vista anterior. [S700]
b Vista posterior. [S700]

Os músculos do cíngulo do membro superior foram removidos, para que os músculos do ombro pudessem ser expostos e apenas as inserções musculares fossem observadas. Anteriormente, observa-se principalmente o M. subescapular em todo o seu trajeto. Também o trajeto do M. redondo maior é evidente. Após a sua origem no ângulo inferior da escápula, ele cruza por baixo do úmero, antes de se inserir na crista do tubérculo menor. O M. supraespinal encontra-se abaixo do M. trapézio e se estende (não mostrado) por baixo do arco coracoacromial, em direção à parte superior do tubérculo maior. Abaixo do tubérculo se inserem os Mm. infraespinal e redondo menor. A dissecção mostra as duas fossas axilares, que se encontram entre os Mm. redondos maior e menor, sendo delimitadas lateralmente pelo úmero. Os dois músculos divergem, em forma de "V", a partir de suas origens na escápula e levam à formação de um espaço em fenda, subdividido pela cabeça longa do M. tríceps braquial no **espaço axilar medial (de formato triangular)** e no **espaço axilar lateral (de formato quadrangular)**. Através do espaço axilar medial passam A. e V. circunflexas da escápula em seu trajeto em direção à face posterior da escápula. O espaço axilar lateral é utilizado como local de passagem (→ Figuras 3.165 e 3.167) do N. axilar e da A. e V. circunflexas posteriores do úmero.

→ T 27, T 28, T 30, T 32

Musculatura

Músculos do Braço

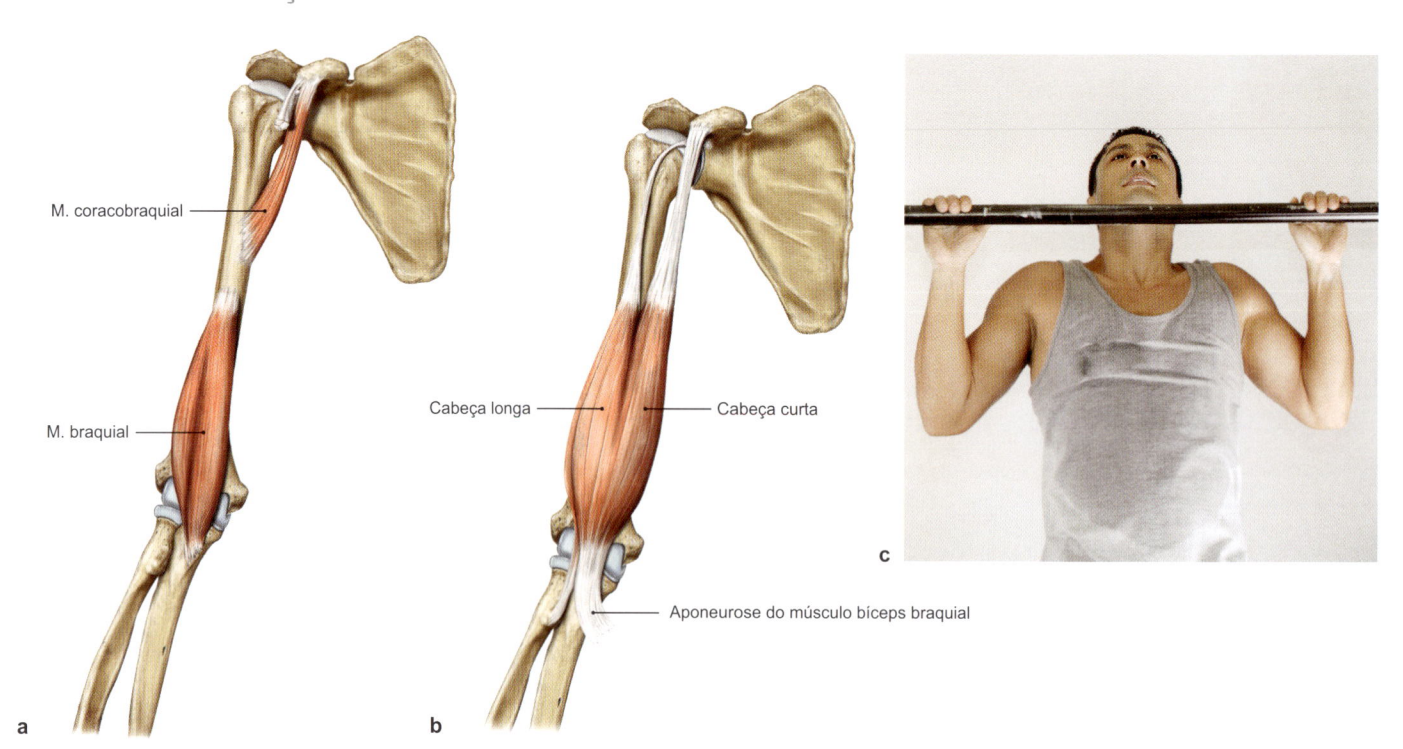

Figura 3.67a-c Músculos anteriores do braço direito; vista anterior.
a   M. coracobraquial e M. braquial. Na face anterior do braço encontra-se o **M. coracobraquial**, que se origina do Proc. coracoide e se insere medialmente no úmero. Esse músculo atua apenas na articulação do ombro e serve para adução, rotação medial e flexão. O **M. braquial** origina-se da face anterior distal do úmero e se estende em direção à cápsula articular e à tuberosidade da ulna. Ele atua como forte músculo flexor apenas sobre a articulação do cotovelo. [S700-L266]
b M. bíceps braquial. Em comparação com o M. coracobraquial e o M. braquial, o M. bíceps braquial é um músculo biarticular, que promove movimentos na articulação do ombro e na articulação do cotovelo. O M. bíceps braquial tem origem, com a sua cabeça curta, no Proc. coracoide e, por isso, tem as mesmas funções na articulação do ombro do M. coracobraquial. A cabeça longa origina-se no tubérculo supraglenoidal da escápula e tem função abdutora no ombro. Entretanto, a ação na articulação do cotovelo é a mais importante. Devido à sua inserção na tuberosidade do rádio, o M. bíceps braquial é o principal músculo flexor da articulação do cotovelo e, em particular, na posição flexionada, o mais forte músculo supinador do antebraço. [S700-L166]
c Os três músculos flexores do braço trabalham juntos, quando as articulações do ombro e do cotovelo são flexionadas, por exemplo, ao fazer exercício em barra fixa (*pull up*). [J787]

→ T 31

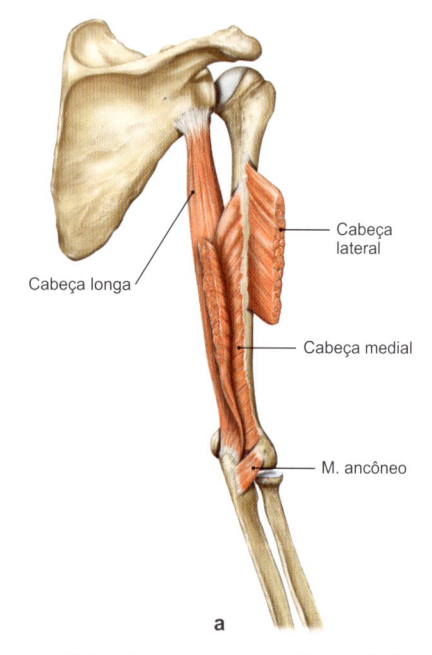

Figura 3.68a e b   Músculos posteriores do braço direito; vista posterior.
a M. tríceps braquial e **M. ancôneo**. Na face posterior do braço encontra-se o **M. tríceps braquial**, que se origina, com sua cabeça longa, no tubérculo infraglenoidal, enquanto a cabeça lateral e a cabeça medial têm as suas origens em uma ampla área na face posterior do úmero. Além de agir na adução e na extensão da articulação do ombro, é o principal músculo extensor da articulação do cotovelo, devido ao seu trajeto até a inserção no olécrano e ao seu grande volume. O **M. ancôneo** traciona lateralmente ao olécrano. Ele separou-se do M. tríceps braquial e, portanto, representa uma quarta cabeça isolada, de modo semelhante à estrutura encontrada na coxa, onde o M. quadríceps femoral foi preservado. [S700-L266]
b O M. tríceps braquial, como o extensor mais importante da articulação do cotovelo, possibilita a extensão do membro superior durante exercícios do tipo flexão de braço (*push up*). Esta função é discretamente auxiliada pelo M. ancôneo. [J787]

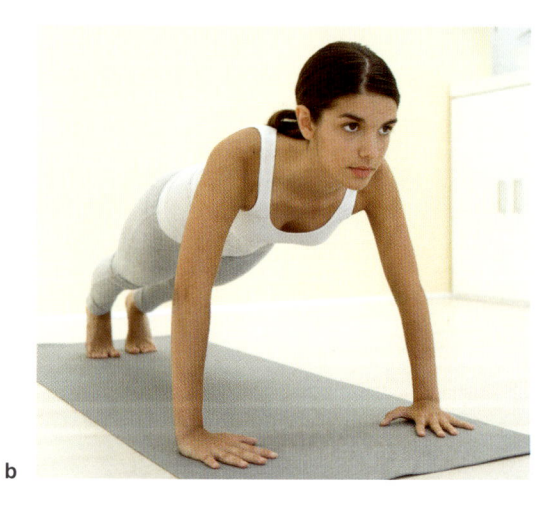

→ T 32

Músculos do Braço

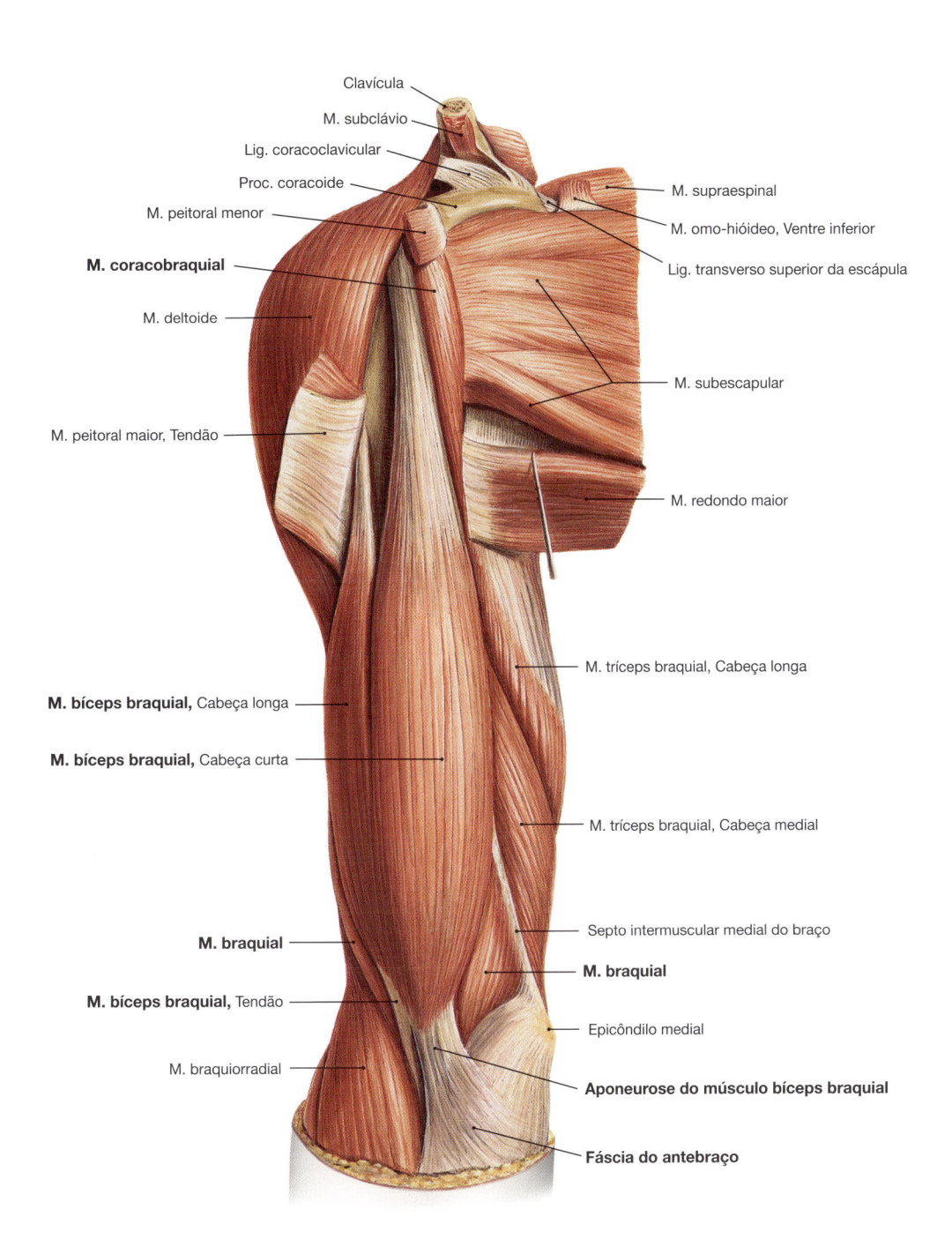

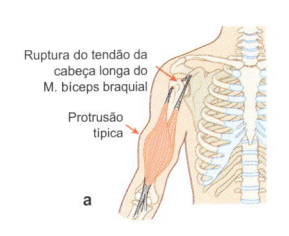

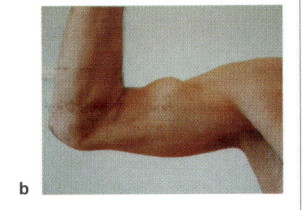

Figura 3.69 Músculos anteriores do braço direito; vista anterior. [S700]
O M. coracobraquial situa-se medialmente ao M. bíceps braquial. O M. bíceps braquial origina-se, com a sua cabeça curta, no Proc. coracoide e, com a sua cabeça longa, no tubérculo supraglenoidal. Além de sua inserção principal na tuberosidade do rádio, a aponeurose do M. bíceps braquial se estende em direção à fáscia do antebraço. O M. braquial se encontra abaixo do M. bíceps braquial, razão pela qual pode-se identificar apenas uma parte de seu ventre muscular de ambos os lados do tendão de inserção do M. bíceps braquial.

→ T 31

Correlações clínicas

A **ruptura do tendão do M. bíceps braquial** pode ocorrer após alterações degenerativas na articulação do ombro.
a O tendão da cabeça longa do M. bíceps braquial, que segue livremente pela cavidade articular, geralmente rompe próximo do tubérculo supraglenoidal da escápula. [S701-L126]
b A ruptura ocorre com mais frequência em idosos e é caracterizada pela protrusão do ventre do M. biceps braquial durante a contração ("sinal de Popeye"). Como o tendão da cabeça curta do M. bíceps braquial permanece intacto, os prejuízos funcionais geralmente são mínimos. [F276-005]

Musculatura

Músculos do Braço

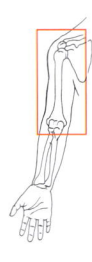

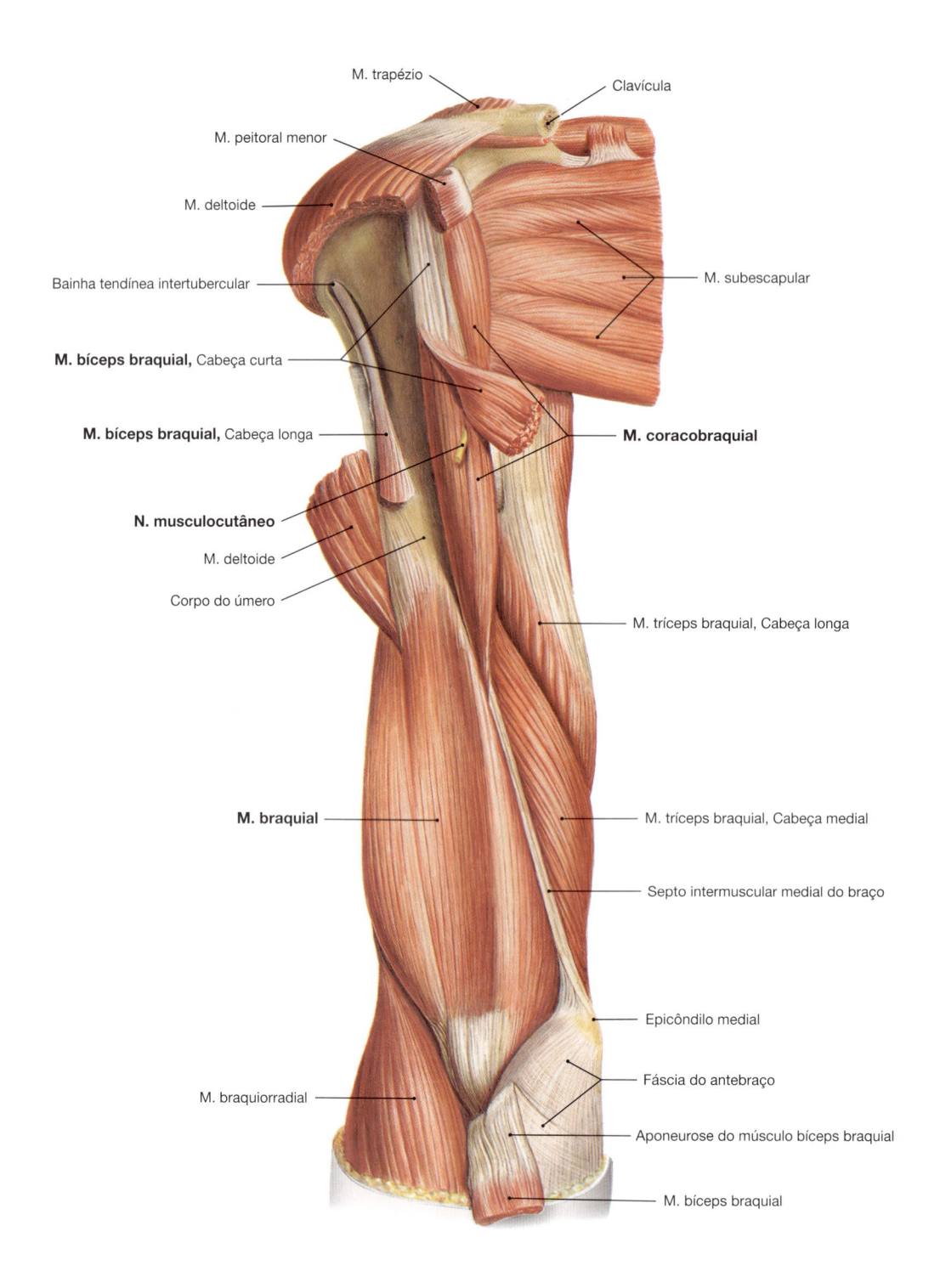

Figura 3.70 Músculos anteriores do braço direito; vista anterior, após a retirada do M. bíceps braquial. [S700]
O M. bíceps braquial foi retirado para que o M. braquial, situado mais profundamente, fosse exposto. O M. coracobraquial é fácil de ser identificado, pois é atravessado pelo N. musculocutâneo, que inerva os três músculos sobre a face anterior do braço (M. coracobraquial, M. bíceps braquial e M. braquial).

→ T 31

Músculos do Braço

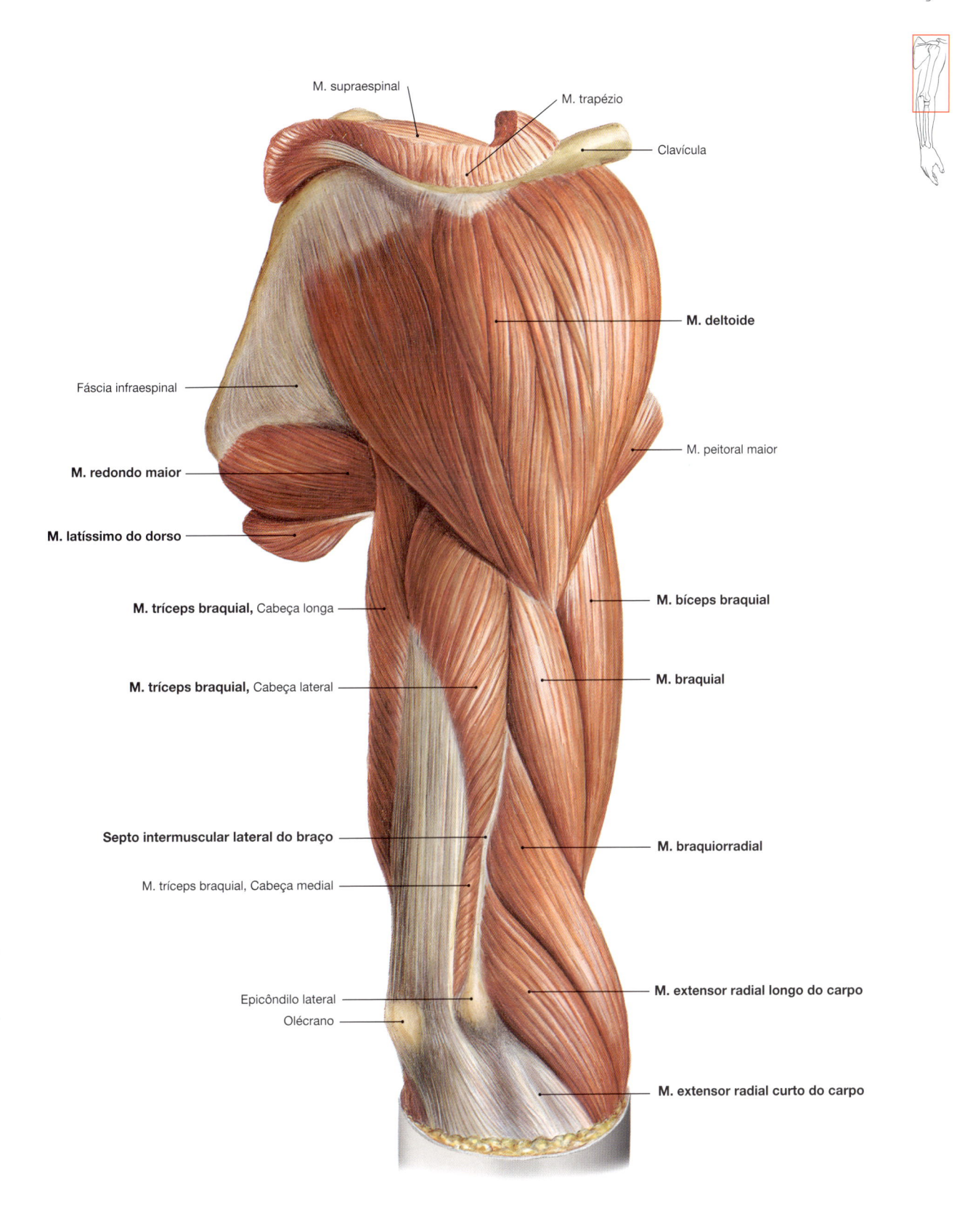

Figura 3.71 Músculos posteriores do ombro e do braço e músculos anteriores do braço, lado direito; vista posterolateral. [S700]
O M. tríceps braquial recobre a face posterior do braço quase completamente. Aqui, apenas a cabeça longa e a cabeça lateral – que recobrem a cabeça medial – estão visíveis. Os três ventres musculares se inserem no olécrano. Separados pelo septo intermuscular lateral do braço, os músculos flexores (Mm. braquial e bíceps braquial) se unem na face anterior. Na parte distal do braço, a partir da face lateral, originam-se os músculos do grupo radial de extensores do antebraço. Entre estes se incluem (da região proximal para a distal) o M. braquiorradial, o M. extensor radial longo do carpo e o M. extensor radial curto do carpo. Dos músculos do ombro, além do M. deltoide, são observados também o M. redondo maior, o M. latíssimo do dorso e o M. supraespinal.

→ T 29, T 30, T 32, T 33

Musculatura

Músculos do Braço

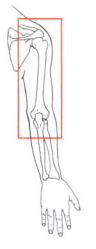

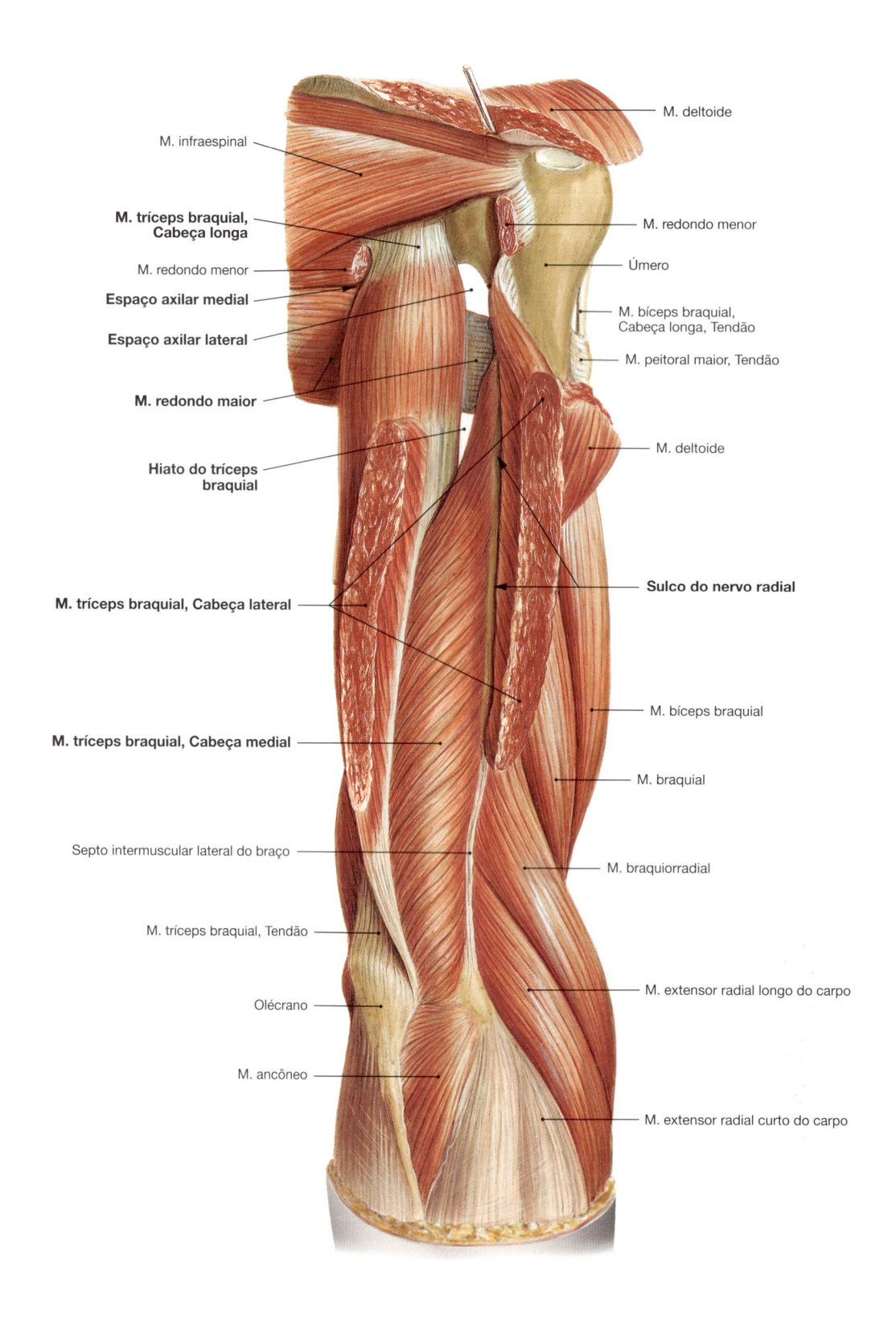

Figura 3.72 Músculos posteriores do ombro e do braço direitos; vista posterolateral; após seccionamento da cabeça lateral do M. tríceps braquial. [S700]

O M. tríceps braquial origina-se, com a sua cabeça longa, no tubérculo infraglenoidal da escápula. A cabeça lateral tem a sua origem proximal e lateralmente no sulco do nervo radial. Quando a cabeça lateral é seccionada, pode-se ver a cabeça medial, que se origina na parte distal do úmero e medialmente ao sulco do nervo radial. Além disso, os dois **espaços axilares** são identificados entre o M. redondo menor e o M. redondo maior (→ Figura 3.64) e estão separados pela cabeça longa do M. tríceps braquial. Distalmente ao M. redondo maior, encontra-se o **hiato do tríceps braquial**, através do qual o N. radial segue na face posterior do braço. É limitado medialmente pela cabeça longa do M. tríceps braquial e lateralmente pela cabeça lateral desse músculo.

→ T 30, T 32

Músculos do Antebraço

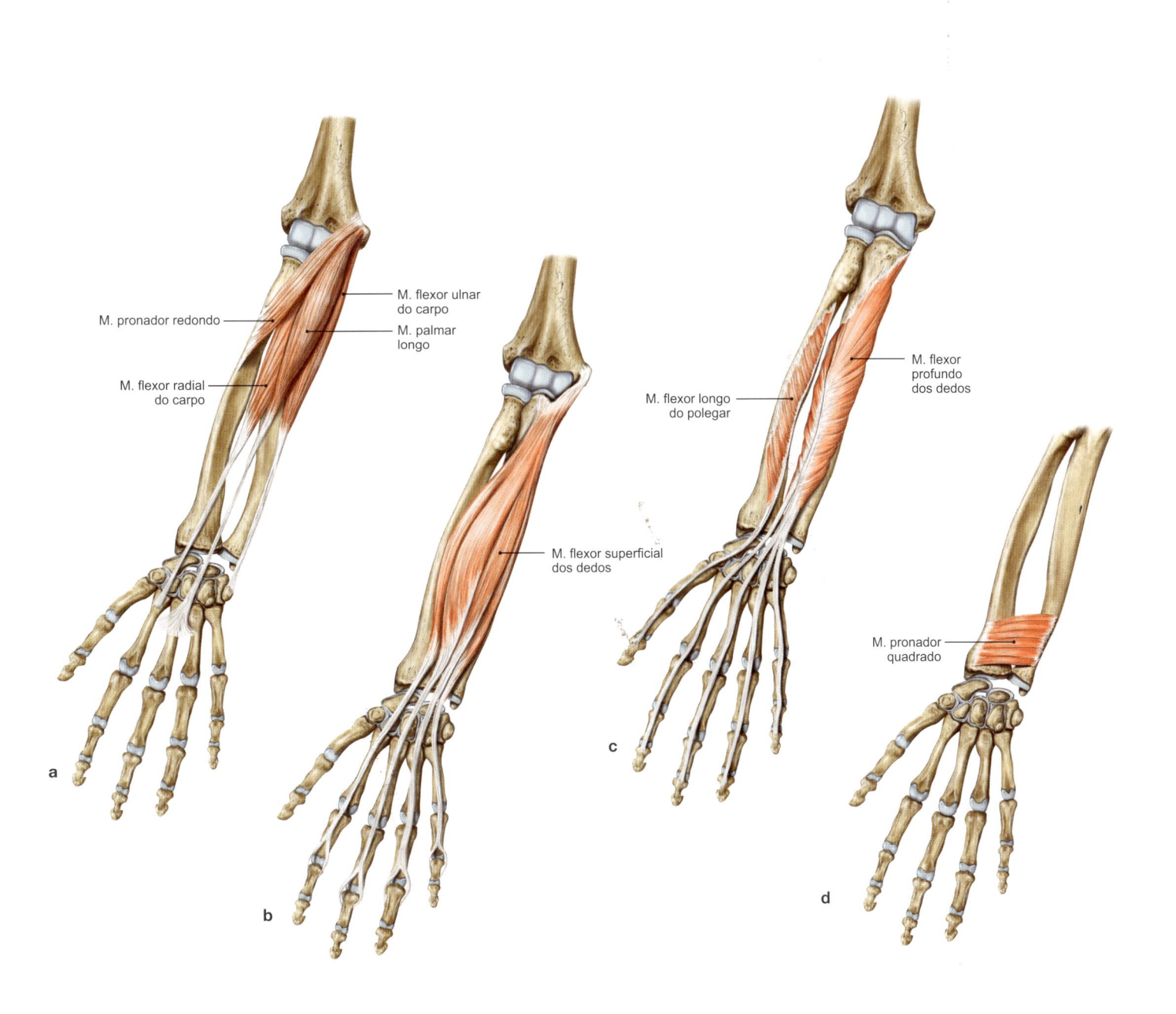

Figura 3.73a-d Músculos anteriores do antebraço direito; vista anterior. [S700-L266]

Os músculos flexores do antebraço estão na face anterior e subdivididos, pelos feixes vasculonervosos ulnares e radiais, em um grupo superficial e um grupo profundo. Em cada um desses dois grupos, os músculos se encontram em duas camadas sobrepostas, de modo que **quatro diferentes camadas** podem ser distinguidas:
- Camada superficial
- Camada média
- Camada profunda
- Camada mais profunda.

a Camada superficial. A camada superficial é composta, da região radial para a ulnar, pelo **M. pronador redondo, M. flexor radial do carpo, M. palmar longo** e **M. flexor ulnar do carpo**. Estes músculos têm uma origem comum no epicôndilo medial do úmero e são **flexores da articulação do cotovelo** e, com exceção do M. pronador redondo, também são flexores das **articulações do carpo**. O **M. pronador redondo** cruza sobre o eixo diagonal do antebraço e, por isso, embora seja auxiliado pelo M. pronador quadrado – que se encontra na camada mais profunda – é o **principal músculo pronador**. O M. palmar longo, que em até 20% dos casos pode estar ausente, unilateral ou bilateralmente, além de sua função flexora, tensiona a aponeurose palmar. O M. flexor ulnar do carpo, juntamente com o M. extensor ulnar do carpo, atua na adução da mão, enquanto o M. flexor radial do carpo age na abdução.

b Camada média. O **M. flexor superficial dos dedos** forma a camada média. Ele consiste em quatro partes, cujos tendões se distribuem em direção às faces palmares das falanges médias do segundo ao quinto dedo da mão. Por isso, além de atuar nas articulações do cotovelo e do punho, flexiona também as **articulações médias** e, de forma um pouco menos intensa, as **articulações proximais dos dedos das mãos**.

c Camada profunda. Na camada profunda encontram-se, em posição radial, o **M. flexor longo do polegar** e, em posição ulnar, o **M. flexor profundo dos dedos**. Esses dois músculos se originam das faces anteriores dos ossos do antebraço e, por isso, não atuam sobre a articulação do cotovelo. Como se distribuem até as faces palmares das falanges distais, flexionam as articulações do carpo e também as **articulações distais dos dedos da mão – incluindo o polegar** – e, ainda, de forma mais fraca, as **articulações proximais e médias**.

d Camada mais profunda. Sob os tendões dos músculos flexores longos, o **M. pronador quadrado** une as faces anteriores da ulna e do rádio.

→ T 33, T34

Musculatura

Músculos do Antebraço

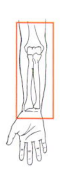

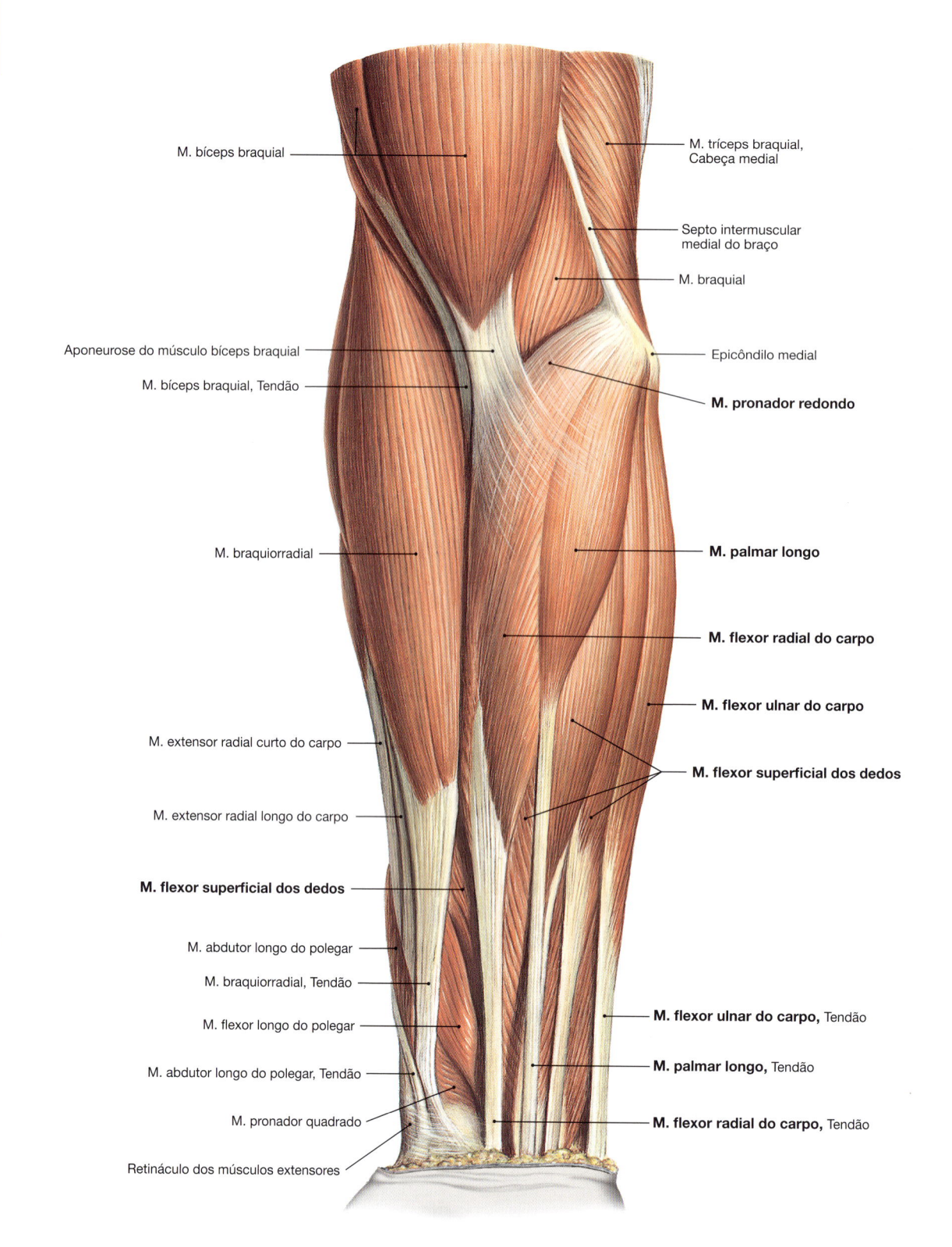

Figura 3.74 Camada superficial dos músculos anteriores do antebraço direito; vista anterior. [S700]

Na camada superficial dos músculos flexores do antebraço encontram-se, da região radial para a ulnar: M. pronador redondo, M. flexor radial do carpo, M. palmar longo e M. flexor ulnar do carpo. Entre o M. palmar longo e o M. flexor ulnar do carpo, e entre os tendões de inserção desses músculos, estão visíveis partes do M. flexor superficial dos dedos, que se incluem na camada média. Em posição radial aos músculos superficiais, encontra-se o grupo de músculos radiais do antebraço, que fazem parte do grupo extensor, de acordo com a sua inervação e a sua ação sobre as articulações do carpo.

→ T 33

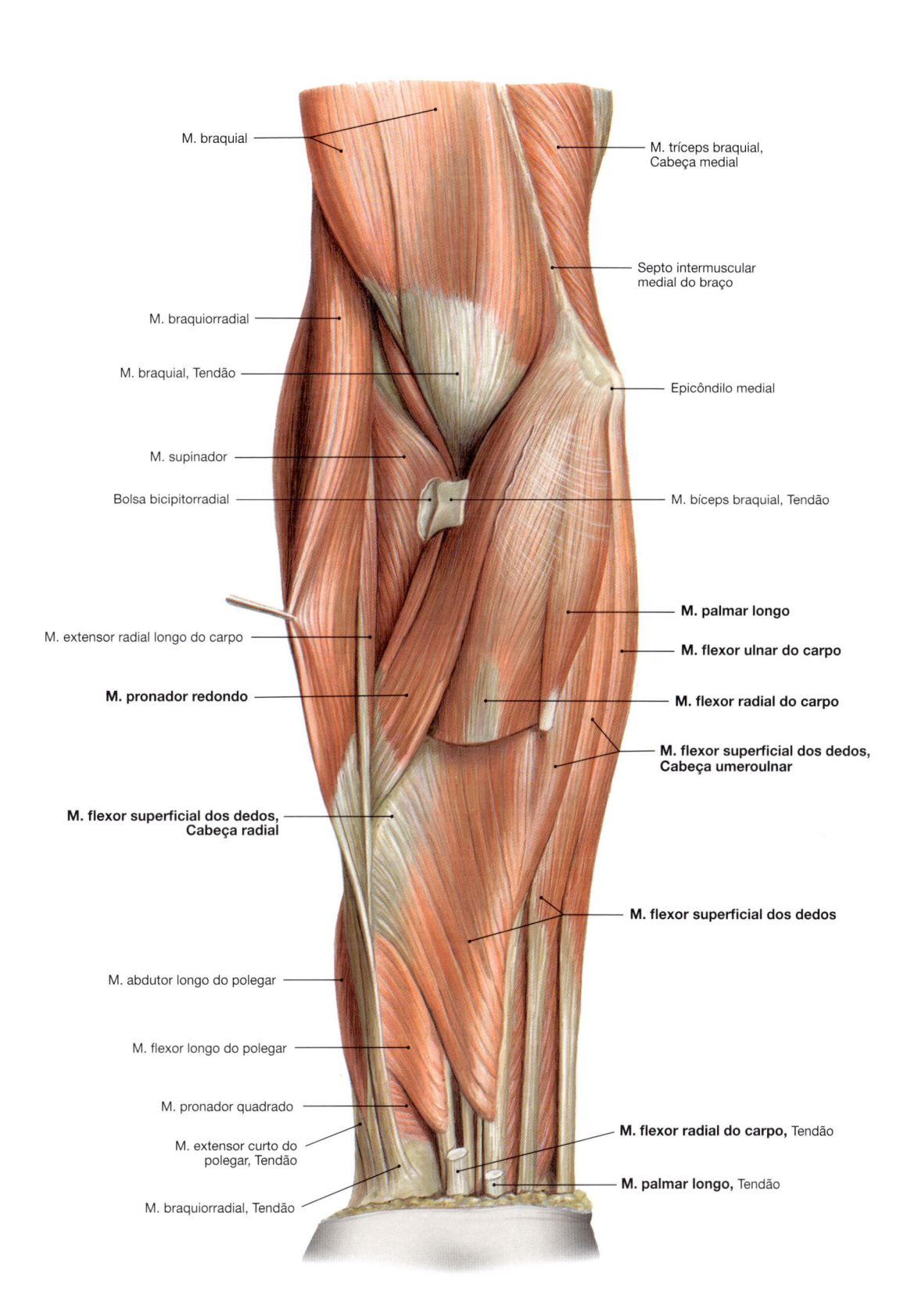

Músculos do Antebraço

Figura 3.75 Camada média dos músculos anteriores do antebraço direito; vista anterior; após as remoções parciais do M. flexor radial do carpo e do M. palmar longo. [S700]

Após a remoção da aponeurose do músculo bíceps braquial e do rebatimento do M. braquiorradial, o M. pronador redondo é visível em toda a sua extensão. Em seguida aos músculos flexores superficiais, observa-se a camada média dos músculos anteriores do antebraço, formada pelos quatro ventres do M. flexor superficial dos dedos. A largura total deste músculo é vista nitidamente somente quando o M. flexor radial do carpo e o M. palmar longo são afastados um do outro ou removidos, como é mostrado aqui. O M. flexor superficial dos dedos se origina, com a sua cabeça umeroulnar, a partir do epicôndilo medial do úmero e do Proc. coronoide da ulna. A cabeça radial tem a sua origem na face anterior do rádio.

Em uma observação mais meticulosa, torna-se nítido que os ventres do M. flexor dos dedos não se encontram em um único plano. Consequentemente, aqui estão visíveis apenas as partes do músculo com relação ao terceiro e ao quarto dedos da mão, uma vez que elas recobrem os ventres musculares para o segundo e o quinto dedos da mão.

→ T 33

Musculatura

Músculos do Antebraço

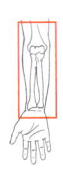

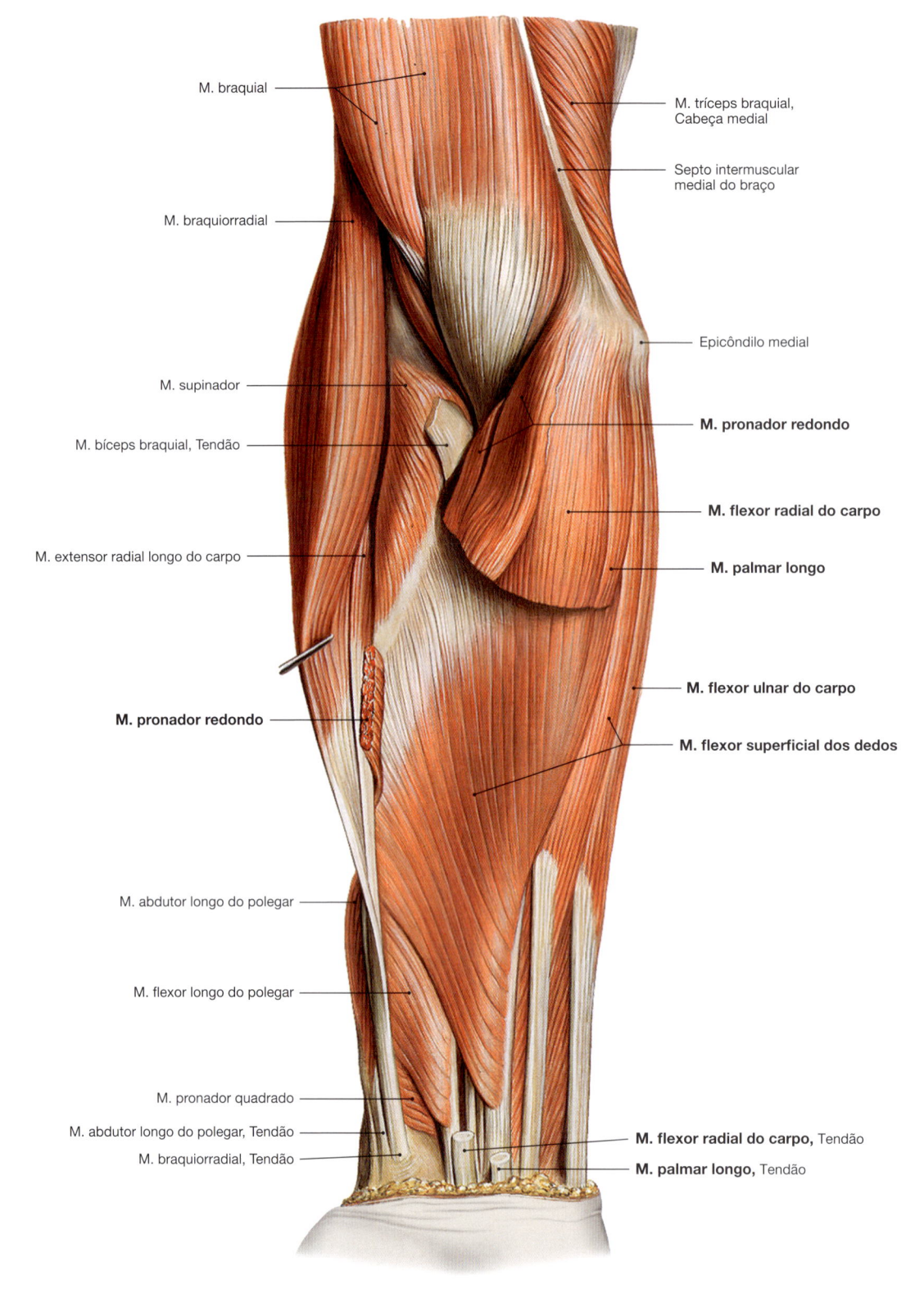

Figura 3.76 Camada média dos músculos anteriores do antebraço direito; vista anterior; após a extensa remoção do M. flexor radial do carpo, do M. palmar longo e do M. pronador redondo. [S700]
Em comparação com a → Figura 3.75, aqui o M. pronador redondo foi recortado para que as origens do M. flexor superficial dos dedos pudessem ser demonstradas. A cabeça umeroulnar origina-se no epicôndilo medial do úmero e no Proc. coronoide da ulna. A cabeça radial origina-se na face anterior do rádio.

→ T 33

Correlações clínicas

O **aumento patológico do tônus muscular** após acidentes vasculares encefálicos ou lesões do SNC pode se manifestar como **espasticidade** ou **distonias**. As espasticidades envolvem, frequentemente, todos os grupos musculares. Em contrapartida, as distonias se manifestam, às vezes de modo seletivo, em alguns músculos flexores, como, p. ex., no quirospasmo (cãibra nos músculos da mão) e, às vezes, também, apenas em alguns ventres musculares, p. ex., do M. flexor superficial dos dedos. É necessário conhecer bem a função e a topografia desses músculos, para possibilitar um tratamento específico e direcionado, p. ex., por meio do bloqueio da transmissão de sinais nas placas motoras, com a injeção de toxina botulínica.

Músculos do Antebraço

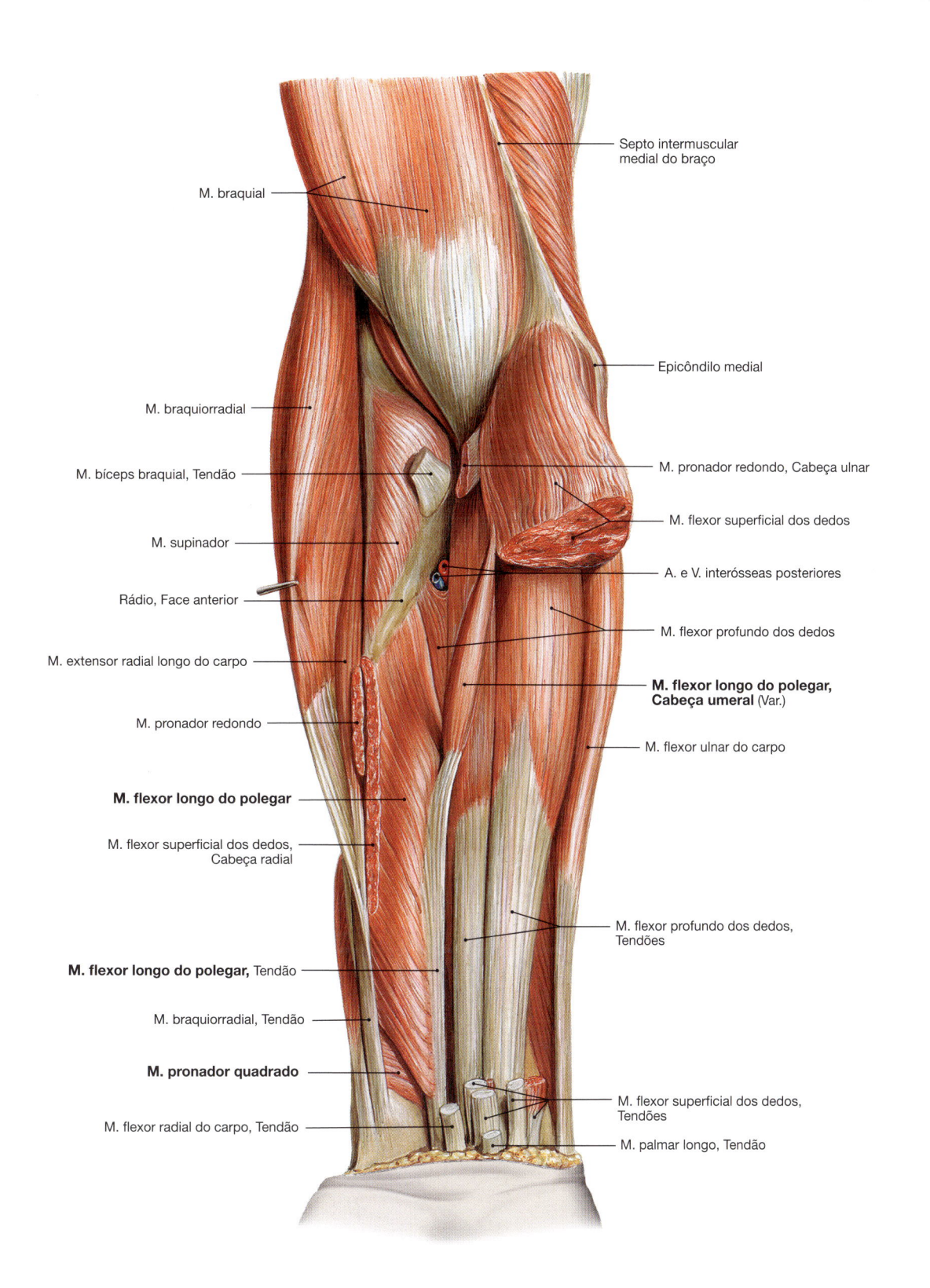

Figura 3.77 Camadas profunda e mais profunda dos músculos anteriores do antebraço direito; vista anterior, após a retirada dos músculos flexores superficiais. [S700]
Quando todos os músculos flexores superficiais são afastados uns dos outros ou removidos, conforme demonstrado aqui, os músculos flexores profundos são visualizados. O M. flexor profundo dos dedos se origina na face anterior da ulna e na membrana interóssea do antebraço. O M. flexor longo do polegar se origina na face anterior do rádio e, em até 40% dos casos, apresenta uma cabeça umeroulnar adicional, com origem no epicôndilo medial e no Proc. coronoide. Na região distal do antebraço encontra-se, profundamente aos tendões dos músculos flexores, o M. pronador quadrado, que se estende sobre a face anterior dos dois ossos do antebraço, da ulna em direção ao rádio.

→ T 34

Musculatura

Músculos do Antebraço

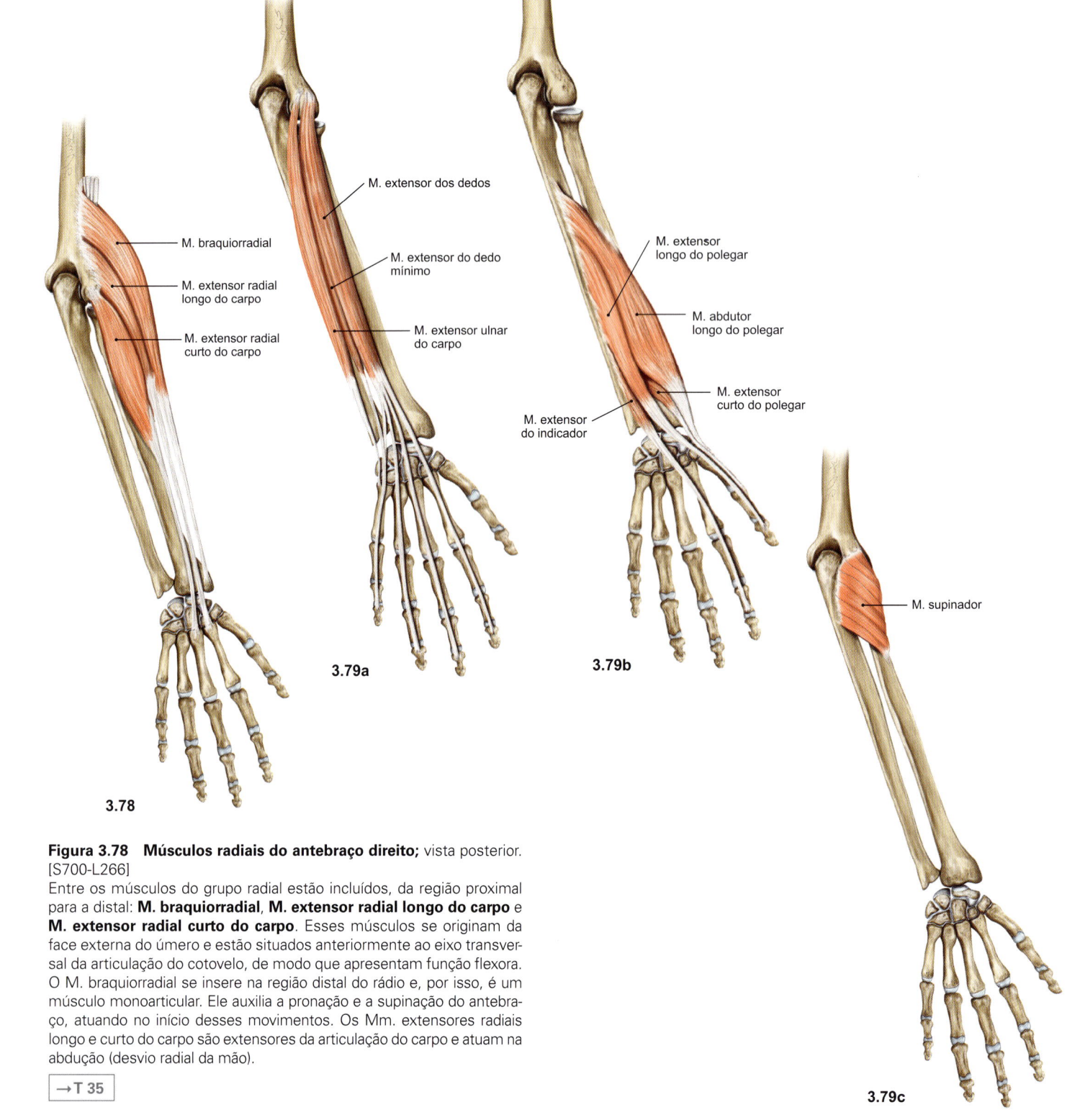

3.78

3.79a

3.79b

3.79c

Figura 3.78 Músculos radiais do antebraço direito; vista posterior. [S700-L266]
Entre os músculos do grupo radial estão incluídos, da região proximal para a distal: **M. braquiorradial**, **M. extensor radial longo do carpo** e **M. extensor radial curto do carpo**. Esses músculos se originam da face externa do úmero e estão situados anteriormente ao eixo transversal da articulação do cotovelo, de modo que apresentam função flexora. O M. braquiorradial se insere na região distal do rádio e, por isso, é um músculo monoarticular. Ele auxilia a pronação e a supinação do antebraço, atuando no início desses movimentos. Os Mm. extensores radiais longo e curto do carpo são extensores da articulação do carpo e atuam na abdução (desvio radial da mão).

→ T 35

Figura 3.79a-c Músculos posteriores do antebraço direito; vista posterior. [S700-L266]
a Camada superficial. Os músculos extensores superficiais têm a sua origem comum no **epicôndilo lateral**. A sobrecarga desses tendões pode causar dor local ("cotovelo de tenista"). Da região radial para a ulnar estão incluídos, neste grupo, o **M. extensor dos dedos**, o **M. extensor do dedo mínimo** e o **M. extensor ulnar do carpo**. O M. extensor dos dedos e o M. extensor do dedo mínimo projetam-se na aponeurose dorsal do segundo ao quinto dedos da mão. Por isso, os músculos estendem a articulação do carpo e as articulações proximais e médias dos dedos das mãos. Como a aponeurose dorsal termina sobre as falanges médias, esses músculos não estão envolvidos na extensão das articulações distais.
b Camada profunda. Distalmente estão situados na camada profunda, da região radial para a ulnar, o **M. abdutor longo do polegar**, o **M. extensor curto do polegar**, o **M. extensor longo do polegar** e o **M. extensor do dedo indicador**. O M. abdutor longo do polegar atua na abdução da articulação selar do polegar, enquanto os Mm. extensores curto e longo do polegar estendem as articulações proximal e distal do polegar. O M. extensor do dedo indicador estende as articulações proximal e média do dedo indicador.
c Camada profunda. A camada profunda dos músculos extensores na articulação do carpo inclui o **M. supinador**, que contorna o rádio. Ele é o músculo supinador mais importante quando a articulação do cotovelo está na posição de extensão.

→ T 36, T 37

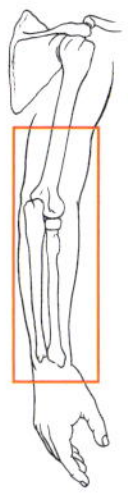

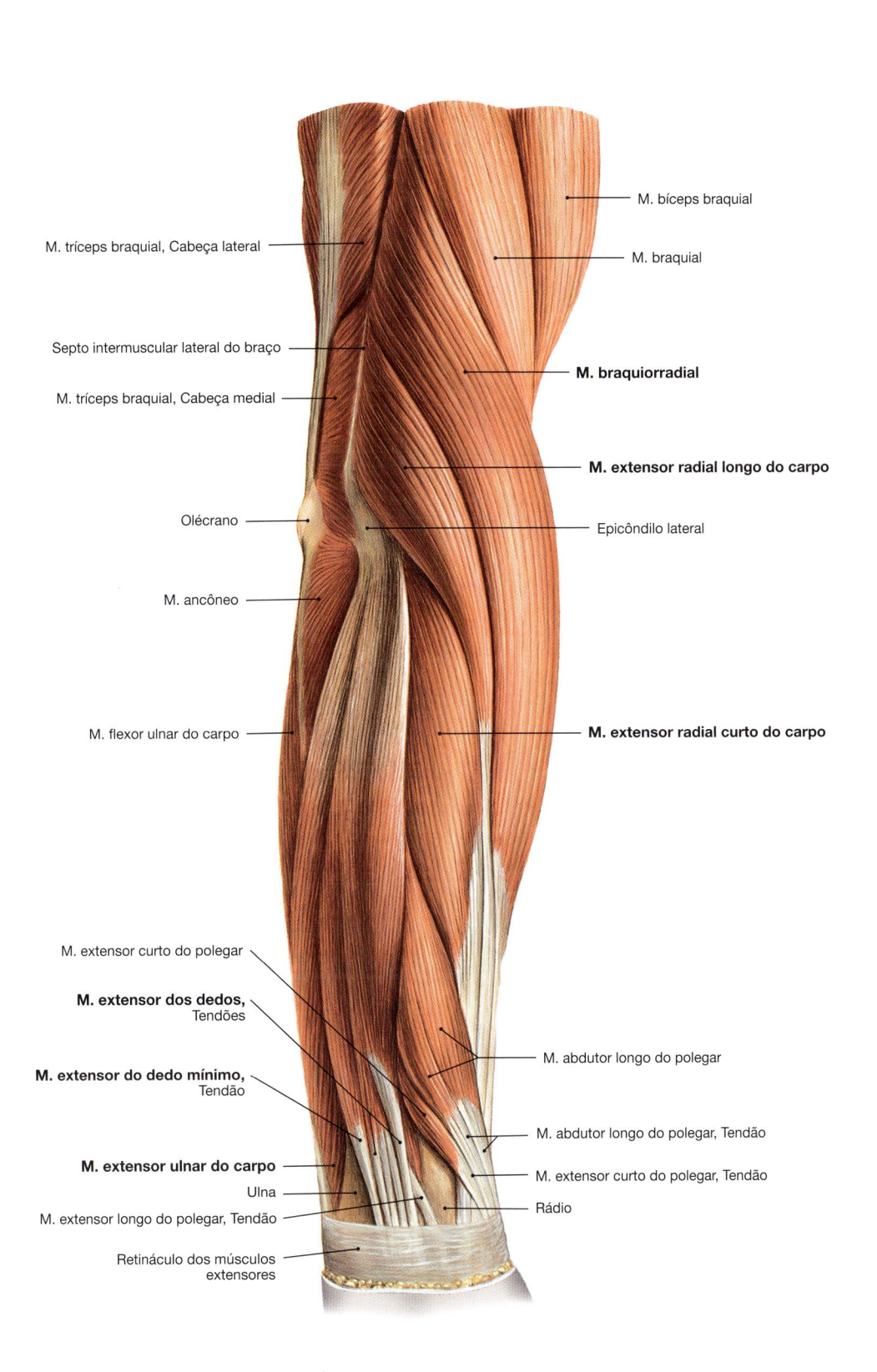

Músculos do Antebraço

Figura 3.80 Camada superficial dos músculos posteriores do antebraço e da parte distal do braço do lado direito; vista lateral. [S700]
Na vista lateral, os músculos do grupo radial estão particularmente bem visíveis. Aqui, da região proximal para a distal, estão o M. braquiorradial e os Mm. extensores radiais longo e curto do carpo. Em direção ulnar, eles se associam aos músculos extensores superficiais (M. extensor dos dedos, M. extensor do dedo mínimo e M. extensor ulnar do carpo). Distalmente, entre esses dois grupos está a parte distal dos músculos extensores profundos (portanto, os músculos não se encontram, em todo o seu trajeto, posicionados abaixo dos músculos superficiais). Na região distal do braço, o M. ancôneo foi liberado de sua fáscia. Este músculo faz parte da musculatura extensora do braço e atua no cotovelo.

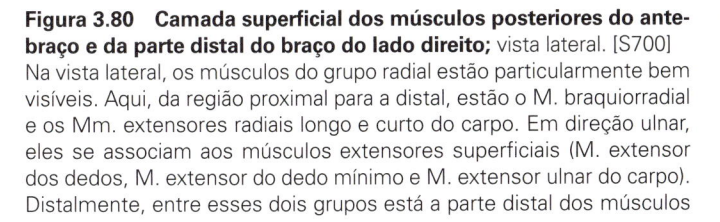

→ T 31, T 32, T 36

Musculatura

Músculos do Antebraço

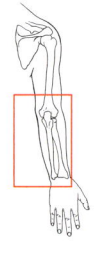

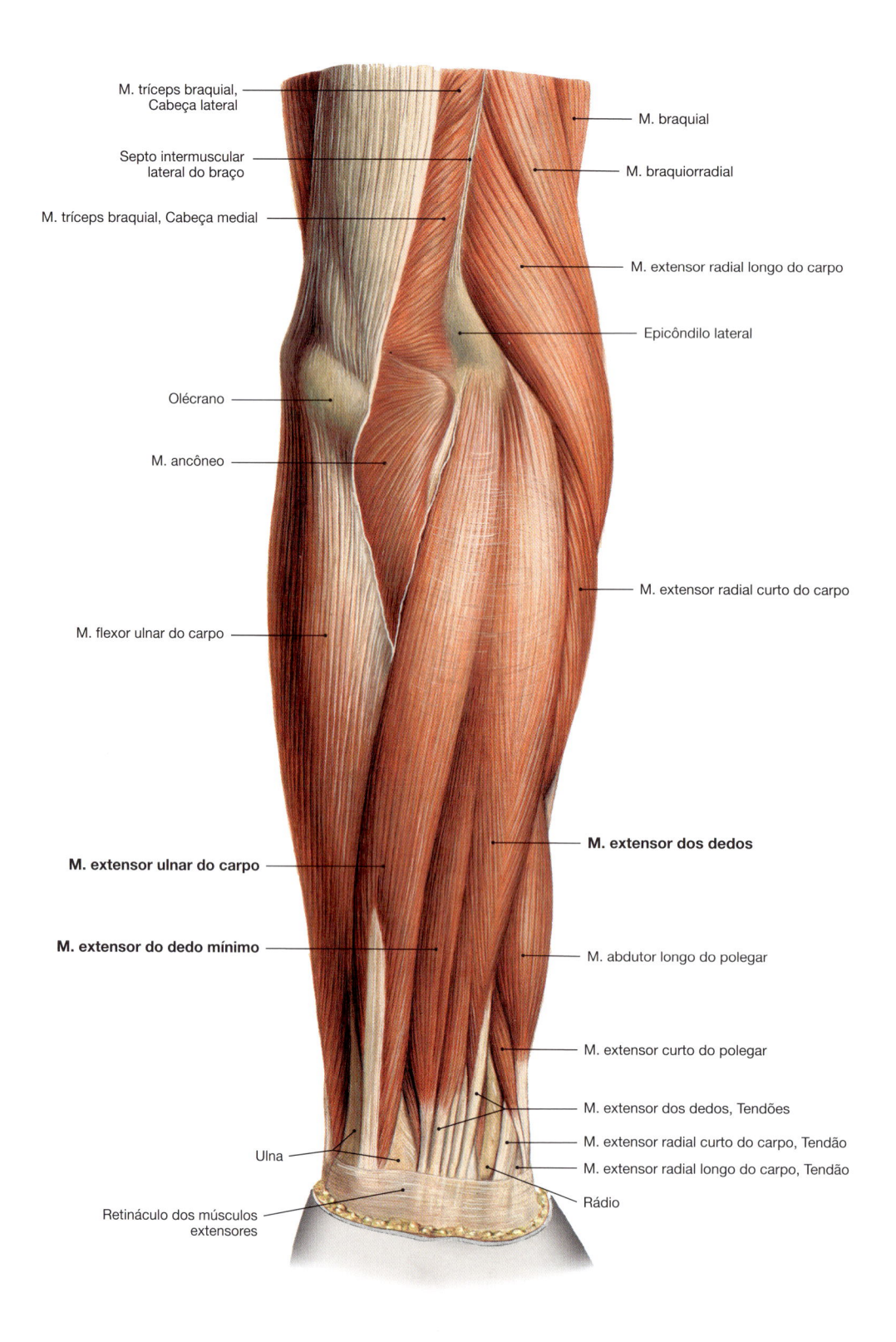

Figura 3.81 Camada superficial dos músculos posteriores do antebraço e parte distal do braço do lado direito; vista posterior. [S700] Aqui são mostrados os músculos extensores superficiais do antebraço. São os seguintes, do sentido radial para o ulnar: M. extensor dos dedos, M. extensor do dedo mínimo e M. extensor ulnar do carpo. O M. flexor ulnar do carpo, do grupo flexor superficial, está em posição mais ulnar que o M. extensor ulnar do carpo.

→ T 36

Músculos do Antebraço

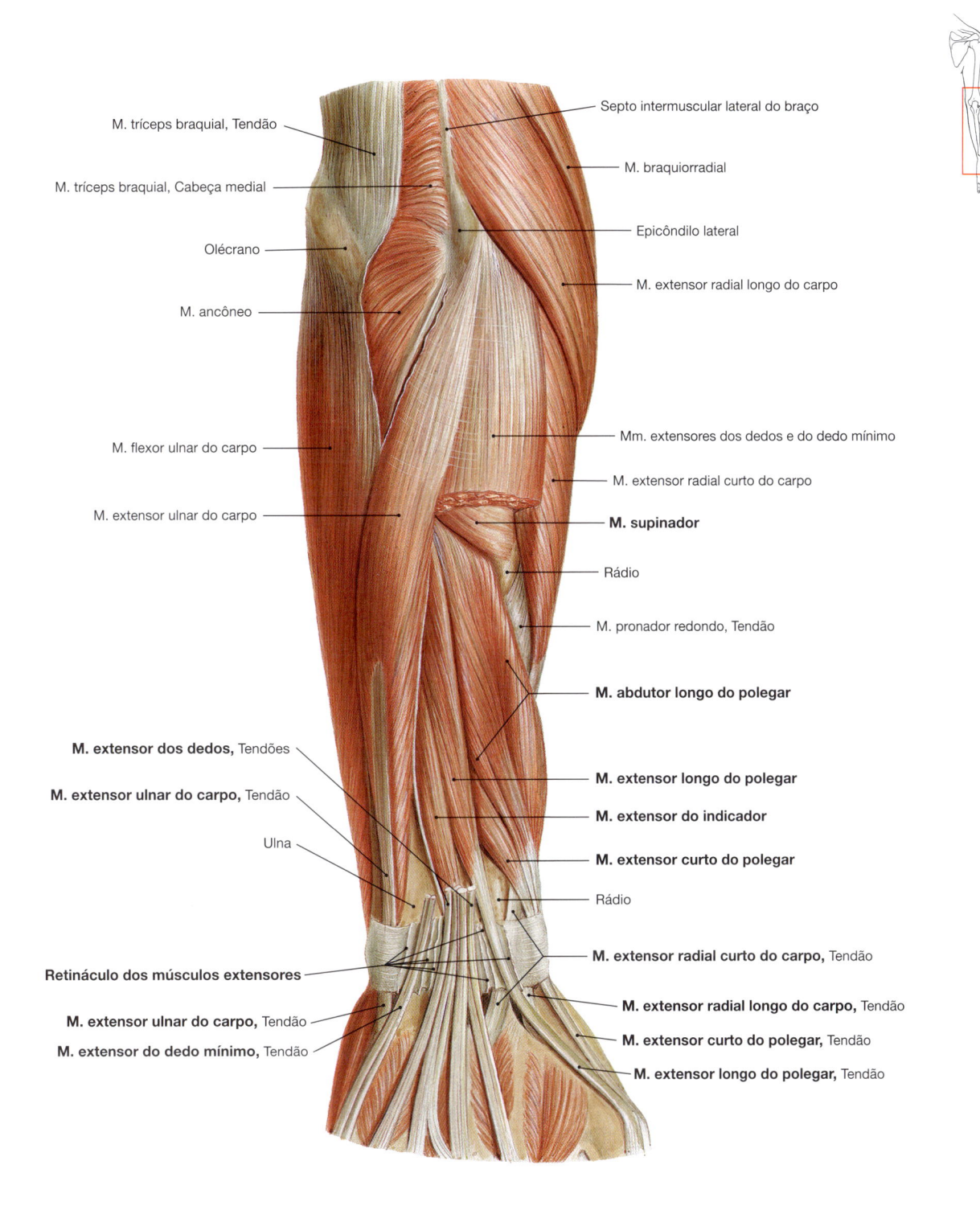

Figura 3.82 Camada profunda dos músculos posteriores do antebraço direito; vista posterior, após remoção parcial dos Mm. extensor dos dedos e extensor do dedo mínimo. [S700]

Após a retirada dos músculos extensores superficiais do antebraço, os segmentos proximais dos músculos extensores profundos, situados abaixo dos músculos anteriormente mencionados, tornam-se visíveis. Na camada profunda e em posição proximal está o M. supinador e, mais distante, da região radial para a ulnar, estão o M. abdutor longo do polegar, o M. extensor curto do polegar, o M. extensor longo do polegar e o M. extensor do dedo indicador.

O retináculo dos músculos extensores forma **seis compartimentos tendíneos**, através dos quais os tendões dos músculos extensores se projetam em direção ao dorso das mãos. Nesta dissecção, o terceiro, o quarto e o quinto compartimentos tendíneos foram abertos.

Compartimentos tendíneos do dorso da mão, da região radial para a região ulnar:
- Primeiro compartimento: M. abdutor longo do polegar e M. extensor curto do polegar
- Segundo compartimento: Mm. extensores radiais longo e curto do carpo
- Terceiro compartimento: M. extensor longo do polegar
- Quarto compartimento: M. extensor dos dedos e M. extensor do dedo indicador
- Quinto compartimento: M. extensor do dedo mínimo
- Sexto compartimento: M. extensor ulnar do carpo.

→ T 37

Musculatura

Músculos do Antebraço

Olécrano
Epicôndilo lateral
M. ancôneo
M. flexor ulnar do carpo
Corpo da ulna
M. extensor longo do polegar
M. extensor do indicador
Membrana interóssea do antebraço
M. extensor ulnar do carpo, Tendão
Cabeça da ulna
Retináculo dos músculos extensores

Lig. colateral radial
Lig. anular do rádio
M. extensor radial curto do carpo
M. supinador
Corpo do rádio
M. pronador redondo, Tendão
M. abdutor longo do polegar
M. extensor curto do polegar
M. abdutor longo do polegar, Tendão
Rádio
M. extensor curto do polegar, Tendão
M. extensor radial curto do carpo, Tendão

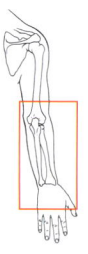

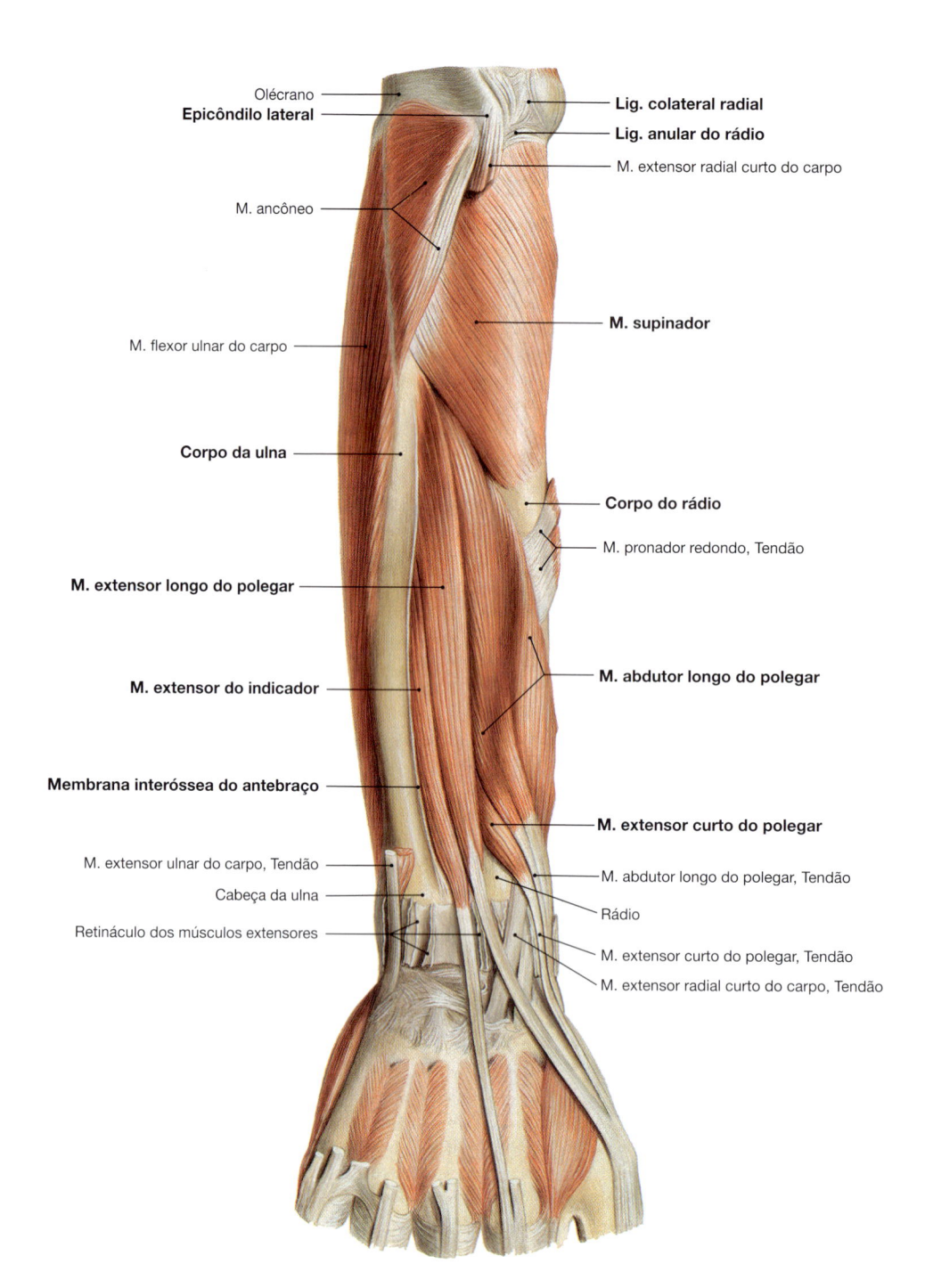

Figura 3.83 Camada profunda dos músculos posteriores do antebraço direito; vista posterior, após a remoção completa dos músculos extensores superficiais. [S700]
Na figura, todos os músculos extensores superficiais foram removidos, de modo que as origens dos músculos extensores profundos pudessem ser visualizadas. O M. supinador origina-se no epicôndilo lateral do úmero, nos ligamentos radiais (Lig. colateral radial e Lig. anular do rádio) e também na crista do M. supinador (na ulna), e envolve o rádio, com sua inserção, acima e abaixo da tuberosidade do rádio. Os dois músculos situados em posição radial (M. abdutor longo do polegar e M. extensor curto do polegar), cujos tendões se estendem através do primeiro compartimento tendíneo, originam-se na face posterior do rádio e da ulna e também na membrana interóssea do antebraço. Em contrapartida, os dois músculos situados em posição ulnar (M. extensor longo do polegar e M. extensor do dedo indicador) têm as suas origens apenas na ulna e na membrana interóssea. Seus tendões de inserção se estendem através dos terceiro e quarto compartimentos tendíneos. Nesta dissecção, os seis compartimentos tendíneos, sob o retináculo dos músculos extensores, foram abertos.

→ T 37

Músculos do Antebraço

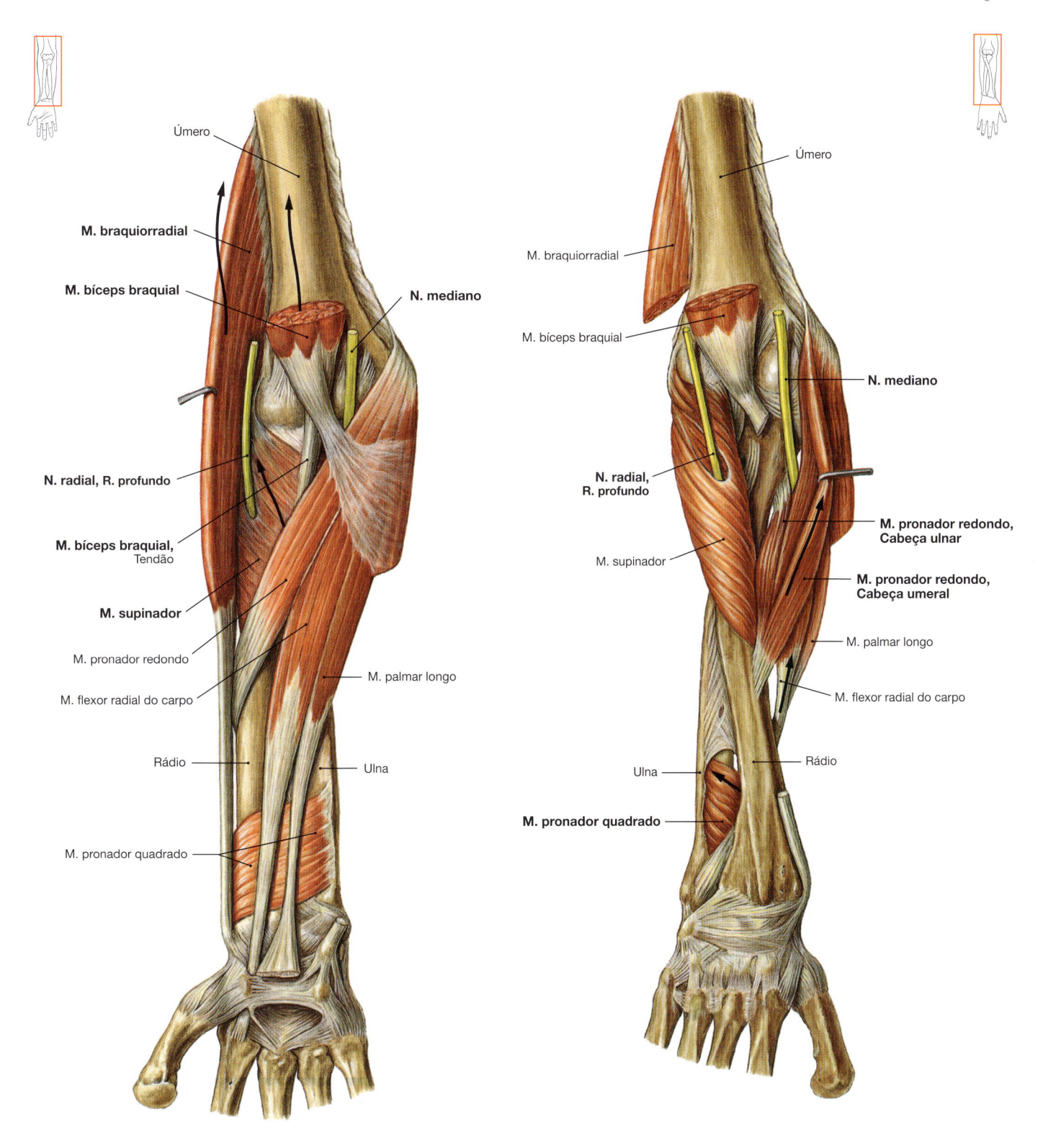

Figura 3.84 Antebraço direito em posição de supinação; vista anterior. As setas indicam os sentidos da contração dos principais músculos supinadores. [S700]
Em geral, todos os músculos que atuam como supinadores ou pronadores **cruzam o eixo diagonal do antebraço** (→ Figura 3.6), permitindo que seja realizado o movimento de rotação. Além disso, deve ser lembrado que todos os principais músculos supinadores e pronadores têm **inserção no rádio**. Os principais **músculos supinadores** são o **M. bíceps braquial** (em particular com o cotovelo em flexão), o **M. supinador** (com o cotovelo em extensão) e o **M. braquiorradial** (a partir da posição de pronação). O M. supinador é atravessado pelo ramo profundo do N. radial.
Aqui, este nervo pode ser comprimido e causar paralisia dos músculos extensores profundos (→ Figura 3.122).

Figura 3.85 Antebraço direito em posição de pronação; vista anterior na região cubital e vista anterior na região da mão. As setas indicam os sentidos de contração dos principais músculos pronadores. [S700]
Os principais **músculos pronadores** são o **M. pronador redondo**, o **M. pronador quadrado** e o **M. braquiorradial** (a partir da posição de supinação). O M. flexor radial do carpo e o M. palmar longo também apresentam discreta ação pronadora.
Entre as duas cabeças do M. pronador redondo passa o N. mediano, que, em casos raros, pode ser comprimido (→ Figura 3.126).

→ T 31, T 34, T 35, T 37

Musculatura

Tendões do Dorso da Mão

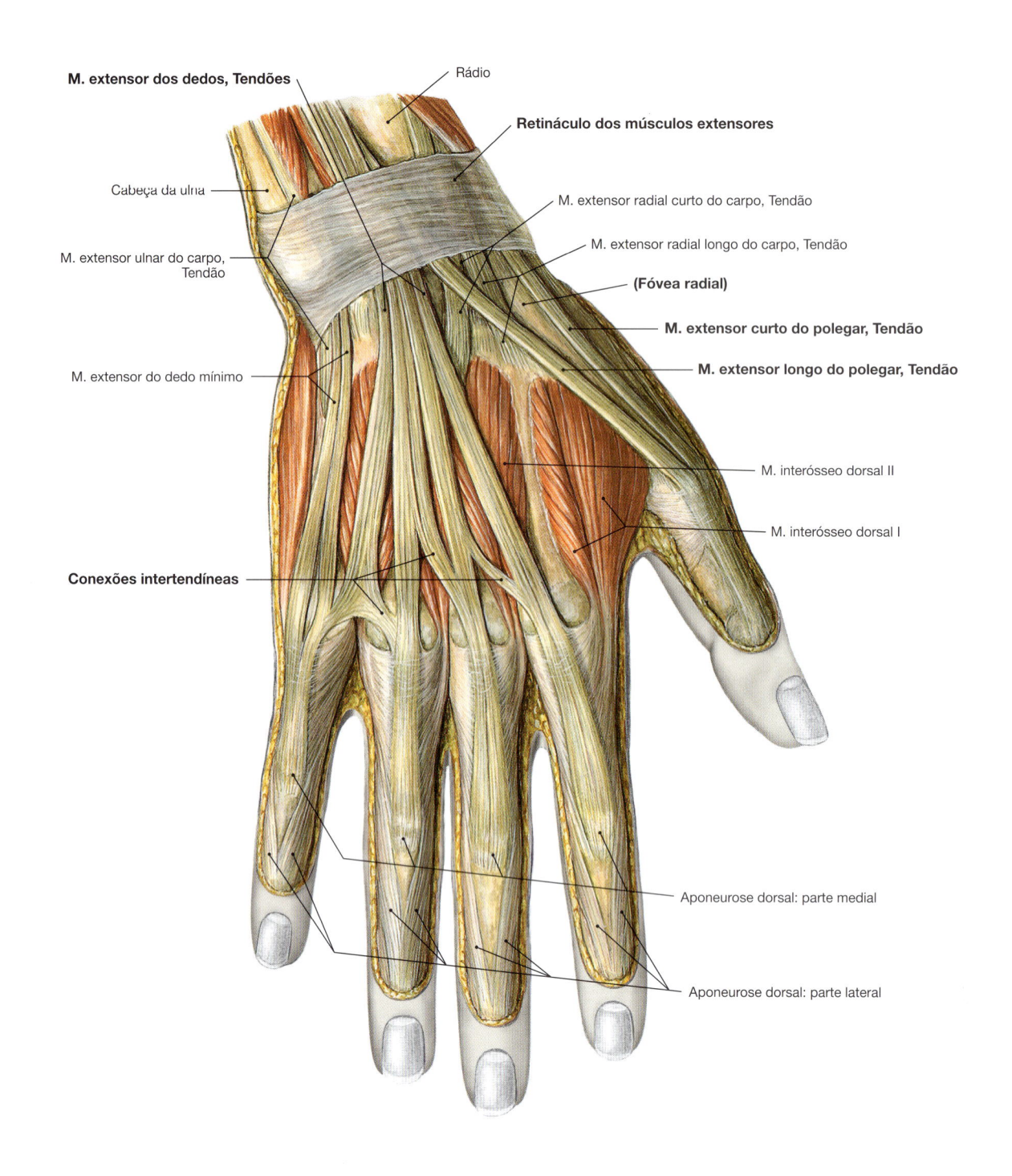

Figura 3.86 Tendões do dorso da mão direita; vista posterior. [S700]
Os tendões de inserção dos músculos extensores seguem sob o retináculo dos músculos extensores em direção à face posterior do polegar e às aponeuroses dorsais dos dedos da mão. Os tendões individuais do M. extensor dos dedos estão unidos por conexões intertendíneas, que restringem um pouco a extensão isolada de cada dedo da mão. O dorso da mão não tem músculos próprios. Os Mm. interósseos dorsais, visíveis sob os tendões dos músculos extensores, pertencem aos músculos palmares, de acordo com a sua posição e inervação. Os tendões do M. extensor curto do polegar e do M. extensor longo do polegar delimitam um recesso plano, denominado fóvea radial (**tabaqueira anatômica**).

→ T 36

Bainhas Tendíneas do Dorso da Mão

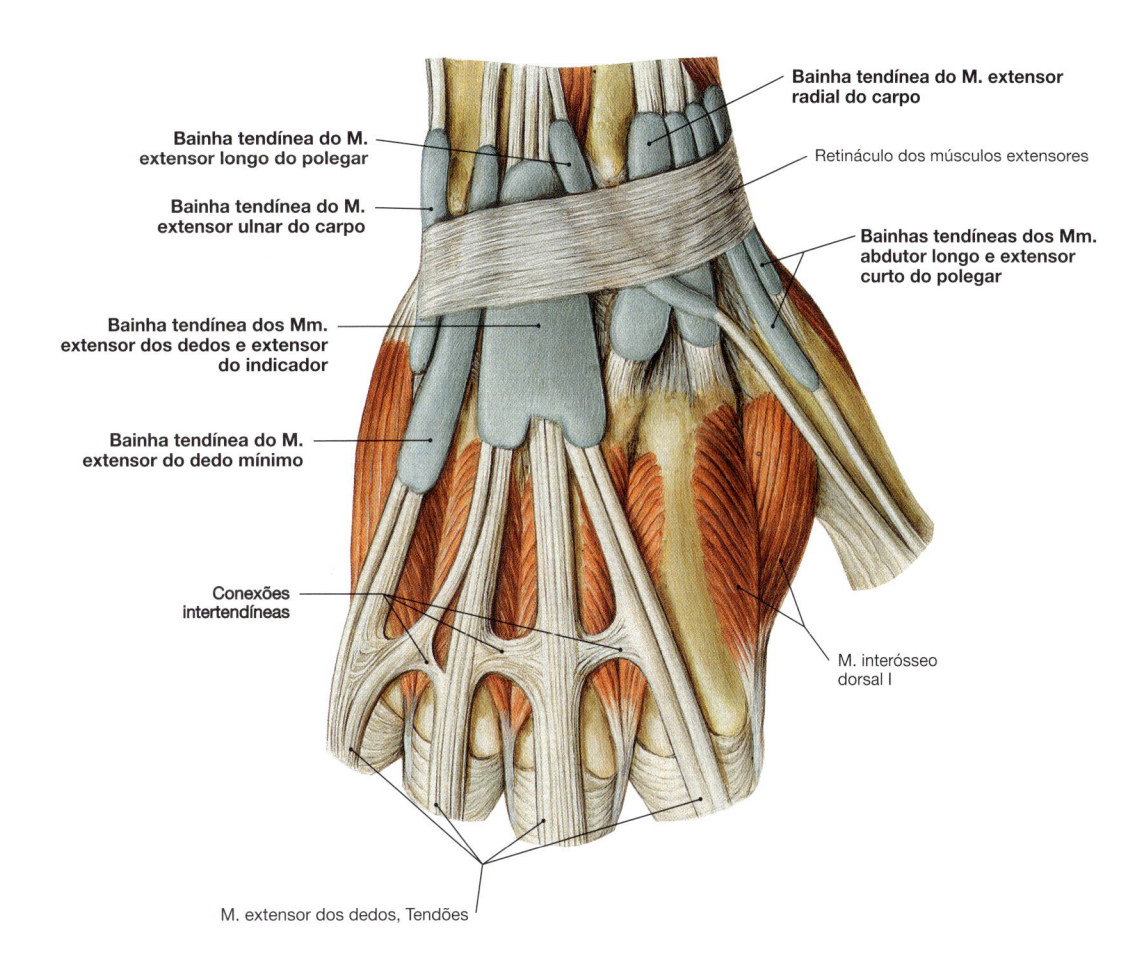

Figura 3.87 Bainhas dos tendões do carpo do dorso da mão direita; vista posterior. [S700]
Sob o retináculo dos músculos extensores seguem os tendões dos músculos extensores, em seis compartimentos tendíneos (→ Figura 3.83).

Cada tendão tem, habitualmente, a sua própria **bainha tendínea**, que permite o deslizamento do tendão entre o retináculo e os ossos da mão. Os tendões dos ventres dos Mm. extensor dos dedos e extensor do dedo indicador estão separados por bainhas tendíneas.

Estrutura e função

A **tabaqueira anatômica** é uma depressão observável na face lateral do dorso da mão, quando o polegar está em extensão, entre os tendões dos músculos extensores longo e curto do polegar (→ Figura 3.86). O **escafoide** e o **trapézio** podem ser palpados no fundo dessa depressão. Seguem na tabaqueira anatômica (→ Figuras 3.155 e 3.180):
- Artéria radial
- Ramo superficial do nervo radial
- Veia cefálica do antebraço.

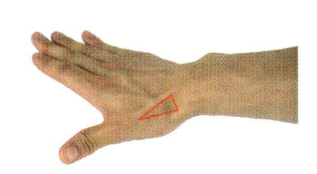

[S701-L271]

Correlações clínicas

Dor à palpação da **tabaqueira anatômica** é, com frequência, um indício de **fratura do escafoide**, que ocorre mais comumente em quedas sobre a mão espalmada e, muitas vezes, é ignorada inicialmente, em virtude de haver fratura mais incapacitante da parte distal do rádio.

Musculatura

Camada Superficial dos Músculos da Mão

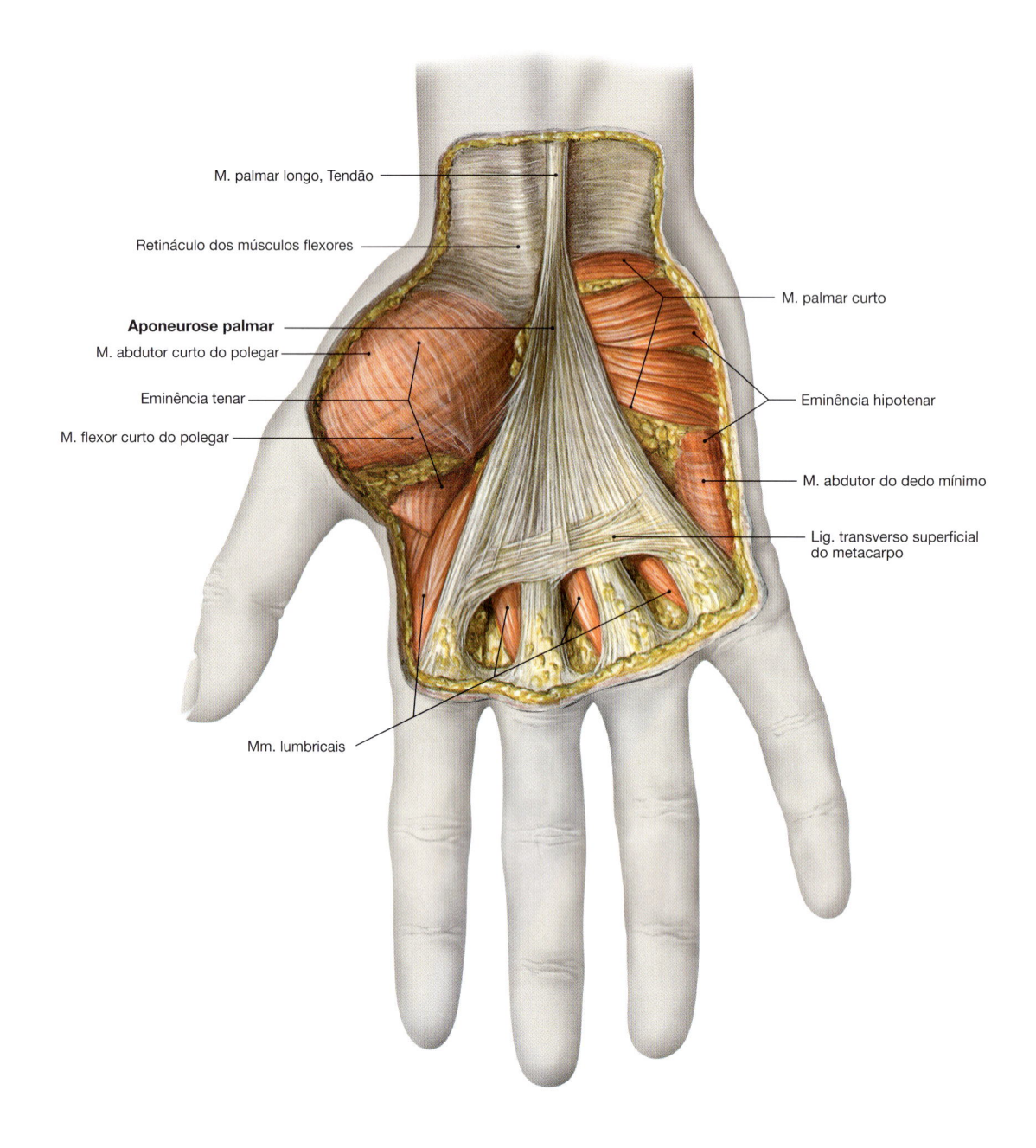

Figura 3.88 Camada superficial dos músculos palmares, mão direita; vista palmar. [S700]

Os músculos palmares formam **três grupos**. O primeiro e o quinto dedos (polegar e mínimo) apresentam, cada um, um grupo muscular próprio. A musculatura do polegar forma a eminência tenar, e a musculatura do dedo mínimo forma a eminência hipotenar. Entre as duas encontram-se os músculos palmares intermédios. Esses três grupos formam **três camadas, uma sobreposta à outra**. Na dissecção, observa-se que, entre as camadas individuais, também seguem vasos sanguíneos e nervos (→ Figuras 3.176 a 3.178). Mais superficialmente na palma encontra-se a **aponeurose palmar**. Ela é composta por feixes longitudinais e, particularmente em posição proximal às articulações proximais dos dedos, feixes transversais fortemente desenvolvidos (**Lig. transverso superficial do metacarpo**). A aponeurose palmar está fixada proximalmente ao retináculo dos músculos flexores e é tensionada pelo M. palmar longo. Distalmente, está fixada às bainhas tendíneas dos músculos flexores dos dedos da mão e aos ligamentos das articulações proximais.

Na eminência tenar, em posição radial, encontra-se o M. abdutor curto do polegar e, em posição ulnar a este, o M. flexor curto do polegar. Na eminência hipotenar, o M. palmar curto e o M. abdutor do dedo mínimo estão situados superficialmente.

→ T 33, T 38-T 40

Camada Média dos Músculos da Mão

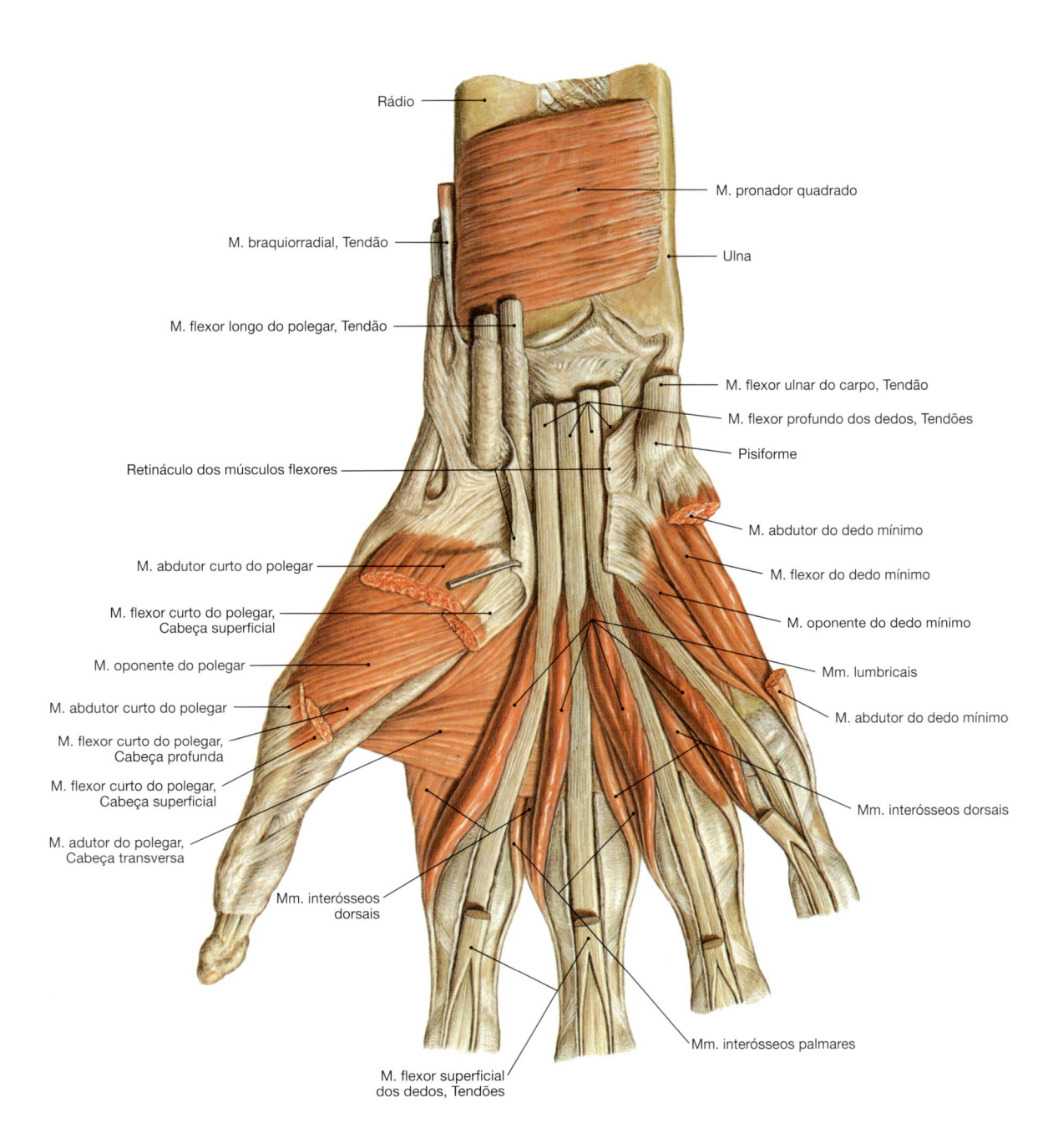

Figura 3.89 Camada média dos músculos palmares, mão direita; vista palmar, após a retirada da aponeurose palmar e dos músculos superficiais. [S700]

Os três grupos musculares palmares formam três camadas sobrepostas. Após a retirada dos músculos superficiais, podem ser delimitados os músculos da camada média. Entre eles estão incluídos, na eminência tenar, o M. oponente do polegar e o M. adutor do polegar, e na eminência hipotenar, o M. flexor do dedo mínimo e o M. oponente do dedo mínimo; ambos se localizam radialmente ao M. abdutor do dedo mínimo, de posição superficial. Na palma seguem os tendões do M. flexor superficial dos dedos em direção às falanges médias e os tendões do M. flexor profundo dos dedos em direção às falanges distais dos dedos das mãos. Com isso, os tendões dos músculos flexores profundos atravessam os tendões dos músculos flexores superficiais (aqui retirados). Dos tendões do M. flexor profundo dos dedos, originam-se os Mm. lumbricais (quatro músculos), que também são incluídos na camada média (sobre a função dos Mm. lumbricais, → Figura 3.96). O tendão do M. flexor longo do polegar segue até a falange distal do polegar.

→ T 34, T 38-T 40

Musculatura

Bainhas Tendíneas Palmares

Figura 3.90 Bainhas dos tendões palmares do carpo e dos dedos da mão direita; vista palmar. [S700]

Legendas (da figura):
- Bainha tendínea do M. flexor longo do polegar
- Bainha tendínea dos Mm. abdutor longo e extensor curto do polegar
- Bainha tendínea do M. flexor radial do carpo
- M. oponente do polegar
- M. flexor curto do polegar
- M. abdutor curto do polegar
- Bainha do tendão do músculo flexor longo do polegar
- M. adutor do polegar, Cabeça transversa
- M. lumbrical I
- Bainha comum dos tendões dos músculos flexores
- M. flexor ulnar do carpo, Tendão
- Retináculo dos músculos flexores
- M. abdutor do dedo mínimo
- M. flexor curto do dedo mínimo
- M. oponente do dedo mínimo
- Bainha comum dos tendões dos músculos flexores
- Bainhas sinoviais dos dedos da mão

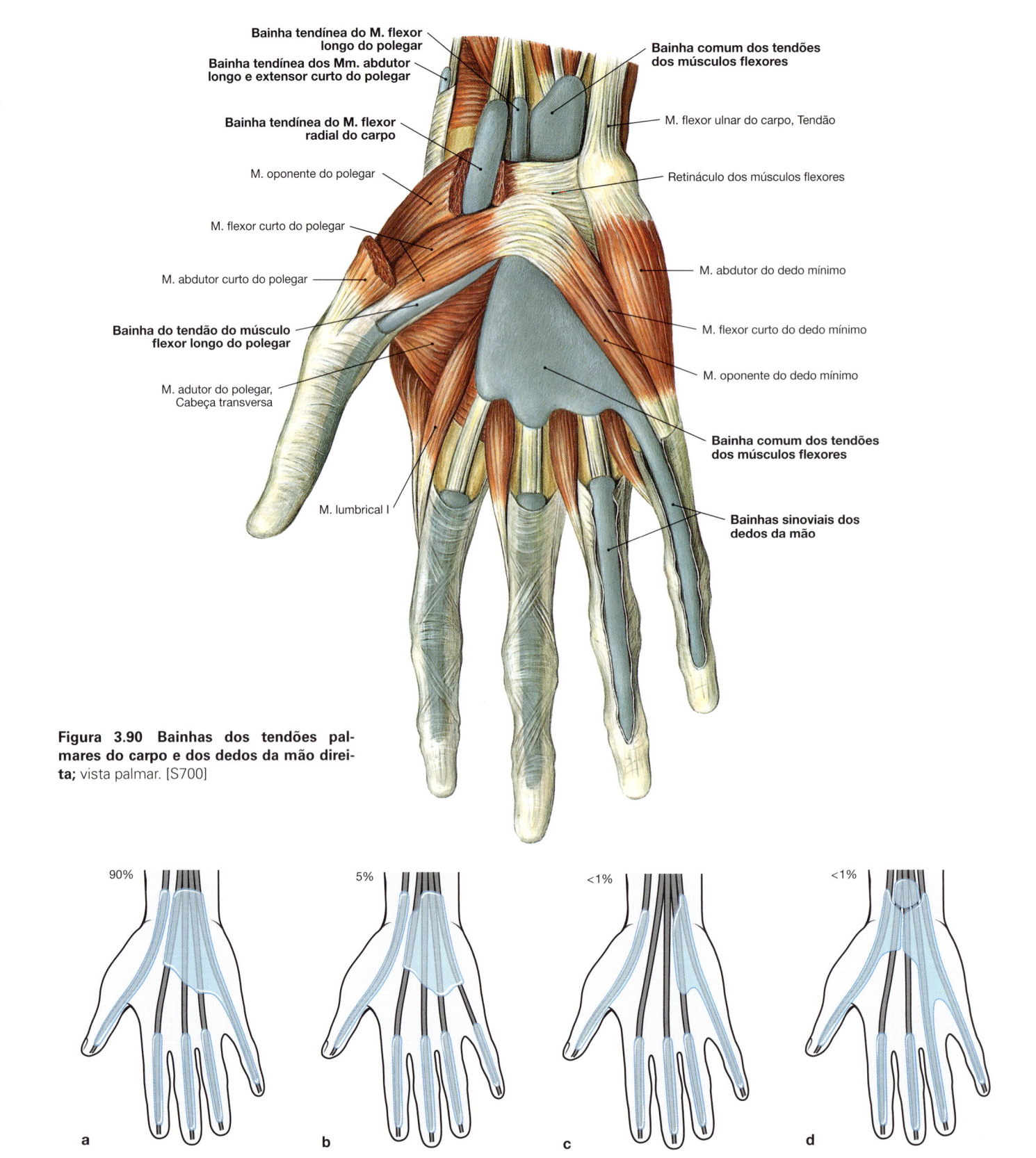

Figura 3.91a-d Variações das bainhas tendíneas palmares. [S700-L126]

Em comparação com o dorso da mão, existem na palma, habitualmente, apenas duas bainhas tendíneas para os tendões dos músculos flexores dos dedos da mão. A bainha dos tendões **radiais** envolve o tendão do M. flexor do polegar e se estende até a falange distal. A bainha dos tendões **ulnares**, nas articulações da mão, inclui todos os tendões dos Mm. flexores superficial e profundo dos dedos da mão e alcança a falange distal apenas no dedo mínimo. Nos demais dedos da mão, existem bainhas tendíneas próprias na região das falanges.

Correlações clínicas

A organização das bainhas tendíneas é importante do ponto de vista clínico, uma vez que **infecções bacterianas** nas bainhas tendíneas podem se propagar rapidamente (flegmões). Após o envolvimento da bainha tendínea ulnar, a inflamação pode se propagar até o dedo mínimo (fleimão do quinto dedo) e, no caso de a terapia antibiótica não ser bem-sucedida, pode ocorrer enrijecimento de toda a mão.

Camada Profunda dos Músculos da Mão

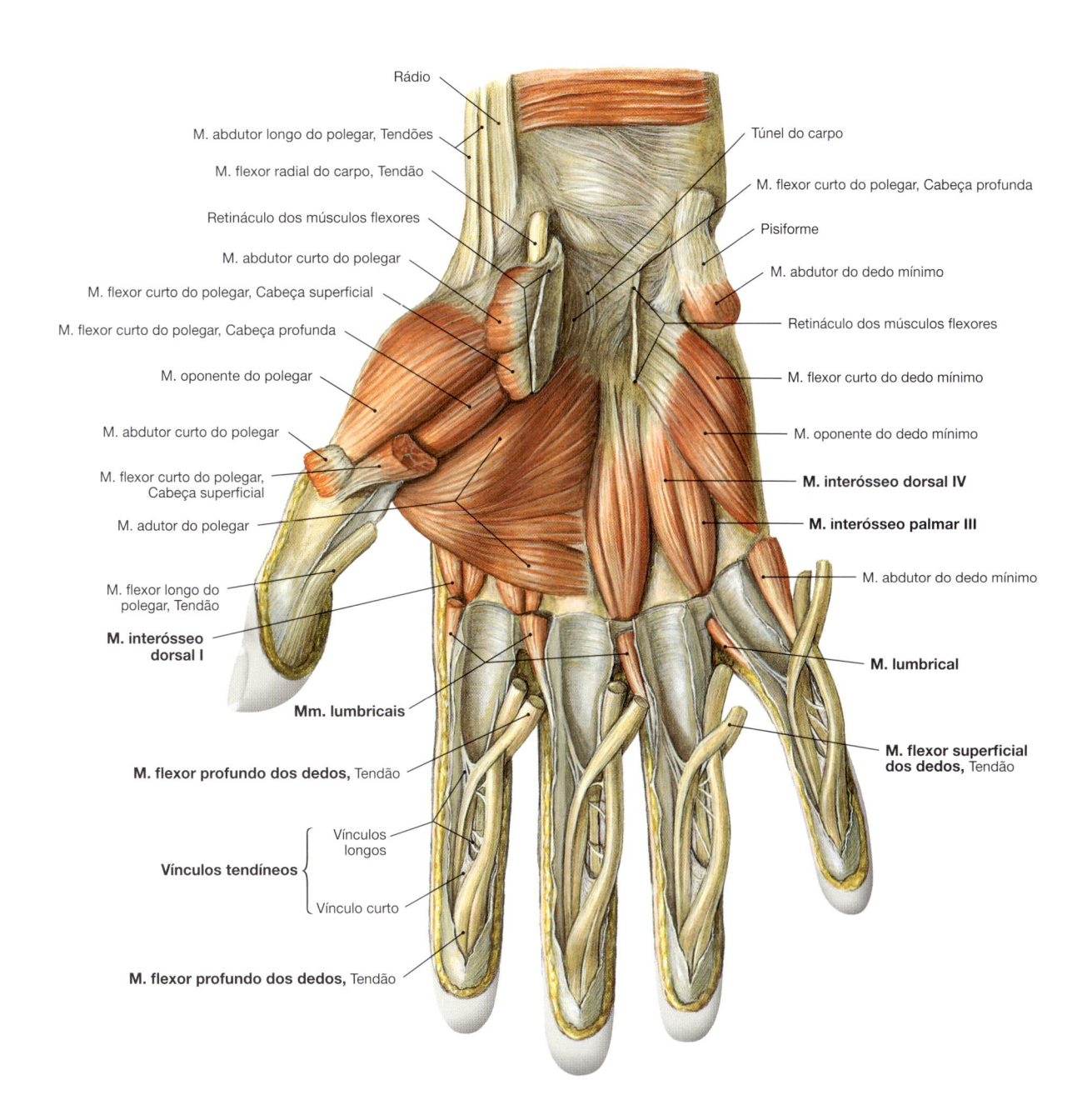

Figura 3.92 Camada profunda dos músculos palmares, mão direita; vista palmar, após a retirada dos tendões dos músculos flexores longos. [S700]

Os três grupos musculares palmares formam três camadas sobrepostas. Após a remoção dos tendões dos músculos flexores longos, são identificados os músculos da camada profunda. Os Mm. interósseos são divididos em três **Mm. interósseos palmares** e quatro **Mm. interósseos dorsais**, que são flexores das articulações metacarpofalângicas (ver trajeto e função dos Mm. interósseos → Figuras 3.93 a 3.95). Os músculos dorsais e palmares, por exemplo, sobre os metacarpais, são mostrados. Os músculos palmares estão situados na camada profunda da face palmar da mão, sobre a face palmar dos metacarpais, enquanto os músculos interósseos dorsais, localizados na face dorsal dos espaços intermetacarpais, se originam no primeiro e no quinto metacarpais (→ Figuras 3.86 e 3.186).

Os tendões dos **Mm. interósseos** seguem o eixo transversal das articulações da mão. Os Mm. interósseos são os **principais flexores das articulações metacarpofalângicas**.

Vê-se aqui como os tendões dos músculos flexores profundos atravessam os tendões dos músculos flexores superficiais. Consequentemente, os tendões estão fixados às falanges pelos vínculos tendíneos.

→ T 38, T 39

Correlações clínicas

O conhecimento da função e do trajeto dos músculos flexores dos dedos das mãos é importante no **exame de lesões perfurocortantes**. Caso não haja flexão das articulações distais, isto é indicativo de envolvimento do M. flexor profundo dos dedos. Em contrapartida, quando a flexão das articulações médias está comprometida, mas as articulações distais podem ser flexionadas, suspeita-se de lesão isolada do M. flexor superficial dos dedos.

Musculatura

Camada Profunda dos Músculos da Mão

Figura 3.93 Mm. interósseos palmares, mão direita; vista palmar. [S700]

Os três Mm. interósseos palmares originam-se da face ulnar do metacarpal II e da face radial dos metacarpais IV e V. Cada um deles se insere no mesmo lado na falange proximal do dedo da mão e, adicionalmente, convergem com seus tendões de inserção para os feixes laterais da aponeurose dorsal dos dedos (setas). Eles **flexionam** as **articulações proximais** e **estendem** as **falanges médias e distais** dos dedos da mão.

→ T 39

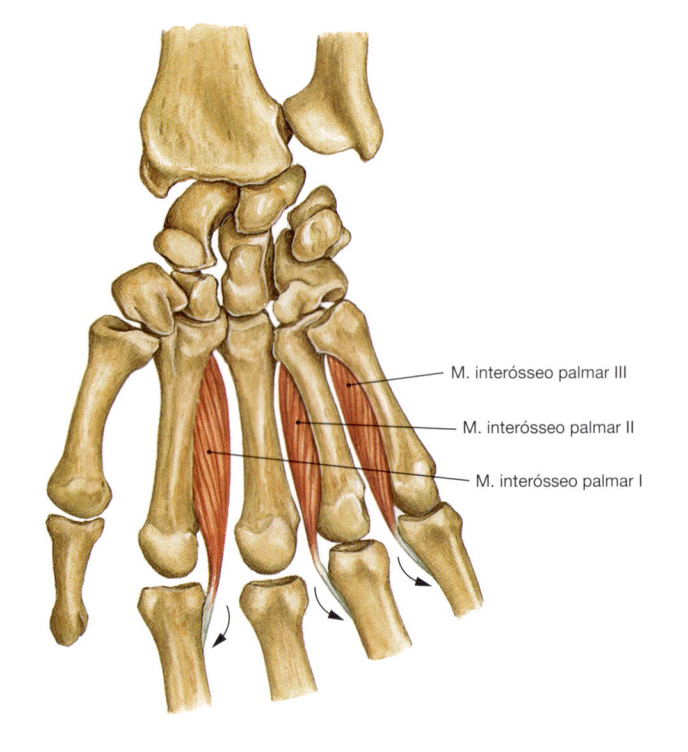

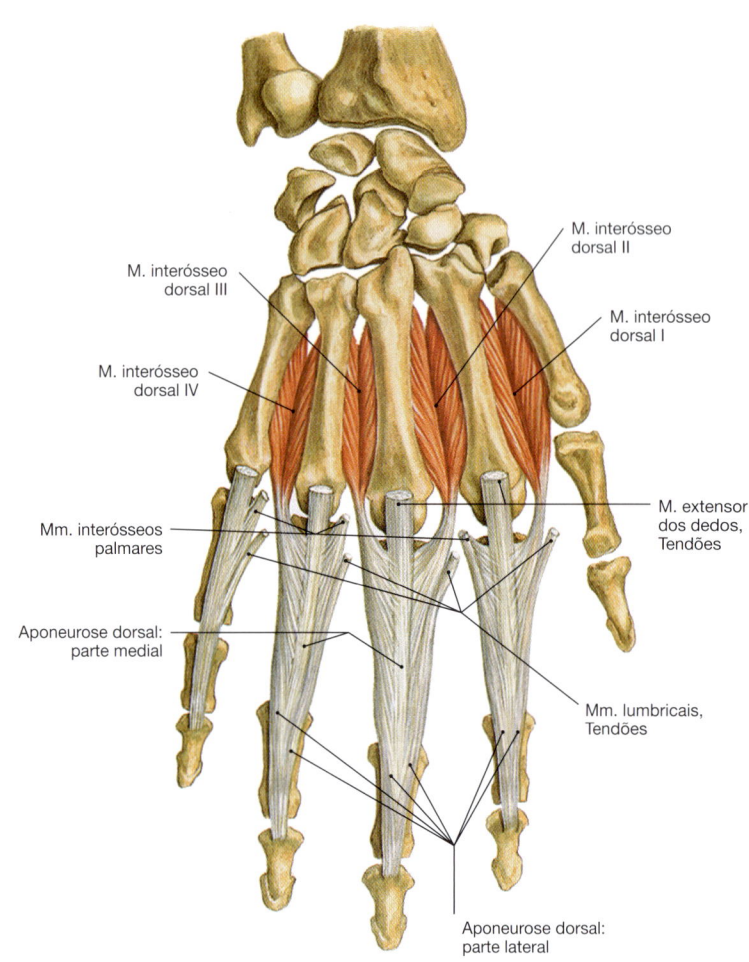

Figura 3.94 Mm. interósseos dorsais, mão direita; vista posterior. [S700]

Os quatro Mm. interósseos dorsais originam-se, com suas duas cabeças, nas faces opostas dos metacarpais I a V. Eles se inserem nas duas faces da falange proximal do dedo médio, na face ulnar da falange proximal do dedo anular, na face radial da falange proximal do dedo indicador e, adicionalmente, convergem, com uma pequena parte de seus tendões de inserção, para os tratos laterais da aponeurose dorsal dos dedos da mão. Como os músculos interósseos palmares, **flexionam** as **articulações proximais** e **estendem** as **falanges médias e distais** dos dedos da mão.

→ T 39

Camada Profunda dos Músculos da Mão

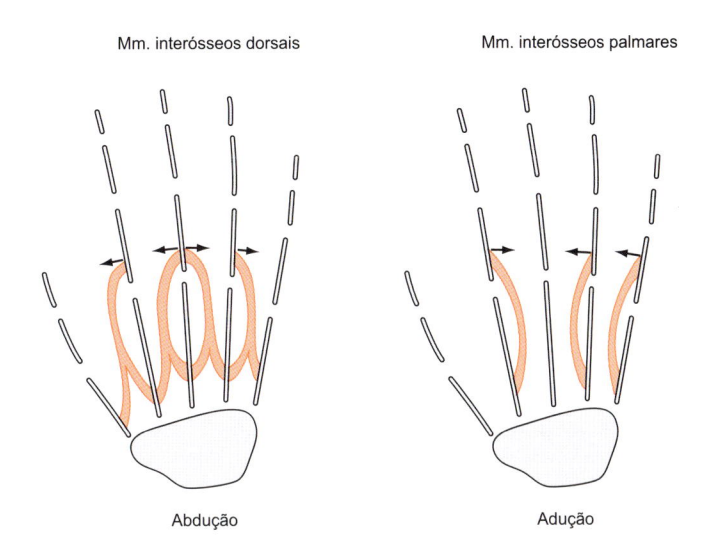

Figura 3.95 Esquema da posição dos Mm. interósseos e sua ação na abdução e na adução dos dedos da mão. [S700-L126]/C185]
A partir do trajeto descrito na → Figuras 3.93 e 3.94, observa-se que os Mm. interósseos dorsais afastam (abduzem) os dedos da mão e fazem com que o dedo médio possa ser movimentado em direções medial e lateral. Por sua vez, os Mm. interósseos palmares atuam na aproximação (adução) dos dedos.

Sua função na flexão e extensão das articulações dos dedos da mão é nítida a partir do trajeto dos tendões de inserção em relação aos eixos transversais das articulações dos dedos e foi descrita nas → Figuras 3.97 a 3.99.

→ T 39

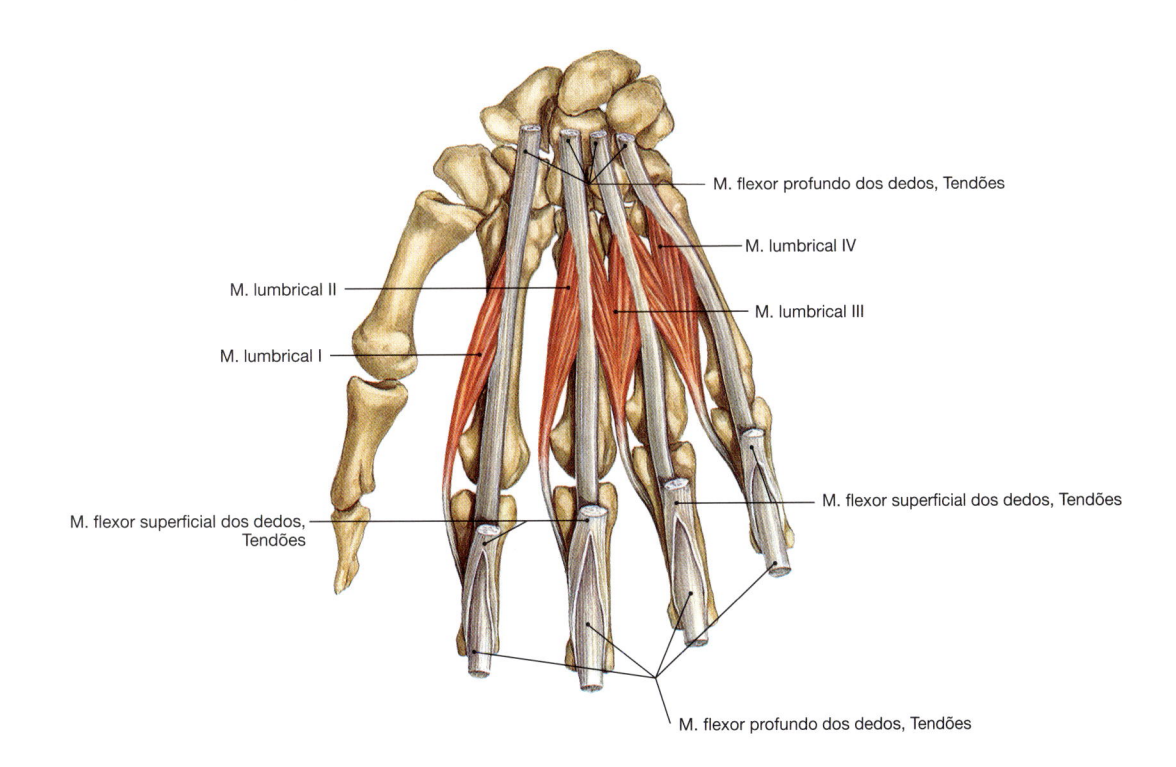

Figura 3.96 Mm. lumbricais, mão direita; vista palmar. [S700]
Os Mm. lumbricais radiais originam-se com uma cabeça, e os dois Mm. lumbricais ulnares, com duas cabeças, a partir dos tendões do M. flexor profundo dos dedos. Todos os músculos se inserem na face radial da falange proximal dos segundo ao quinto dedos da mão e convergem, com seus tendões de inserção, para os tratos laterais da aponeurose dorsal dos dedos da mão. Por isso, **flexionam** as **articulações proximais** e **estendem** as **falanges médias e distais dos dedos da mão**.

→ T 39

Musculatura

Camada Profunda dos Músculos da Mão

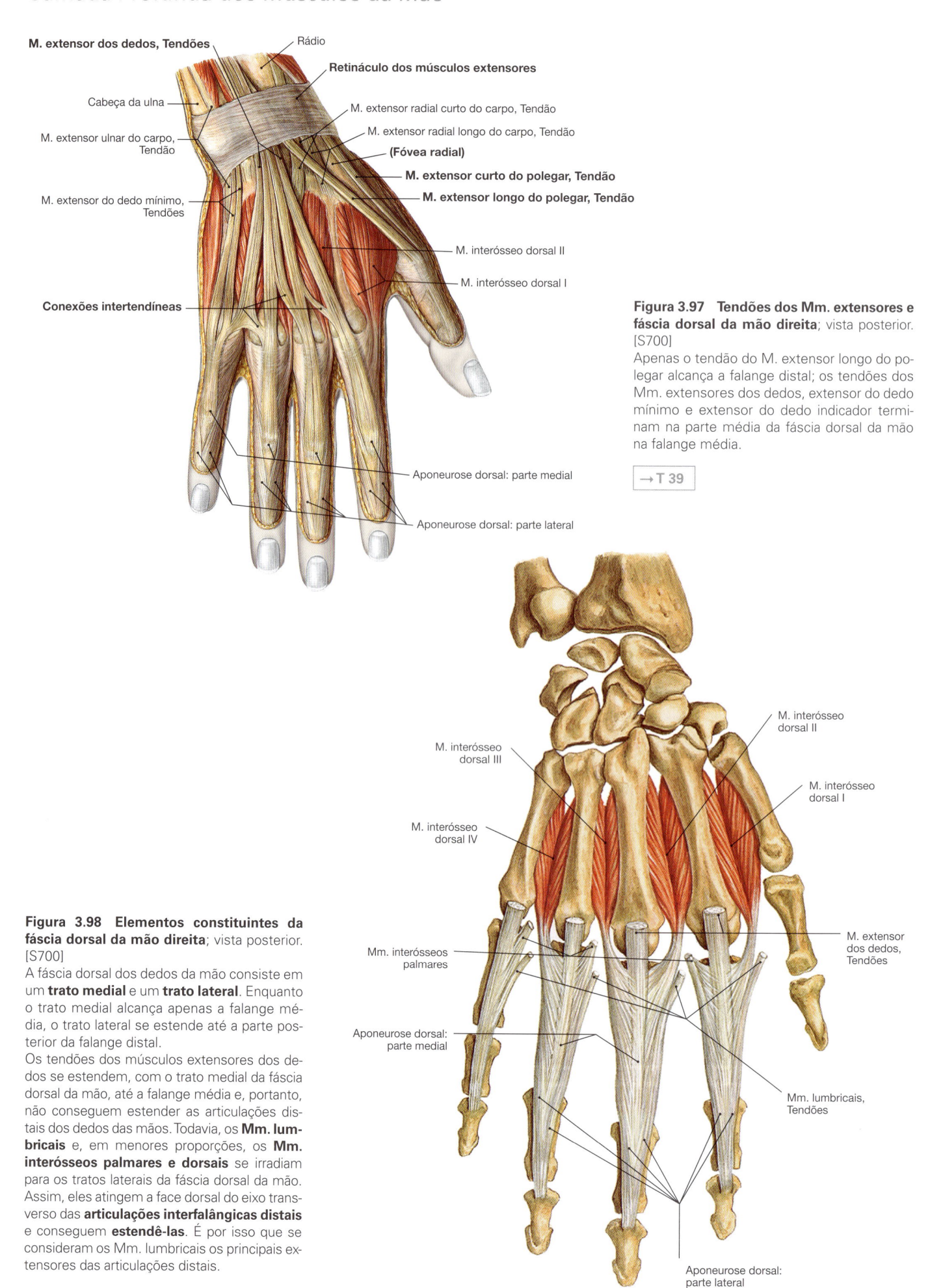

Figura 3.97 Tendões dos Mm. extensores e fáscia dorsal da mão direita; vista posterior. [S700]
Apenas o tendão do M. extensor longo do polegar alcança a falange distal; os tendões dos Mm. extensores dos dedos, extensor do dedo mínimo e extensor do dedo indicador terminam na parte média da fáscia dorsal da mão na falange média.

→ T 39

Figura 3.98 Elementos constituintes da fáscia dorsal da mão direita; vista posterior. [S700]
A fáscia dorsal dos dedos da mão consiste em um **trato medial** e um **trato lateral**. Enquanto o trato medial alcança apenas a falange média, o trato lateral se estende até a parte posterior da falange distal.
Os tendões dos músculos extensores dos dedos se estendem, com o trato medial da fáscia dorsal da mão, até a falange média e, portanto, não conseguem estender as articulações distais dos dedos das mãos. Todavia, os **Mm. lumbricais** e, em menores proporções, os **Mm. interósseos palmares e dorsais** se irradiam para os tratos laterais da fáscia dorsal da mão. Assim, eles atingem a face dorsal do eixo transverso das **articulações interfalângicas distais** e conseguem **estendê-las**. É por isso que se consideram os Mm. lumbricais os principais extensores das articulações distais.

3 Flexão e Extensão dos Dedos

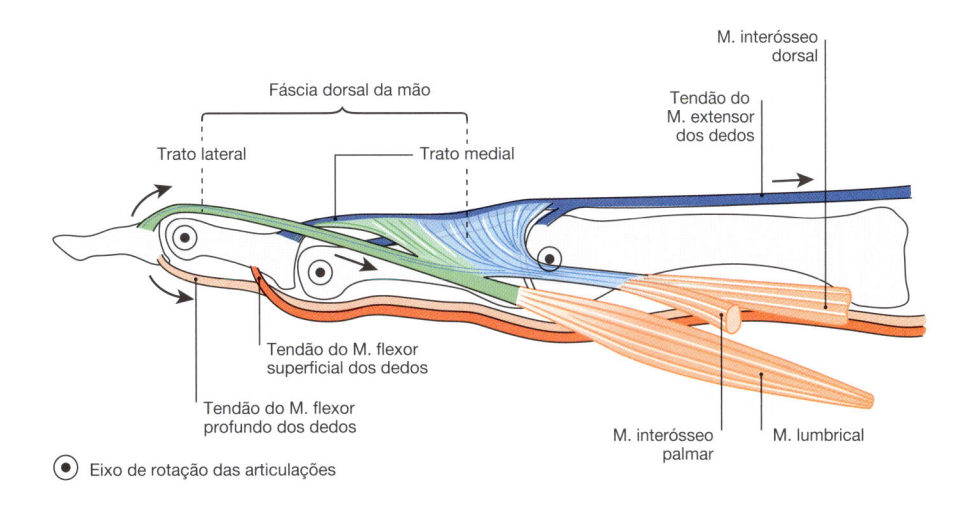

Figura 3.99 Ações dos músculos flexores e extensores dos dedos; dedo médio; vista lateral. [S700-L126]/G1064]

O trajeto dos músculos do antebraço e da mão em relação aos eixos das articulações dos dedos da mão e suas inserções nas partes média e distal dos dedos das mãos é expressado por sua função. Na palma, os tendões dos **músculos flexores longos dos dedos** (M. flexor superficial dos dedos, M. flexor profundo dos dedos) seguem o eixo transverso das falanges dos dedos das mãos, enquanto os tendões dos **músculos extensores dos dedos** (M. extensor dos dedos, M. extensor do dedo mínimo, M. extensor do indicador) avançam dorsalmente. O M. flexor superficial dos dedos, como os músculos extensores dos dedos, insere-se na falange média dos dedos e, como esses músculos, não atua na falange distal. Por outro lado, o M. flexor profundo dos dedos consegue flexionar as falanges distais.

O trajeto dos **Mm. interósseos** e **Mm. lumbricais** é mais complexo: na palma, os músculos lumbricais se originam ao lado dos tendões do M. flexor profundo dos dedos, enquanto os Mm. interósseos dorsais se originam nas faces adjacentes dos ossos metacarpais e se inserem na base das falanges proximais dos segundo, terceiro e quarto dedos; já os Mm. interósseos palmares se originam nas laterais dos ossos metacarpais e se inserem nas expansões extensoras do polegar e dos segundo, quarto e quinto dedos e na falange proximal do polegar.

Músculos flexores das articulações dos dedos das mãos:
Para cada articulação existe um músculo principal responsável por seu movimento. O M. flexor profundo dos dedos é o único responsável pela flexão das articulações interfalângicas distais.
- **Articulação metacarpofalângica:** Mm. interósseos palmares e dorsais, Mm. lumbricais (contribuição menor)
- **Articulações interfalângicas proximais**: M. flexor superficial dos dedos (também flexiona as falanges proximais)
- **Articulações interfalângicas distais**: M. flexor profundo dos dedos (também flexiona as falanges médias e proximais).

Músculos extensores das articulações dos dedos da mão:
- **Articulações metacarpofalângicas e interfalângicas proximais**: M. extensor dos dedos, M. extensor do dedo mínimo, M. extensor do indicador
- **Articulação interfalângica distal**: Mm. lumbricais, para atenuar a ação dos Mm. interósseos palmares e dorsais.

Principais músculos flexores e extensores dos dedos da mão e do polegar			
Função	MCF	IFP	IFD
Flexão dos dedos da mão	Músculos interósseos palmares, interósseos dorsais	Músculo flexor superficial dos dedos	Músculo flexor profundo dos dedos
Extensão dos dedos da mão	Músculo extensor dos dedos	Músculo extensor do polegar	Músculos lumbricais
Flexão do polegar	Músculo flexor longo do polegar	Músculo flexor longo do polegar	–
Extensão do polegar	Músculo extensor curto do polegar	Músculo extensor longo do polegar	–

Musculatura

Mecanismos de Flexão dos Dedos

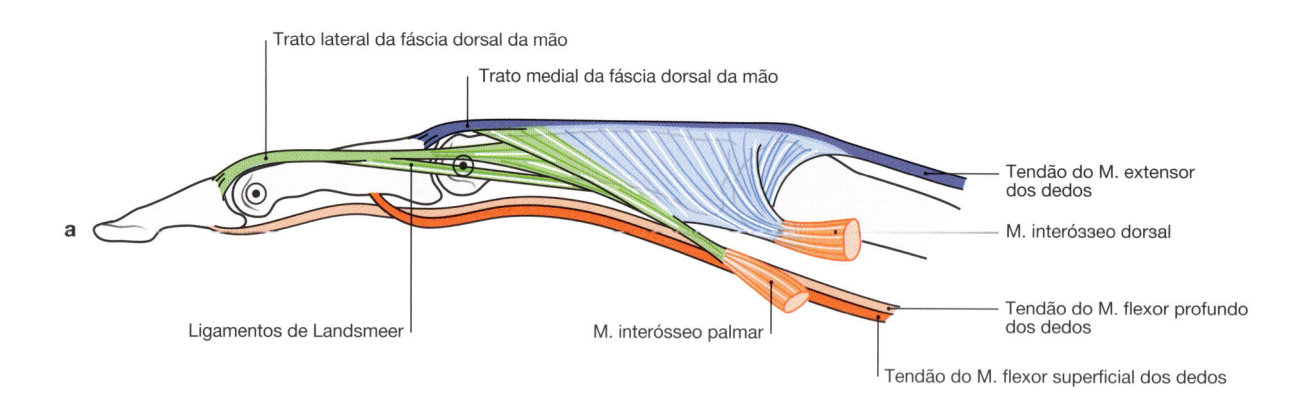

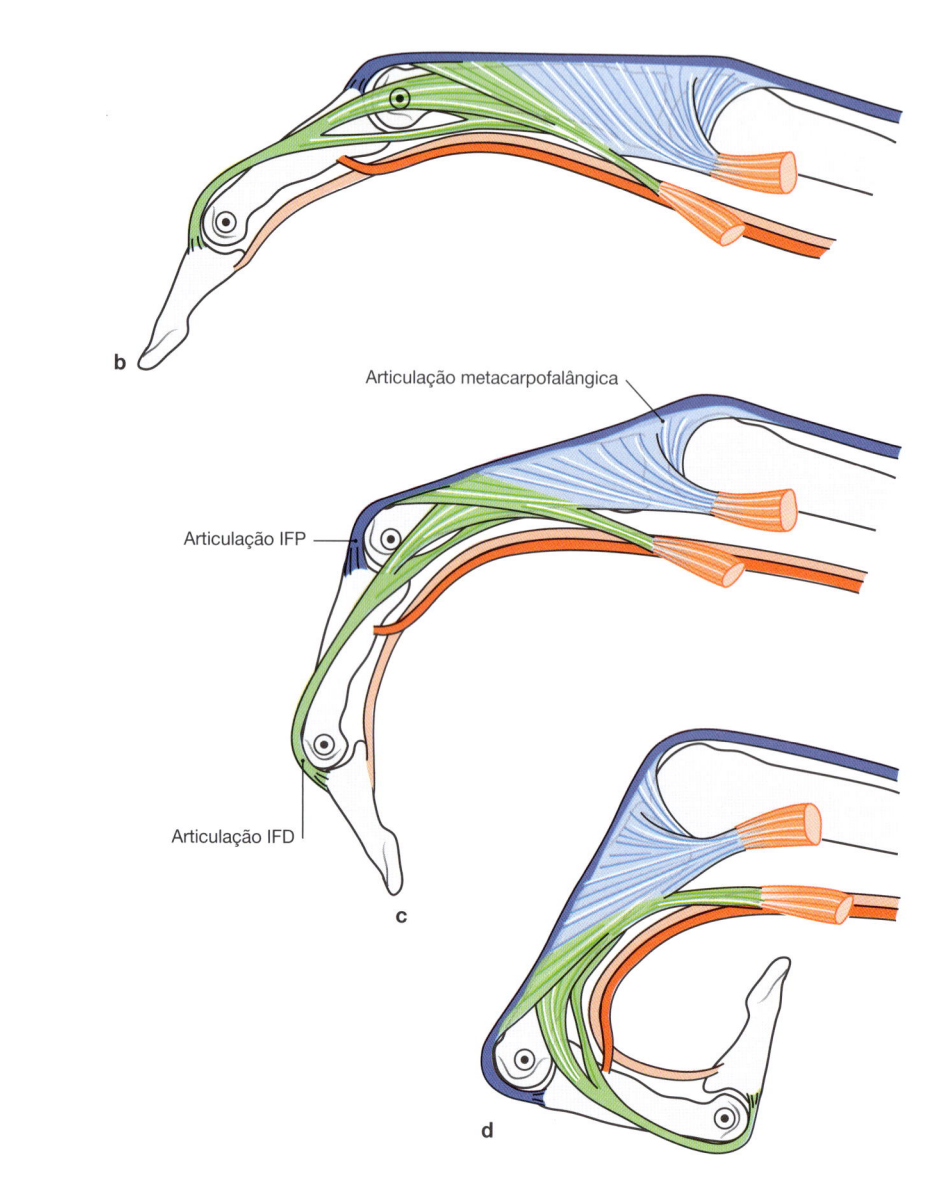

Figura 3.100a-d Mecanismos de flexão do dedo; vista lateral. [S700-L126]/[(G1064/G1065)~L132]
Os músculos flexores longos os dedos interagem com os músculos curtos da mão. Essa interação resulta na seguinte sequência:
a Flexão da articulação interfalângica distal. A flexão é iniciada pelo **M. flexor profundo dos dedos**.
b Flexão da articulação interfalângica proximal. A flexão das articulações interfalângicas distais (IFD) provoca **tensão** entre as falanges proximais e a fáscia dorsal da mão, levando à **flexão** das articulações interfalângicas proximais (IFP).

c Flexão da articulação interfalângica proximal. A flexão da articulação IFP é sustentada ativamente pelo **M. flexor superficial dos dedos**. Os tendões dos Mm. interósseos e dos Mm. lumbricais são tensionados pela flexão, porque se estendem dorsalmente ao eixo transverso das articulações IFP.
d Flexão da articulação metacarpofalângica. A contração dos **Mm. interósseos e dos Mm. lumbricais** provoca flexão das falanges proximais.
Portanto, a flexão se desloca das articulações distais para as proximais!

Estrutura dos Aparelhos de Flexão e Extensão dos Dedos

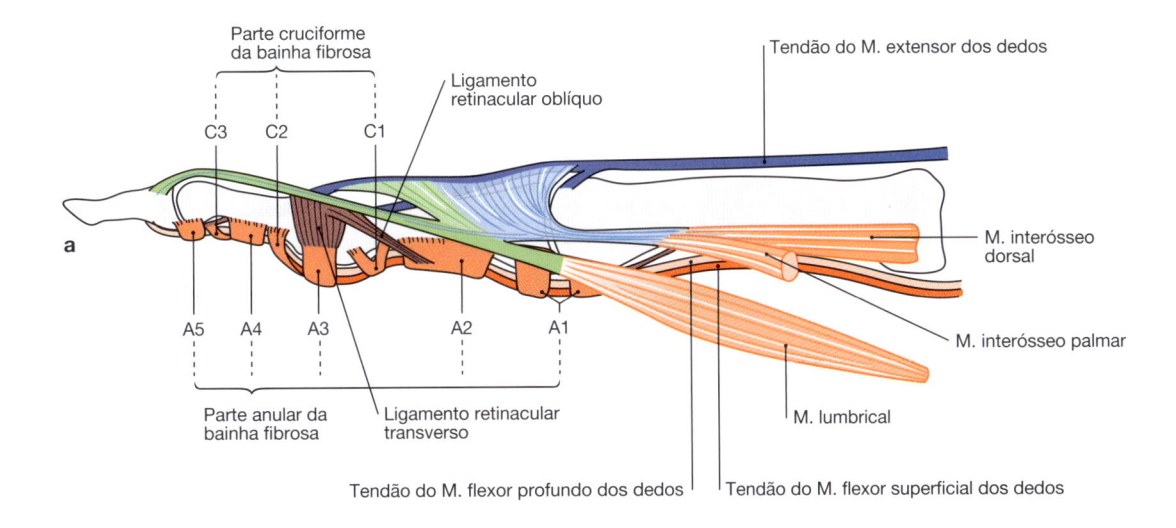

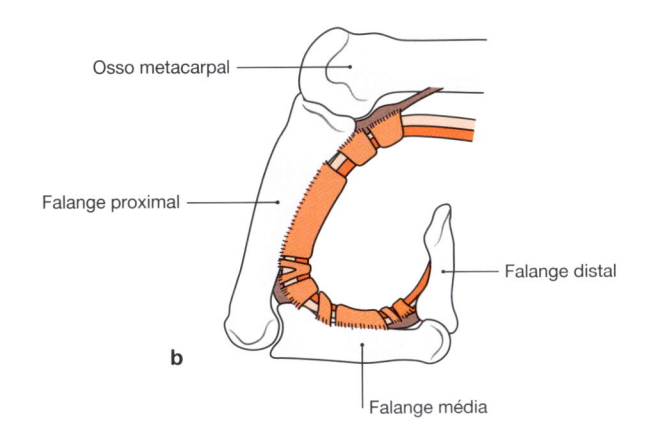

Figura 3.101a e b Estrutura dos aparelhos de flexão e extensão dos dedos; vista lateral. [S700-L126]/[G1064~M282]
a Dedo da mão estendido.
b Dedo da mão flexionado.

As **partes anular e cruciforme das bainhas fibrosas** dos dedos da mão, abreviadas na prática clínica como polias A1 a A5 e C1 a C3, são fixadas respectivamente às cápsulas articulares das articulações dos dedos. Sendo assim, os tendões encontram-se firmemente fixados aos ossos dos dedos da mão, o que os impede de flexionar-se.

Correlações clínicas

A ruptura das partes anular e cruciforme da bainha fibrosa dos dedos da mão é especialmente comum nos esportes que incluem escaladas, porque essas estruturas sofrem grande tensão.

Vasos Sanguíneos e Nervos

Plexo Braquial

* Nn. espinais, Rr. anteriores

+ **a** Tronco superior
  b Tronco médio
  c Tronco inferior

° **a** Fascículo lateral
  b Fascículo posterior
  c Fascículo medial

1 N. frênico (Plexo cervical)
2 N. dorsal da escápula
3 Rr. musculares
4 N. supraescapular
5 N. subclávio
6 N. peitoral lateral
7 N. subescapular
8 N. toracodorsal
9 N. peitoral medial
10 N. torácico longo
11 N. intercostal

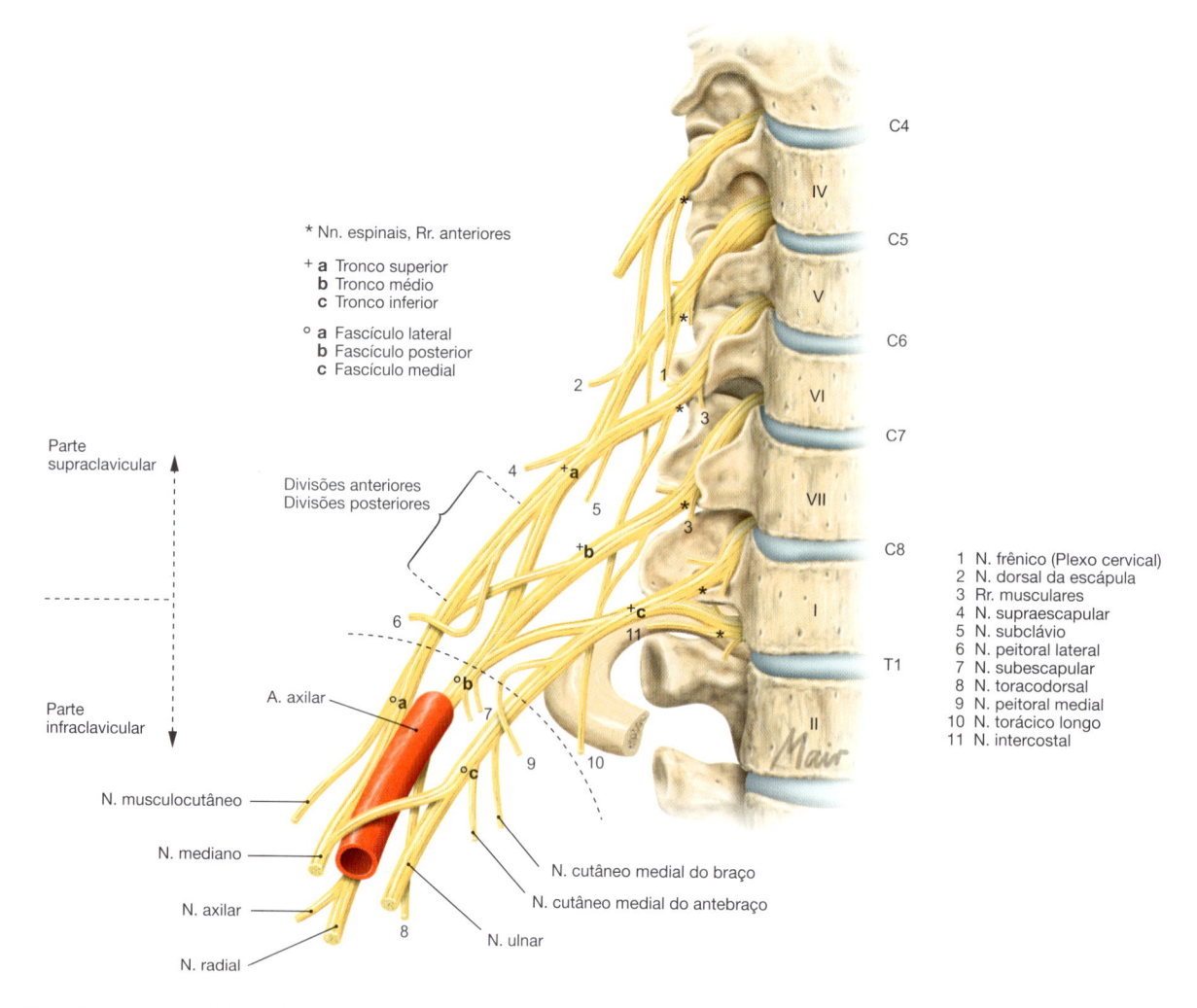

Figura 3.102 Plexo braquial (C5-T1): estrutura anatômica segmentar dos nervos, lado direito; vista anterior. [S700-L127]

O membro superior é inervado pelo **plexo braquial**. Este é formado pelos Rr. anteriores dos nervos espinais dos segmentos cervicais inferiores e torácico superior **(C5-T1)** da medula espinal. O plexo braquial é a rede de nervos mais complexa do corpo; por isso é necessário entender o seu princípio estrutural ou sua orientação antes de estudar os nervos individuais.

Os ramos anteriores dos nervos espinais formam inicialmente três **troncos** sobrepostos; estes se ramificam em **divisões** anterior e posterior, cujas fibras nervosas então se mesclam e se organizam como **fascículos** ao redor da A. axilar. Destes fascículos surgem os nervos longos para o braço. Os nervos do ombro, por outro lado, são provenientes do tronco.

Os ramos anteriores dos nervos espinais C5 a T1 unem-se inicialmente em três **troncos** organizados em níveis, e que se agregam, na altura da clavícula, em **fascículos**, denominados de acordo com sua posição em relação à A. axilar. O **tronco superior** contém fibras nervosas oriundas de **C5-C6**, o **tronco médio** contém fibras nervosas oriundas de **C7**, e o **tronco inferior** recebe fibras nervosas oriundas de **C8-T1**. As partes posteriores (divisões posteriores) de todos os três troncos formam o **fascículo posterior** (fibras derivadas de **C5-T1**). As partes anteriores (divisões anteriores) do tronco superior e do tronco médio formam o **fascículo lateral** (lateralmente à A. axilar, fibras derivadas de **C5-C7**), e a parte anterior do tronco inferior forma o **fascículo medial** (medialmente à A. axilar, fibras derivadas de **C8-T1**). Quando essa estrutura anatômica do plexo braquial é entendida, a composição de cada nervo, com raras exceções, torna-se bem compreensível.

Do ponto de vista topográfico, o plexo braquial pode ser subdividido em duas partes. A **parte supraclavicular** é composta pelos troncos e pelos nervos derivados deles ou derivados dos Rr. anteriores dos nervos espinais (C5-T1). A **parte infraclavicular** é composta pelos fascículos. Da parte infraclavicular originam-se os nervos do membro superior (→ Figura 3.119), enquanto a parte supraclavicular é responsável pela inervação do ombro.

Parte supraclavicular:
- Ramos musculares para os Mm. escalenos e para o M. longo do pescoço (C5-C8)
- N. dorsal da escápula (C3-C5)
- N. torácico longo (C5-C7)
- N. supraescapular (C4-C6)
- N. subclávio (C5-C6).

Parte infraclavicular:
Fascículo posterior (C5-T1):
- N. axilar (C5-C6)
- N. radial (C5-T1)
- Nn. subescapulares (C5-C7)
- N. toracodorsal (C6-C8).

Fascículo lateral (C5-C7):
- N. musculocutâneo (C5-C7)
- N. mediano, raiz lateral (C6-C7)
- N. peitoral lateral (C5-C7).

Fascículo medial (C8-T1):
- N. mediano, raiz medial (C8-T1)
- N. ulnar (C8-T1)
- N. cutâneo medial do braço (C8-T1)
- N. cutâneo medial do antebraço (C8-T1)
- N. peitoral medial (C8-T1).

→ T 24, T 25

Plexo Braquial

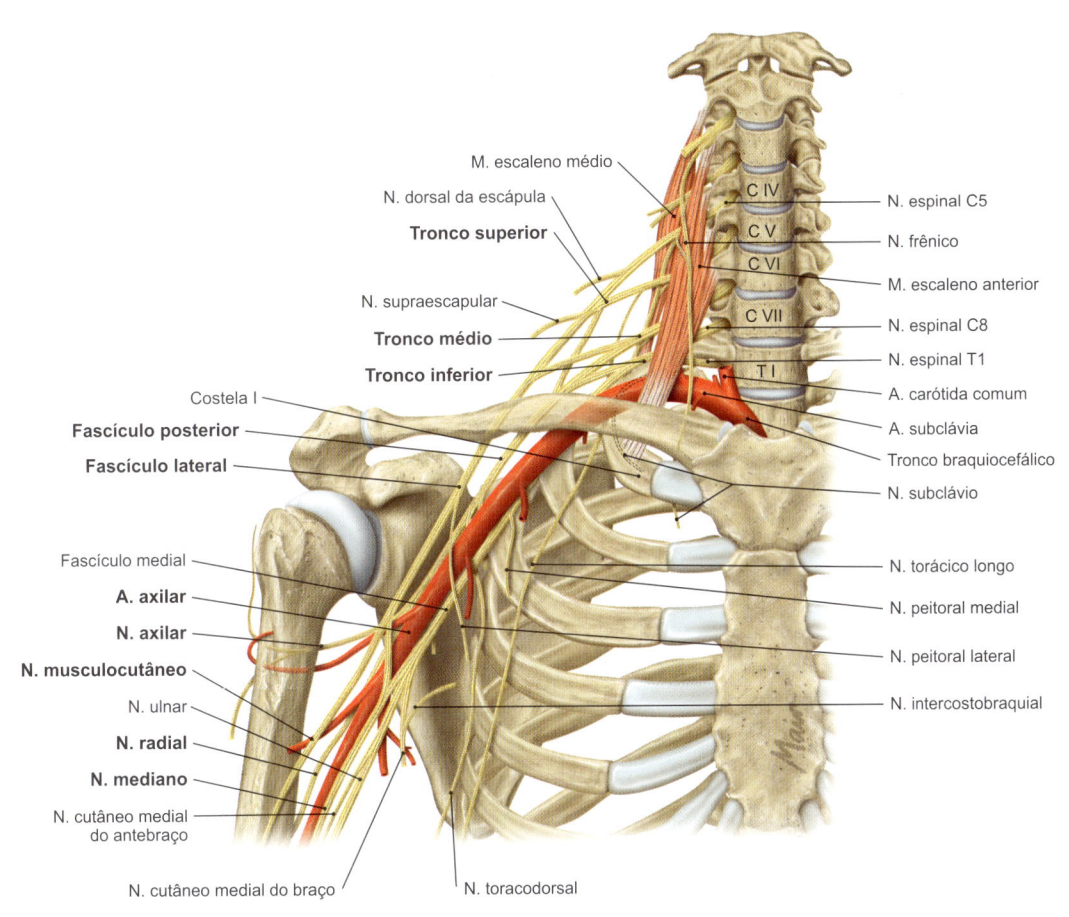

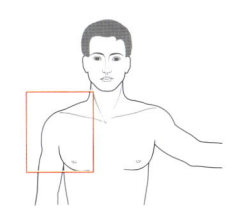

Figura 3.103 Estrutura e posição do plexo braquial com seus nervos; lado direito; vista anterior. [S701-L127].
A figura mostra o trajeto exato dos nervos do plexo braquial. Os troncos, juntamente com a A. subclávia, passam pelo **espaço interescalênico** entre os Mm. escalenos anterior e médio. Os troncos ficam acima da clavícula, dispostos em divisões atrás dela, e formam os fascículos abaixo do osso.

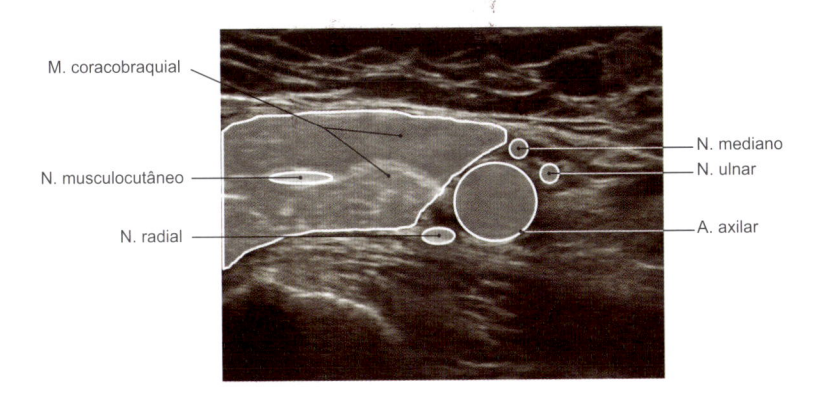

Figura 3.104 Ultrassonografia do plexo braquial durante anestesia do plexo, lado direito. [S700-T863]
A imagem de ultrassonografia mostra os nervos emergentes dos três fascículos do plexo braquial no braço. Ao redor da **artéria axilar** seguem, medialmente, os **nervos mediano** e **ulnar**, que se originam do fascículo medial. O **nervo radial**, que continua o trajeto do fascículo posterior, passa sob a artéria posteriormente e é, portanto, visível por um segmento mais longo. O **nervo musculocutâneo** pode ser visto lateralmente após penetrar no músculo coracobraquial.

Correlações clínicas

Como a anestesia geral está associada a vários riscos, há uma tendência crescente de realizar intervenções sob **anestesia regional**, na qual são aplicados anestésicos locais em nervos individuais ou plexos nervosos. Para a injeção dessas substâncias, é importante visualizar os respectivos nervos e as estruturas de orientação circundantes, como vasos sanguíneos, com ultrassonografia. Isso exige conhecimento detalhado da anatomia topográfica, como mostrado aqui usando o exemplo do plexo braquial.

Localização das partes do plexo braquial	
Parte	Estrutura de orientação
Nervos espinais (ramos anteriores)	Processos transversos das vértebras cervicais
Troncos	Espaço interescalênico
Divisões	Clavícula
Fascículos	Artéria axilar
Nervos	Úmero

Vasos Sanguíneos e Nervos

Plexo Braquial

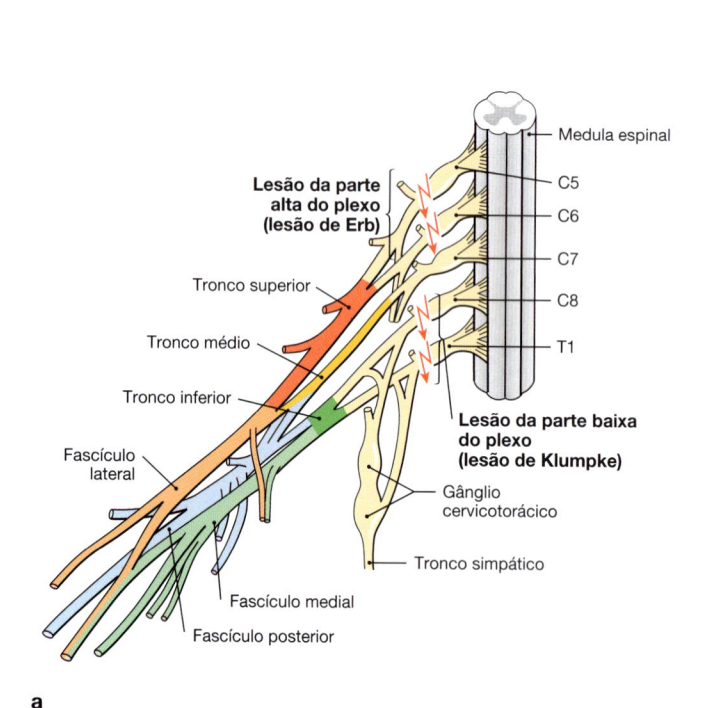

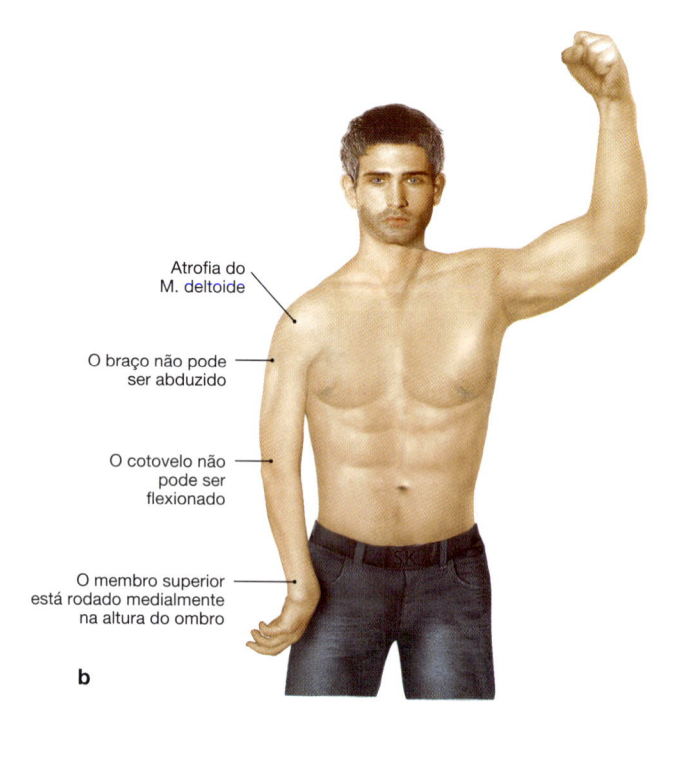

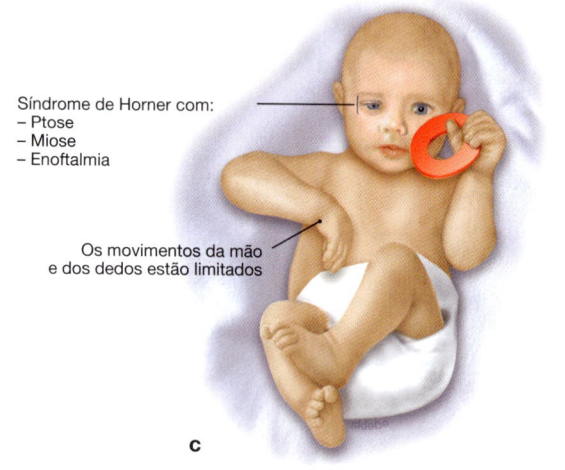

Figura 3.105a-c Lesões do plexo braquial; vista anterior.
a Lesões superior e inferior do plexo. Nas lesões do plexo braquial, as raízes nervosas dos nervos espinais, que suprem os troncos do plexo braquial, são avulsionadas. [S702-L126]
b Quadro clínico de lesão do plexo superior (lesão de Erb); lado direito. O ombro é aduzido e rodado medialmente, o braço não pode ser flexionado no cotovelo. A função da mão não é afetada. [S702-L238]
c Quadro clínico de lesão do plexo inferior (lesão de Klumpke); lado direito. A função dos ombros e cotovelos não é prejudicada, e o movimento das mãos e dos dedos é restrito. É comum ocorrer síndrome de Horner associada. [S702-L238]

Correlações clínicas

Lesões graves do ombro e do membro superior (acidentes de motocicletas, anomalias congênitas de posição, posicionamento incorreto durante intervenções cirúrgicas) podem comprometer o plexo braquial. Dependendo do tronco acometido, são diferenciadas:

- **Paralisia da parte alta do plexo braquial (paralisia de Erb, lesão das raízes nervosas de C5 e C6 para o tronco superior)**
  Mecanismo patogênico: aumento da distância entre o pescoço e o ombro
  Normalmente há paresia dos músculos abdutores e dos músculos rotadores laterais do ombro e dos músculos flexores do braço. Como resultado, o indivíduo apresenta adução e rotação medial do ombro, com extensão da articulação do cotovelo e função normal da mão

- **Paralisia da parte baixa do plexo braquial (paralisia de Klumpke, lesão das raízes nervosas do tronco inferior C8 e T1)**
  Mecanismo patogênico: aumento da distância entre o ombro e o tronco
  Nesse caso, o indivíduo apresenta paresia dos músculos flexores longos dos dedos e dos músculos curtos das mãos, com função normal do cotovelo. Com frequência apresenta **síndrome de Horner** (miose, ptose, enoftalmia) porque os neurônios simpáticos pré-ganglionares para o pescoço emergem para os segmentos C8 a T1.

Tanto nas lesões altas como baixas, o tronco médio (C7) pode ser comprometido com consequente paralisia do M. tríceps braquial e dos músculos extensores dos dedos das mãos.
Quando a **lesão é completa**, o movimento de todo o membro superior, inclusive da mão, é comprometido.

Nervos do Plexo Braquial

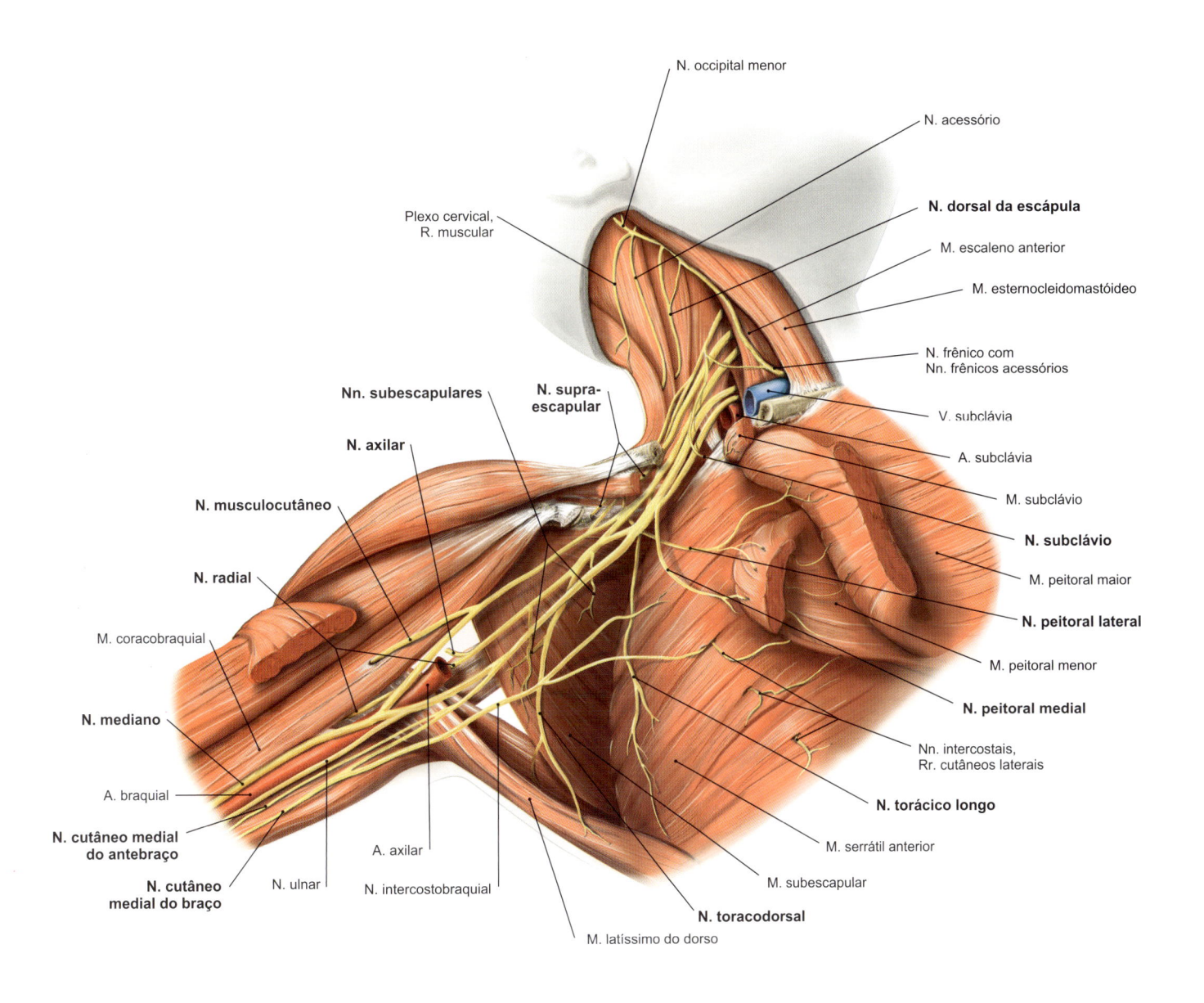

Figura 3.106 Nervos do plexo braquial, direita; vista anterior após secção dos Mm. peitorais maior e menor próximo de suas origens. [S700-L266]

Os nervos da **parte supraclavicular** do plexo braquial saem dos troncos ou, até certo ponto, dos ramos anteriores dos nervos espinais e constituem a inervação dos músculos do ombro. O **N. dorsal da escápula**, que penetra no M. escaleno médio, é o mais superior. Só é visível de frente quando a cabeça está inclinada para trás e rodada para o lado oposto. O **N. torácico longo** também atravessa o M. escaleno médio mais inferiormente. A característica especial do seu trajeto é que ele passa sob o plexo braquial para a parede torácica, onde desce até o M. serrátil anterior, o qual é inervado por ele. O **N. supraescapular** projeta-se, normalmente, do tronco, avança posteriormente e passa sob o ligamento transverso superior da escápula através da incisura da escápula para sua face posterior. O **N. subclávio** é o menos evidente e mais difícil de representar; inerva o M. subclávio e ocasionalmente emite um ramo para o N. frênico (N. frênico acessório).

Os nervos da **parte infraclavicular** se originam diretamente dos fascículos. A partir da parte infraclavicular emergem os nervos do braço ao longo dos ombros.

O **fascículo posterior (C5-T1)** dá origem a dois **Nn. subescapulares** e um **N. toracodorsal**. Após o **N. axilar** atravessar o espaço axilar lateral, o **N. radial** segue seu trajeto através do intervalo triangular na face posterior do braço. A partir do **fascículo lateral (C5-C7),** o **N. peitoral lateral** avança primeiro para os músculos torácicos, antes de o **N. musculocutâneo** avançar lateralmente e perfurar o M. coracobraquial. As fibras nervosas remanescentes formam a parte lateral do **N. mediano** (raiz lateral). A raiz medial provém do **fascículo medial (C8-T1)**, que ainda dá origem ao **N. peitoral medial** bem como ao **N. ulnar** e aos **nervos** sensitivos **cutâneos do braço e do antebraço**. Os ramos dos nervos intercostais (Nn. intercostobraquiais) acompanham com frequência os nervos para os braços.

→T 24

Vasos Sanguíneos e Nervos

Inervação do Membro Superior

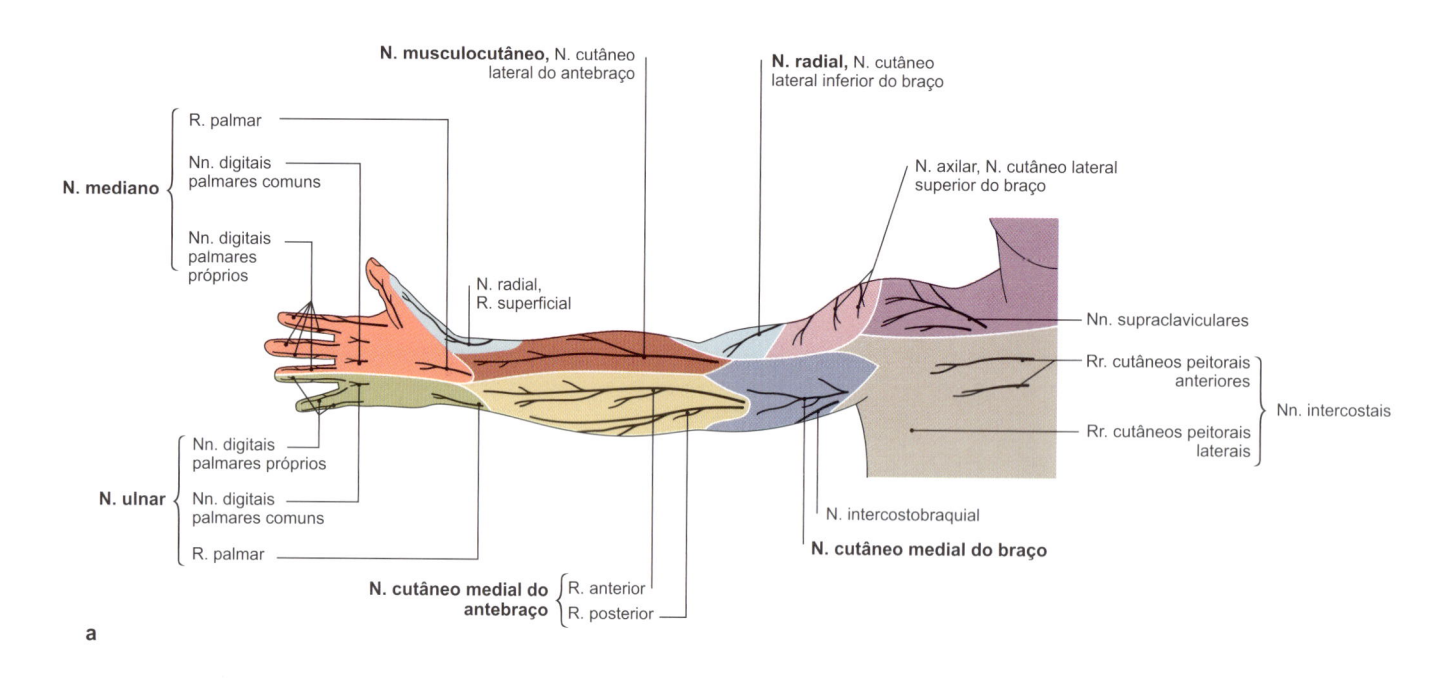

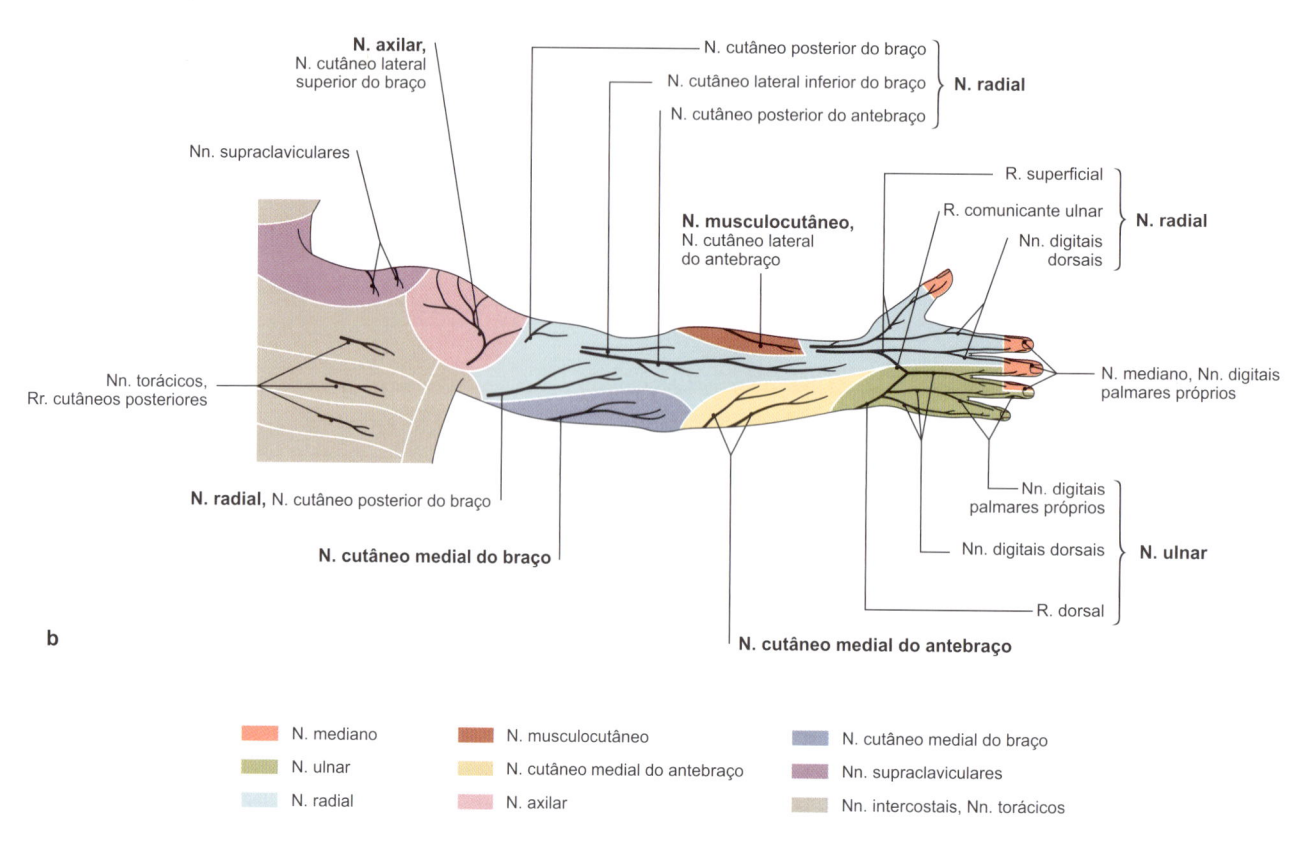

Figura 3.107a e b Nervos cutâneos do membro superior direito.
[S700-L127]
a Vista anterior.
b Vista posterior.

Todos os nervos da parte infraclavicular do **plexo braquial** participam da inervação sensitiva do **ombro** e do **braço**. A parte lateral do ombro é suprida pelo nervo axilar. As partes lateral e posterior do braço, a parte posterior do antebraço e a parte posterior dos 2½ dedos radiais são supridas pelo nervo radial. O nervo musculocutâneo supre a parte lateral do antebraço. O nervo cutâneo medial do braço e o nervo cutâneo medial do antebraço suprem a parte medial do braço e antebraço. O nervo mediano (face palmar dos 3½ dedos radiais) e o nervo ulnar (face palmar do 1½ dedo ulnar e face dorsal dos 2½ dedos ulnares) suprem a mão.

→ T 25

Inervação da Pele

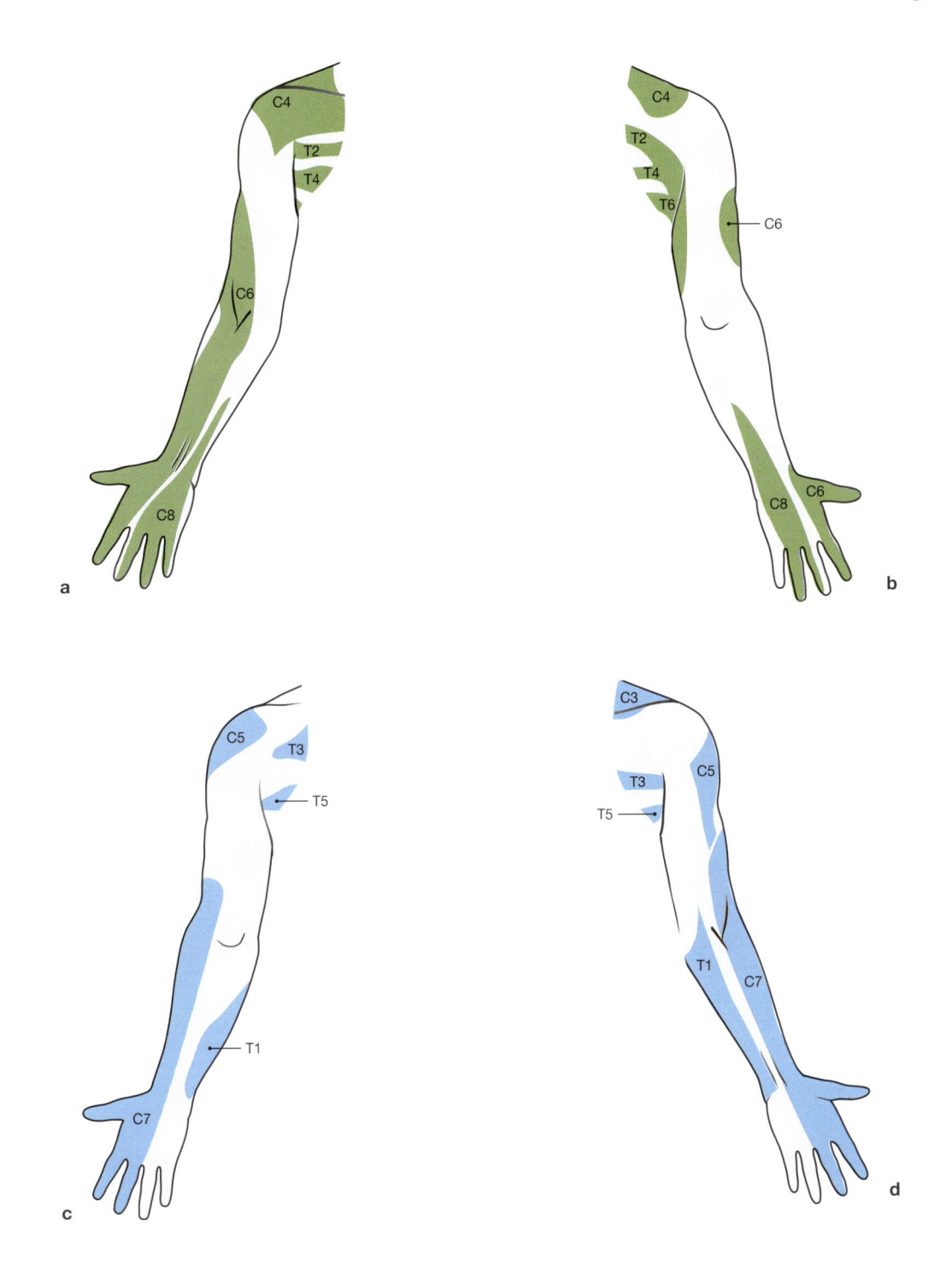

Figura 3.108a-d Inervação segmentar da pele (dermátomos) do membro superior direito. [S700-L126]/[F1067-001]
a, b Vista anterior.
c, d Vista posterior.
Áreas específicas da pele recebem inervação sensitiva de um único segmento da medula espinal. Essas áreas da pele supridas por nervos sensitivos provenientes da mesma raiz nervosa são chamadas **dermátomos**. Como os nervos cutâneos individuais do braço contêm fibras nervosas de vários segmentos da medula espinal, os limites dos dermátomos não correspondem exatamente aos territórios dos nervos cutâneos (→ Figura 3.107). Em contraste com o tronco, no qual os dermátomos estão dispostos como um cinto, no braço eles correm em grande parte **ao longo do eixo longitudinal** (ver Desenvolvimento, → Figura 3.5). Por motivos de clareza, os dermátomos são mostrados alternadamente para os lados direito (verde) e esquerdo (azul) do corpo. Fica claro que os dermátomos se sobrepõem parcialmente. Isso é especialmente verdadeiro para o polegar e o indicador, ambos inervados por C6 e C7. O dedo médio, por outro lado, é suprido não por C6, mas por C7 e parcialmente por C8. O dermátomo C8 estende-se aos dedos anular e mínimo.

→ T 25

Correlações clínicas

O trajeto das margens dos dermátomos é de grande importância no diagnóstico de **hérnias de disco** e **estenoses no canal vertebral** e nos locais de emergência dos nervos espinais: se o segmento **C6** estiver afetado, há redução da sensibilidade na face radial do antebraço e **polegar**; quando há compressão de **C7**, a redução da sensibilidade ocorre sobretudo no **dedo médio**. O **dedo mínimo** é particularmente afetado quando **C8** é afetado. A sensibilidade na face ulnar do antebraço, por outro lado, é reduzida quando **T1** é afetado.

Vasos Sanguíneos e Nervos

Nervos do Ombro Derivados da Parte Supraclavicular do Plexo Braquial

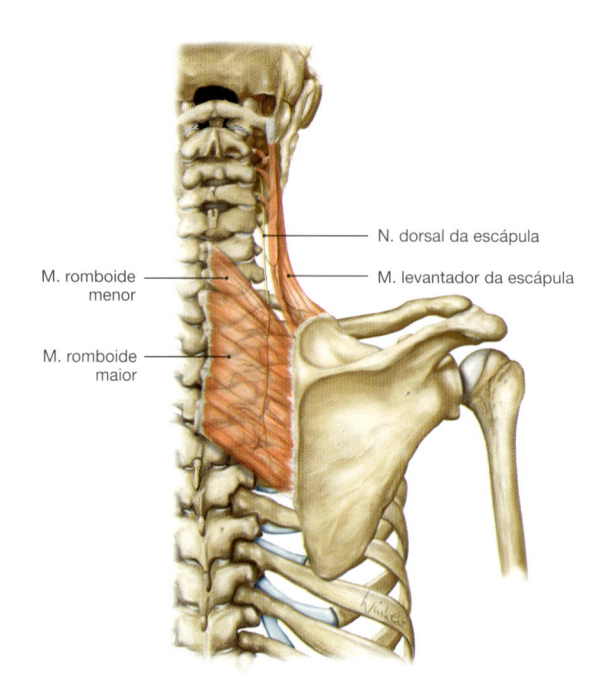

Figura 3.109 N. dorsal da escápula (C3-C5), lado direito; vista posterior. [S700-L266]

Os nervos do ombro se originam na parte supraclavicular (→ Figuras 3.109 a 3.111), bem como na parte infraclavicular (→ Figuras 3.114 a 3.115) do plexo braquial.

O **N. dorsal da escápula** inerva os Mm. romboides e o M. levantador da escápula, que fixam a escápula ao tronco e a tracionam em direção medial e superior. Ele emerge do plexo braquial mais superiormente, atravessa o M. escaleno médio e se estende pela margem inferior do M. levantador da escápula (músculo principal!) em direção posterior.

Nervos do ombro da parte supraclavicular:
- N. dorsal da escápula (C3-C5)
- N. torácico longo (C5-C7)
- N. supraescapular (C4-C6)
- N. subclávio (C5-C6).

→ T 24

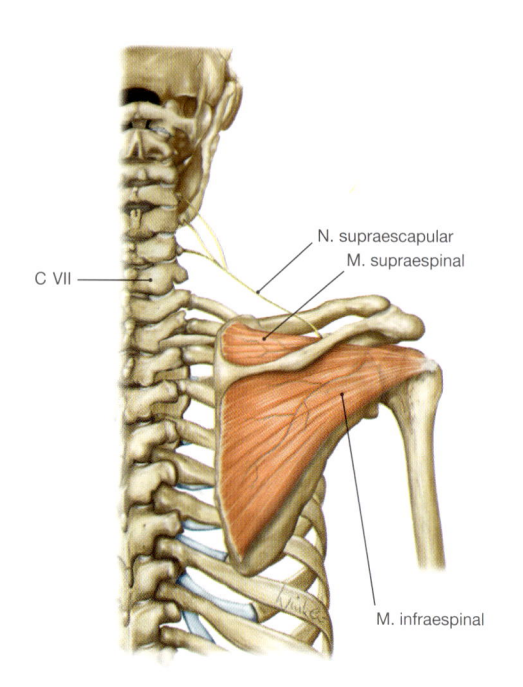

Figura 3.110 N. supraescapular (C4-C6), lado direito; vista posterior. [S700-L266]

O **N. supraescapular** inerva o **M. supraespinal** (auxilia a abdução) e o **M. infraespinal** (músculo rotador medial do braço!). O N. supraescapular origina-se no tronco superior e se estende, ao longo da clavícula, em direção posterior. Ele segue sob o **Lig. transverso superior da escápula** através da incisura da escápula, sobre a face posterior da escápula na fossa supraespinal e, depois, lateralmente à espinha da escápula na fossa infraespinal. Na base da espinha da escápula, ele é ocasionalmente recoberto for fibras de tecido conjuntivo, que são chamadas, em conjunto, de **ligamento transverso inferior da escápula**.

→ T 24

Correlações clínicas

Lesões dos nervos do ombro derivados da parte supraclavicular:
- **N. dorsal da escápula:** a escápula fica deslocada lateralmente e discretamente afastada do tórax. Uma lesão isolada é rara em virtude da posição protegida do nervo
- **N. supraescapular:** comprometimento da rotação lateral (o M. infraespinal é o músculo mais importante) e – de forma menos intensa – da abdução (M. supraespinal). Além de lesões na região cervical lateral, pode ocorrer compressão na altura da incisura da escápula.

Nervos do Ombro Derivados da Parte Supraclavicular do Plexo Braquial

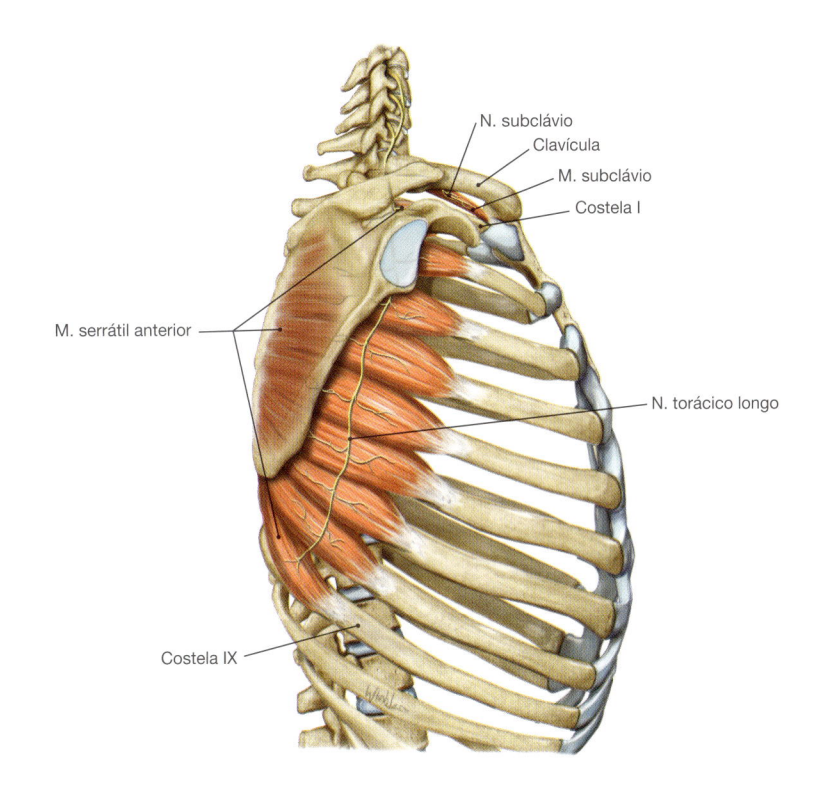

Figura 3.111 N. torácico longo (C5-C7) e N. subclávio (C5-C6), à direita; vista lateral direita. [S700-L266]

O **N. torácico longo** perfura o M. escaleno médio e depois passa sob o plexo braquial e a clavícula, até a parte externa do tórax, onde desce pelo **M. serrátil anterior** e o inerva. O M. serrátil anterior está envolvido na rotação da escápula. Para que o movimento de abdução do membro superior seja completo, não sendo restringido pela interrupção da rotação da cabeça do úmero, é necessária a ação do M. serrátil anterior.

O **N. subclávio** supre o **M. subclávio**, que estabiliza ativamente a articulação esternoclavicular. Ele alcança o M. subclávio e, às vezes, emite um ramo do N. frênico (N. frênico acessório).

→ T 24

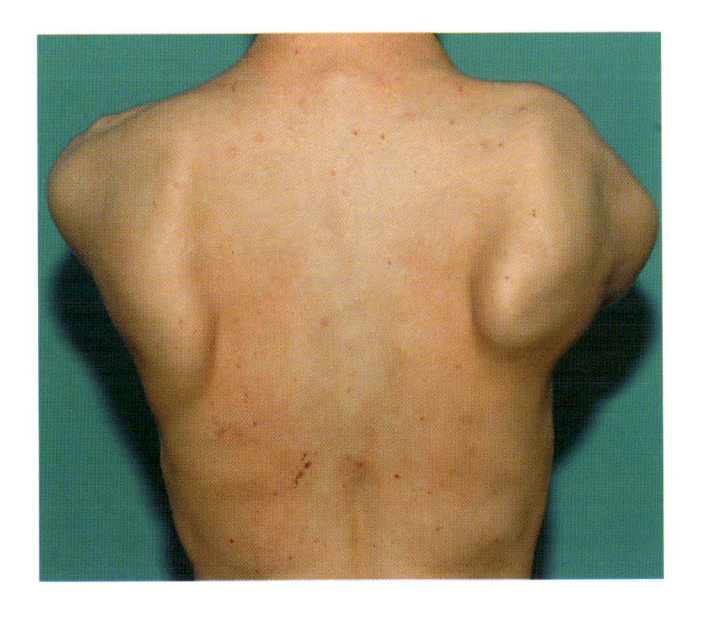

Figura 3.112 Escápula alada na lesão do N. torácico longo; vista posterior. [P320-P319]

A protrusão da margem medial da escápula em decorrência de lesão do N. torácico longo é denominada **escápula alada**. Ao contrário do que ocorre com o comprometimento da abdução, essa manifestação não é necessariamente percebida pelos pacientes, mas pode ser usada para confirmar esse diagnóstico. A protuberância da margem medial da escápula é mais evidente quando o paciente apoia o peso do corpo em uma parede ou no chão, como é mostrado aqui, e o M. serrátil anterior não consegue estabilizar a escápula.

Correlações clínicas

Lesões dos nervos da parte supraclavicular do plexo braquial:
- **N. torácico longo**: a abdução completa do braço é impossível! A margem medial da escápula assemelha-se a uma asa – a **escápula alada**. Essa lesão é ocasionada, com relativa frequência, pelo transporte de cargas pesadas no ombro, porque o nervo pode ser pinçado sob a clavícula. Outra possível causa é ferimento cortante na parede torácica, lesionando o nervo
- A lesão isolada do N. subclávio é muito rara e não se acompanha de manifestações clínicas evidentes.

Vasos Sanguíneos e Nervos

Nervos do Ombro Derivados da Parte Infraclavicular do Plexo Braquial

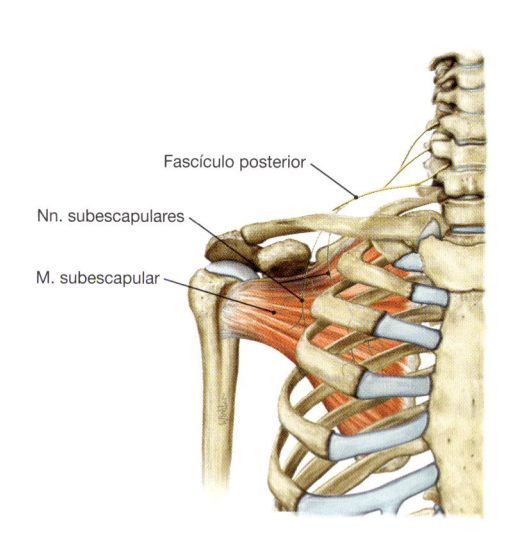

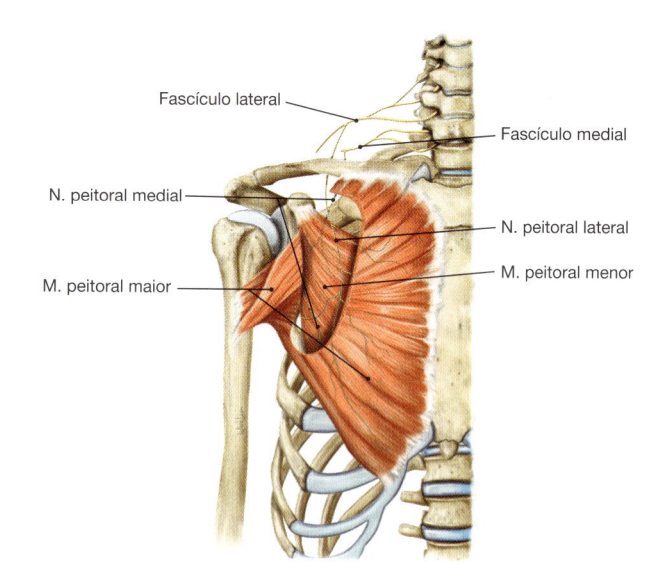

Figura 3.113 Nn. subescapulares (C5-C7), direita; vista anterior. [S700-L266]

Os nervos do ombro se originam na parte supraclavicular (→ Figuras 3.109 a 3.111) e na parte infraclavicular (→ Figuras 3.113 a 3.115) do plexo braquial.

De modo geral, dois **Nn. subescapulares** suprem o **M. subescapular** (o rotador medial mais importante da articulação do ombro). Como os Nn. subescapulares descem diretamente do fascículo posterior para a escápula, eles estão bem protegidos.

Nervos do ombro provenientes da parte infraclavicular do plexo braquial:
- Nn. subescapulares (C5-C7) do fascículo posterior
- N. toracodorsal (C6-C8) do fascículo posterior
- N. peitoral lateral (C5-C7) do fascículo lateral
- N. peitoral medial (C8-T1) do fascículo medial
- N. axilar (C5-C6) do fascículo posterior.

→ T 24

Figura 3.114 Nn. peitorais lateral (C5-C7) e medial (C8-T1), lado direito; vista anterior. [S700-L266]

A denominação é derivada da origem de cada fascículo, e não de sua posição (o **N. peitoral medial** encontra-se habitualmente em posição lateral e o **N. peitoral lateral** está em posição medial!). Ambos os nervos suprem os **Mm. peitorais maior e menor**. O M. peitoral maior é o principal adutor e flexor da articulação do ombro.

→ T 24

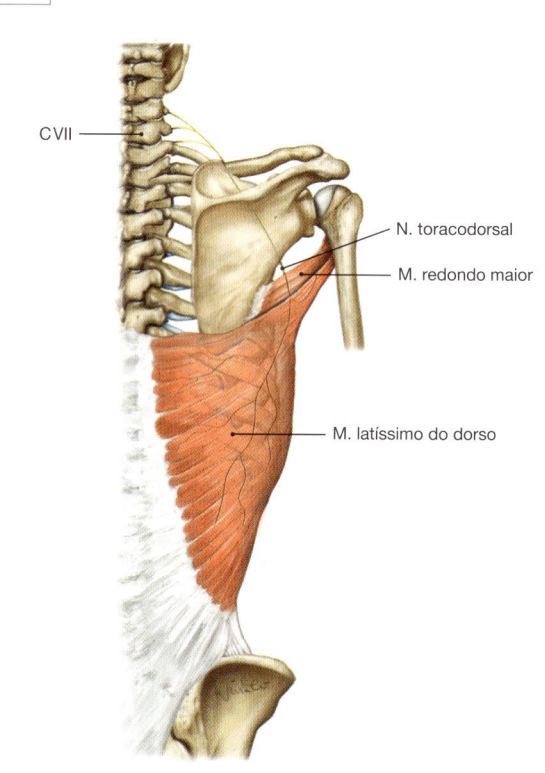

Figura 3.115 N. toracodorsal (C6-C8), à direita; vista posterior. [S700-L266]

O **N. toracodorsal**, juntamente com artéria e veia toracodorsais, avança pela face interna do M. latíssimo do dorso e emite um ramo para esse músculo.

→ T 24

Correlações clínicas

Lesões da parte infraclavicular do plexo braquial: de modo geral, lesões isoladas de nervos da parte infraclavicular do plexo são raras por causa de sua localização protegida.
- **Nn. subescapulares**: fraqueza da rotação medial; o dano pode ser causado por fratura da parte proximal do úmero
- **Nn. peitorais**: comprometimento da adução e da anteversão. Um indício diagnóstico é o fato de a pessoa não conseguir cruzar os braços **à frente** do tórax. Há queda da face anterior da axila
- **N. toracodorsal**: comprometimento da adução do braço retrovertido; a pessoa não consegue cruzar os braços **atrás** do corpo, no dorso, porque isso exige a capacidade de retroversão, adução e rotação medial. A prega posterior da axila é comprometida. Os sintomas são consequentes às dimensões do músculo quando deslocado da posição neutra, porque isso é essencial para o movimento do músculo. O comprometimento se torna evidente durante a prática de exercícios físicos ou de atividades desportivas.

Nervo Axilar

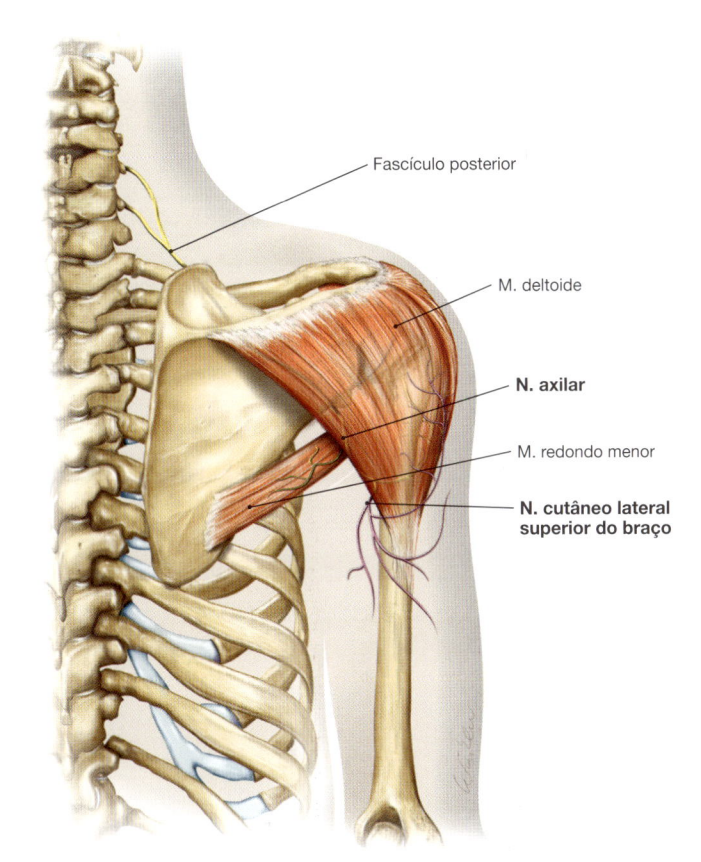

Figura 3.116 Trajeto e área de suprimento do N. axilar (C5-C6), lado direito; vista posterior. [S700-L266]

O **N. axilar** origina-se do fascículo posterior, acompanha a A. circunflexa posterior do úmero **através do espaço axilar lateral** e ao redor do colo cirúrgico do úmero, alcançando a face posterior do membro superior. Inerva o **M. deltoide** (principal músculo abdutor da articulação do ombro!) e o **M. redondo menor**. Seu ramo sensitivo terminal (N. cutâneo lateral superior do braço [em roxo]) emerge por trás da margem inferior do M. deltoide e supre a face lateral do ombro.

Rótulos: Fascículo posterior; M. deltoide; N. axilar; M. redondo menor; N. cutâneo lateral superior do braço

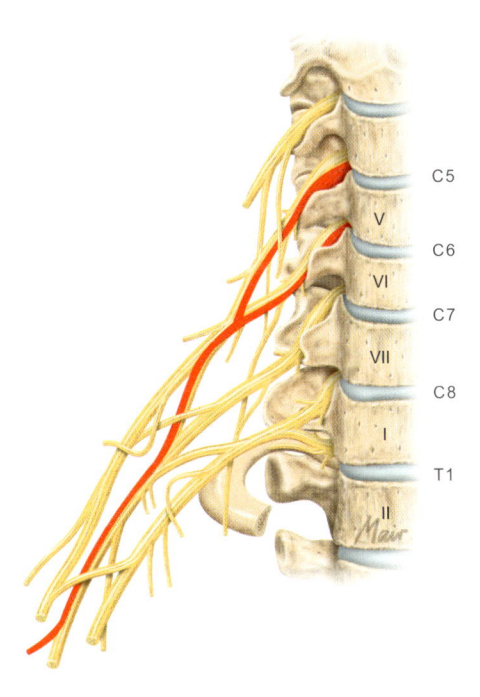

Figura 3.117 Estrutura anatômica segmentar do N. axilar direito; vista anterior. [S700-L127]

→ T 24

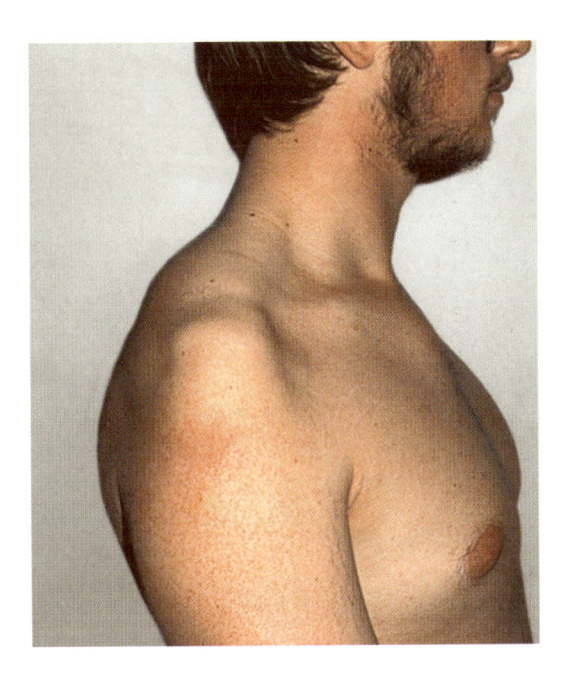

Figura 3.118 Lesão do N. axilar: paresia e atrofia do M. deltoide. [S700-T917]

Correlações clínicas

Lesão do N. axilar: o N. axilar pode ser lesionado em fraturas proximais do úmero e em luxações do ombro. A **abdução do membro superior é bastante prejudicada**, e a **sensibilidade na face lateral** do ombro é abolida. Se a lesão for crônica, a musculatura atrofia, de modo que o contorno do ombro é modificado (→ Figura 3.118).

Vasos Sanguíneos e Nervos

Nervos do Plexo Braquial no Membro Superior

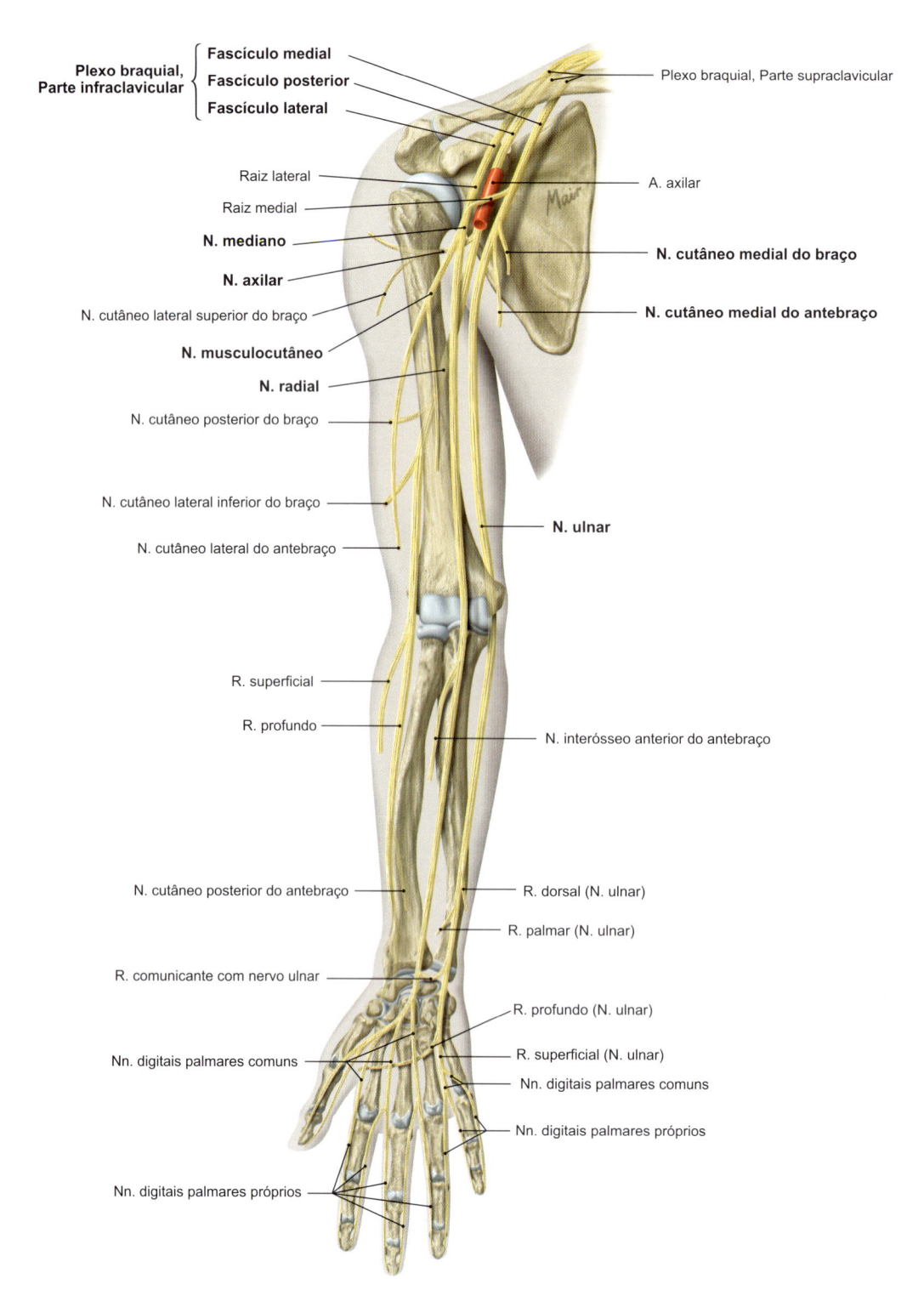

Figura 3.119 Plexo braquial (C5-T1): nervos do membro superior direito; vista anterior. [S700-L127]

Os nervos do membro superior (→ Figuras 3.113 a 3.116) emergem da parte infraclavicular do plexo braquial. O N. radial segue o trajeto do fascículo posterior. A partir do fascículo lateral, originam-se o N. musculocutâneo e a raiz lateral do N. mediano. O fascículo medial divide-se na raiz medial do N. mediano e no N. ulnar, além dos nervos sensitivos da face medial do braço (N. cutâneo medial do braço) e do antebraço (N. cutâneo medial do antebraço).

Nervos da parte infraclavicular do plexo braquial:
Fascículo posterior (C5-T1):
- N. radial (C5-T1).

Fascículo lateral (C5-C7):
- N. musculocutâneo (C5-C7)
- N. mediano, raiz lateral (C6-C7).

Fascículo medial (C8-T1):
- N. mediano, raiz medial (C8-T1)
- N. ulnar (C8-T1)
- N. cutâneo medial do braço (C8-T1)
- N. cutâneo medial do antebraço (C8-T1).

→ T 24

Nervo Musculocutâneo

Figura 3.121 Estrutura anatômica segmentar do N. musculocutâneo direito; vista anterior. [S700-L127]

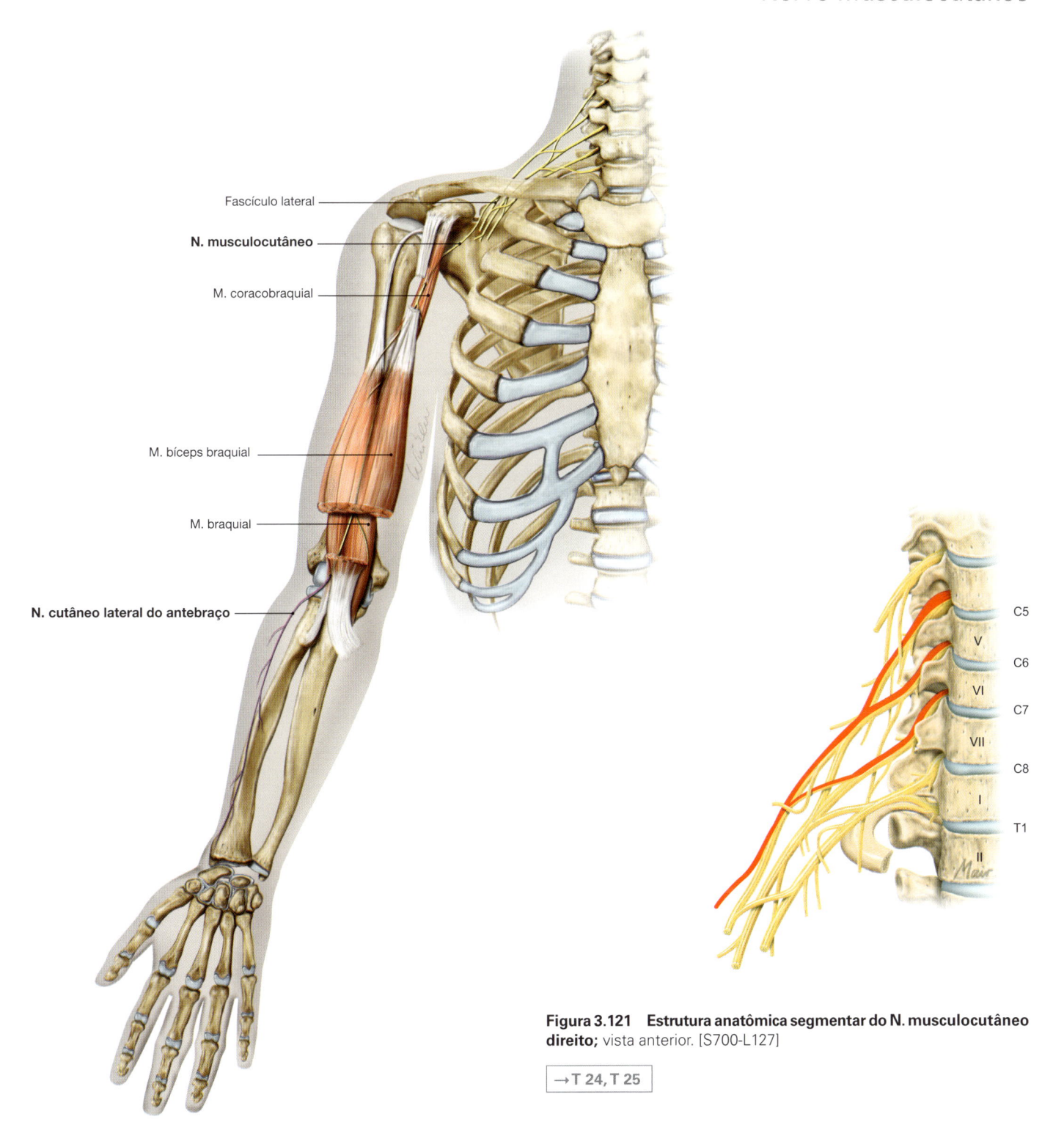

→ T 24, T 25

Figura 3.120 Trajeto e área de suprimento do N. musculocutâneo (C5-C7), lado direito; vista anterior. [S700-L266]

O **N. musculocutâneo** origina-se do fascículo lateral. Ele **atravessa o M. coracobraquial**, segue entre o M. bíceps braquial e o M. braquial em direção distal, emerge com seu ramo terminal sensitivo (N. cutâneo lateral do antebraço [em roxo]) entre esses dois músculos e atinge lateralmente a fossa cubital. Ele é responsável pela inervação motora dos três músculos anteriores do braço (**M. coracobraquial, M. bíceps braquial, M. braquial**) e pela inervação sensitiva da face radial do antebraço. Sabendo que o N. musculocutâneo atravessa o M. coracobraquial, podemos indentificá-lo, facilitando a orientação durante a dissecção do plexo braquial (→ Figuras 3.161 e 3.162).

Correlações clínicas

Lesão do N. musculocutâneo: O N. musculocutâneo é lesionado nas luxações do ombro. A **flexão do cotovelo é comprometida**; entretanto, permanece, ainda que fraca, visto que o grupo radial de músculos extensores do antebraço (inervados pelo N. radial) e os músculos flexores superficiais do antebraço (inervados pelo N. mediano) têm função flexora na articulação do cotovelo.

A supinação com o cotovelo flexionado e o reflexo bicipital estão enfraquecidos, devido à paralisia do M. bíceps braquial. O **déficit sensitivo na face radial do antebraço** é mínimo, uma vez que há superposição das áreas dos nervos sensitivos mediais e posteriores.

Vasos Sanguíneos e Nervos

Nervo Radial

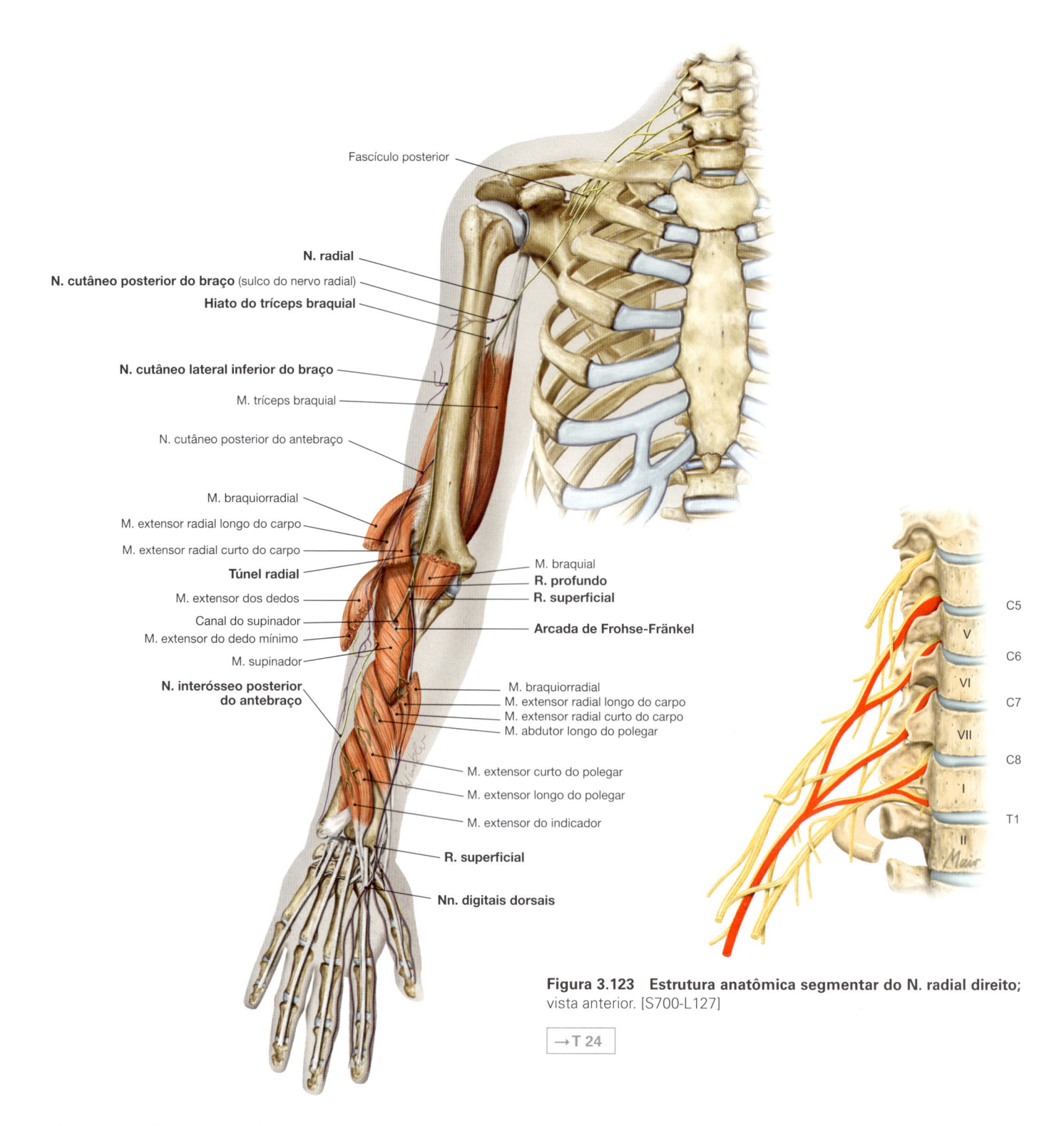

Figura 3.122 Trajeto e território do **N. radial (C5-T1)**, lado direito; vista anterior (graças à posição em pronação do antebraço, é mostrado o lado posterior). A inervação sensitiva da pele é mostrada em roxo. [S700-L266]

O N. radial origina-se do fascículo posterior e, através do **"hiato do tríceps braquial"** (→ Figura 3.72), entre a cabeça longa e a cabeça lateral do M. tríceps braquial, atinge a face posterior do úmero, no sulco do nervo radial. Anteriormente ao sulco, origina os ramos motores para o **M. tríceps braquial** e o ramo sensitivo para a face posterior do braço. O ramo sensitivo para a face posterior do antebraço emerge no sulco do nervo radial. Em seguida, o N. radial entra em posição lateral na fossa cubital, entre o M. braquiorradial e o M. braquial **(túnel radial)**, onde se divide em um ramo superficial e um ramo profundo. Antes da divisão, envia ramos musculares para o **M. braquiorradial** e para os **Mm. extensores radiais longo e curto do carpo**.

O **R. superficial** acompanha inicialmente a A. radial, sob o M. braquiorradial; depois desvia distalmente sobre a face posterior da mão, onde é responsável pela sensibilidade do primeiro espaço interósseo, entre o polegar e o dedo indicador (região autônoma!) e a face posterior dos dois dedos em posição radial, mais a metade do terceiro dedo.

Por sua vez, o **R. profundo** atravessa o **M. supinador**, **inervando-o** e prosseguindo por baixo da fossa cubital **(canal do supinador)**, para alcançar a face posterior do antebraço, onde emite ramos musculares para **todos os músculos extensores do antebraço**. Na entrada do canal do supinador, o músculo forma um arco tendíneo **(arcada de Frohse-Fränkel)**. O ramo terminal é o N. interósseo posterior do antebraço, responsável pela sensibilidade das articulações do carpo.

Região autônoma sensitiva: Primeiro espaço interósseo, entre o polegar e o dedo indicador.

Figura 3.123 Estrutura anatômica segmentar do N. radial direito; vista anterior. [S700-L127]

→ T 24

Nervo Radial

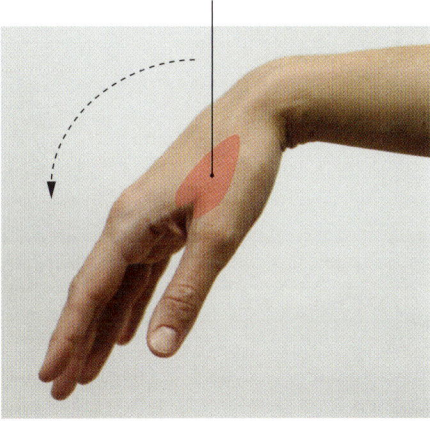

Figura 3.125 Lesão proximal do N. radial: **"queda da mão"**, com transtornos sensitivos no primeiro espaço interósseo. [S700]

→ T 24

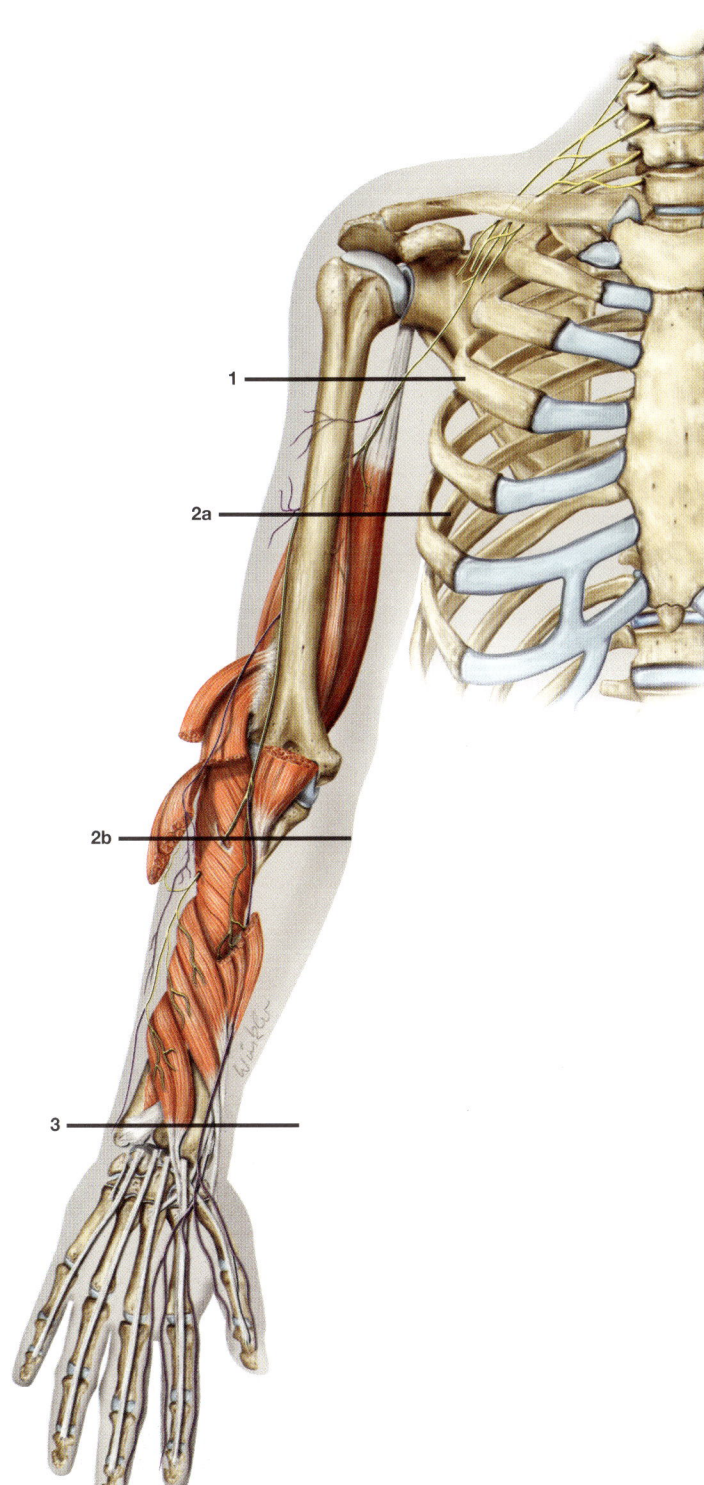

Figura 3.124 Locais de lesão do N. radial (C5-T1), lado direito; vista posterior (marcados por barras). As áreas sensitivas da pele estão destacadas em sombreado roxo. [S700-L266]
Região autônoma sensitiva: 1º espaço interósseo
Lesões frequentes (assinaladas por barras numeradas)
1. **Lesão proximal**, na região da **fossa axilar**.
2. **Lesão média**, na região da **diáfise do úmero (a)** ou na **fossa cubital (b)**.
3. **Lesão distal**, na região da **articulação do carpo**.

Correlações clínicas

Lesões do N. radial: Pode-se distinguir três lesões:

- **Lesão proximal**, na região da **fossa axilar**: antes frequente devido ao uso de muletas, hoje em dia causada pelo posicionamento errôneo durante cirurgias. Apenas na lesão proximal é observado (**juntamente** com os sintomas de lesão na região da diáfise do úmero) **comprometimento do M. tríceps braquial**, com redução da extensão do cotovelo e do reflexo tricipital, além de déficit da sensibilidade na face posterior do antebraço, uma vez que essas fibras nervosas emergem antes da entrada no sulco do nervo radial (→ Figura 3.124, 1)
- **Lesão média**, na região da **diáfise do úmero ou na fossa cubital**: as causas são fratura da diáfise do úmero ou contusão ("**lesão do banco do parque**") do úmero. Na região da fossa cubital, luxações do rádio ou fraturas altas podem ser as causas, assim como compressão pela arcada de Frohse-Fränkel ou no canal do supinador (**síndrome do supinador**). Em lesões na **diáfise do úmero** (→ Figura 3.124, 2a), devido ao comprometimento de todos os músculos extensores do antebraço, incluindo o grupo radial, pode ocorrer **"queda da mão"** (→ Figura 3.125), além de redução da extensão dos dedos da mão, incluindo o polegar, e da supinação do antebraço com o cotovelo estendido. Ademais, há déficit sensitivo na face posterior do antebraço, no primeiro espaço interósseo (região autônoma) e na face posterior dos dois dedos em posição radial, mais a metade do terceiro dedo. Caso o **R. profundo** tenha sido comprimido, durante sua passagem pelo M. supinador (→ Figura 3.124, 2b), não ocorrem deficiências sensitivas, e a perda na articulação do carpo é desprezível. **Não** ocorre "queda da mão", uma vez que apenas os Mm. extensores dos dedos da mão são comprometidos, enquanto os Mm. extensores radiais do carpo, como parte do grupo muscular radial ainda intacto, são suficientes para a estabilidade da articulação do carpo. Devido à insuficiência ativa dos músculos flexores, que não conseguem compensar a condição pela extensão das articulações do carpo, **não é possível a flexão forte dos dedos**
- **Lesão distal do R. superficial**, na região das **articulações do carpo** (→ Figura 3.124, 3), devido a uma fratura distal do rádio (fratura mais frequente do ser humano): aqui ocorre apenas déficit sensitivo no primeiro espaço interósseo e na face posterior dos dois dedos em posição radial, mais a metade do terceiro dedo.

Vasos Sanguíneos e Nervos

Nervo Mediano

Figura. 3.127 Estrutura anatômica segmentar do N. mediano **direito,** vista anterior. [S700-L127]

→ T 24

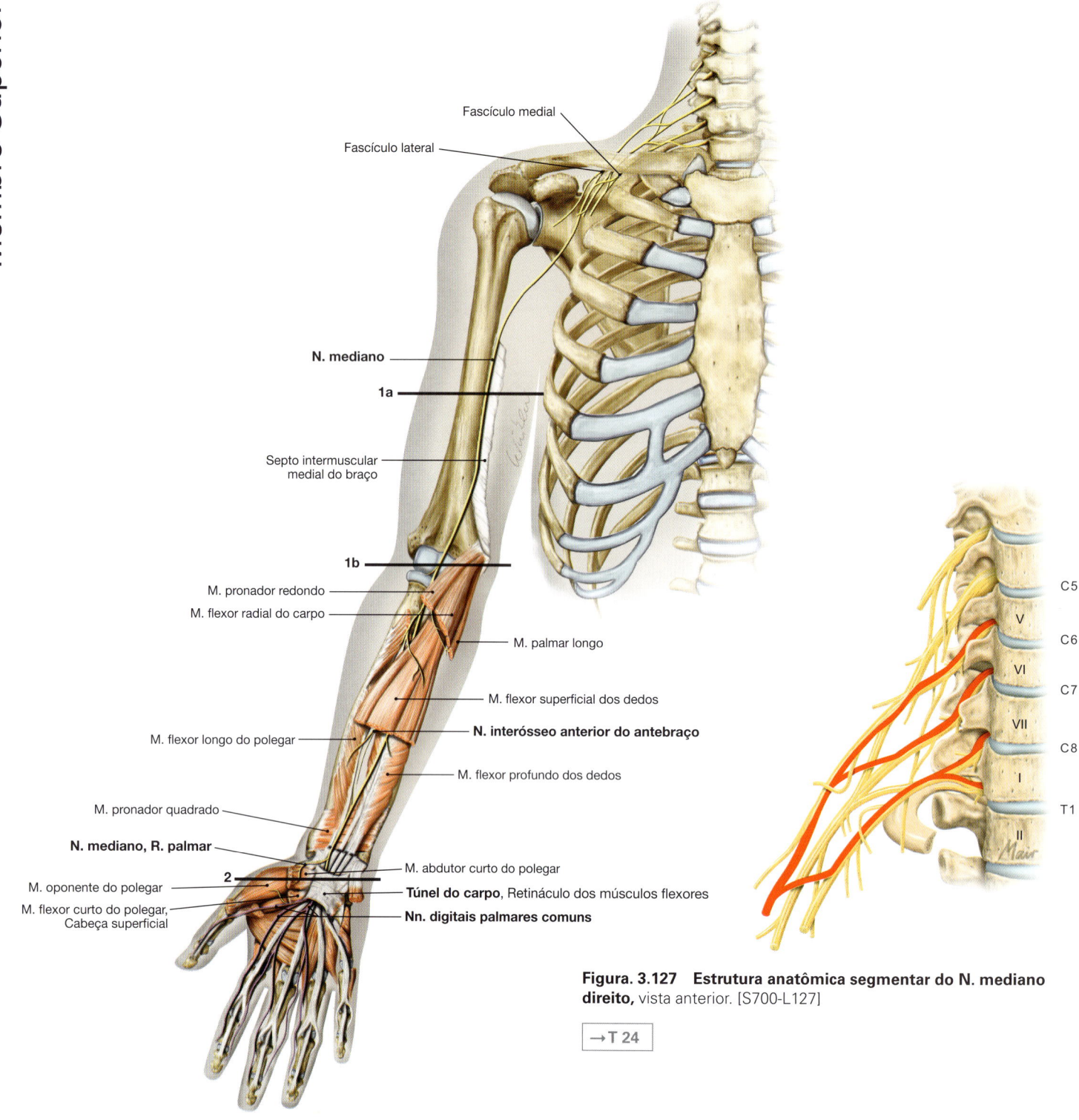

Figura 3.126 Trajeto, território e locais de lesão do N. mediano (C6-T1), lado direito; vista anterior. Os principais ramos sensitivos estão evidenciados em roxo. [S700-L266]

O N. mediano é composto por uma raiz lateral e uma raiz medial, que emergem de seus respectivos fascículos de mesmo nome. Ele segue inicialmente pela região medial do braço no sulco bicipital medial. Ele passa pelo braço sem emitir ramos, entra medialmente na fossa cubital e se estende **entre as duas cabeças do M. pronador redondo**, no espaço entre os músculos flexores superficiais e profundos do antebraço. Aqui, inerva **todos os músculos flexores do antebraço**, com exceção do M. flexor ulnar do carpo e da parte ulnar do M. flexor profundo dos dedos, enquanto os músculos profundos são supridos pelo N. interósseo anterior do antebraço. Este nervo também é responsável pela sensibilidade das articulações do carpo, na região palmar. Em seguida, o nervo mediano penetra na palma, entre os tendões dos músculos flexores dos dedos da mão, **através do túnel do carpo**; na palma, ramifica-se em três Nn. digitais palmares comuns. Estes nervos suprem a **musculatura do polegar** (com exceção do M. adutor do polegar e da cabeça profunda do M. flexor curto do polegar) e os dois **Mm. lumbricais** radiais, e se dividem nos ramos terminais sensitivos para a face palmar de cada um dos três dedos radiais, mais a metade do quarto dedo, além das faces posteriores das falanges distais.

Região autônoma sensitiva: falanges distais dos dedos indicador e médio.

Locais frequentes de lesão (marcados por barras):
1. **Lesão proximal,** na região do **sulco bicipital medial (a)** ou da **fossa cubital (b).**
2. **Lesão distal,** na região das **articulações do carpo** e do **túnel do carpo.**

Nervo Mediano

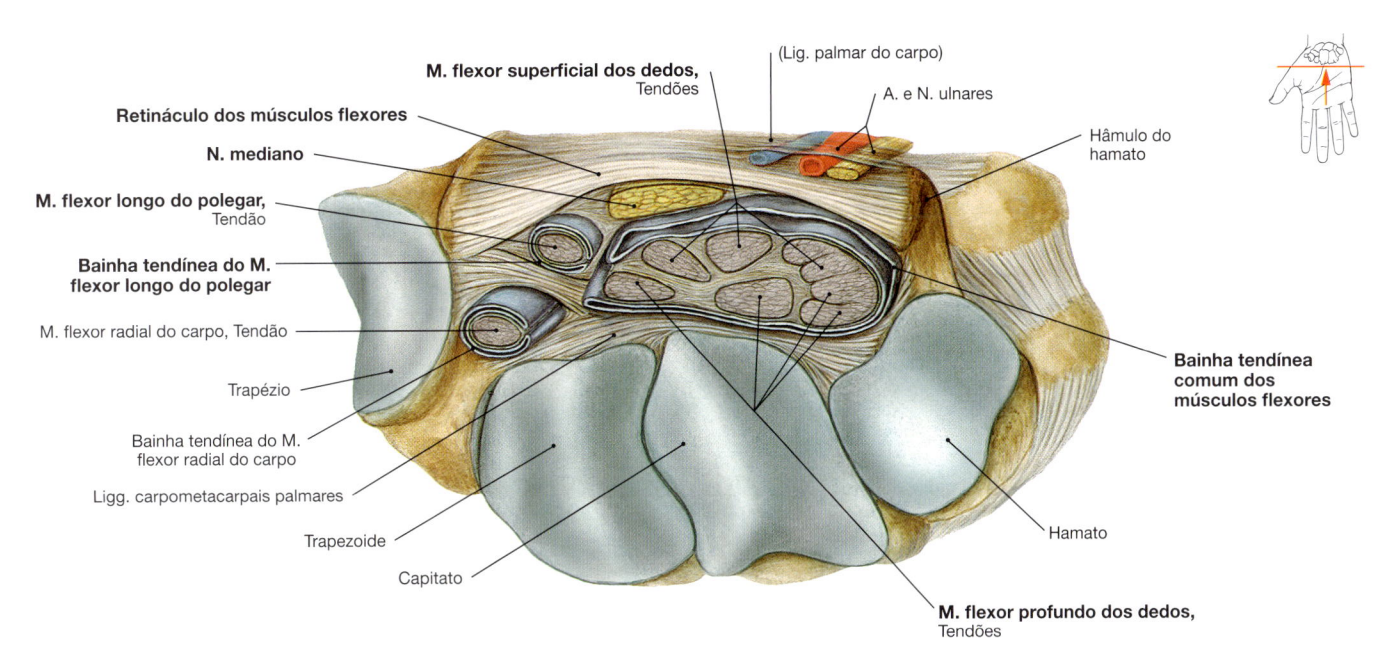

Figura 3.128 Túnel do carpo direito; vista distal; corte transversal na altura das articulações carpometacarpais. [S700]
O retináculo dos músculos flexores forma, com os carpais, o túnel do carpo, através do qual passa o N. mediano, juntamente com os tendões dos músculos flexores longos dos dedos (→ Figura 3.177). Inflamação nas bainhas tendíneas ou edema na região do túnel do carpo pode comprimir o N. mediano. O distúrbio funcional do N. mediano, devido à compressão no túnel do carpo, é denominado **síndrome do túnel do carpo**.

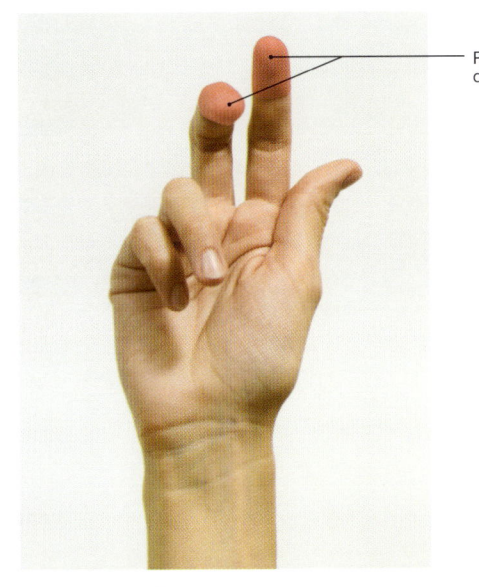

Figura 3.129 Lesão proximal do N. mediano: "mão de bênção", com distúrbio sensitivo nas falanges distais dos dedos indicador e médio. [S700]

Correlações clínicas

Lesões do N. mediano:
Podem ser distinguidas lesões proximais e distais:
- **Lesão proximal,** na região do sulco bicipital medial (→ Figura 3.126, 1a; p. ex., em lesões por transecção) ou na região da fossa cubital (→ Figura 3.126, 1b): na região da fossa cubital, o N. mediano pode ser comprimido por fraturas distais do úmero, coletas de sangue ou injeções intravenosas, ou, ainda, em sua passagem entre as cabeças do M. pronador redondo (síndrome do músculo pronador redondo). Apenas na lesão proximal ocorre a posição de **"mão de bênção"**, na qual os dedos polegar, indicador e médio não podem ser flexionados nas articulações médias e distais (→ Figura 3.129). A causa é o comprometimento da inervação dos músculos flexores superficiais e das partes radiais dos músculos flexores profundos. Os demais sinais assemelham-se aos da lesão distal
- **Lesão distal,** na região das **articulações do carpo** (p. ex., quando o indivíduo "corta os pulsos", durante uma tentativa de suicídio), ou devido à compressão do N. mediano no túnel do carpo (**síndrome do túnel do carpo, a lesão neural mais comum no membro superior**, → Figura 3.126, 2): aqui não ocorre "mão de bênção" porque os ramos motores para os músculos flexores dos dedos emergem no antebraço! Ocorre **"mão simiesca"**, uma vez que a eminência tenar atrofia e o polegar fica em posição de adução devido ao efeito predominante do M. adutor do polegar (inervado pelo N. ulnar). A **prova do polegar-dedo mínimo** é **negativa**, pois não é possível a oposição do polegar – devido à deficiência do M. oponente do polegar – e as falanges distais do polegar e do dedo indicador não se tocam. O **"sinal em garrafa"** é provocado pela capacidade reduzida de abdução do polegar (M. abdutor curto do polegar) e, assim, um objeto não pode ser segurado. **Déficits sensitivos** ocorrem nas faces palmares dos três dedos, mais a metade do quarto dedo. Geralmente surge dor noturna, que se irradia em direção proximal.

Vasos Sanguíneos e Nervos

Nervo Ulnar

Figura 3.131 Estrutura anatômica segmentar do N. ulnar direito; vista anterior. [S700-L127]

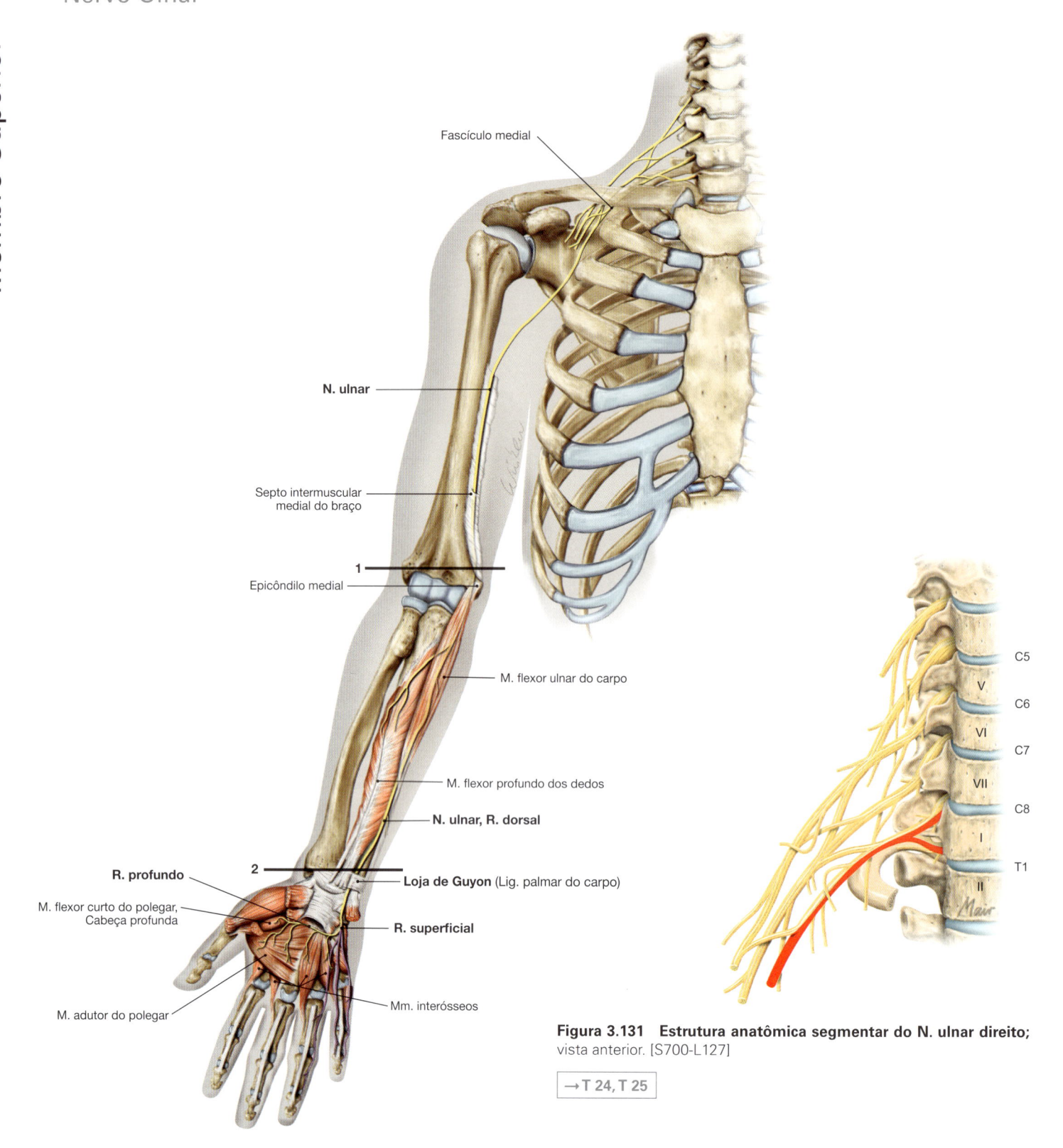

→ T 24, T 25

Figura 3.130 Trajeto, área de suprimento e locais de lesão do N. ulnar (C8-T1), lado direito; vista anterior. Os principais ramos sensitivos estão destacados em roxo. [S700-L266]

O N. ulnar origina-se do fascículo medial e segue pela região medial do braço no sulco bicipital medial, atravessa o septo intermuscular medial do braço e atinge a face posterior do epicôndilo medial, onde se situa no **sulco do nervo ulnar**. No braço, este nervo não origina ramos. No antebraço, o N. ulnar acompanha a A. ulnar profundamente ao M. flexor ulnar do carpo em direção à articulação do carpo, onde entra na palma através da **loja de Guyon** (ou túnel ulnar). O R. dorsal estende-se sobre a face posterior da mão e supre a sensibilidade dos dois dedos em posição ulnar, mais a metade do terceiro dedo. Em relação à inervação motora, o N. ulnar supre, no antebraço, o **M. flexor ulnar do carpo** e a **parte ulnar do M. flexor profundo dos dedos da mão**. Na palma, o R. profundo motor se ramifica, seguindo com o arco palmar arterial profundo e supre, além da **musculatura do dedo mínimo**, todos os **Mm. interósseos**, os dois Mm. lumbricais ulnares, o M. adutor do polegar e a cabeça profunda do **M. flexor curto do polegar**. O R. superficial proporciona a inervação motora apenas do **M. palmar curto** e continua no R. sensitivo digital palmar comum, que se divide nos ramos terminais para a inervação das faces palmares do quinto dedo e metade ulnar do quarto, além das sua faces dorsais.

Região autônoma sensitiva: falange distal do dedo mínimo.

Locais frequentes de lesão (marcados por barras):
1. **Lesão proximal,** na região do epicôndilo medial.
2. **Lesão distal,** na loja de Guyon.

Nervo Ulnar

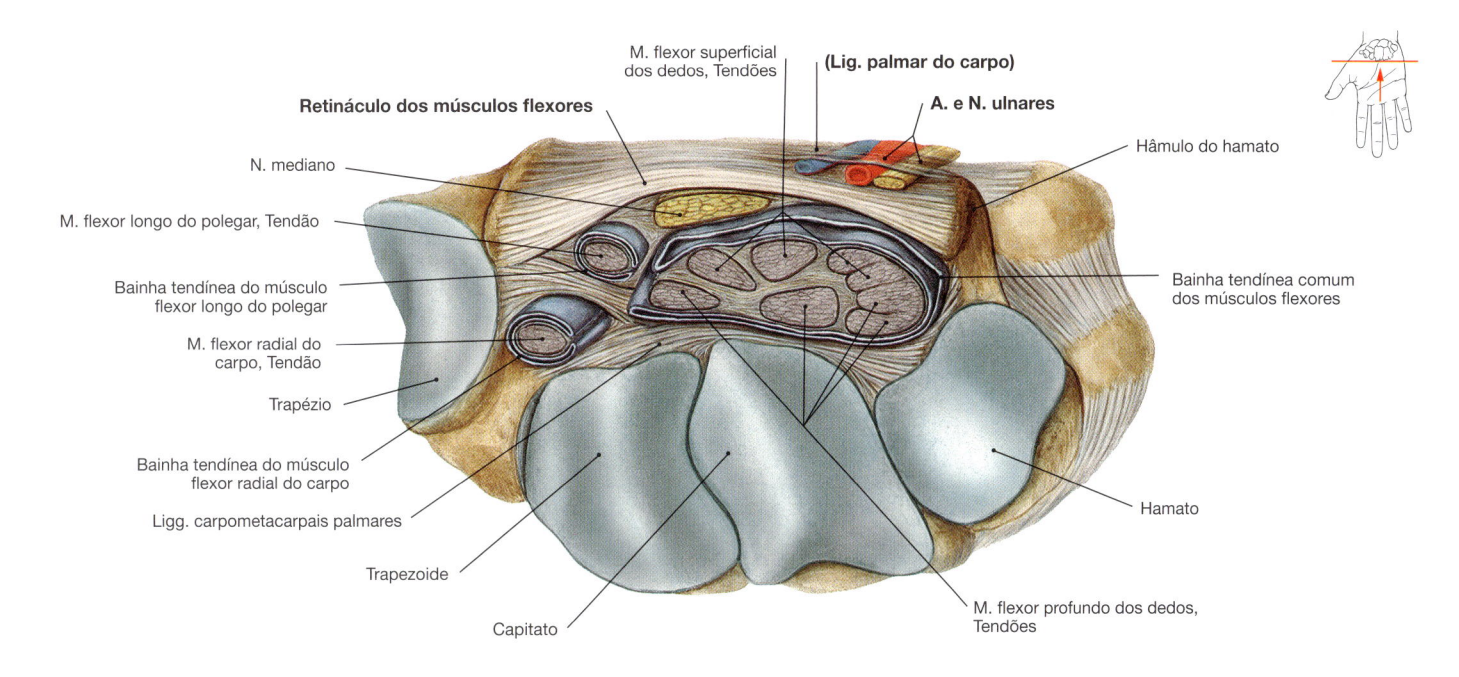

Figura 3.132 Loja de Guyon, lado direito; vista distal; corte transversal na altura das articulações carpometacarpais. [S700]
O retináculo dos músculos flexores forma, juntamente com seu componente superficial ("Lig. palmar do carpo"), a loja de Guyon (túnel ulnar). Por esse túnel passa o N. ulnar – juntamente com A. e V. ulnares (→ Figura 3.177). Neste local, edemas e lesões restritivas podem causar a compressão do N. ulnar **(síndrome do canal de Guyon)**.

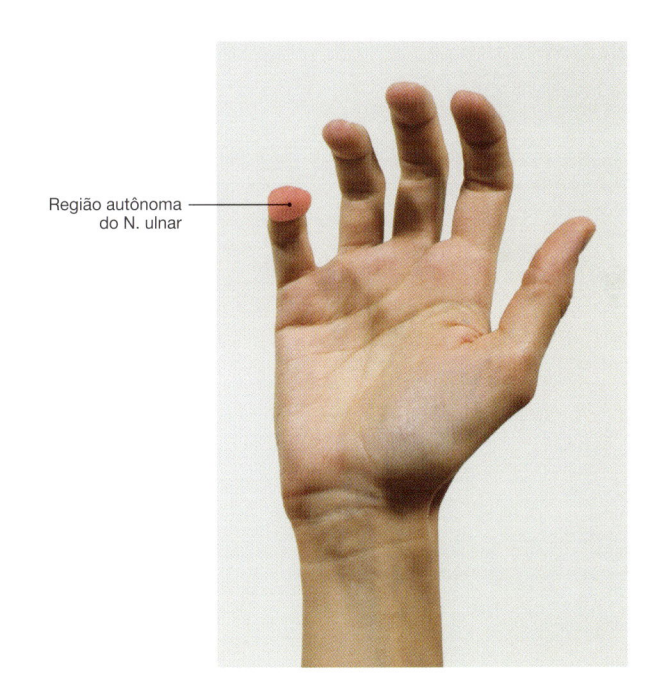

Figura 3.133 Lesões proximal e distal do N. ulnar: "mão em garra", com transtorno sensitivo na falange distal do dedo mínimo. [S700]

Correlações clínicas

Lesões do N. ulnar: podem ser distinguidas lesões proximais e distais, as quais, entretanto, não podem ser nitidamente separadas do ponto de vista clínico:
- **Lesão proximal,** na região do sulco do nervo ulnar (**síndrome do túnel cubital**) habitualmente devido a sobrecarga crônica de pressão com o braço apoiado: deste modo, trata-se da lesão de nervo mais frequente do membro superior
- **Lesão distal,** na região do **canal de Guyon**, habitualmente devido à compressão crônica.

O quadro clínico de lesões proximais e distais não é muito diferente. Em ambos os casos, ocorre a **"mão em garra"**, uma vez que os dedos da mão não se flexionam, particularmente nas articulações proximais, devido à atrofia dos Mm. interósseos (visível) e dos dois Mm. lumbricais ulnares, e não podem ter as articulações distais estendidas. A **prova do polegar-dedo mínimo** é **negativa**, pois devido ao comprometimento do M. oponente do dedo mínimo, as falanges distais do polegar e do dedo indicador não conseguem se tocar. O **sinal de Froment**, no qual se segura uma folha de papel entre o polegar e o dedo indicador, mostra que a adução reduzida do polegar durante a flexão de sua falange distal é compensada (o M. flexor longo do polegar é inervado pelo N. mediano). **Déficits sensitivos** surgem na face palmar do quinto dedo e na metade ulnar do quarto dedo. Quando a lesão por compressão ocorre na palma (p. ex., lesões por martelo pneumático) e apenas o R. profundo é afetado, não há sintomas sensitivos.

Vasos Sanguíneos e Nervos

Artérias do Membro Superior

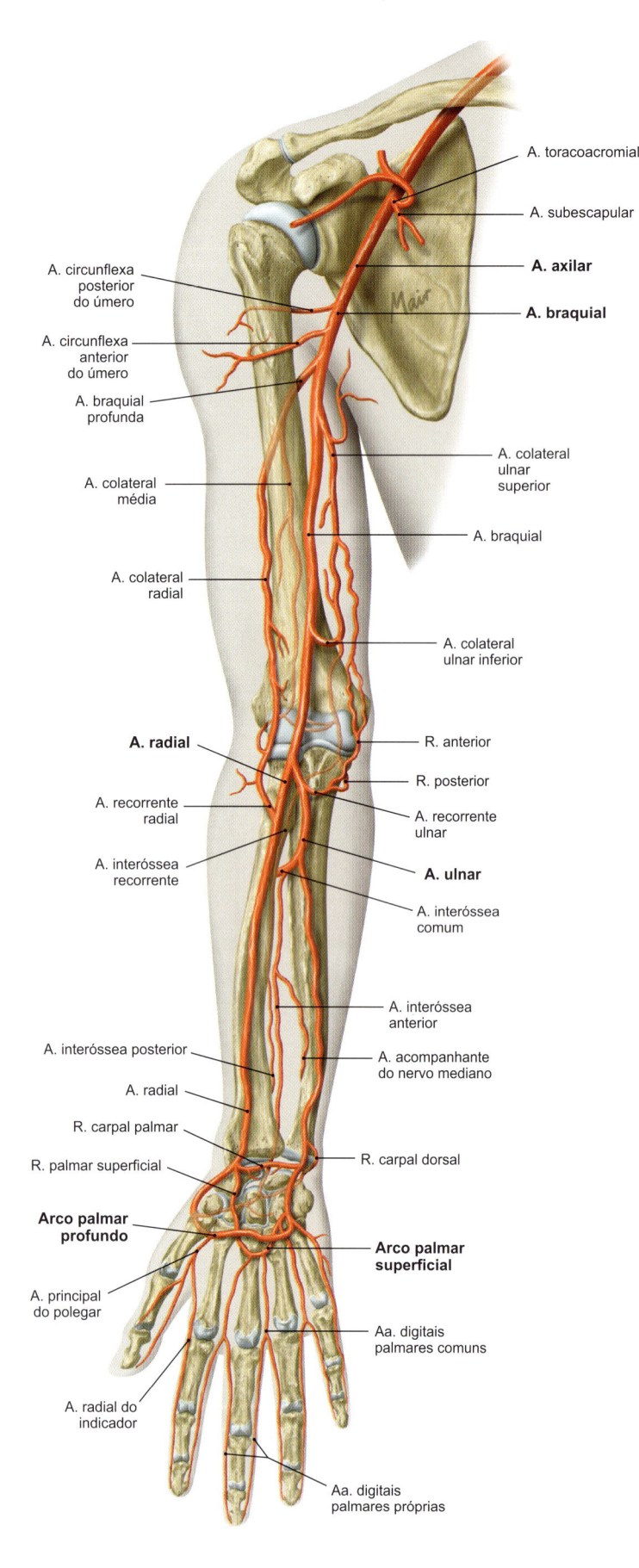

Artérias do membro superior

Ramos da A. subclávia:
- A. vertebral (→ Capítulo 8)
- A. torácica interna (→ Capítulo 2)
- Tronco tireocervical
  - A. tireóidea inferior
  - A. cervical ascendente
  - A. cervical transversa do pescoço
  - A. supraescapular
- Tronco costocervical
  - A. intercostal suprema
  - A. cervical profunda

Ramos da A. axilar:
- A. torácica superior (inconstante)
- A. toracoacromial
- A. torácica lateral
- A. subescapular
  - A. circunflexa da escápula
  - A. toracodorsal
- A. circunflexa anterior do úmero
- A. circunflexa posterior do úmero

Ramos da A. braquial:
- A. braquial profunda
  - A. colateral média
  - A. colateral radial
- A. colateral ulnar superior
- A. colateral ulnar inferior

Ramos da A. radial:
- A. recorrente radial
- R. carpal palmar
- R. carpal dorsal → Rede carpal dorsal → Aa. metacarpais dorsais → Aa. digitais dorsais
- R. palmar superficial → Arco palmar superficial
- A. principal do polegar
- A. radial do indicador
- Arco palmar profundo → Aa. metacarpais palmares

Ramos da A. ulnar:
- A. recorrente ulnar
- A. interóssea comum
  - A. interóssea anterior
    - A. acompanhante do nervo mediano
  - A. interóssea posterior, com A. interóssea recorrente
- R. carpal dorsal
- R. carpal palmar
- R. palmar profundo → Arco palmar profundo
- Arco palmar superficial → Aa. digitais palmares

Figura 3.134 Artérias do membro superior direito; vista anterior. [S700-L127]

A **A. axilar** é a continuação da A. subclávia e parte do nível da costela I até a margem inferior do M. peitoral maior. Ela se encontra entre os três fascículos do plexo braquial e as duas raízes do N. mediano. No braço, ela continua com a **A. braquial** que segue, com o N. mediano, no sulco bicipital medial e entra medialmente na fossa cubital. Neste local, ela se divide na A. radial e na A. ulnar. A **A. radial** segue entre os Mm. flexores superficiais e profundos até as articulações do carpo, onde segue pela fóvea radial (tabaqueira anatômica) em direção posterior e, em seguida, entre as cabeças do M. interósseo dorsal I até atingir a palma. Aí forma o principal suprimento do **arco palmar profundo**. A **A. ulnar** dá origem à A. interóssea comum, seguindo com o N. ulnar sob o M. flexor ulnar do carpo em direção às articulações do carpo, e em seguida, através da loja de Guyon, atinge a palma, onde continua no **arco palmar superficial**.

Correlações clínicas

No exame físico, o **pulso** da A. radial e da A. ulnar é palpado em posições radial e ulnar na articulação proximal do carpo, de modo a excluir a oclusão de vasos devido a **arteriosclerose** ou coágulos sanguíneos deslocados (**êmbolos**).

Rede Articular do Cotovelo

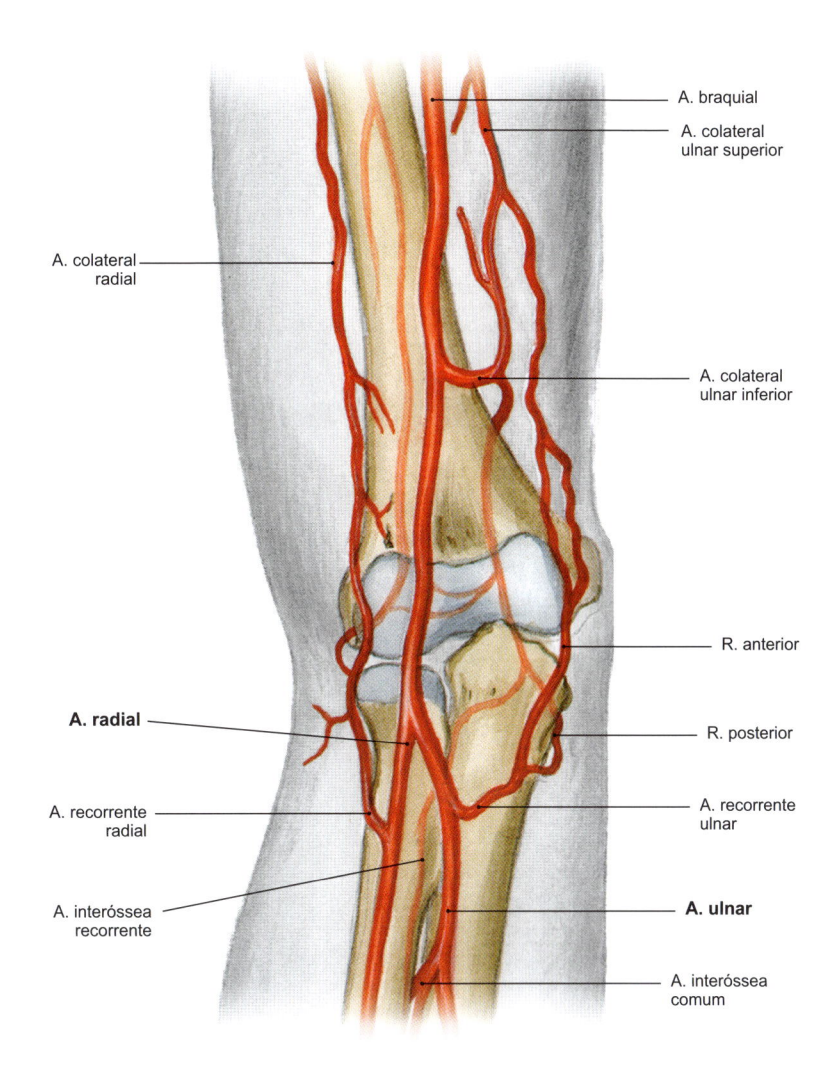

Figura 3.135 Circulação colateral da região da fossa cubital, rede articular do cotovelo, direita; vista anterior, na altura do cotovelo. [S700]
Na região da fossa cubital e do cotovelo, as anastomoses de **quatro artérias colaterais** (A. colateral média e A. colateral radial, provenientes da A. braquial profunda, A. colateral ulnar superior e A. colateral ulnar inferior, provenientes da A. braquial) com **três artérias recorrentes** (A. recorrente radial, A. recorrente ulnar e A. interóssea recorrente provenientes de vasos de mesma denominação) formam um sistema circulatório para as principais ramificações da A. braquial.

Estrutura e função

Rede articular do cotovelo
As **artérias colaterais** (A. colateral média e A. colateral radial, A. colateral ulnar superior e A. colateral ulnar inferior) e as **artérias recorrentes** (A. recorrente radial, A. recorrente ulnar e A. interóssea recorrente) formam uma circulação colateral na fossa cubital (rede articular do cotovelo).

Correlações clínicas

As artérias colaterais e as artérias recorrentes da rede articular do cotovelo possibilitam que lesões da **A. braquial na fossa cubital não comprometam** a irrigação sanguínea do antebraço.

Vasos Sanguíneos e Nervos

Artérias do Ombro

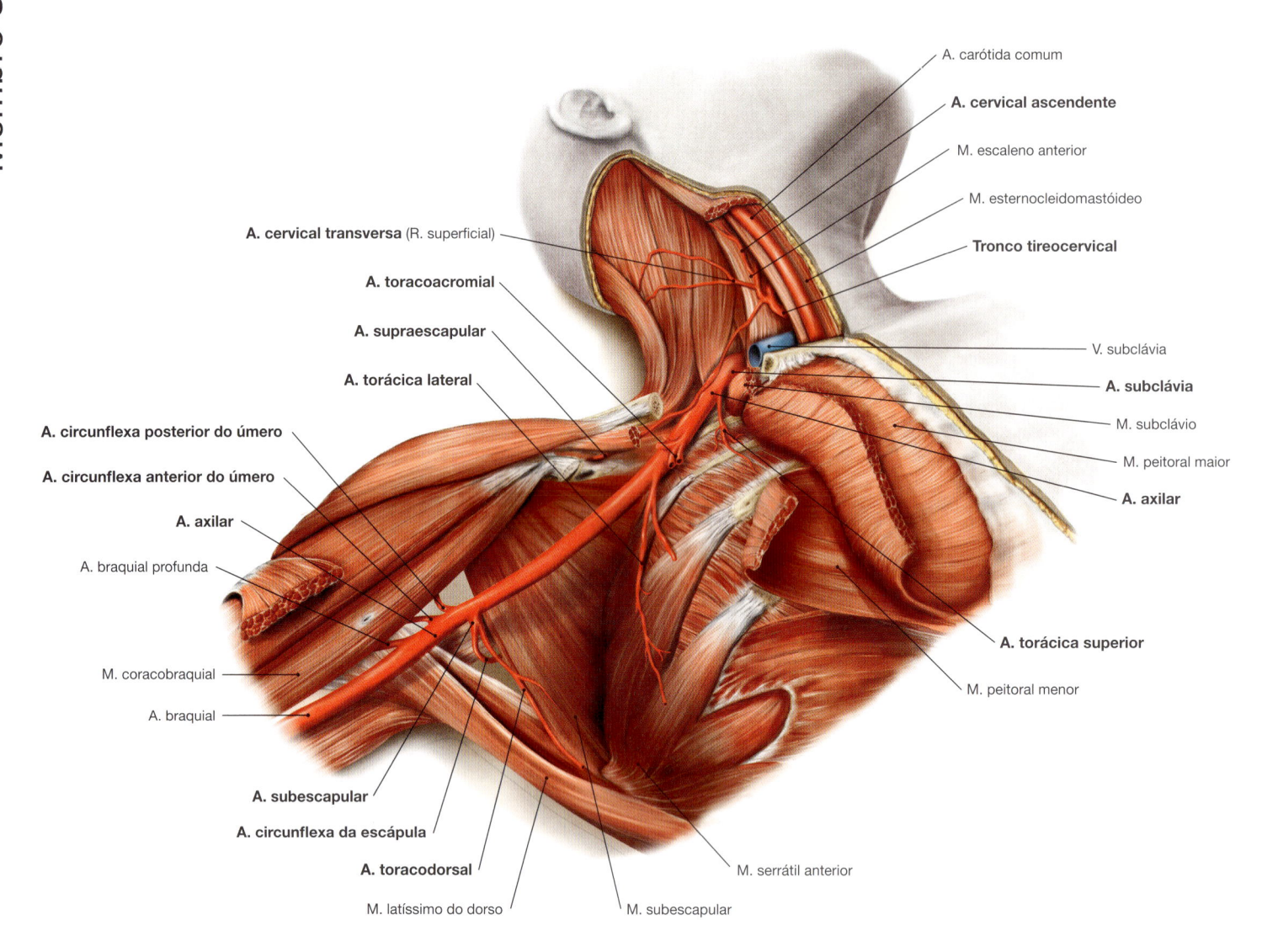

Figura 3.136 Artérias do ombro, à direita; vista anterior após rebatimento dos Mm. peitorais maior e menor próximo às suas origens. [S700-L266]

Aqui são mostradas as artérias do ombro, que se originam em parte da A. subclávia (→ Figura 3.139) e predominantemente da A. axilar (→ Figura 3.140). As artérias supraescapulares e cervical transversa se ramificam do tronco tireocervical, que provém, por sua vez, da A. subclávia. A **A. supraescapular** passa por trás da escápula, sobre o ligamento transverso superior da escápula, para a face posterior da escápula. Com frequência, como é mostrado aqui, apenas o ramo superficial da **A. cervical transversa** se origina no tronco tireocervical e avança na região cervical lateral para a face inferior do M. trapézio. Nesse caso, o ramo profundo sai diretamente da A. subclávia e penetra profundamente entre os fascículos do plexo braquial (não é mostrado nesta figura).

O primeiro ramo da A. axilar é a **A. torácica superior**, encontrada na parte superior da parede torácica. A A. torácica superior avança no sentido anterocranial para **A. toracoacromial**, que se divide imediatamente em seus ramos terminais (→ Figura 3.138), antes de a **A. torácica lateral** descer pela margem lateral do M. peitoral menor. O vaso seguinte é a **A. subescapular**, um tronco calibroso mas frequentemente curto, que avança no sentido caudal e logo se divide nas A. circunflexa da escápula e A. toracodorsal. A A. circunflexa da escápula atravessa o eixo medial da axila em direção à face posterior da escápula. As **Aa. circunflexa anterior e posterior do úmero** se originam, em sequência variável, e circundam o colo do úmero com a A. circunflexa posterior, passando através do espaço quadrangular para a face posterior do braço.

Artérias do Ombro

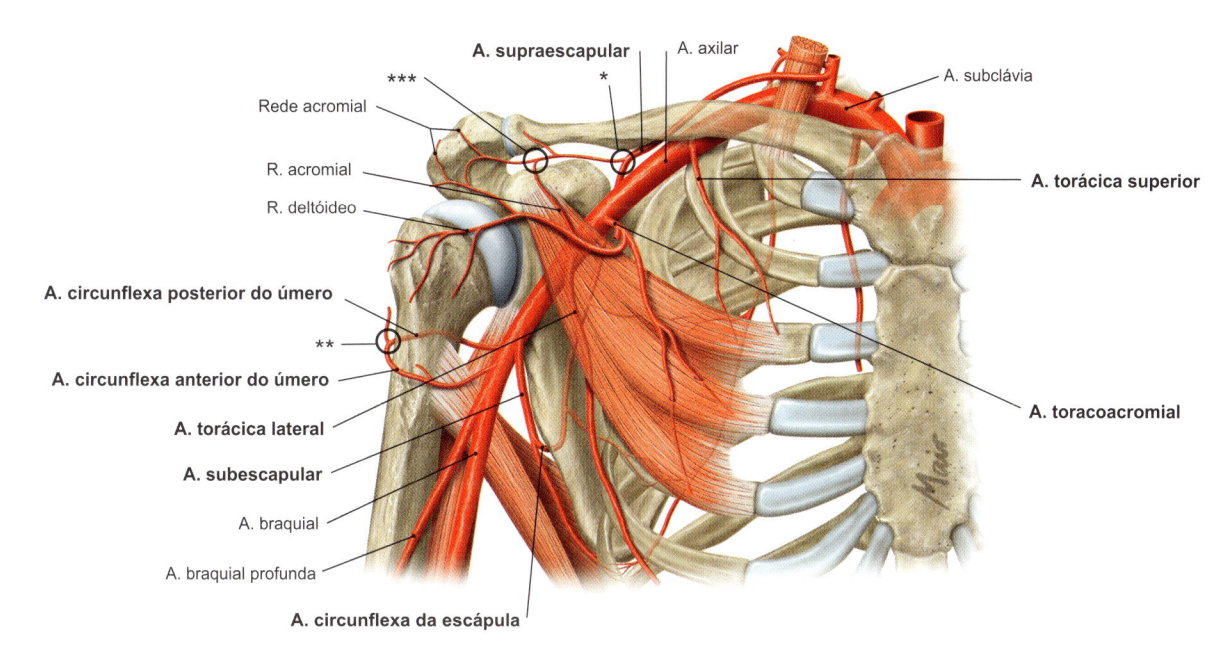

Figura 3.137 Anastomoses das A. subclávia e A. axilar, à direita; vista anterior. [S700-L127]
A A. axilar é dividida em três partes relativas ao trajeto do M. peitoral menor. A primeira parte é proximal e medial ao músculo, a segunda parte é posterior, e a terceira parte é distal e, portanto, lateral ao M. peitoral menor.
Anastomoses arteriais na região do ombro:
- A **A. circunflexa da escápula**, oriunda da A. subescapular (proveniente da A. axilar), dirige-se posteriormente através do espaço triangular e se anastomosa com a **A. supraescapular** (ramificação da A. subclávia) na fossa infraespinal (*)
- A **A. circunflexa da escápula** pode se anastomosar na fossa infraespinal, na margem medial da escápula, com a **A. dorsal da escápula** (ramo da A. cervical transversa, que é uma ramificação da A. subclávia) (não é mostrada nesta figura). Essa conexão é frágil (se existente)
- O **ramo acromial da A. toracoacromial** (ramificação da A. axilar) também pode se anastomosar com a **A. supraescapular** (***).

Anastomoses arteriais na região do braço:
- A **A. circunflexa anterior do úmero** (**) se anastomosa com a A. circunflexa posterior do úmero e penetra no espaço quadrangular, contornando posteriormente o colo cirúrgico do úmero.

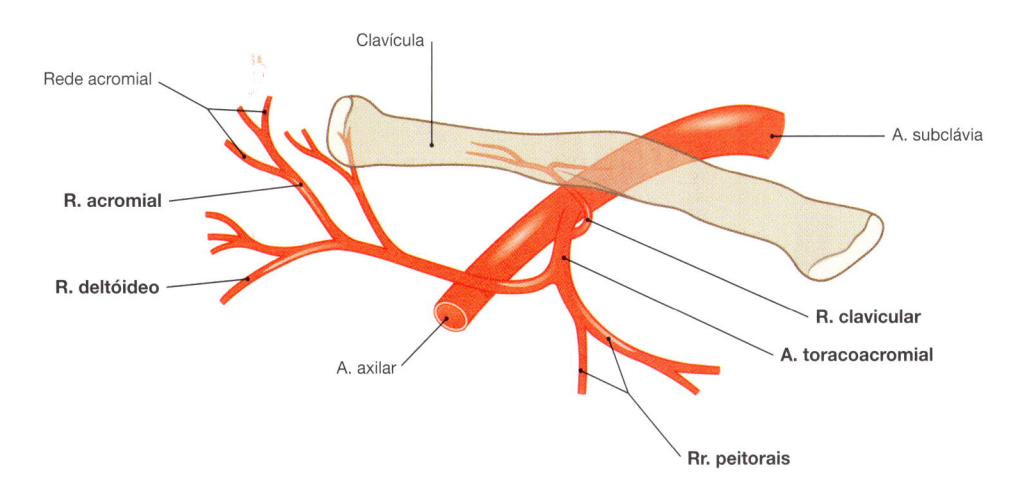

Figura 3.138 Ramos da A. toracoacromial. [S700-L126]
A **A. toracoacromial** é um ramo principal da A. axilar e divide-se em quatro ramos terminais:
- Rr. peitorais, para os Mm. peitorais
- R. clavicular, para o M. subclávio
- R. deltóideo, para o M. deltoide
- R. acromial, para a rede acromial

Correlações clínicas

As **anastomoses** entre as A. supraescapular e A. dorsal da escápula (ramificações da A. subclávia) com a A. circunflexa da escápula (ramificação da A. axilar) são circuitos colaterais importantes para a irrigação do membro superior quando, por exemplo, um vaso é ocluído entre a saída do tronco tireocervical e a A. subescapular ou ocorre lesão vascular. As artérias da região do ombro podem ser visualizadas em um angiograma. O processo coracoide serve como marco.
[H063-001]

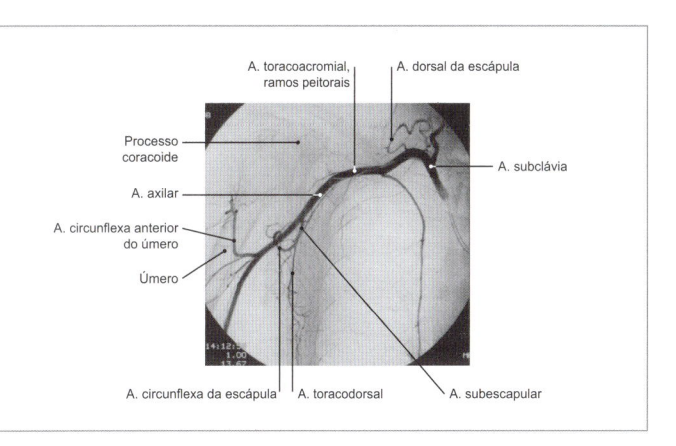

Vasos Sanguíneos e Nervos

Artéria Subclávia

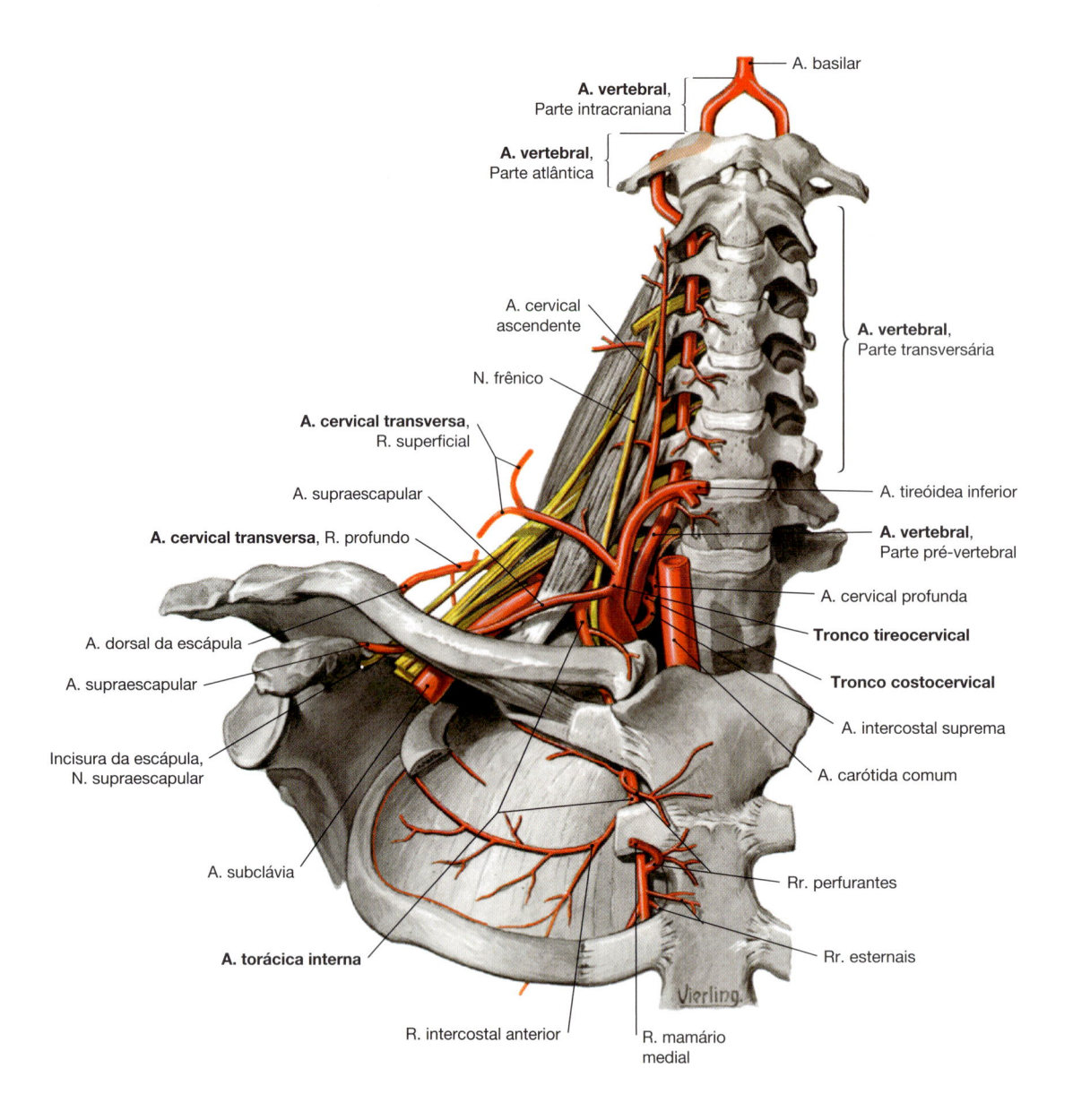

Figura 3.139 Ramificações da A. subclávia, à direita; vista anterior após retirada dos músculos superficiais do ombro, do cíngulo dos membros superiores e do tórax. [G1066-O1109]

A **A. subclávia**, ao longo do braço, emite seus ramos para as estruturas aí existentes, bem como para partes da parede anterior do tórax e partes do encéfalo. Essa artéria atravessa o hiato dos escalenos juntamente com o plexo braquial e, em geral, emite quatro ramos, entre eles a A. supraescapular e a A. cervical transversa, que irrigam o membro superior.

- **A. vertebral**: localizada medialmente ao M. escaleno anterior, segue no sentido cranial e irriga a musculatura da cabeça e a coluna vertebral, parte cervical, a medula espinal, o tronco encefálico, a orelha interna, o cerebelo e as partes posteriores do encéfalo
- **A. torácica interna**: avança no sentido caudal, cerca de 1 cm lateralmente à margem do esterno e irriga a parede anterior do tronco, bem como o mediastino e o diafragma
- **Tronco tireocervical**: esse tronco vascular avança no sentido cranial e apresenta quatro ramos:
  - **A. tireóidea inferior**: o ramo mais importante do tronco tireocervical que irriga a glândula tireoide, a parte laríngea da faringe, o esôfago, a laringe e a traqueia
  - **A. cervical ascendente**: um vaso delicado que irriga o M. escaleno anterior
  - **A. cervical transversa:** seu trajeto é lateral e dá origem a dois ramos:
    - R. superficial: cruza o plexo braquial e passa por baixo do M. trapézio
    - R. profundo: cruza o fascículo do plexo braquial e termina como **A. dorsal da escápula** na margem medial da escápula. Faz anastomose com a A. supraescapular e a A. circunflexa da escápula na face posterior da escápula (→ Figura 3.137)
  - **A. supraescapular**: o trajeto desse vaso é posterior à clavícula e acompanha o N. supraescapular. Segue o ligamento transverso superior da escápula na fossa supraespinal e sob o ligamento transverso inferior da escápula na forma infraespinal, para irrigar os músculos nesses locais. A A. supraescapular se anastomosa com a A. circunflexa da escápula, e suas ramificações se anastomosam com a A. dorsal da escápula (**anastomoses sanguíneas do ombro**)
- **Tronco costocervical**: esse tronco vascular curto avança no sentido caudal e se divide em dois ramos:
  - A. intercostal suprema: irriga os espaços intercostais superiores
  - A. cervical profunda: para a musculatura pré-vertebral do pescoço

Artéria Axilar

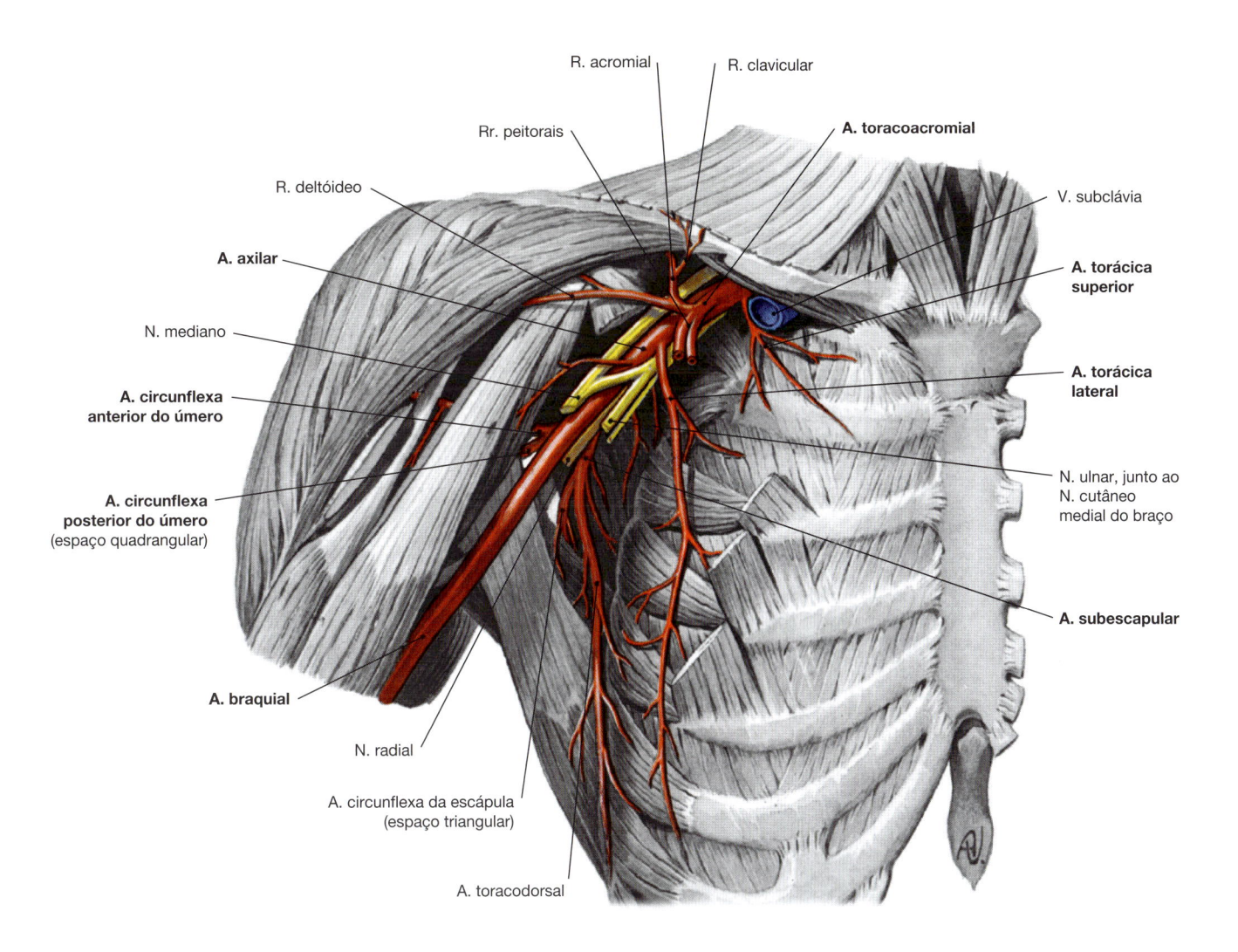

Figura 3.140 Ramos da A. axilar, à direita; vista anterior após retirada dos Mm. peitorais maior e menor. [G1066-O1109]

Os ramos da **A. axilar** irrigam a região do ombro e parte da face anterior do tronco. De modo geral, existem seis ramos que podem ser atribuídos às três partes da artéria axilar (→ Figura 3.137):

Parte 1 (medial ao M. peitoral menor):
- **A. torácica superior**: esse vaso inconstante irriga a musculatura da parte superior da parede torácica.

Parte 2 (posterior ao M. peitoral menor):
- **A. toracoacromial**: esse vaso curto se origina no trígono clavipeitoral, segue no sentido anterocranial e dá origem a quatro ramos terminais (→ Figura 3.126)
- **A. torácica lateral**: avança lateralmente pelo M. peitoral menor (no sentido caudal) e emite ramos para as mamas.

Parte 3 (lateral ao M. peitoral menor):
- **A. subescapular**: esse vaso curto e forte avança no sentido caudal e emite os seguintes ramos:
  - A **A. circunflexa da escápula** atravessa o **espaço axilar medial (espaço triangular)** na face posterior da escápula (fossa infraespinal) e se anastomosa com os ramos da A. supraescapular e com delicados ramos da A. dorsal da escápula (**anastomoses da escápula**)
  - A **A. toracodorsal** continua o trajeto da A. subescapular e acompanha o N. toracodorsal até o M. latíssimo do dorso
- **A. circunflexa anterior do úmero**: um vaso de pequeno calibre em torno da parte proximal da diáfise do úmero
- **A. circunflexa posterior do úmero**: essa artéria também emerge antes da A. circunflexa da escápula, ou diretamente da A. subescapular, atravessa o **espaço axilar lateral (espaço quadrangular)** e se anastomosa com a A. circunflexa anterior do úmero (**anastomoses do braço**).

Vasos Sanguíneos e Nervos

Artéria Braquial

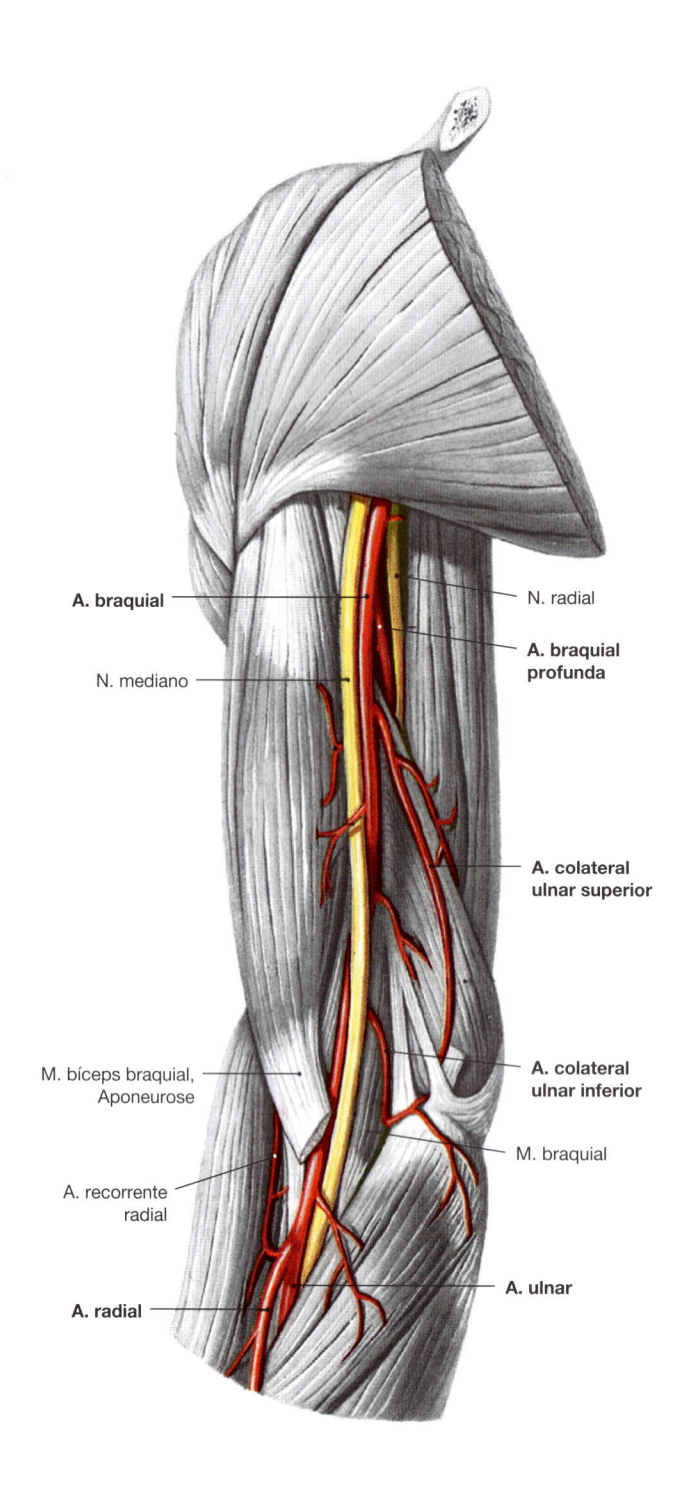

Figura 3.141 Ramos da A. braquial, direita; vista anteromedial. [G1066-O1109]
A **A. braquial**, localizada no sulco bicipital medial juntamente com o nervo mediano e as veias braquiais, se divide na altura da fossa cubital nas **Aa. radial** e **ulnar**. A A. braquial irriga o úmero, a articulação do cotovelo e o sistema muscular superior. Ramos da A. braquial no braço:
- **A. braquial profunda**: atravessa com o N. radial o **intervalo triangular do tríceps** e se divide em:
  – **A. colateral média**: avança posteriormente para a rede articular do cotovelo (→ Figura 3.135) e
  – **A. colateral radial**: avança no sulco do N. radial para a rede articular do cotovelo
- **A. colateral ulnar superior**: avança com o N. ulnar para a rede articular do cotovelo
- **A. colateral ulnar inferior**: emerge logo acima da fossa cubital e segue para a rede articular do cotovelo.

Artéria Radial e Artéria Ulnar

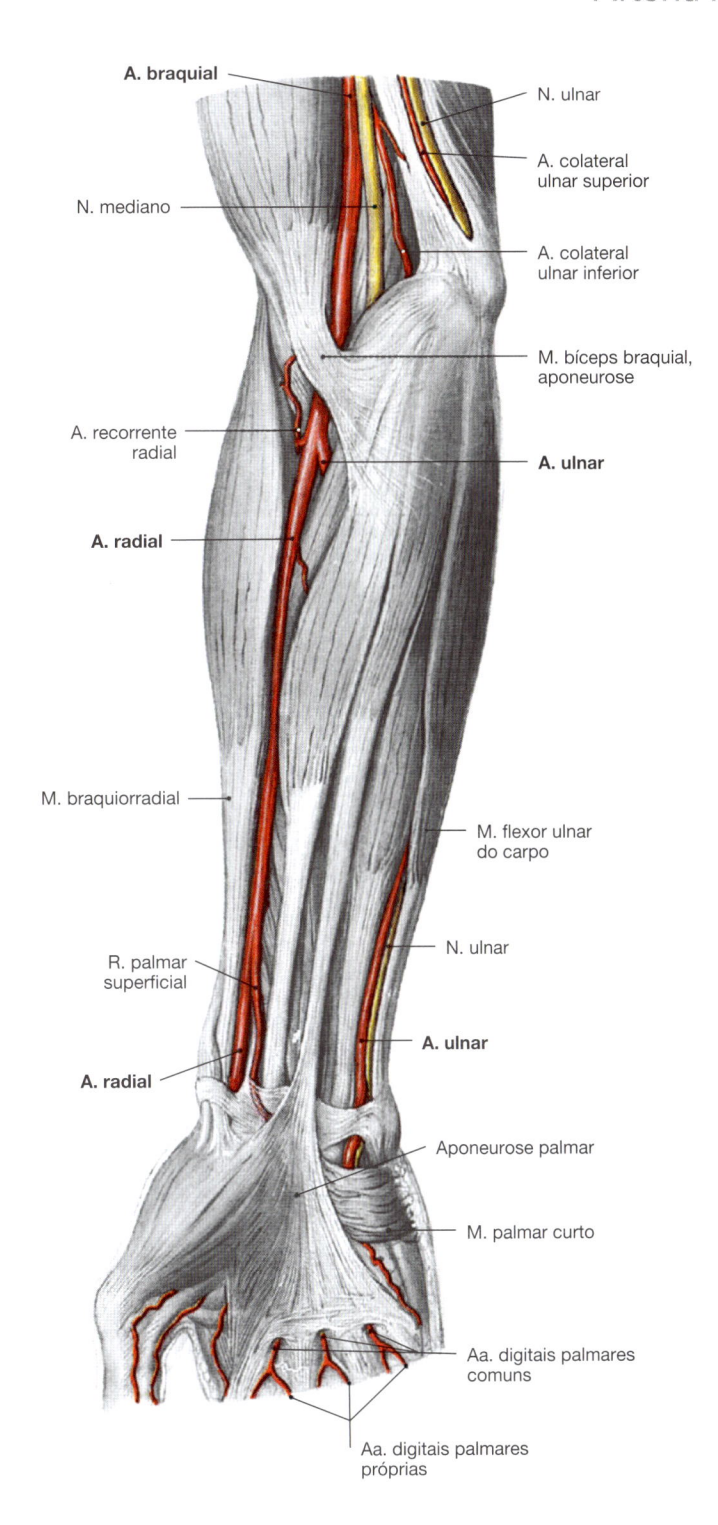

Figura 3.142 **A. radial e A. ulnar direitas**; vista anteromedial. [B500]
A **A. braquial** está localizada lateralmente ao N. mediano na fossa cubital, onde se divide **A. ulnar**, posterior ao M. pronador redondo, e **A. radial**, que se situa sob o M. braquiorradial até a parte distal do antebraço. A A. radial passa posteriormente através da **fóvea radial (tabaqueira anatômica)** e depois entre as cabeças do M. interósseo dorsal I, alcançando a palma da mão. Neste local forma a principal origem do **arco palmar profundo** (→ Figura 3.144).
Ramos da A. radial:
- **A. recorrente radial**: passa sob o M. braquiorradial para a rede articular do cotovelo

- **Rr. carpais palmar e dorsal**: irrigam os ossos carpais. O ramo dorsal forma a rede carpal dorsal, a partir da qual emergem as **Aa. metacarpais dorsais** e as **Aa. digitais dorsais**, para irrigar o dorso das mãos e os dedos das mãos (→ Figura 3.179)
- **R. palmar superficial**: forma, junto com a A. ulnar, o arco palmar superficial
- **A. principal do polegar**: irriga a face palmar do polegar (→ Figura 3.144)
- **A. radial do indicador**: corre no lado radial do dedo indicador
- **Arco palmar profundo**: (→ Figura 3.144).

Vasos Sanguíneos e Nervos

Artéria Radial e Artéria Ulnar

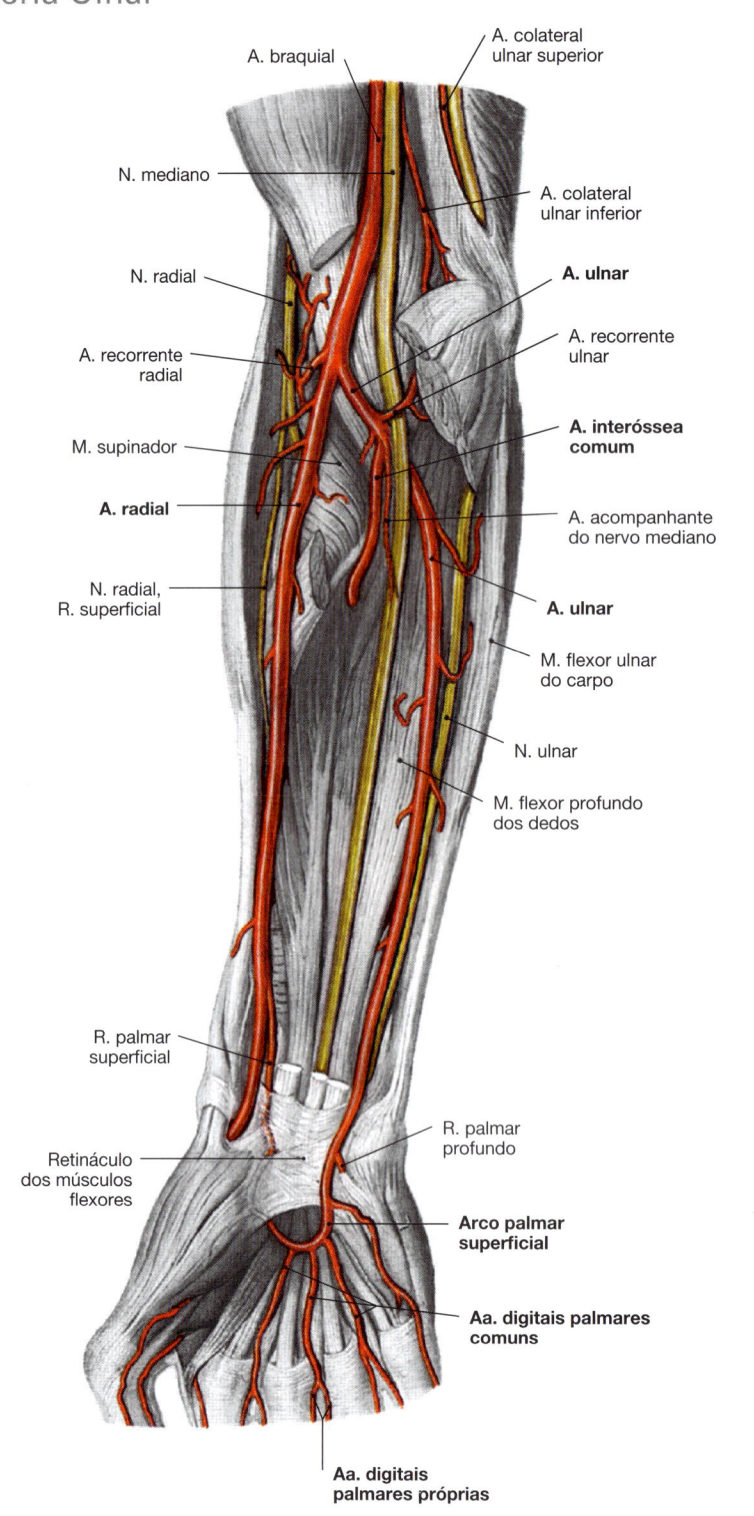

Figura 3.143 A. radial e A. ulnar direitas; vista anteromedial após retirada dos músculos flexores superficiais do antebraço e dos nervos da palma da mão. [B500]

A **A. ulnar** avança posteriormente ao M. pronador redondo como um prolongamento da A. braquial; emite a A. interóssea comum. A seguir, junto com o N. ulnar, passa sob o M. flexor ulnar do carpo para a parte proximal do carpo. A A. ulnar atravessa a **loja de Guyon** (túnel ulnar) junto com o N. ulnar e forma na palma da mão o **arco palmar superficial**.

Ramos da A. ulnar:
- **A. recorrente ulnar:** passa sob o M. pronador redondo para a rede articular do cotovelo
- **A. interóssea comum:** é um vaso curto que se divide em:
  - **A. interóssea anterior:** corre na membrana interóssea do antebraço e a perfura no trajeto para a rede carpal dorsal
  - **A. acompanhante do nervo mediano**: esse vaso, geralmente delgado, acompanha o N. mediano
  - **A. interóssea posterior**: atravessa a membrana interóssea do antebraço no trajeto para a rede carpal dorsal. Sob o M. ancôneo, a A. interóssea posterior e a **A. interóssea recorrente** correm para a rede articular do cotovelo
- **R. carpal dorsal:** segue para a rede carpal dorsal
- **R. palmar profundo:** segue para o arco palmar profundo
- **Arco palmar superficial**: o arco palmar superficial é formado pela anastomose da A. ulnar com o ramo palmar superficial, que é ramo da A. radial. Ambas formam um arco em forma de semicírculo, profundamente à aponeurose palmar, de onde partem as **Aa. digitais palmares comuns**, que se bifurcam, de modo que cada A. digital palmar comum dá origem a duas **Aa. digitais palmares próprias**, irrigando a metade de um dedo diferente, cada uma.

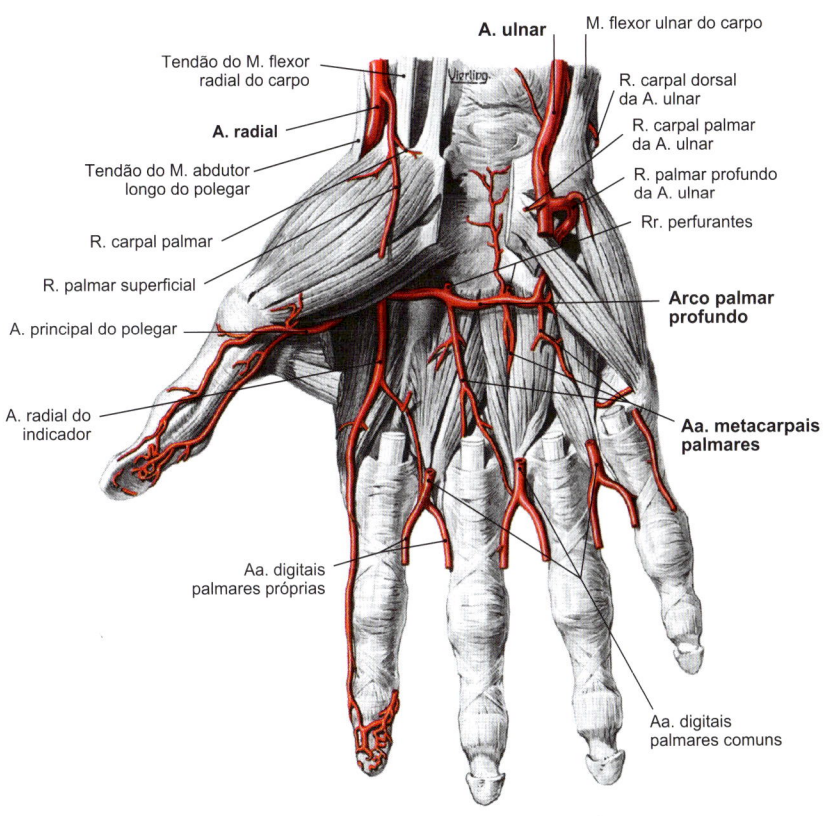

Arco Palmar Profundo

Figura 3.144 Arco palmar profundo; à direita; vista palmar após remoção da aponeurose palmar, do arco palmar superficial, dos nervos e tendões dos músculos flexores longos dos dedos. [G1066-O1109]

A **A. radial** forma, na palma da mão, o **arco palmar profundo**. O arco palmar profundo está localizado sob o M. adutor do polegar nos ossos metacarpais e se conecta com o ramo palmar profundo da A. ulnar. Três **Aa. metacarpais palmares** irrigam os Mm. interósseos e se conectam distalmente com as artérias dos dedos da mão.

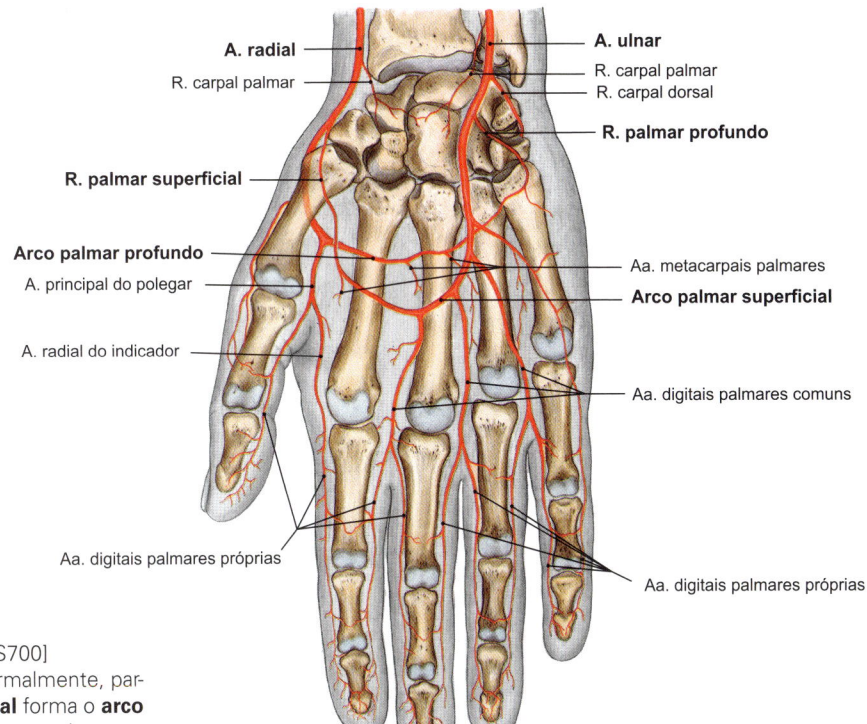

Figura 3.145 Artérias da mão direita; vista palmar. [S700]
A palma é irrigada pela A. radial e pela A. ulnar, que, normalmente, participam na formação dos dois arcos palmares. A **A. radial** forma o **arco palmar profundo** e envia um ramo de conexão com o arco palmar superficial. De modo inverso, a **A. ulnar** forma o **arco palmar superficial** e dá origem a um ramo para o arco palmar profundo.

Correlações clínicas

O **teste de Allen** é realizado antes do cateterismo da artéria radial, para assegurar que a A. ulnar consiga irrigar a mão com sangue suficiente via arcos palmares no caso de trombose e, portanto, oclusão da A. radial após o cateterismo. Ambas as artérias do punho proximal são primeiro comprimidas até que a mão fique pálida. Se, a seguir, a compressão da A. ulnar for liberada, a mão deve ficar rosada novamente.
[S701-L126]

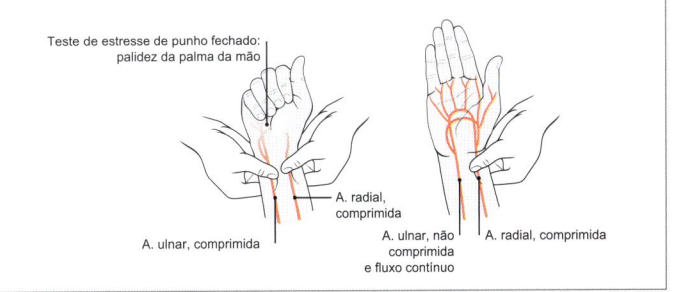

Vasos Sanguíneos e Nervos

Veias e Vasos Linfáticos do Membro Superior

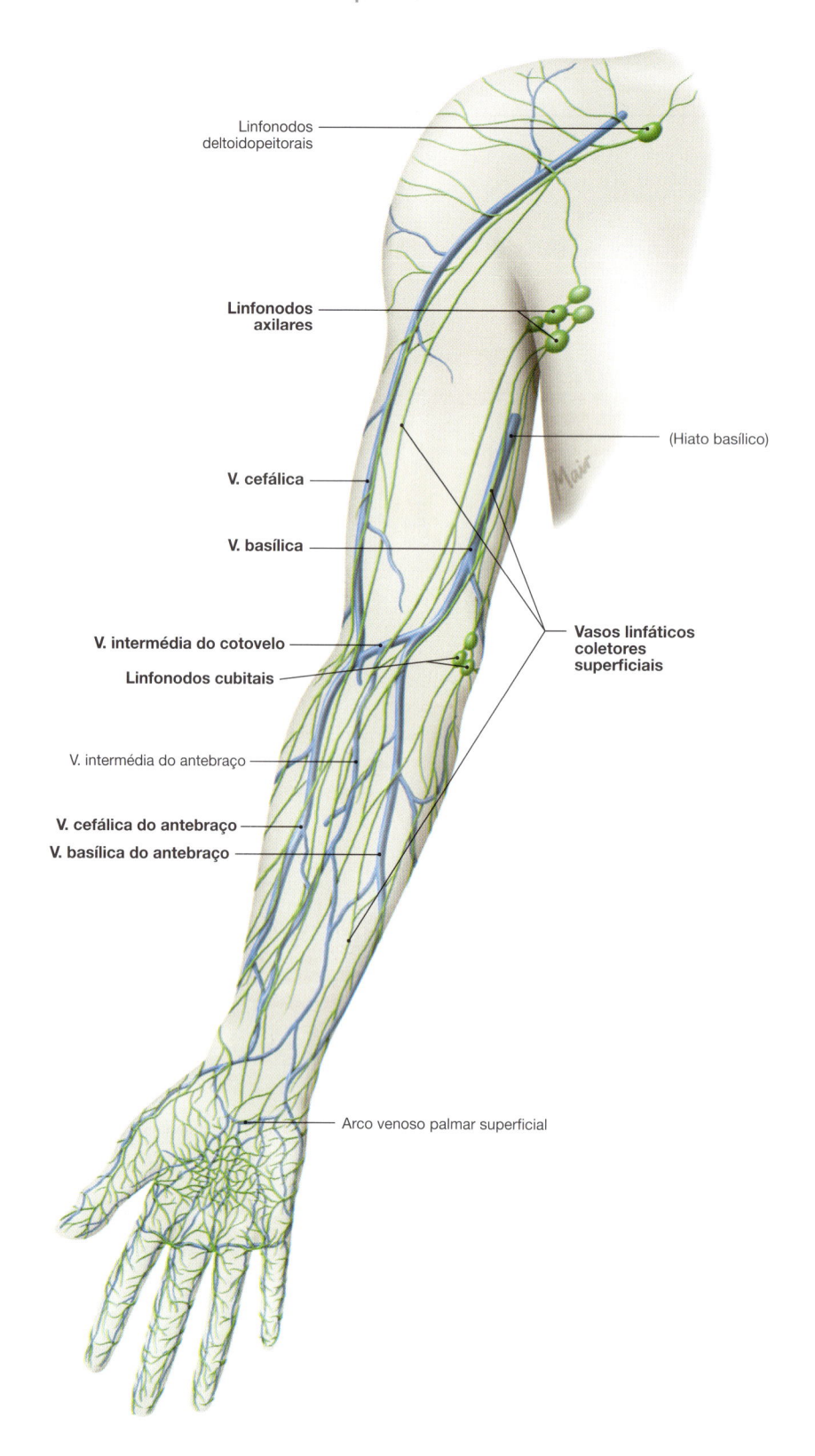

Figura 3.146 Veias superficiais e vasos linfáticos do membro superior direito; vista anterior. [S700-L127]

O **sistema de veias superficiais** do membro superior é composto por **dois troncos principais**, que drenam o sangue da mão.

Na face posterior do polegar, a **V. cefálica do antebraço** drena o sangue da rede de veias do dorso da mão e, em seguida, se estende para a face flexora radial, onde se conecta, na fossa cubital, com a V. basílica do antebraço, através da V. intermédia do cotovelo. No braço, a V. cefálica segue no sulco bicipital lateral e desemboca na V. axilar, na altura do trígono clavipeitoral (fossa de Mohrenheim). No braço, o vaso também pode ser muito delgado ou até mesmo estar ausente.

A **V. basílica do antebraço** começa na região ulnar do dorso da mão, em seguida desvia para a face flexora ulnar e desemboca, finalmente, nas Vv. braquiais, no hiato basílico, na metade inferior do antebraço.

Os **vasos linfáticos coletores superficiais ou epifasciais** formam, no antebraço, uma via **radial**, uma via **ulnar** e uma via **medial**. No braço, a **via medial** acompanha a V. basílica e drena para os linfonodos axilares, enquanto a via posterolateral do braço, ao longo da V. cefálica, se conecta com os linfonodos supraclaviculares.

Para ambos os sistemas de vasos linfáticos, as **primeiras estações de linfonodos regionais encontram-se, predominantemente, na fossa axilar** (linfonodos axilares), embora também existam linfonodos isolados na fossa cubital (linfonodos cubitais).

Veias e Vasos Linfáticos do Membro Superior

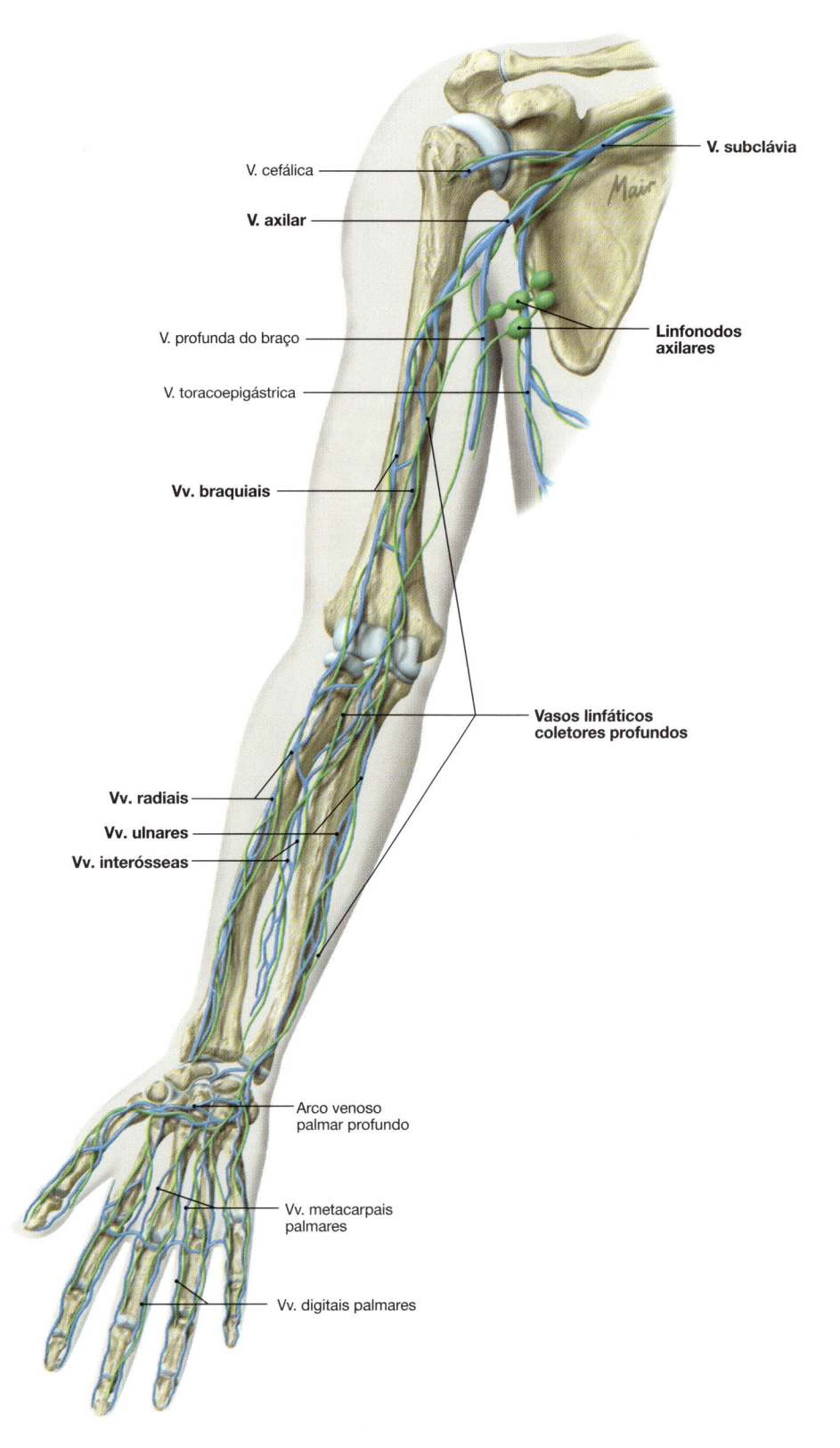

Figura 3.147 Veias profundas e vasos linfáticos, à direita; vista anterior. [S700-L127]
O **sistema venoso profundo** e os **vasos linfáticos coletores subfasciais profundos** acompanham as artérias correspondentes. Os vasos linfáticos coletores profundos também drenam principalmente para os linfonodos axilares, embora também possam se **comunicar** com os **linfonodos cubitais**.

Correlações clínicas

No caso de **tumores de pele e infecções** na mão e no antebraço, os linfonodos na fossa antecubital também devem ser examinados.

Vasos Sanguíneos e Nervos

Linfonodos e Vasos Linfáticos da Fossa Axilar

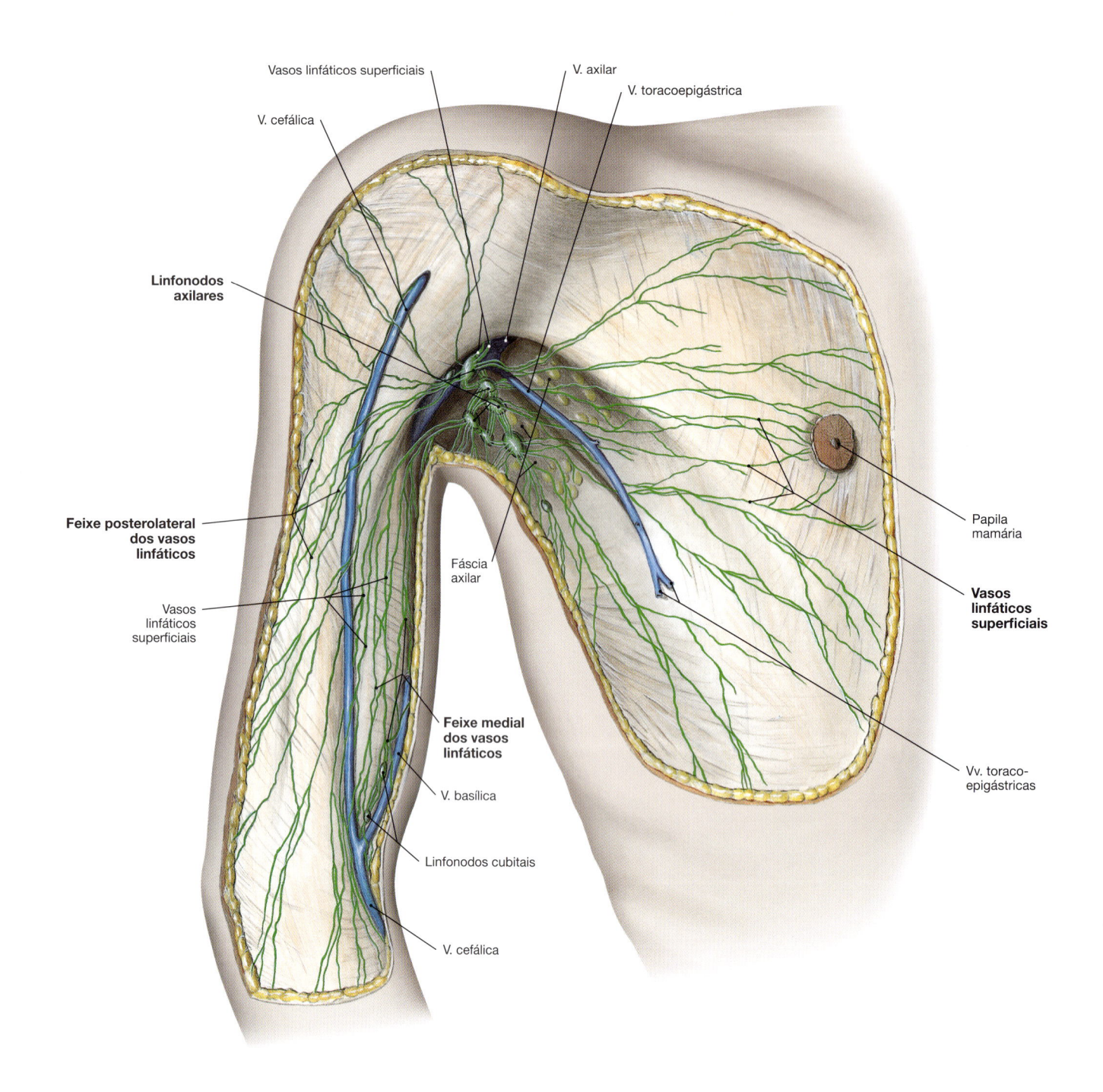

Figura 3.148 Vasos linfáticos superficiais e linfonodos da região da fossa axilar e da parede torácica lateral, lado direito; vista anterior. [S700]
Os vasos linfáticos coletores superficiais ou epifasciais formam, no braço, uma via medial ao longo da V. basílica e uma via posterolateral ao longo da V. cefálica, e ambas mantêm conexão, principalmente, com os linfonodos axilares. Entretanto, os linfonodos axilares não são linfonodos regionais apenas para o membro superior, mas também coletam a linfa derivada dos quadrantes superiores da parede do tronco, tanto do dorso quanto da região peitoral.

Linfonodos da Fossa Axilar

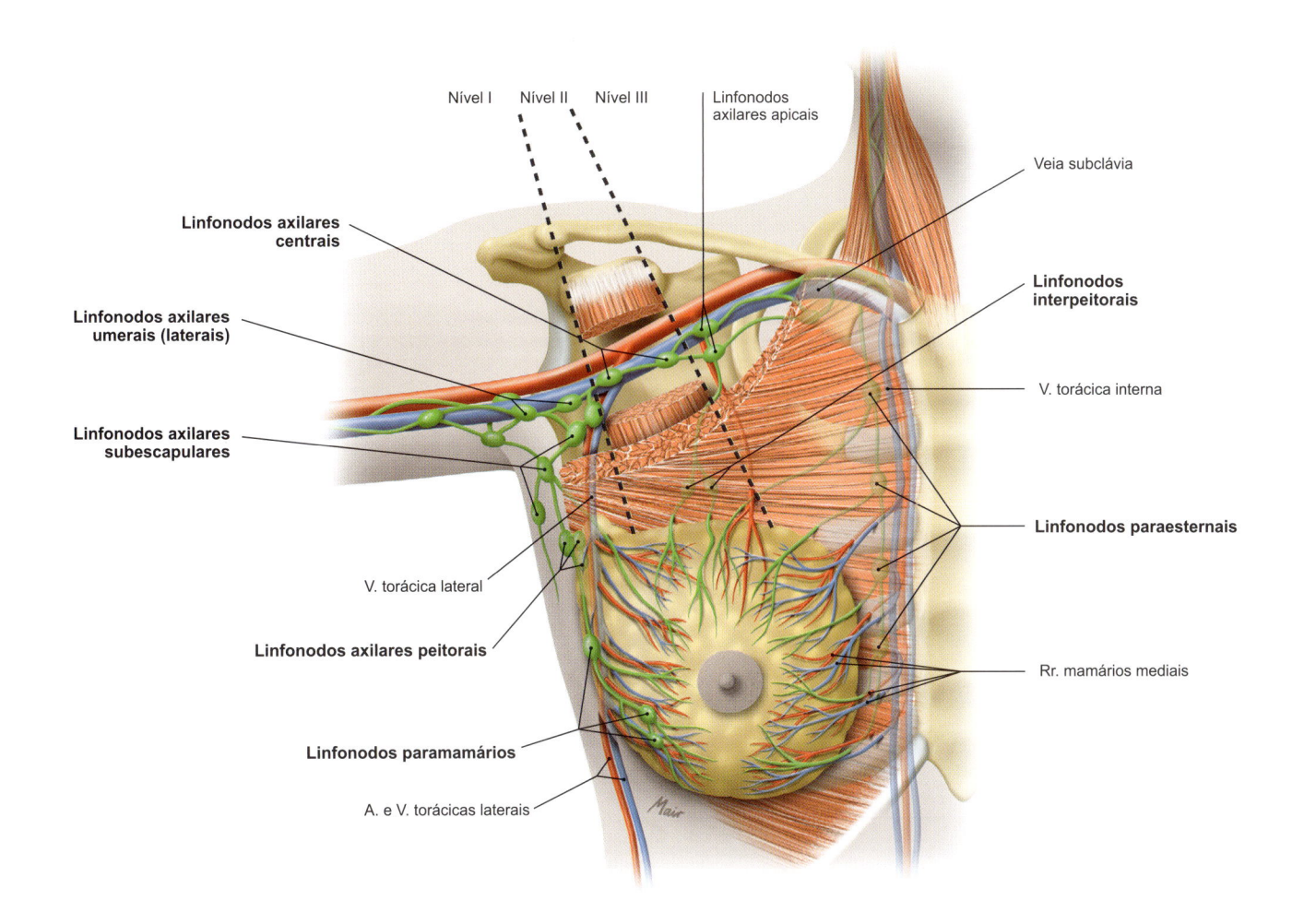

Figura 3.149 Níveis de linfonodos da fossa axilar direita; vista anterior. [S700-L127]

No tecido adiposo da fossa axilar, encontram-se até **50 linfonodos** (linfonodos axilares), que filtram a linfa drenada do membro superior, da parede torácica superior – incluindo as glândulas mamárias – e da região superior do dorso. Os linfonodos estão subdivididos em **três níveis**, o que é importante para o diagnóstico clínico de cânceres de mama. Essa classificação em níveis é feita em relação à posição do **M. peitoral menor**. Nos três níveis são encontrados linfonodos superficiais e profundos, os quais, entretanto, nem sempre estão associados a um dos dois grupos. No entanto, os linfonodos apicais do nível III recebem linfa de todos os outros grupos de linfonodos e representam a última estação de linfonodos, antes do tronco subclávio, que vai drenar a linfa para o ducto torácico (à esquerda) ou para o ducto linfático direito (à direita) (ver topografia dos linfonodos axilares, → Figura 3.160).

Níveis dos linfonodos axilares:

Nível I, grupo inferior, lateral ao M. peitoral menor:
- Linfonodos paramamários (laterais à mama)
- Linfonodos axilares peitorais (ao longo das A. e V. torácicas laterais)
- Linfonodos axilares subescapulares (ao longo das Aa. e Vv. subescapulares e toracodorsais)
- Linfonodos axilares laterais (ao longo das A. e V. axilares).

Nível II, grupo intermediário, sobre e sob o M. peitoral menor:
- Linfonodos interpeitorais (entre o M. peitoral menor e o M. peitoral maior)
- Linfonodos axilares centrais (sob o M. peitoral menor).

Nível III, grupo superior, medial ao M. peitoral menor:
- Linfonodos axilares apicais (subfasciais no trígono clavipeitoral ou fossa de Mohrenheim).

Correlações clínicas

A **palpação dos linfonodos** faz parte do exame físico completo. O médico deve ter em mente que os linfonodos axilares representam os linfonodos regionais, tanto para o membro superior quanto para a parede superior do tronco. Assim, devido à frequência de cânceres de mama (cerca de 1 em cada 10 mulheres, embora homens também possam ser afetados), cada aumento de tamanho (palpável) de um linfonodo axilar na mulher é um possível indício de câncer de mama.

De fato, a remoção terapêutica dos linfonodos axilares (**linfadenectomia**) na terapia cirúrgica do câncer de mama ainda é motivo de controvérsia, uma vez que não está esclarecido se esse procedimento, associado à remoção do tumor primário, aumenta a sobrevida do paciente. A linfadenectomia diagnóstica, a qual esclarece se há ou não propagação (ou o estadiamento) do tumor, é muito importante e demanda conhecimento da topografia dos linfonodos axilares. Porém, os linfonodos de nível I são removidos com menos frequência. Em vez disso, um **linfonodo sentinela** é identificado pela injeção de um meio de contraste no tumor e, depois, removido por meio de biopsia.

Topografia

Vasos Sanguíneos e Nervos Superficiais da Fossa Axilar

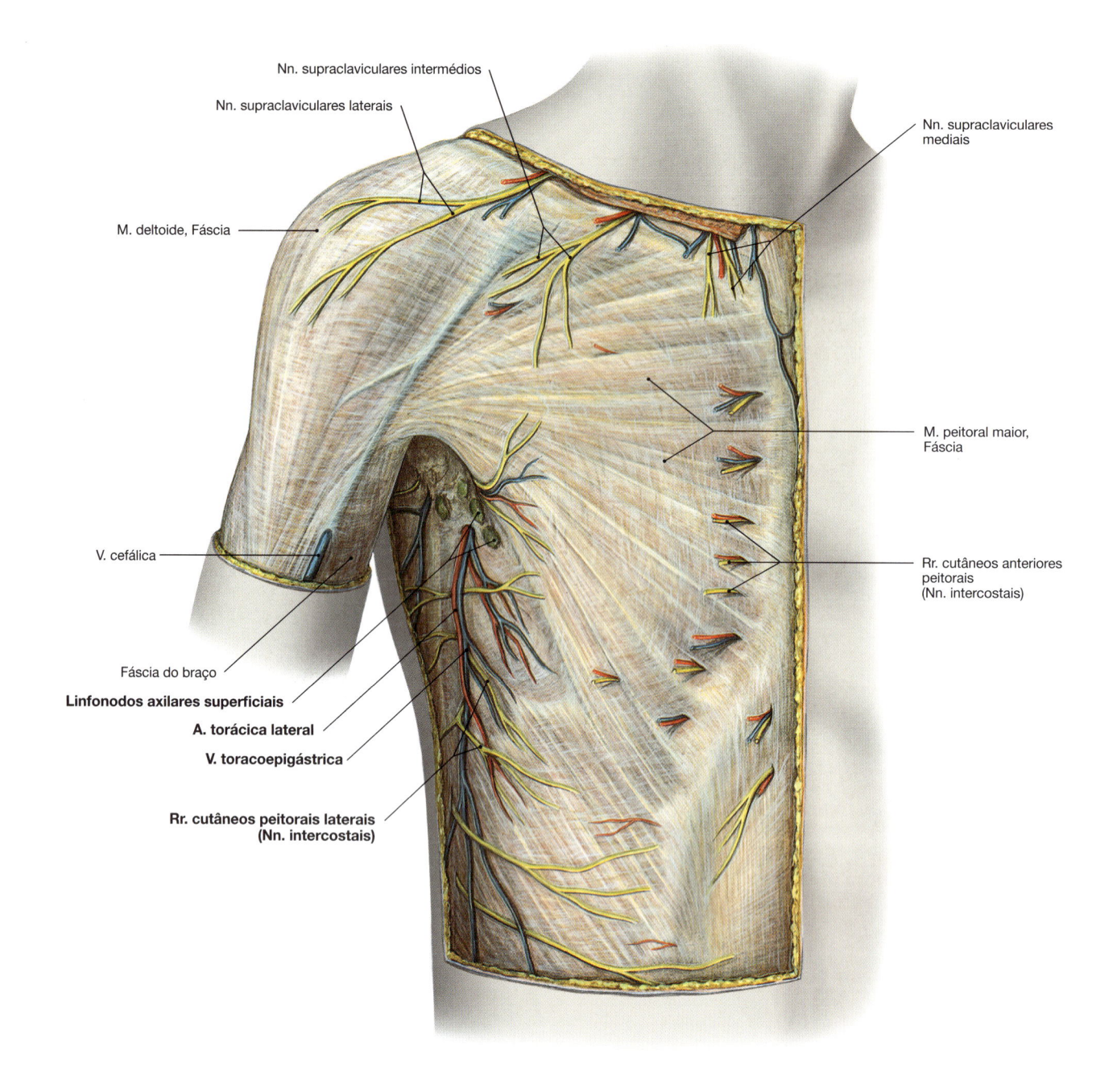

Figura 3.150 Vasos sanguíneos e nervos epifasciais da região da fossa axilar e da parede torácica lateral, lado direito; vista anterior. [S700]

Além dos linfonodos axilares superficiais, encontramos vasos sanguíneos e nervos epifasciais na fossa axilar e na parede torácica lateral. A V. toracoepigástrica é de conformação muito variável e se encontra aproximadamente na altura da prega axilar anterior, formada pelo M. peitoral maior. Às vezes é acompanhada por um ramo da A. torácica lateral. Nos respectivos espaços intercostais, observam-se os principais ramos laterais dos Nn. intercostais na fossa axilar (Rr. cutâneos laterais peitorais).

Vasos Sanguíneos e Nervos Superficiais do Ombro e do Braço

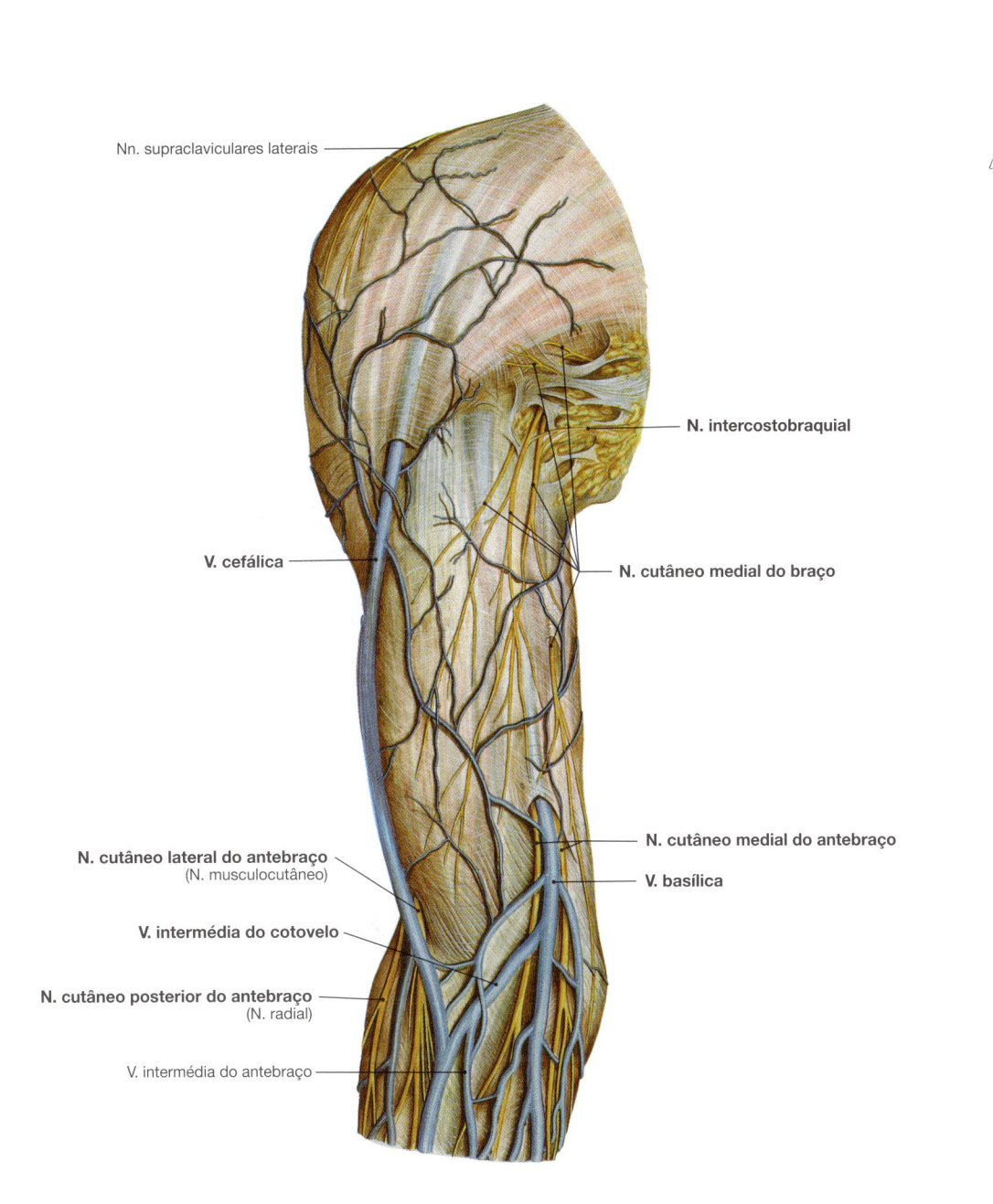

Figura 3.151 Veias e nervos epifasciais do braço e da fossa cubital (região cubital anterior) direitos; vista anterior. [S700]

A **V. cefálica** ascende no braço pelo sulco bicipital lateral e se situa na região do ombro, entre as origens do M. deltoide e do M. peitoral maior. Na fossa cubital, ela se conecta com a V. basílica por meio da **V. intermédia do cotovelo**. A **V. basílica** segue pelo sulco bicipital medial na metade inferior do antebraço, em meio à fáscia do braço, e desemboca em uma das duas Vv. braquiais. O **N. cutâneo medial do braço** emite muitos nervos cutâneos delgados na região da fossa axilar através da fáscia do braço, que se expande na região medial do braço. Esses nervos estabelecem conexões parciais com os **Nn. intercostobraquiais**, derivados dos Nn. intercostais. Na região distal do braço, os nervos cutâneos para o antebraço seguem através da fáscia. Deste modo, o **N. cutâneo medial do antebraço** está associado à V. basílica, enquanto o **N. cutâneo lateral do antebraço** acompanha a V. cefálica. O N. cutâneo lateral do antebraço é o ramo terminal sensitivo do N. musculocutâneo, emergindo entre o M. bíceps braquial e o M. braquial, subjacente a este músculo, entre os quais segue o N. musculocutâneo. O **N. cutâneo posterior do antebraço** emerge em uma posição um pouco mais lateral.

Correlações clínicas

Graças à sua boa acessibilidade, a **V. cefálica** é bastante utilizada para a implantação de **marca-passos cardíacos** ou **cateteres** (para quimioterapia ou nutrição parenteral). Existem também **cateteres venosos centrais (CVC)** que podem ser introduzidos pela V. cefálica até a V. cava superior.

Topografia

Vasos Sanguíneos e Nervos Superficiais do Ombro e do Braço

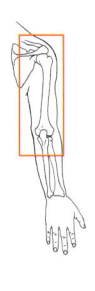

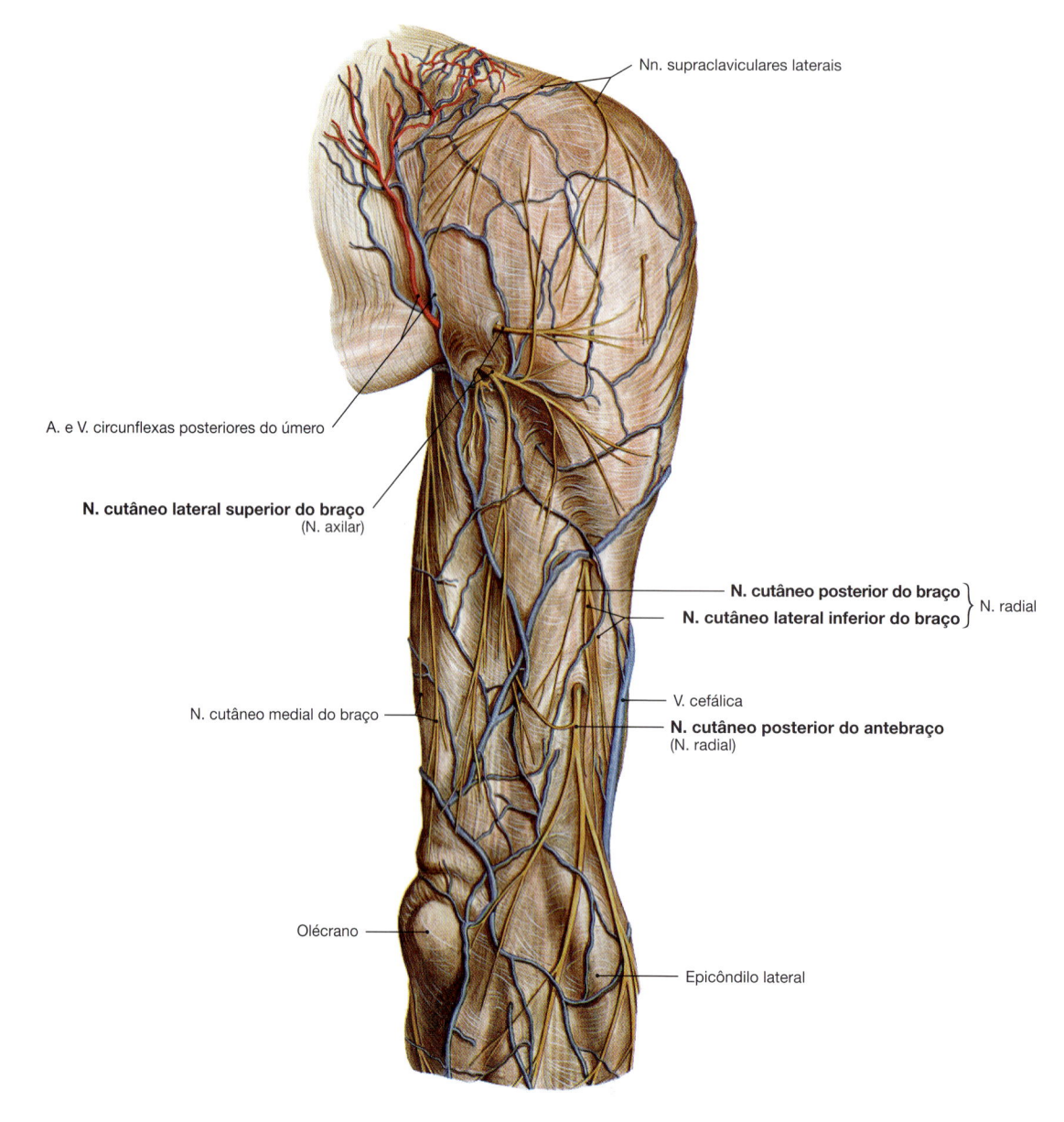

Figura 3.152 Vasos sanguíneos e nervos epifasciais das regiões **deltóidea, braquial posterior e cubital posterior (cotovelo), direitas**; vista posterolateral. [S700]

O **N. cutâneo lateral superior do braço** é o ramo terminal sensitivo do N. axilar. Ele emerge na margem inferior do M. deltoide, inervado pelo N. axilar, através da fáscia. Por sua vez, o **N. cutâneo lateral inferior do braço**, o **N. cutâneo posterior do braço** e o **N. cutâneo posterior do antebraço** são ramos do N. radial e atravessam a fáscia lateralmente ao M. tríceps braquial. A emergência do N. cutâneo posterior do antebraço, geralmente, pode ser encontrada entre o M. tríceps braquial e o M. braquial, situado mais anteriormente.

Veias da Fossa Cubital

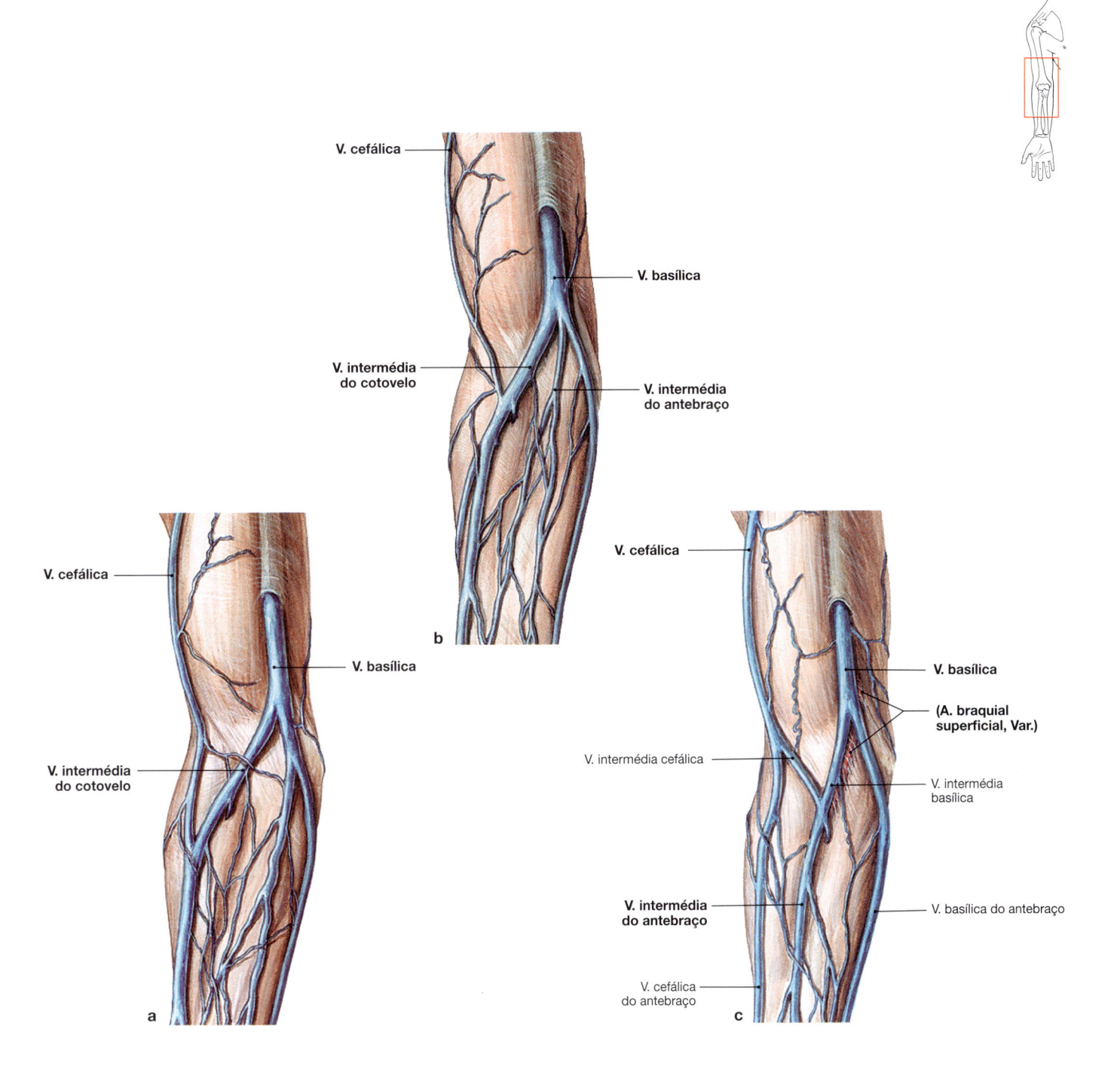

Figura 3.153a-c   Variações das veias epifasciais da fossa cubital (região cubital anterior) direita; vista anterior. [S700]

a, b Como regra geral, a **V. intermédia do cotovelo** conecta a **V. cefálica** com a **V. basílica**. A **V. cefálica** pode apresentar uma configuração bastante diferente no braço.

c Às vezes não existe uma V. intermédia do cotovelo, mas uma V. cefálica do antebraço e uma V. basílica do antebraço se comunicam indiretamente por meio de conexões com uma V. intermédia na face anterior do antebraço.

Deve-se observar particularmente a possibilidade de, eventualmente, existir uma A. braquial superficial adicional na fossa cubital, situada diretamente ao lado das veias.

Correlações clínicas

As veias na fossa cubital são importantes para a **coleta de sangue** e para a **administração intravenosa** de medicamentos. Na maioria das vezes, a **V. intermédia do cotovelo** é escolhida para isso. Devido à grande variabilidade, é importante que o trajeto das veias seja confirmado pela palpação. Portanto, quando um pulso arterial é percebido, deve-se considerar a possibilidade de haver uma A. braquial superficial. Medicamentos não devem ser injetados na artéria, uma vez que algumas substâncias, durante a injeção intra-arterial, podem ter efeitos tóxicos devido à sua diluição reduzida.

Topografia

Vasos Sanguíneos e Nervos Superficiais do Antebraço

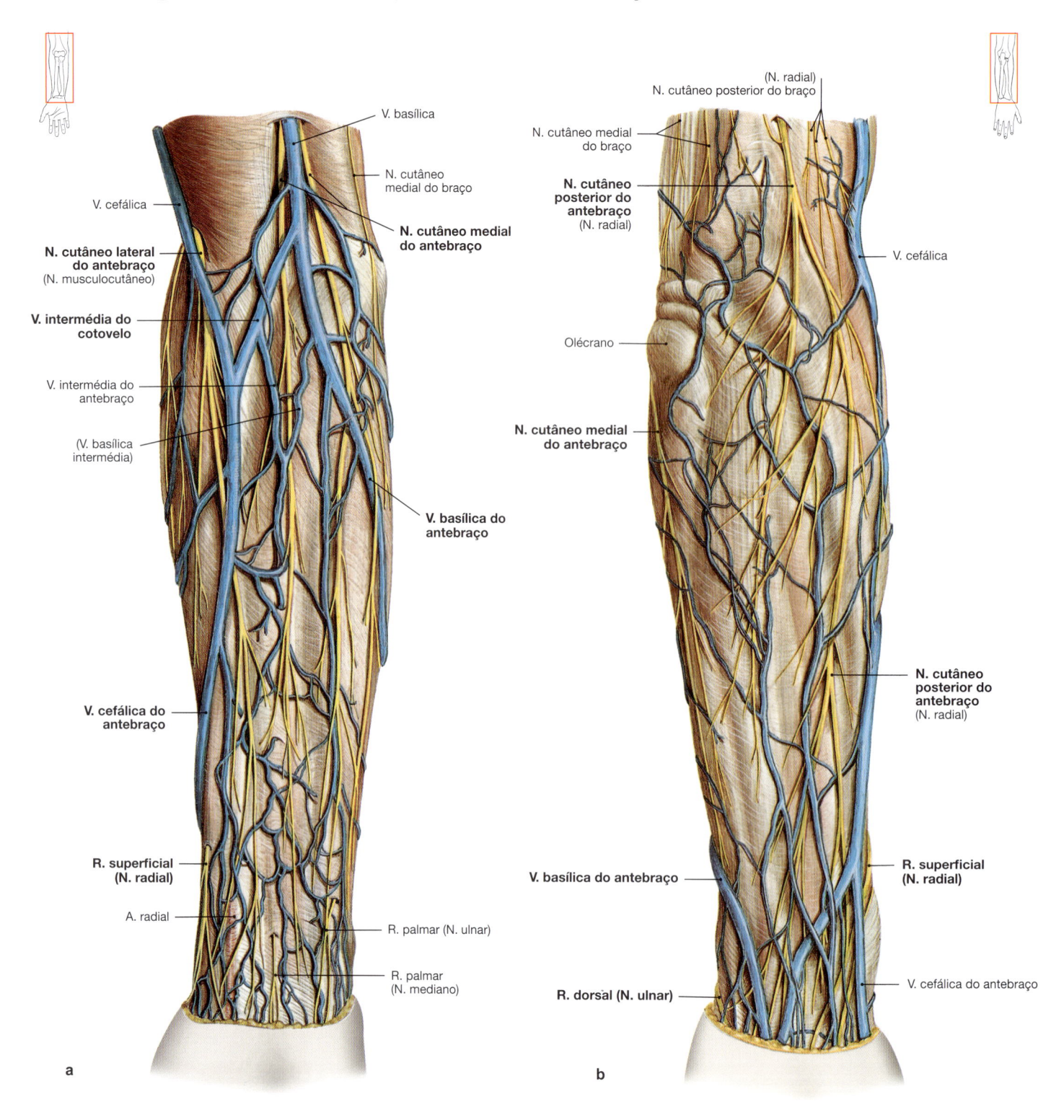

Figura 3.154a e b   Veias e nervos epifasciais das regiões anterior e posterior do antebraço e da fossa cubital (região cubital anterior), e região cubital posterior (cotovelo) lado direito. [S700]

a Vista anterior. A **V. cefálica do antebraço** origina-se da face posterior do polegar, a partir da rede venosa dorsal superficial da mão, e, em seguida, desvia sobre a face flexora radial do antebraço, enquanto a **V. basílica do antebraço** segue da região ulnar do dorso da mão sobre a face flexora ulnar. Na região da fossa cubital, as duas veias se comunicam habitualmente pela **V. intermédia do cotovelo**. Os principais nervos do antebraço se expandem, com seus ramos em forma de leque, pelo antebraço. Em sua emergência, o **N. cutâneo medial do antebraço** associa-se à V. basílica, enquanto o **N. cutâneo lateral do antebraço** acompanha, inicialmente, a V. cefálica.

b Vista posterior. O **N. cutâneo posterior do antebraço** passa entre o M. tríceps braquial e o M. braquial. Na parte distal do antebraço segue o **R. superficial do N. radial**, sob o tendão do M. braquiorradial, através da fáscia e, deste modo, atinge o dorso da mão. Da mesma forma, o **R. dorsal do N. ulnar** segue sob o tendão do M. flexor ulnar do carpo em direção posterior. Os ramos palmares do N. mediano e do N. ulnar proximais às articulações do carpo não são habitualmente demonstrados à dissecção.

Vasos Sanguíneos e Nervos Superficiais do Dorso da Mão

Labels on figure:
- N. cutâneo posterior do antebraço (N. radial)
- V. cefálica do antebraço
- V. basílica do antebraço
- N. radial, R. superficial
- N. ulnar, R. dorsal
- Rede venosa dorsal da mão
- Nn. digitais dorsais

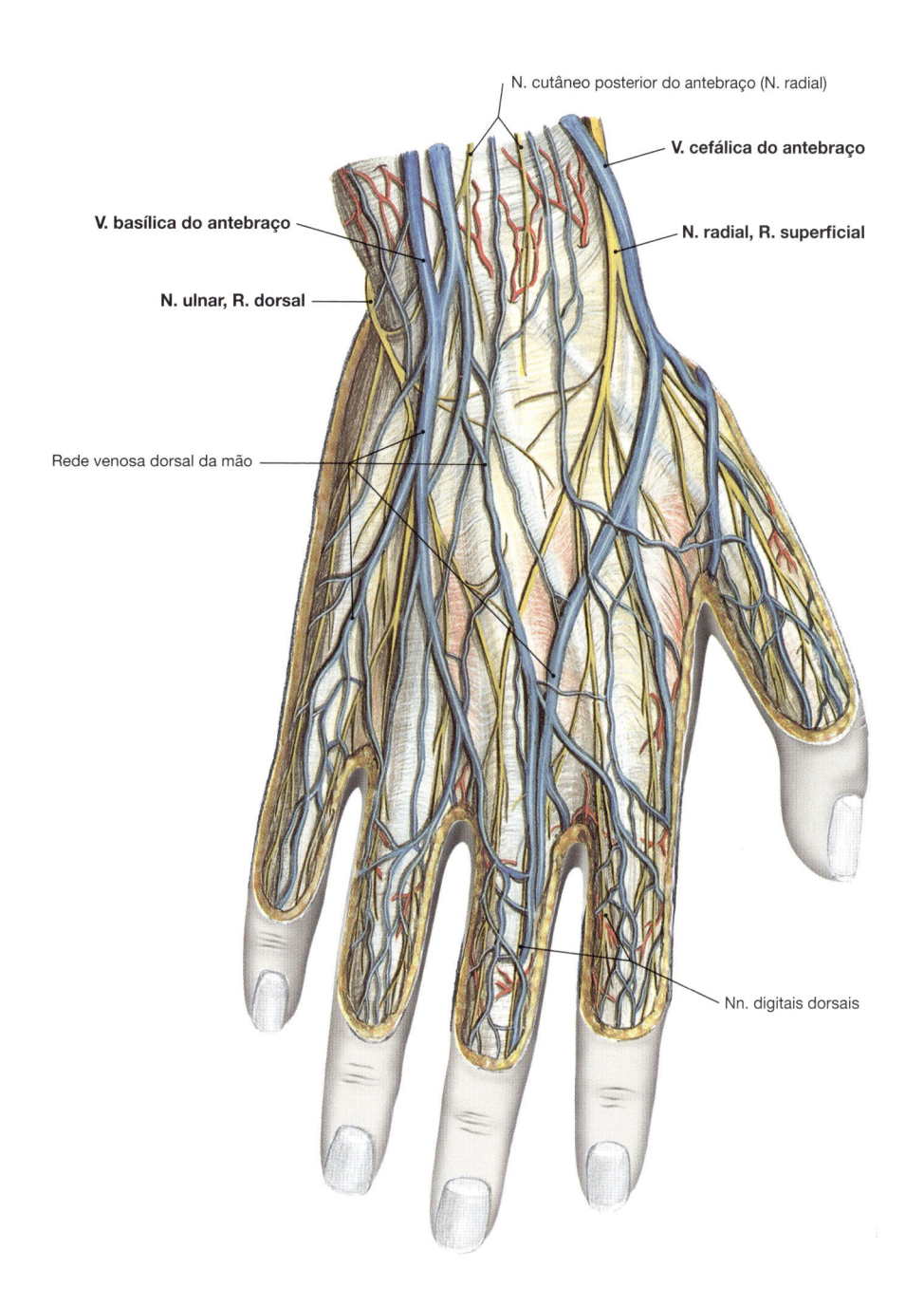

Figura 3.155 Vasos sanguíneos e nervos epifasciais do dorso da mão direita; vista posterior. [S700]

A **V. cefálica do antebraço** origina-se na face dorsal do polegar, a partir da rede venosa superficial, enquanto a **V. basílica do antebraço** é formada pelas veias da região ulnar do dorso da mão. Acima da articulação proximal do carpo, o **R. superficial do N. radial** segue sob o tendão do M. braquiorradial, através da fáscia sobre o dorso da mão. Ele se divide nos Nn. digitais dorsais, com os quais supre a inervação sensitiva posterior dos dois dedos em posição radial, mais a metade do terceiro dedo. Os dois dedos em posição ulnar, mais a metade do terceiro, são inervados pelo **R. dorsal do N. ulnar**, que passa sob o tendão do M. flexor ulnar do carpo, em direção posterior.

Topografia

Vasos Sanguíneos e Nervos da Fossa Axilar

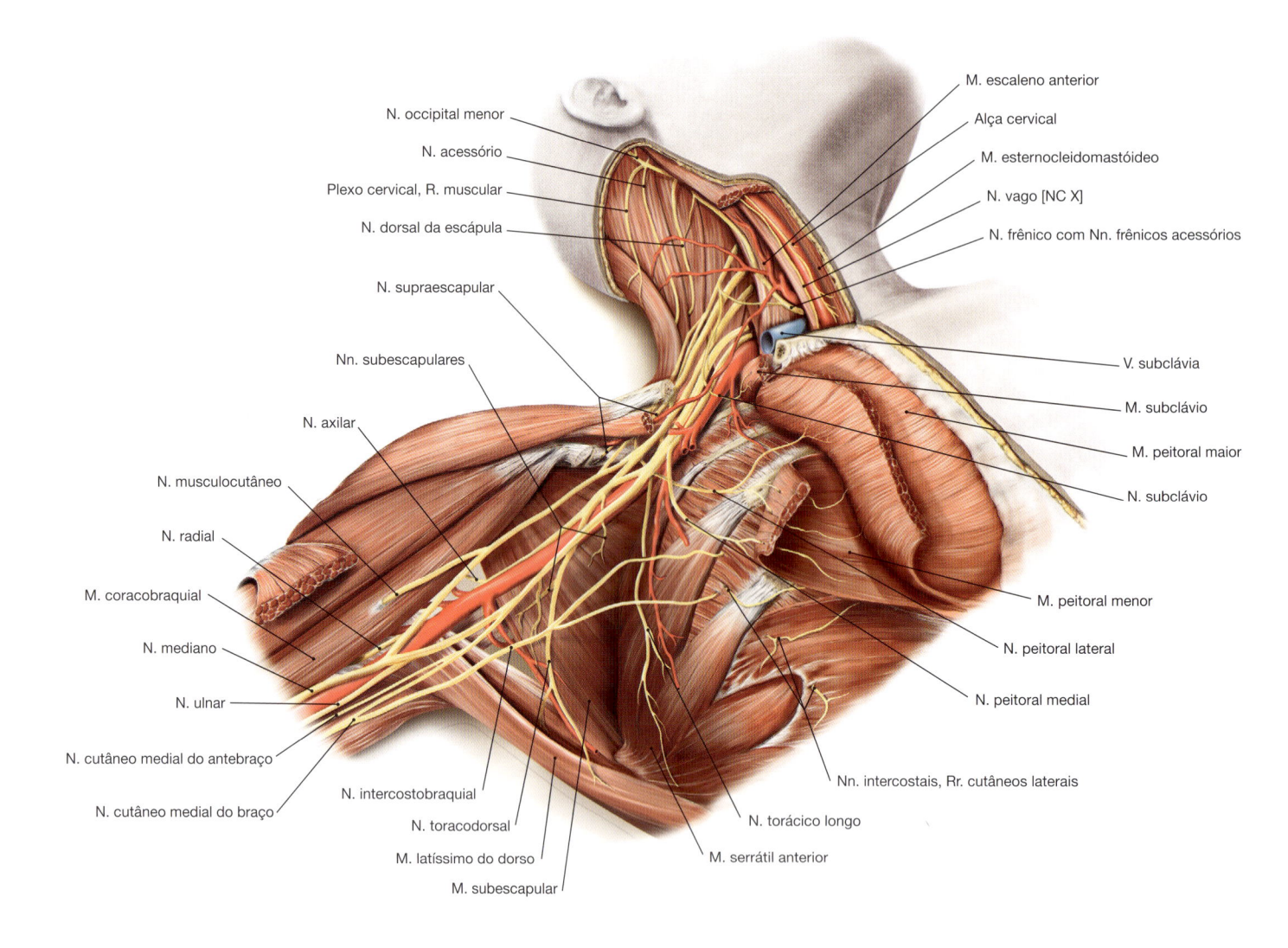

Figura 3.156 Fossa axilar com nervos do plexo braquial e ramos da **A. axilar, à direita**; vista anterior após secção dos Mm. peitorais maior e menor próximo a sua origem. [S700-L266]

O **N. dorsal da escápula** perfura o M. escaleno médio um pouco mais superiormente e se torna anterior apenas quando a cabeça é inclinada para trás e girada para o lado oposto. O N. dorsal da escápula avança posteriormente sob o **M. levantador da escápula**. A **A. cervical transversa** se estende por cima do plexo braquial até a face inferior do M. trapézio. O **N. supraescapular** gira lateralmente após sair do tronco superior e se aproxima da **A. supraescapular**. Enquanto o nervo passa sob o Lig. transverso superior da escápula na incisura da escápula, a artéria passa por cima. O **N. subclávio** é, muitas vezes, imperceptível e difícil de ser detectado; avança medialmente para o M. subclávio e, ocasionalmente, emite um ramo para o N. frênico (Nn. frênicos acessórios). A **A. torácica superior** avança para a parede torácica. O **N. torácico longo** emerge da parte supraclavicular, mas cruza a artéria em seu trajeto para a parede torácica, onde inerva o M. serrátil anterior.

Pelo trígono clavipeitoral passam a **A. toracoacromial**, bem como os ramos do plexo braquial, **Nn. peitorais lateral e medial**, que inervam os músculos do tórax. A **A. torácica lateral** emerge posteriormente na margem lateral do M. peitoral menor. Assim, a A. subescapular emerge da A. axilar e se divide na **A. circunflexa da escápula**, que atravessa o espaço triangular (espaço axilar medial), e na **A. toracodorsal**, que se liga ao **N. toracodorsal** e desce pela margem anterior do M. latíssimo do dorso.

A partir do fascículo posterior do plexo braquial, os **Nn. subescapulares** se aproximam medialmente do músculo subescapular, o **N. axilar** avança lateralmente e a **A. circunflexa posterior do úmero** avança posteriormente. O vaso se comunica com o último ramo da artéria axilar, a A. circunflexa anterior do úmero.

Os nervos da parte infraclavicular do plexo braquial emergem diretamente dos fascículos. O **N. radial** segue o trajeto do fascículo posterior e atravessa o hiato triangular do tríceps em direção à parte posterior do braço. O **N. musculocutâneo** emerge do fascículo lateral, desloca-se lateralmente e, em geral, perfura o M. coracobraquial. As outras fibras nervosas formam a parte lateral do **N. mediano**, cuja parte medial se origina no fascículo medial, que antes de chegar à parte medial do braço dá origem ao **N. ulnar** e aos **Nn. cutâneos mediais do braço e do antebraço** (nervos sensitivos).

3 Trígono Clavipeitoral e Fossa Axilar

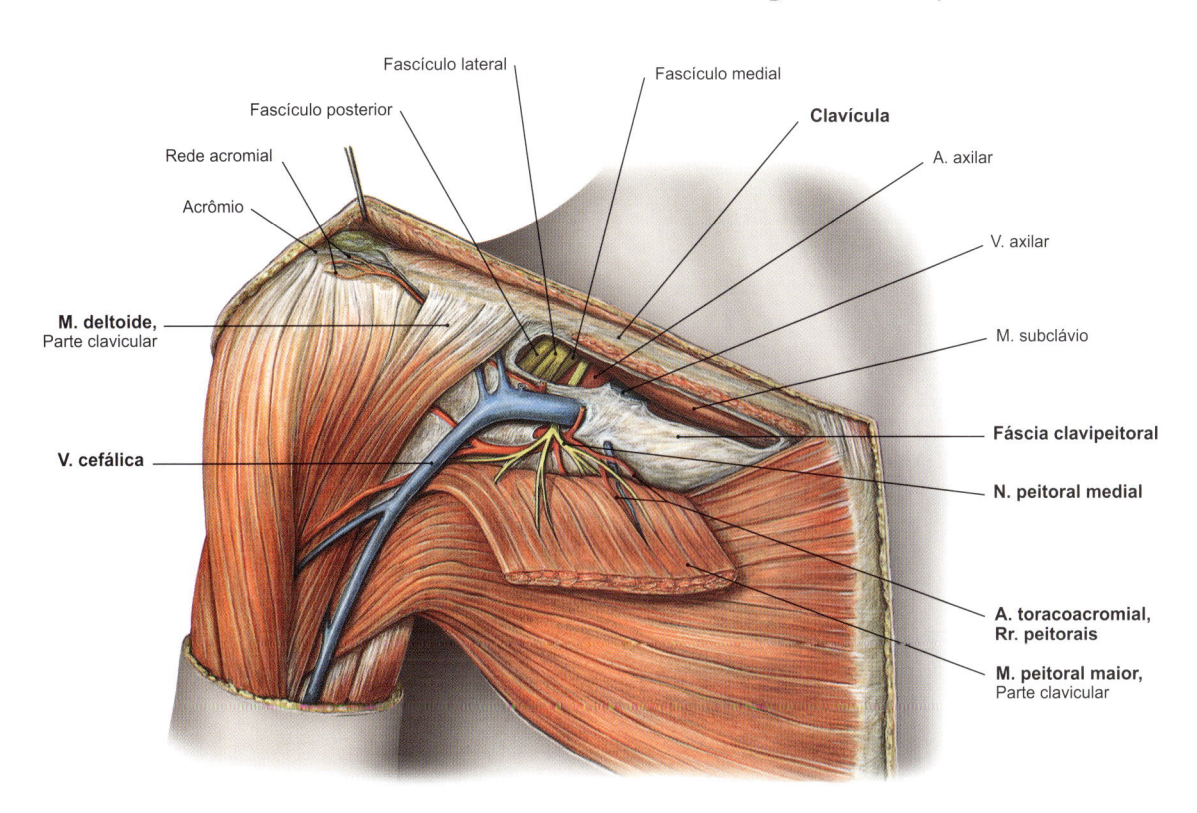

Figura 3.157 Trígono clavipeitoral (fossa de Mohrenheim) do lado direito. [S700]
O trígono clavipeitoral é o estreito espaço triangular entre a clavícula e as origens do M. peitoral maior e do M. deltoide. Para que o trígono clavipeitoral seja demonstrado na dissecção, a origem do M. peitoral maior, a partir da clavícula, foi seccionada e rebatida para o lado, e a fáscia clavipeitoral foi retirada. Nesse trígono, a **V. cefálica** desemboca na V. axilar. Os **linfonodos axilares apicais** também estão localizados nesse trígono. Além disso, a **A. toracoacromial** origina-se na A. axilar e se divide em seus quatro ramos terminais. Os **Nn. peitorais medial e lateral** originam-se nos fascículos de mesmo nome e seguem, juntamente com os ramos arteriais, em direção aos músculos peitorais, que eles suprem.

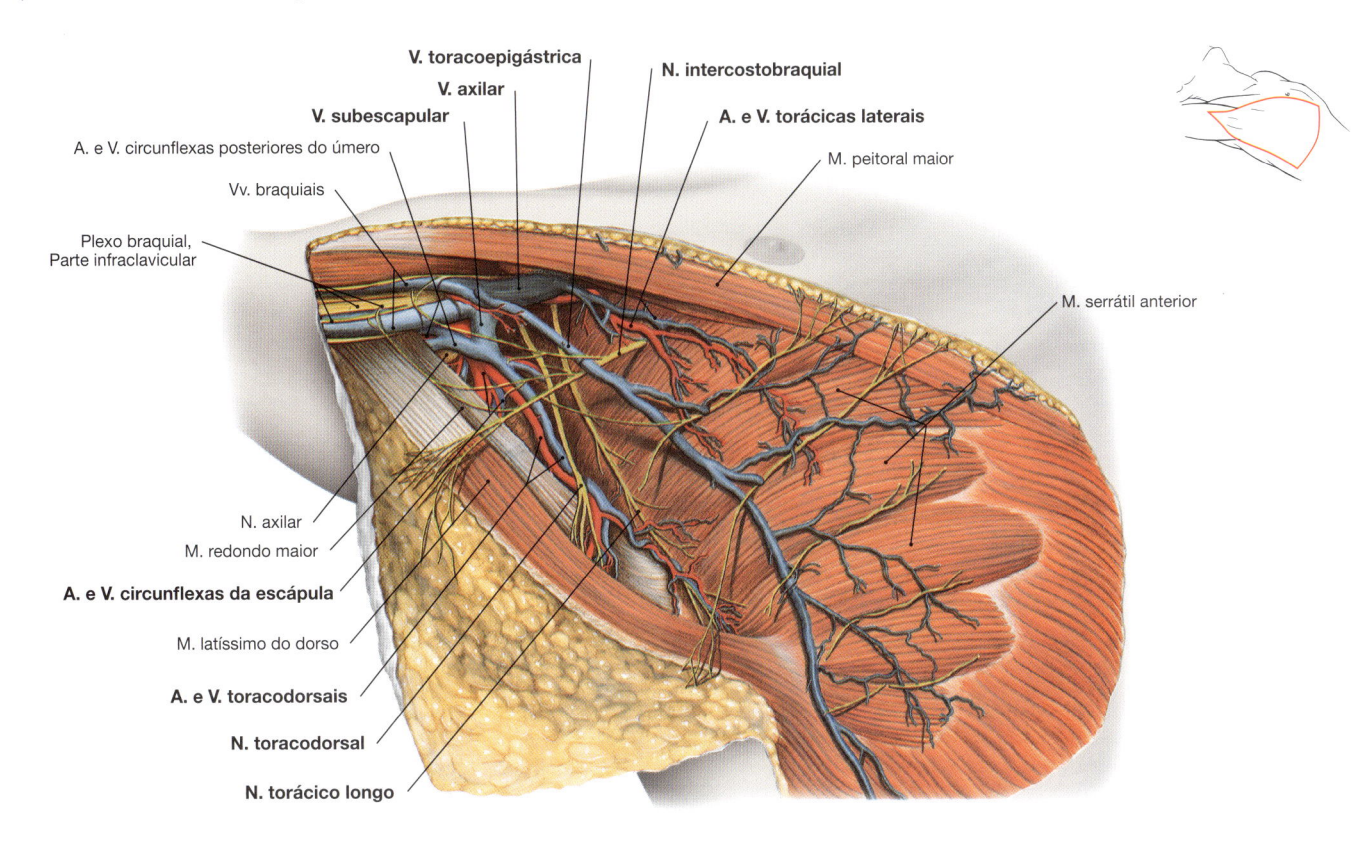

Figura 3.158 Fossa axilar direita; vista lateral e inferior. [S700]
A fossa axilar é delimitada anteriormente pelo M. peitoral maior e posteriormente pelo M. latíssimo do dorso, que formam as duas pregas axilares. Na fossa axilar, os três fascículos da parte infraclavicular do **plexo braquial** circundam a **A. axilar** e são recobertos anteriormente pela **V. axilar**. Os **Nn. intercostobraquiais**, derivados dos **Nn. intercostais**, atravessam a fossa axilar e associam-se ao N. cutâneo medial do braço. O **N. toracodorsal** segue com os vasos sanguíneos de mesmo nome em direção à face profunda do M. latíssimo do dorso. Anteriormente, o **N. torácico longo** desce sobre o M. serrátil anterior, provendo a sua inervação.

315

Topografia

Vasos Sanguíneos e Nervos da Fossa Axilar e da Parede Torácica Lateral

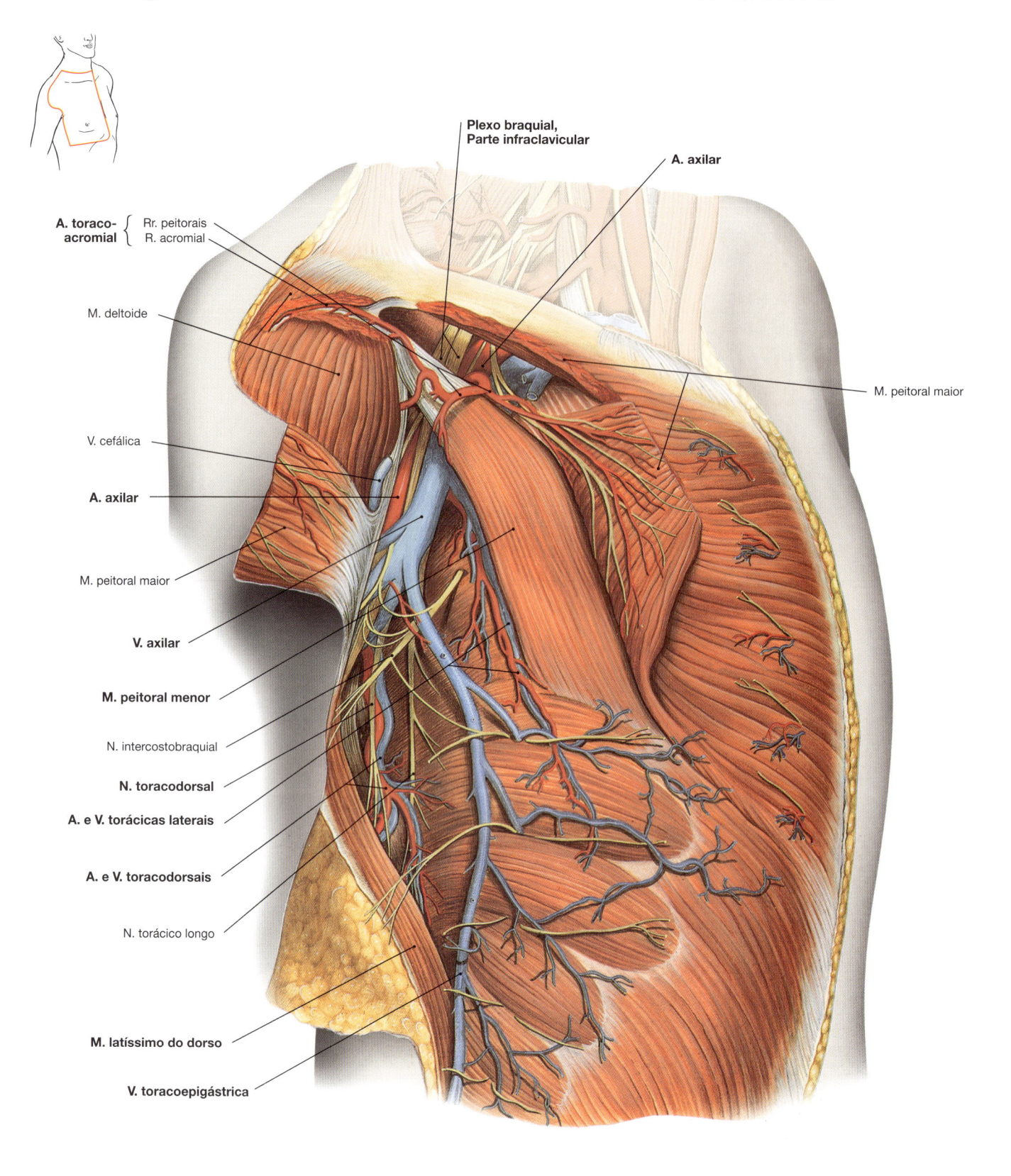

Figura 3.159 Fossa axilar e parede torácica lateral, lado direito; vista lateral direita. [S700]

Em comparação com a → Figura 3.158, o M. peitoral maior foi seccionado, de modo a permitir a demonstração do **M. peitoral menor** e das estruturas que partem do trígono clavipeitoral e que se encontram em posição subjacente ao músculo previamente mencionado. Na margem superior do M. peitoral menor observa-se a **A. toracoacromial** com os seus ramos. Seus Rr. peitorais, juntamente com os Nn. peitorais do plexo braquial, aproximam-se dos Mm. peitorais maior e menor, suprindo as suas fibras. O M. peitoral menor é uma importante referência anatômica para a classificação dos linfonodos axilares (→ Figura 3.149). Em sua margem lateral seguem **A. e V. torácicas laterais**. Lateralmente temos **A., V. e N. toracodorsais**, que descem em direção à face profunda do M. latíssimo do dorso, suprido por essas estruturas vasculonervosas. A V. toracoepigástrica não é acompanhada por uma artéria e tem configuração e trajeto muito variáveis (aqui com estrutura relativamente robusta) na tela subcutânea da parede torácica lateral.

Vasos Sanguíneos e Nervos da Fossa Axilar e da Parede Torácica Lateral

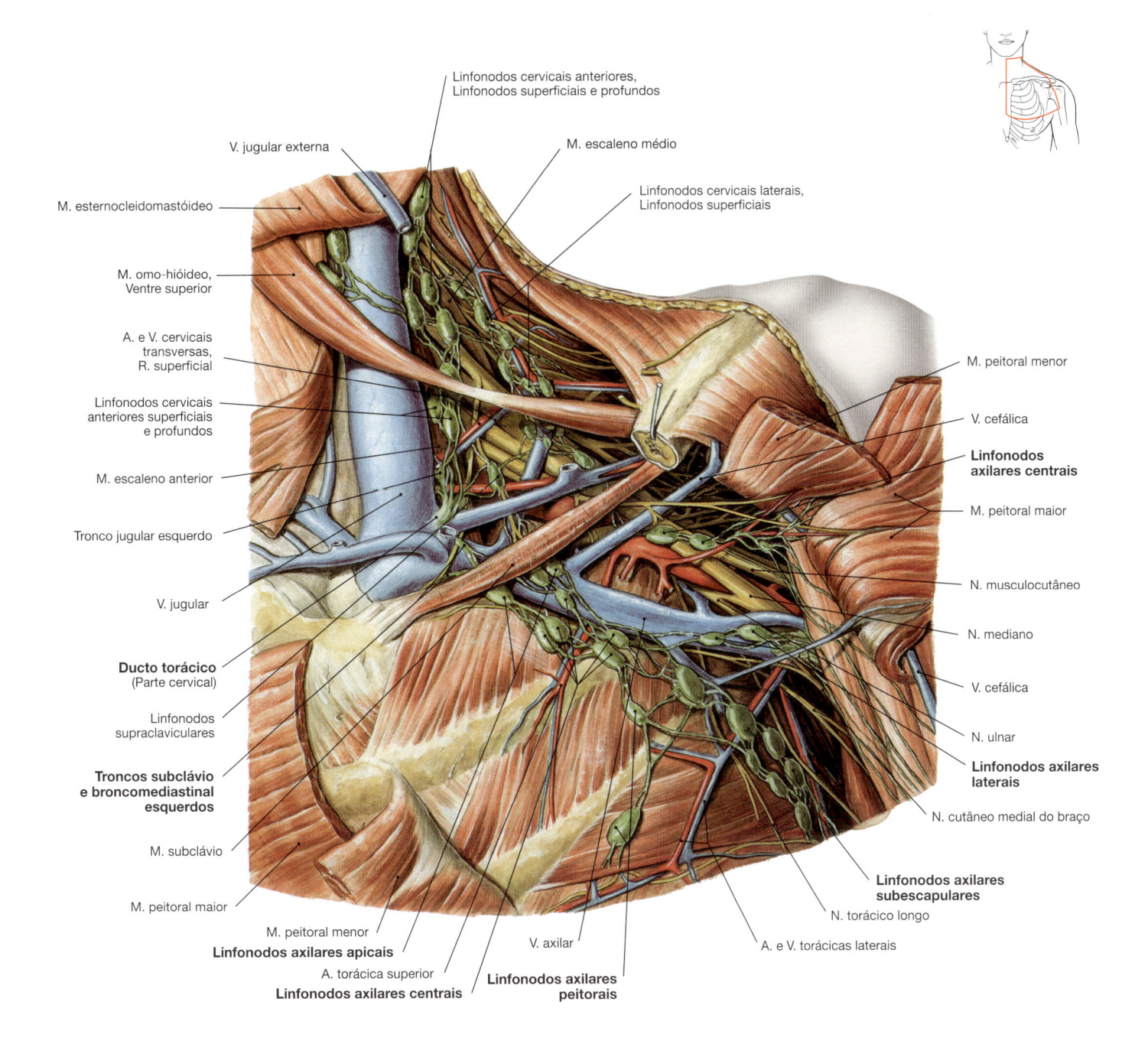

Figura 3.160 Fossa axilar e parede torácica lateral, lado esquerdo; vista anterior. [S700]

Em comparação com a → Figura 3.159, é mostrado o lado esquerdo do corpo, de modo a expor a conexão dos **plexos linfáticos axilares** no ducto torácico e sua desembocadura no ângulo venoso, porque este é frequentemente comprometido durante a preparação da peça anatômica. O M. peitoral menor foi seccionado para que os linfonodos da fossa axilar pudessem ser vistos. De acordo com sua localização em relação ao M. peitoral menor, os linfonodos axilares são classificados em **três níveis** (→ Figura 3.149). O primeiro nível (lateralmente ao M. peitoral menor) contém os linfonodos axilares peitorais ao longo da A. e V. torácicas laterais e, em posição mais lateral, os linfonodos axilares subescapulares e os linfonodos axilares laterais à V. axilar. O segundo nível (na altura do M. peitoral menor) inclui os linfonodos axilares centrais do músculo. Medialmente ao M. peitoral menor está o terceiro nível, como última estação antes do **tronco subclávio**, que conduz a linfa do lado esquerdo, pelo ducto torácico, para o ângulo venoso esquerdo, entre a V. jugular interna e a V. subclávia.

Correlações clínicas

O **ducto torácico** conduz a linfa de toda a metade inferior do corpo (incluindo a linfa dos órgãos abdominais e pélvicos) e, antes de sua desembocadura no ângulo venoso esquerdo – através do tronco broncomediastinal esquerdo –, recebe também a linfa da metade esquerda da caixa torácica através do tronco subclávio esquerdo, advinda do membro superior esquerdo, e através do tronco jugular esquerdo, vinda da região esquerda da cabeça e do pescoço.

Consequentemente, no caso de metástases de tumores malignos da cavidade abdominal e da cavidade pélvica, também pode haver o acometimento dos linfonodos supraclaviculares esquerdos (também denominados **linfonodos de Virchow**).

Topografia

Vasos Sanguíneos e Nervos da Fossa Axilar e Parte Medial do Braço

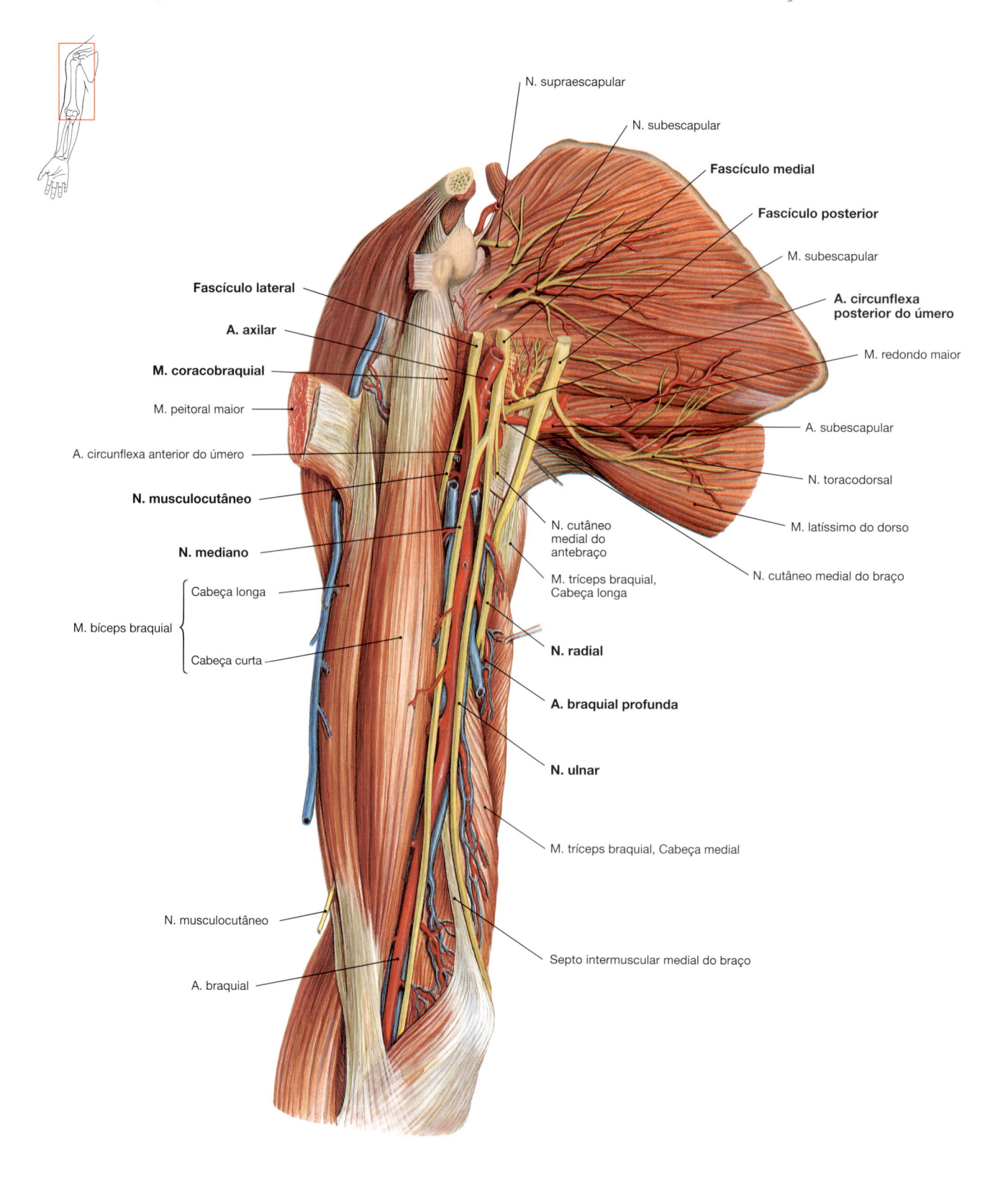

Figura 3.161 Vasos sanguíneos da fossa axilar e da face medial do braço direito; vista anteromedial. [S700]

O M. peitoral maior foi seccionado próximo à sua inserção na crista do tubérculo maior, para que a parte infraclavicular do **plexo braquial** pudesse ser observada. Em uma posição proximal encontram-se os três fascículos nervosos. O **fascículo lateral** e o **fascículo medial** encontram-se em ambos os lados da A. axilar e, com seus nervos, constituem uma estrutura em "formato de M", importante para a orientação durante a dissecção do plexo braquial. Deste modo, o ramo lateral do "M" é formado pelo N. musculocutâneo, que é o mais fácil de ser identificado, uma vez que atravessa o M. coracobraquial. A parte média é o N. mediano, com suas raízes medial e lateral. O ramo medial do "M" é formado pelo N. ulnar. Em comparação ao N. mediano, que após seu trajeto no sulco bicipital medial segue medialmente na fossa cubital, o N. ulnar passa sobre a face dorsal do epicôndilo medial. O **fascículo posterior** foi mobilizado de sua posição posterior à A. axilar. Ele se origina proximalmente ao N. axilar, que segue juntamente com a A. circunflexa posterior do úmero através do espaço axilar lateral, e, em seguida, continua como N. radial que, finalmente, atinge a face posterior do úmero, juntamente com a A. profunda do braço, através do hiato do tríceps braquial.

Vasos Sanguíneos e Nervos da Fossa Axilar e do Braço Medial

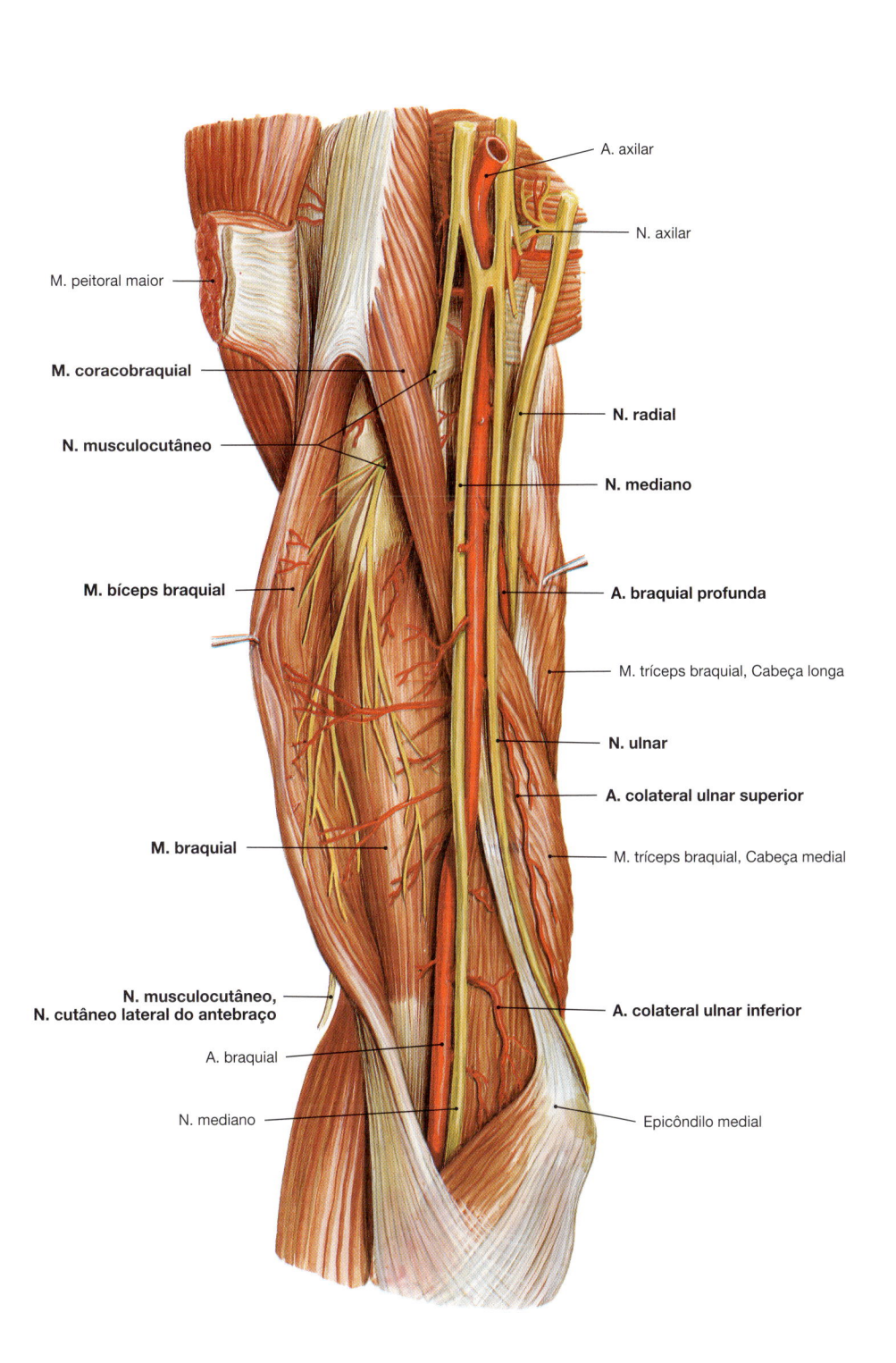

Figura 3.162 Artérias e nervos da fossa axilar e da face medial do braço direito; vista anteromedial, após rebatimento do M. bíceps braquial. [S700]
O M. bíceps braquial foi desviado lateralmente, para que o trajeto do N. musculocutâneo pudesse ser exposto. O **N. musculocutâneo** atravessa e inerva o M. coracobraquial e, em seguida, passa entre o M. bíceps braquial e o M. braquial, que ele também supre. Na parte distal do braço, o ramo terminal sensitivo (N. cutâneo lateral do antebraço) emerge entre os dois músculos e segue em direção à face radial do antebraço.

O **N. mediano** passa juntamente com a A. braquial no sulco bicipital medial e, em seguida, dirige-se para a fossa cubital. O **N. ulnar** segue com a A. colateral ulnar superior na face posterior do epicôndilo medial. Por sua vez, a A. colateral ulnar inferior se origina na A. braquial como o vaso mais delgado em posição proximal à fossa cubital. O **N. axilar** sai do fascículo posterior, em posição proximal, e atravessa o espaço axilar lateral, enquanto o **N. radial** segue com a A. braquial profunda através do hiato do tríceps braquial.

Topografia

Espaços Axilares e Hiato do M. Tríceps

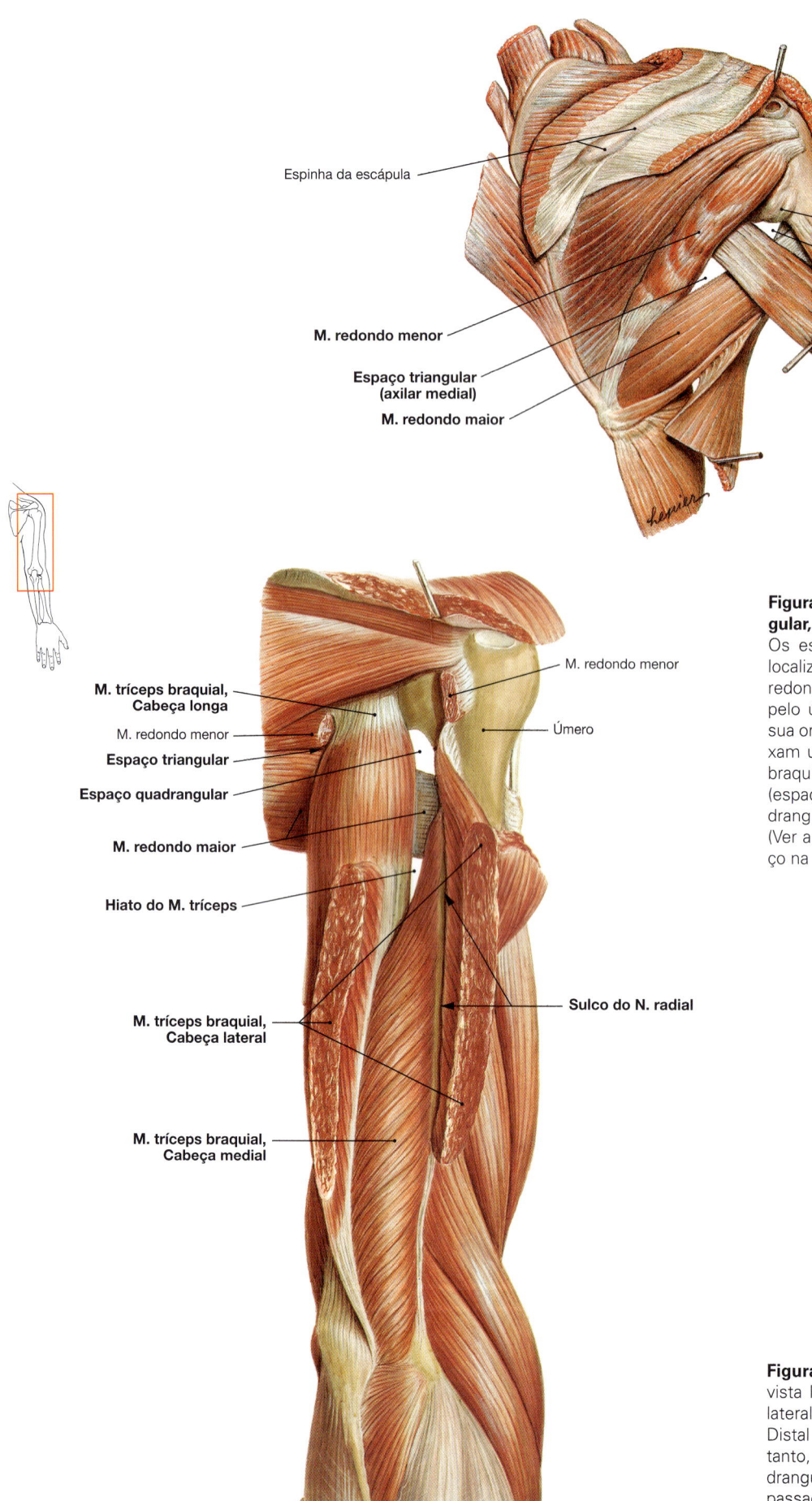

Figura 3.163 Espaços triangular e quadrangular, à direita; vista posterior. [S700]
Os espaços triangular e quadrangular estão localizados entre os M. redondo maior e M. redondo menor e são limitados lateralmente pelo úmero. Os dois músculos divergem de sua origem na escápula (em forma de V) e deixam um hiato. A cabeça longa do M. tríceps braquial divide esse hiato no espaço triangular (espaço axilar medial) e no espaço quadrangular (espaço axilar lateral).
(Ver as estruturas que atravessam esse espaço na → Figura 3.165.)

Figura 3.164 Hiato do M. tríceps, à direita; vista lateroposterior; após secção da cabeça lateral do M. tríceps braquial. [S700]
Distal à inserção do M. redondo maior e, portanto, caudal aos espaços triangular e quadrangular, existe o **hiato do M. tríceps**, uma passagem importante da axila para a parte posterior do braço. Esse hiato é limitado pelas cabeças longa e lateral do M. tríceps braquial.
(Ver as estruturas que atravessam esse espaço na → Figura 3.165.)

Espaços Axilares e Hiato do M. Tríceps

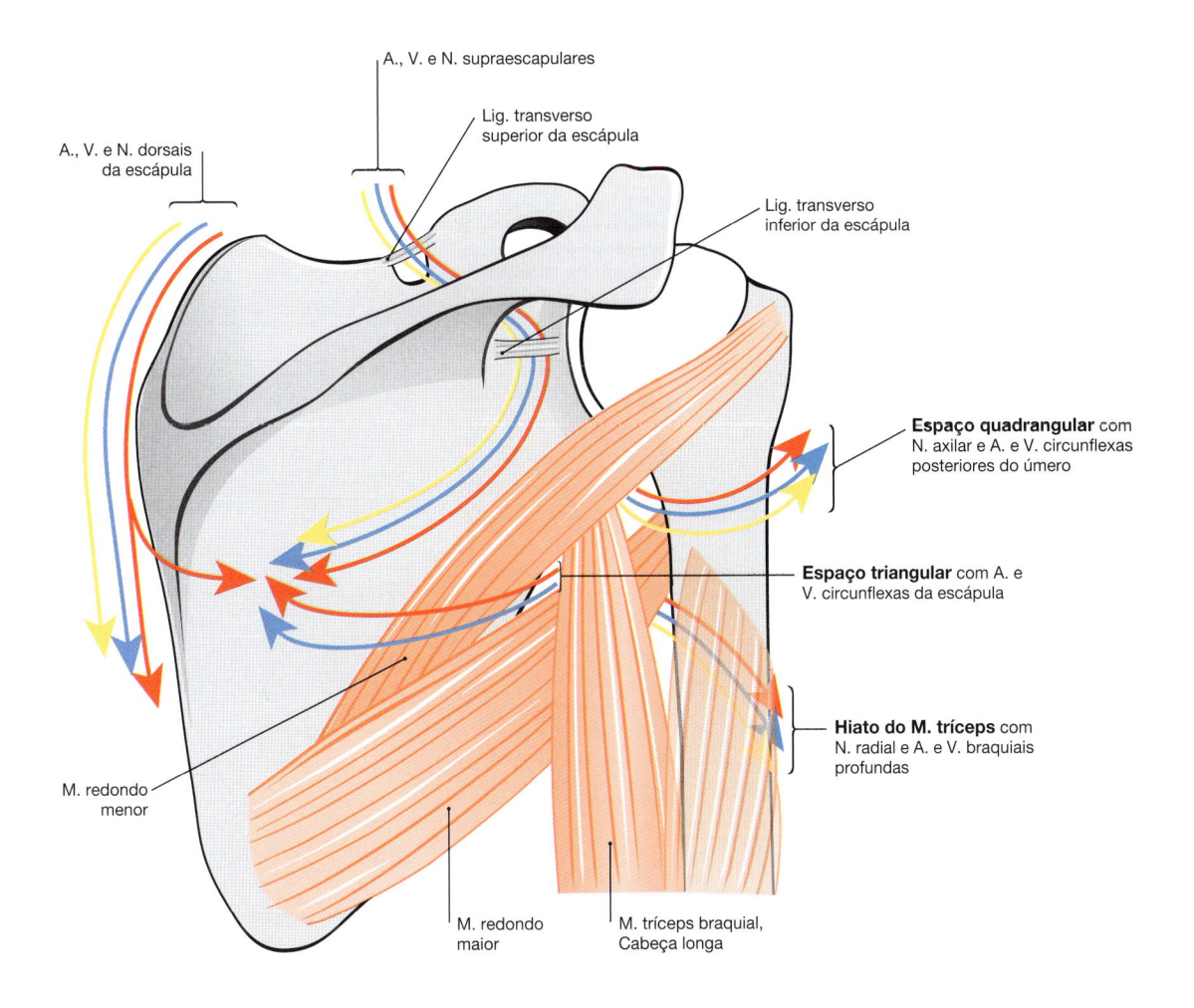

Figura 3.165 Espaços triangular, quadrangular e hiato do M. tríceps, à direita; representação esquemática, vista posterior. [S702-L126]
Existem espaços entre o M. redondo maior e o M. redondo menor que são limitados lateralmente pelo úmero. A cabeça longa do M. tríceps braquial separa o **espaço triangular (medial)** do **espaço quadrangular (lateral)**. Através desses espaços passam as seguintes estruturas:
- **Espaço triangular**: A. e V. circunflexas da escápula
- **Espaço quadrangular**: N. axilar, A. e V. circunflexas posteriores do úmero.

A A. circunflexa da escápula se anastomosa com a A. supraescapular na fossa infraespinal e, por ramos finos, com a A. dorsal da escápula (**anastomoses arteriais do ombro**). A A. supraescapular passa **sobre** o Lig. transverso superior da escápula na fossa supraespinal e **sob** o Lig. transverso inferior da escápula na fossa infraespinal.

A A. circunflexa posterior da escápula se anastomosa com a A. circunflexa anterior do úmero (**anastomoses arteriais do braço**, → Figura 3.137).

Em posição caudal aos espaços triangular e quadrangular é encontrado o **hiato do M. tríceps**, delimitado pelas cabeças longa e lateral do M. tríceps braquial.

Pelo **hiato do M. tríceps** passam: N. radial, A. e V. braquiais profundas.

Topografia

Vasos Sanguíneos e Nervos da Parte Lateral do Braço

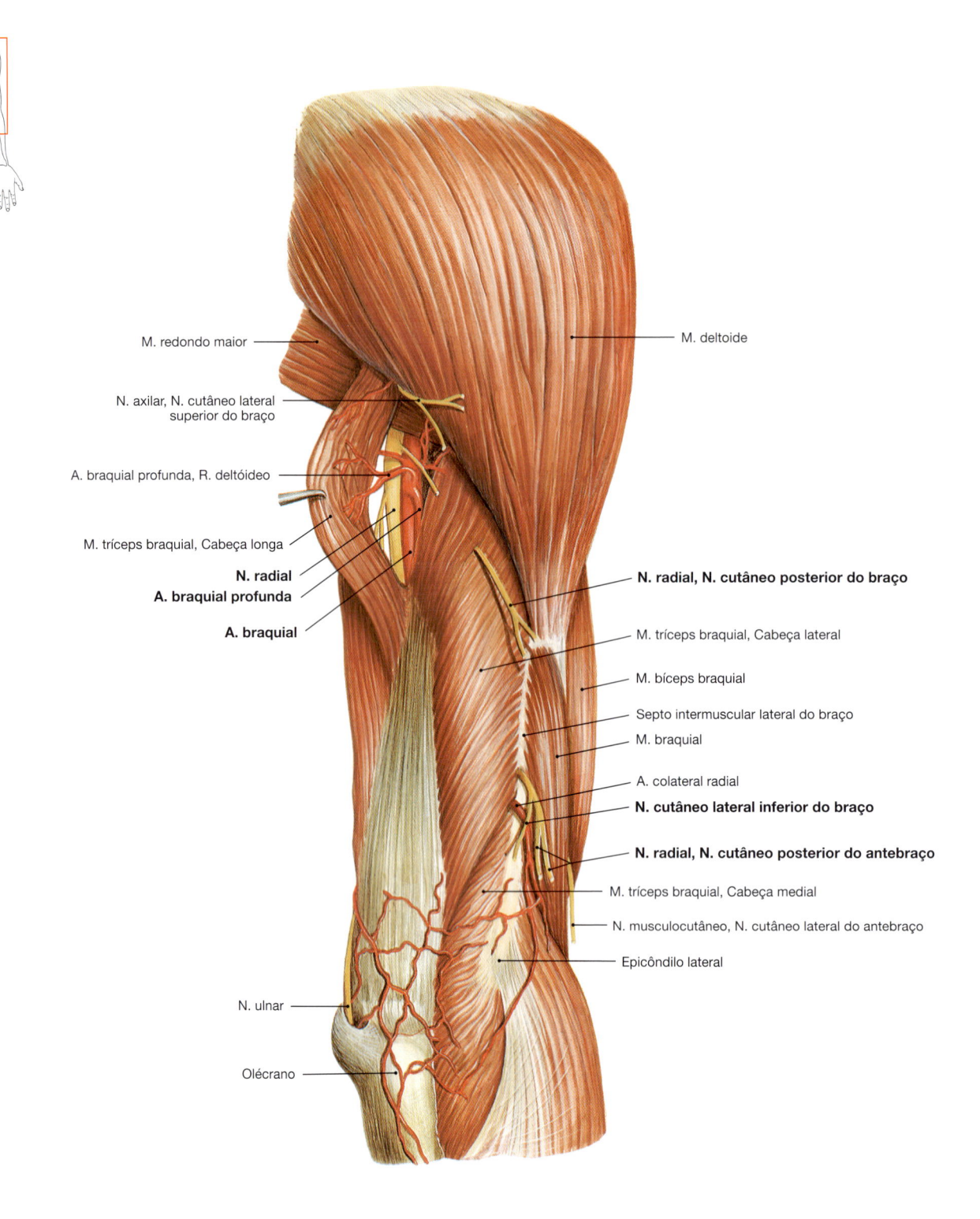

Figura 3.166 Artérias e nervos da face lateral do braço direito; vista posterolateral. [S700]

A cabeça longa e a cabeça lateral do M. tríceps braquial foram afastadas uma da outra para que pudesse ser mais bem visualizado o **hiato do tríceps braquial**, delimitado pelos dois ventres musculares, através do qual o **N. radial** e a **A. braquial profunda** seguem em direção posterior e, em seguida, se posicionam no sulco do nervo radial, na diáfise do úmero. Conforme se observa, o N. radial origina os ramos motores para o M. tríceps braquial, e também o N. cutâneo posterior do braço, durante a passagem pelo hiato do tríceps braquial. Em contrapartida, o N. cutâneo lateral inferior do braço, juntamente com o N. cutâneo posterior do antebraço, se origina somente na região do sulco do nervo radial.

Correlações clínicas

Na **fratura da diáfise do úmero** com lesão do N. radial, a função do M. tríceps braquial geralmente permanece inalterada, uma vez que o N. radial origina os ramos motores para o M. tríceps braquial e também o N. cutâneo posterior do braço na passagem pelo hiato do tríceps braquial. Como o N. cutâneo lateral inferior do braço, juntamente com o N. cutâneo posterior do antebraço, se origina somente na região do sulco do nervo radial, ele pode ser afetado pela lesão.

Vasos Sanguíneos e Nervos da Parte Lateral do Braço

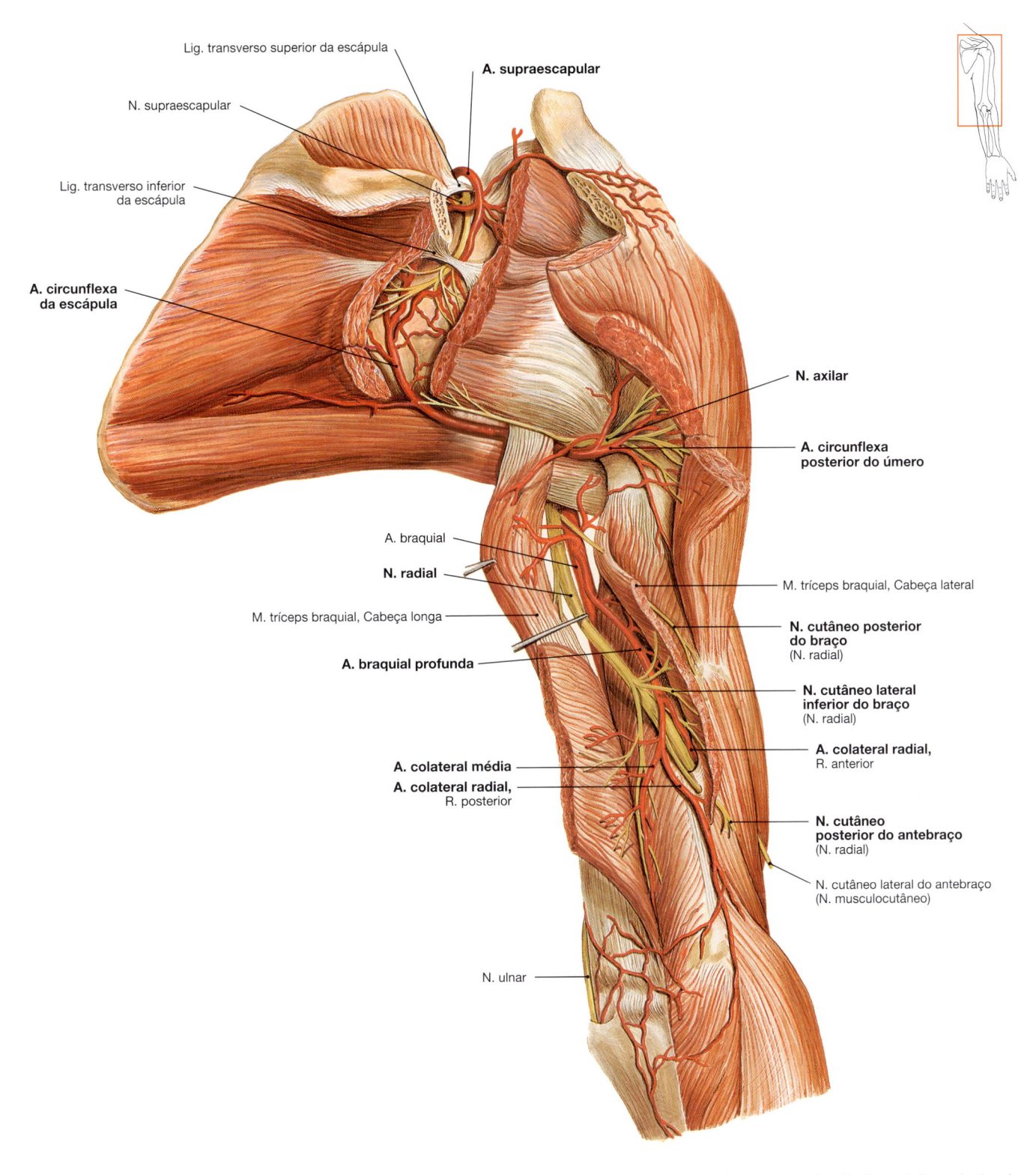

Figura 3.167 Artérias e nervos do ombro direito e da face lateral do braço direito; vista posterolateral. [S700]

Aqui, mais uma vez, está representada a sequência de ramos do **N. radial**. O **hiato do tríceps braquial** foi ampliado, uma vez que a cabeça longa e a cabeça lateral do M. tríceps braquial foram separadas uma da outra. Os ramos motores para o M. tríceps braquial e o N. cutâneo posterior do braço são originados durante a passagem através do hiato do tríceps. Por sua vez, o N. cutâneo lateral inferior do braço e o N. cutâneo posterior do antebraço são originados somente no sulco do nervo radial. O N. radial segue juntamente com a A. braquial profunda, que se divide na A. colateral média (para o epicôndilo medial) e na A. colateral radial (que acompanha o nervo).

Além disso, a dissecção mostra os **espaços axilares** com as estruturas de passagem. O N. axilar acompanha a A. circunflexa posterior do úmero através do espaço axilar lateral. A A. circunflexa da escápula atravessa o espaço axilar medial, em direção posterior. Na fossa infraespinal, a A. circunflexa da escápula (área de suprimento da A. axilar) forma uma importante anastomose com a A. supraescapular (área de suprimento da A. subclávia). Por meio desse anel arterial, frequentemente complementado com a A. dorsal da escápula (da mesma forma, derivada da área de suprimento da A. subclávia, aqui não representada), uma circulação colateral pode ser mantida para o suprimento do membro superior quando a A. axilar está obstruída em posição proximal.

A A. supraescapular segue inicialmente sobre o Lig. transverso superior da escápula na fossa supraespinal da escápula, enquanto o N. supraescapular passa por baixo do ligamento, através da incisura da escápula. Consequentemente, o nervo e a artéria se encontram na passagem na fossa infraespinal, recobertos pelo Lig. transverso inferior da escápula.

Topografia

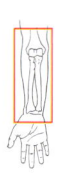

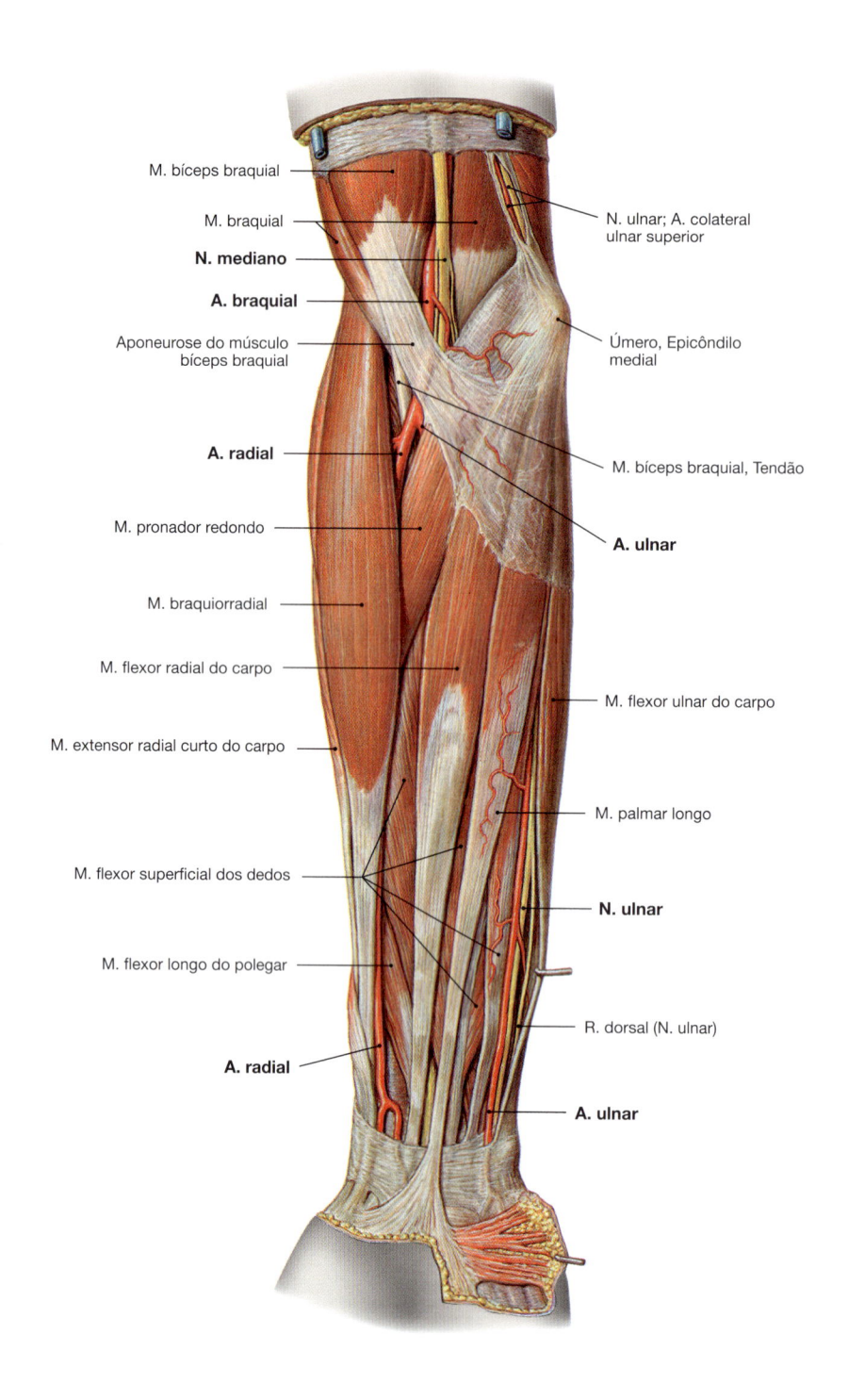

Vasos Sanguíneos e Nervos do Antebraço

Labels on figure:
- M. bíceps braquial
- M. braquial
- **N. mediano**
- **A. braquial**
- Aponeurose do músculo bíceps braquial
- **A. radial**
- M. pronador redondo
- M. braquiorradial
- M. flexor radial do carpo
- M. extensor radial curto do carpo
- M. flexor superficial dos dedos
- M. flexor longo do polegar
- **A. radial**
- N. ulnar; A. colateral ulnar superior
- Úmero, Epicôndilo medial
- M. bíceps braquial, Tendão
- **A. ulnar**
- M. flexor ulnar do carpo
- M. palmar longo
- **N. ulnar**
- R. dorsal (N. ulnar)
- **A. ulnar**

Figura 3.168 Artérias e nervos da camada superficial do antebraço direito; vista anterior. [S700]

O **N. mediano** acompanha medialmente a A. braquial na fossa cubital. A A. braquial divide-se na A. radial e na A. ulnar, que se dirigem, cada uma, para as respectivas faces das articulações do carpo. O pulso é preferivelmente palpado na A. radial, em posição proximal às articulações do carpo. A A. ulnar é acompanhada pelo N. ulnar, que, da mesma forma, é recoberto pelo M. flexor ulnar do carpo, como se observa na região distal do antebraço.

Vasos Sanguíneos e Nervos do Antebraço

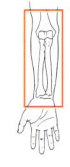

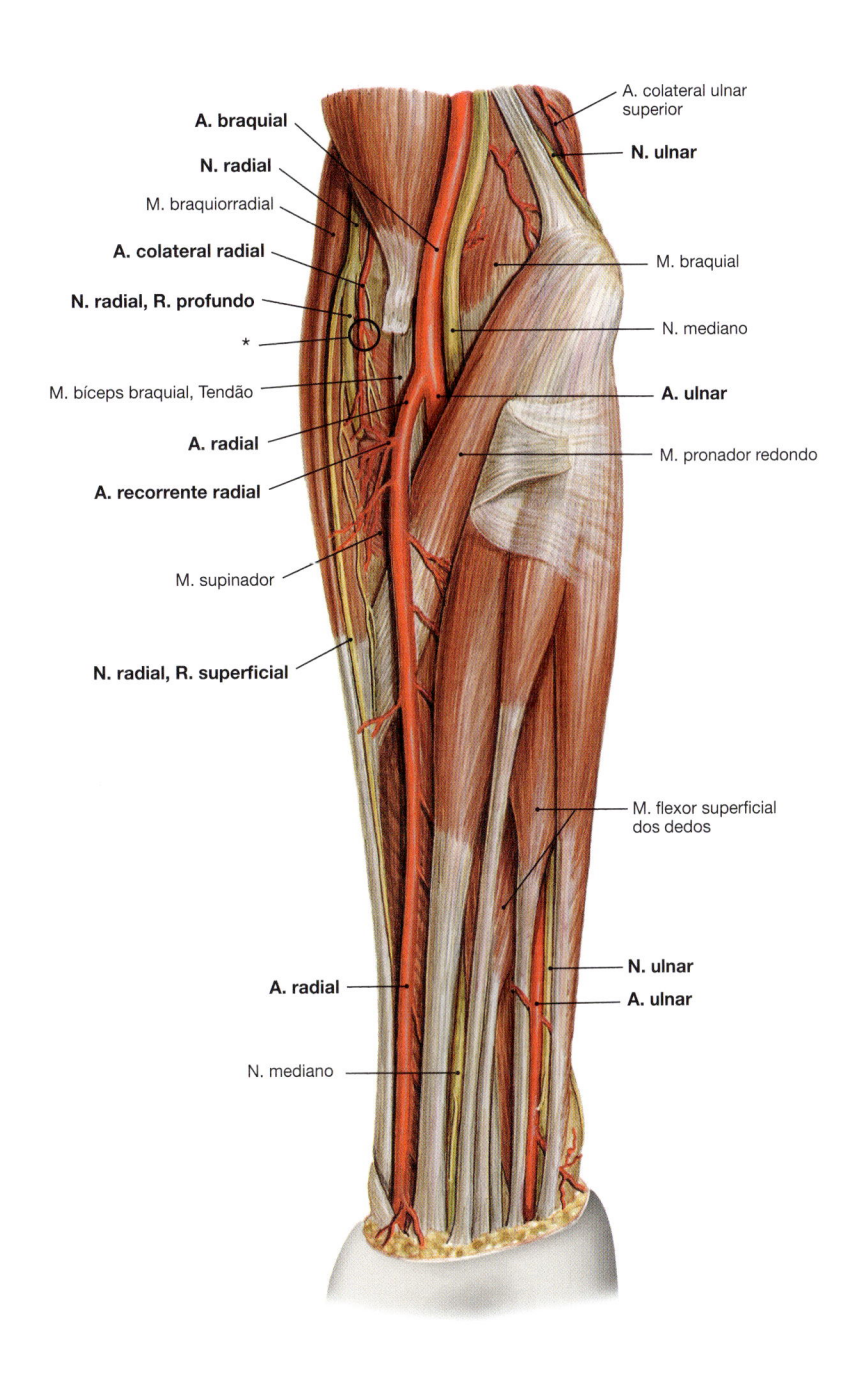

Figura 3.169 Artérias e nervos da camada superficial do antebraço direito; vista anterior, após retirada do M. braquiorradial e da fáscia do antebraço. [S700]
O M. braquiorradial e a inserção do M. bíceps braquial na fáscia do antebraço foram retirados, de modo que a ramificação da **A. braquial** e os trajetos de A. e N. radiais fossem demonstrados. Após a ramificação da A. braquial, a **A. radial** segue sob o M. braquiorradial, em direção à face radial das articulações do carpo. Abaixo do M. braquiorradial, a A. recorrente radial ascende em direção à rede vascular do cotovelo (rede articular do cotovelo), onde se anastomosa com a A. colateral radial (*). A **A. ulnar** origina-se posteriormente ao M. pronador redondo, posicionando-se adjacente ao N. ulnar, abaixo da fossa cubital, e segue por baixo do M. flexor ulnar do carpo em direção à face ulnar das articulações do carpo. Entre o M. braquiorradial e o M. braquial **(túnel radial)**, o **N. radial** segue lateralmente na fossa cubital e se divide em um R. superficial e um R. profundo. O **R. superficial** acompanha a A. radial até o terço distal do antebraço, antes que se desvie para a face posterior. O **R. profundo** inerva e atravessa o M. supinador **(canal do supinador)**. Em sua entrada no músculo encontra-se frequentemente um arco tendíneo com margens bem demarcadas – a **arcada de Frohse-Fränkel** –, onde o nervo pode ser comprimido.

Topografia

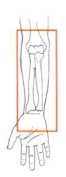

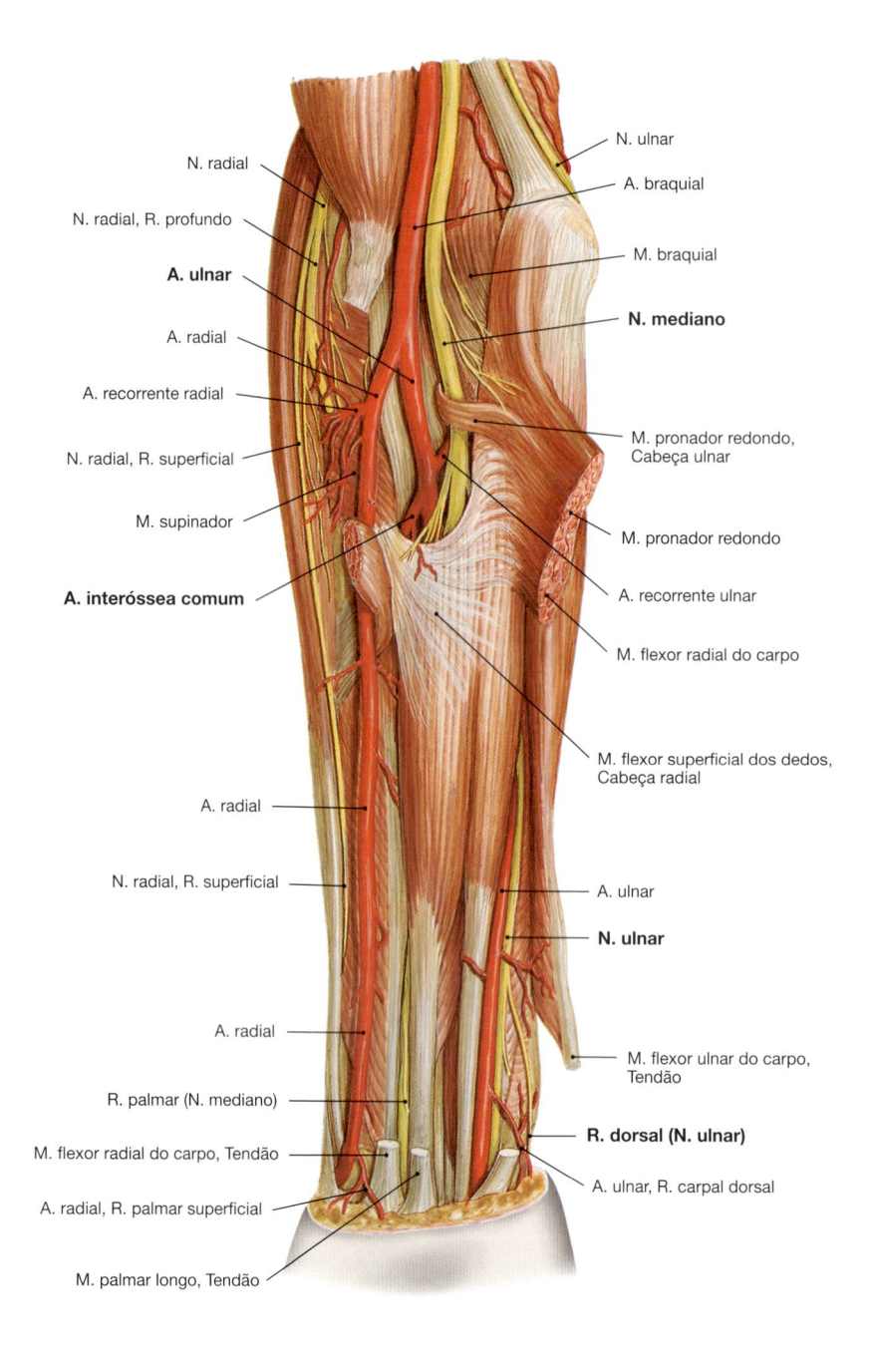

Vasos Sanguíneos e Nervos do Antebraço

Figura 3.170   Artérias e nervos da camada profunda do antebraço direito; vista anterior, após a secção do M. pronador redondo e do M. flexor radial do carpo e a retirada do M. palmar longo. [S700]
Quando os músculos da camada superficial da parte flexora do antebraço são seccionados, os ramos proximais da **A. ulnar** podem ser observados: a A. interóssea comum desce como um vaso bem curto, enquanto a A. recorrente ulnar ascende por baixo do M. pronador redondo.

O **N. mediano** segue entre as duas cabeças do M. pronador redondo, na camada entre os músculos flexores médios e profundos do antebraço.
Na parte distal do antebraço, o tendão do M. flexor ulnar do carpo foi seccionado, de modo que a emergência do **R. dorsal do N. ulnar** e o seu trajeto em direção ao dorso da mão pudessem ser observados.

Vasos Sanguíneos e Nervos do Antebraço

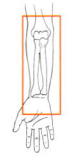

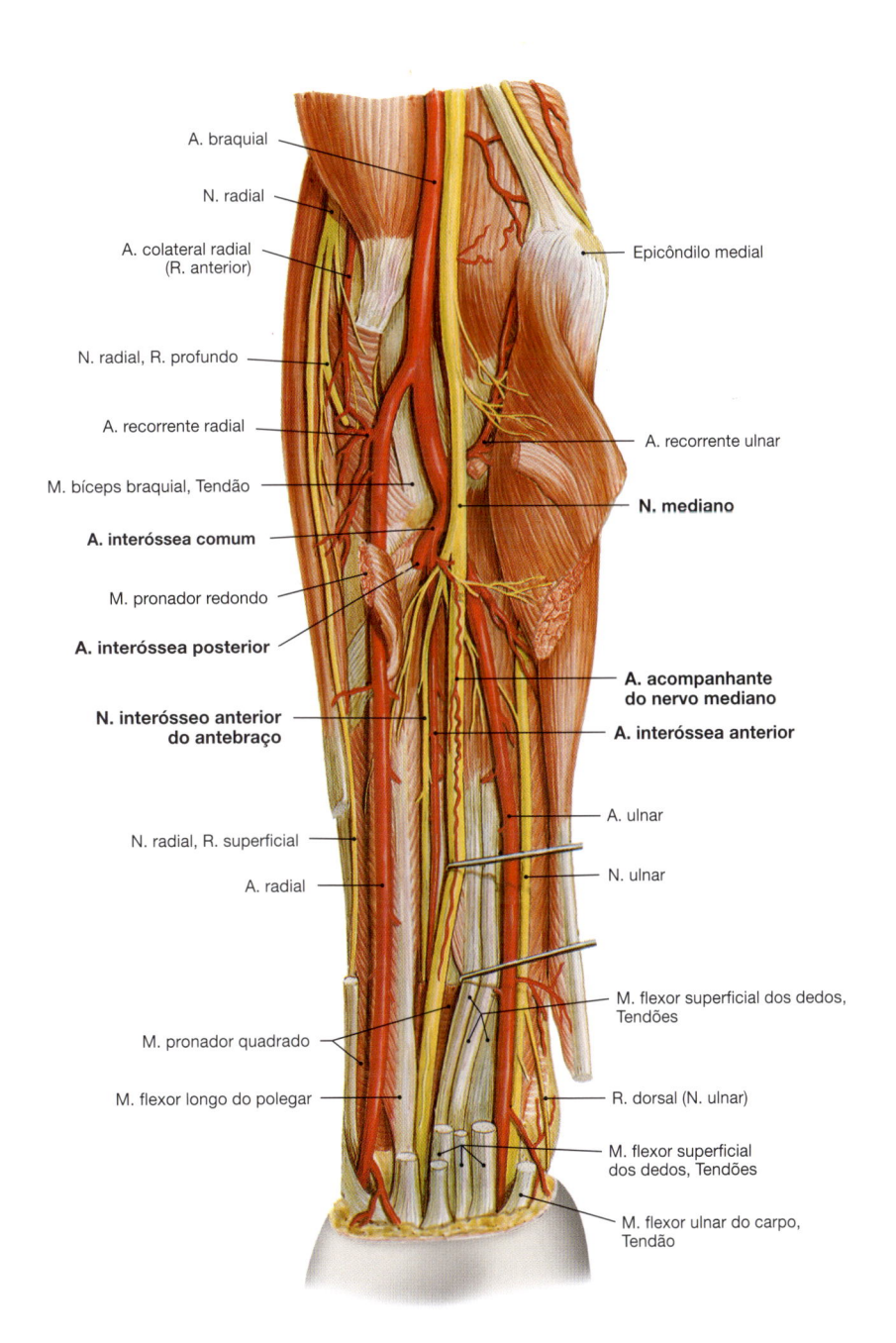

Figura 3.171 Artérias e nervos da camada profunda do antebraço direito; vista anterior, após a remoção de todos os músculos flexores superficiais. [S700]
Quando todos os músculos flexores superficiais – inclusive o M. flexor superficial dos dedos – são retirados, todo o trajeto do **N. mediano** pode ser observado. Ele segue entre os músculos flexores superficiais e profundos, na linha média do antebraço em direção distal, sendo acompanhado comumente por um delgado vaso sanguíneo próprio (A. acompanhante do nervo mediano). Na região proximal do antebraço, dá origem ao N. interósseo anterior do antebraço, que proporciona inervação motora para os músculos flexores profundos e inervação sensitiva para as articulações do carpo. O nervo é acompanhado pela A. interóssea anterior, enquanto a A. interóssea posterior atravessa a membrana interóssea do antebraço em direção posterior.

Topografia

Vasos Sanguíneos e Nervos do Cotovelo e da Fossa Cubital

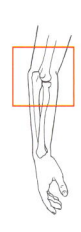

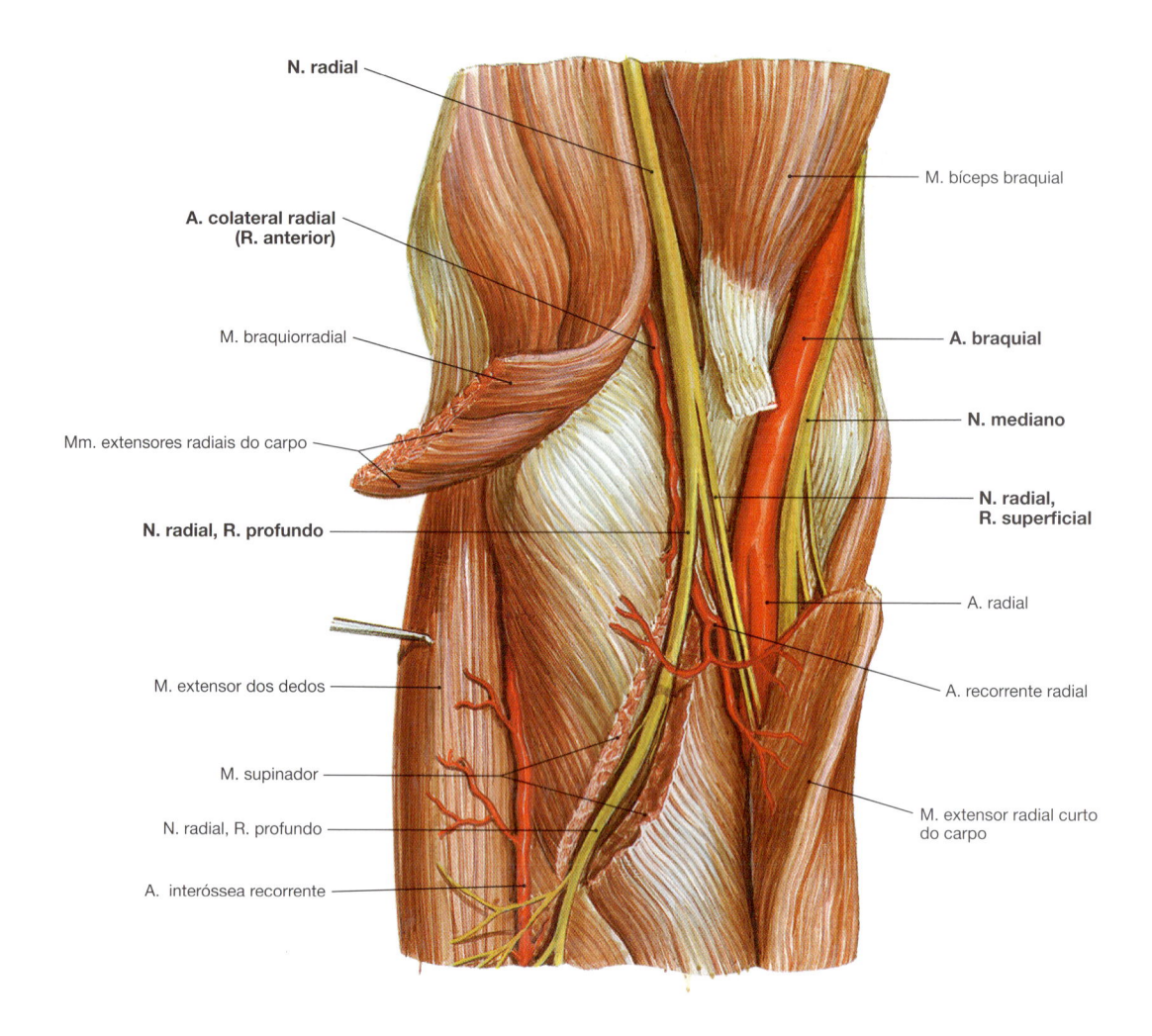

Figura 3.172 Artérias e nervos da fossa cubital (região cubital anterior) direita; vista lateral (radial). [S700]

A figura mostra o trajeto dos nervos do membro superior na região da fossa cubital, após a secção de diferentes músculos flexores e extensores superficiais. O **N. mediano** segue medialmente com a A. braquial na fossa cubital, enquanto o **N. radial** – juntamente com a A. colateral radial, entre o M. braquiorradial e o M. braquial **(túnel radial)** – entra lateralmente na fossa cubital, onde se divide em seus dois ramos terminais. O R. superficial continua o seu trajeto sob o M. braquiorradial. O R. profundo atravessa o M. supinador **(canal do supinador)** sobre a face posterior.

Correlações clínicas

O **nervo radial** pode ser lesionado pela compressão na fossa antecubital. Enquanto o túnel radial é apenas um marco para o trajeto e o nervo raramente é danificado aí, a passagem através do M. supinador é um local frequente de lesão. O ramo profundo do N. radial pode ser estirado assim que entra na fáscia do M. supinador, que apresenta um reforço fibroso em forma de foice (arco supinador ou **arcada de Frohse-Fränkel**). Alternativamente, o ramo do nervo também pode ser comprimido ao passar pelo músculo no **canal do supinador**. Clinicamente, em ambos os casos, o paciente apresenta **síndrome do supinador**, na qual geralmente ocorre comprometimento apenas da extensão do polegar e dos dedos da mão, mas não ocorre a "mão caída". Isso pode ser explicado pelo fato de que os ramos do N. radial para o grupo muscular radial, responsável pela estabilização dos punhos, saem do tronco principal ou do ramo profundo do nervo proximal ao M. supinador.

Vasos Sanguíneos e Nervos do Cotovelo e da Fossa Cubital

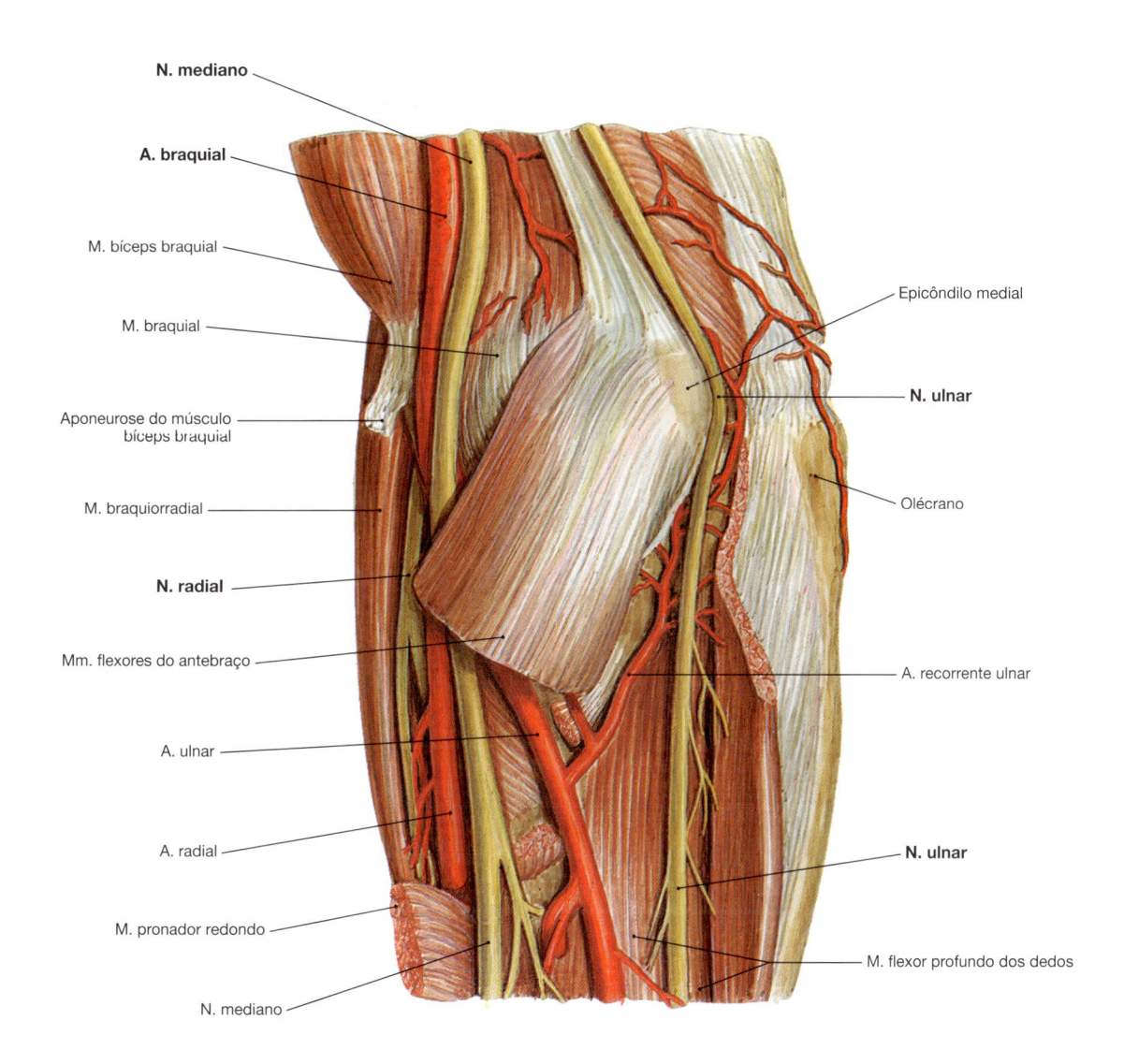

Figura 3.173 Artérias e nervos do cotovelo, região cubital posterior direita; vista medial (ulnar). [S700]
No cotovelo, o **N. ulnar** está localizado no sulco do nervo ulnar, em contato direto com o osso (epicôndilo medial do úmero), onde pode ser comprimido (**síndrome do túnel cubital ou neuropatia ulnar**). A seguir, o N. ulnar passa sob o M. flexor ulnar do carpo, na face flexora do antebraço, onde passa a A. ulnar.

Correlações clínicas

A compressão a curto prazo do N. ulnar causa sensação de formigamento na área suprida por ele (parte externa do cotovelo, onde o nervo ulnar corre sob a pele no sulco do nervo ulnar), que desaparece em alguns segundos. A compressão permanente do nervo no túnel cubital pode levar à insuficiência permanente do nervo (**síndrome do túnel cubital**).

Topografia

Vasos Sanguíneos e Nervos do Antebraço

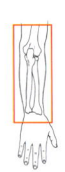

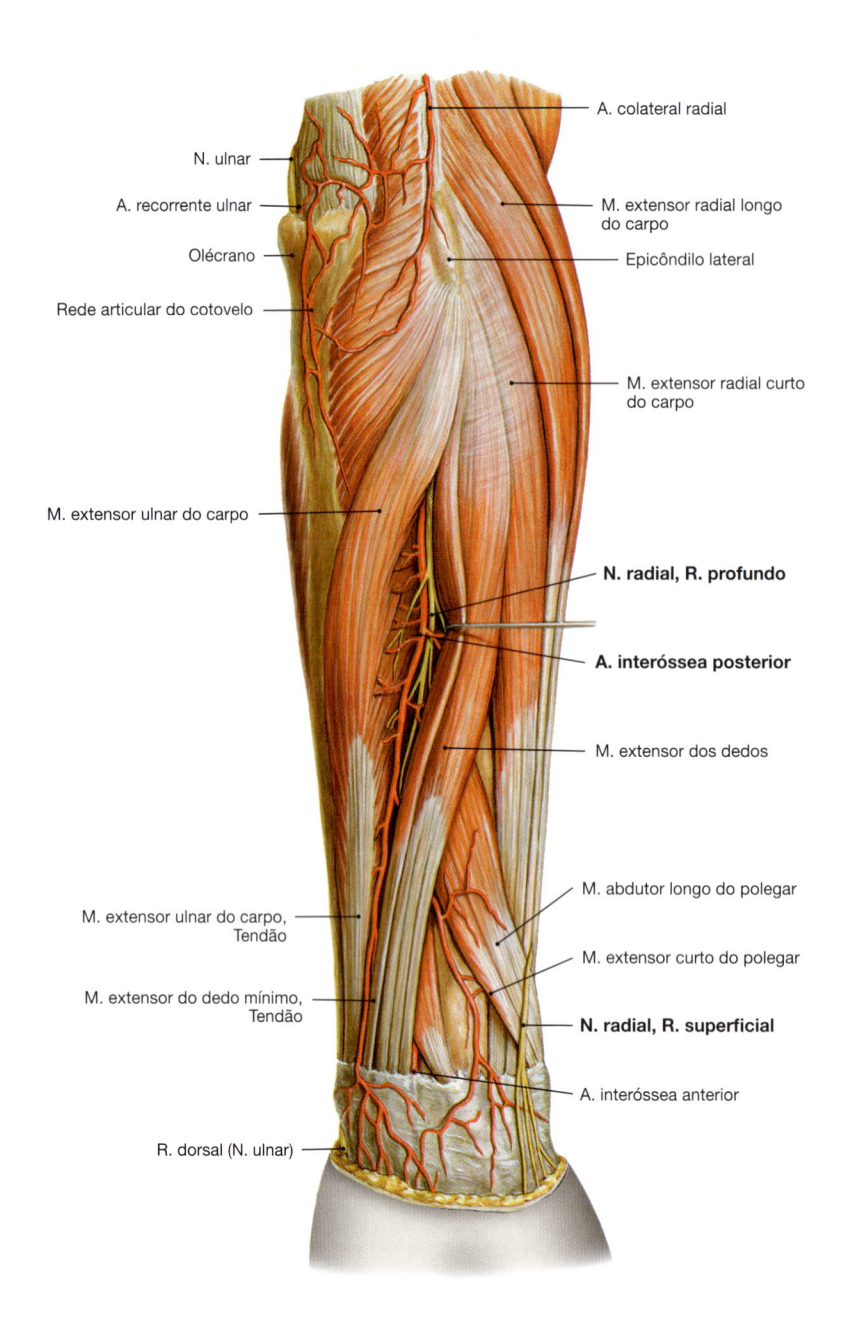

Figura 3.174 Anatomia das camadas profundas do antebraço. Representação esquemática das artérias e nervos profundos, incluindo o N. radial, R. profundo, A. interóssea posterior, M. extensor ulnar do carpo, M. extensor radial longo do carpo, Epicôndilo lateral, M. extensor radial curto do carpo, M. extensor dos dedos, M. abdutor longo do polegar, M. extensor curto do polegar, N. radial, R. superficial, A. interóssea anterior, R. dorsal (N. ulnar), entre outros.

Figura 3.174 Artérias e nervos da camada profunda do antebraço direito; vista radial. [S700]

O M. extensor do dedo mínimo foi desviado lateralmente, de modo que o trajeto do **R. profundo do N. radial** pudesse ser visualizado, descendo com a A. interóssea posterior entre os músculos extensores superficiais e profundos. Na face radial do carpo, o **R. superficial do N. radial** segue por baixo do M. braquiorradial e passa no dorso da mão.

Vasos Sanguíneos e Nervos do Antebraço

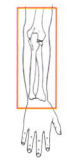

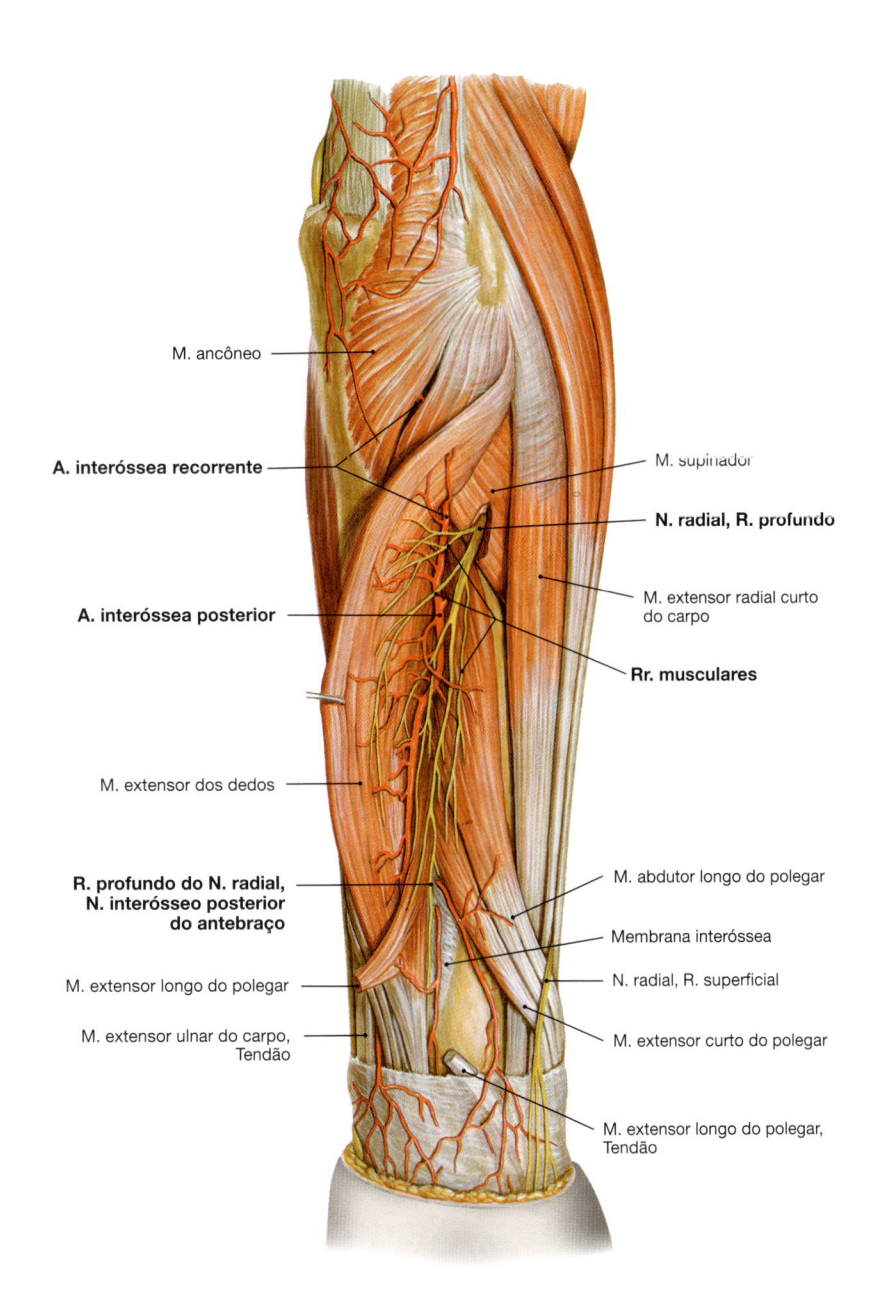

Figura 3.175 Artérias e nervos da camada profunda do antebraço direito; vista radial. [S700]

O M. extensor dos dedos foi desviado para que as ramificações do **R. profundo do N. radial** e da **A. interóssea posterior** pudessem ser demonstradas. Após a sua passagem através do M. supinador no antebraço, o R. profundo do N. radial inerva todos os músculos extensores superficiais e profundos, antes de emergir como o N. interósseo posterior do antebraço, responsabilizando-se pela sensibilidade das articulações do carpo. A A. interóssea posterior, após a sua passagem pela membrana interóssea do antebraço, dá origem à A. interóssea recorrente, que ascende por baixo do M. ancôneo em direção à rede vascular do cotovelo (rede articular do cotovelo).

Topografia

Vasos Sanguíneos e Nervos da Palma

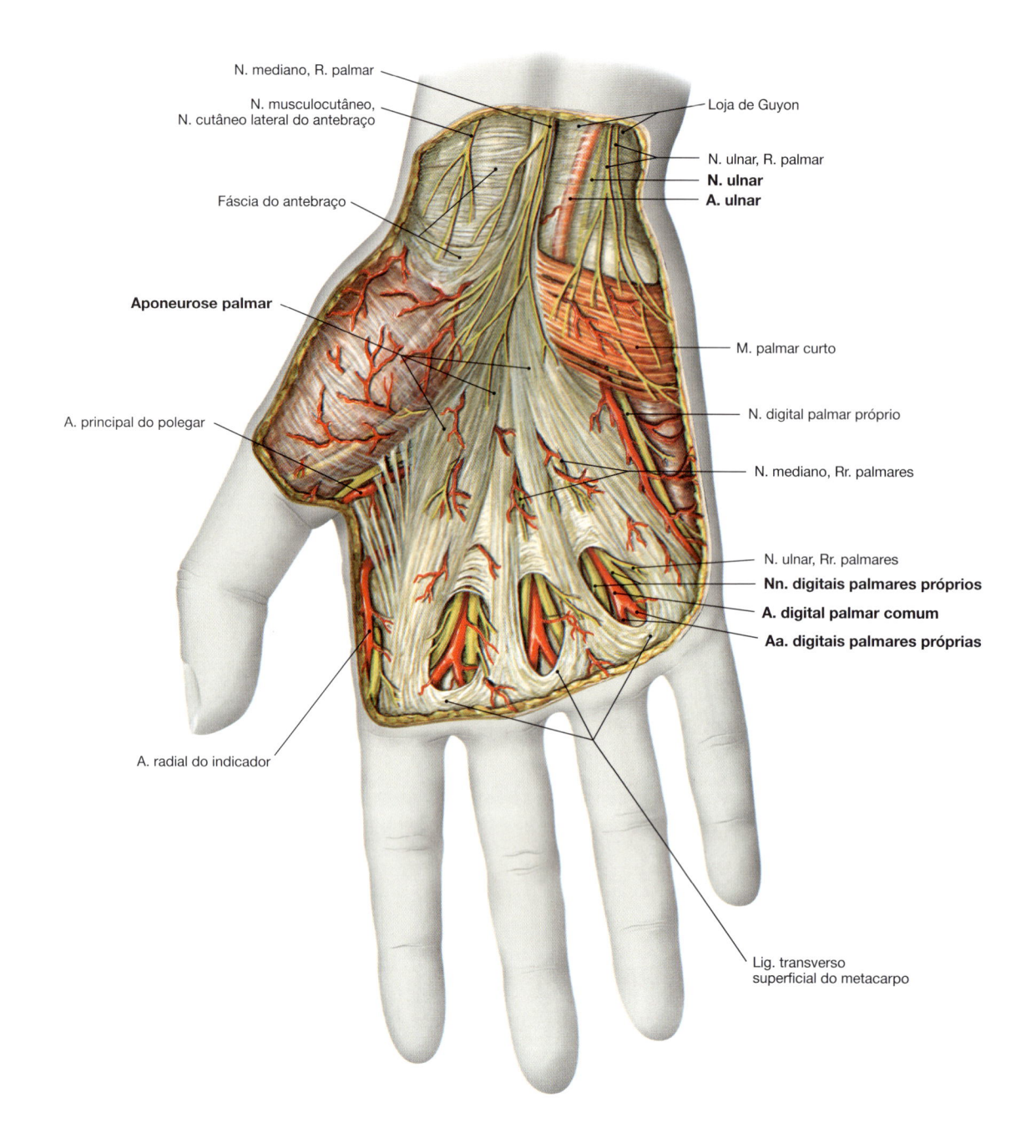

Figura 3.176 Artérias e nervos da camada superficial da palma, mão direita; vista palmar. [S700]
Na palma, os vasos sanguíneos e nervos são recobertos pela **aponeurose palmar** e, por isso, são relativamente bem protegidos. Em posição proximal às articulações e entre os feixes longitudinais da aponeurose observam-se os Nn. digitais palmares, derivados do N. mediano e do N. ulnar, além das ramificações das Aa. digitais palmares comuns nos ramos terminais para cada dedo da mão. O N. ulnar e a A. ulnar encontram-se na região das articulações do carpo na **loja de Guyon** (túnel ulnar), onde estão suscetíveis a lesões e à compressão.

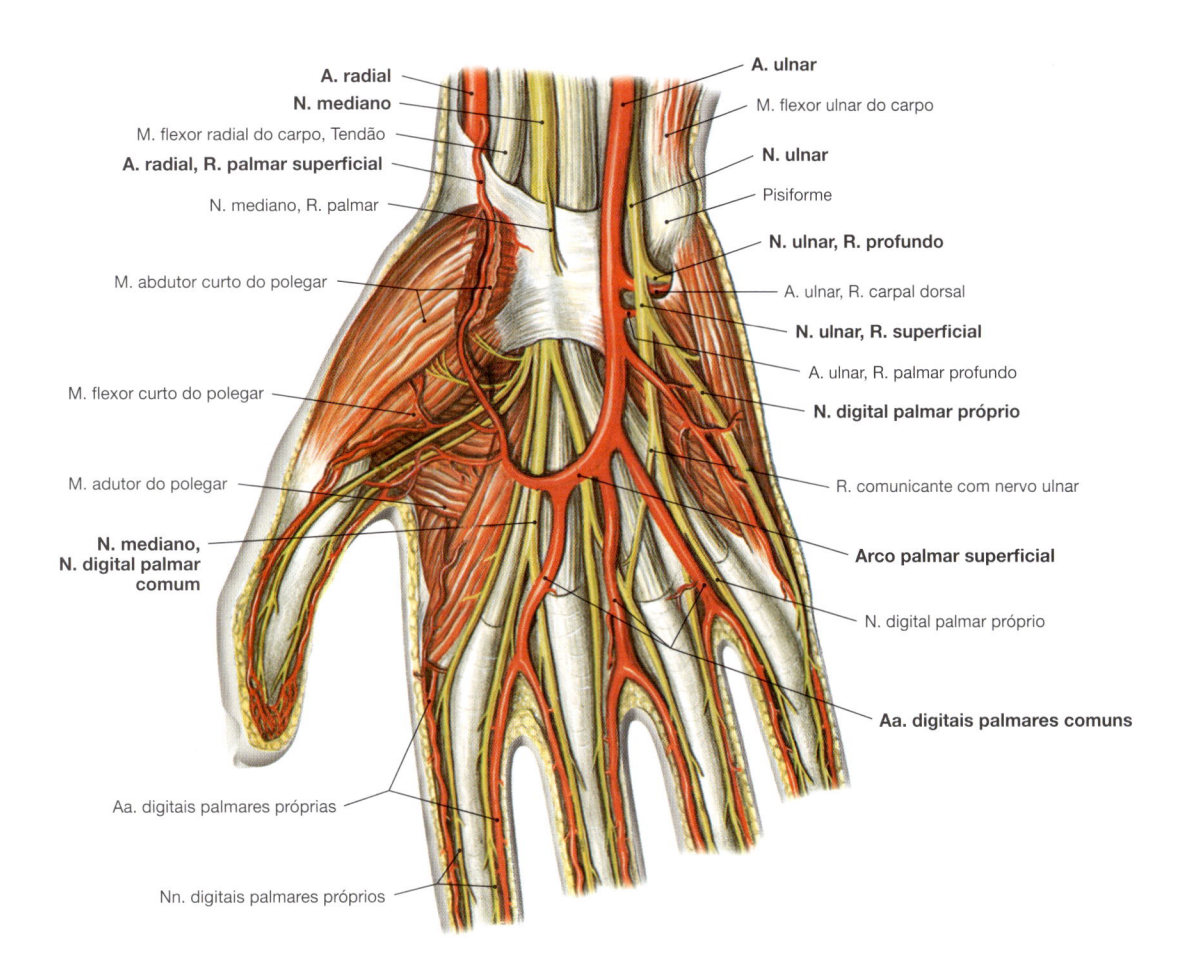

Vasos Sanguíneos e Nervos da Palma

A. radial
N. mediano
M. flexor radial do carpo, Tendão
A. radial, R. palmar superficial
N. mediano, R. palmar
M. abdutor curto do polegar
M. flexor curto do polegar
M. adutor do polegar
N. mediano, N. digital palmar comum
Aa. digitais palmares próprias
Nn. digitais palmares próprios

A. ulnar
M. flexor ulnar do carpo
N. ulnar
Pisiforme
N. ulnar, R. profundo
A. ulnar, R. carpal dorsal
N. ulnar, R. superficial
A. ulnar, R. palmar profundo
N. digital palmar próprio
R. comunicante com nervo ulnar
Arco palmar superficial
N. digital palmar próprio
Aa. digitais palmares comuns

Figura 3.177 Artérias e nervos da camada média da palma, mão direita; vista palmar, após retirada da aponeurose palmar. [S700]
O **arco palmar superficial** é formado, essencialmente, pela A. ulnar e se anastomosa, habitualmente, com um ramo (R. palmar superficial) da A. radial. O arco palmar superficial atravessa os tendões dos músculos flexores longos e, em seguida, dá origem às Aa. digitais palmares para os três dedos em posição ulnar, mais a metade do segundo dedo. O **N. ulnar** acompanha a A. ulnar através da **loja de Guyon** (túnel ulnar), que aqui está aberta. Distalmente ao pisiforme, o N. ulnar divide-se em R. profundo e R. superficial. O **R. superficial** divide-se nos Nn. digitais palmares para a inervação sensitiva do quinto dedo, mais a metade do quarto. Os três dedos em posição radial, mais a metade do quarto, são inervados pelos ramos correspondentes do **N. mediano**, que passa sob o retináculo dos músculos flexores, através do **túnel do carpo**, para a palma.

Correlações clínicas

A **compressão do N. mediano ou do N. ulnar** pode, a longo prazo, levar ao comprometimento dos músculos supridos, que se acompanha de atrofia característica, além das limitações sensitivas agudas na área de inervação e principalmente na área autônoma dos nervos.
a A compressão do nervo mediano no túnel do carpo (**síndrome do túnel do carpo**) leva à **atrofia da eminência tenar**. [G056]
b A lesão do N. ulnar no canal de Guyon ou túnel ulnar (**síndrome do canal de Guyon**) pode levar à **atrofia da eminência hipotenar** a longo prazo. [G720]

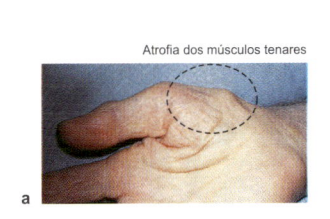

Atrofia dos músculos tenares

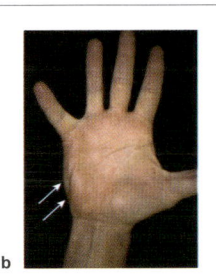

Topografia

Vasos Sanguíneos e Nervos da Palma

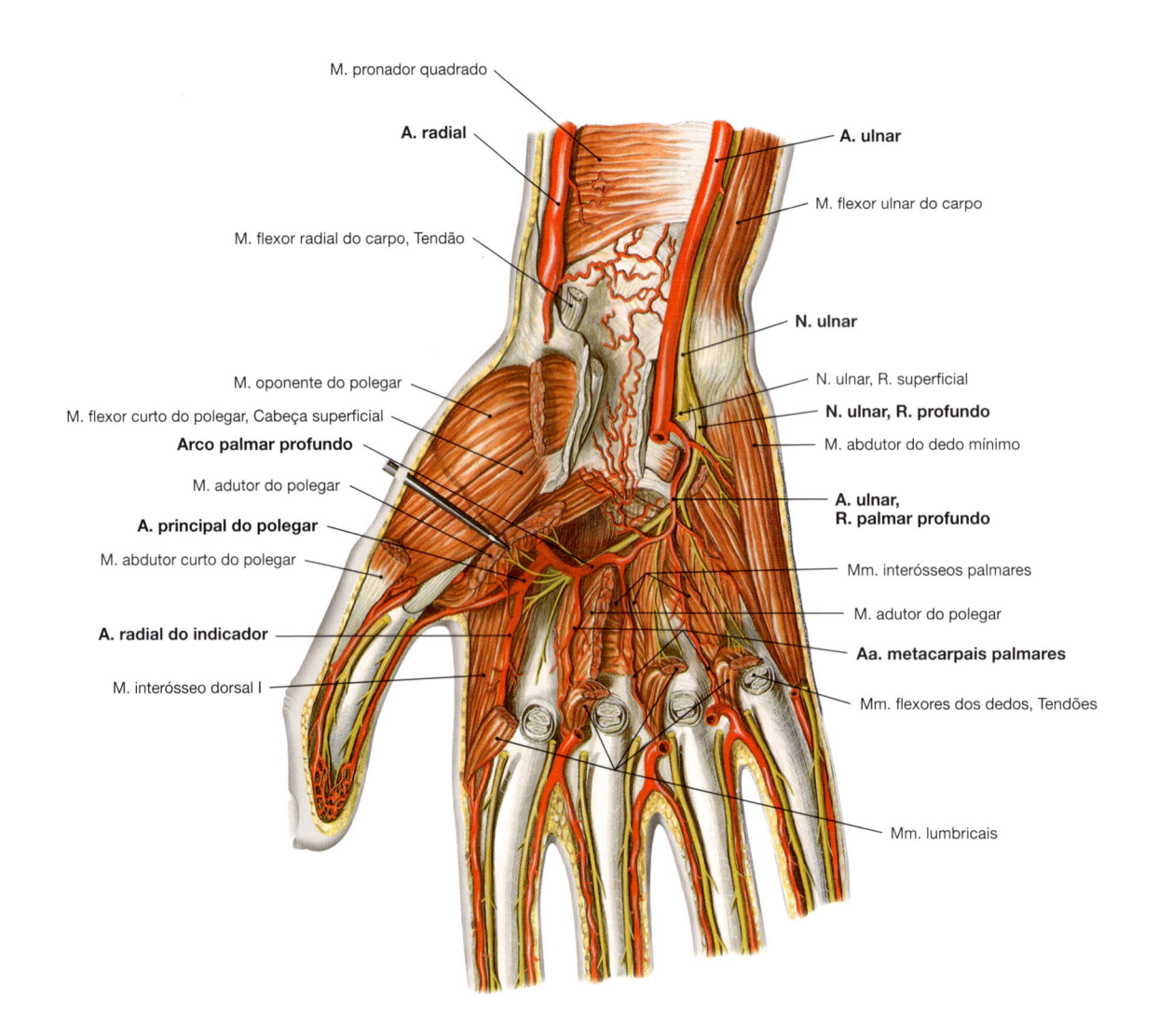

Figura 3.178 Artérias e nervos da camada profunda da palma, mão direita; vista palmar, após retirada dos tendões dos músculos flexores longos e dos Mm. lumbricais, além da secção do M. adutor do polegar. [S700]

O **arco palmar profundo** origina-se na A. radial e se anastomosa, habitualmente, com o R. palmar profundo da A. ulnar. Ele está localizado **abaixo** do M. adutor do polegar e sobre as bases dos metacarpais, e, por isso, em posição mais proximal do que o arco palmar superficial. O arco palmar profundo origina as Aa. metacarpais palmares, habitualmente bastante delgadas. Em seu trajeto sobre os Mm. interósseos, é acompanhado pelo **R. profundo do N. ulnar**, que supre a inervação motora dos músculos do dedo mínimo, dos Mm. interósseos e dos dois Mm. lumbricais ulnares, dentre outros. As artérias para o polegar (A. principal do polegar) e para a face radial do dedo indicador (A. radial do indicador) também são ramos da A. radial.

Vasos Sanguíneos e Nervos do Dorso da Mão

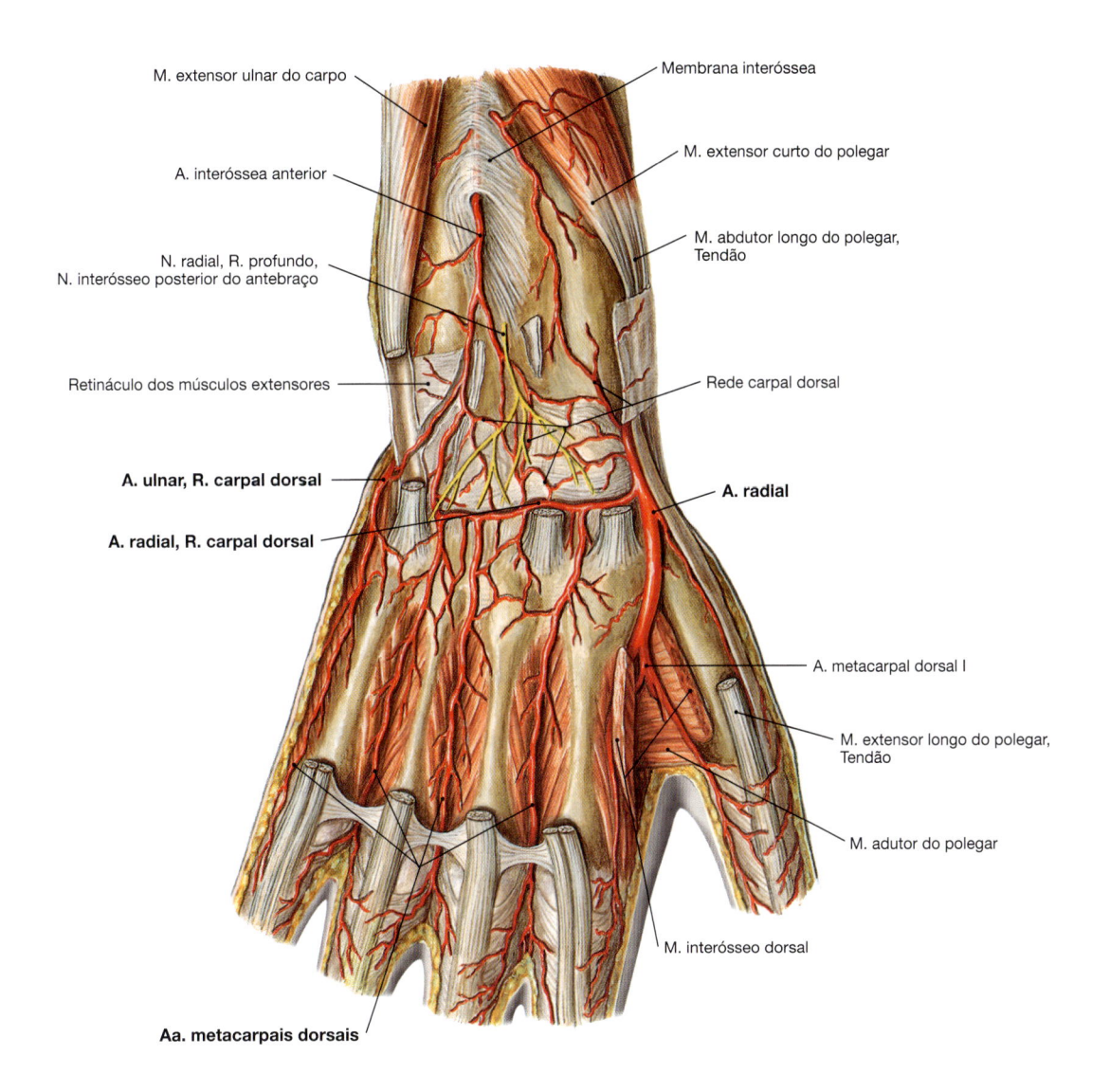

Figura 3.179   Artérias e nervos do dorso da mão direita; vista posterior, após retirada dos tendões dos músculos extensores longos. [S700]

Tanto a **A. radial** quanto a **A. ulnar** originam, na região das articulações do carpo, cada uma, um **R. carpal dorsal** para o dorso da mão, que se anastomosam entre si. O ramo radial é habitualmente mais calibroso e é representado, predominantemente, como Aa. metacarpais dorsais, que suprem o dorso da mão, e como Aa. digitais dorsais, suprem até as falanges médias dos dedos da mão. As falanges médias e distais dos dedos da mão são supridas também pelas Aa. digitais palmares. A A. metacarpal dorsal I origina-se diretamente da A. radial, antes que esta passe entre as cabeças do M. interósseo dorsal I e siga para a palma.

Topografia

Vasos Sanguíneos e Nervos do Dorso da Mão

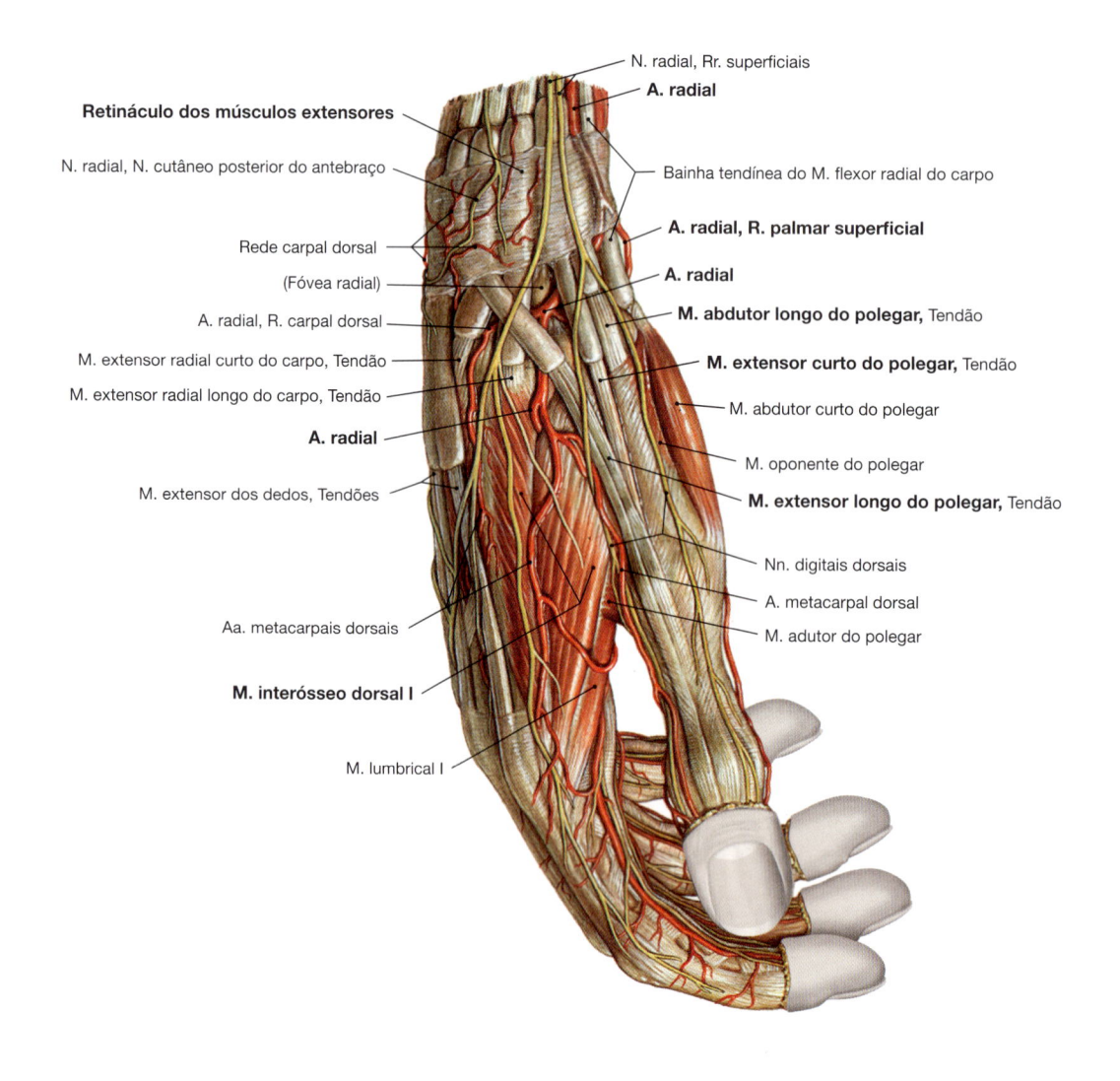

Figura 3.180 Artérias e nervos do dorso da mão direita; vista radial. [S700]

A figura mostra o **trajeto da A. radial** na região das articulações do carpo. Na região da articulação proximal do carpo, a A. radial está localizada entre os tendões do M. braquiorradial e do M. flexor radial do carpo. A seguir, atravessa o retináculo dos músculos extensores e origina o R. palmar superficial, que se une ao arco palmar superficial. Em seguida, a A. radial atravessa os tendões dos dois músculos extensores dos primeiros compartimentos tendíneos (M. abdutor longo do polegar e M. extensor curto do polegar, → Figura 3.82) e segue para a **fóvea radial** (**tabaqueira anatômica**; entre os tendões dos Mm. extensores curto e longo polegar), onde dá origem ao R. carpal dorsal. Após o cruzamento sobre o tendão do M. extensor longo do polegar, a A. radial dá origem à A. metacarpal dorsal para o polegar e passa entre as duas cabeças do M. interósseo dorsal I na palma. Entretanto, às vezes existe também uma variação no trajeto superficial, no qual a artéria segue distante dos tendões dos músculos extensores.

Artérias da Mão

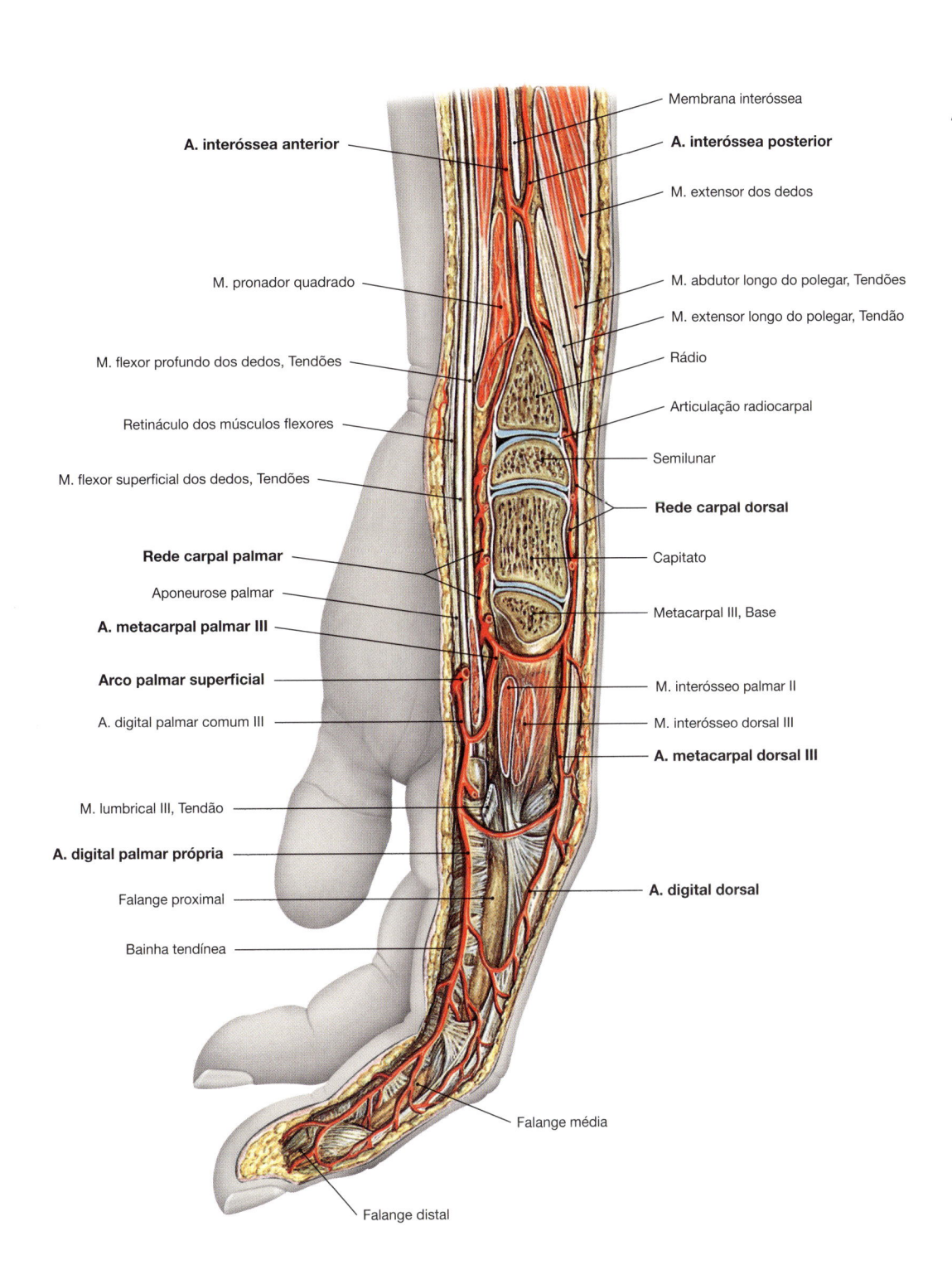

Figura 3.181 Artérias da mão direita; vista ulnar; corte sagital na altura da face ulnar do dedo médio. [S700]

Na região distal do antebraço, as Aa. interósseas anterior e posterior seguem de ambos os lados da membrana interóssea do antebraço. O carpo é suprido nas faces palmar e dorsal pelas redes vasculares carpais palmar e dorsal, que derivam da A. radial e da A. ulnar. A partir da rede vascular dorsal surgem as Aa. metacarpais e digitais. Na palma, as Aa. metacarpais dão origem ao arco palmar profundo, e as Aa. digitais dão origem ao arco palmar superficial. No total, cada dedo tem quatro Aa. digitais (duas palmares e duas dorsais, nas faces radial e ulnar). As Aa. digitais dorsais atingem apenas até a falange média. As falanges médias e distais são supridas por ramos das Aa. digitais palmares.

337

Cortes

Braço, Corte Transversal

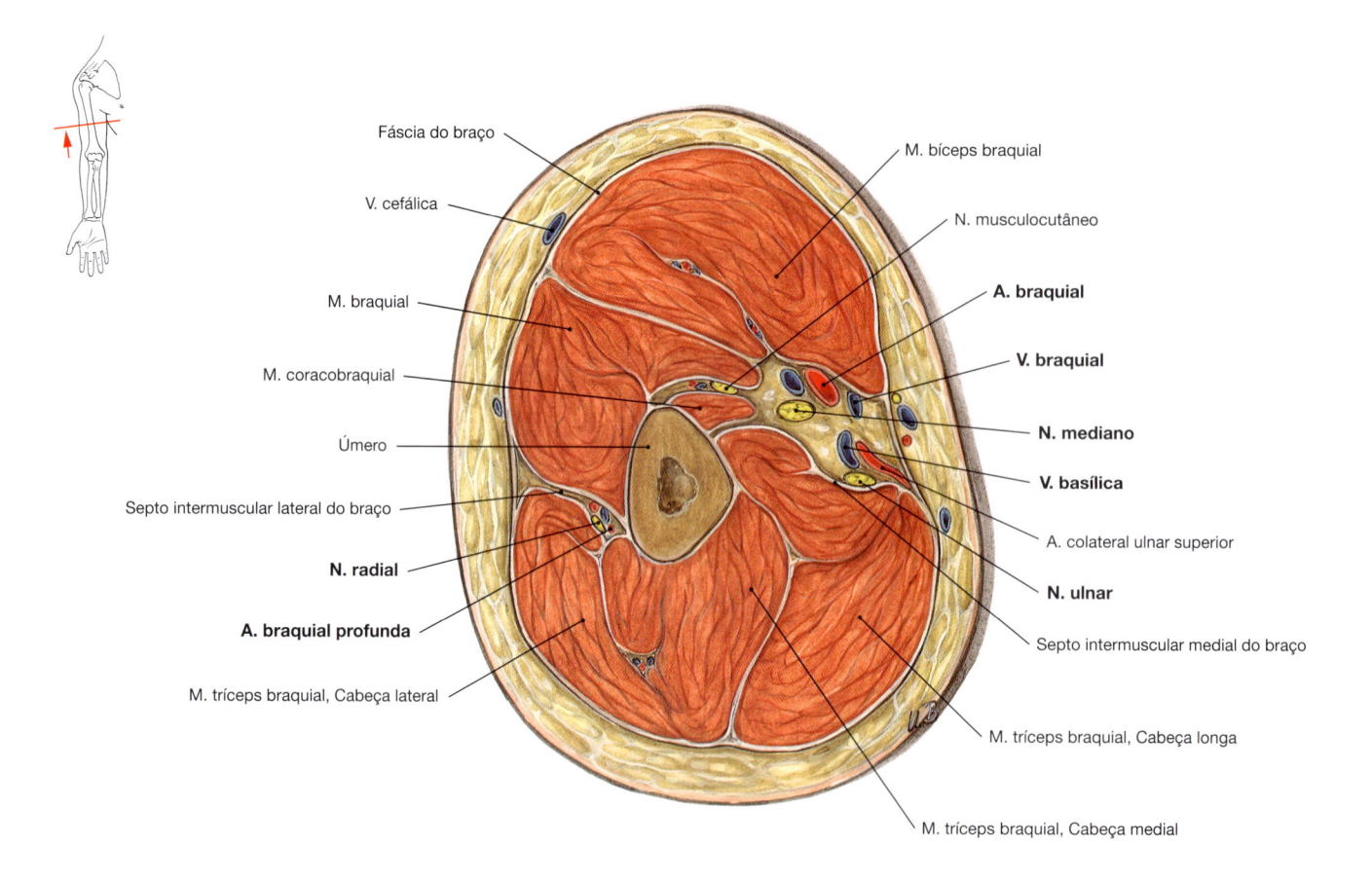

Figura 3.182 Braço direito; vista distal; corte transversal na altura do meio do braço. [S700]

Em corte transversal, observa-se nitidamente a existência de **dois grupos musculares** no braço. Anteriormente encontram-se os músculos flexores da articulação do cotovelo. Deste modo, o M. bíceps braquial se sobrepõe ao M. braquial, que tem origem um pouco mais lateral. A inserção do M. coracobraquial na região medial da diáfise do úmero também foi delimitada. A face posterior do braço é ocupada pelas cabeças do M. tríceps braquial. Os **vasos sanguíneos e nervos** seguem em **dois feixes vasculonervosos**. Medialmente segue o N. mediano, acompanhado pela A. braquial e pelas Vv. braquiais (feixe vasculonervoso medial), no sulco bicipital medial, à frente do septo intermuscular medial do braço. A V. basílica já atravessou a fáscia e, aqui, ela passou um pouco antes de sua desembocadura na V. braquial. O N. ulnar atravessa mais distalmente o septo intermuscular medial do braço e se estende sobre a face posterior do epicôndilo medial. Lateralmente segue o N. radial, juntamente com a A. braquial profunda, no sulco do nervo radial, em torno da diáfise do úmero (feixe vasculonervoso posterior) e desce entre o M. braquial e o M. tríceps braquial.

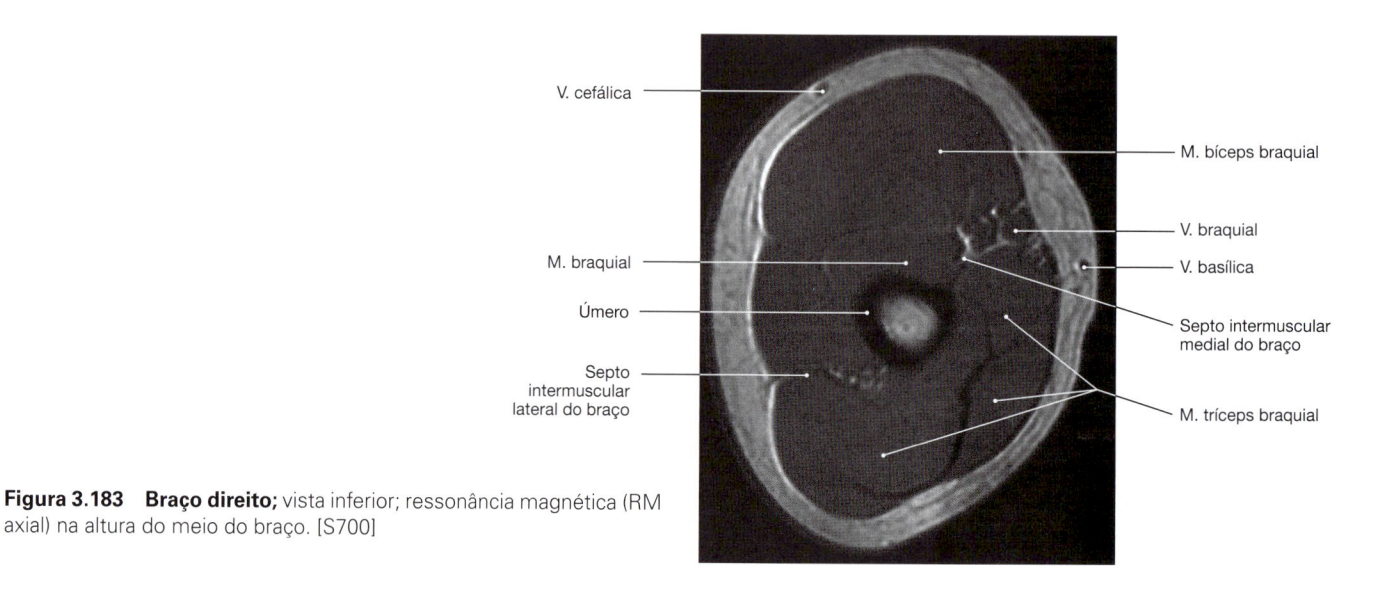

Figura 3.183 Braço direito; vista inferior; ressonância magnética (RM axial) na altura do meio do braço. [S700]

Antebraço e Carpo, Cortes Transversais

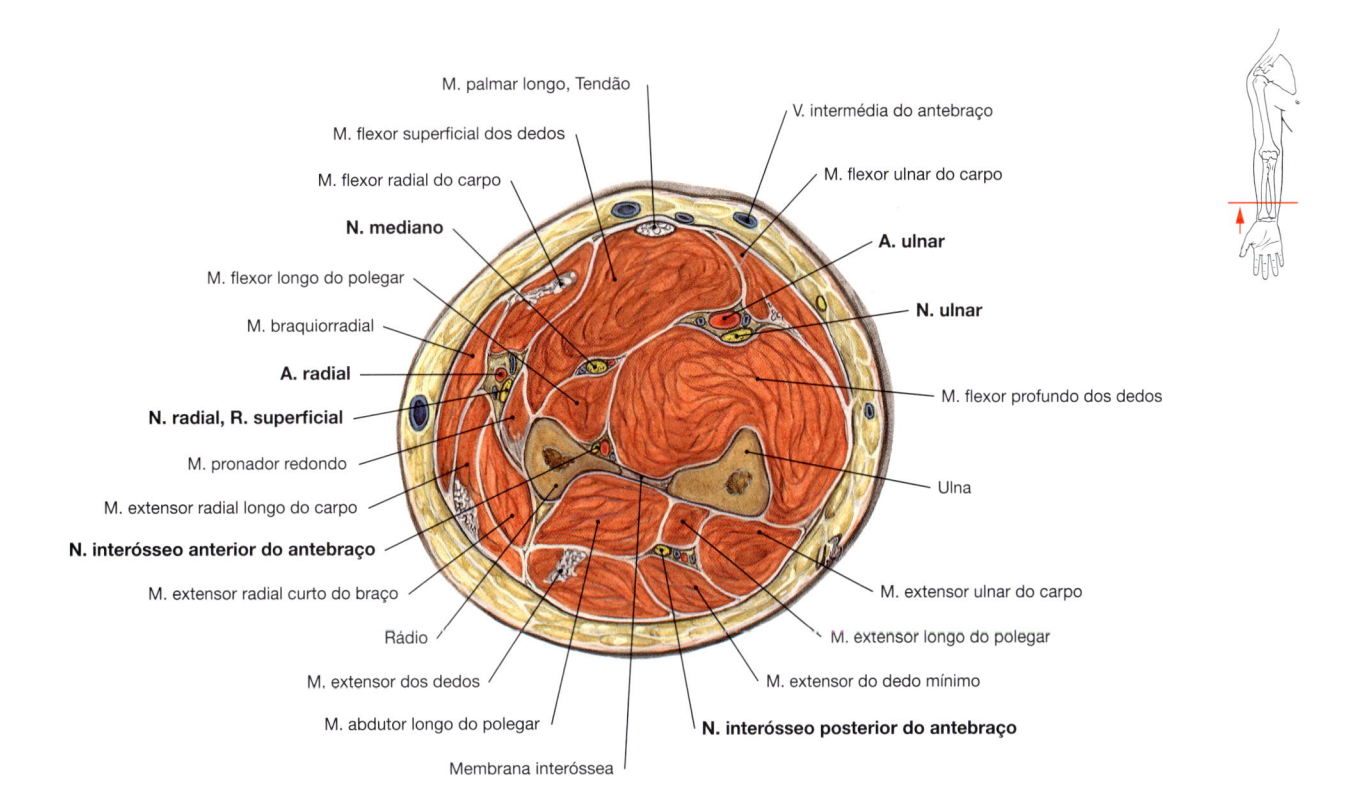

Figura 3.184 Antebraço direito; vista inferior; corte transversal na altura do terço distal do antebraço. [S700]
No antebraço existem **cinco feixes vasculonervosos**, que se posicionam entre os grupos dos músculos flexores e extensores superficiais e profundos. Sob o M. braquiorradial seguem A. e V. radiais, juntamente com o R. superficial do N. radial (feixe vasculonervoso radial).
Entre os músculos flexores superficiais e médios, na linha média do antebraço, encontra-se o N. mediano, juntamente com uma delgada A. acompanhante do nervo mediano (feixe vasculonervoso intermédio); abaixo do M. flexor ulnar do carpo seguem A., V. e N. ulnares (feixe vasculonervoso ulnar). À frente da membrana interóssea do antebraço encontram-se A., V. e N. interósseos anteriores (feixe vasculonervoso interósseo). Posteriormente encontram-se, entre os músculos extensores superficiais e profundos, A., V. e N. interósseos posteriores (feixe vasculonervoso dorsal).

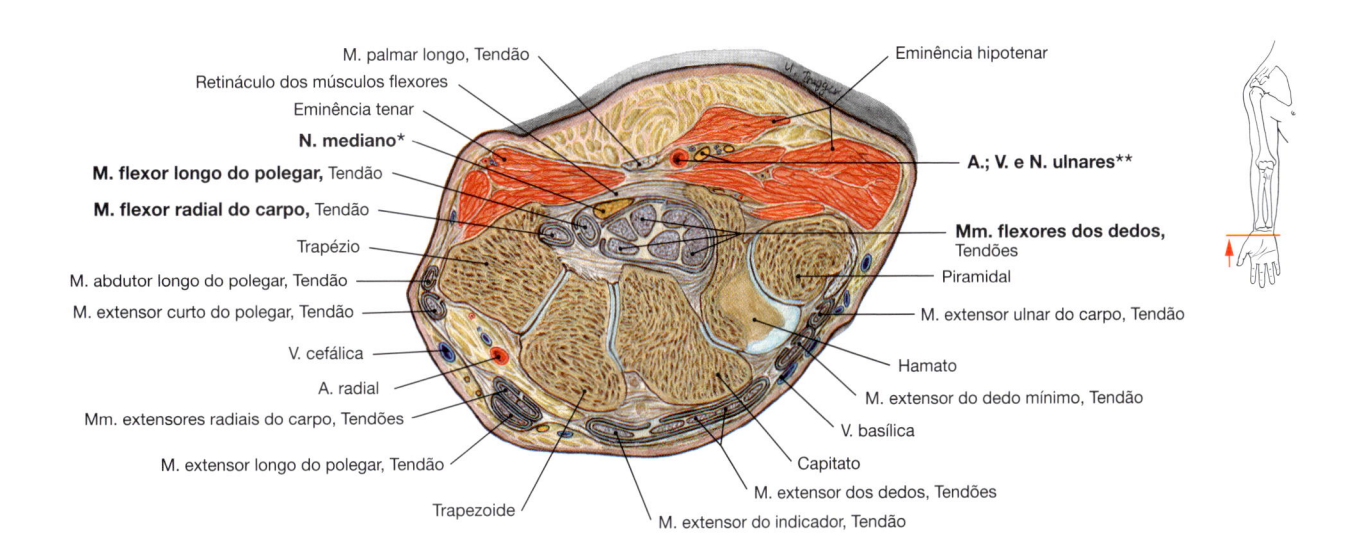

Figura 3.185 Carpo direito; vista inferior; corte transversal na altura da fileira distal dos ossos carpais. [S700]
No carpo existem, na face palmar, **dois feixes vasculonervosos** de grande importância clínica. Os ossos carpais formam, com o retináculo dos músculos flexores, o **túnel do carpo**, através do qual passa o N. mediano, juntamente com os tendões dos músculos flexores longos dos dedos. Portanto, no edema das bainhas tendíneas, pode ocorrer compressão do N. mediano (síndrome do túnel do carpo → Figura 3.128). Sobre o retináculo estão localizados N., A. e V. ulnares na **loja de Guyon (túnel ulnar)** e, aqui, devido à localização superficial, estão expostos a compressões externas (lesão distal do N. ulnar → Figura 3.132).

* Túnel do carpo
** Loja de Guyon

Cortes

Metacarpo e Dedo Médio, Cortes Transversais

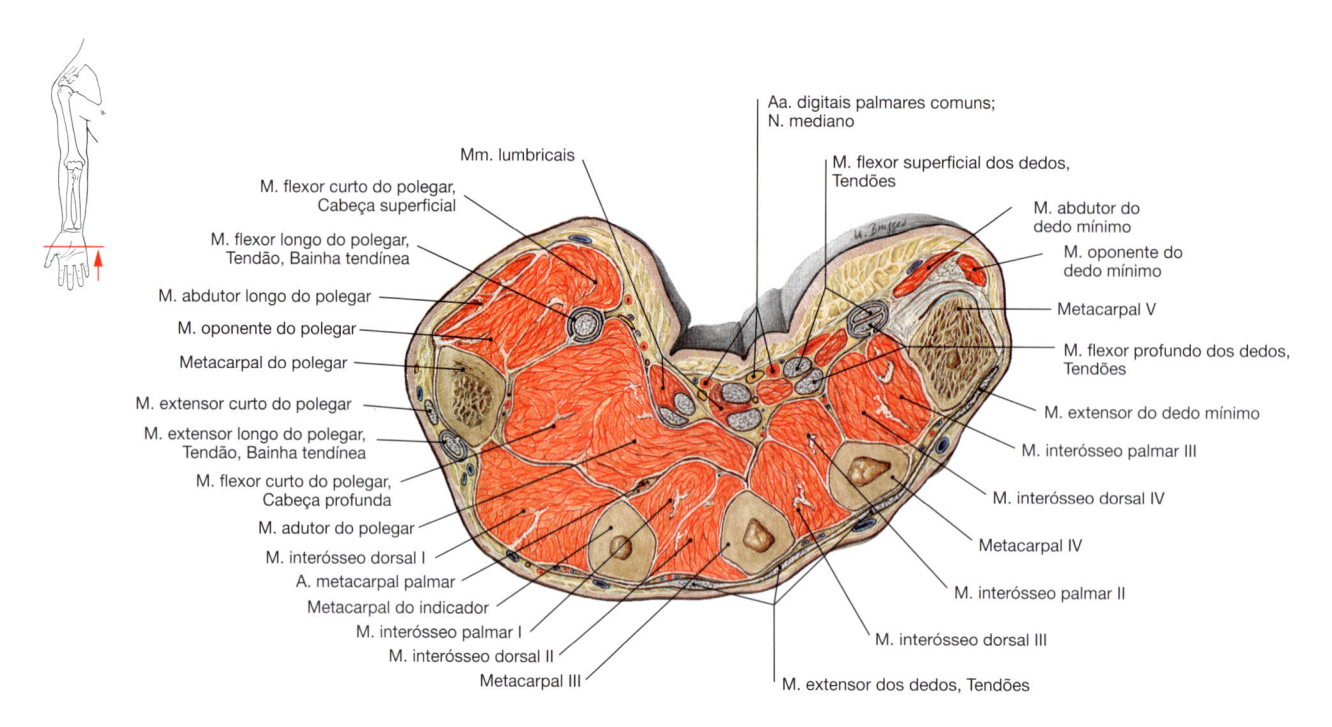

Figura 3.186 Metacarpo; corte transversal na altura do ponto médio do terceiro osso metacarpal. [S700]

A secção mostra a localização dos músculos palmares, que estão organizados em três camadas (→ Figuras 3.86 a 3.89). Na **camada superficial**, o M. abdutor do polegar, o M. flexor curto do polegar e o M. abdutor do dedo mínimo recobrem os demais músculos das eminências tenar e hipotenar. Na **camada média**, seguem os tendões dos músculos flexores longos. Dos tendões do M. flexor profundo dos dedos originam-se, ainda, os Mm. lumbricais. Abaixo destes, os Mm. interósseos palmares e dorsais formam a **camada profunda** dos músculos palmares. Nesses grupos, observa-se que os músculos palmares de fato estão com os ventres musculares voltados mais para a palma do que os músculos dorsais. Além dos músculos, a figura mostra, também, a localização das artérias digitais (Aa. digitais palmares comuns) e os ramos terminais sensitivos do N. mediano, que se sobrepõem aos tendões dos músculos flexores dos dedos da mão (→ Figura 3.177).

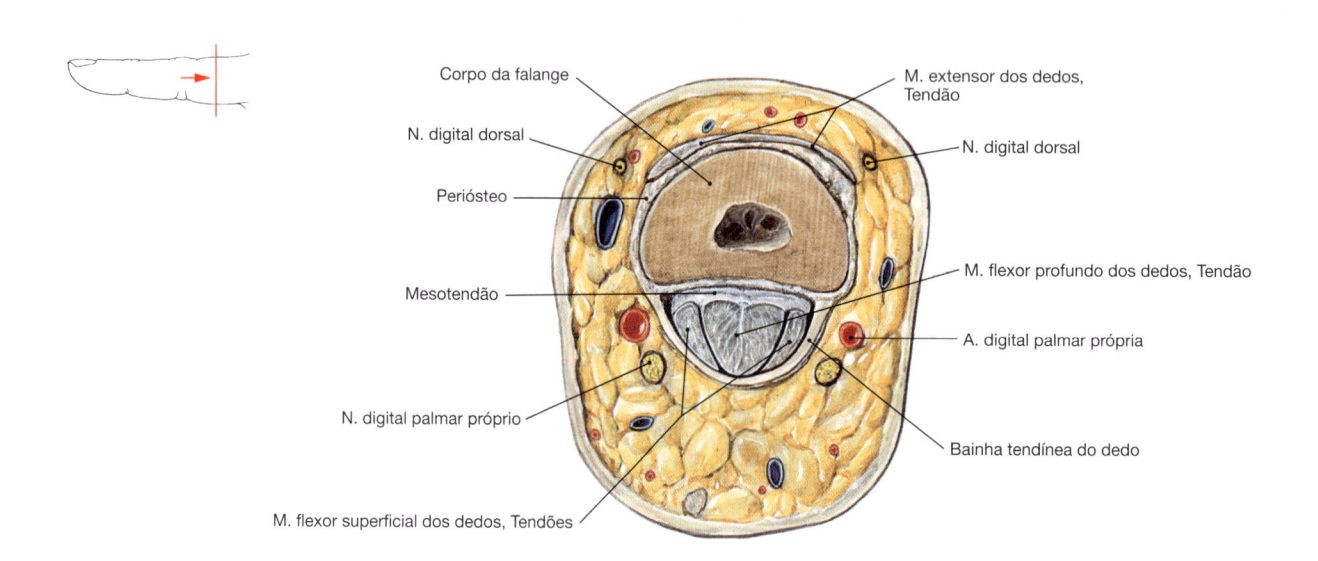

Figura 3.187 Dedo médio (3º dedo da mão); corte transversal através da diáfise da falange média. [S700]

O tendão do M. flexor profundo dos dedos atravessa o tendão de inserção do M. flexor superficial dos dedos e segue, juntamente com ele, em meio à mesma bainha tendínea (bainha tendínea dos dedos). As artérias dorsais e os nervos dos dedos da mão na falange média são muito mais delgados do que os elementos dos feixes vasculonervosos palmares correspondentes. Daí a falange média, predominantemente, e a falange distal serem exclusivamente supridas em conjunto pelos **ramos palmares** (A. digital palmar própria e N. digital palmar próprio) (→ Figura 3.181).

Questões de autoavaliação

Para testar se você assimilou o conteúdo deste capítulo, apresentamos a seguir questões preparatórias úteis para exames orais de Anatomia.

Mostre as partes e as estruturas mais importantes do úmero no esqueleto:

- Onde estão localizados o sulco do nervo radial e o sulco do nervo ulnar no úmero?
- Qual é a importância clínica deles?

Explique a estrutura da articulação do cotovelo em um modelo de articulação:

- Quais são os elementos esqueléticos articulados? Quais ligamentos estabilizam a articulação do cotovelo?
- Que tipo específico de articulação é o cotovelo?
- Quais movimentos são realizados e qual é a amplitude desses movimentos?
- Quais são os eixos de movimento?
- Quais músculos são importantes para os movimentos individuais?

Descreva os principais músculos flexores dos dedos das mãos:

- Quais músculos atuam de modo predominante nas articulações isoladamente?
- Explique o trajeto dos Mm. interósseos, com origem e inserção
- Como as funções individuais dos músculos resultam de seu trajeto em relação aos eixos de movimento?
- Qual é a inervação desses músculos e quais movimentos são comprometidos quando há distúrbios da inervação?

Mostre o N. mediano e explique seu trajeto na peça anatômica:

- Descreva o território de inervação do N. mediano
- Onde o N. mediano é mais frequentemente lesionado?
- Qual é o quadro clínico no caso de lesão na região do punho, como, por exemplo, na síndrome do túnel do carpo?

Quais pulsos arteriais do membro superior podem ser palpados durante o exame físico?

- Mostre as ramificações do tronco tireocervical e explique os territórios irrigados por elas
- Mostre o trajeto da A. ulnar e da A. radial na peça anatômica.

Como o sistema venoso é organizado no membro superior?

- Em que locais pode ser coletada uma amostra de sangue?

Explique a drenagem linfática no membro superior:

- Como estão distribuídos os linfonodos na axila?
- Quais regiões do corpo são drenadas?

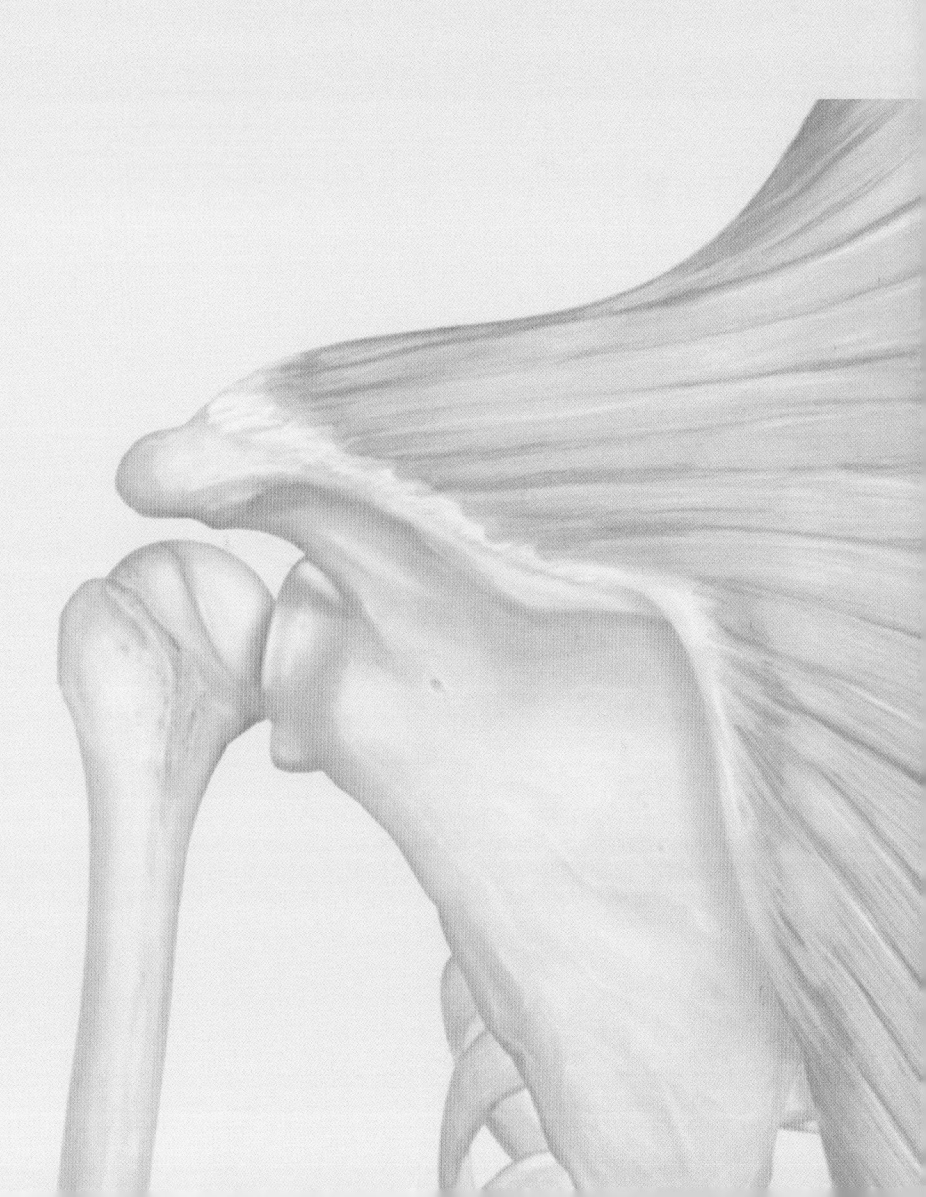

Membro Inferior

Superfície	346
Esqueleto	348
Musculatura	414
Vasos Sanguíneos e Nervos	452
Topografia	476
Cortes	500

4

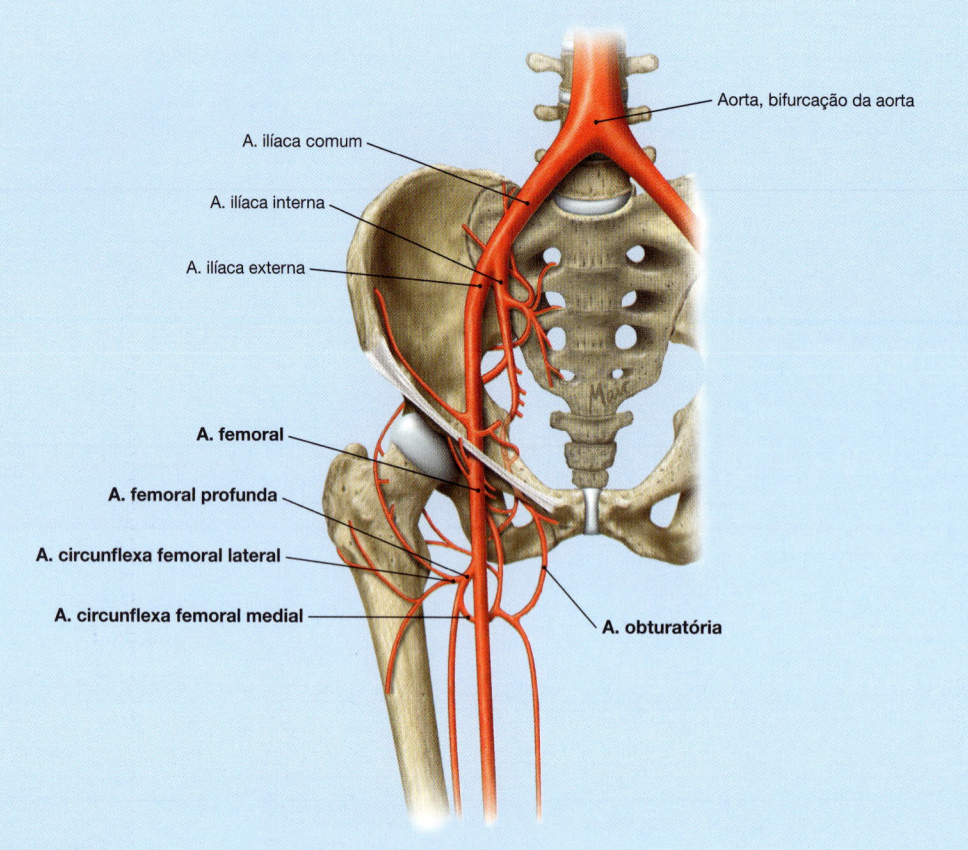

Aorta, bifurcação da aorta
A. ilíaca comum
A. ilíaca interna
A. ilíaca externa
A. femoral
A. femoral profunda
A. circunflexa femoral lateral
A. circunflexa femoral medial
A. obturatória

Visão geral

O **membro inferior** é dividido em **cíngulo do membro inferior e parte livre do membro inferior**. O cíngulo do membro inferior é constituído pelo sacro e pelo osso do quadril. A parte livre do membro inferior é dividida por articulações em coxa, perna e pé.
O membro inferior funciona como um **órgão de locomoção e de sustentação**. Os ossos longos do membro inferior possibilitam um comprimento maior dos passos, para acelerar a locomoção. Cada articulação do membro inferior conta com ligamentos estáveis para garantir apoio seguro e reduzir a carga sobre os grupos musculares envolvidos na nádega, no joelho e na sura (panturrilha), que desempenham uma importante função de sustentação.
O ser humano mantém **posição ortostática**. Os músculos do pé, ao contrário do que ocorre nas mãos, não são responsáveis por movimentos finamente regulados dos dedos individuais; em vez disso, atuam na estabilização ativa dos pés e no tensionamento do arco plantar.
Os músculos dos membros inferiores são supridos por dois plexos nervosos, que são denominados em conjunto como **plexo lombossacral**. O plexo é formado pelos ramos anteriores dos nervos espinais dos segmentos da medula espinal T12-S5, Co1. Diferentes nervos emergem do plexo lombossacral para o cíngulo do membro inferior, região perineal e nádega, assim como para a parte livre do membro inferior. O membro inferior é irrigado principalmente por **A. e V. ilíacas externas** e por suas ramificações. Os vasos linfáticos acompanham as veias e estão ligados aos **linfonodos inguinais**, e também drenam a parede corporal, assim como os órgãos pélvicos individualmente, incluindo os órgãos genitais externos.

Tópicos mais importantes

Após estudar e compreender os principais tópicos deste capítulo, segundo as diretrizes do Nationalen Kompetenzbasierten Lernzielkatalogs Medizin (NKLM), você será capaz de:

- Nomear as características principais do desenvolvimento do membro inferior, as variações clínicas relevantes e malformações
- Mostrar no esqueleto as estruturas ósseas do cíngulo do membro inferior e da parte livre do membro inferior, assim como suas articulações, descrevendo a amplitude de seus movimentos
- Explicar o desenvolvimento dos ligamentos nas articulações, bem como todos os músculos do quadril, da coxa e da perna, com origem, inserção e função, e mostrá-los no esqueleto ou na peça dissecada; em relação à maior parte dos músculos dos pés, basta conhecer o desenvolvimento, a função e a inervação
- Explicar a estrutura do plexo lombossacral e esclarecer os sintomas associados a lesões
- Explicar o desenvolvimento e a função dos nervos do membro inferior, como também os sintomas exatos associados à insuficiência destes, e mostrar estes nervos na peça anatômica
- Denominar todas as artérias do membro inferior com suas derivações mais importantes e identificá-las na peça anatômica
- Especificar locais para aferição do pulso arterial
- Explicar as anastomoses vasculares na região do quadril
- Compreender os princípios básicos da drenagem venosa no membro inferior
- Nomear as veias superficiais (epifasciais) maiores e apontá-las na peça anatômica
- Explicar os princípios da drenagem linfática no membro inferior
- Definir as cadeias de linfonodos do membro inferior e da pelve, com suas áreas de drenagem
- Apontar os limites e o conteúdo da lacuna dos músculos e da lacuna dos vasos
- Explicar o conteúdo e a estrutura do trígono femoral, do canal obturatório e do canal dos adutores
- Explicar a estrutura da região das nádegas, assim como identificar as vias circulatórias que atravessam os espaços suprapiriforme e infrapiriforme (forame isquiático maior) ou o forame isquiático menor
- Descrever a estrutura da fossa poplítea, assim como sua neurovasculatura.

Relação com a clínica

A seguir, é apresentado um estudo de caso que reforça a correlação entre os muitos detalhes anatômicos e a prática clínica mais atual.

Fratura do colo do fêmur

História
Uma senhora de 94 anos sofreu uma queda em seu apartamento. Quando a filha a encontrou, ela estava lúcida e responsiva. Ela conseguia se levantar com ajuda, entretanto, o membro inferior direito não conseguia sustentar o peso, e o quadril estava dolorido, impossibilitando a manutenção da posição ortostática. A filha chama o atendimento de emergência, que encontra a senhora alerta e orientada, e esta relata que havia caído ao se levantar de uma cadeira. A senhora garante que não tinha perdido a consciência.

Achados da avaliação
A paciente está lúcida, alerta e totalmente orientada. Ela sente dor intensa na região pélvica direita; é visível sangramento recente sob a pele. O membro direito está encurtado e rodado lateralmente (→ Figura a). As frequências cardíaca (100 bpm) e respiratória (30/min) estão elevadas, enquanto a pressão arterial (80/40 mmHg) está muito baixa. A paciente foi encaminhada para o centro de traumatismo.

Exames complementares
As radiografias da pelve e da coxa realizadas no ambulatório indicam uma fratura do colo do fêmur direito. Não foram detectadas outras fraturas.

Diagnóstico
Fratura do colo do fêmur direito (→ Figura b).

Tratamento
Visto que provavelmente os vasos que suprem o colo do fêmur também foram comprometidos durante o processo de fratura (→ Figura b), o reparo cirúrgico é realizado imediatamente para prevenir a ocorrência de choque por hemorragia grave. Como a consolidação dos fragmentos ósseos, mesmo após a estabilização cirúrgica, é arriscada e demorada, foi colocada uma prótese de quadril. Com isso, a cabeça e o colo do fêmur, bem como o acetábulo, foram completamente substituídos por uma prótese de titânio (artroplastia total).

Evolução
Como a prótese é estável sob carga, no dia seguinte, foi possível começar a movimentação. Seguiu-se uma semana de cuidados de enfermagem. Depois de quatro semanas, a senhora recebeu alta para sua casa, onde pôde continuar o tratamento sozinha.
Esse quadro clínico é comum. O exame físico indica um diagnóstico presuntivo de fratura do colo do fêmur. Para compreender o processo terapêutico, você precisa entender o suprimento sanguíneo da articulação do quadril – aqui ajuda um espécime na sala anatômica.

Laboratório de anatomia
O **fêmur** é composto por corpo do fêmur, colo do fêmur e cabeça do fêmur com inclinação medial. A cabeça do fêmur forma uma face articular incorporada ao acetábulo. O ângulo entre o eixo e o colo é denominado ângulo colodiafisário (CD) e tem 126°. Por causa desse ângulo, o fêmur sustenta assimetricamente o peso da metade superior do corpo. Portanto, o osso não é submetido de modo homogêneo às forças de compressão, existindo também tensões de flexão (risco aumentado de fraturas!). Na área do corpo do fêmur, a curvatura é reduzida pela tensão para o lado de fora do membro por intermédio do **trato iliotibial**, ao qual estão conectados o M. glúteo máximo e o M. tensor da fáscia lata. Os músculos mais importantes na articulação do quadril são os extensores, rotadores laterais e abdutores.

> Estes 3 a 5 cm de largura de reforço da fáscia não devem ser danificados durante a preparação!

Na criança, a cabeça do fêmur é irrigada predominantemente por um ramo da A. obturatória (R. acetabular) via ligamento da cabeça do fêmur (→ Figura 4.52). No adulto, o ramo acetabular da A. obturatória supre apenas uma pequena parte do fêmur, e a irrigação é garantida pelas Aa. circunflexas femorais medial e lateral, oriundas da **A. femoral profunda**.

> Essa artéria com seus ramos, de localização profunda, é claramente visível na face anterior da coxa!

Essa artéria emerge da A. femoral sob o ligamento inguinal e representa o principal suprimento sanguíneo da coxa (→ Figura 4.155 e → Figura 4.157).

De volta à clínica
Devido à fratura do colo do fêmur, os ramos das Aa. circunflexas femorais medial e lateral dessa paciente foram rompidos. A tração exercida pelo M. glúteo no trocanter maior provocou abdução e rotação lateral do fêmur – reconhecíveis como encurtamento do membro inferior da paciente. O risco de fratura nessa região aumenta com a idade, porque o ângulo colodiafisário diminui progressivamente (coxa vara). A estabilidade do osso é geralmente reduzida devido à diminuição de substância óssea (osteoporose). Por causa do reduzido suprimento sanguíneo, as chances de consolidação óssea são piores e complicações secundárias (trombose venosa no membro inferior, pneumonia) podem ocorrer. Por isso, a abordagem terapêutica preferida para esse grupo etário consiste em artroplastia total. Em pacientes mais jovens, uma prótese parcial é cada vez mais utilizada. Nessas intervenções cirúrgicas, é importante proteger as Aa. circunflexas femorais medial e lateral, assim como os músculos circunvizinhos. Obviamente, as características anatômicas também precisam ser consideradas nas diferentes vias de acesso cirúrgico.

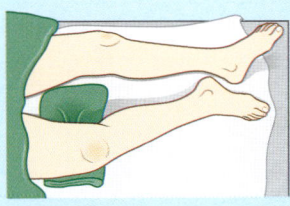

Figura a Condição clínica após fratura do colo do fêmur direito. [S700-L126]
O membro inferior direito parece encurtado e está rodado lateralmente.

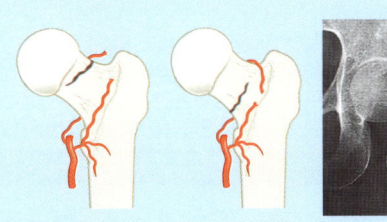

Figura b Fratura de colo do fêmur com ruptura de vasos; esquerda: vasos rompidos.
Vista anterior, [S700-L126]; direita: radiografia, incidência AP. [M502/M519]

Superfície

Anatomia de Superfície

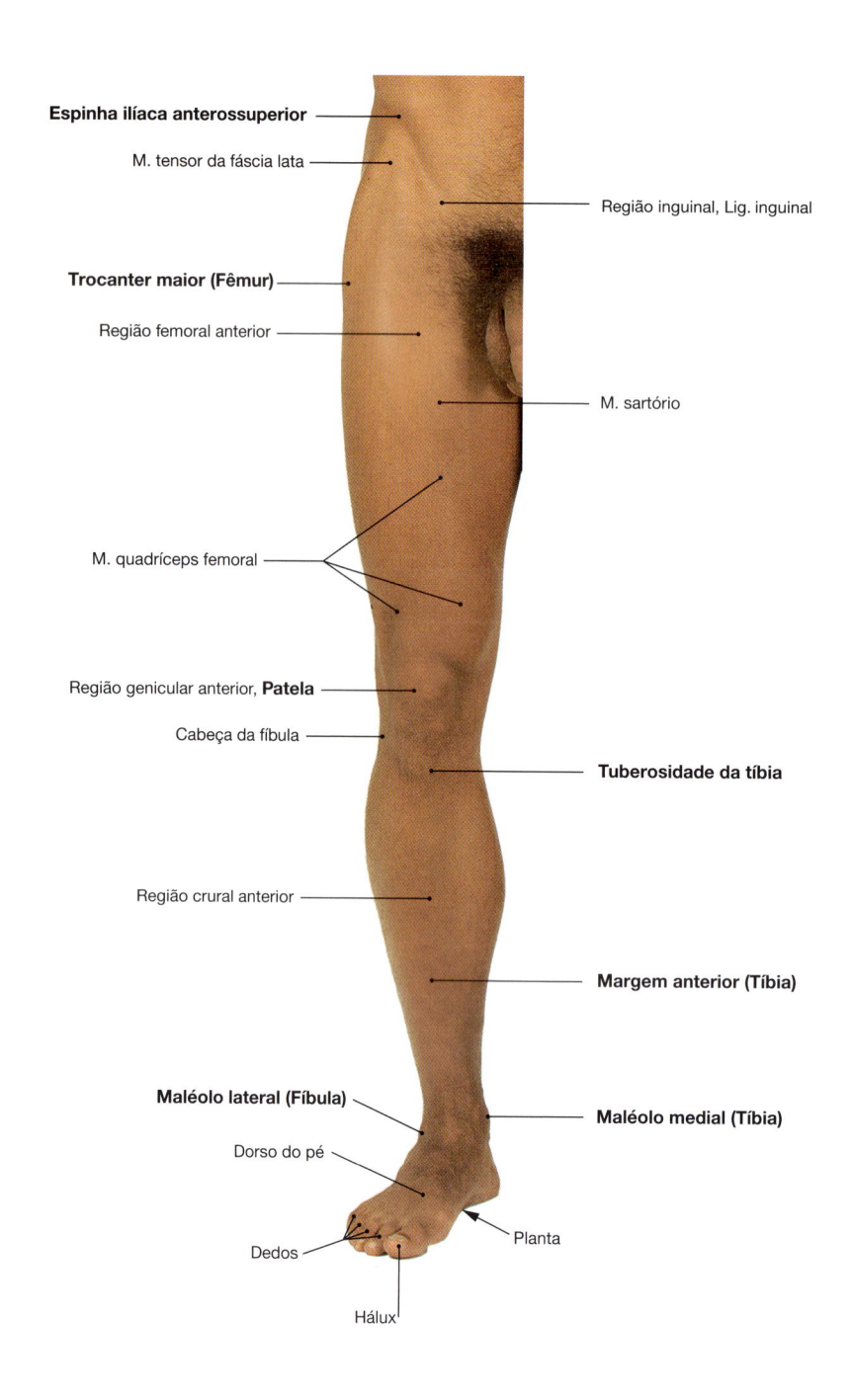

Figura 4.1 Relevo superficial do membro inferior direito; vista anterior. [S700]

O relevo superficial do membro inferior é definido pelos músculos e por alguns componentes do esqueleto.

Anatomia de Superfície

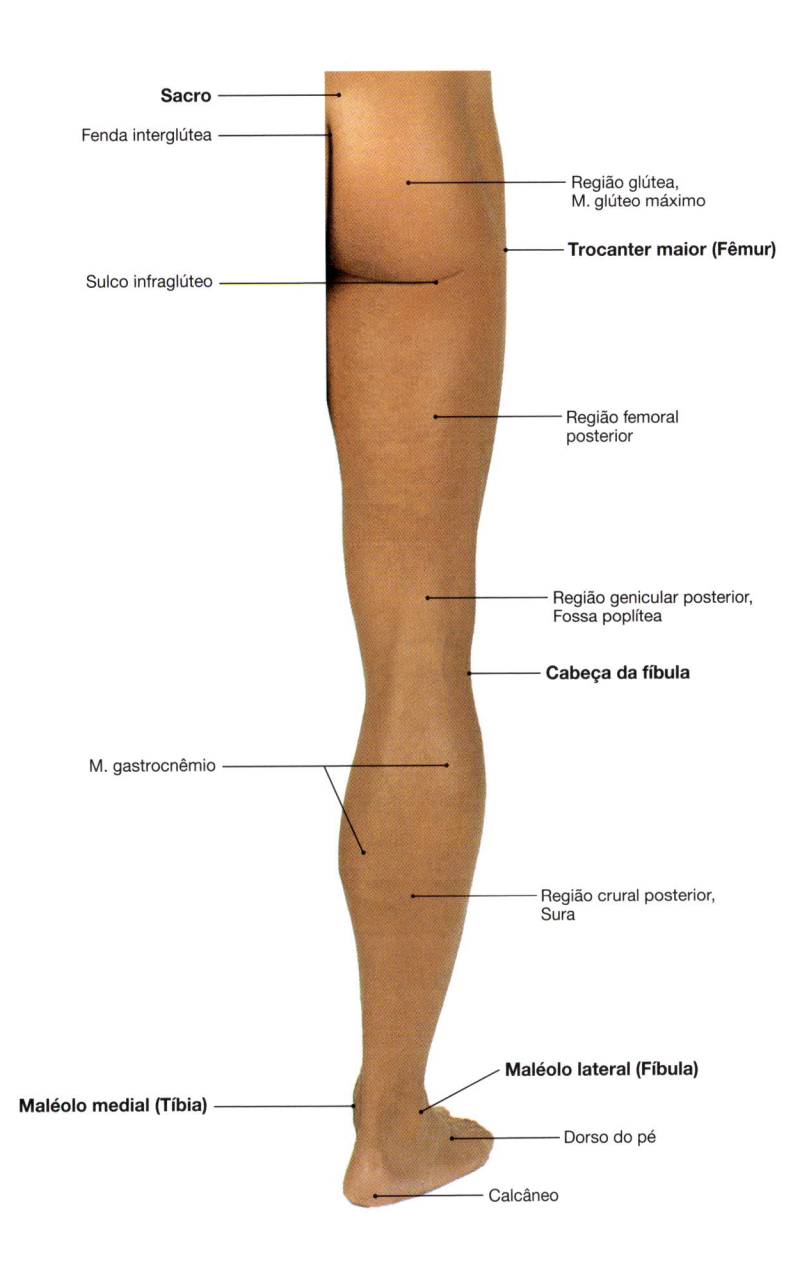

Figura 4.2 Relevo superficial do membro inferior direito; vista posterior. [S700]

Labels: Sacro; Fenda interglútea; Região glútea, M. glúteo máximo; Sulco infraglúteo; **Trocanter maior (Fêmur)**; Região femoral posterior; Região genicular posterior, Fossa poplítea; **Cabeça da fíbula**; M. gastrocnêmio; Região crural posterior, Sura; **Maléolo medial (Tíbia)**; **Maléolo lateral (Fíbula)**; Dorso do pé; Calcâneo.

— **Correlações clínicas** —

Os pontos ósseos palpáveis mais facilmente através da pele (eles estão destacados em negrito nas → Figuras 4.1 e 4.2) são referências importantes de orientação durante o exame físico.

Esqueleto

Esqueleto do Membro Inferior

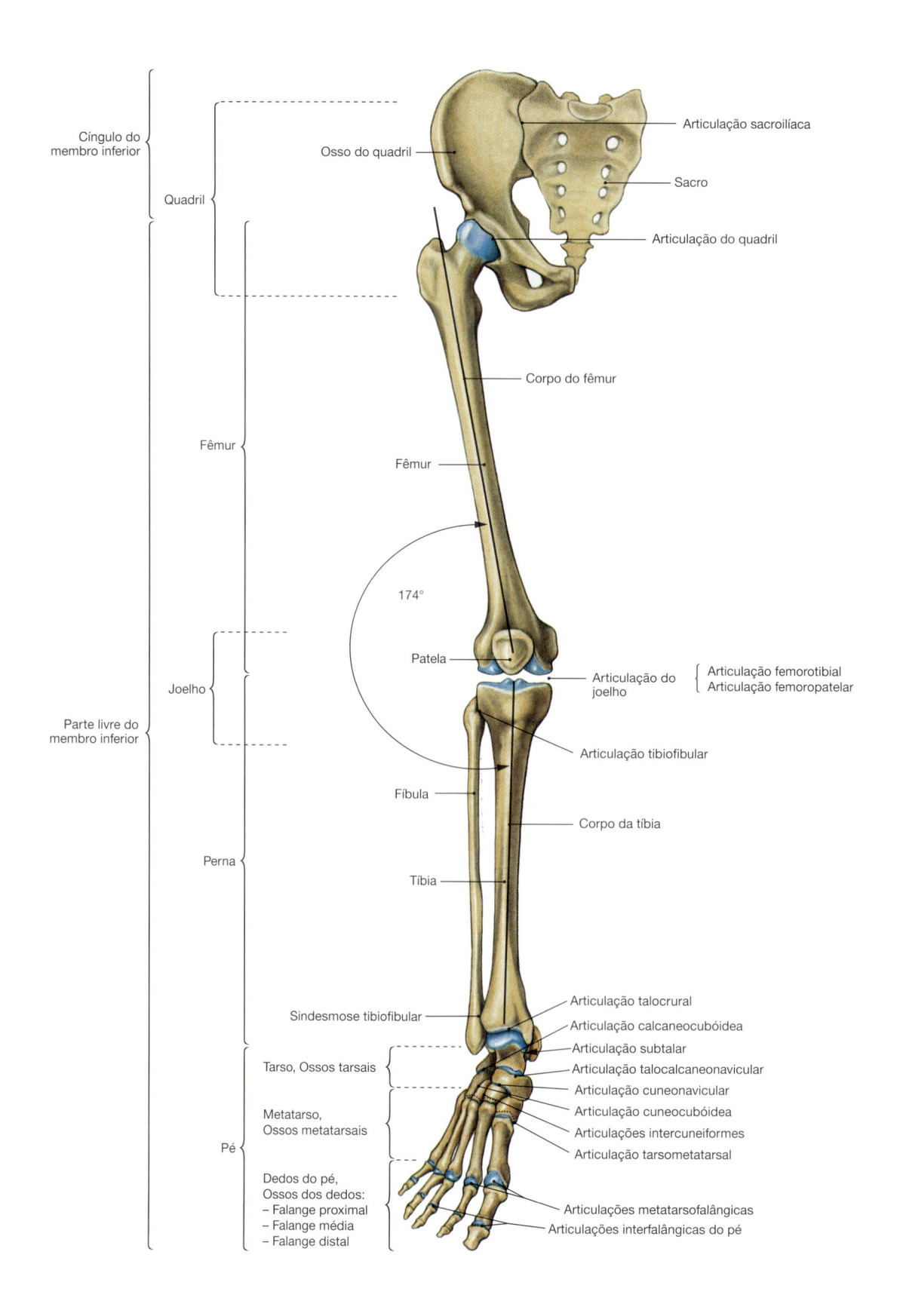

Figura 4.3 Ossos e articulações do membro inferior direito; vista anterior. [S700]

Enquanto o cíngulo do membro superior é composto por dois ossos (escápula e clavícula), o cíngulo do membro inferior – ou cíngulo pélvico – é formado por dois ossos do quadril e pelo sacro. A coxa e a perna formam um **ângulo lateral do joelho** (ângulo femorotibial ou ângulo de abdução) de 174°, aberto lateralmente.

No caso de **joelho valgo** (*genu valgum*), o ângulo lateral do joelho está diminuído, enquanto no **joelho varo** (*genu varum*) ele está aumentado. Sobre o desenvolvimento do membro inferior (→ Figuras 3.3 a → Figura 3.5).

Eixo Mecânico do Membro Inferior

Normal Joelho valgo Joelho varo

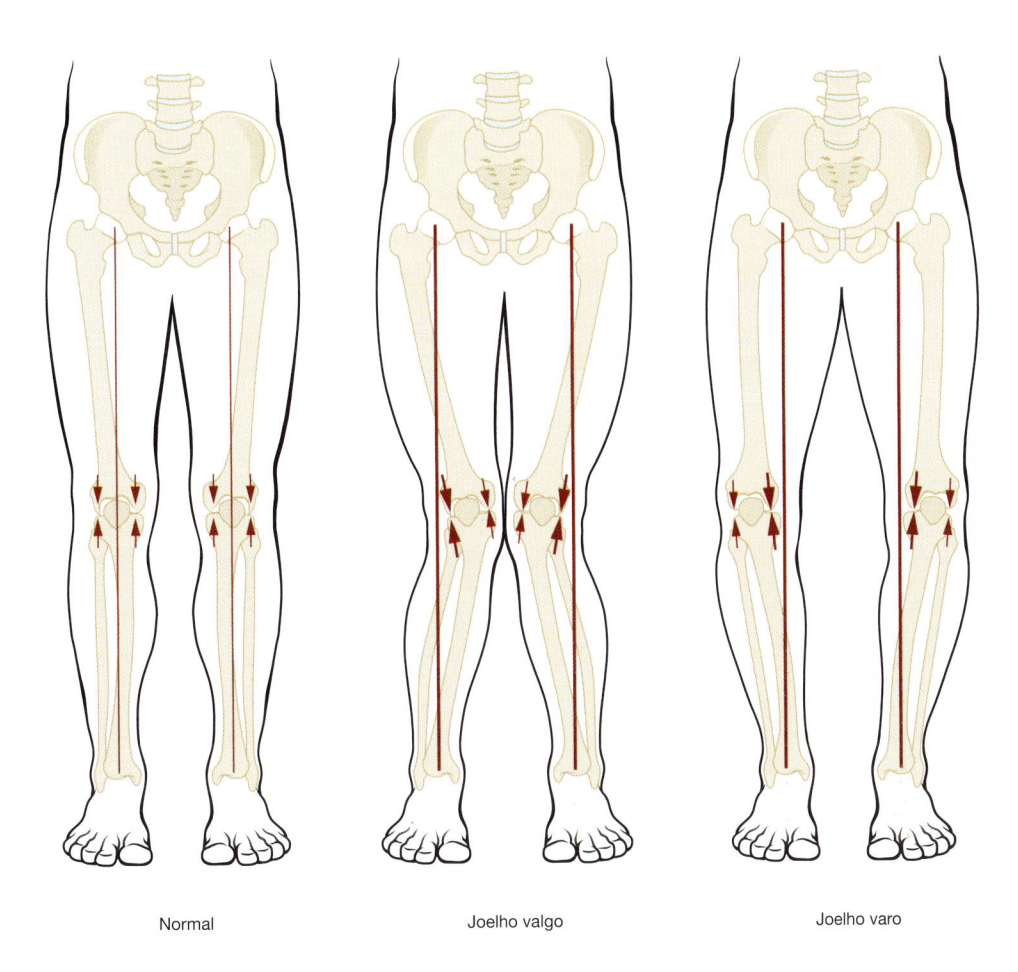

Figura 4.4 Eixo mecânico do membro inferior (linha de Mikulicz).
[S700-L126]/[G1067]
Na situação normal, as grandes articulações do membro inferior se encontram em uma linha reta imaginária, caracterizada como um eixo mecânico (**linha de Mikulicz**). Projeta-se entre o centro da cabeça do fêmur, na articulação do quadril, e o meio da região intermaleolar, na articulação talocrural.

No **joelho valgo** (*genu valgum*), o joelho está deslocado para a região **medial** do eixo mecânico, enquanto no **joelho varo** (*genu varum*) o joelho está voltado para a região **lateral**.

O tamanho das setas ilustra a relação da carga nos segmentos medial e lateral da articulação, dependente do trajeto da linha do eixo mecânico.

Correlações clínicas

Como todo o peso corporal é transferido através da **linha de Mikulicz** para as plantas dos pés, a carga das articulações é equilibrada quando as articulações do membro inferior se localizam sobre essa linha. Desvios da articulação do joelho em casos de **joelho valgo** (*genu valgum*) ou de **joelho varo** (*genu varum*) fazem com que haja uma carga não equilibrada dos dois compartimentos da articulação do joelho (setas vermelhas, → Figura 4.4). Esses desvios podem causar o desgaste dos meniscos e das cartilagens articulares, levando ao desenvolvimento de artrose na articulação do joelho (**gonartrose**). No **joelho valgo** ocorre **artrose lateral**, enquanto no **joelho varo** ocorre **artrose no compartimento medial**. No caso de desvio mais acentuado da linha de Mikulicz, eventualmente é possível a correção cirúrgica pela remoção de uma cunha óssea (osteotomia de ajuste).

Esqueleto

Pelve

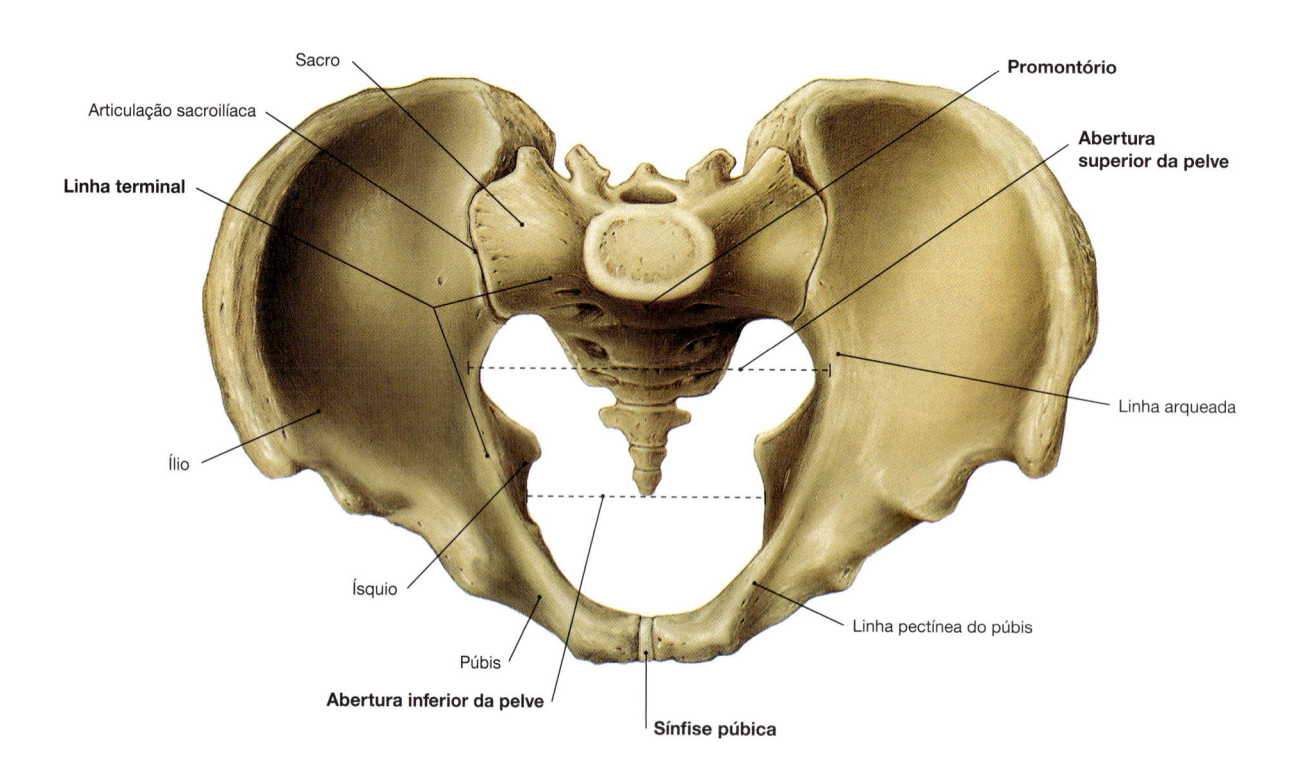

Figura 4.5 Pelve; vista anterior e cranial. [S700]
A pelve é composta por três ossos. A **articulação sacroilíaca** e a **sínfise púbica** unem os dois **ossos do quadril** e o **sacro** em uma estrutura estável em formato de anel. Esse anel é resumido como o cíngulo do membro inferior – cíngulo pélvico –, que envolve as vísceras, com as asas do ílio, e transfere o peso do corpo para o membro inferior. O sacro continua caudalmente no **cóccix**, que representa um rudimento de um sistema de cauda. O cóccix é irrelevante para a estabilidade do anel pélvico e, portanto, não é incluído na pelve.

A **linha terminal**, que parte da sínfise púbica, é formada, anteriormente, pela linha pectínea do púbis e, posteriormente, pela linha arqueada, terminando no **promontório**. Ela delimita a **abertura superior da pelve** e determina o limite entre a **pelve maior**, situada **superiormente**, e a **pelve menor**, situada **inferiormente**. O promontório forma a parte da coluna vertebral que mais se projeta para o interior da abertura superior da pelve. A **abertura inferior da pelve** é delimitada, anteriormente, pela margem inferior da sínfise púbica e pelo ramo inferior do púbis, lateralmente pelos túberes isquiáticos e, posteriormente, pela extremidade do cóccix.

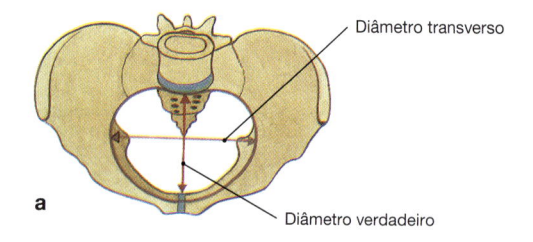

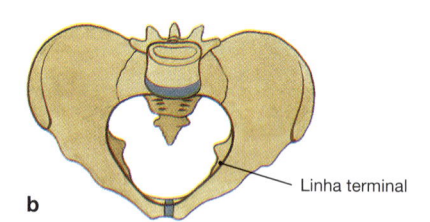

Figura 4.6a e b Pelves feminina e masculina. [S700]
a Pelve feminina.
b Pelve masculina.
O formato da pelve apresenta **diferenças específicas entre os sexos**. No homem, a abertura superior da pelve assume um formato de "coração". O ângulo do púbis, denominado **ângulo subpúbico**, é um pouco menor (→ Figuras 4.41a e 4.9). Em contrapartida, na mulher a abertura inferior da pelve é habitualmente oval, com maior eixo transversal. Além disso, o ângulo entre os ramos inferiores do púbis (**arco púbico**, → Figura 4.41b) e a distância entre os túberes isquiáticos e as asas do ílio são maiores do que no homem.

Com relação às medidas internas da pelve, que servem para o estabelecimento da largura da abertura superior da pelve, estão incluídos o diâmetro sagital exato (diâmetro verdadeiro) entre a face superior e posterior da sínfise púbica e o promontório, o diâmetro transverso entre os pontos em posição mais lateral da linha terminal de ambos os lados, o diâmetro diagonal (→ Figura 4.7) entre a margem inferior da sínfise púbica e o promontório da base do sacro, e o diâmetro anatômico (→ Figura 4.7) entre a margem superior e anterior da sínfise púbica e o promontório da base do sacro.

Pelve

Linha terminal

Abertura superior da pelve

60–65°

Lig. sacroespinal

Lig. sacrotuberal

a–b: Diâmetro anatômico (termo clínico: conjugado): 11,5 cm, a partir do promontório até a margem superior e anterior da sínfise púbica
a–c: Diâmetro verdadeiro: 11 cm, a partir do promontório até a margem superior e posterior da sínfise púbica
a–d: Diâmetro diagonal: 12,5 cm, a partir do promontório até a margem inferior da sínfise púbica

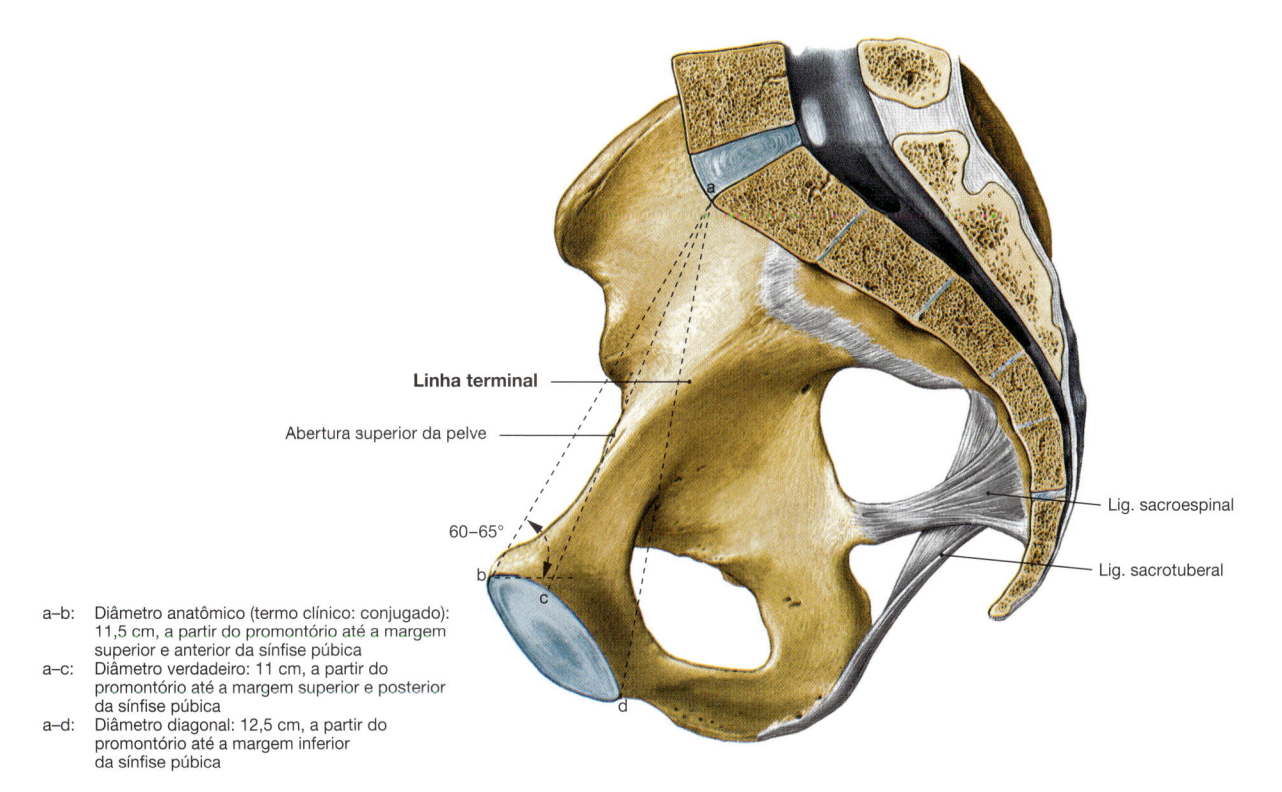

Figura 4.7   Pelve feminina; vista medial; corte mediano, com demonstração dos diferentes diâmetros internos e com as medidas normais. [S700]
As dimensões internas da pelve variam amplamente entre as pessoas. A mais importante é o **diâmetro verdadeiro**, entre a face superior e posterior da sínfise púbica e o promontório da base do sacro.

O **diâmetro anatômico** e o **diâmetro diagonal** são, respectivamente, a distância entre o promontório da base do sacro e a margem superior e anterior da sínfise púbica e a distância entre a margem inferior da sínfise púbica e o promontório da base do sacro. O plano da abertura anterior da pelve forma, com a horizontal, o ângulo da abertura superior da pelve, de cerca de 60° a 65°.

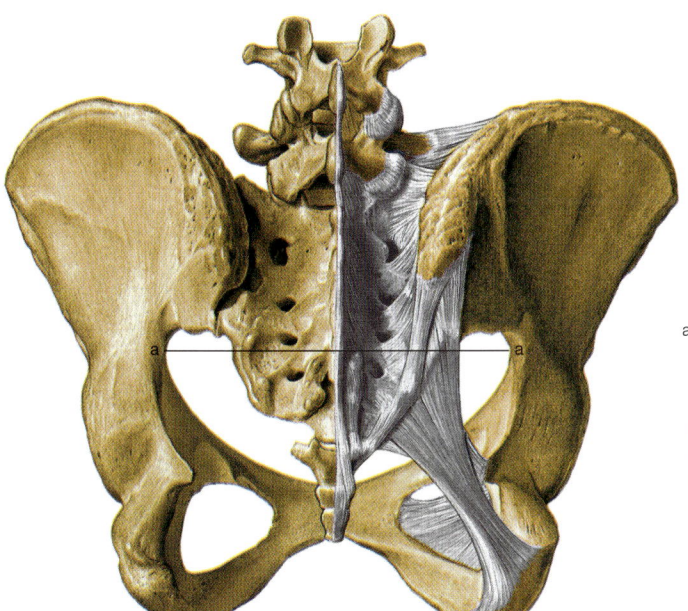

a–a: Diâmetro transverso: 13,5 cm, distância entre os pontos mais distais de ambos os lados da linha terminal

Figura 4.8   Pelve feminina, com as dimensões pélvicas; vista posterior. [S700]
Um outro diâmetro interno de certa relevância é o **diâmetro transverso**. Por sua vez, os diferentes diâmetros externos (distâncias) são de valor prático menor e, por isso, não estão representados.

Correlações clínicas

Uma vez que a abertura superior da pelve e a pelve menor delimitam o canal do parto, a avaliação das dimensões da pelve é de grande importância durante a **gestação**, de modo a decidir se é possível o parto vaginal. O **diâmetro verdadeiro** (no mínimo, 11 cm) é crucial para a passagem da cabeça do feto. Em um exame vaginal, pode ser deduzido a partir do diâmetro diagonal, que se estende da margem inferior da sínfise púbica até o promontório e tem 1,5 cm de comprimento a mais do que o diâmetro verdadeiro. Em um parto vaginal programado, este é determinado apenas com a suspeita de desproporção entre o tamanho do feto e o canal de parto, habitualmente por meio de ressonância magnética (RM). Em um parto cesáreo, normalmente o diâmetro verdadeiro é medido imediatamente, de modo a avaliar se o parto vaginal seria possível, caso necessário. Durante a gestação, a sínfise púbica e a articulação sacroilíaca são relaxadas devido à ação do hormônio relaxina, produzido pela placenta e pelo ovário, de modo que o diâmetro verdadeiro aumenta de largura em cerca de 1 cm durante o parto.

Esqueleto

Pelve

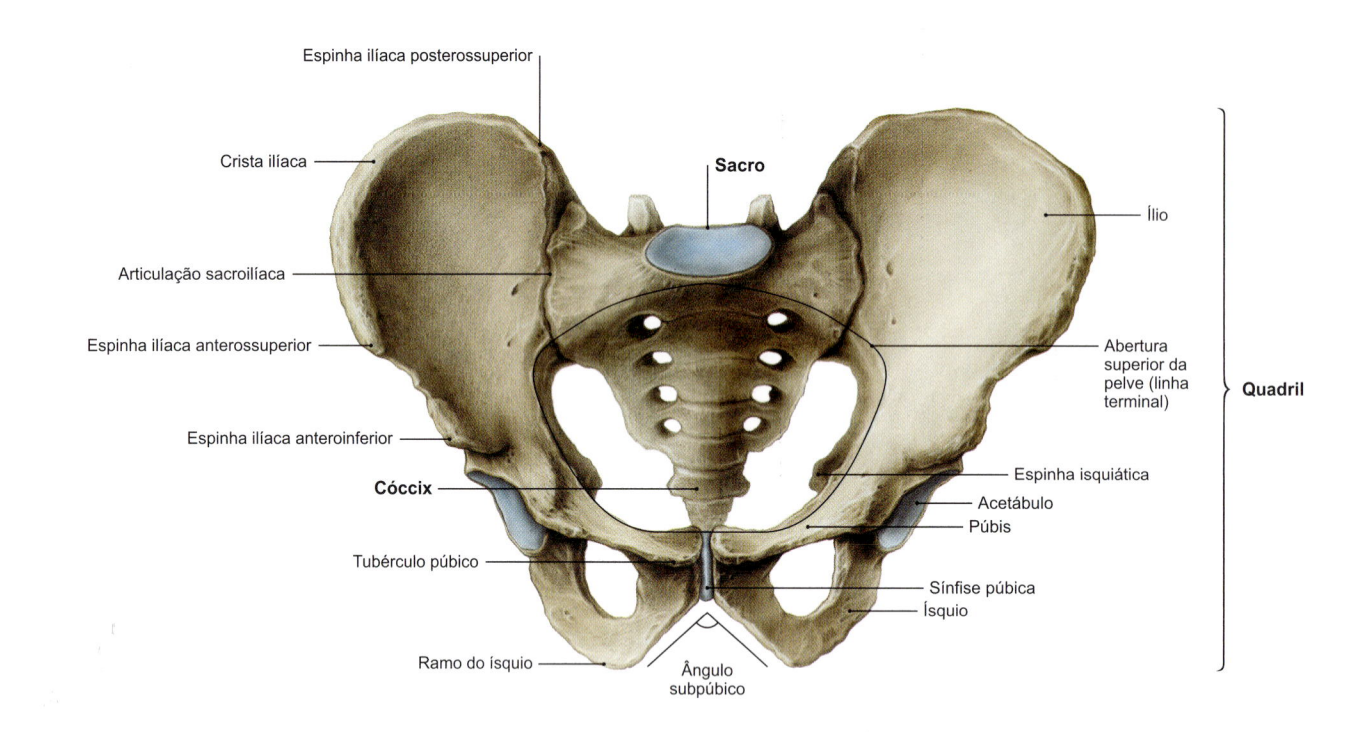

Figura 4.9 Pelve masculina; vista anterior. [S701-L285]

As **diferenças na pelve entre os sexos** masculino e feminino podem ser mais claramente compreendidas no plano de abertura anterior da pelve e no ângulo entre os ramos inferiores do púbis.

A **abertura superior da pelve** é formada em ambos os lados pelos ossos do quadril, que se conectam anteriormente na sínfise púbica. O **promontório da base do sacro** se projeta posteriormente como sua projeção mais anterior. No homem, a abertura superior da pelve assume um formato de coração, enquanto nas mulheres ela é oval, com predomínio do eixo transversal (→ Figura 4.6). Os ramos inferiores do púbis formam um ângulo agudo (**ângulo subpúbico**) na pelve masculina, enquanto os ramos do púbis na pelve feminina se unem em um arco (**arco púbico**). Isso também alarga a abertura inferior da pelve nas mulheres, o que, juntamente com o formato da abertura superior da pelve, determina as dimensões do canal do parto.

Estrutura e função

A pelve consiste em três ossos (dois do quadril e um sacro), conectados por articulações firmes que formam um **anel pélvico** denso. Portanto, não se pode entender a pelve sem suas articulações. Anteriormente, a **sínfise púbica** conecta os púbis – trata-se de uma articulação "falsa" (sinartrose) com um disco interpúbico constituído por cartilagem fibrosa, um ligamento estabilizador superior e outro inferior (→ Figura 4.41). Posteriormente, o sacro é suspenso entre os dois ossos do quadril por uma **articulação sacroilíaca**. Como anfiartrose típica, é uma articulação verdadeira com cavidade articular (diartrose), mas os ligamentos apertados só possibilitam movimentos mínimos. Ao nascimento, os ligamentos da sínfise púbica são temporariamente afrouxados para alargar o canal do parto. Caso contrário, as articulações da pelve são muito estáveis e raramente são comprometidas.

Correlações clínicas

As radiografias simples da pelve, também chamadas de imagens panorâmicas, são realizadas de modo relativamente frequente. Com essas imagens, podem ser diagnosticadas **fraturas** ou **desalinhamento** dos componentes do esqueleto da articulação do quadril e do cíngulo do membro inferior, tais como **artrose** ou alterações locais no osso, devido à invasão de tumores malignos secundários (**metástases**).

Alterações inflamatórias na articulação sacroilíaca, por exemplo, em doenças reumáticas, também podem ser parcialmente reconhecidas em radiografias.

4 Pelve

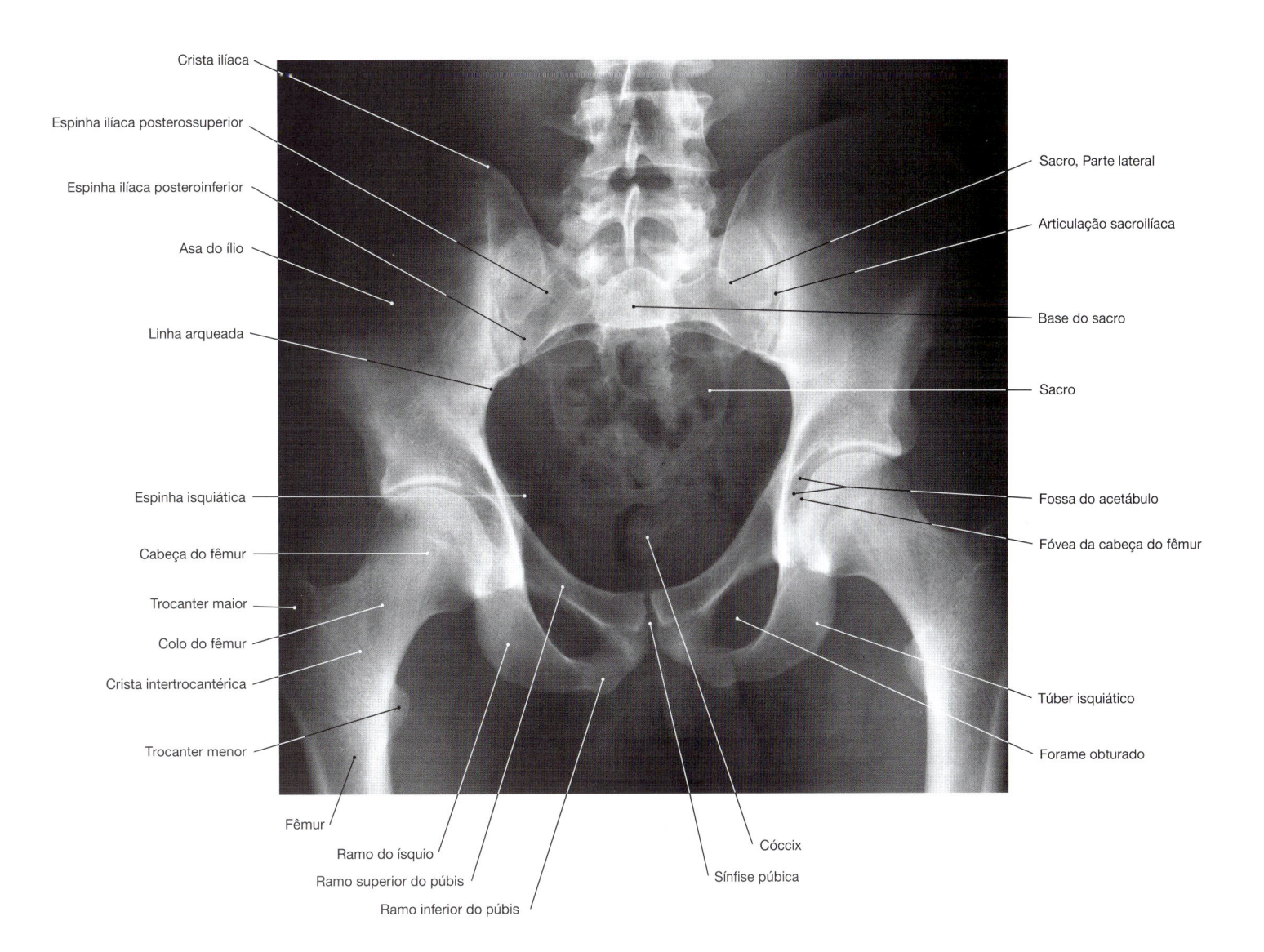

Figura 4.10 Pelve masculina; radiografia em incidência anteroposterior (AP); em posição ereta. [S700-T895]

Legendas (sentido horário, a partir do topo esquerdo):
- Crista ilíaca
- Espinha ilíaca posterossuperior
- Espinha ilíaca posteroinferior
- Asa do ílio
- Linha arqueada
- Espinha isquiática
- Cabeça do fêmur
- Trocanter maior
- Colo do fêmur
- Crista intertrocantérica
- Trocanter menor
- Fêmur
- Ramo do ísquio
- Ramo superior do púbis
- Ramo inferior do púbis
- Sínfise púbica
- Cóccix
- Forame obturado
- Túber isquiático
- Fóvea da cabeça do fêmur
- Fossa do acetábulo
- Sacro
- Base do sacro
- Articulação sacroilíaca
- Sacro, Parte lateral

Correlações clínicas

A incidência anteroposterior (AP) é realizada para pesquisar fraturas pélvicas.

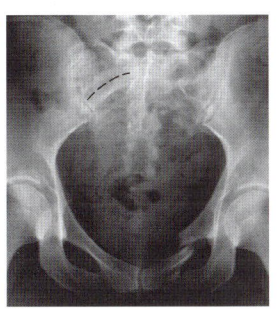

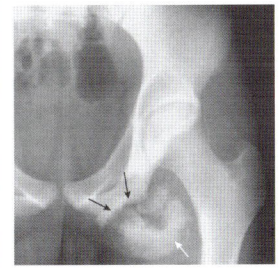

a As **fraturas pélvicas** geralmente ocorrem por compressão e somente em caso de **traumatismo significativo**, como com acidentes de trânsito ou quedas de grande altura. No caso de fraturas do anel pélvico, o formato da abertura superior ou da abertura inferior da pelve são alterados com frequência. [G198]

b Contrações intensas dos músculos do quadril, como, por exemplo, o grupo adutor durante a prática esportiva, também podem levar a rupturas das inserções nos ossos da pelve, que são denominadas **fraturas por avulsão**. [E513-002]

Esqueleto

Osso do Quadril

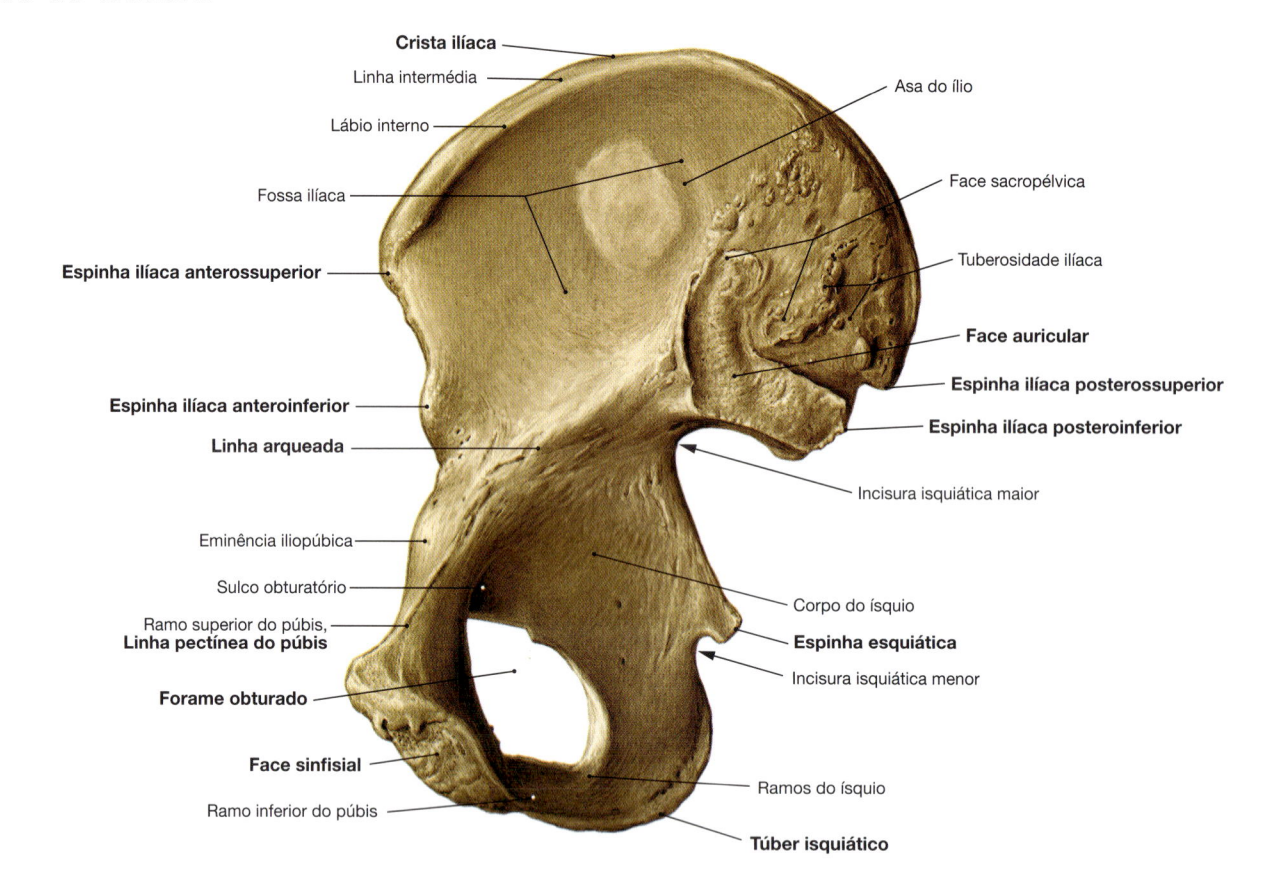

Figura 4.11 Osso do quadril direito; vista medial. [S700]
O osso do quadril é composto por três porções – o **ílio**, o **ísquio** e o **púbis**. O ílio (acima) forma a asa do ílio, enquanto o ísquio (posterior e inferior) e o púbis (anterior e inferior) formam o anel ósseo em torno do forame obturado. A **face auricular** atua como face articular para a articulação sacroilíaca. Na **face sinfisial**, se encontra, interposto, o disco interpúbico da sínfise púbica.

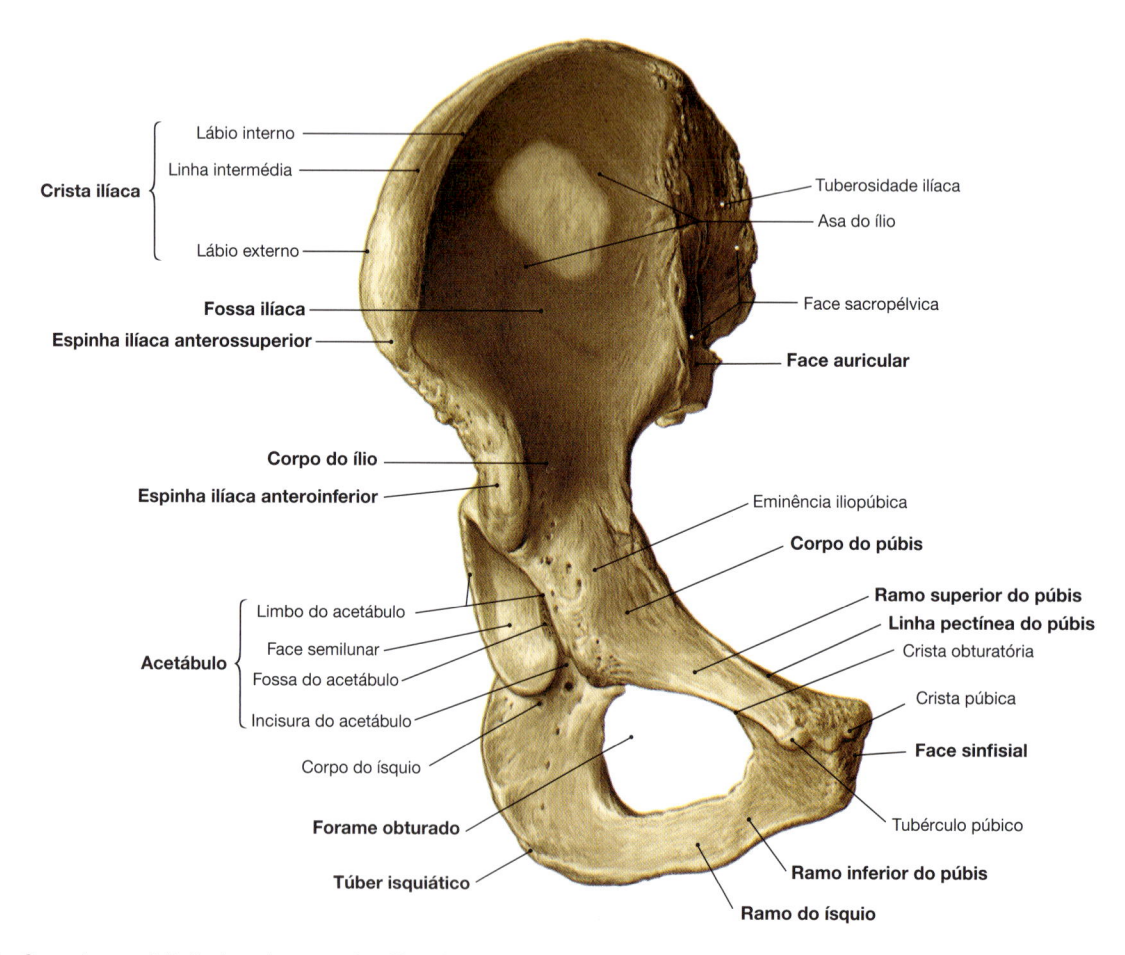

Figura 4.12 Osso do quadril direito; vista anterior. [S700]

Osso do Quadril

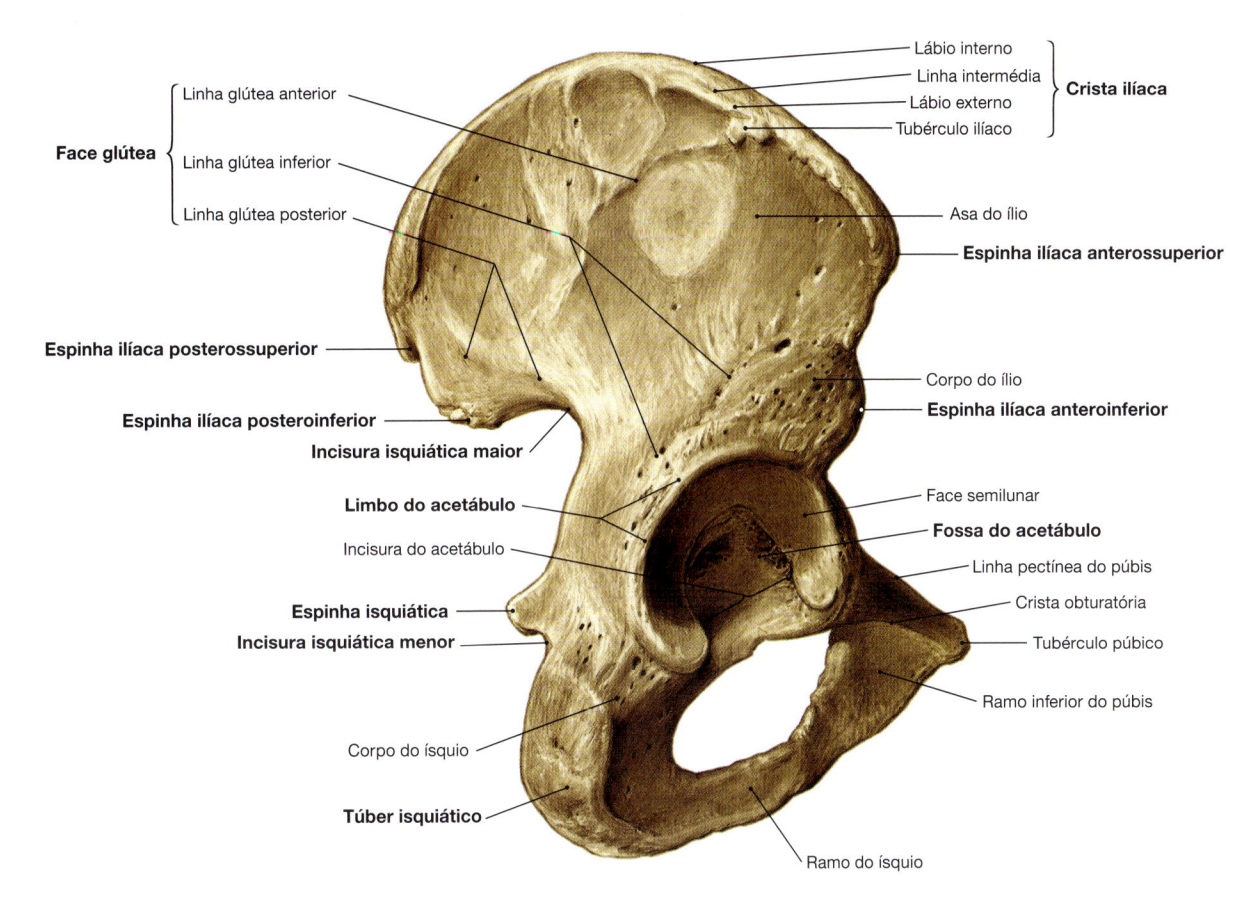

Figura 4.13 Osso do quadril direito; vista posterolateral. [S700]

As três partes do osso do quadril (ílio, ísquio e púbis) participam da estrutura anatômica do acetábulo.

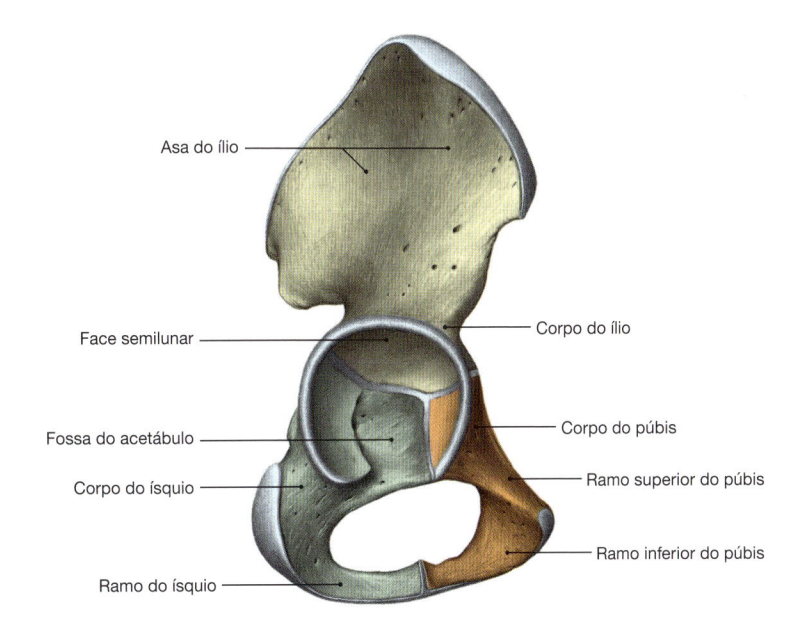

Figura 4.14 Osso do quadril direito de uma criança de 6 anos; vista lateral. [S700]
As três partes do osso do quadril (ílio, ísquio e púbis) estão unidas na região do acetábulo, em uma articulação cartilagínea em formato de "Y".

A articulação cartilagínea se ossifica entre o 13º e o 18º ano de vida.

Correlações clínicas

Em traumatismos mais intensos, como, p. ex., o esmagamento ou a compressão do membro inferior estendido em um acidente de automóvel, pode haver uma fratura do acetábulo, com deslocamento da cabeça do fêmur (**luxação central do quadril**).

O desenvolvimento do osso do quadril nas crianças, com a ossificação da articulação cartilagínea na região do acetábulo, deve ser observado nas radiografias durante os períodos da infância e da adolescência, de modo a não confundir a articulação cartilagínea do acetábulo e uma linha de fratura.

Esqueleto

Fêmur

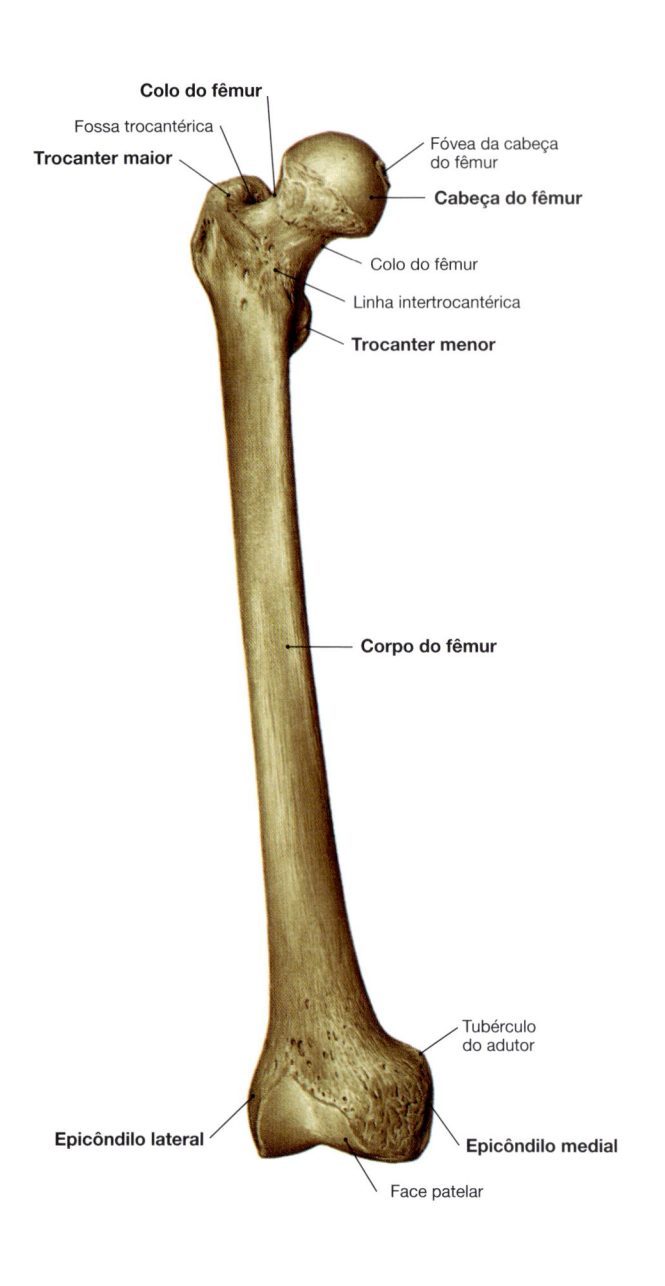

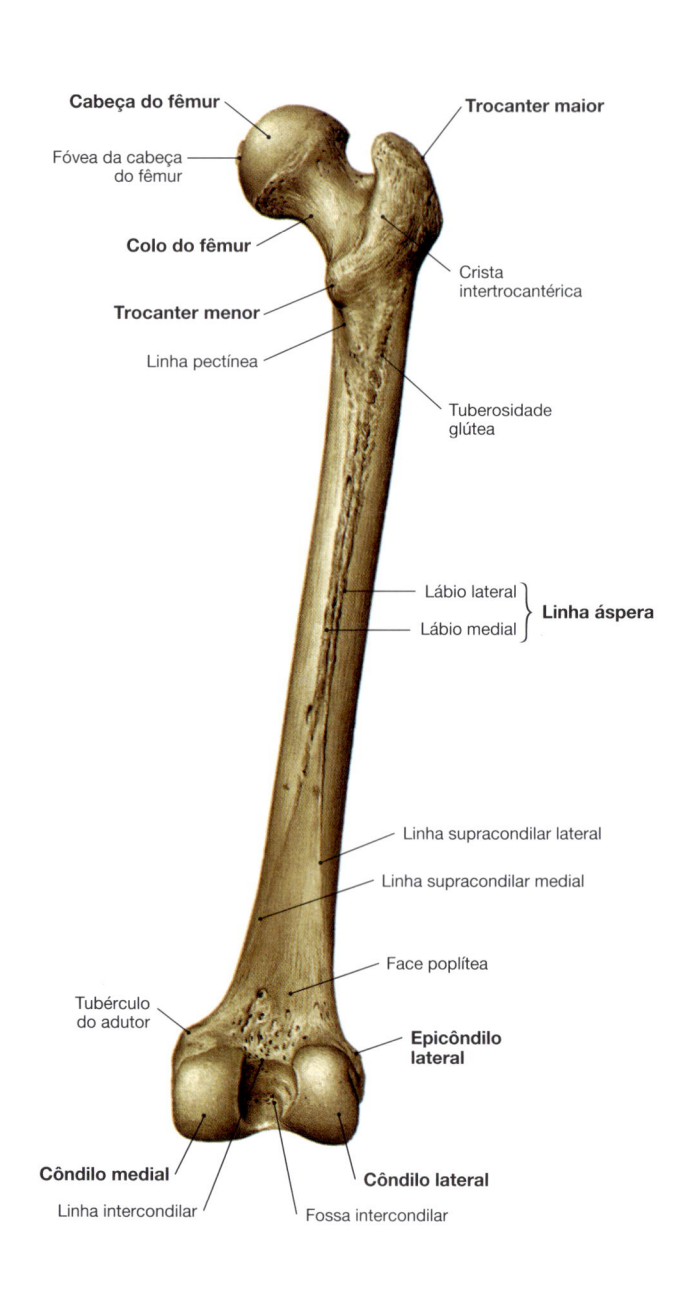

Figura 4.15   Fêmur direito; vista anterior. [S700]
Em posição proximal na diáfise do fêmur encontram-se o trocanter maior em posição lateral e o trocanter menor em posição posteromedial.

Figura 4.16   Fêmur direito; vista posterior. [S700]
A linha áspera serve como apófise para o M. quadríceps femoral (origem) e vários músculos adutores.

Fêmur

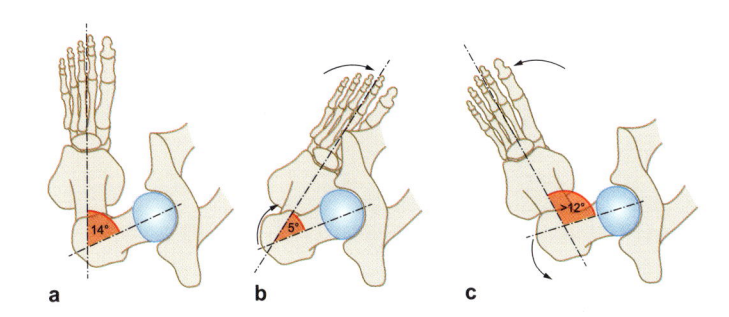

Figura 4.17 Fêmur direito; vista medial. [S700]

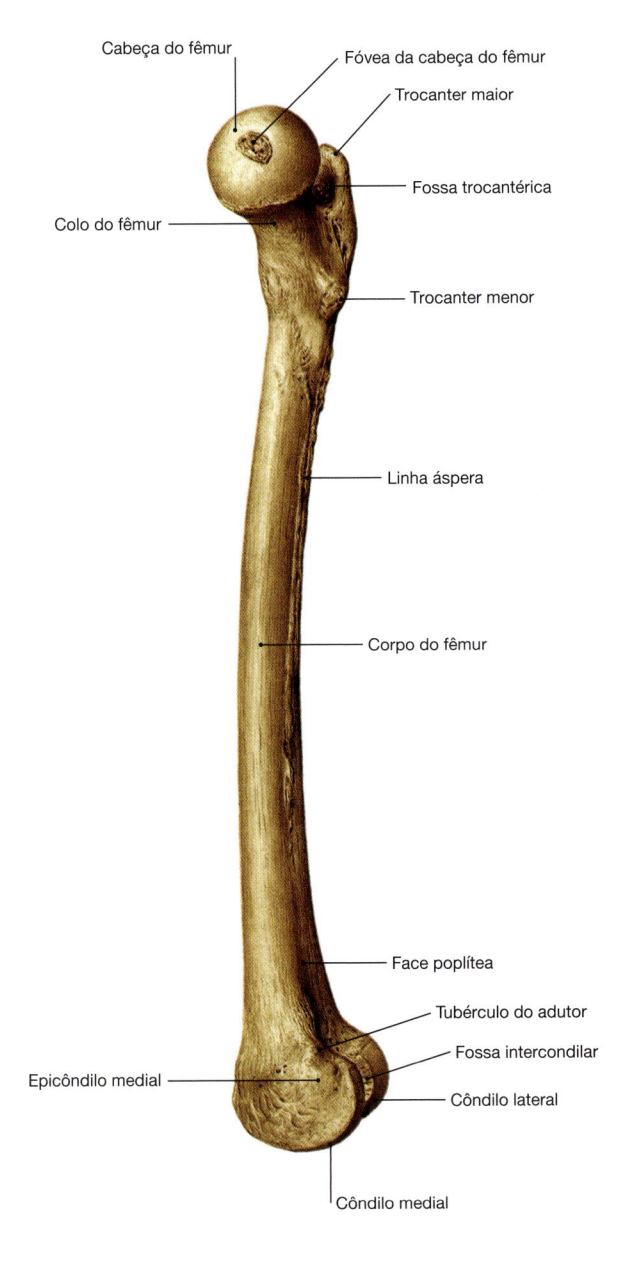

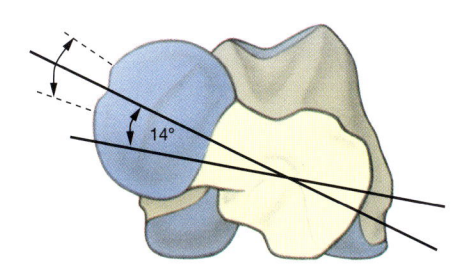

Labels (Figura 4.17):
- Cabeça do fêmur
- Fóvea da cabeça do fêmur
- Trocanter maior
- Fossa trocantérica
- Colo do fêmur
- Trocanter menor
- Linha áspera
- Corpo do fêmur
- Face poplítea
- Tubérculo do adutor
- Fossa intercondilar
- Epicôndilo medial
- Côndilo lateral
- Côndilo medial

Figura 4.18 Fêmur direito; vista superior; as extremidades proximal e distal do fêmur estão projetadas uma sobre a outra. [S700]

O colo do fêmur apresenta uma rotação em relação ao eixo transversal dos côndilos (= eixo transversal da articulação do joelho) em torno de **12° a 14° para frente** (**ângulo de torção** femoral). Na infância, o ângulo de antetorção tem, em média, 30°.

Quando o ângulo de antetorção aumenta, ocorre desvio medial das extremidades dos dedos dos pés durante a marcha. Por outro lado, caso o ângulo de antetorção seja menor do que 12°, ocorre desvio lateral das extremidades dos dedos dos pés.

Figura 4.19a-c Desvio do ângulo de torção femoral esquerdo; representação esquemática. [S701-L231]

a Em uma articulação do quadril normal, o colo do fêmur apresenta rotação de 12° a 14° para frente em relação ao eixo transversal dos côndilos, denominado ângulo de torção femoral.

b Quando o ângulo de torção femoral diminui, ocorre **anteversão do colo do fêmur**. As extremidades dos dedos dos pés exibem rotação medial.

c Quando o ângulo de torção femoral aumenta, ocorre **retroversão do colo do fêmur**. As extremidades dos dedos dos pés exibem rotação lateral.

Esqueleto

Fêmur

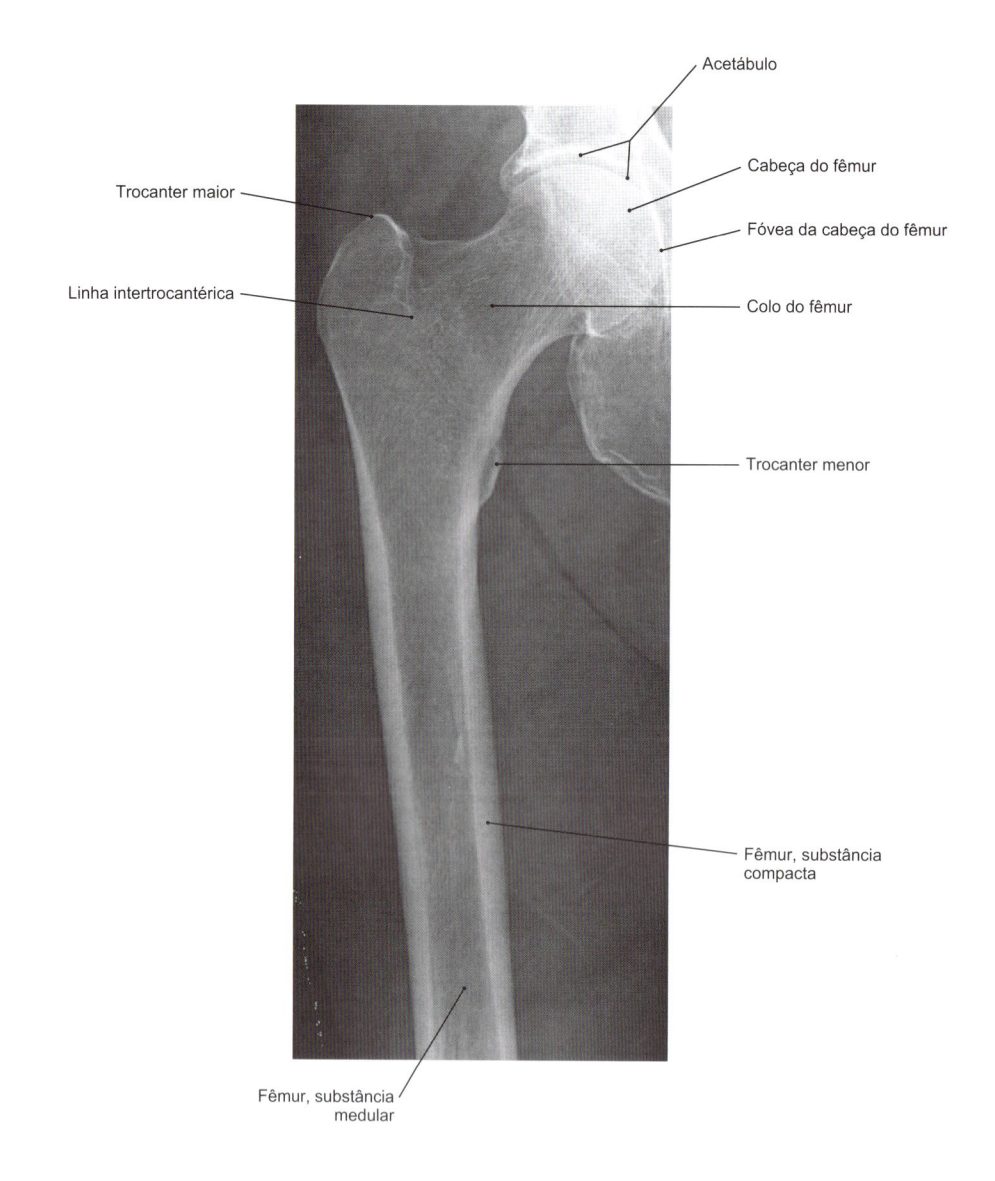

Figura 4.20 Extremidade proximal do fêmur direito; incidência anteroposterior (AP) da radiografia da bacia. [F264-004]

Labels: Acetábulo; Cabeça do fêmur; Fóvea da cabeça do fêmur; Colo do fêmur; Trocanter menor; Fêmur, substância compacta; Fêmur, substância medular; Trocanter maior; Linha intertrocantérica

---

Correlações clínicas

Na **fratura do terço proximal do fêmur,** a solução de continuidade no fêmur culmina em desvio para frente. As fraturas do fêmur geralmente resultam de quedas simples durante a caminhada e, portanto, afetam principalmente pessoas idosas que têm marcha instável e densidade óssea reduzida (**osteoporose**). Assim, a frequência dessas fraturas na população aumenta com a idade e dobra a cada década de vida após os 50 anos.

a Clinicamente, é perceptível o encurtamento do membro inferior. O diagnóstico é confirmado por radiografias simples. [M614]

b Essas fraturas envolvem o colo do fêmur (**fratura do colo do fêmur**) ou o segmento entre o trocanter maior e o trocanter menor do fêmur (fratura intertrocantérica). [S701-L126]

c As fraturas na cápsula articular podem comprometer o suprimento sanguíneo para o colo e a cabeça do fêmur devido à ruptura de ramos das Aa. circunflexas femorais medial e lateral. Além da perda significativa de sangue, pode ocorrer **necrose avascular**, que geralmente resulta em não consolidação da fratura (pseudoartrose). O risco é maior na fratura do colo do fêmur do que na fratura intertrocantérica, porque esta última está localizada fora da cápsula. [S701-L266]

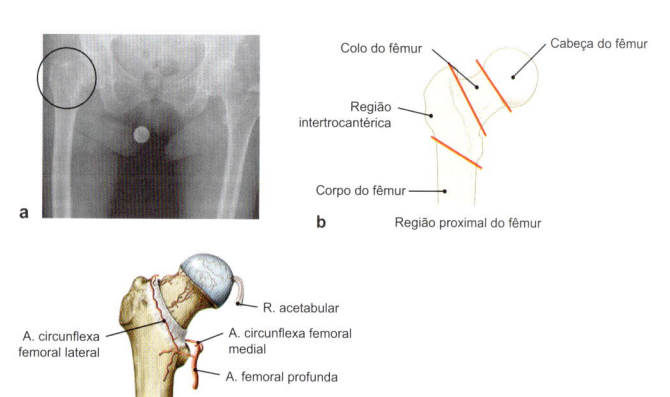

Labels figura b: Colo do fêmur; Cabeça do fêmur; Região intertrocantérica; Corpo do fêmur; Região proximal do fêmur

Labels figura c: R. acetabular; A. circunflexa femoral lateral; A. circunflexa femoral medial; A. femoral profunda

Fêmur

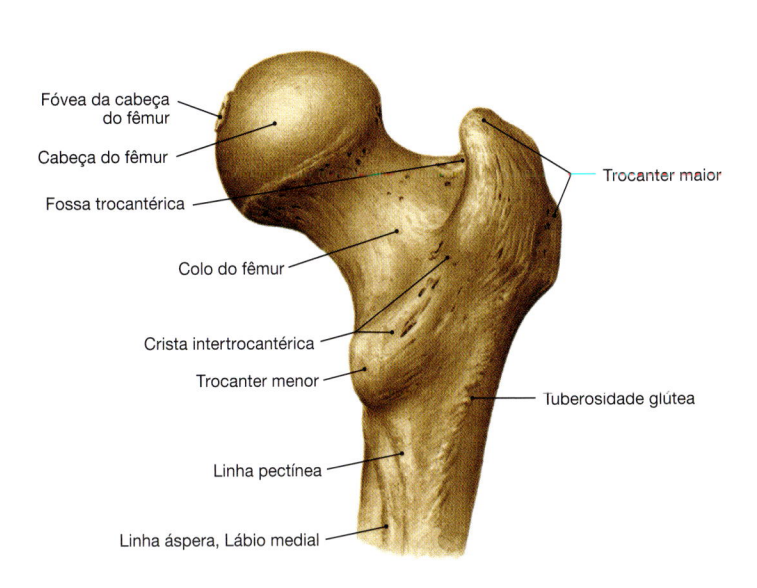

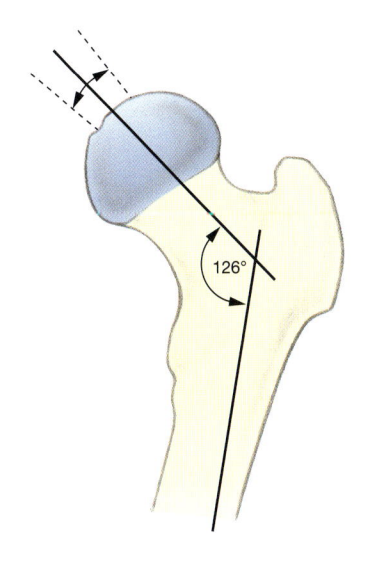

Figura 4.21 Extremidade proximal do fêmur direito; vista posterior. [S700]

Labels: Fóvea da cabeça do fêmur; Cabeça do fêmur; Fossa trocantérica; Colo do fêmur; Crista intertrocantérica; Trocanter menor; Linha pectínea; Linha áspera, Lábio medial; Trocanter maior; Tuberosidade glútea

Figura 4.22 Extremidade proximal do fêmur direito, com representação do ângulo de inclinação do fêmur. [S700]

O colo do fêmur forma, com o eixo longitudinal da diáfise do fêmur, um ângulo de **126°** que é denominado ângulo de inclinação do fêmur (ou **ângulo colodiafisário, ângulo CD**). Em recém-nascidos, o ângulo atinge 150°. O **ângulo aumentado** é caracterizado como **coxa valga**, enquanto o **ângulo diminuído** é caracterizado como **coxa vara**.

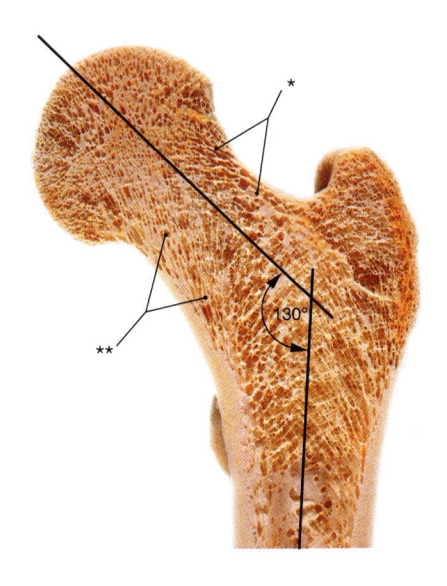

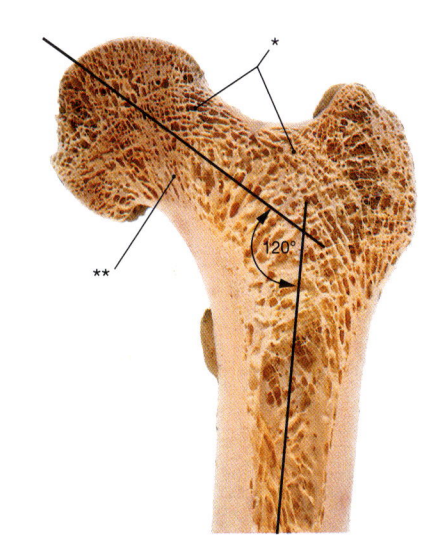

Figura 4.23 Extremidade proximal do fêmur direito, com representação da estrutura da substância esponjosa em um caso de coxa valga (ângulo de inclinação aumentado). Corte no plano de torção. [S700]

As **trabéculas da substância esponjosa** estão orientadas de acordo com as linhas de compressão e tração. Na coxa valga, as cargas de **compressão** aumentam. Por isso, a "linha de compressão" (**) das trabéculas da substância esponjosa, em posição medial, apresenta uma estrutura reforçada, enquanto a "linha de tração" (*) da substância esponjosa, situada lateralmente, está diminuída.

Figura 4.24 Extremidade proximal do fêmur direito, com representação da estrutura da substância esponjosa em um caso de coxa vara (ângulo de inclinação diminuído). Corte no plano de torção. [S700]

Na coxa vara, as cargas de **tração** aumentam. A "linha de tração" (*) da substância esponjosa, em posição lateral, apresenta-se reforçada, enquanto a "linha de compressão" (**), em posição medial, tem a estrutura diminuída. Como manifestação do substancial **estresse de flexão**, a região cortical da face medial do colo do fêmur se desenvolve mais significativamente.

Correlações clínicas

Alterações do ângulo de inclinação podem restringir a amplitude de movimentos. Particularmente na coxa vara, a abdução é limitada. A carga alterada das faces articulares – tanto na **coxa vara** quanto na **coxa valga** – resulta em maior desgaste, com artrose na articulação do quadril **(coxartrose)** e na articulação do joelho **(gonartrose)**. Além disso, a **coxa vara** predispõe a **fraturas do colo do fêmur** em razão do elevado estresse de flexão.

Esqueleto

Fêmur

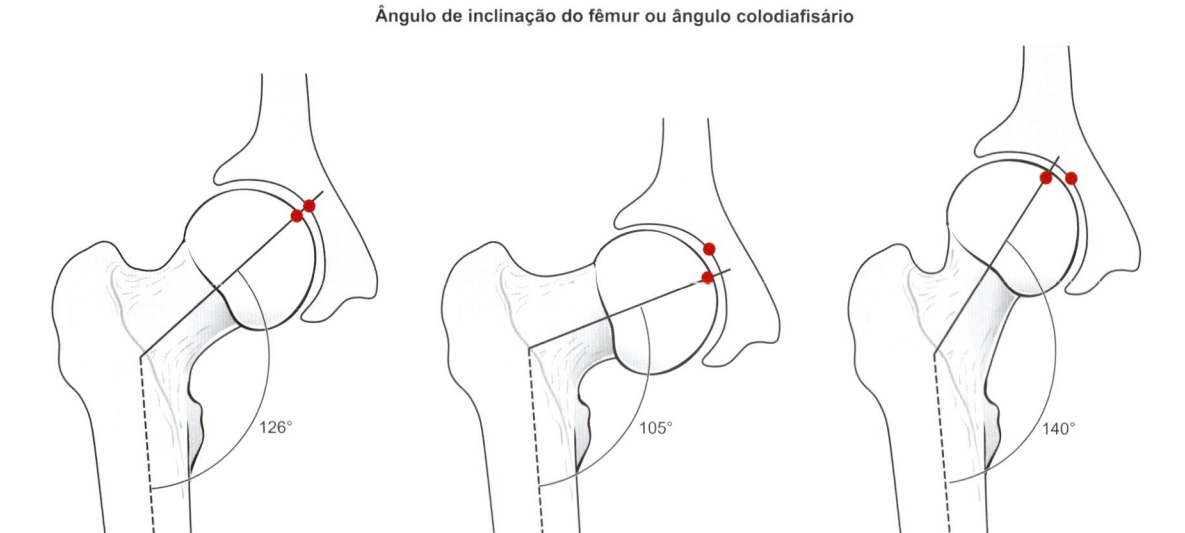

Ângulo de inclinação do fêmur ou ângulo colodiafisário

a Normal (126°)
b Coxa vara (105°)
c Coxa valga (140°)

Figura 4.25a-c   Coxa vara e coxa valga. Extremidade proximal do fêmur; vista anterior. [S701-L126]
a O ângulo entre o colo do fêmur e o eixo longitudinal da diáfise do fêmur (ângulo de inclinação do fêmur ou ângulo colodiafisário) é, normalmente, de cerca de 126°.

b Quando o ângulo é menor, caracteriza-se a **coxa vara**.
c Quando o ângulo é maior, caracteriza-se a **coxa valga**.

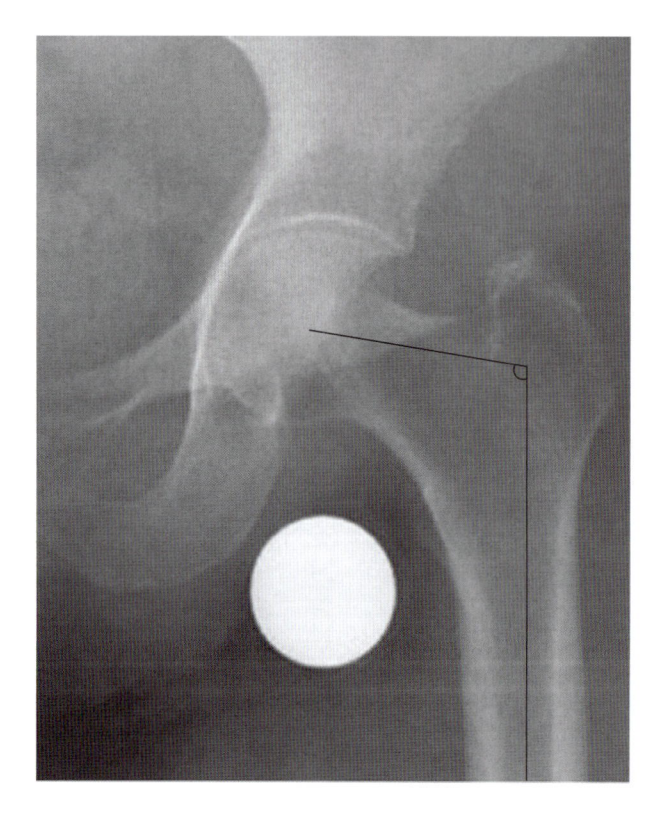

Figura 4.26   Coxa vara esquerda; incidência anteroposterior. [R333]

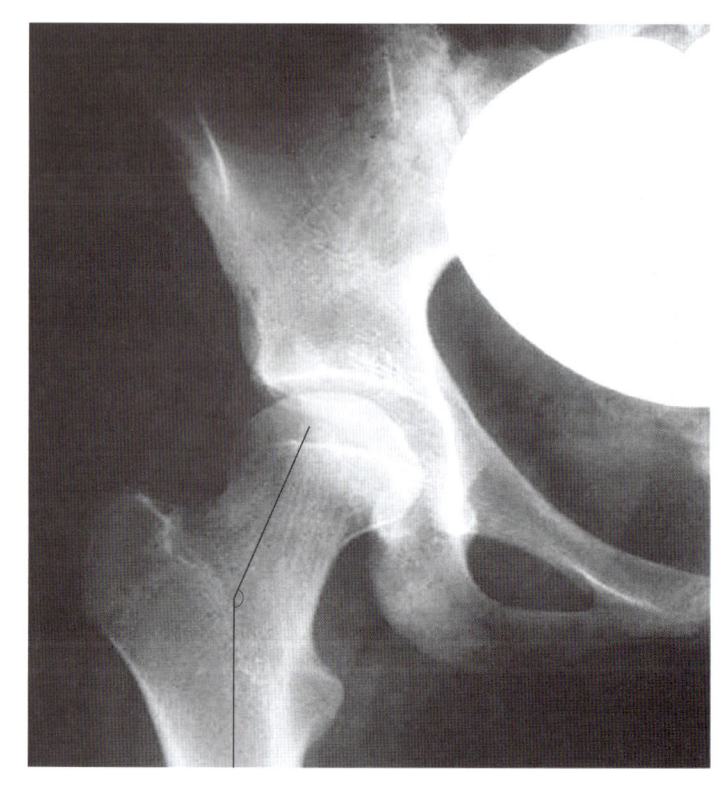

Figura 4.27   Coxa valga direita; incidência anteroposterior. [R333]

Fêmur

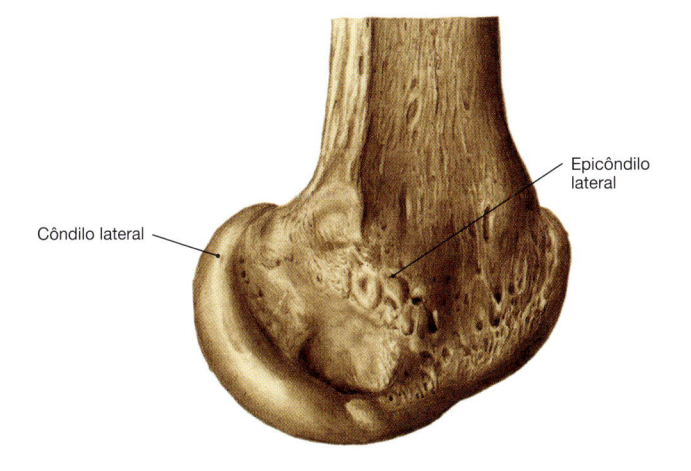

Figura 4.28 Extremidade distal do fêmur direito; vista lateral. [S700]
Para a compreensão dos movimentos de flexão e extensão da articulação do joelho (→ Figura 4.72), é importante a observação do formato das faces articulares dos côndilos do fêmur. As faces articulares são relativamente deslocadas em direção posterior em relação ao meio da diáfise (**retroposição**). Além disso, os côndilos apresentam uma **curvatura mais projetada** (raio de curvatura menor) **posteriormente** do que anteriormente (raio de curvatura maior). Consequentemente, a sua curvatura tem um **formato em espiral**. Essa diferença é observada de forma mais intensa no côndilo medial do que no côndilo lateral (→ Figura 4.54b).

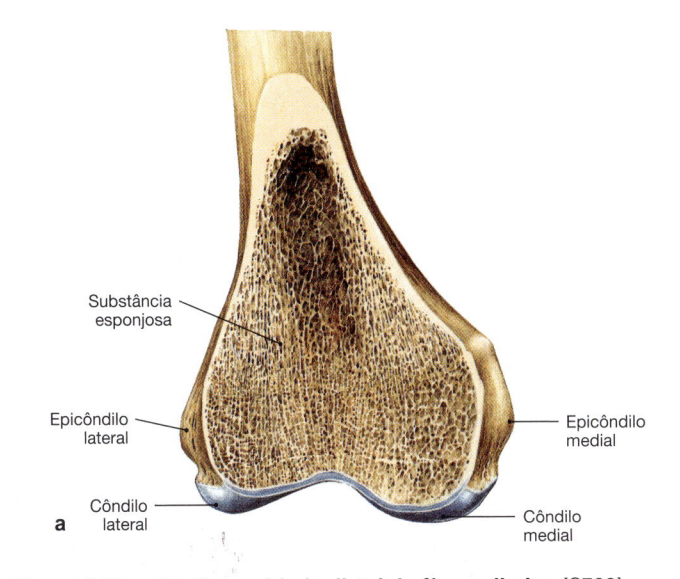

Figura 4.29a e b Extremidade distal do fêmur direito. [S700]

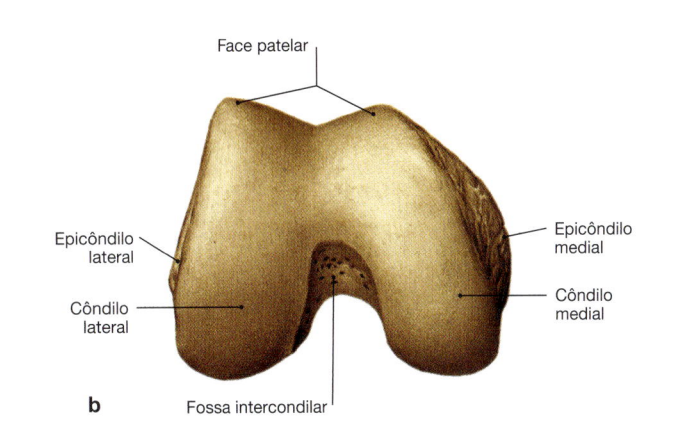

a Corte frontal dos côndilos; vista anterior.
b Vista caudal.

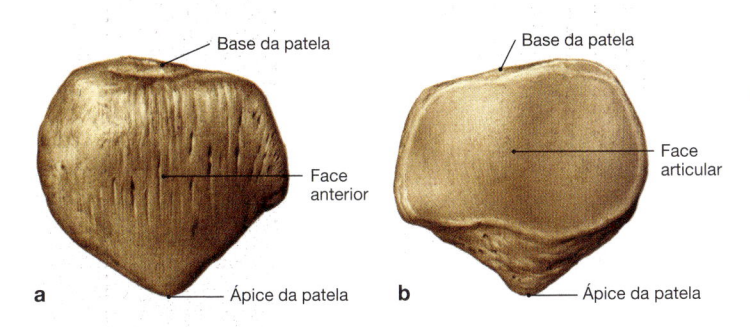

Figura 4.30a e b Patela direita. [S700]
a Vista anterior.
b Vista posterior.
A patela é um **osso sesamoide** em meio ao tendão de inserção do M. quadríceps femoral.

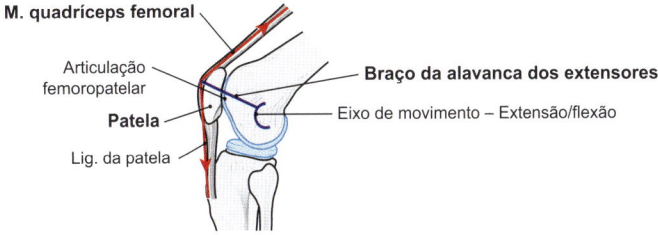

Figura 4.31 Função da patela. [S701-L126]
A patela (osso sesamoide) atua como **hipomóclio** ou **fulcro** (ponto de apoio de alavanca), uma vez que redireciona o tendão sobre a extremidade distal do fêmur em seu trajeto para inserção na tuberosidade da tíbia. Isso aumenta o braço de alavanca virtual do M. quadríceps femoral, de tal modo que seu torque (momento de rotação) quase dobra.

Correlações clínicas

Como o desgaste da articulação do joelho (**gonartrose**) é uma condição bastante frequente e exige frequentemente substituição de ambas as faces articulares (**prótese total**, PT), o entendimento da anatomia dos ossos envolvidos é de grande importância. Novos exames têm mostrado que o formato das faces articulares e os raios de curvatura dos dois côndilos do fêmur não são exatamente iguais. Portanto, é preciso conhecer o formato das faces articulares, de modo que as próteses possibilitem uma sequência de movimentos semelhante à de um joelho sadio.

Esqueleto

Tíbia

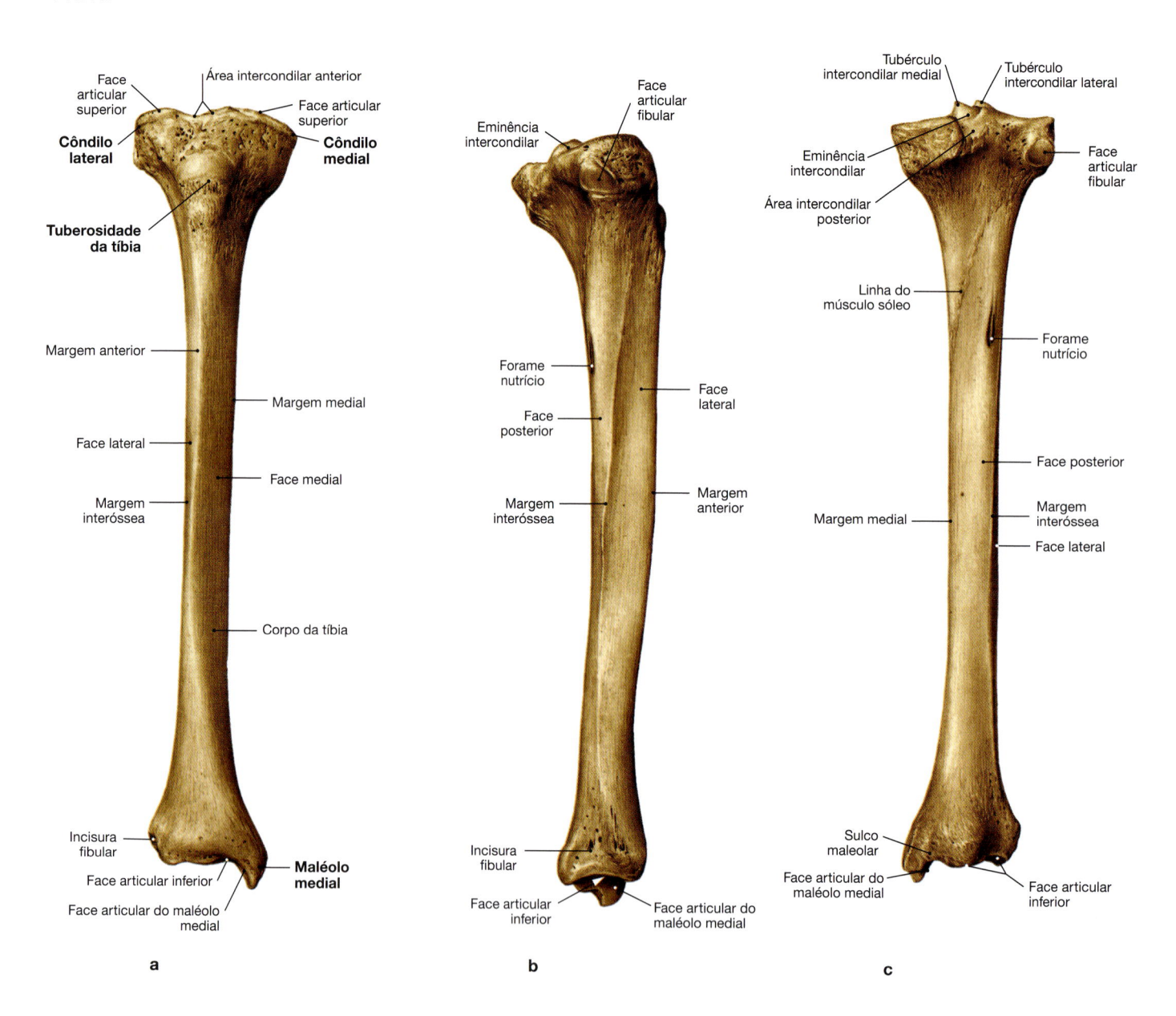

Figura 4.32a-c Tíbia direita. [S700]
a Vista anterior.
b Vista lateral.
c Vista posterior.

A face articular proximal é posicionada posteriormente a partir do meio da diáfise (**retroposição**). Além disso, esta face articular apresenta uma inclinação discreta, em torno de 3° a 7°, em direção posterior (**retroversão**). A retroversão manifesta-se mais intensamente no côndilo medial do que no lateral e envolve particularmente a margem medial da face articular.

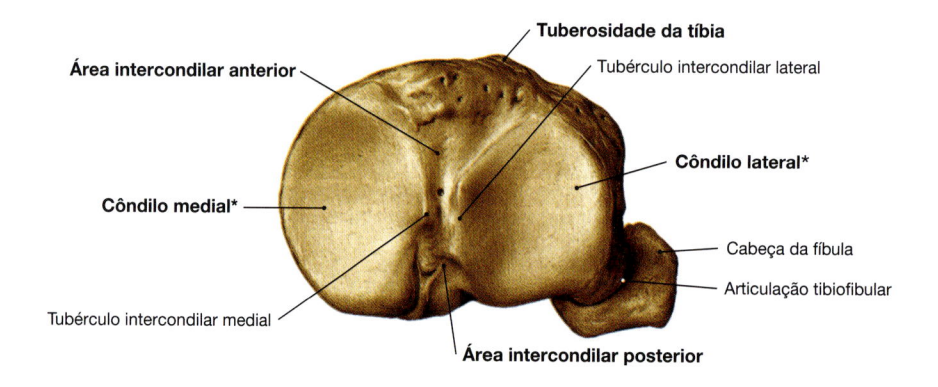

Figura 4.33 Tíbia e fíbula direitas; vista cranial. [S700]
As faces articulares dos côndilos (*) são denominadas conjuntamente **face articular superior**.

Fíbula

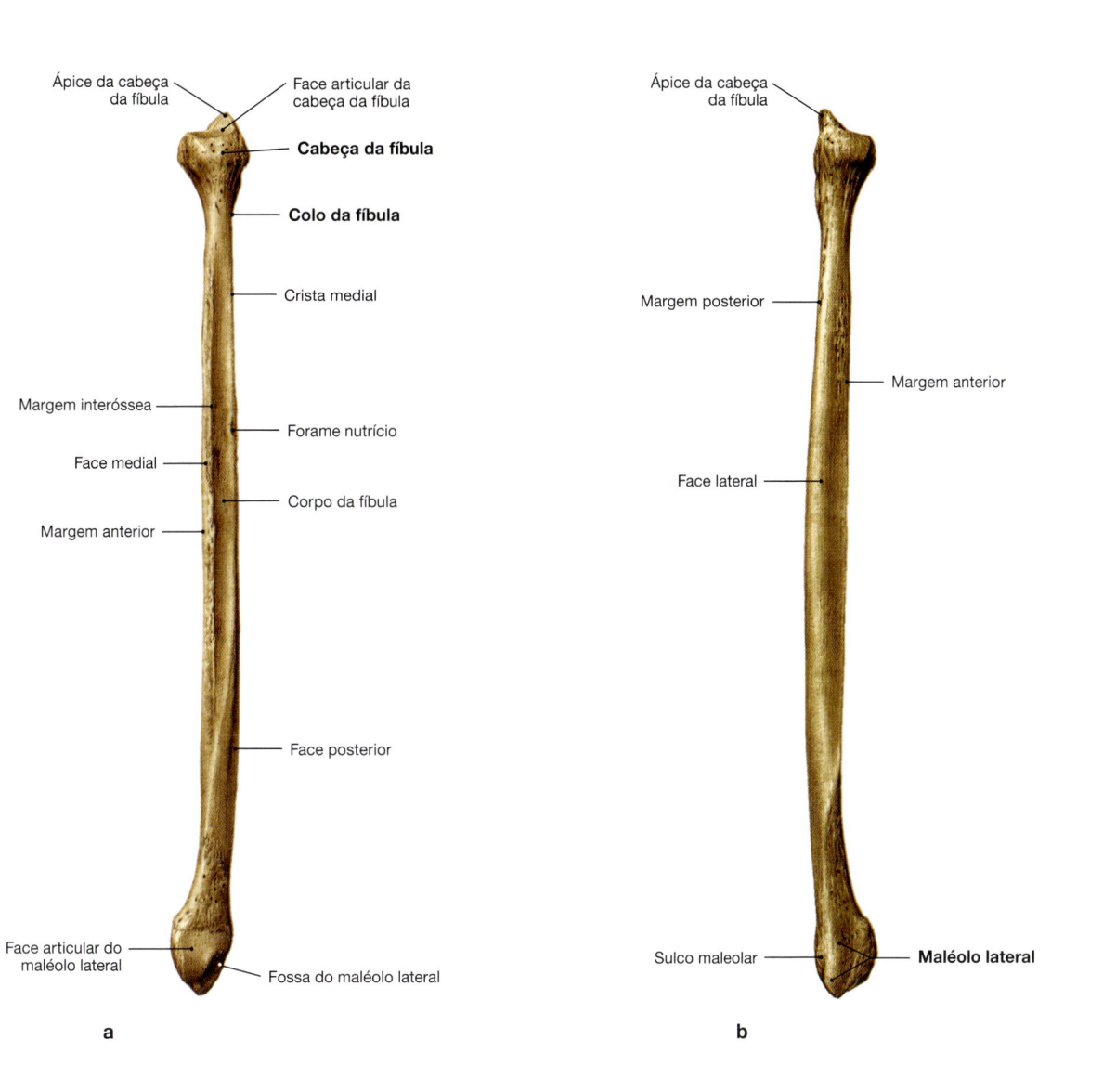

Figura 4.34a e b Fíbula direita. [S700]
a Vista medial.
b Vista lateral.

Para o posicionamento de uma fíbula isolada, ela deve ser orientada de modo que tanto as faces articulares da cabeça da fíbula quanto a face articular do maléolo estejam voltadas em direção medial.

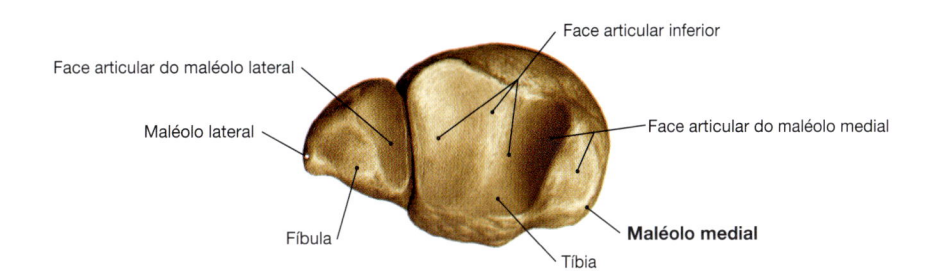

Figura 4.35 Tíbia e fíbula direitas; vista caudal. [S700]

Esqueleto

Esqueleto do Pé

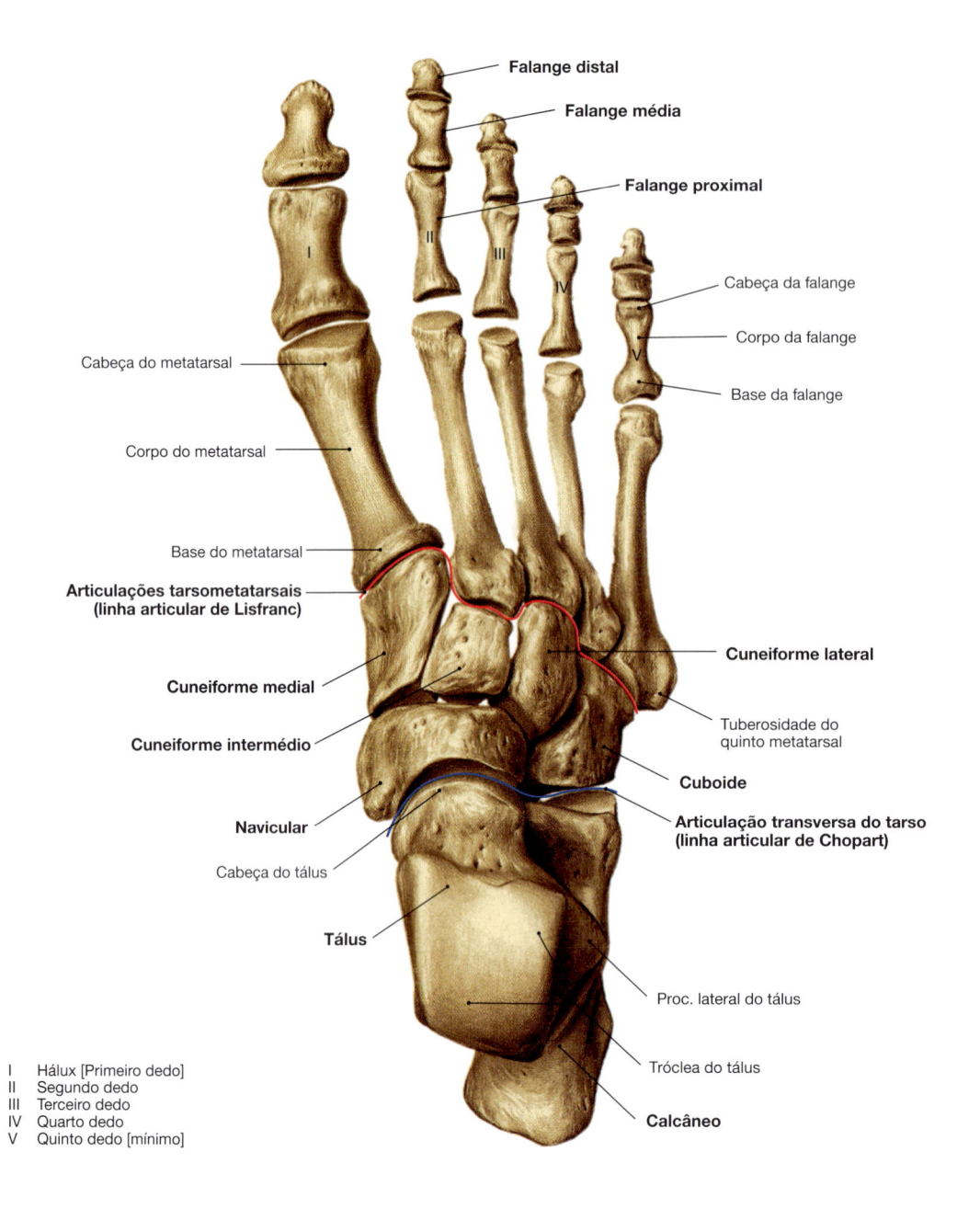

Figura 4.36 Esqueleto do pé direito; vista pelo dorso do pé. [S700] O **pé** está dividido em **tarso** (com os ossos tarsais), **metatarso** (com os ossos metatarsais) e **dedos**, compostos por várias falanges. O tarso é composto pelo **tálus**, **calcâneo**, **navicular** e **cuboide**, além dos três **cuneiformes**. Clinicamente, são distinguidos o retropé e o antepé. Como limite, considera-se, normalmente, a linha articular das articulações tarsometatarsais.

Legendas da figura:
- Falange distal
- Falange média
- Falange proximal
- Cabeça da falange
- Corpo da falange
- Base da falange
- Cabeça do metatarsal
- Corpo do metatarsal
- Base do metatarsal
- Articulações tarsometatarsais (linha articular de Lisfranc)
- Cuneiforme medial
- Cuneiforme intermédio
- Cuneiforme lateral
- Tuberosidade do quinto metatarsal
- Cuboide
- Articulação transversa do tarso (linha articular de Chopart)
- Navicular
- Cabeça do tálus
- Tálus
- Proc. lateral do tálus
- Tróclea do tálus
- Calcâneo

- I Hálux [Primeiro dedo]
- II Segundo dedo
- III Terceiro dedo
- IV Quarto dedo
- V Quinto dedo [mínimo]

Correlações clínicas

A articulação transversa do tarso (termo clínico: **linha articular de Chopart**; em azul) e as articulações tarsometatarsais (termo clínico: **linha articular de Lisfranc**; em vermelho) podem ser utilizadas para descrever o nível de amputação por causa de traumatismo, úlceras ou distúrbios circulatórios com destruição tecidual (necrose). **Luxações** dessas articulações são raras.

Esqueleto do Pé

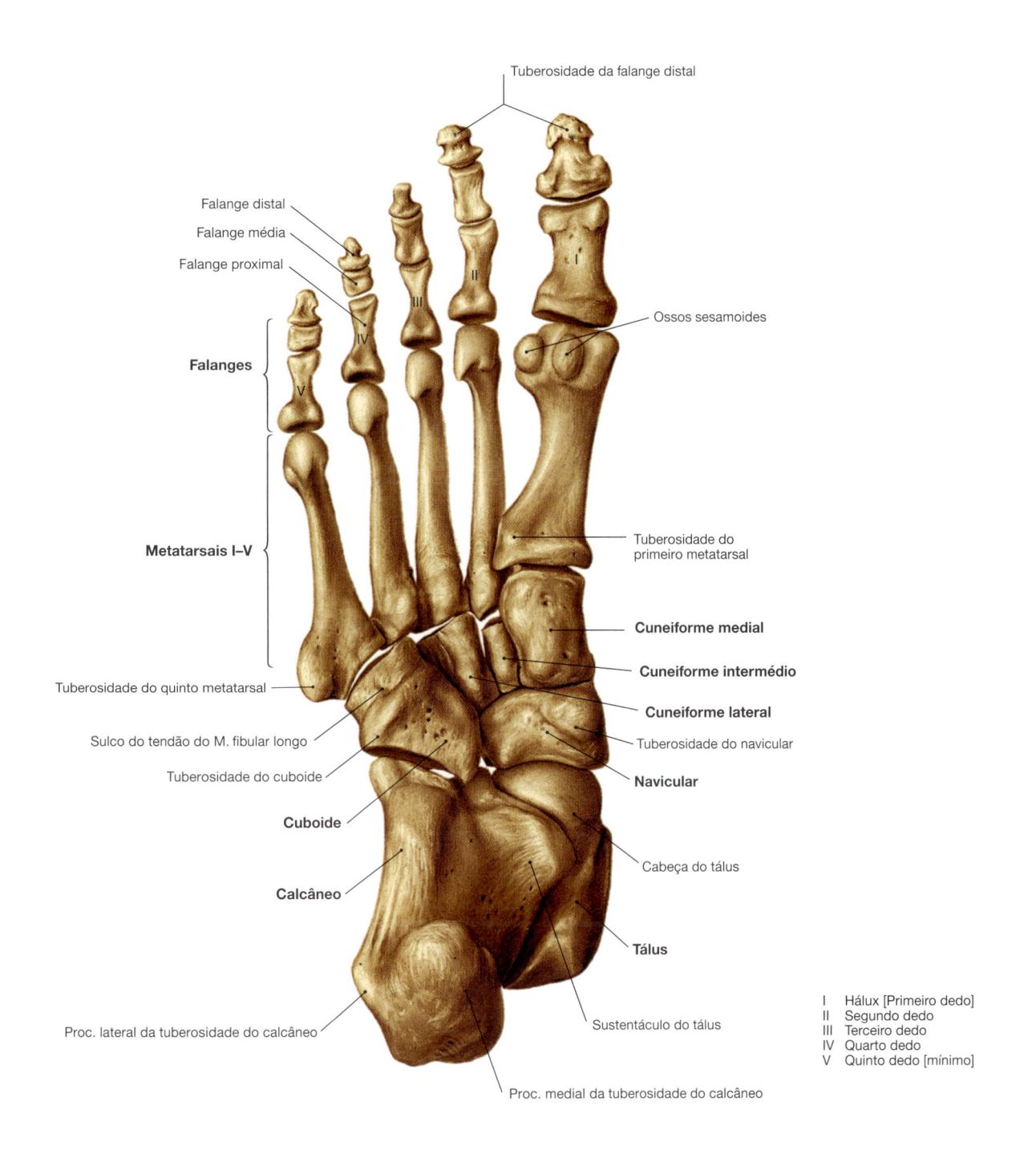

Figura 4.37 **Esqueleto do pé direito;** vista plantar. [S700]

Esqueleto

Esqueleto do Pé

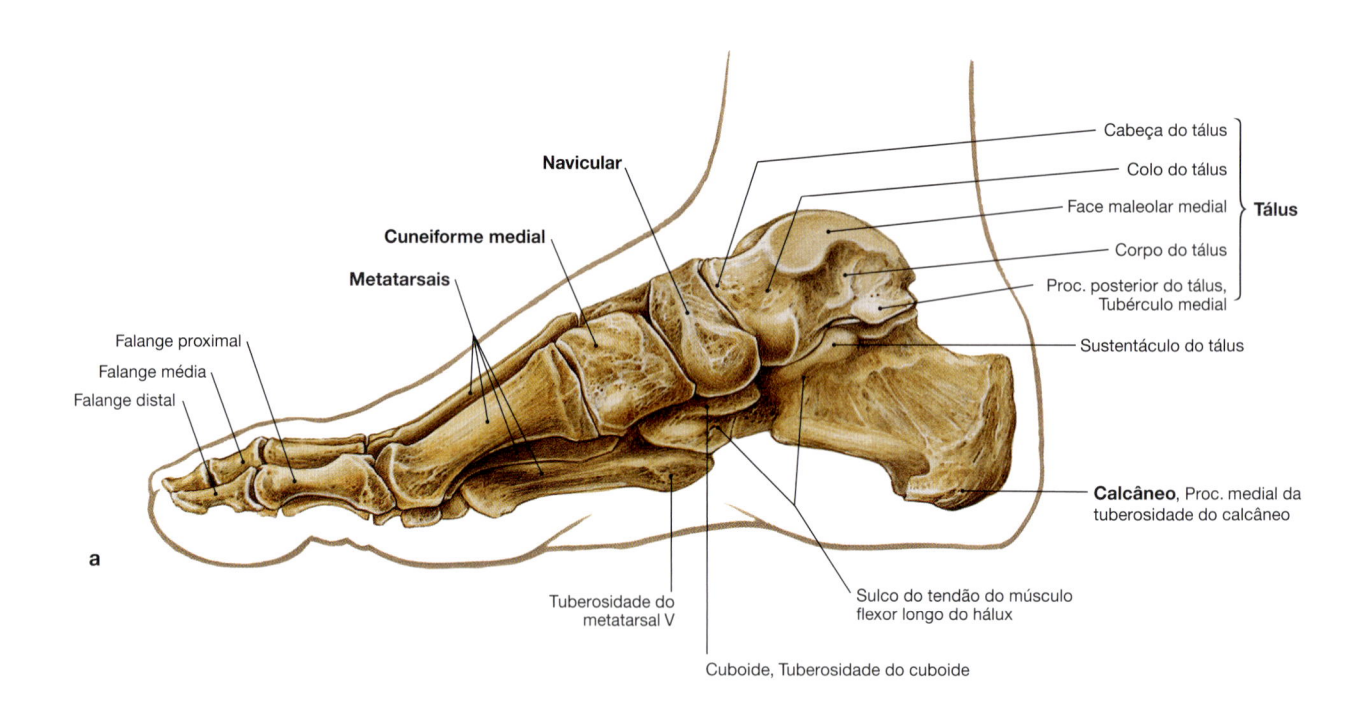

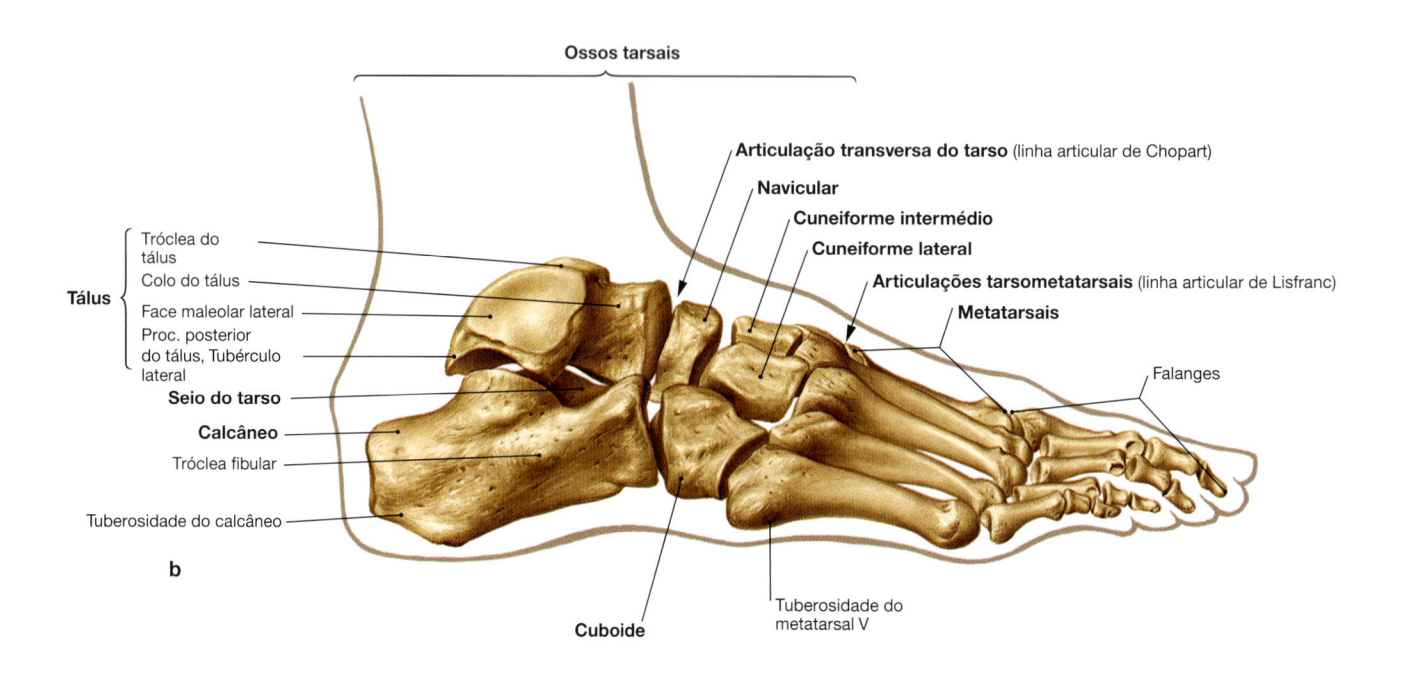

Figura 4.38a e b Esqueleto do pé direito. [S700]
a Vista medial.
b Vista lateral. O seio do tarso é uma cavidade formada em conjunto pelo sulco do tálus e pelo sulco do calcâneo.

Tálus e Calcâneo

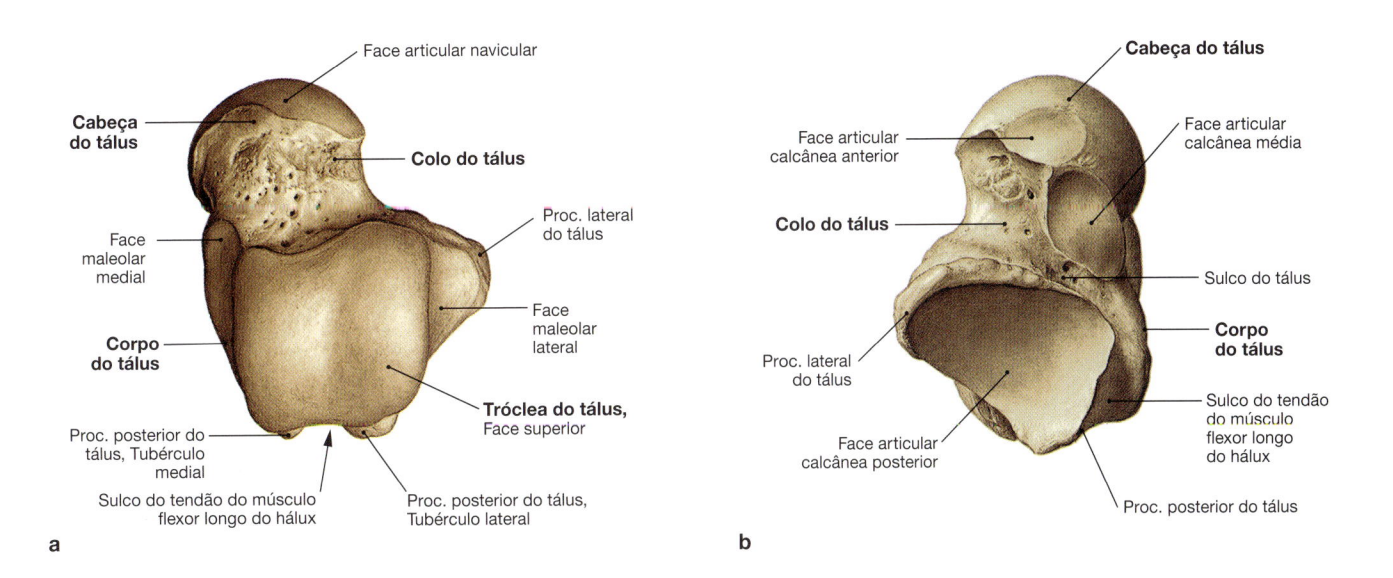

Figura 4.39a e b Tálus direito. [S700]
a Vista posterior.
b Vista plantar.
A tróclea do tálus é mais larga anterior do que posteriormente.

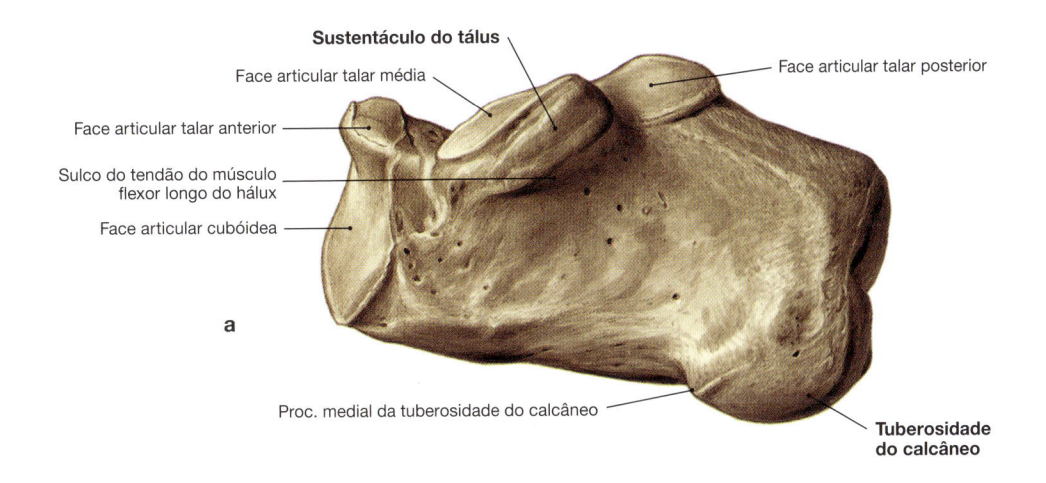

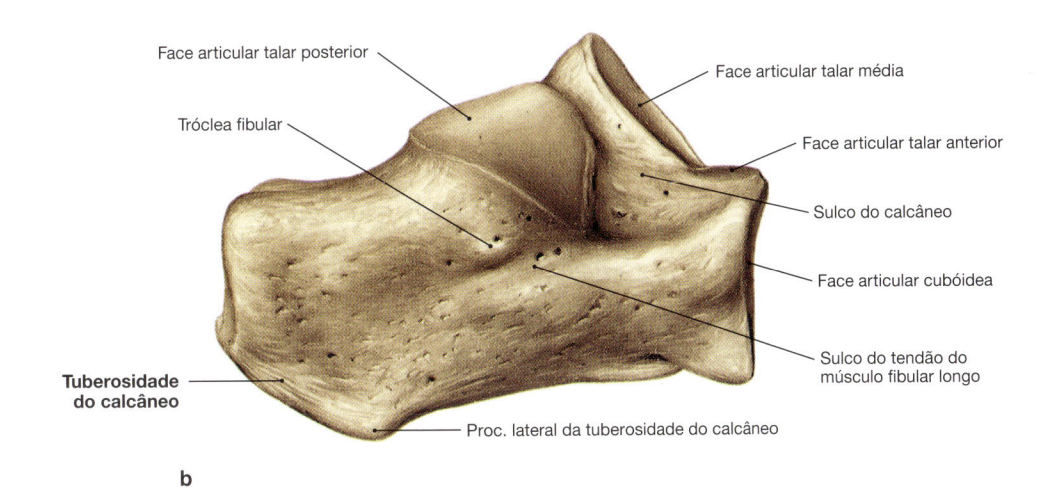

Figura 4.40a e b Calcâneo direito. [S700]
a Vista medial.
b Vista lateral.

Esqueleto

Articulações e Ligamentos da Pelve

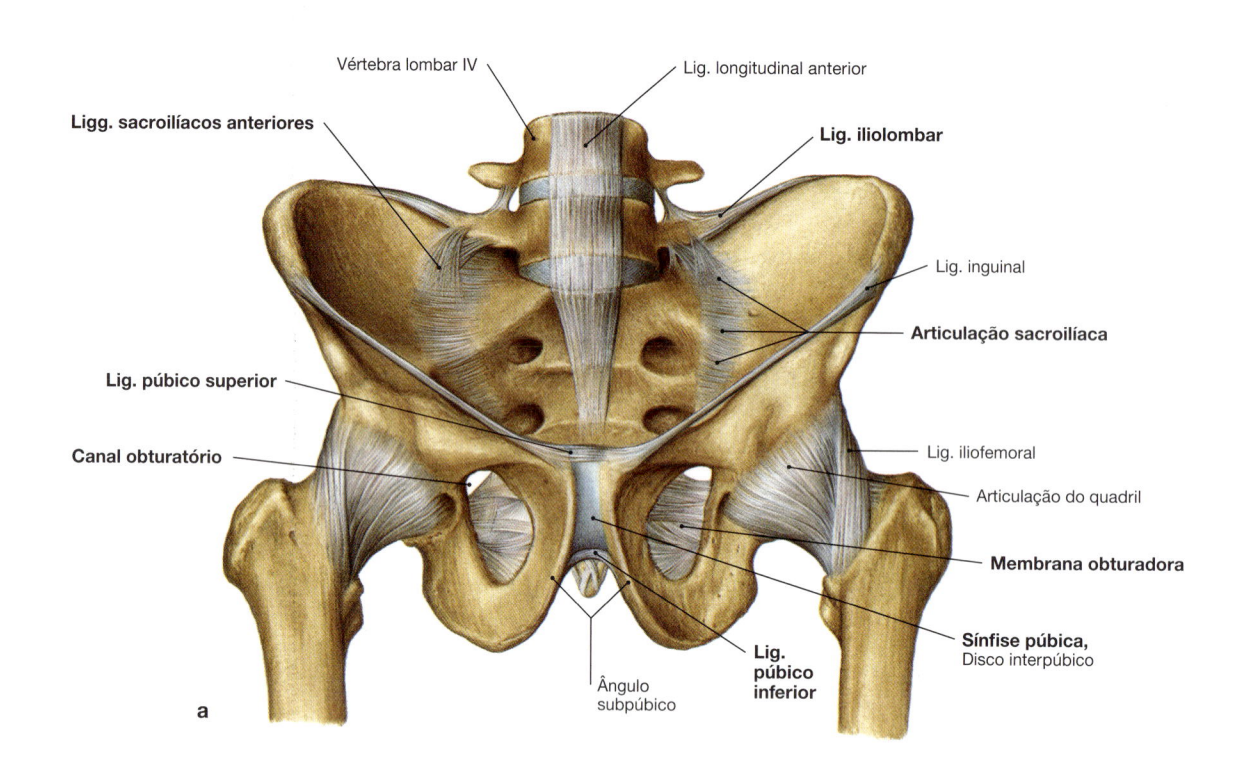

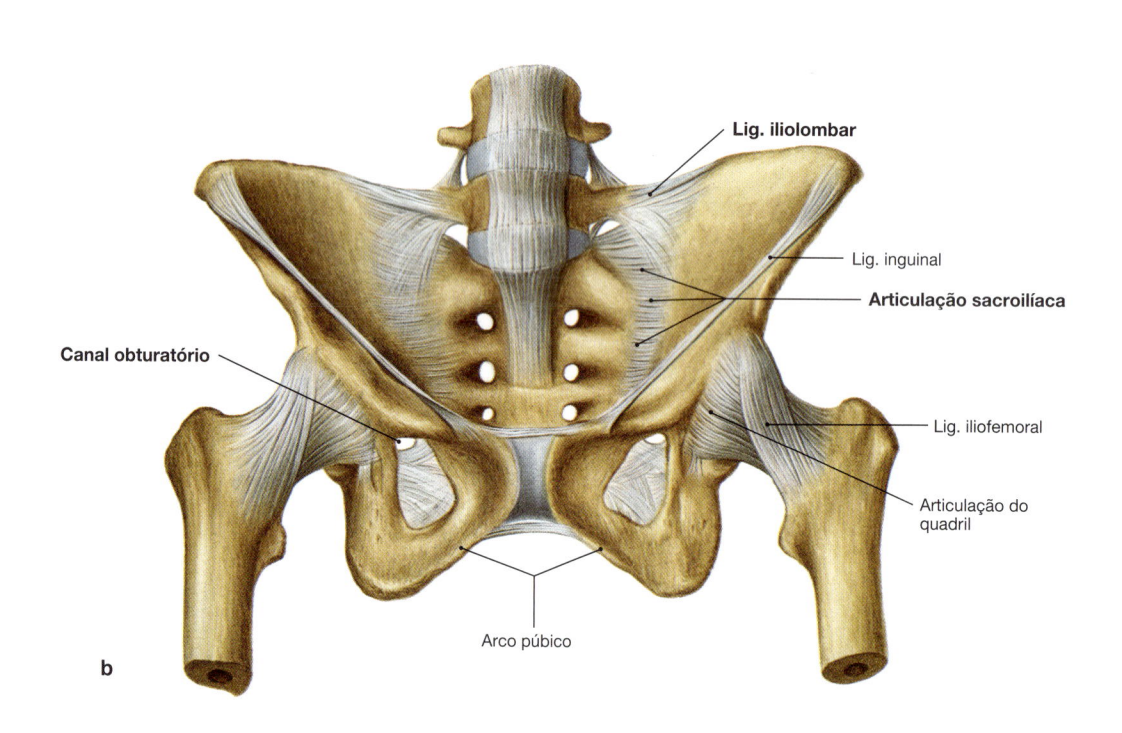

Figura 4.41a e b Articulações e ligamentos da pelve; vista anterior. [S700]
a Pelve masculina.
b Pelve feminina.

O cíngulo do membro inferior é uma estrutura anular formada por duas anfiartroses das **articulações sacroilíacas** em posição posterior e pela **sínfise púbica** em posição anterior. Cada articulação sacroilíaca é estabilizada anteriormente pelos **Ligg. sacroilíacos anteriores** e superiormente pelo **Lig. iliolombar**, que se estende do Proc. costal das vértebras lombares IV e V até a crista ilíaca (ver ligamentos posteriores, → Figura 4.43). Devido à ação de um resistente conjunto de ligamentos, apenas pequenos movimentos de inclinação da pelve em torno de 10° são possíveis.

A sínfise púbica é atravessada superiormente pelo **Lig. púbico superior** e inferiormente pelo **Lig. púbico inferior**.

Em ambos os sexos, o forame obturado é quase completamente preenchido pela **membrana obturadora**, de modo que apenas o **canal obturatório** permaneça aberto como local de passagem para vasos sanguíneos e nervos, em direção à face medial da coxa (A. e V. obturatórias e N. obturatório).

Articulações e Ligamentos da Pelve

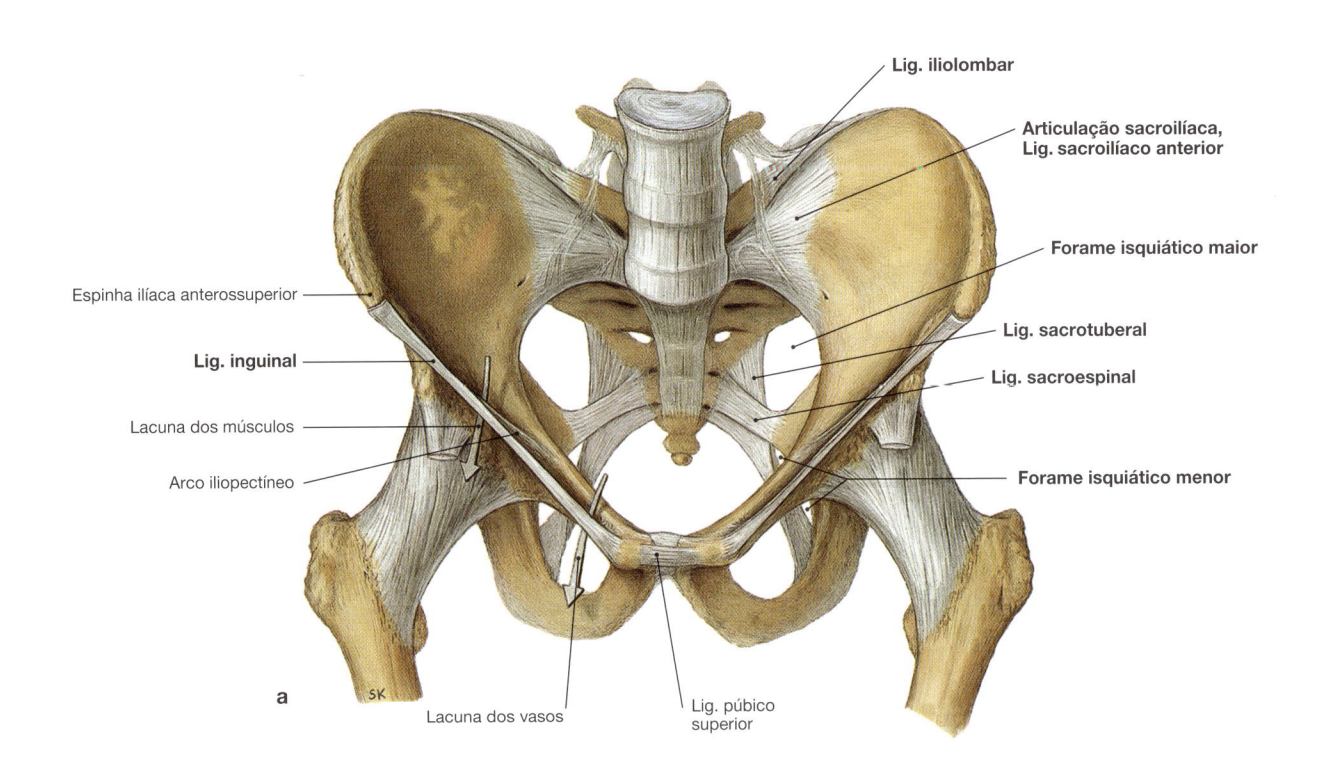

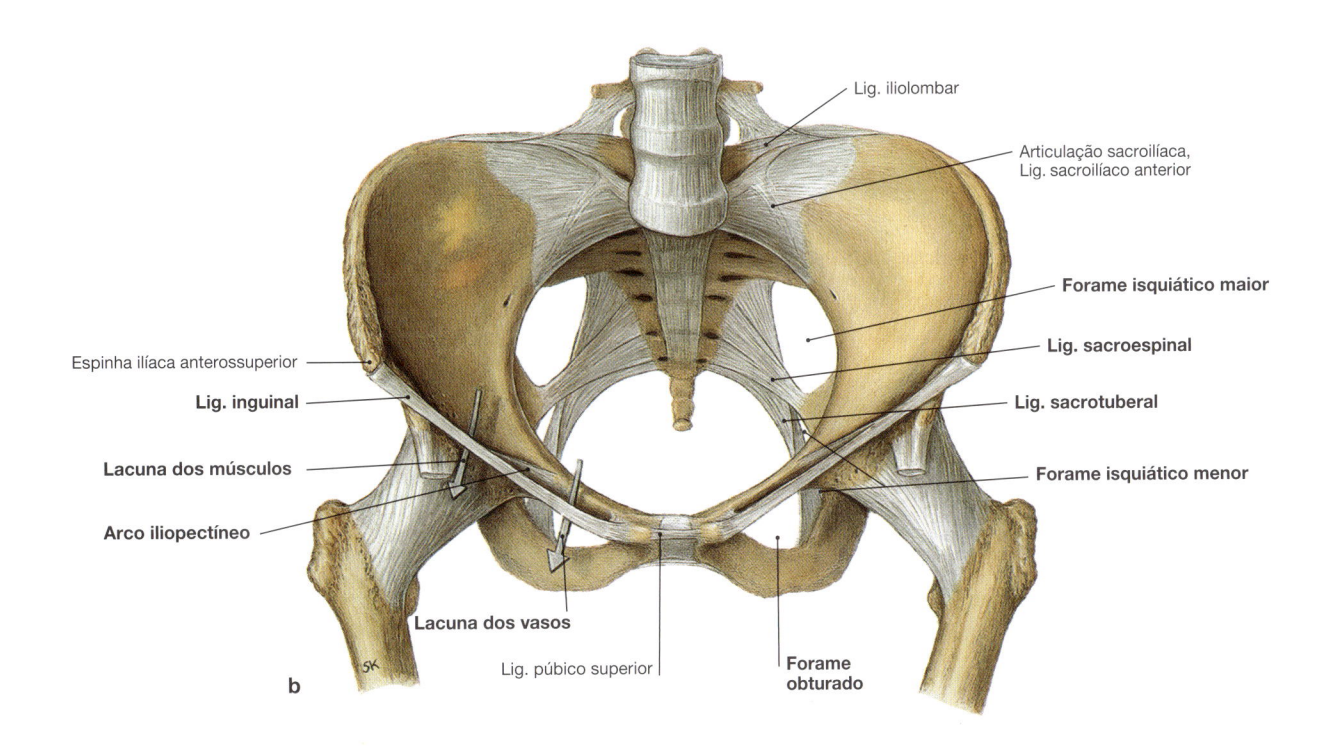

Figura 4.42a e b Articulações e ligamentos da pelve; vista anterossuperior. [S700-L238]
a Pelve masculina.
b Pelve feminina.
O **Lig. sacroespinal**, de trajeto quase horizontal, une o sacro à espinha isquiática; posteriormente, a partir deste ligamento, estende-se o **Lig. sacrotuberal**, de trajeto oblíquo, em direção ao túber isquiático. Ambos os ligamentos se complementam nas incisuras isquiáticas maior e menor para formar os **forames isquiáticos maior** e **menor**. Essas aberturas representam os principais locais de passagem para vasos sanguíneos e nervos do plexo sacral para a região glútea. O espaço sob o **Lig. inguinal** é dividido pelo arco iliopectíneo na lacuna dos músculos, em posição lateral, e na lacuna dos vasos, em posição medial (→ Figura 4.175), através da qual os vasos sanguíneos e nervos seguem para a face anterior da coxa.

Esqueleto

Articulações e Ligamentos da Pelve

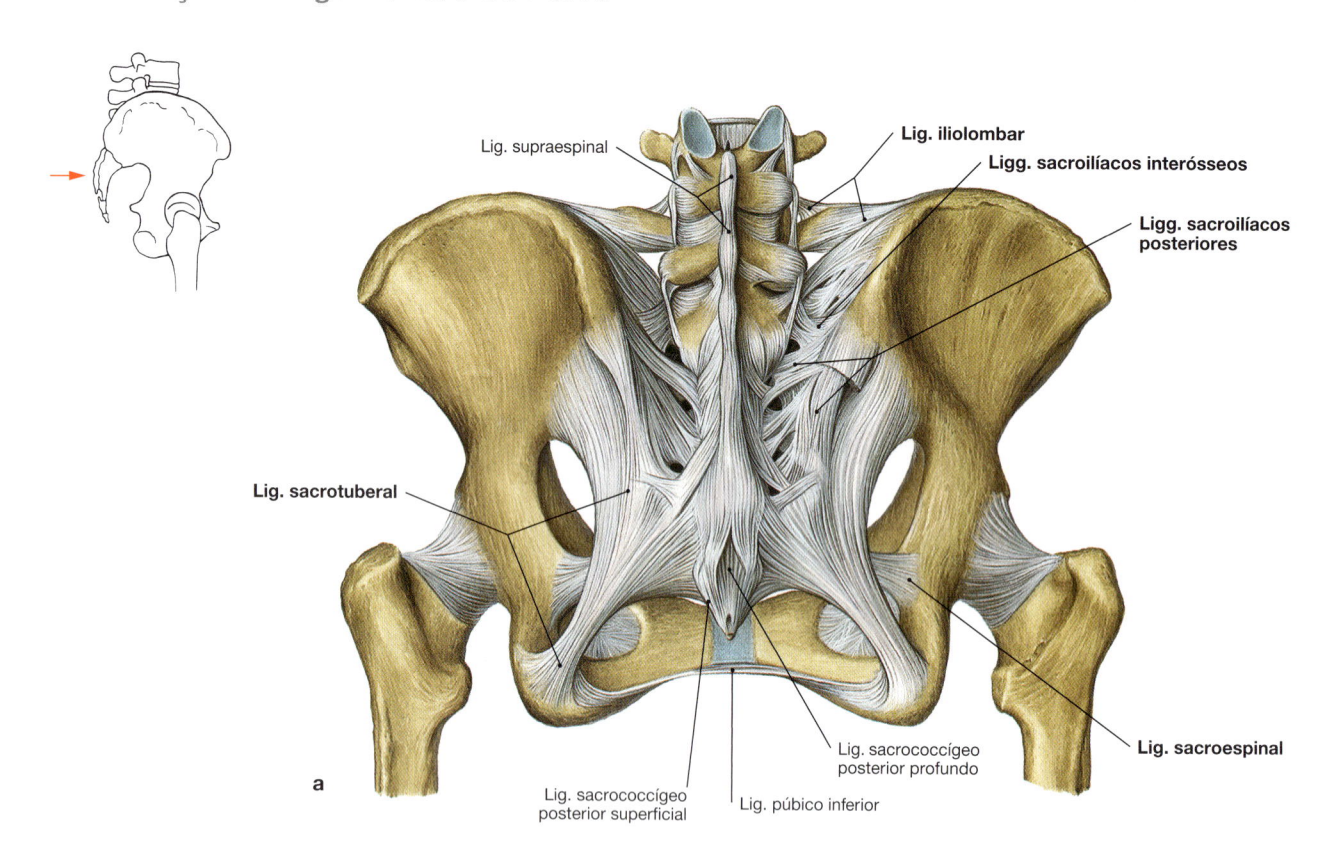

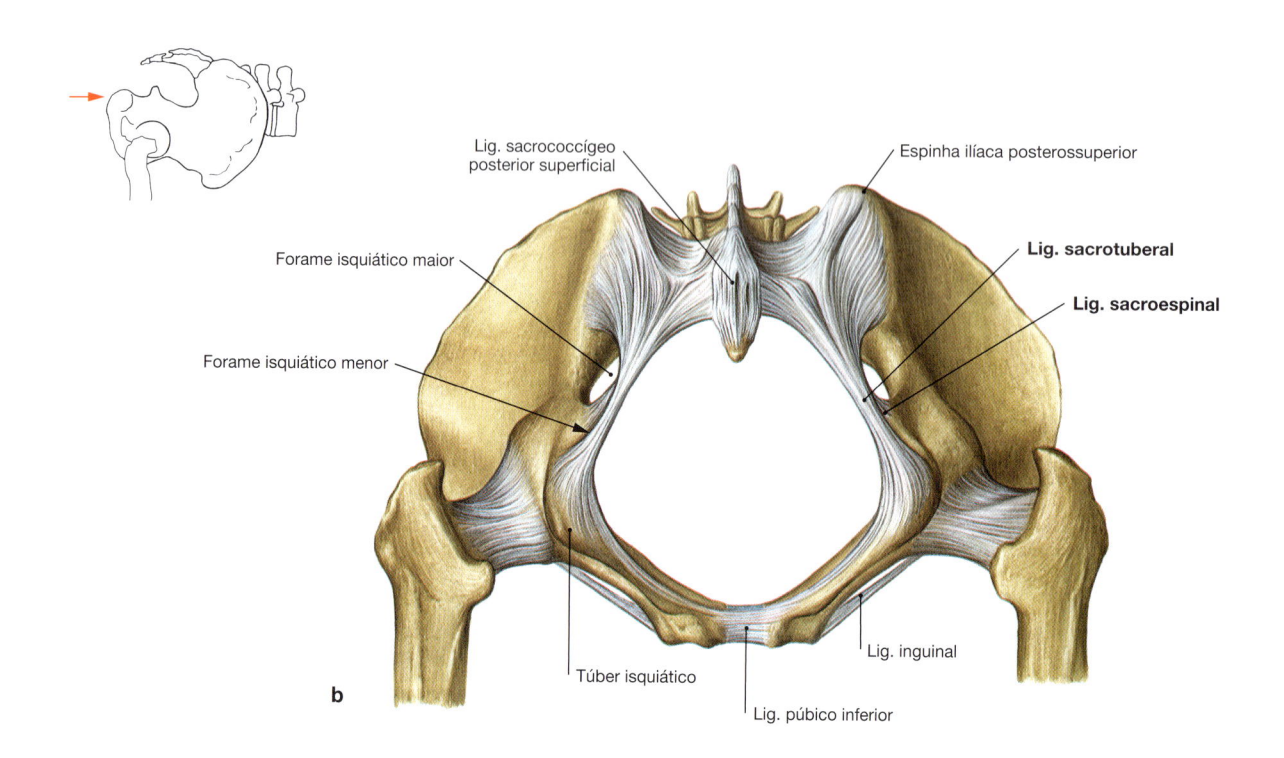

Figura 4.43a e b Articulações e ligamentos da pelve feminina. [S700]
a Vista posterior.
b Vista caudal.

Na face posterior, a articulação sacroilíaca é estabilizada pelos **Ligg. sacroilíacos posteriores** e **interósseos** (ver ligamentos anteriores na → Figura 4.41). Devido à ação de um conjunto de ligamentos de estrutura particularmente compacta na face posterior, apenas pequenos movimentos de inclinação da pelve – até cerca de 10° – são possíveis.

O **Lig. sacroespinal**, de trajeto quase horizontal, une o sacro à espinha isquiática e, posteriormente, deste ligamento estende-se o **Lig. sacrotuberal**, de trajeto oblíquo, em direção ao túber isquiático. Ambos os ligamentos delimitam os **forames isquiáticos maior** e **menor** como locais de passagem para vasos sanguíneos e nervos do plexo sacral em direção à região glútea.

Articulações e Ligamentos da Pelve

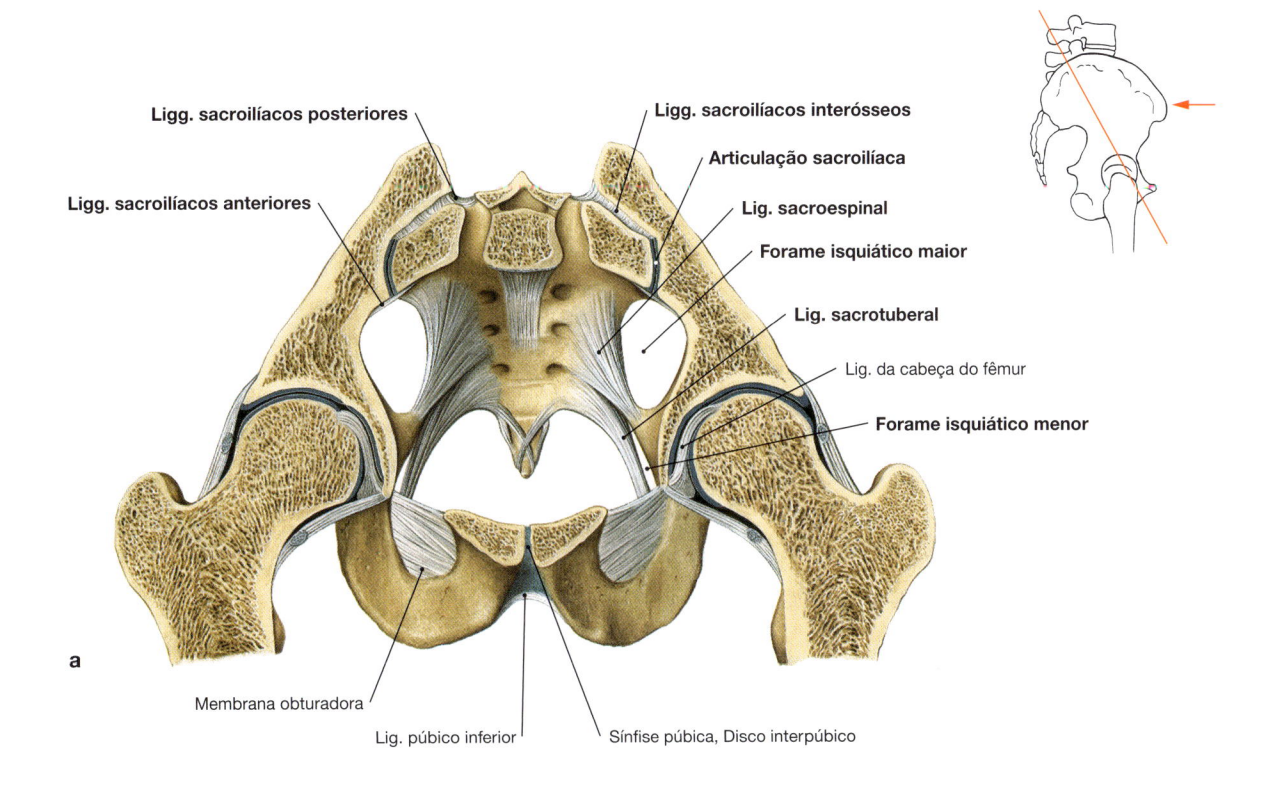

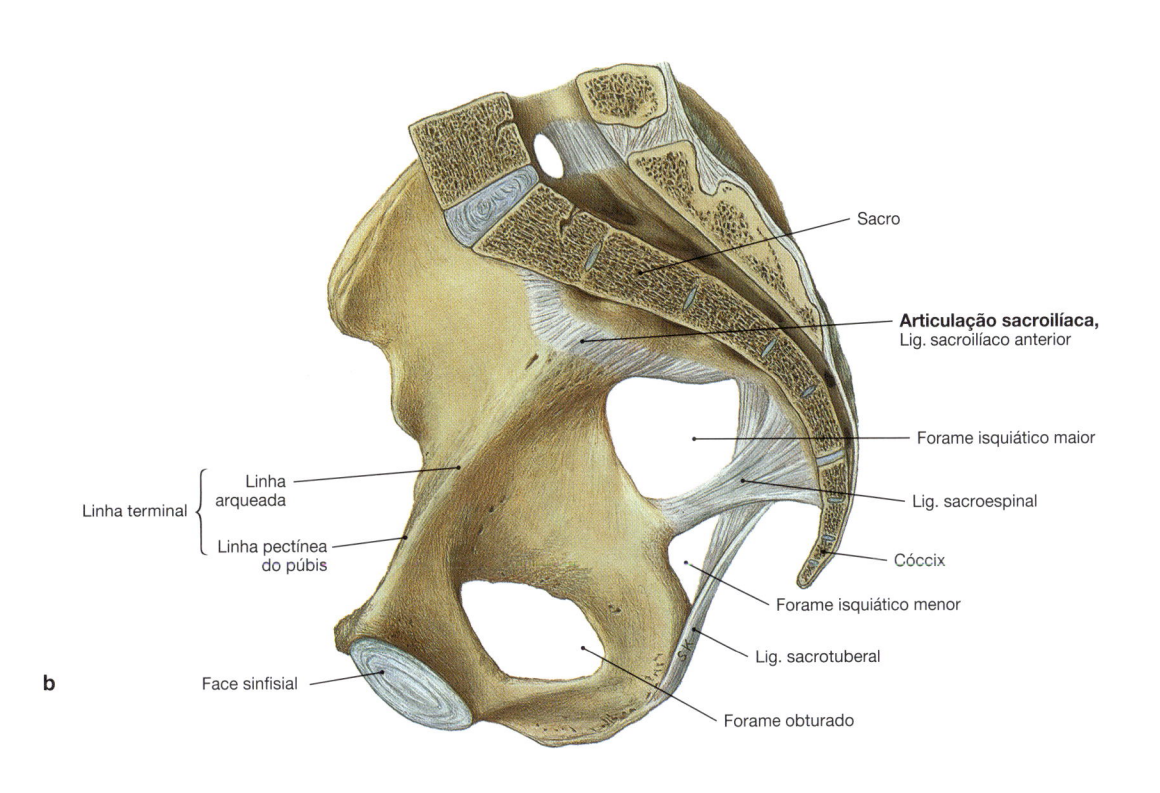

Figura 4.44a e b Articulações e ligamentos da pelve feminina.
a Corte transversal oblíquo; vista anteroinferior. [S700]
b Corte mediano; vista pelo lado esquerdo. [S700-L238]
A articulação sacroilíaca está representada com seus ligamentos (**Ligg. sacroilíacos anteriores, posteriores** e **interósseos**, além do Lig. sacroespinal e do Lig. sacrotuberal). Apenas o **Lig. iliolombar** não é visualizado. O Lig. sacroespinal e o Lig. sacrotuberal delimitam os **forames isquiáticos maior** e **menor**, locais de passagem para vasos sanguíneos e nervos do plexo sacral para a região glútea.

Esqueleto

Articulações e Ligamentos da Pelve

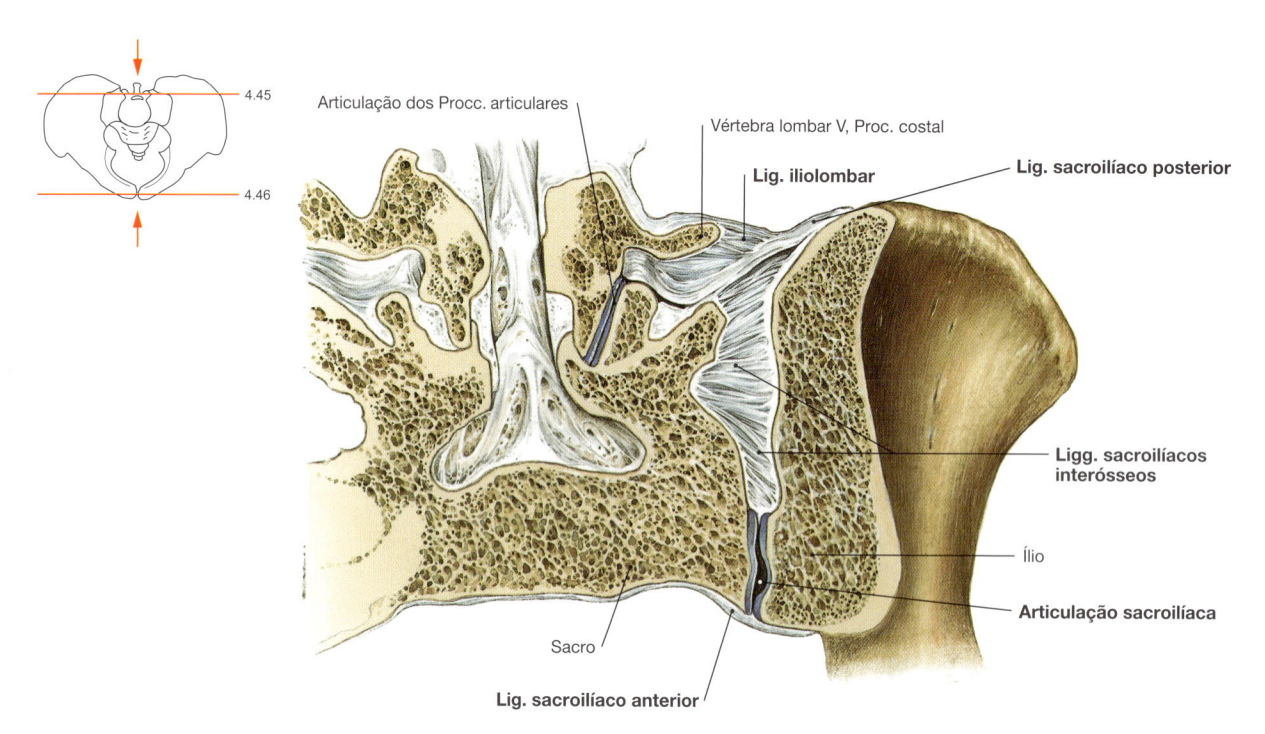

Figura 4.45 Articulação sacroilíaca; corte frontal; vista posterior. [S700]
Os ligamentos fortes, dos quais são aqui visualizados os **Ligg. sacroilíacos anteriores** e **interósseos** e o **Lig. iliolombar**, estabilizam a articulação sacroilíaca e possibilitam a transferência do peso corporal do tronco para o cíngulo do membro inferior. Em particular, os **Ligg. sacroilíacos interósseos** e **posteriores**, em posição posterior, unem o sacro e o ílio ao longo de uma extensa área.

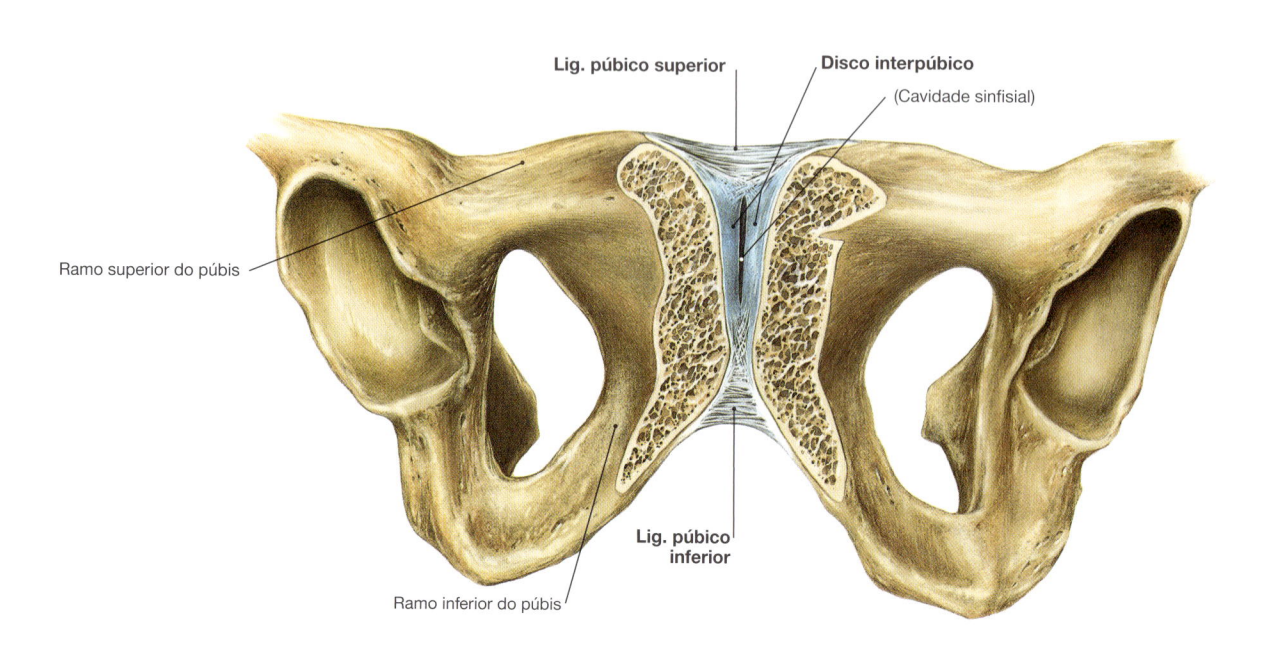

Figura 4.46 Sínfise púbica, corte frontal; vista anteroinferior. [S700]
A união entre os púbis é uma típica sínfise. O **disco interpúbico** tem estrutura de cartilagem fibrosa; apenas as superfícies limitantes com a face sinfisial dos dois púbis são compostas por cartilagem hialina. A partir da primeira década de vida, forma-se frequentemente uma cavidade mais alongada (cavidade sinfisial). O **Lig. púbico superior** passa superiormente à fenda articular, enquanto o **Lig. púbico inferior** passa inferiormente.

Correlações clínicas

A **dor na articulação sacroilíaca** pode ser provocada por **lesões** e **artrose**, bem como por doenças reumáticas, que afetam, preferencialmente, esta articulação (doença de Bechterew). Como esta articulação está relacionada com os nervos do plexo lombossacral, a dor pode se irradiar para o membro inferior (→ Figura 4.142).

Articulação do Quadril

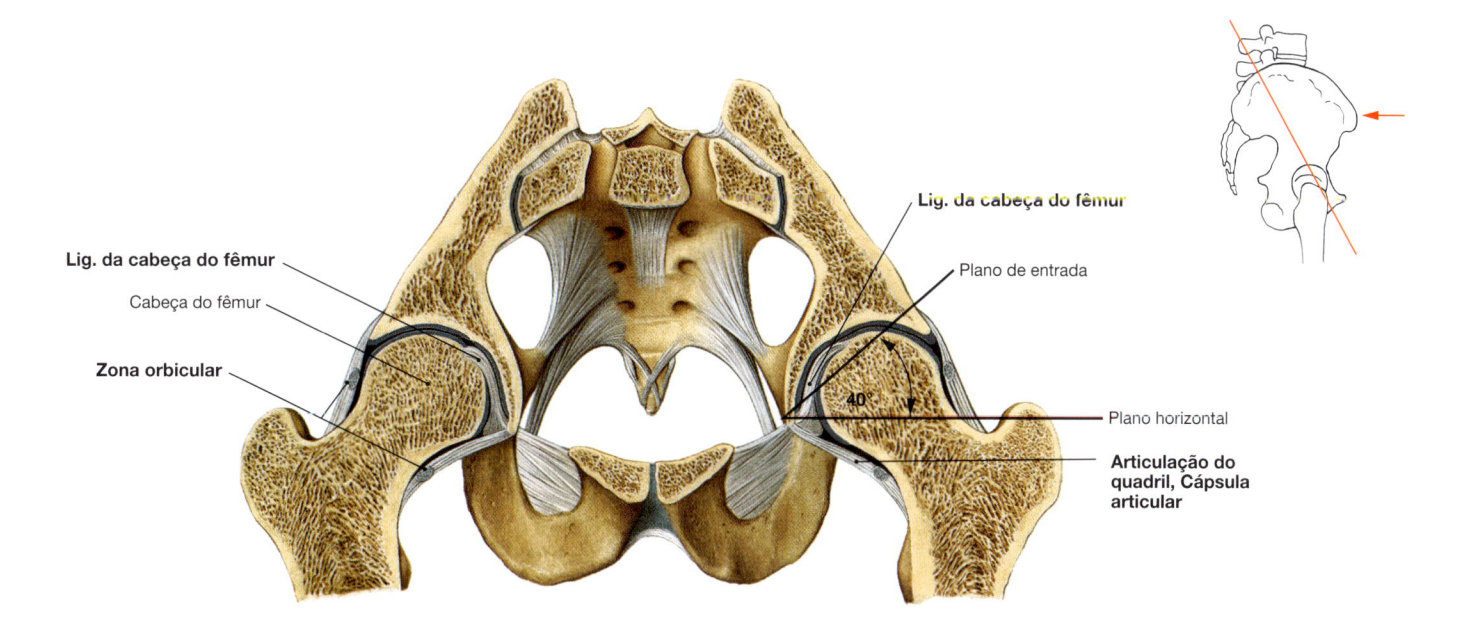

Figura 4.47 Articulações do quadril; corte oblíquo; vista anterossuperior. [S700]

Na **articulação do quadril**, o acetábulo do osso do quadril forma o encaixe para a cabeça do fêmur. O côndilo é a extremidade proximal do fêmur. Como o acetábulo, juntamente com o lábio do acetábulo, envolve mais da metade da cabeça do fêmur, a articulação do quadril é uma forma especial de articulação esferóidea, denominada **articulação cotilóidea**. O **ângulo** entre o **plano de entrada** no acetábulo e o plano horizontal é de **40°**. A articulação do quadril transfere todo o peso do corpo para o membro inferior. Por isso, a **cápsula articular** é reforçada por um conjunto denso de ligamentos. Fibras da cápsula articular, em trajeto espiral, envolvem o colo do fêmur principalmente em posição posterior e são caracterizadas como a **zona orbicular**, para a qual convergem as fibras dos ligamentos capsulares. O Lig. da cabeça do fêmur não tem uma função mecânica significativa.

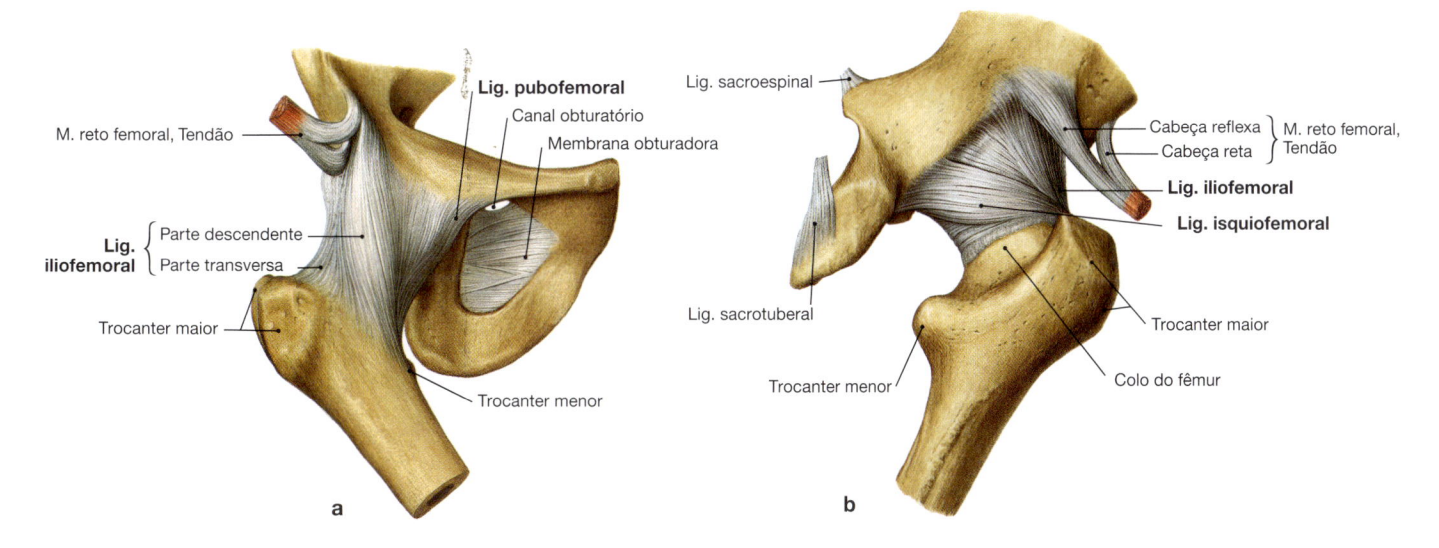

Figura 4.48a e b Articulação do quadril do lado direito. [S700]
a Vista anterior.
b Vista posterior.

O conjunto de ligamentos da articulação do quadril é composto, essencialmente, por três ligamentos, que se dispõem, de forma espiralada, ao redor da cabeça e do colo do fêmur. **Sua principal função** é a restrição da **extensão** e da **inclinação posterior** da pelve em retroversão pelo estiramento dos ligamentos durante a extensão e pelo clampeamento da cabeça do fêmur (como um torno):

- **Ligamento iliofemoral** (anterior e superiormente): além de limitar a extensão, limita particularmente a adução e, consequentemente, reduz a tensão do músculo glúteo mínimo
- **Ligamento pubofemoral** (anterior e inferiormente): limita a extensão, a abdução e a rotação lateral
- **Ligamento isquiofemoral** (posteriormente): além de limitar a extensão, limita particularmente a rotação medial e a adução.

Correlações clínicas

Estudos ortopédicos mostram que a posição e o formato do acetábulo e da cabeça do fêmur são de grande importância para o desenvolvimento de artroses da articulação do quadril (**coxartrose**). Tanto a pequena cobertura do acetábulo (**displasia do quadril**) – a qual, entre outras alterações, é caracterizada por um reduzido **ângulo do plano de entrada do acetábulo** – quanto a cobertura excessiva do acetábulo pela cabeça do fêmur são causas de desgaste articular precoce. A cobertura excessiva do acetábulo pode se originar de margem acetabular projetada para a frente, quando o acetábulo se encontra inclinado para trás (**retroversão do acetábulo**) ou a face articular se posiciona muito profundamente no acetábulo (**coxa profunda**).

Esqueleto

Amplitude e Movimentação da Articulação do Quadril

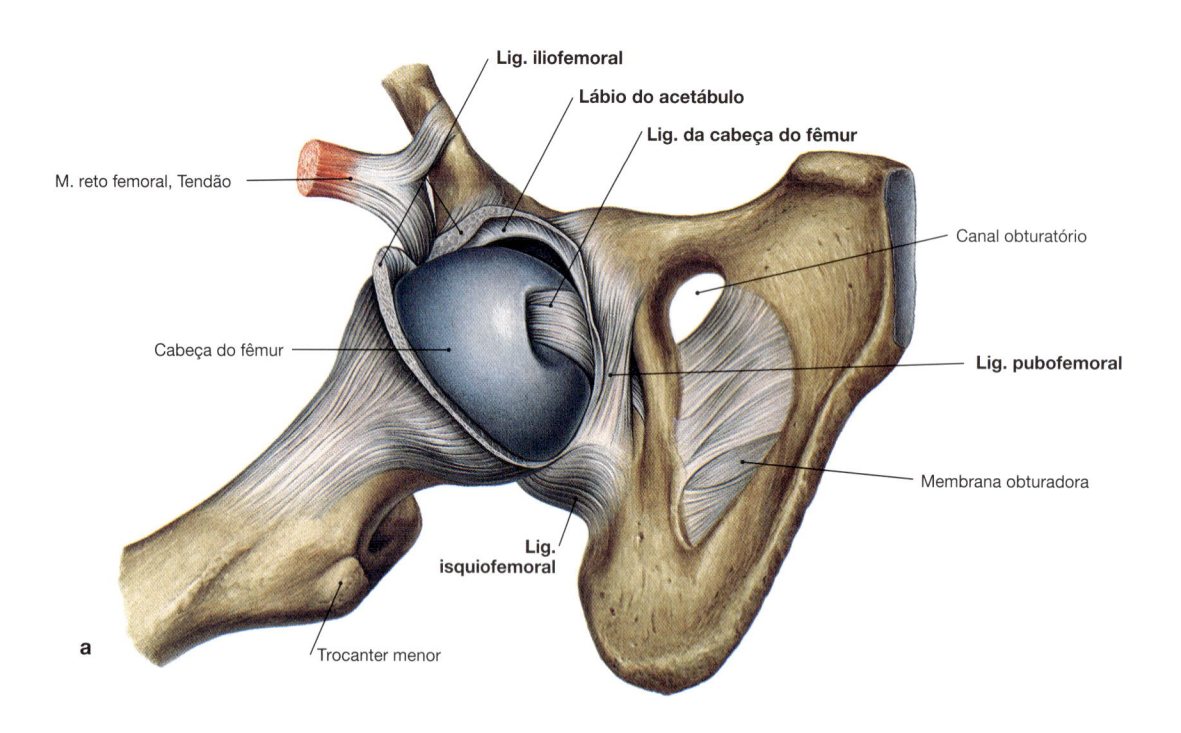

Figura 4.49a e b   Articulação do quadril do lado direito; vista anterior. [S700]
a Após abertura da cápsula articular e luxação parcial da cabeça do fêmur.
b Após a remoção da cabeça do fêmur.
Além dos ligamentos externos (**Lig. iliofemoral**, **Lig. pubofemoral** e **Lig. isquiofemoral**), no interior da articulação observa-se o **Lig. da cabeça do fêmur**, que, entretanto, não exerce função de suporte. O **Lig. transverso do acetábulo** complementa um anel por baixo do acetábulo e, juntamente com o **lábio do acetábulo** – também composto por tecido conjuntivo denso não modelado –, atua na orientação da cabeça do fêmur.

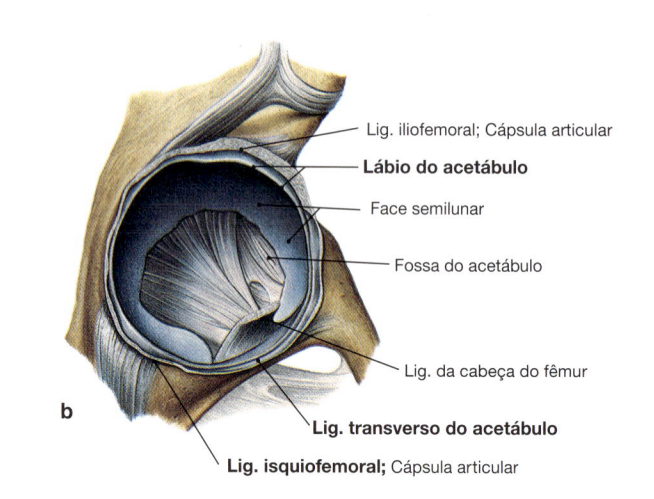

Estrutura e função

A articulação do quadril é esferóidea e, portanto, tem amplitude de movimento limitada. Isso ocorre por causa do encaixe profundo da cabeça do fêmur no acetábulo, que é expandido externamente pelo tecido conjuntivo do lábio do acetábulo a tal ponto, que mais da metade do diâmetro da cabeça do fêmur é envolvida pelo encaixe. Isso somado com a ação dos ligamentos iliofemoral, pubofemoral e isquiofemoral torna a articulação do quadril muito bem protegida contra lesões, que só ocorrem no caso de traumatismos maciços, como um acidente de carro em que os membros inferiores dos ocupantes forem empurrados para trás.

Articulação do Quadril

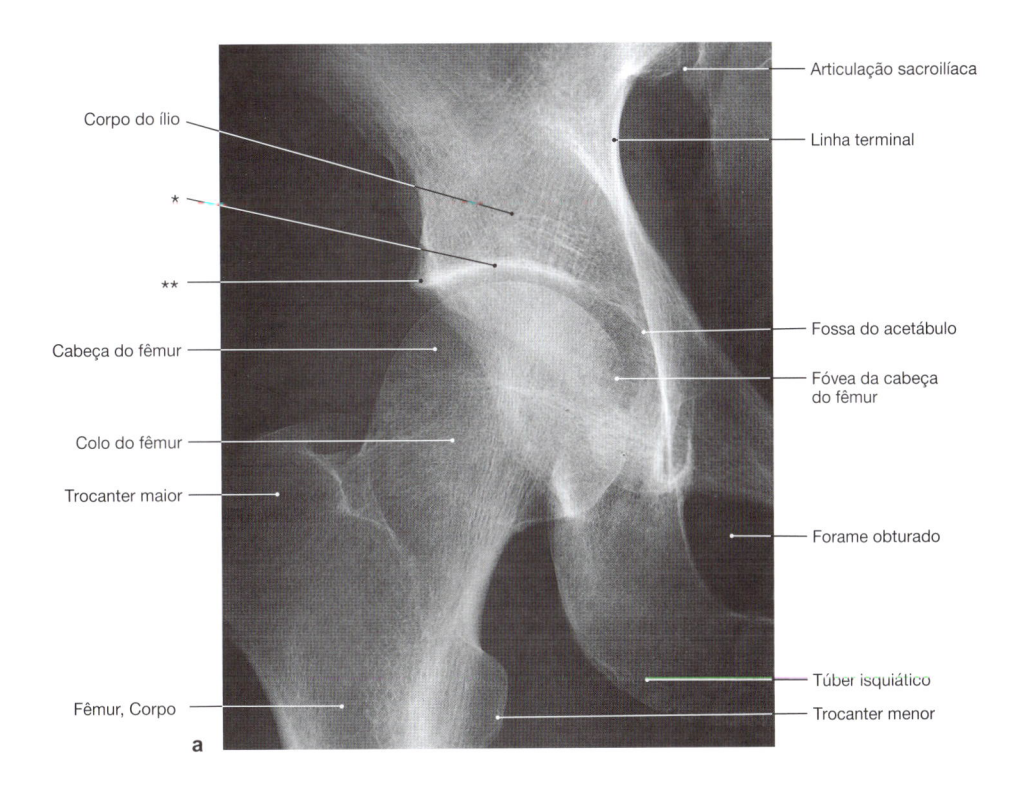

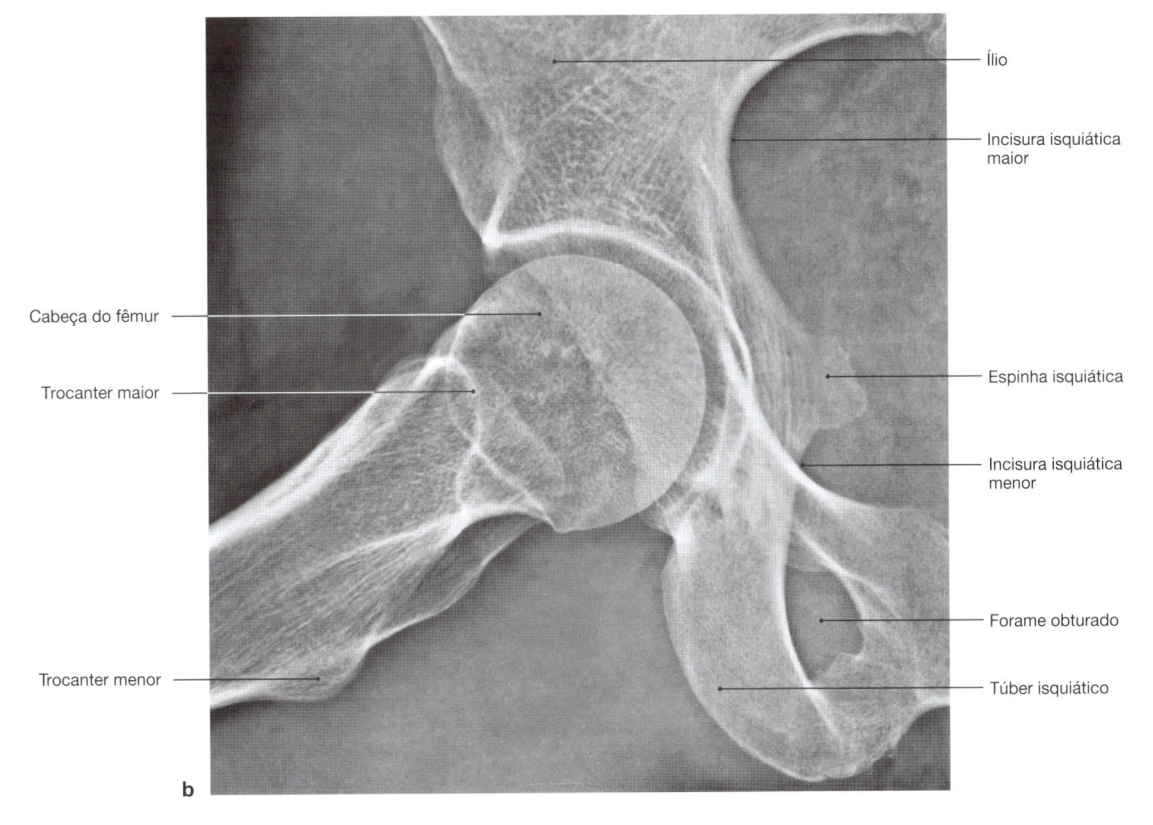

Figura 4.50a e b Articulação do quadril direito; radiografia.
a Radiografia em incidência anteroposterior (AP); em posição ereta. [S700-T902]
b Radiogradia na chamada incidência de Lauenstein (abdução e flexão da coxa em decúbito). [S700]

* Terminologia clínica: Teto do acetábulo
** Terminologia clínica: Limbo do acetábulo

Labels (a): Corpo do ílio; Cabeça do fêmur; Colo do fêmur; Trocanter maior; Fêmur, Corpo; Articulação sacroilíaca; Linha terminal; Fossa do acetábulo; Fóvea da cabeça do fêmur; Forame obturado; Túber isquiático; Trocanter menor.

Labels (b): Cabeça do fêmur; Trocanter maior; Trocanter menor; Ílio; Incisura isquiática maior; Espinha isquiática; Incisura isquiática menor; Forame obturado; Túber isquiático.

Correlações clínicas

Quando se suspeita de uma doença da articulação do quadril, são solicitadas incidências especiais, como, p. ex., a **incidência de Lauenstein** (AP em posição de rã), com abdução e flexão da coxa, permitindo que a articulação seja mais bem avaliada.

Esqueleto

Amplitude da Articulação do Quadril

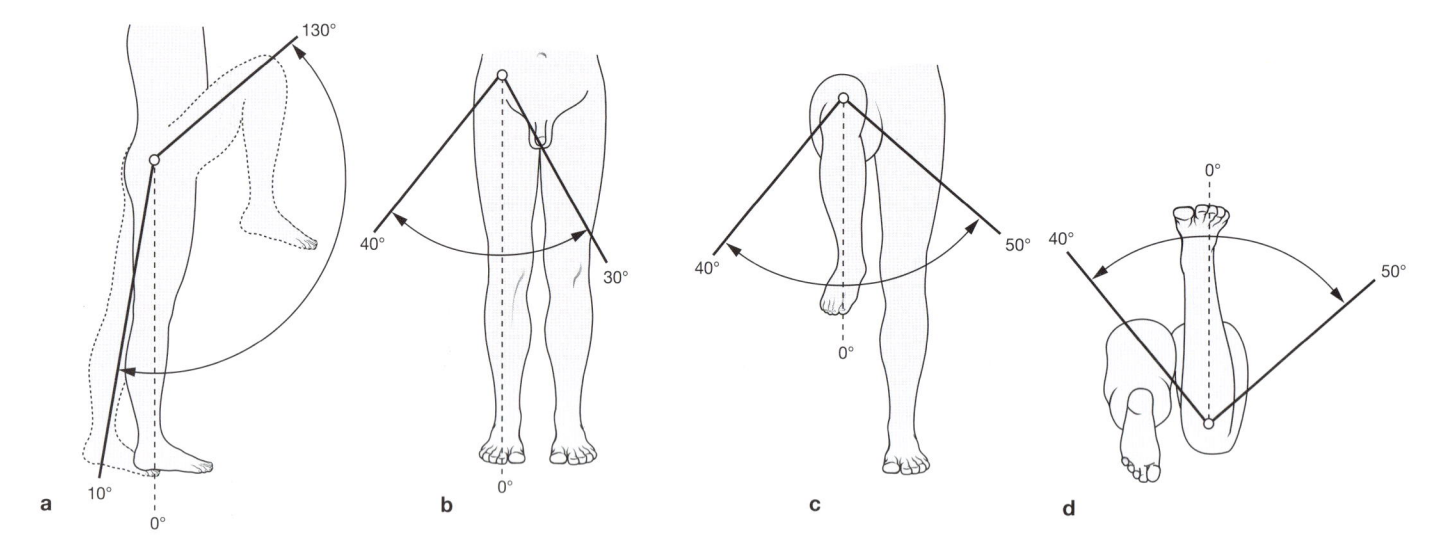

Figura 4.51a-d Amplitude dos movimentos da articulação do quadril. [S700-L126]/[S002-5]

A articulação do quadril é **cotilóidea**, e, como uma articulação esferóidea, tem três graus de liberdade de movimentos. Todos os eixos de movimentos seguem através do centro da cabeça do fêmur. A amplitude de movimentos está limitada pela orientação óssea no acetábulo e pelo conjunto denso de ligamentos. Todos os ligamentos limitam a extensão (ou a retroversão), uma vez que envolvem a cabeça do fêmur como uma hélice de ligamentos, de modo a possibilitar a posição estável. Por sua vez, a flexão (ou a anteversão), importante durante a corrida, é bem mais ampla e restringida apenas pelo contato das partes moles.

As rotações medial e lateral, além da abdução e da adução, são limitadas pelo conjunto dos ligamentos.

Amplitude dos movimentos:
a   Extensão-flexão: 10°-0°-130°.
b   Abdução-adução: 40°-0°-30°.
c e d   Rotação lateral-rotação medial: 50°-0°-40°.

Músculos mais importantes para os movimentos da articulação do quadril	
Movimentos	**Músculos**
Flexão	Iliopsoas
Extensão	Glúteo máximo
Abdução	Glúteo médio e M. glúteo mínimo
Adução	Adutor magno
Rotação lateral	Glúteo máximo
Rotação medial	Glúteo médio e M. glúteo mínimo

Correlações clínicas

A posição e o formato do acetábulo e da cabeça do fêmur parecem influenciar o risco de artrose do quadril (**coxartrose**). Os fatores de risco incluem obesidade e sobrecarga, como ocorre com atletas extremos (levantadores de peso e fisiculturistas).

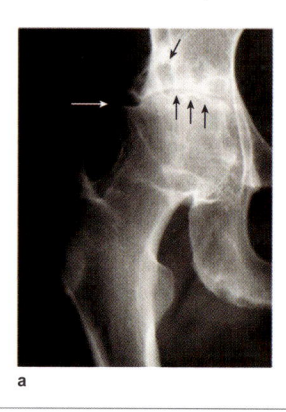

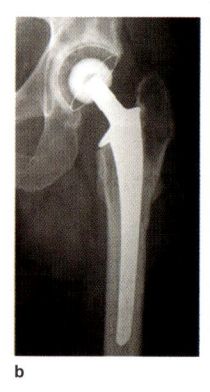

a A destruição da cartilagem articular na coxartrose é indiretamente reconhecível como um contorno alterado da cabeça do fêmur. Além disso, podem ocorrer depósitos ósseos (osteófitos) na articulação do quadril (setas).
b Se a terapia conservadora com analgésicos não for suficiente, muitas vezes será necessário implantar uma prótese, como mostrado aqui, que substitui tanto a cabeça do fêmur quanto o acetábulo (endoprótese total, EPT).
[M614]

Suprimento Sanguíneo da Articulação do Quadril

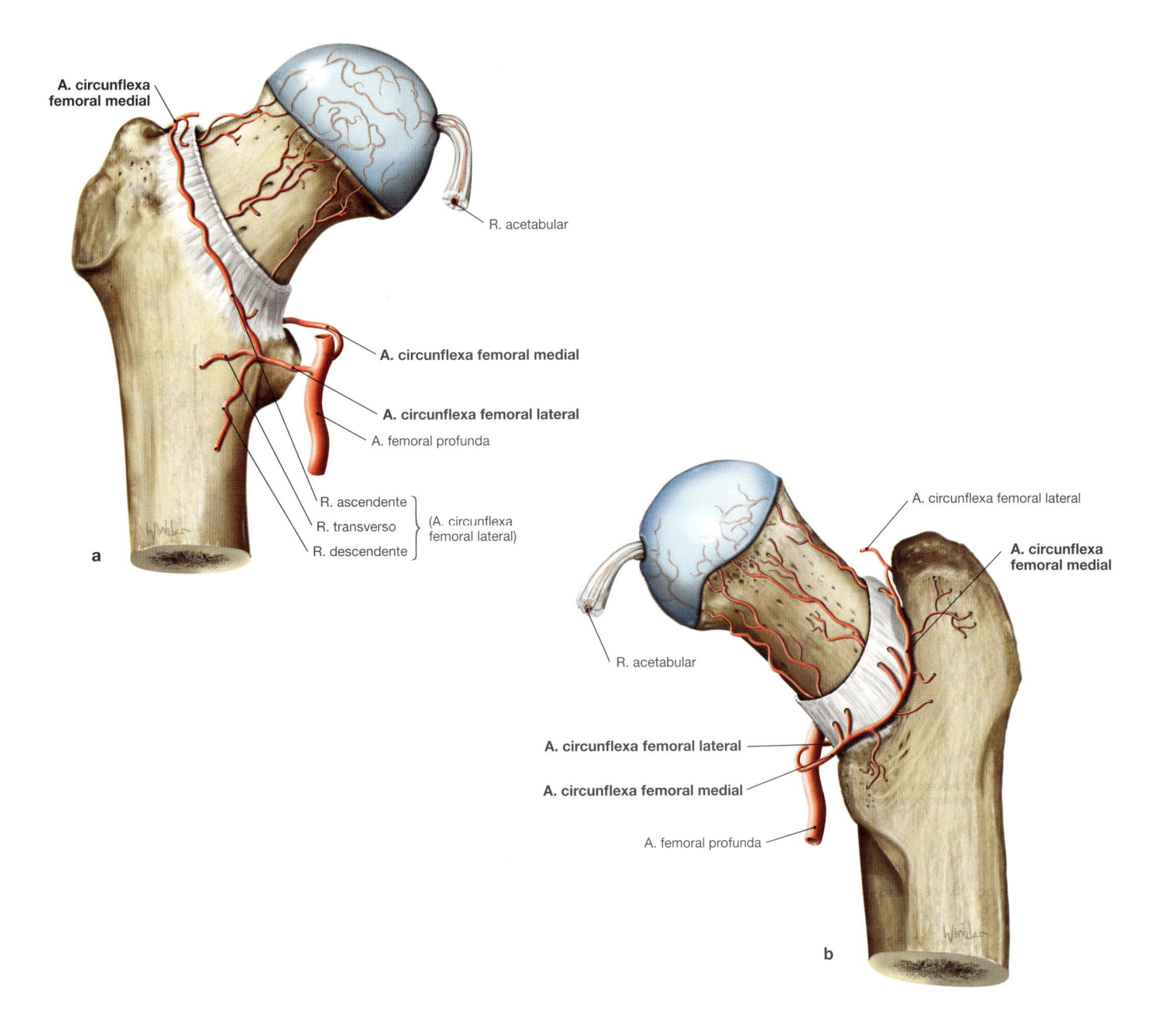

Figura 4.52a e b Suprimento sanguíneo da articulação do quadril do lado direito. [S700-L266]
a Vista anterior.
b Vista posterior.

No adulto, a **A. circunflexa femoral medial** é o principal vaso sanguíneo nutrício da cabeça do fêmur. Enquanto na criança o **R. acetabular** (derivado da A. obturatória e da A. circunflexa femoral medial), que segue no Lig. da cabeça do fêmur, supre uma grande parte da cabeça do fêmur, no adulto ele supre apenas de um quinto a um terço da epífise proximal. Por outro lado, a A. circunflexa femoral medial mantém a cabeça do fêmur e o colo do fêmur por meio de vários pequenos ramos, que seguem sobre a face posterior do colo do fêmur, no interior da cápsula articular. A **A. circunflexa femoral lateral** supre, principalmente, o colo do fêmur, na sua face anterior. O acetábulo é suprido anterior e posteriormente pela A. obturatória e, cranialmente, pela A. glútea superior.

Correlações clínicas

O suprimento sanguíneo arterial para a cabeça do fêmur é fundamental para a manutenção da sua estrutura. No caso de diminuição de oxigênio (isquemia), ocorre a **necrose da cabeça do fêmur** que, na pior das hipóteses, exige substituição da cabeça do fêmur por uma **prótese**. Por isso, as artérias nutrícias devem ser absolutamente preservadas nos procedimentos cirúrgicos. Isto é particularmente importante quando, no caso de artrose, apenas parte da cabeça do fêmur é substituída por uma prótese, envolvendo a face articular ("prótese de revestimento"). Consequentemente, a importância do exato conhecimento anatômico do suprimento sanguíneo da articulação do quadril, nos últimos anos, tem crescido acentuadamente. Deste modo, observa-se que a A. circunflexa femoral medial segue sobre a face posterior do colo do fêmur e, neste local, ela é recoberta – e, portanto, protegida – pelos curtos músculos do grupo pelvitrocanteriano do quadril. Consequentemente, esses músculos devem ser preservados de modo a evitar lesão da artéria.

Devido ao trajeto das Aa. circunflexas femorais medial e lateral, entre as camadas da cápsula articular, nas **fraturas intracapsulares do colo do fêmur** as artérias nutrícias podem ser lesionadas. Em função disso, a imediata substituição cirúrgica da cabeça do fêmur por uma prótese vem sendo realizada cada vez mais frequentemente. A necrose espontânea da cabeça do fêmur, durante o início da puberdade (**doença de Perthes**), também parece estar condicionada, predominantemente, pelo comprometimento da irrigação arterial da cabeça do fêmur.

Esqueleto

Articulação do Joelho

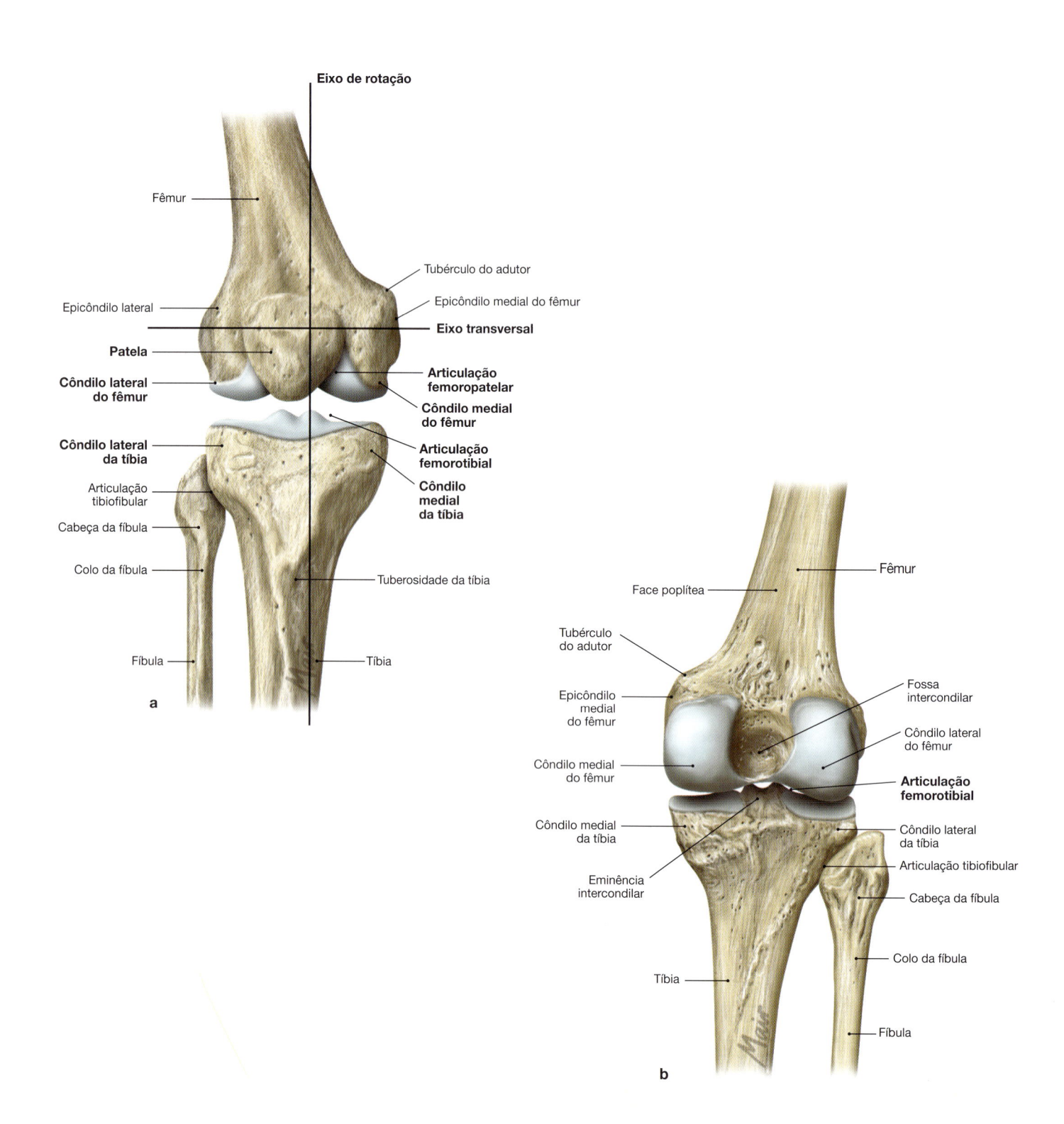

Figura 4.53a e b Articulação do joelho direito. [S700-L127]
a Vista anterior.
b Vista posterior.

Na articulação do joelho, o fêmur se articula com a tíbia (**articulação femorotibial**) e com a patela (**articulação femoropatelar**; → Figura 4.197). Todos os ossos são envolvidos pela mesma cápsula articular. Na articulação femorotibial, os côndilos do fêmur formam a cabeça articular, e a face articular superior da tíbia, de ambos os côndilos tibiais, forma o soquete articular. A articulação do joelho é **bicondilar**, se comportando funcionalmente como um **gínglimo** e apresentando dois graus de liberdade. O eixo de movimento transversal para a **extensão** e **flexão** segue através das trócleas articulares dos côndilos femorais. O eixo longitudinal do movimento de rotação estende-se de modo excêntrico e perpendicularmente através do tubérculo intercondilar medial. Sobre a amplitude de movimentos na articulação do joelho, → Figura 4.72.

Articulação do Joelho

Estrutura e função

A articulação do joelho é a **grande articulação mais complexa do corpo**, característica que se deve à combinação de dois meniscos com um conjunto altamente diferenciado de ligamentos colaterais e cruzados, cujos componentes são "torcidos" em diferentes graus de intensidade, em posições distintas da articulação do joelho, o que possibilita que sua tensão seja alterada. O joelho funciona como um **gínglimo**. Graças a isso, o peso do corpo pode ser transferido para a perna na posição ortostática sem tensão muscular excessiva, a fim de garantir uma base segura. Na posição flexionada, no entanto, os movimentos rotacionais também são possíveis, caso em que a articulação do joelho se torna significativamente mais instável. Visto que o esforço físico, assim como o trabalho físico e o esporte, também pode causar grandes tensões ao flexionar o joelho, é compreensível que as lesões na sua articulação sejam muito comuns e exijam reconstrução cirúrgica dos ligamentos, especialmente em atletas.

Correlações clínicas

Além da articulação do quadril, o joelho também sofre o estresse do peso do corpo. Por isso, o desgaste da articulação (**gonartrose**) é frequente e quase sempre exige substituição da articulação por uma prótese. O diagnóstico geralmente é feito por radiografias simples. As classificações clínicas usuais são baseadas na gravidade das alterações degenerativas. Alterações moderadas e graves estão associadas a um aparente estreitamento do espaço articular do joelho (setas).

Este se deve à perda da cartilagem articular, que não é visível na radiografia e, portanto, aparece como parte do espaço articular. Como a articulação do joelho não é particularmente bem protegida por músculos, as **lesões do conjunto de ligamentos** e dos **meniscos** são frequentes. Estes podem, em parte, ser avaliados de modo minimamente invasivo (pela **artroscopia**), o que justifica o adequado conhecimento da anatomia da articulação do joelho.

Malformações da patela ou da face patelar do fêmur podem causar **luxação recorrente da patela**. Além do fortalecimento dos Mm. vastos medial ou lateral, frequentemente é necessária correção cirúrgica, com pregueamento da cápsula ou deslocamento do Lig. da patela. [M614]

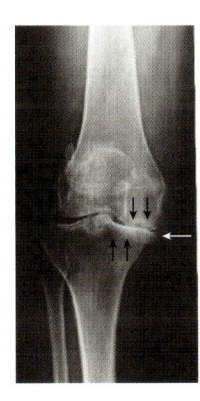

Esqueleto

Articulação do Joelho

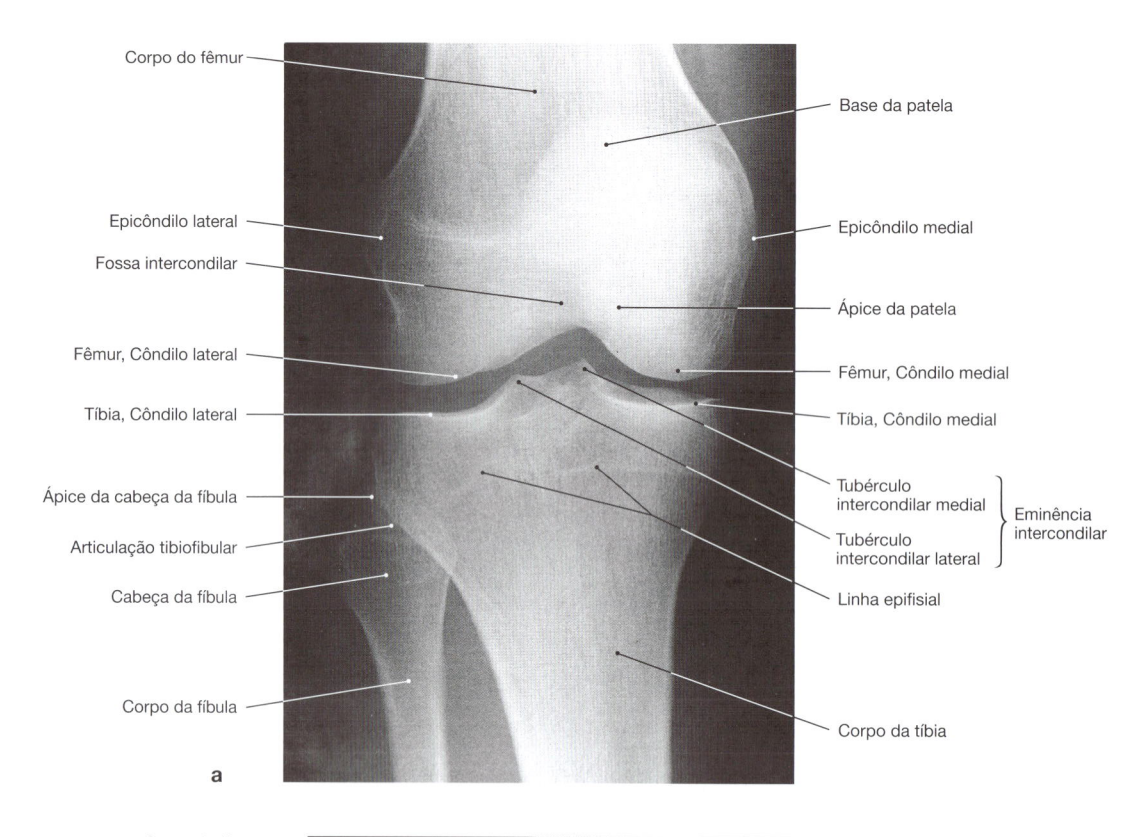

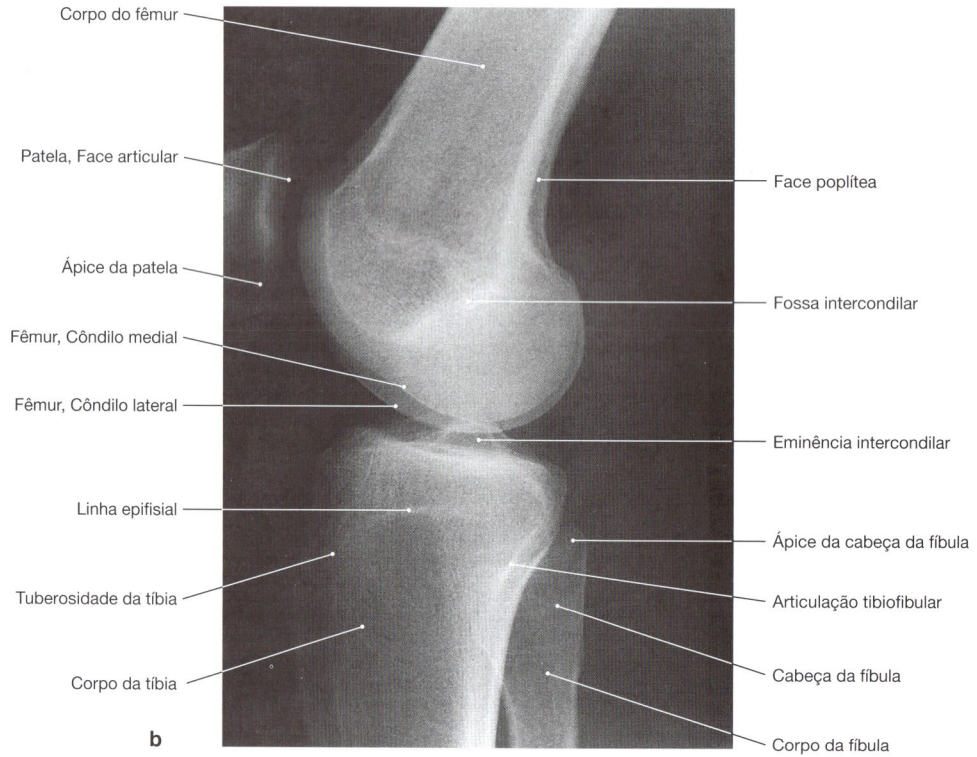

Figura 4.54a e b Articulação do joelho; radiografias; posição de decúbito. [S700-T902]
a Radiografia na incidência anteroposterior (AP).
b Radiografia na incidência lateral. Observe que os contornos dos côndilos medial e lateral do fêmur não coincidem.

Correlações clínicas

Em doenças da articulação do joelho, as radiografias são obtidas basicamente em duas incidências. Na incidência anteroposterior (AP), a cavidade articular e a base articular da tíbia são mais bem avaliadas, enquanto os côndilos do fêmur são mais bem demonstrados em incidências laterais. Além de fraturas, deformidades e doenças degenerativas, como a gonartrose, também podem ser bem avaliadas.

Ligamentos da Articulação do Joelho

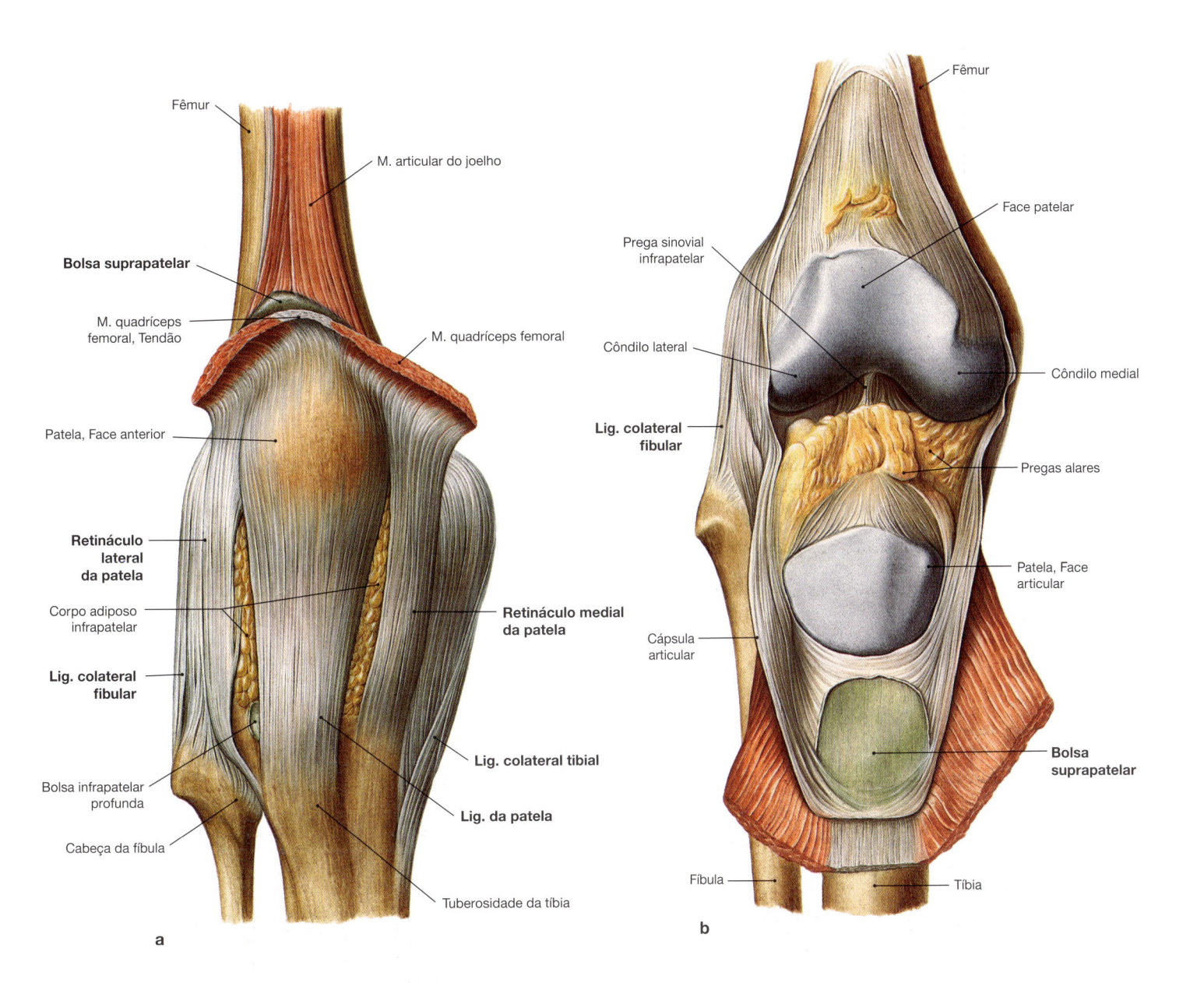

Figura 4.55a e b Articulação do joelho direito; vista anterior. [S700]
a Vista com a cápsula articular fechada.
b Vista após a abertura da cápsula articular.

O conjunto de ligamentos da articulação do joelho é composto pelos **ligamentos externos**, que estabilizam a cápsula externamente, e pelos **ligamentos internos** (→ Figura 4.64), que se localizam no interior da cápsula fibrosa. Aqui estão representados os ligamentos externos. Dentre esses estão o **Lig. da patela**, em posição anterior, que forma a continuação do tendão do M. quadríceps femoral, e os **retináculos medial** e **lateral da patela**, que apresentam feixes de fibras longitudinais superficiais e transversais profundos, e também são considerados como partes do tendão de inserção do M. quadríceps femoral (Mm. vastos medial e lateral). Medial e lateralmente encontram-se os dois ligamentos colaterais (**Ligg. colaterais tibial** e **fibular**), que se inserem na perna. A cápsula articular acompanha as faces articulares por uma curta distância. Entre a membrana fibrosa e a membrana sinovial encontra-se, anteriormente, o **corpo adiposo infrapatelar** (ou **corpo adiposo de Hoffa**), fixado ao Lig. cruzado anterior por meio de uma prega, a prega sinovial infrapatelar, e apresenta, lateralmente, as pregas alares. A articulação do joelho tem numerosas **bolsas**, que se comunicam parcialmente com a cápsula articular, como a bolsa suprapatelar, mostrada aqui.

Esqueleto

Ligamentos da Articulação do Joelho

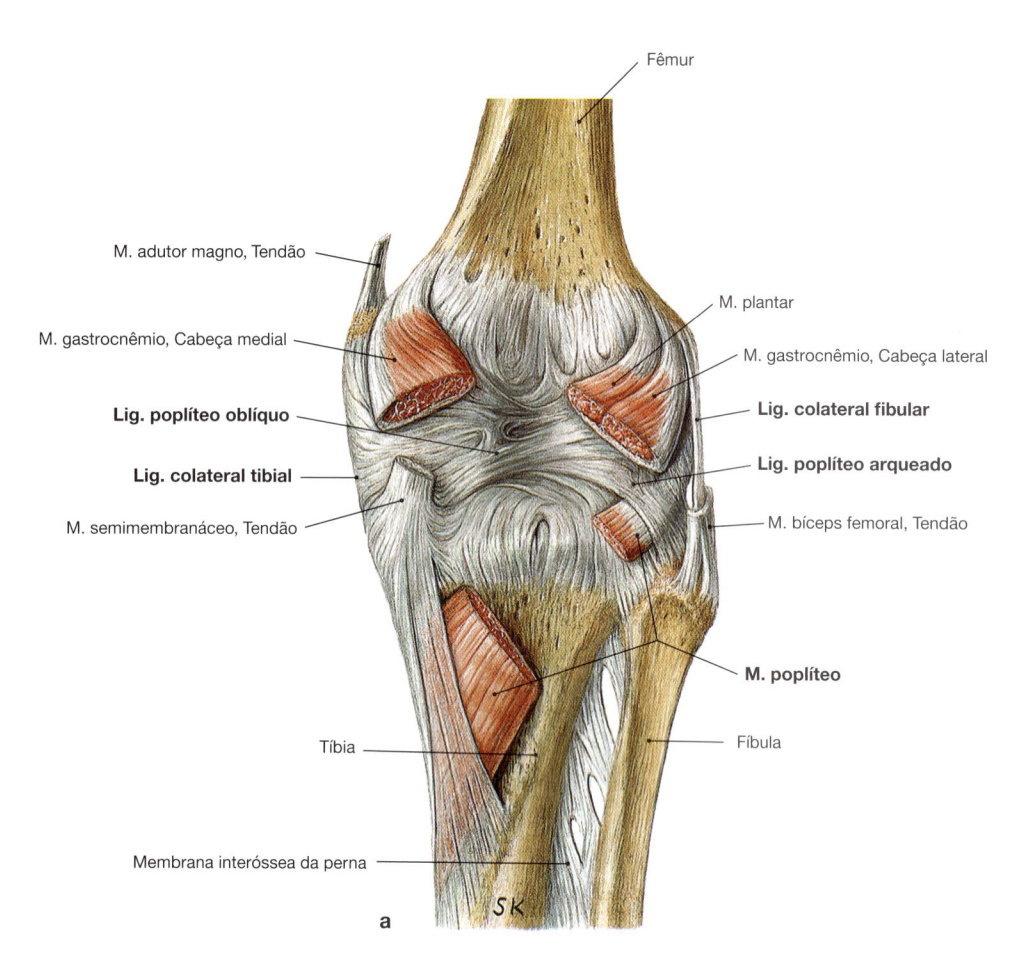

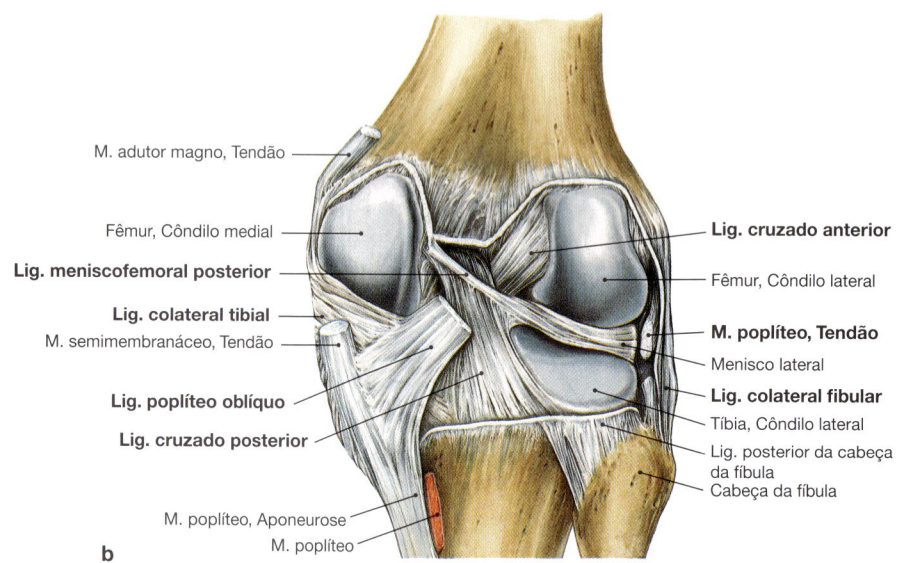

Figura 4.56a e b Articulação do joelho direito; vista posterior.
a Vista com a cápsula articular fechada. Na face posterior da articulação do joelho encontram-se, ainda, os **ligamentos externos**, que reforçam a cápsula articular. O **Lig. poplíteo oblíquo** estende-se do côndilo lateral do fêmur em direção medial e inferior, enquanto o **Lig. poplíteo arqueado** tem um trajeto na direção oposta e, por isso, cruza sobre o M. poplíteo. Dos dois ligamentos colaterais, apenas o **Lig. colateral tibial** está associado à cápsula articular. Por sua vez, o **Lig. colateral fibular não** se encontra associado à cápsula, estando separado dela pelo tendão de origem do M. poplíteo. [S700-L238]

b Vista após a abertura da cápsula articular. Após a abertura da cápsula articular, são visualizados vários **ligamentos internos**. O **Lig. cruzado anterior** estende-se para a frente, da face interna do côndilo lateral do fêmur até a área intercondilar da tíbia. Em sentido contrário, o **Lig. cruzado posterior** segue da face interna do côndilo medial do fêmur em direção à área intercondilar posterior da tíbia. O **Lig. meniscofemoral anterior** (não visualizado) e o **Lig. meniscofemoral posterior** unem o corno posterior do menisco lateral, anterior e posteriormente, ao Lig. cruzado posterior e ao côndilo medial, e, assim, auxiliam a função do Lig. cruzado posterior. [S700]

Articulação do Joelho com Bolsas Sinoviais

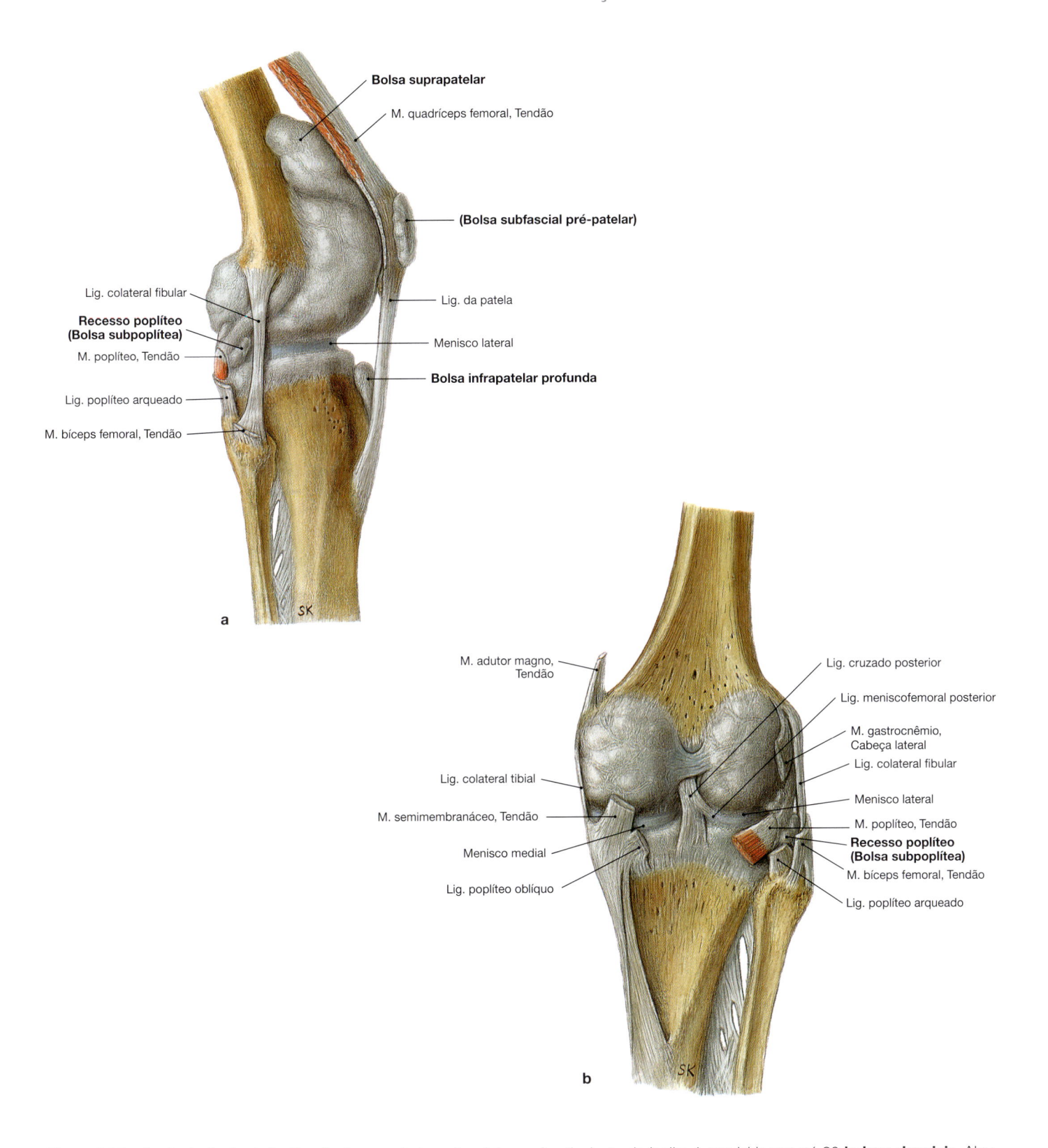

Figura 4.57a e b   Articulação do joelho direito, com bolsas sinoviais; representação da cavidade articular por injeção de resina plástica. [S700-L238]
a Vista lateral.
b Vista posterior.

A articulação do joelho é envolvida por até 30 **bolsas sinoviais**. Algumas bolsas se comunicam com a cápsula articular, como a **bolsa suprapatelar** (anterior e superiormente), abaixo do tendão do M. quadríceps, ou o recesso poplíteo (**bolsa subpoplítea**) (posterior e inferiormente), abaixo do M. poplíteo.

Correlações clínicas

Durante um estresse mecânico mais intenso (atividades nas quais o indivíduo se ajoelha), pode ocorrer inflamação das bolsas sinoviais (**bursite**).

Esqueleto

Articulação do Joelho com Bolsas Sinoviais

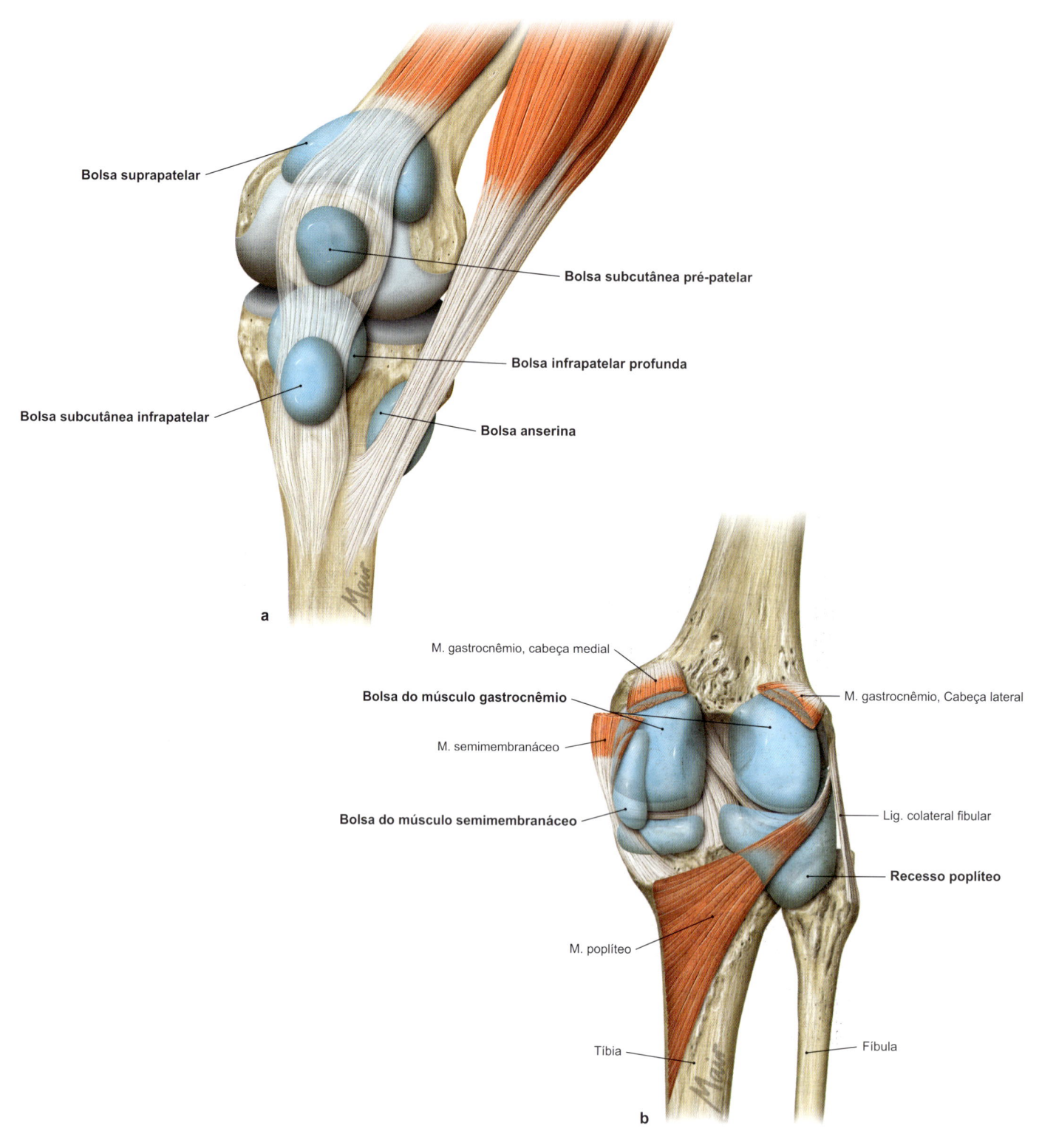

Figura 4.58a e b   Articulação do joelho direito com bolsas sinoviais. [S700-L127]
a Vista anteromedial.
b Vista posterior.
As bolsas sinoviais que se comunicam com a cápsula articular, como a **bolsa suprapatelar** (anterior e superiormente), abaixo do tendão do músculo quadríceps femoral, ou o **recesso poplíteo do membro inferior** (posterior e inferiormente), abaixo do músculo poplíteo, absorvem líquido da cavidade articular quando ocorre edema da articulação do joelho após lesões ou doenças reumáticas.
Outras bolsas sinoviais são encontradas em locais de sobrecarga (p. ex., quando a pessoa se ajoelha), como a **bolsa subcutânea pré-patelar** ou a **bolsa infrapatelar**, ou atuam sob os tendões de origem ou de inserção como coxins deslizantes, como a **bolsa do músculo semimembranáceo** ou as **bolsas subtendíneas medial e lateral dos músculos gastrocnêmios**.

Correlações clínicas

Em derrames (efusões) articulares inflamatórios crônicos, como os que ocorrem em doenças reumáticas (p. ex., na artrite reumatoide), pode haver dilatação e fusão das bolsas sinoviais, que então aparecem como massas na fossa poplítea. Essa fusão da bolsa do músculo semimembranáceo com a bolsa subtendínea medial do músculo gastrocnêmio é denominada **cisto de Baker**.

Articulação do Joelho

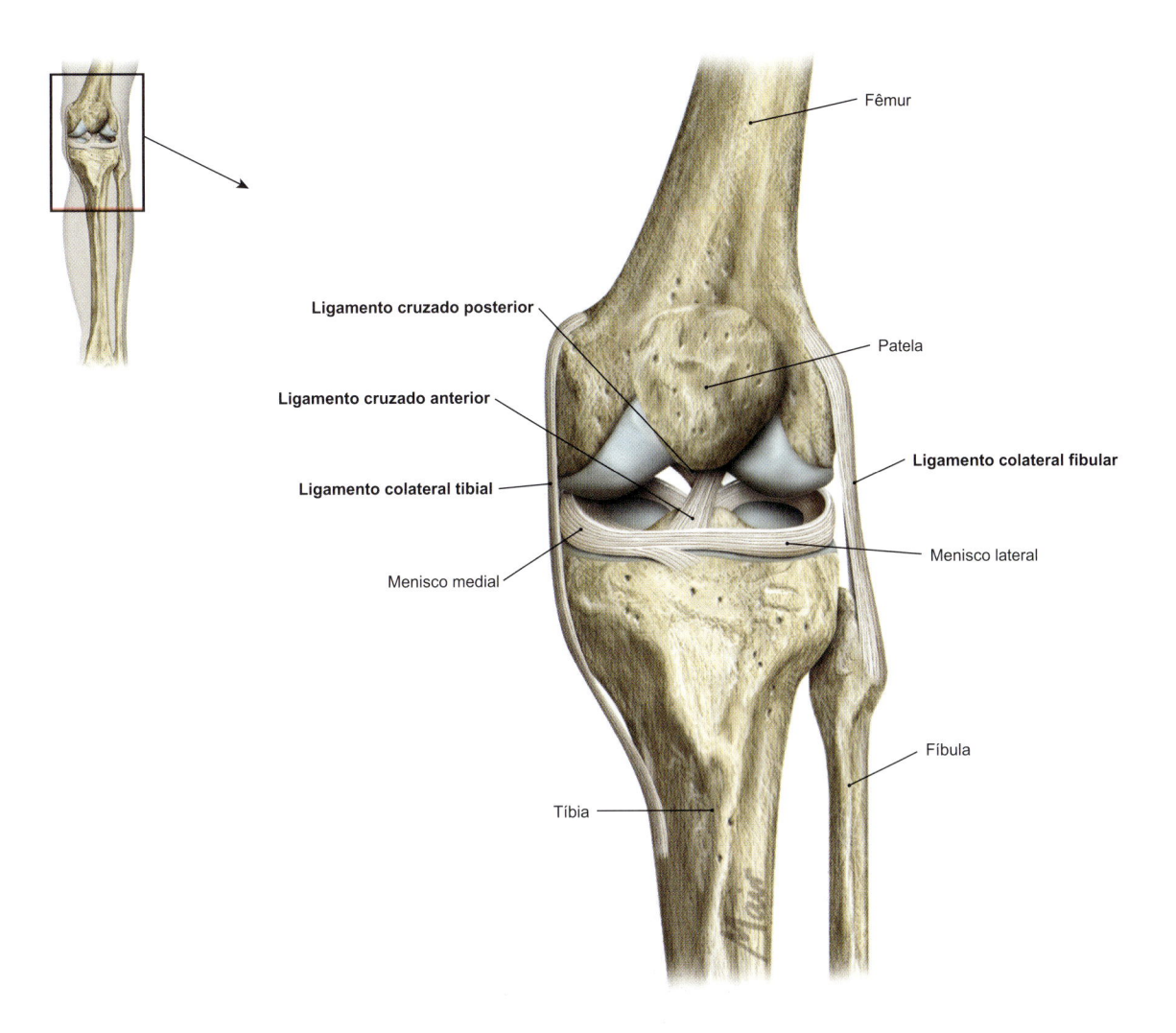

Figura 4.59 Articulação do joelho esquerdo, com ligamentos colaterais e ligamentos cruzados; vista anterior. [S700-L127]
Em termos de estrutura, a articulação do joelho é a mais complexa das grandes articulações do corpo humano. É estabilizada por vários **ligamentos externos**, que reforçam a cápsula articular externamente (→ Figuras 4.55 e 4.56), e **ligamentos internos** localizados na cavidade articular. Os **ligamentos colaterais** (fibular e tibial) e os **ligamentos cruzados** (anterior e posterior) são cruciais para a fixação da articulação.

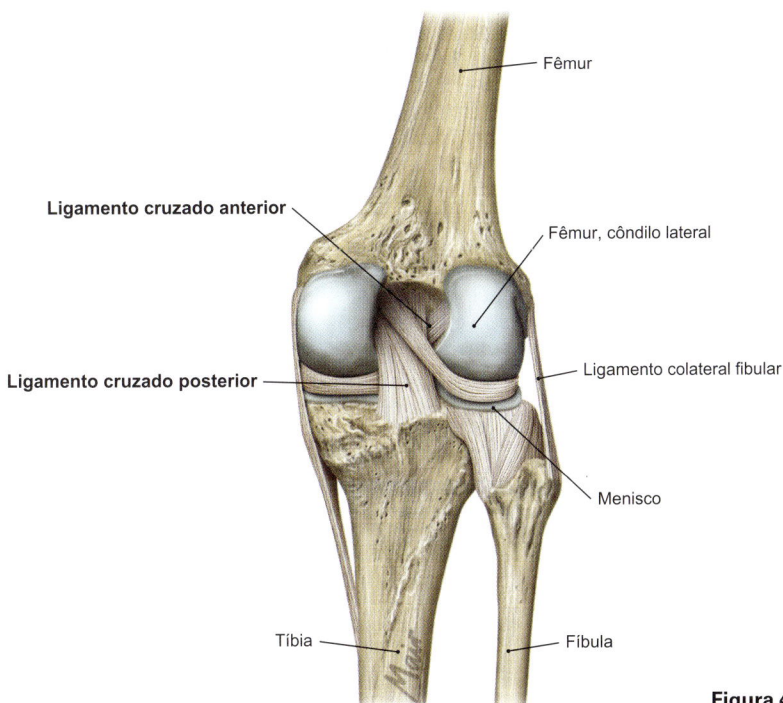

Figura 4.60 Articulação do joelho esquerdo, com ligamentos colaterais e cruzados; vista posterior. [S700-L127]

Esqueleto

Ligamentos Colaterais da Articulação do Joelho

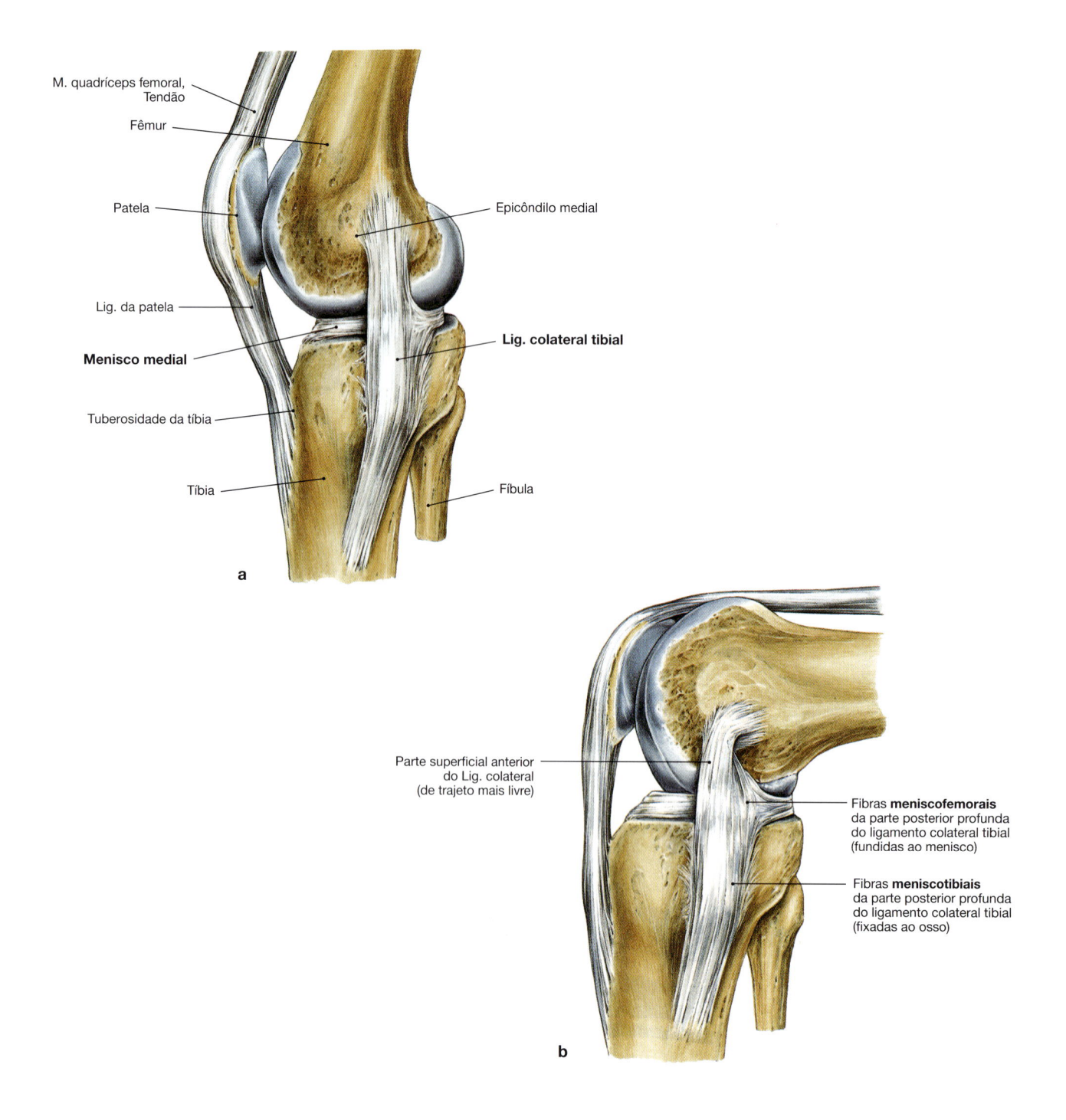

Figura 4.61a e b **Lig. colateral tibial;** vista medial. [S700]
a Vista em posição de extensão. O **Lig. colateral tibial** é relativamente largo e se estende desde o epicôndilo medial do fêmur até abaixo do côndilo medial da tíbia. Apenas suas fibras posteriores estão fundidas com o menisco medial. Em contrapartida, o **Lig. colateral fibular** não está fixado ao menisco lateral (→ Figura 4.62). Com o joelho estendido, os ligamentos colaterais são tensionados devido ao maior raio de curvatura anterior dos côndilos femorais. Nesta posição, portanto, não é possível a rotação.
b Vista em posição de flexão. Durante a flexão, ocorre torção do Lig. colateral tibial no local onde o menisco medial está fixado. Na posição de flexão, o ligamento está afrouxado, já que os côndilos do fêmur apresentam posteriormente um raio de curvatura menor, de modo que sejam possíveis movimentos de rotação.

Correlações clínicas

Os ligamentos colaterais estabilizam o joelho medial e lateralmente. O ligamento colateral medial (**LCM**) impede o movimento de **abdução**, enquanto o ligamento colateral lateral (**LCL**) impede o movimento de **adução**. Em caso de ruptura dos ligamentos, os movimentos lateral e medial podem ocorrer. Este movimento anormal é investigado durante o exame físico, de modo que lesões dos ligamentos colaterais sejam avaliadas.

Ligamentos Colaterais da Articulação do Joelho

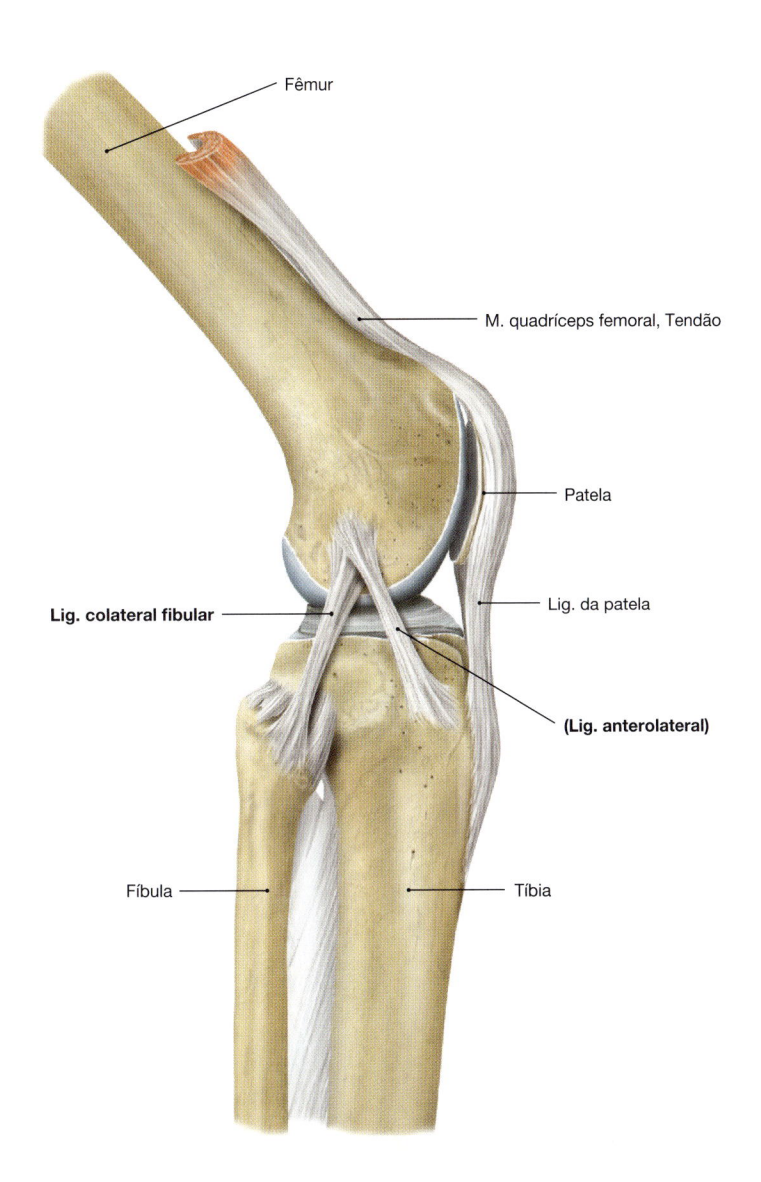

Figura 4.62 Ligamentos colaterais externos (laterais), colateral tibial e anterolateral em posição estendida; vista lateral. [S700-L280] O **Lig. colateral fibular** se estende do epicôndilo lateral do fêmur até a cabeça da fíbula e não é apenas distintamente mais estreito que o Lig. colateral tibial, como também mais curto. Uma estrutura de tensão adicional do epicôndilo lateral do fêmur ao côndilo lateral da tíbia é denominada "**l**igamento **a**ntero**l**ateral" (LAL).

Novos estudos indicaram que a estrutura denominada ligamento anterolateral (LAL) não é um ligamento independente, mas parte da aponeurose do M. bíceps femoral.

Esqueleto

Cápsula Articular do Joelho

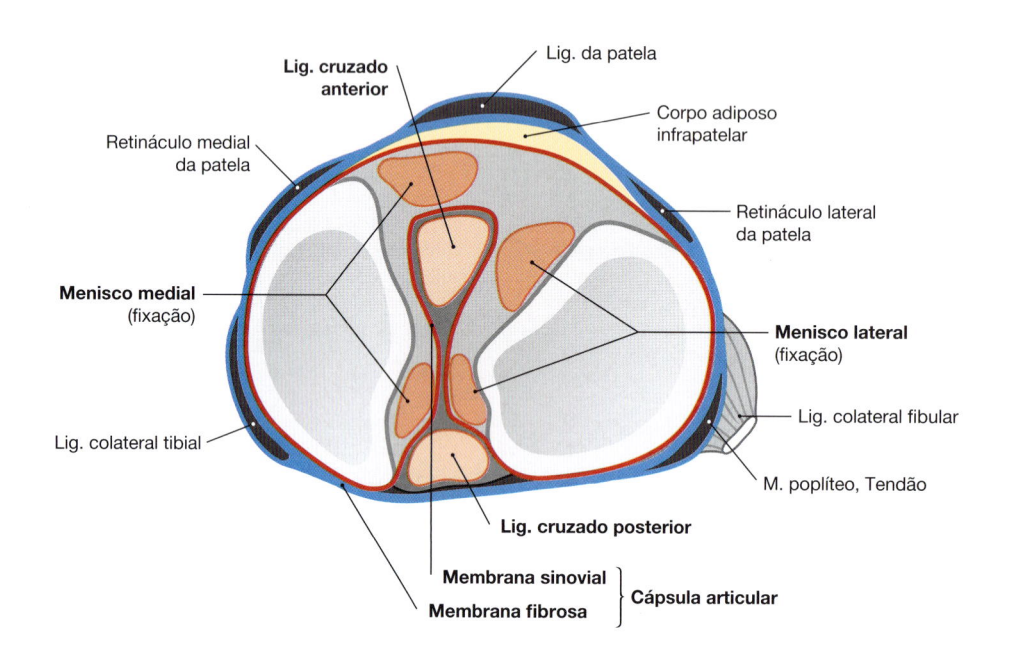

Figura 4.63 Representação esquemática da cápsula articular do joelho, direita; vista cranial. [S702-L126]

A **cápsula articular** do joelho é composta, assim como em outras articulações, externamente por um invólucro de tecido conjuntivo denso (membrana fibrosa) e internamente por uma membrana sinovial. Contudo, essas duas camadas têm contato direto apenas anterior e lateralmente. Posteriormente, a membrana sinovial se desvia para dentro e se apoia nos **Ligg. cruzados anterior e posterior**. Portanto, os ligamentos cruzados não estão situados na cavidade articular. Denomina-se esta situação como **extrassinovial**, porém **intracapsular**.

A figura também ilustra as diferentes **fixações dos ligamentos colaterais** na cápsula articular. Enquanto o ligamento colateral tibial se une diretamente com a cápsula articular e o menisco medial, o ligamento colateral fibular é separado da cápsula articular pelo tendão de origem do M. poplíteo.

Ligamentos Cruzados

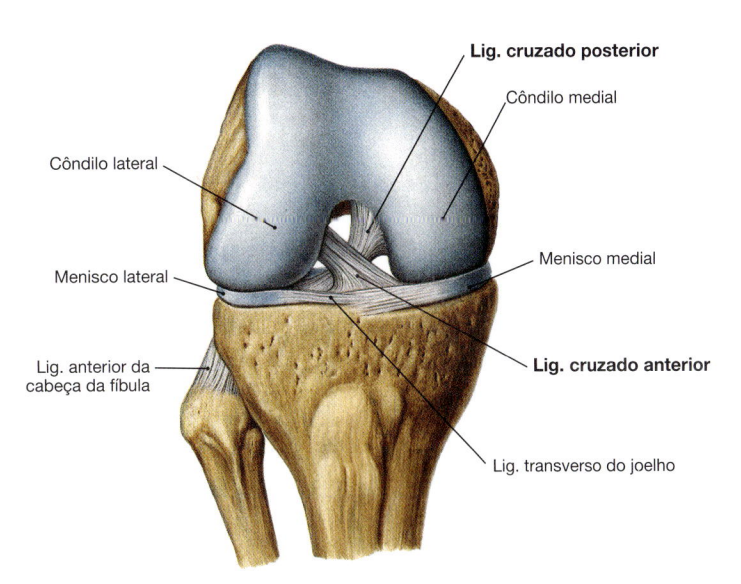

Figura 4.64 Articulação do joelho direito em posição de flexão de 90°; vista anterior, após a retirada da cápsula articular e dos ligamentos colaterais. [S700]

Os principais ligamentos internos são os dois ligamentos cruzados. O **Lig. cruzado anterior** estende-se da face interna do côndilo lateral do fêmur em direção anterior à área intercondilar anterior da tíbia (de cima, posterior e lateralmente, para baixo e anteriormente). Em sentido contrário, o **Lig. cruzado posterior** segue da face interna do côndilo medial do fêmur até a área intercondilar posterior da tíbia (de cima, anterior e medialmente, para trás e inferiormente). Os ligamentos cruzados encontram-se no interior da cápsula fibrosa (**intracapsular**), porém externamente à cápsula sinovial e, portanto, em posição **extrassinovial**.

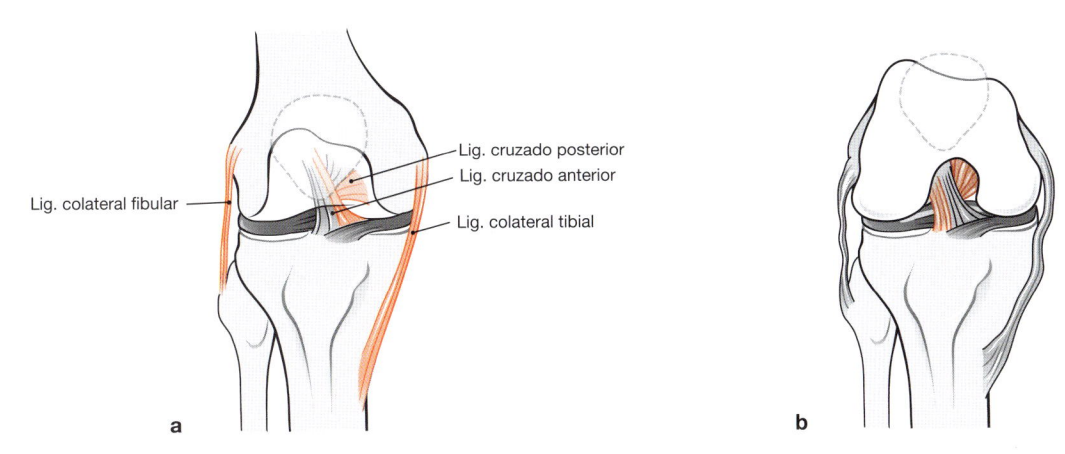

Figura 4.65a e b Estabilização da articulação do joelho direito por meio dos ligamentos colaterais e dos ligamentos cruzados; vista anterior. [S700-L216]

a Estabilização em posição de extensão. Os ligamentos cruzados formam, com os ligamentos colaterais, uma unidade funcional. Os ligamentos colaterais são tensionados apenas na posição de extensão e estabilizam a articulação do joelho nessa posição contra movimentos de rotação e de abdução/adução.

b Estabilização em posição de flexão. Em contraste com os ligamentos colaterais, partes dos ligamentos cruzados são tensionadas em todas as posições da articulação: durante a extensão, a parte medial é tensionada, enquanto os feixes de fibras laterais se tensionam durante a flexão.

Correlações clínicas

A lesão mais comum de ligamentos da articulação do joelho é a do ligamento cruzado anterior (LCA). Ocorre frequentemente em esportes como futebol e handebol, quando, ao pisar com a perna e o joelho dobrado, a pessoa coloca todo o peso do corpo na articulação ou ocorrem movimentos de torção (→ Figura a).

Em **lesões dos ligamentos cruzados**, a perna pode ser deslocada sagitalmente contra a coxa, de modo semelhante a uma gaveta: na lesão do LCA para a frente (termo clínico: "**sinal da gaveta anterior**"), na lesão do ligamento cruzado posterior (LCP) para trás (termo clínico: "**sinal da gaveta posterior**"). Esse teste é realizado de modo que o examinador, com o paciente deitado, posicione o joelho flexionado em torno de 90° para a fixação sobre o pé, e a perna seja tracionada para a frente ou para trás. Em geral, ele confirma o diagnóstico de lesão do ligamento cruzado. A extensão das lesões concomitantes de meniscos e ligamentos colaterais é então avaliada por ressonância magnética (RM) (→ Figura b).

Um ligamento cruzado rompido não cicatriza espontaneamente e, portanto, precisa ser estabilizado com cirurgia. No entanto, o risco de alterações degenerativas subsequentes, como gonartrose (osteoartrose do joelho), permanece alto. As lesões degenerativas ocorrem aproximadamente na metade dos pacientes nos 20 anos seguintes à ruptura do ligamento cruzado.

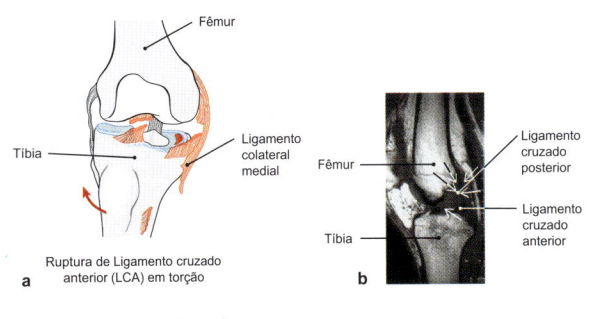

a [S701-L126], b [R333]

Esqueleto

Meniscos

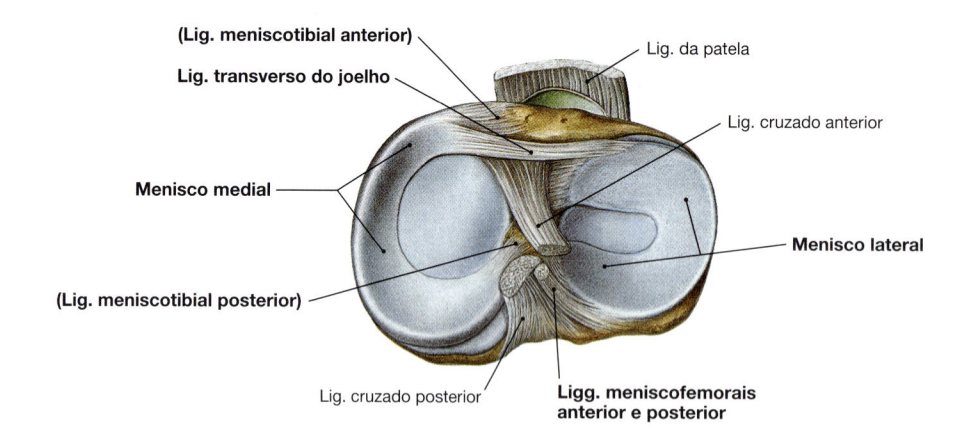

Figura 4.66 Meniscos da articulação do joelho direito; vista superior. [S700]
Os dois meniscos têm um formato aproximado de letra C e são cuneiformes em corte transversal. O **menisco medial** é maior e está ancorado à respectiva área intercondilar da tíbia pelos **Ligg. meniscotibiais anterior** e **posterior**. O menisco medial também está fixado no Lig. colateral tibial. Em contrapartida, o **menisco lateral** está fixado ao côndilo medial do fêmur por meio dos **Ligg. meniscofemorais anterior** e **posterior**, mas não se encontra associado ao Lig. colateral tibial, estando separado deste ligamento pelo tendão do M. poplíteo (→ Figura 4.63). O corno posterior do menisco lateral está associado apenas indiretamente à tíbia e, além disso, frouxamente ao M. poplíteo. Anteriormente, os dois meniscos estão unidos pelo **Lig. transverso do joelho**. Desta associação resulta um aumento dos movimentos do côndilo lateral durante o movimento de flexão.
Ambos os meniscos são compostos internamente por cartilagem fibrosa e externamente por tecido conjuntivo denso não modelado.

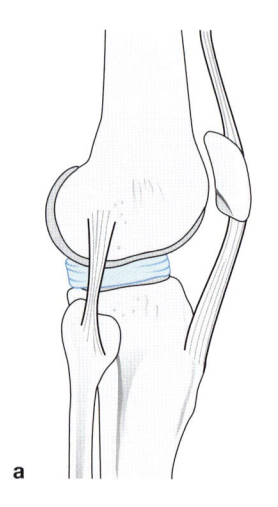

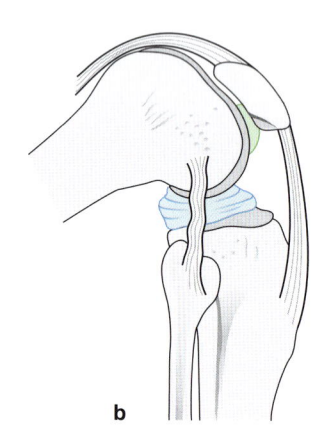

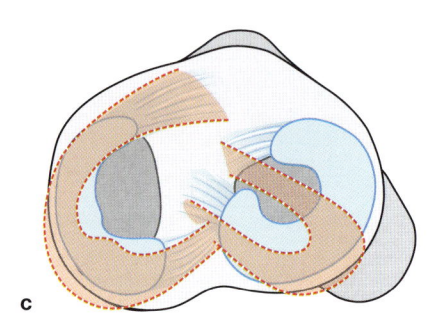

Figura 4.67a-c Mobilidade dos meniscos durante a flexão. a, b [S700-L126]/[G1061], c [S700-L126]/[B500]
a Posição de extensão
b, c Posição de flexão

Durante a flexão, ambos os meniscos são comprimidos pelas margens dos côndilos da tíbia no sentido posterior. A mobilidade do menisco lateral é nitidamente maior devido ao grau menor de fixação.

Irrigação dos Meniscos

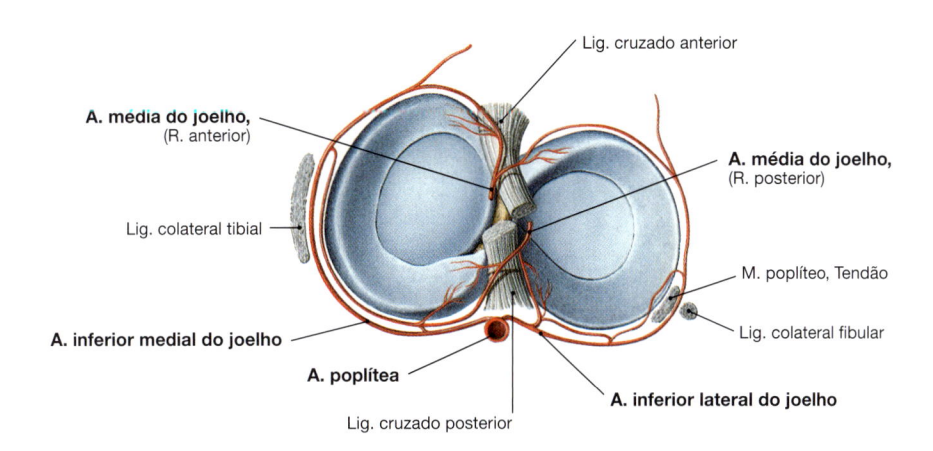

Figura 4.68 Suprimento arterial dos meniscos; vista cranial. [S700]
Os **segmentos externos** são supridos com sangue por meio de uma **rede vascular perimeniscal**, suprida pelas Aa. inferiores medial e lateral do joelho e pela A. média do joelho (ramos da **A. poplítea**). Por sua vez, as **partes internas** são avasculares e são nutridas pela **sinóvia** por meio de difusão.

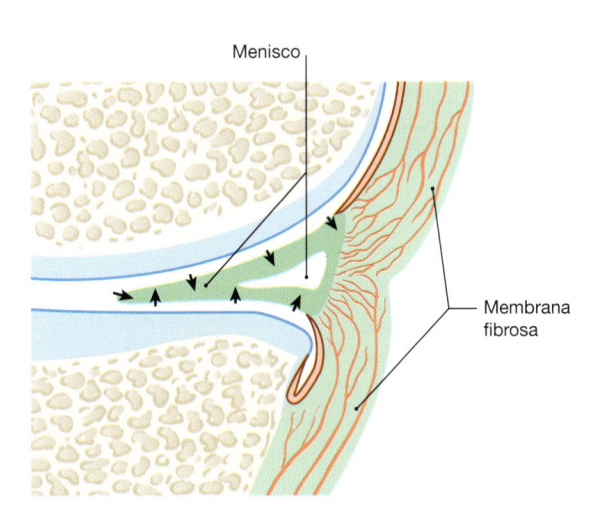

Figura 4.69 Irrigação dos meniscos. [S702-L126]/[G1060-001]
Os meniscos são constituídos por **cartilagem fibrosa** e **tecido conjuntivo rígido**. A irrigação dos meniscos exerce grande influência na sua capacidade de regeneração. A **parte periférica** do menisco entra em contato direto com o **sangue** proveniente da A. poplítea e isso se reflete na sua capacidade de regeneração. A **parte central** dos meniscos, por outro lado, é nutrida indiretamente por difusão (via **líquido sinovial**) e, portanto, seu metabolismo e sua capacidade de regeneração são limitados.

Esqueleto

Lesões dos Meniscos

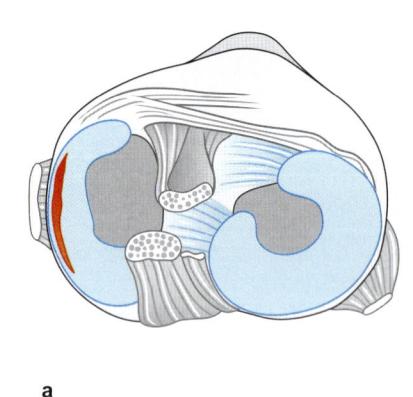

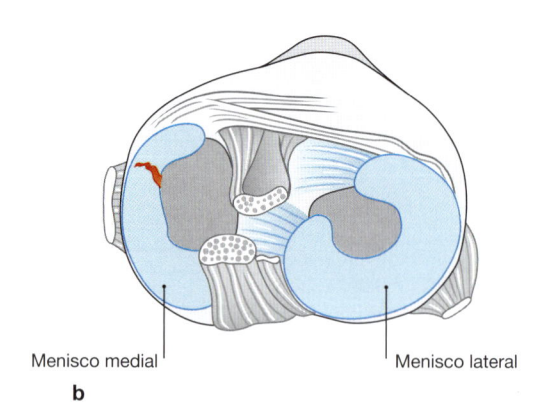

Figura 4.70a e b Lesões do menisco medial, à direita; vista superior. [S702-L126]
Como o menisco medial tem uma interface direta com o ligamento colateral medial, as **lesões do menisco medial são muito mais frequentes** que as lesões do menisco lateral. Pode ocorrer laceração do menisco ou de partes dele.

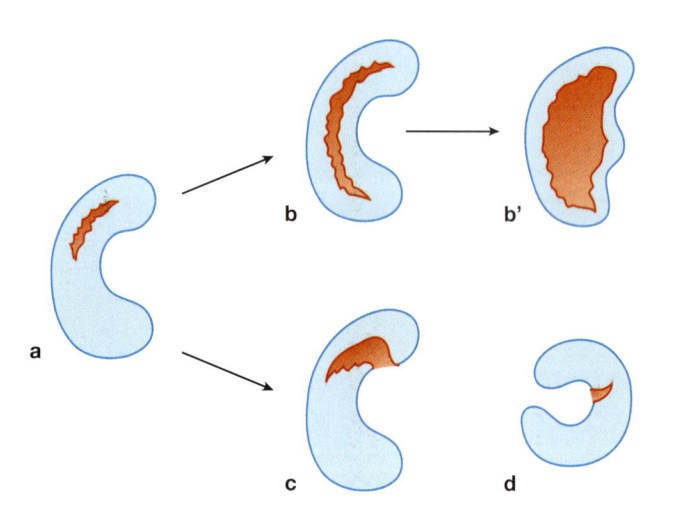

Figura 4.71a-d Estágios de desenvolvimento de fissuras ou lacerações do menisco. [S700-L126]
a Formação de uma laceração longitudinal
b Alongamento de uma laceração do corno posterior para o corno anterior e deslocamento para o interior da articulação (= laceração em "alça de balde", b')
c Laceração transversal adicional (normalmente fissura no corno anterior ou no corno posterior)
d Laceração transversal, geralmente do menisco lateral em "formato de C".

Correlações clínicas

Lesões dos meniscos são frequentes. Devido à forte fixação nos ossos e na cápsula articular, as lesões são mais comuns no **menisco medial**. As lesões agudas ocorrem durante súbitos movimentos de rotação com um joelho flexionado e sob carga, e causam dolorosa inibição à extensão ativa e passiva. Alterações degenerativas crônicas são frequentemente consequências de má postura. Quando as lesões envolvem as porções marginais bem vascularizadas dos meniscos, é possível haver regeneração espontânea. No entanto, em caso da ruptura do segmento interno, deve-se realizar remoção parcial por meio de artroscopia, de modo que a sequência de movimentos livres seja recuperada. Não obstante, é frequente a ocorrência de artrose da articulação do joelho **(gonartrose)**.

Movimentação da Articulação do Joelho

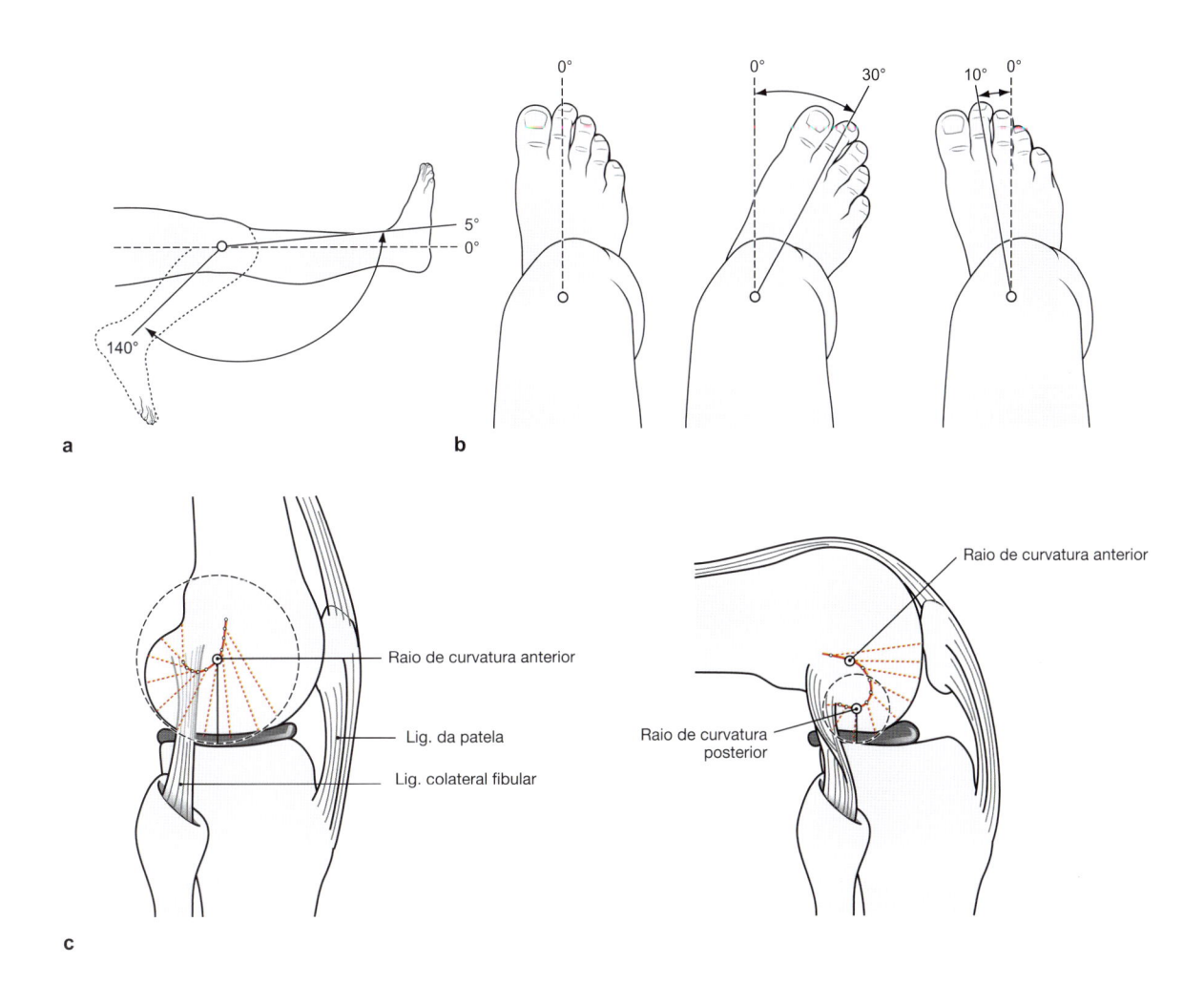

Figura 4.72a-c Amplitude dos movimentos da articulação do joelho. [S702-L126]

a A flexão ativa até 120° pode ser aumentada para 140° com a coxa flexionada, devido à extensão prévia da musculatura isquiocrural. De modo passivo, é possível uma flexão de até 160° que, em última análise, é limitada pelo contato das partes moles. A extensão ocorre até a posição nula, porém passivamente pode chegar a 5°-10°. A amplitude de movimento em extensão e flexão equivale a 5°-0°-140°.

b A rotação é possível apenas quando o joelho está flexionado, uma vez que na extensão os ligamentos colaterais são tensionados e, deste modo, a rotação é impedida. A rotação lateral é mais ampla do que a rotação medial, pois os ligamentos cruzados se enrolam um ao redor do outro. Em contrapartida, a abdução e a adução são quase completamente impedidas devido aos fortes ligamentos colaterais. A amplitude de movimento em rotação lateral-rotação medial equivale a 30°-0°-10°.

c A articulação do joelho é **bicondilar** e funcionalmente se comporta de modo semelhante a um **gínglimo**, apresentando dois graus de liberdade de movimento. O eixo transversal de movimentos para a **extensão** e para a **flexão** é projetado através das trócleas dos côndilos do fêmur (**c**). O **eixo longitudinal** do **movimento de rotação** projeta-se de forma excêntrica e perpendicularmente através do tubérculo intercondilar medial da tíbia. Devido ao raio de curvatura menor na região posterior dos côndilos femorais, o **eixo transversal** não é constante, mas se desloca durante a flexão sobre uma linha em forma de arco em direção posterior e superior. Deste modo, a flexão corresponde a um **movimento combinado de rolamento e de deslizamento**, no qual os côndilos rolam para trás até 20° e, em seguida, sofrem imediatamente uma rotação. Como o formato dos côndilos mediais e laterais do fêmur e da tíbia não é absolutamente idêntico, o côndilo lateral do fêmur rola predominantemente (como uma cadeira de balanço), enquanto o côndilo medial sofre rotação no próprio local (como uma articulação esferóidea). Com isso, o fêmur sofre discreta rotação lateral. Também na fase final do movimento de extensão, devido à tensão do ligamento cruzado anterior, ocorre a inevitável rotação lateral em torno de 5° a 10°, na qual o côndilo medial do fêmur chega a perder o contato com menisco medial.

Músculos mais importantes para os movimentos da articulação do joelho	
Movimento	Músculo
Flexão	Semimembranáceo
Extensão	Quadríceps femoral
Rotação lateral	Bíceps femoral
Rotação medial	Semimembranáceo

Esqueleto

Articulação do Joelho, Exame Clínico

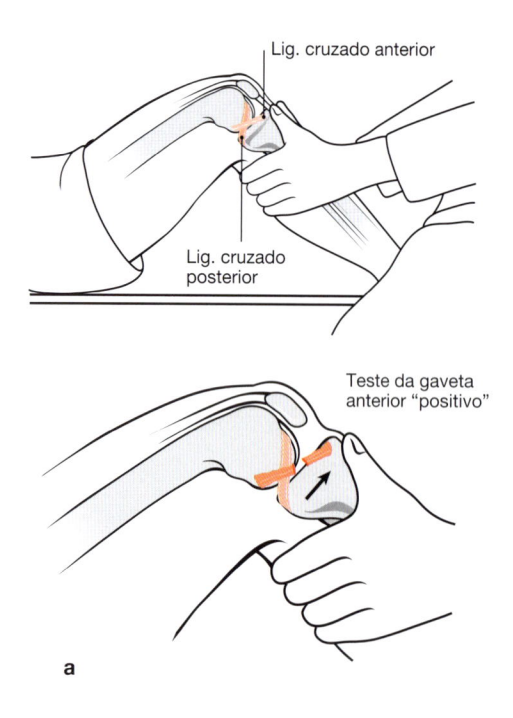

Figura 4.73a e b Testes clínicos para o exame das funções dos ligamentos na articulação do joelho. [S702-L126]/[R234]

a Exame do ligamento cruzado anterior (teste da gaveta). No caso de uma lesão no ligamento cruzado anterior, a parte inferior da perna pode ser movida no plano sagital contra a coxa como uma gaveta.

b Exame dos ligamentos mediais. Em caso de ruptura do ligamento medial, a parte inferior da perna pode ser "dobrada" lateralmente em direção à coxa.

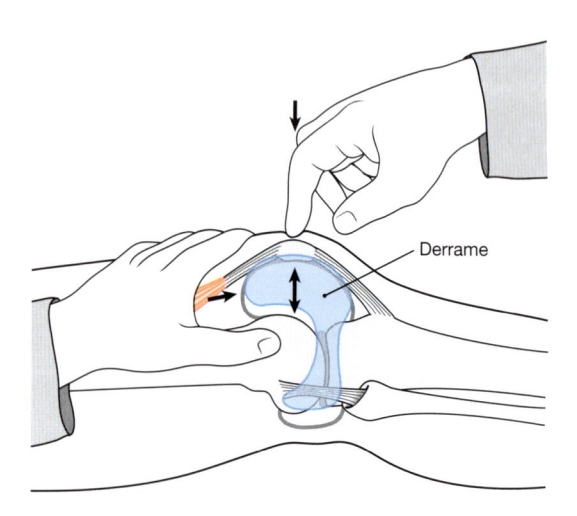

Figura 4.74 Exame clínico de derrame articular no joelho; vista lateral, direita. [S702-L126]
Para explicação, ver boxe → Correlações clínicas.

Correlações clínicas

Lesões ligamentares e de menisco na articulação do joelho geralmente levam a derrame articular agudo no joelho, com frequência detectado pelo aumento do volume do joelho. Para confirmar o achado, pode-se induzir o fenômeno da **patela flutuante**. Para isso, o recesso suprapatelar em cima da articulação do joelho é comprimido com uma das mãos na coxa. Com a pressão vertical sobre a rótula, ela parece ser móvel como uma almofada de água (→ Figura 4.74).

4 Corte através da Articulação do Joelho

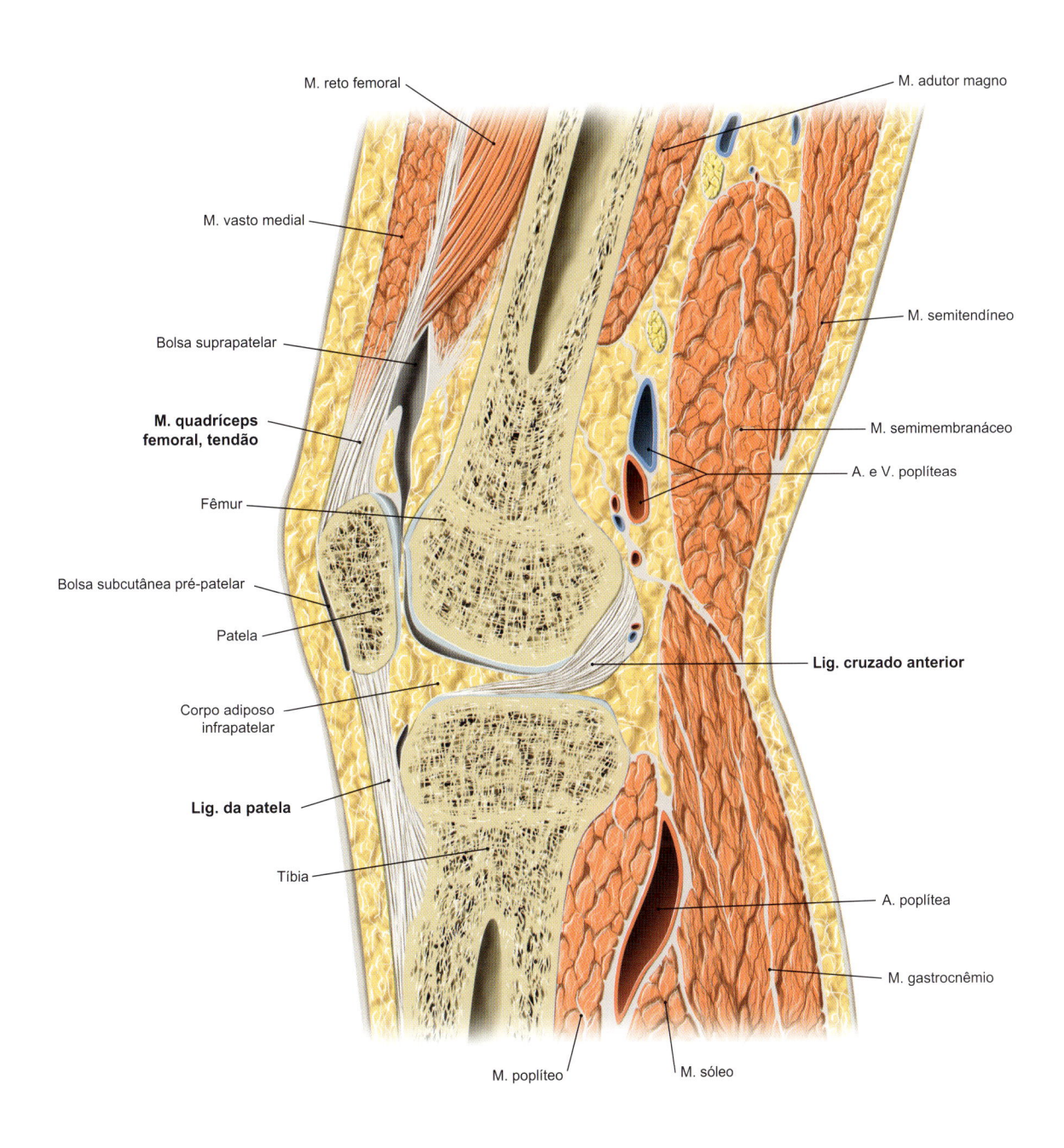

Figura 4.75 Articulação do joelho direito; corte sagital; vista lateral. [S700-L127]/[G1060-001]
O corte sagital através da articulação do joelho mostra partes dos ligamentos e meniscos. Quando é realizada RM para diagnosticar uma lesão na articulação do joelho (→ Figuras 4.77 e 4.78), é importante esclarecer a posição das estruturas individuais usando imagens transversais.

Esqueleto

Corte através da Articulação do Joelho

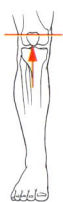

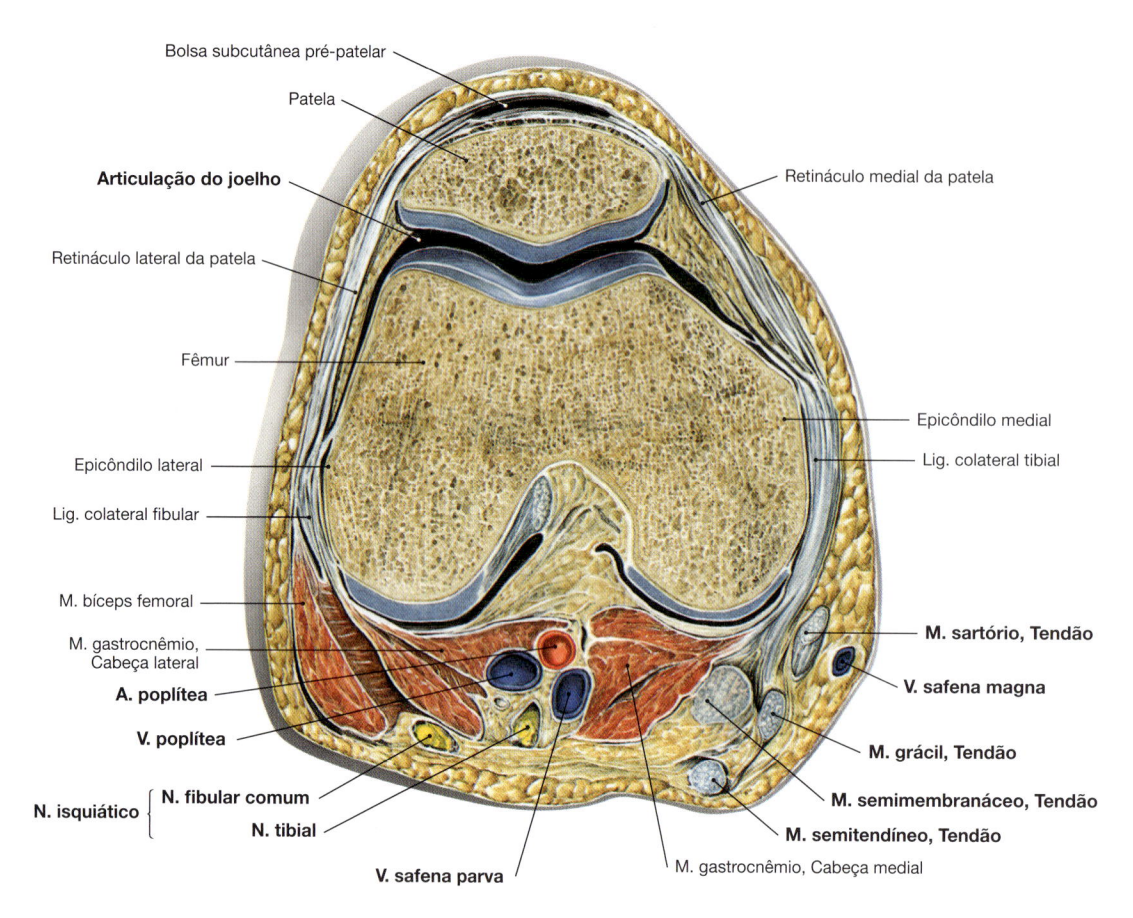

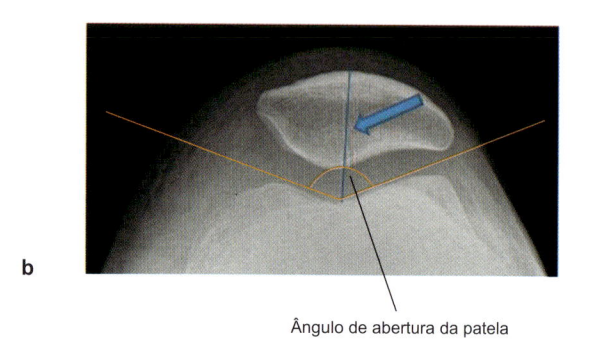

Figura 4.76a e b Articulação do joelho direito.
a Joelho direito; corte transversal; vista inferior. O corte transversal da articulação do joelho mostra as suas faces articulares da **articulação femoropatelar**. Na face posterior, o M. bíceps femoral encontra-se lateralmente e, por isso, é o principal músculo rotador lateral. Em contrapartida, na face medial, vários músculos estão envolvidos na rotação medial. Os tendões de inserção dos **Mm. sartório, grácil e semitendíneo** seguem superficialmente. Eles se inserem mais distalmente na mesma aponeurose na face medial da tíbia, denominada pata de ganso, parte superficial. Mais profundamente se encontra o tendão do **M. semimembranáceo**, cuja inserção é na parte profunda da pata de ganso. A **V. safena magna** se encontra em posição superficial (epifascial), na tela subcutânea na face medial do joelho. Posteriormente estão os ramos terminais do N. isquiático (N. fibular comum e N. tibial). Em posição mais lateral e superficial, abaixo destes nervos, encontra-se a V. poplítea, com a desembocadura da V. safena parva e, mais profundamente, a A. poplítea (NVA). [S700]
b Articulação do joelho esquerdo, radiografia da patela e do corpo adiposo infrapatelar (incidência tangencial) de uma articulação do joelho esquerdo em flexão de 60°. A incidência dos raios X é do ápice para a base da patela. Observando-se caudalmente para a articulação flexionada do joelho, o ângulo de abertura da patela é de 130°. A incidência tangencial possibilita o exame das faces articulares da patela e do corpo adiposo, sendo o espaço articular particularmente amplo devido à cartilagem articular espessa. Por outro lado, incidências tangenciais em ângulos de flexão de 30° e 60° também possibilitam a visualização da patela se movendo sobre o corpo adiposo infrapatelar. [F1062-001]

4 Cortes através da Articulação do Joelho

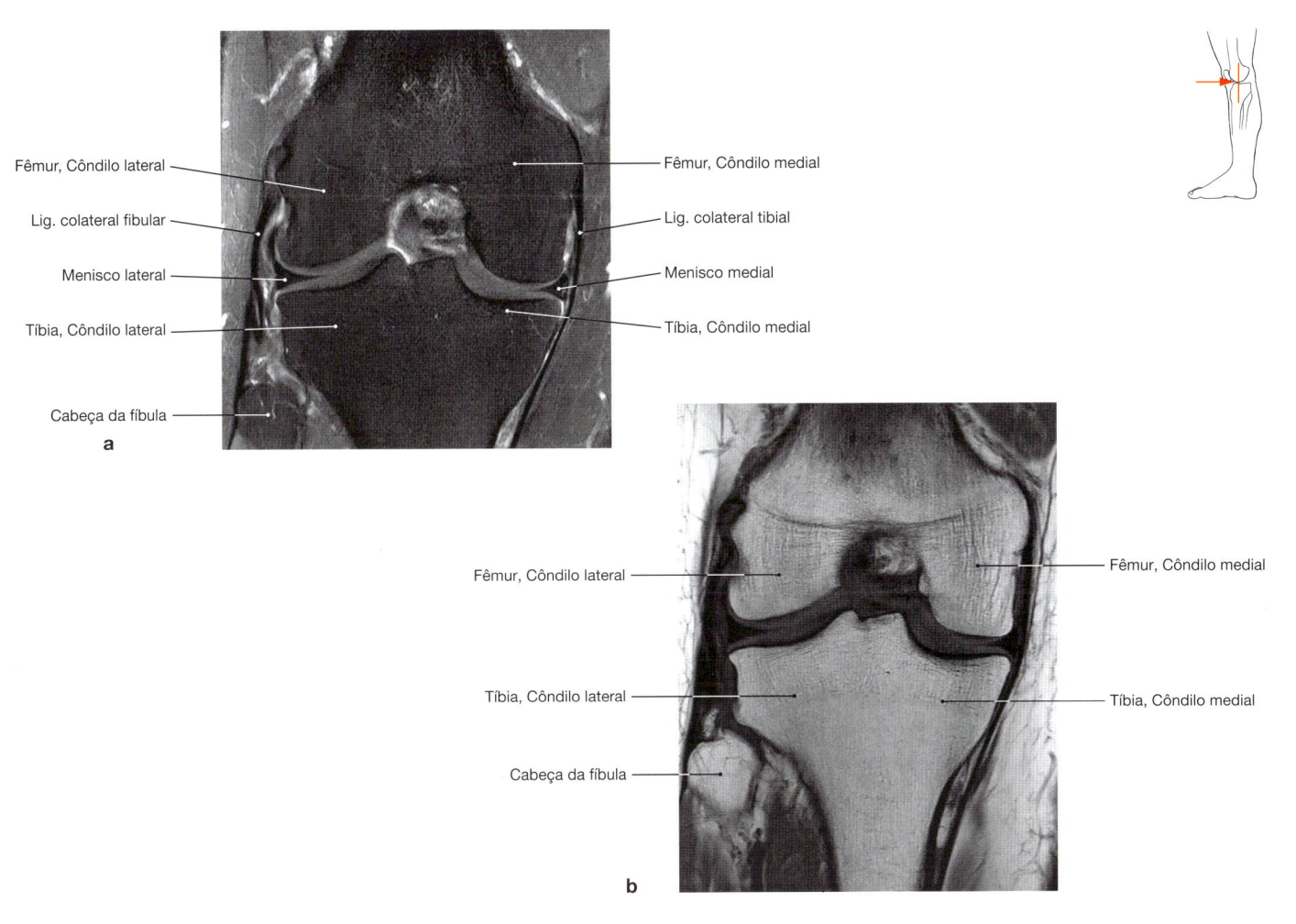

Figura 4.77a e b Articulação do joelho, direita; ressonância magnética; corte sagital. [S700-T832]

a Imagem ponderada em T1, sem contraste, saturação de gordura.
b Imagem ponderada em T1, sem contraste.

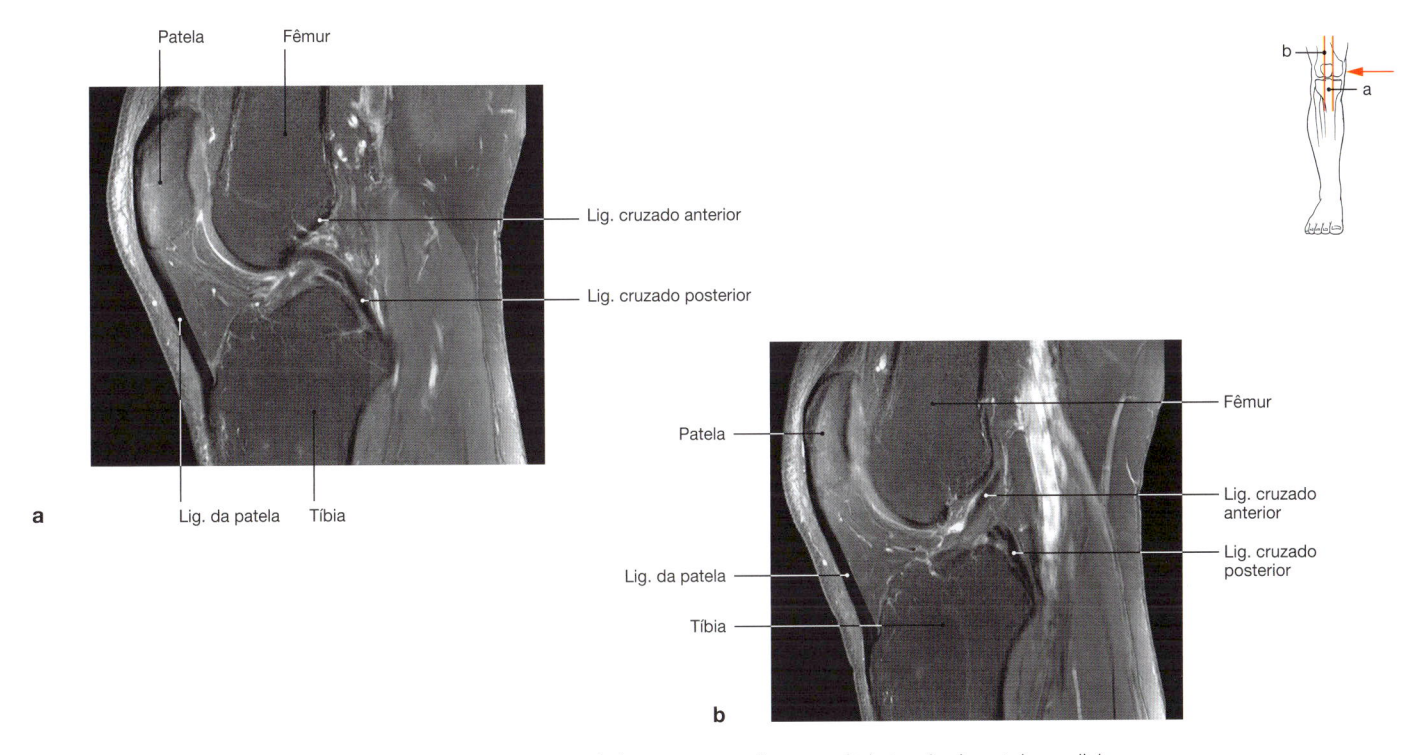

Legendas (a):
- Fêmur, Côndilo lateral
- Lig. colateral fibular
- Menisco lateral
- Tíbia, Côndilo lateral
- Cabeça da fíbula
- Fêmur, Côndilo medial
- Lig. colateral tibial
- Menisco medial
- Tíbia, Côndilo medial

Legendas (b):
- Fêmur, Côndilo lateral
- Tíbia, Côndilo lateral
- Cabeça da fíbula
- Fêmur, Côndilo medial
- Tíbia, Côndilo medial

Figura 4.78a e b Articulação do joelho direito; corte sagital em ressonância magnética (RM); vista medial. [S700-T832]
Áreas de substância compacta são representadas em preto nessa técnica em RM.

a Corte sagital através da patela medial.
b Corte sagital através da patela lateral.

Legendas (a):
- Patela
- Fêmur
- Lig. cruzado anterior
- Lig. cruzado posterior
- Lig. da patela
- Tíbia

Legendas (b):
- Patela
- Fêmur
- Lig. cruzado anterior
- Lig. cruzado posterior
- Lig. da patela
- Tíbia

Esqueleto

Articulação do Joelho, Artroscopia

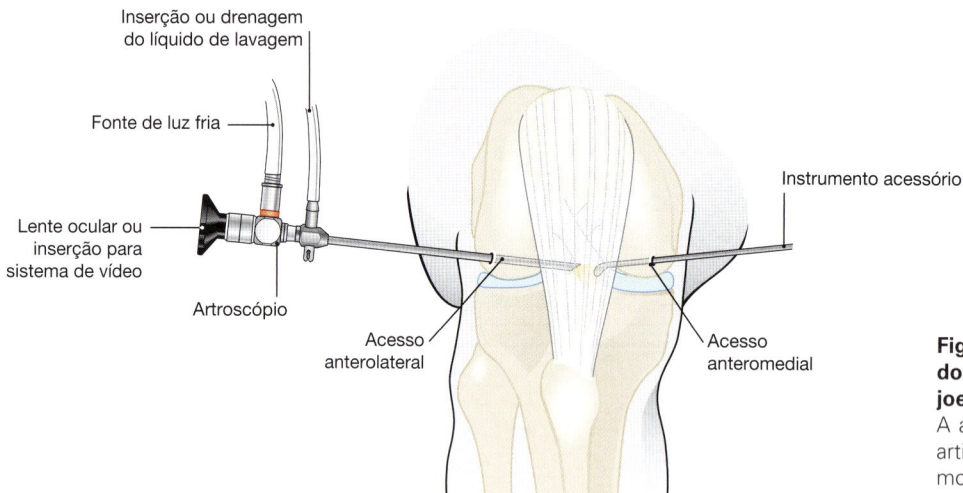

Figura 4.79 Realização de um exame endoscópico (artroscopia) da articulação do joelho. [S700-L126]
A artroscopia possibilita o acesso à cavidade articular de forma minimamente invasiva, de modo que as estruturas da articulação do joelho sejam examinadas e possam ser realizadas pequenas intervenções.

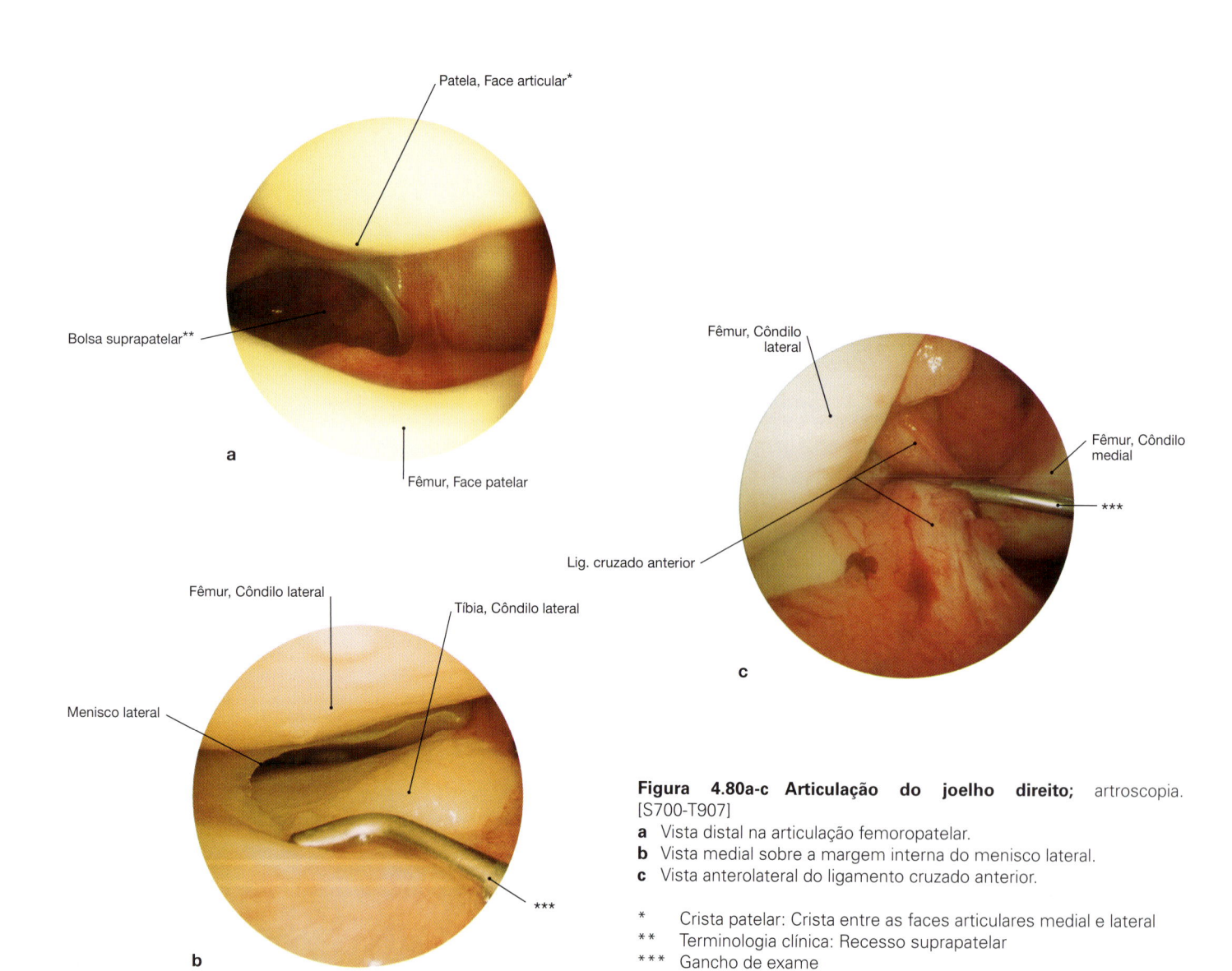

Figura 4.80a-c Articulação do joelho direito; artroscopia. [S700-T907]
a Vista distal na articulação femoropatelar.
b Vista medial sobre a margem interna do menisco lateral.
c Vista anterolateral do ligamento cruzado anterior.

* Crista patelar: Crista entre as faces articulares medial e lateral
** Terminologia clínica: Recesso suprapatelar
*** Gancho de exame

Correlações clínicas

As **artroscopias** estão entre os procedimentos mais realizados na articulação do joelho. Por um lado, conferem **segurança ao diagnóstico**, quando, p. ex., a ruptura de um menisco não é excluída de forma segura por RM. Por outro lado, servem para o **tratamento**, como a retirada de meniscos lesionados, a reconstituição dos ligamentos cruzados (plastia dos ligamentos cruzados) ou a remoção de corpos articulares livres, que podem restringir o movimento devido à dor.

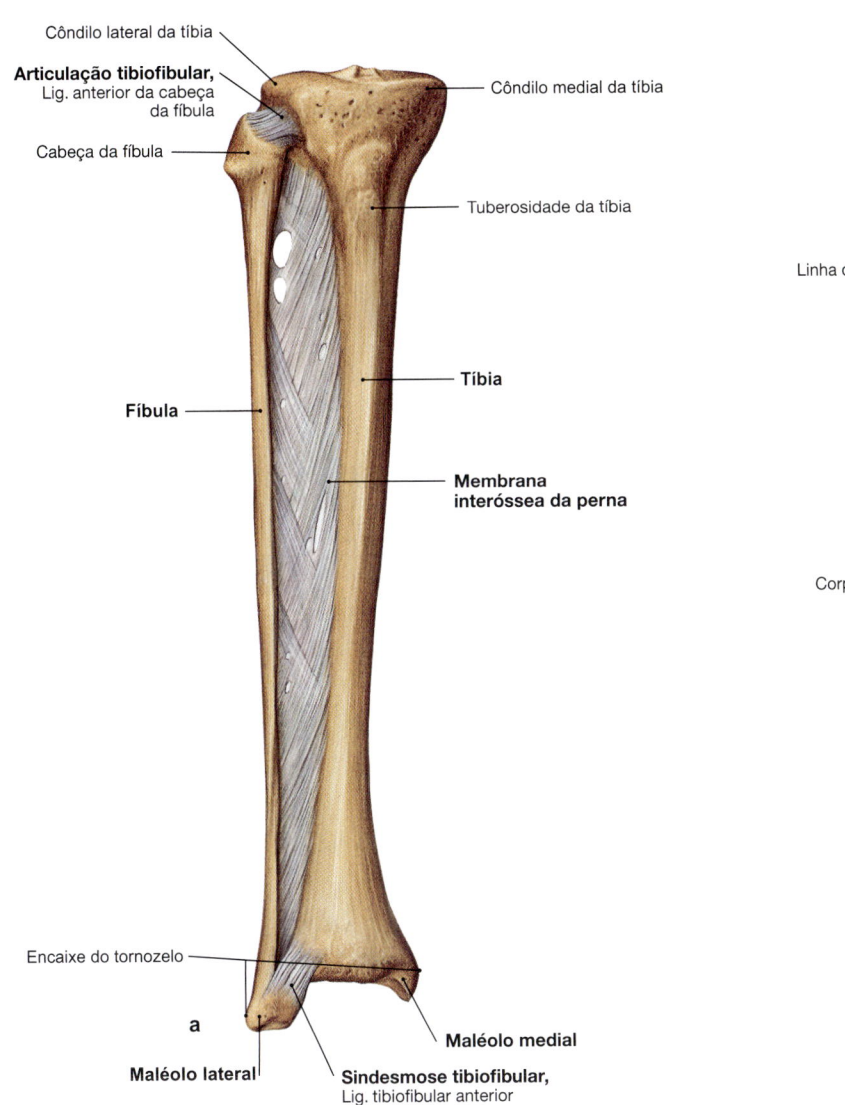

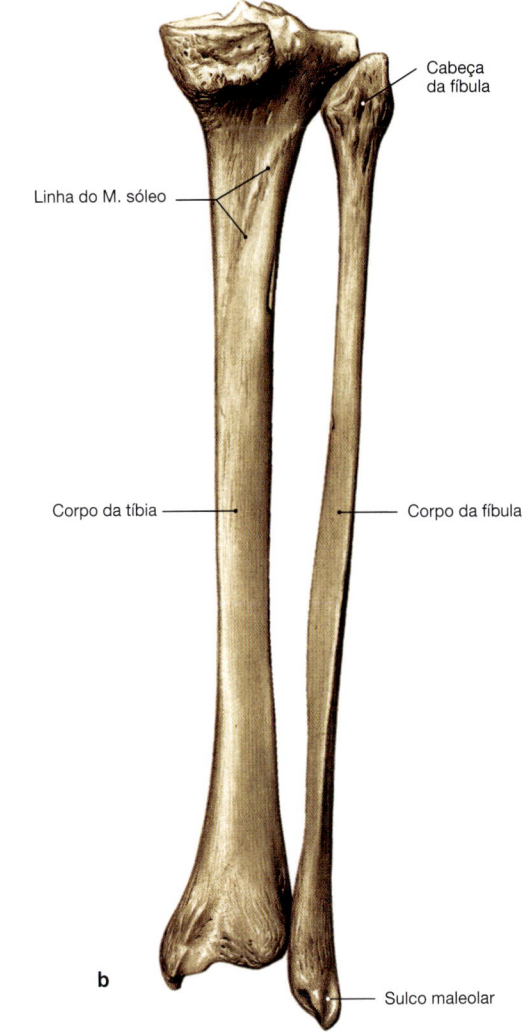

Articulações dos Ossos da Perna

Figura 4.81a e b Associações articulares entre a tíbia e a fíbula direitas. [S700]
a Vista anterior.
b Vista posterior.
Em posição proximal, encontra-se uma anfiartrose (**articulação tibiofibular**), com os **Ligg. anterior e posterior da cabeça da fíbula**. Distalmente, os dois ossos estão fixados por uma sindesmose (**sindesmose tibiofibular**) por meio dos **Ligg. tibiofibulares anterior e posterior**. Entre esses ossos, a **membrana interóssea da perna**, cujas fibras derivadas de um resistente tecido conjuntivo denso seguem, predominantemente, da tíbia para a fíbula, em direção oblíqua para baixo, atua na estabilização adicional. Os maléolos medial (tibial) e lateral (fibular), juntamente com a face articular inferior, formam o **encaixe do tornozelo**, representando o encaixe articular para a articulação talocrural.

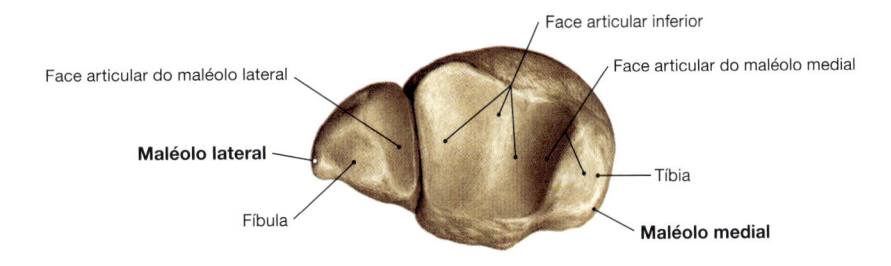

Figura 4.82 Extremidade distal da tíbia e da fíbula direitas; vista distal. [S700]

Correlações clínicas

Fraturas proximais da fíbula, na região da cabeça e do colo deste osso, podem ser causadas por traumatismo de torção na área do encaixe do tornozelo; são chamadas **fraturas de Maisonneuve**. Fraturas da extremidade distal da fíbula são denominadas **fraturas de Weber**, que, de acordo com seu envolvimento na sindesmose tibiofibular, são classificadas em três graus (→ Figuras 4.83 e 4.84). Como pequenos maus alinhamentos na articulação talocrural levam ao desgaste articular (**artrose**), praticamente todas as fraturas mencionadas são tratadas cirurgicamente com a colocação de placas ou parafusos.

Esqueleto

Fraturas da Articulação Talocrural

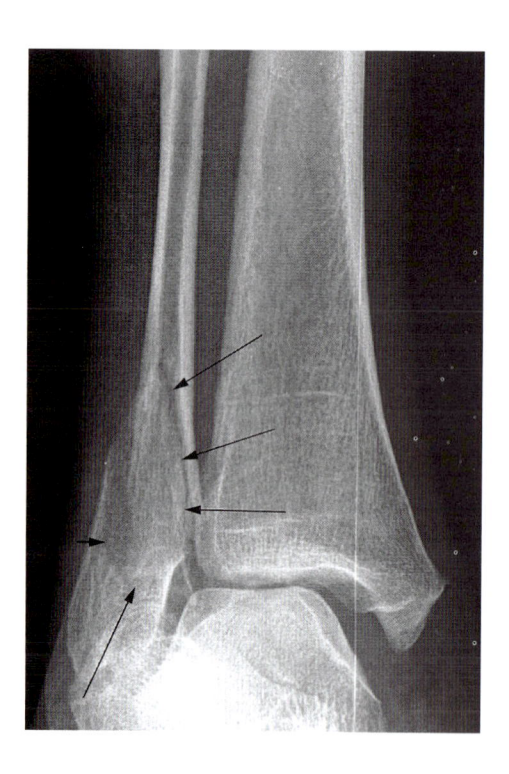

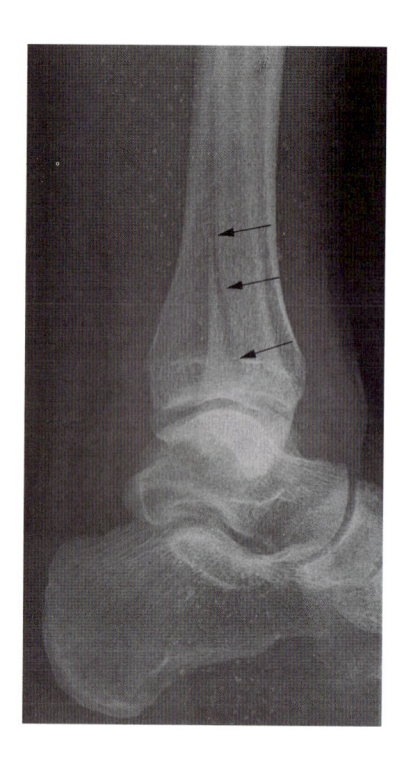

Figura 4.83a e b Extremidades distais da tíbia e da fíbula direitas, com fratura do tornozelo (grau B de Weber). [S008-3]
a Radiografia na incidência anteroposterior (AP). As linhas de fratura estão indicadas por setas.
b Radiografia na incidência lateral. As linhas de fratura estão indicadas por setas.

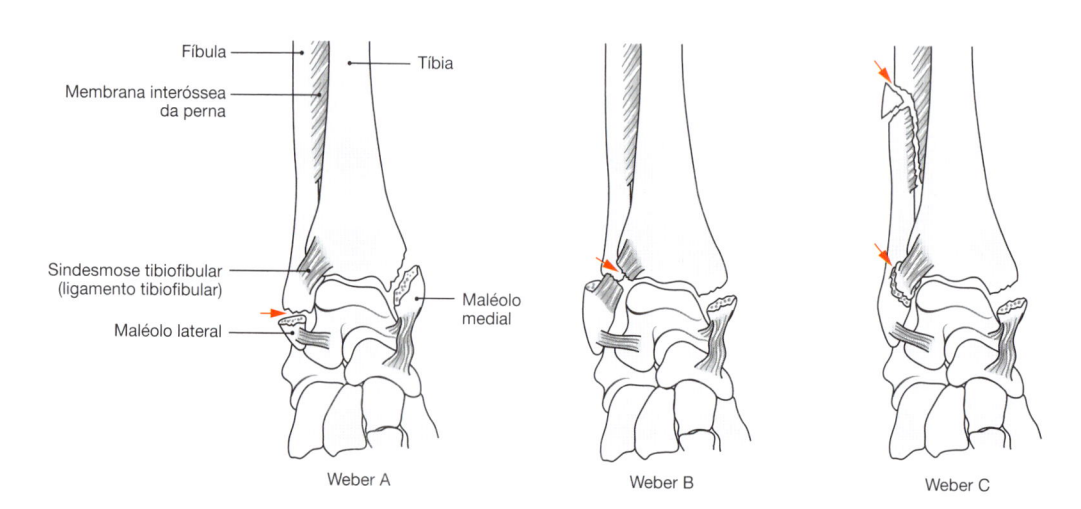

Figura 4.84 Classificação das fraturas das articulações do tornozelo segundo Weber em graus A, B e C. [S700-L126]

Correlações clínicas

As fraturas da extremidade distal da fíbula são denominadas **fraturas de Weber** e, de acordo com o envolvimento da sindesmose tibiofibular, são classificadas em três graus:
- **Grau A de Weber:** o maléolo lateral encontra-se fraturado **abaixo** da sindesmose, a qual, no entanto, está intacta
- **Grau B de Weber:** a linha de fratura segue **através** da sindesmose, que pode estar lesionada
- **Grau C de Weber:** a fratura encontra-se **acima** da sindesmose rompida. Na fratura do grau C de Weber ocorre grave instabilidade da articulação talocrural.

A classificação de acordo com Weber é baseada na linha de fratura da fíbula. No entanto, é possível haver fraturas adicionais do maléolo medial ou da tíbia, particularmente no caso de fraturas de grau B e C de Weber.

Articulação Talocrural

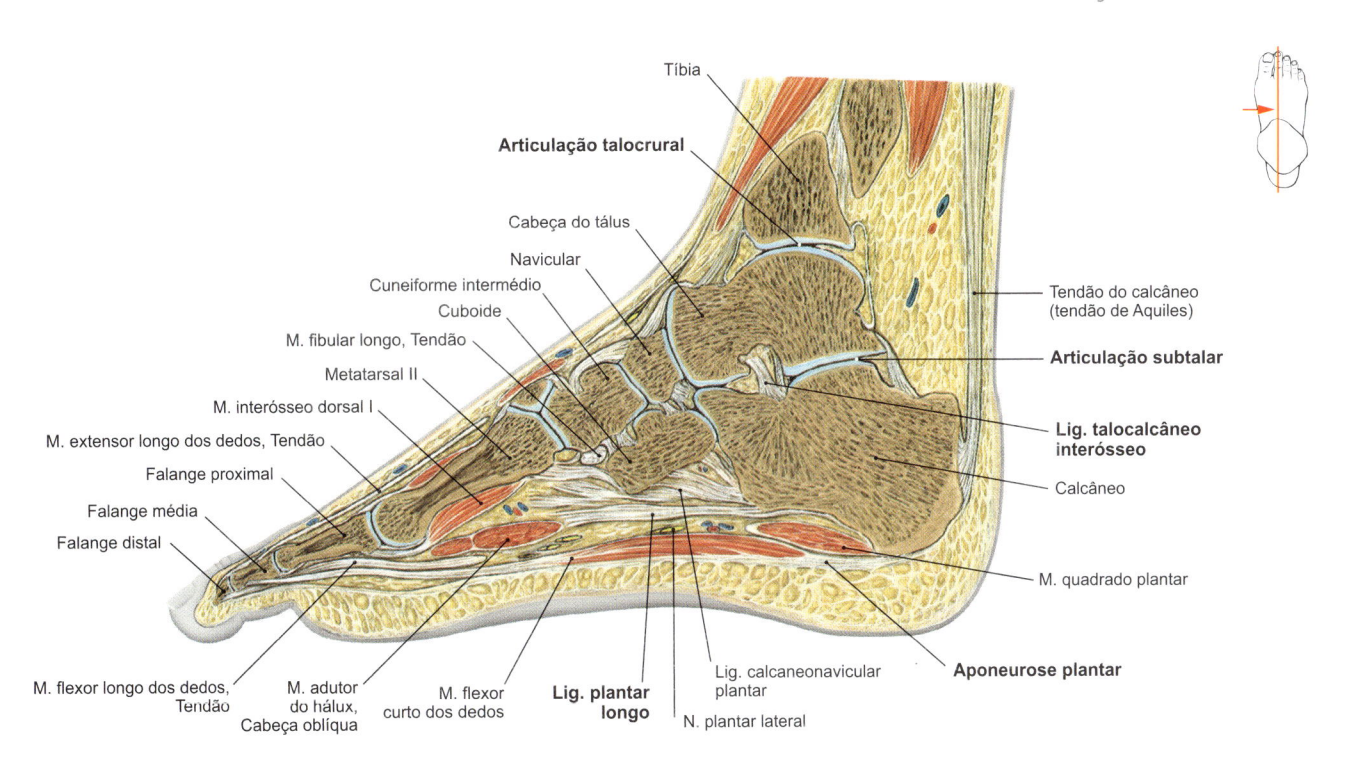

Figura 4.85   Pé direito; corte sagital do segundo raio digital representando a articulação talocrural; vista medial. [S700]
Os movimentos do pé ocorrem principalmente nas duas articulações do tornozelo. A **articulação talocrural** é a conexão articulada entre os dois ossos da perna, que estão conectados no encaixe do tornozelo, com o tálus do tarso.

A **articulação subtalar** consiste em duas câmaras. A câmara posterior (articulação subtalar) é formada pelo tálus e pelo calcâneo. A câmara anterior (**articulação talocalcaneonavicular**), por outro lado, tem uma estrutura complexa. As faces articulares da articulação do tornozelo podem ser facilmente compreendidas em imagens transversais sagitais.

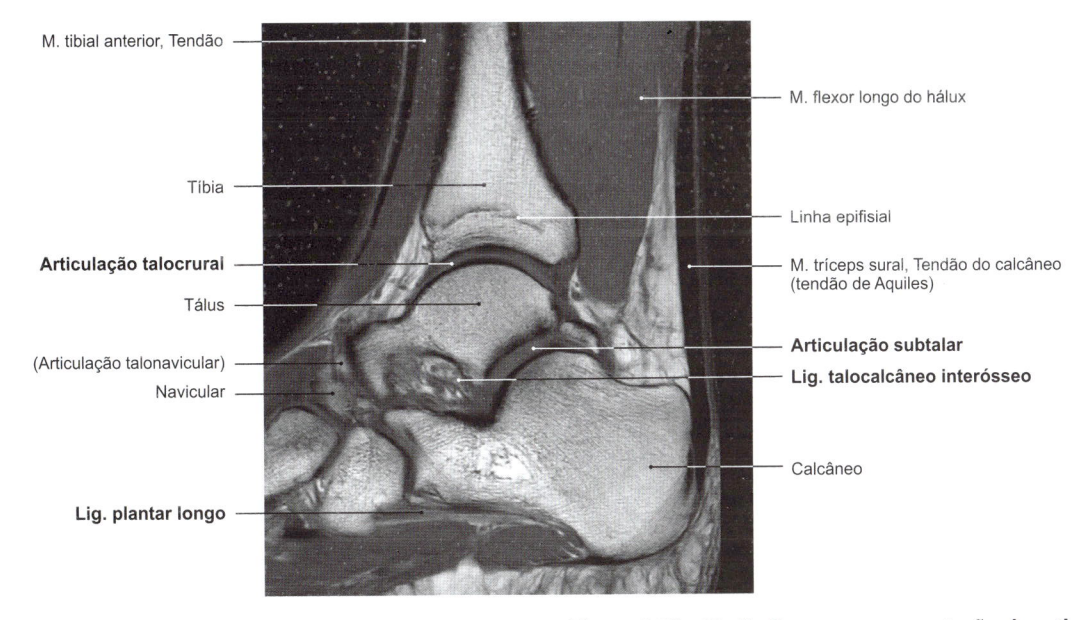

Figura 4.86   Pé direito, com representação da articulação talocrural; ressonância magnética (RM); vista medial. [S700-T832]

Estrutura e função

Os ossos da perna se conectam de maneira articulada e firme ao esqueleto do pé através da **articulação talocrural (ATC)**, um gínglimo que mantém ligamentos com diferentes níveis de estabilidade medial e lateral e possibilita a flexão plantar e a dorsiflexão do pé, importantes para o seu rolamento durante a marcha (→ Figura 4.103). Portanto, as lesões dos ligamentos da ATC são as mais comuns do corpo. Os ligamentos laterais se rompem com mais frequência porque são mais fracos que os mediais. Durante a marcha, a ATC trabalha em conjunto com a **articulação talocalcaneonavicular (ATCN)**, cujas duas câmaras são funcionalmente combinadas com as outras articulações do pé, como as trocóideas. Desse modo, o pé consegue compensar o desnível ao pisá-lo inclinando a superfície e, após rolamento, empurrando o solo com força para caminhar.

Esqueleto

Articulação Talocrural

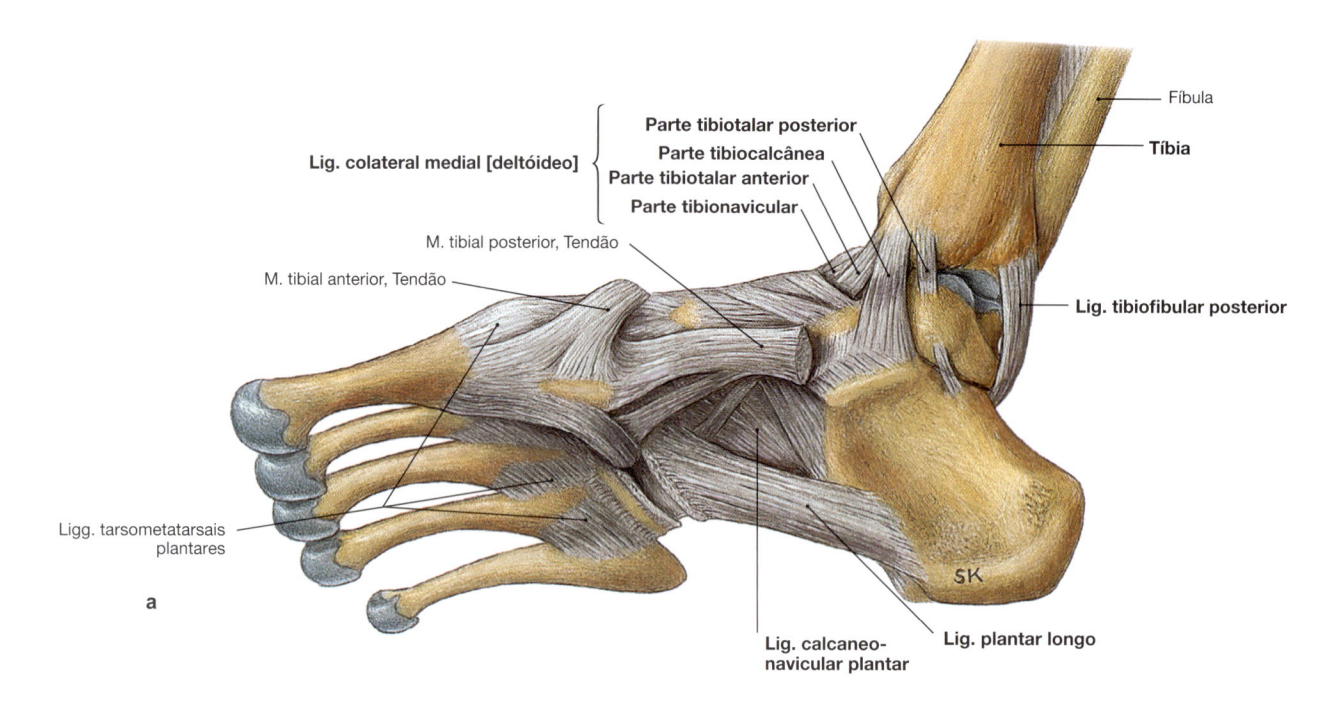

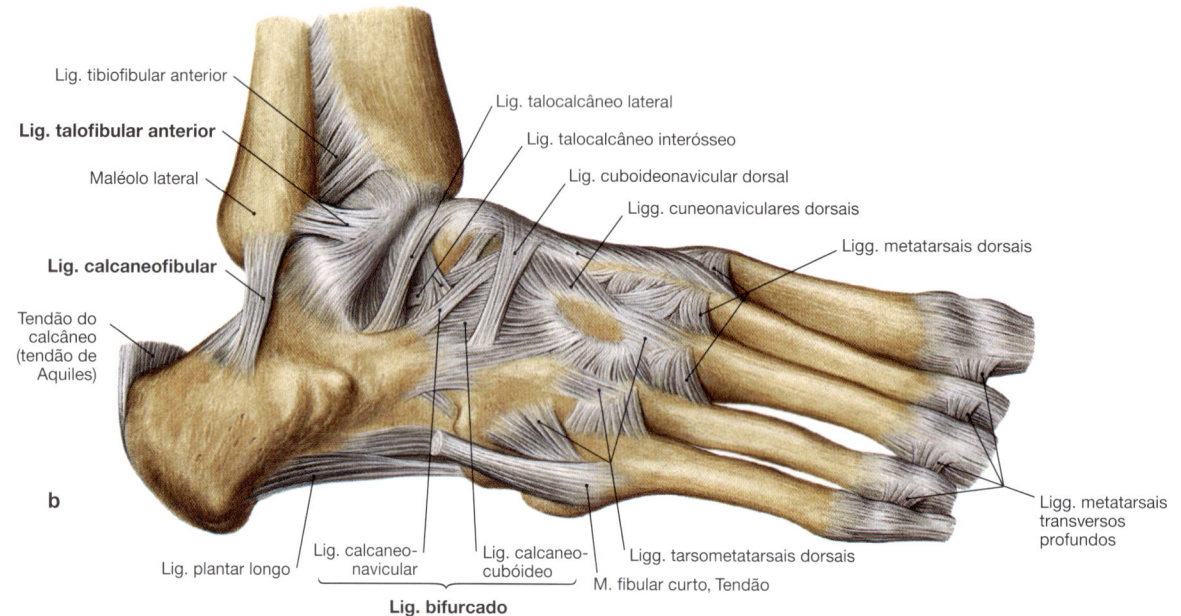

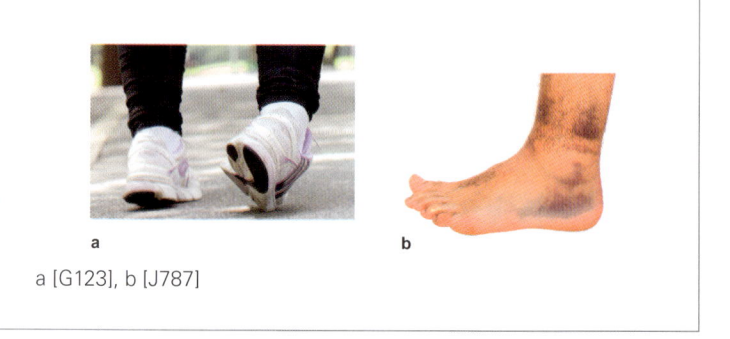

Figura 4.87a e b Articulação talocrural direita, com ligamentos.
a Vista medial. [S700-L238]
b Vista lateral. [S700]

Na articulação talocrural e na articulação talocalcaneonavicular ocorrem os movimentos do pé. As demais articulações do tarso e do metatarso são anfiartroses e ampliam discretamente os movimentos da articulação talocalcaneonavicular. Na articulação talocrural, o encaixe do tornozelo forma a base articular, e a tróclea do tálus forma a cabeça articular. **Medialmente**, ambas as articulações são estabilizadas por um conjunto de ligamentos, em formato de leque, que é denominado **Lig. colateral medial** (ou **Lig. deltóideo**), composto por quatro feixes de fibras (parte tibiotalar anterior, parte tibiotalar posterior, parte tibiocalcânea e parte tibionavicular) que unem os respectivos ossos. **Lateralmente** são encontrados **três ligamentos individuais** (**Lig. talofibular anterior**, **Lig. talofibular posterior** e **Lig. calcaneofibular**). Esses ligamentos estabilizam, ainda, a articulação talocalcaneonavicular.

Correlações clínicas

Lesões da **articulação talocrural** são muito **mais frequentes** do que lesões da **articulação talocalcaneonavicular**, uma vez que o conjunto de ligamentos na região dos maléolos não é especialmente reforçado. Como a tróclea do tálus é mais larga anterior do que posteriormente (→ Figura 4.39a), apenas durante a flexão dorsal é produzida uma orientação óssea segura, devido ao justo encaixe dos maléolos. A lesão mais frequente dos ligamentos nos humanos é a laceração dos ligamentos laterais (Lig. talofibular anterior e Lig. calcaneofibular) durante um **traumatismo em supinação** ("torção do pé"). (→ Figuras a e b).

a [G123], b [J787]

Articulação Talocrural

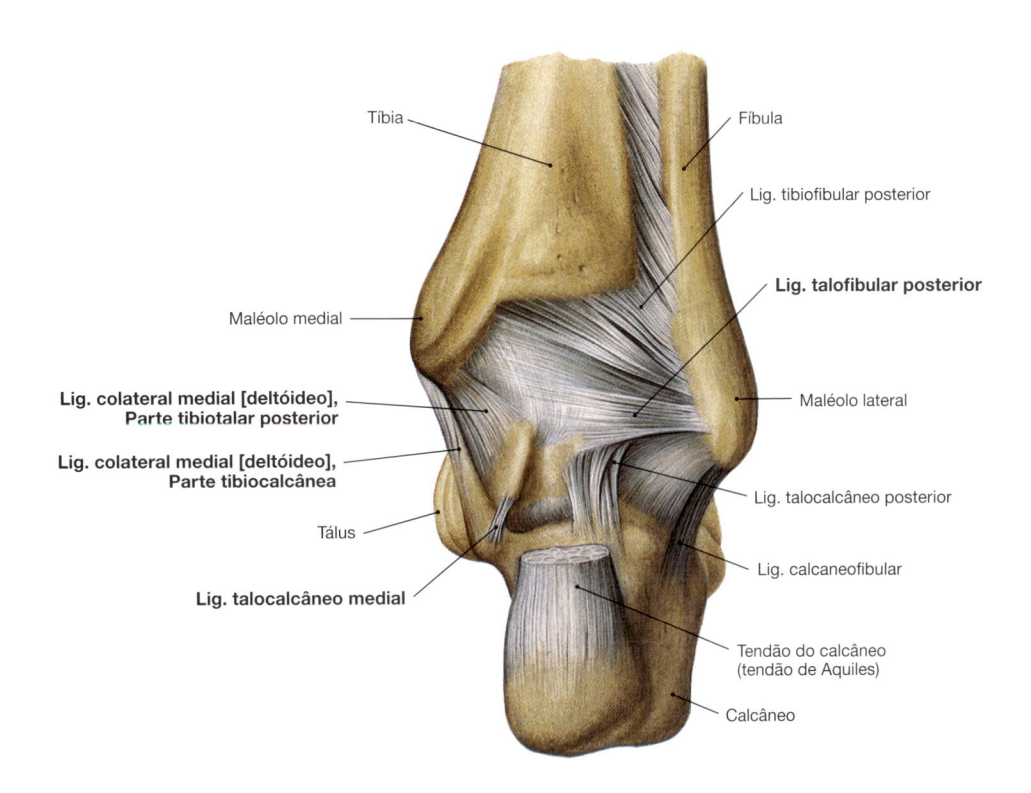

Figura 4.88 Articulação talocrural direita, com ligamentos; vista posterior. [S700]

Partes do Lig. colateral medial (parte tibiotalar posterior, parte tibiocalcânea) e o Lig. talofibular lateral posterior sustentam a articulação na face posterior.

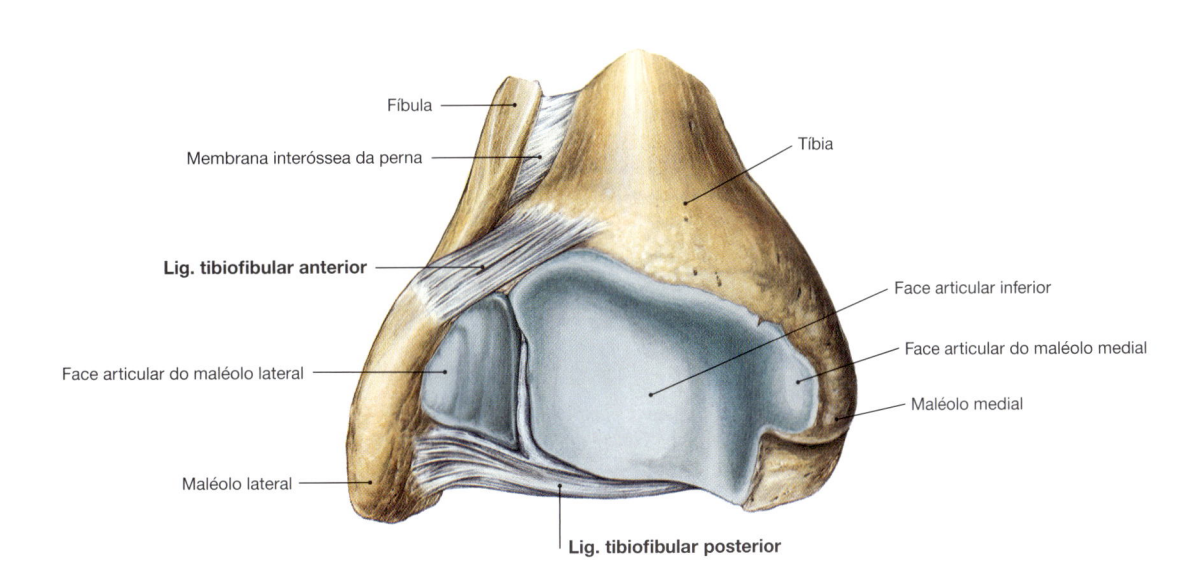

Figura 4.89 Extremidades distais da tíbia e da fíbula direitas; vista distal. [S700]

A tíbia e a fíbula são mantidas unidas por meio da sindesmose tibiofibular e formam, juntas, o encaixe do tornozelo (encaixe da articulação talocrural).

Esqueleto

Articulação Talocalcaneonavicular

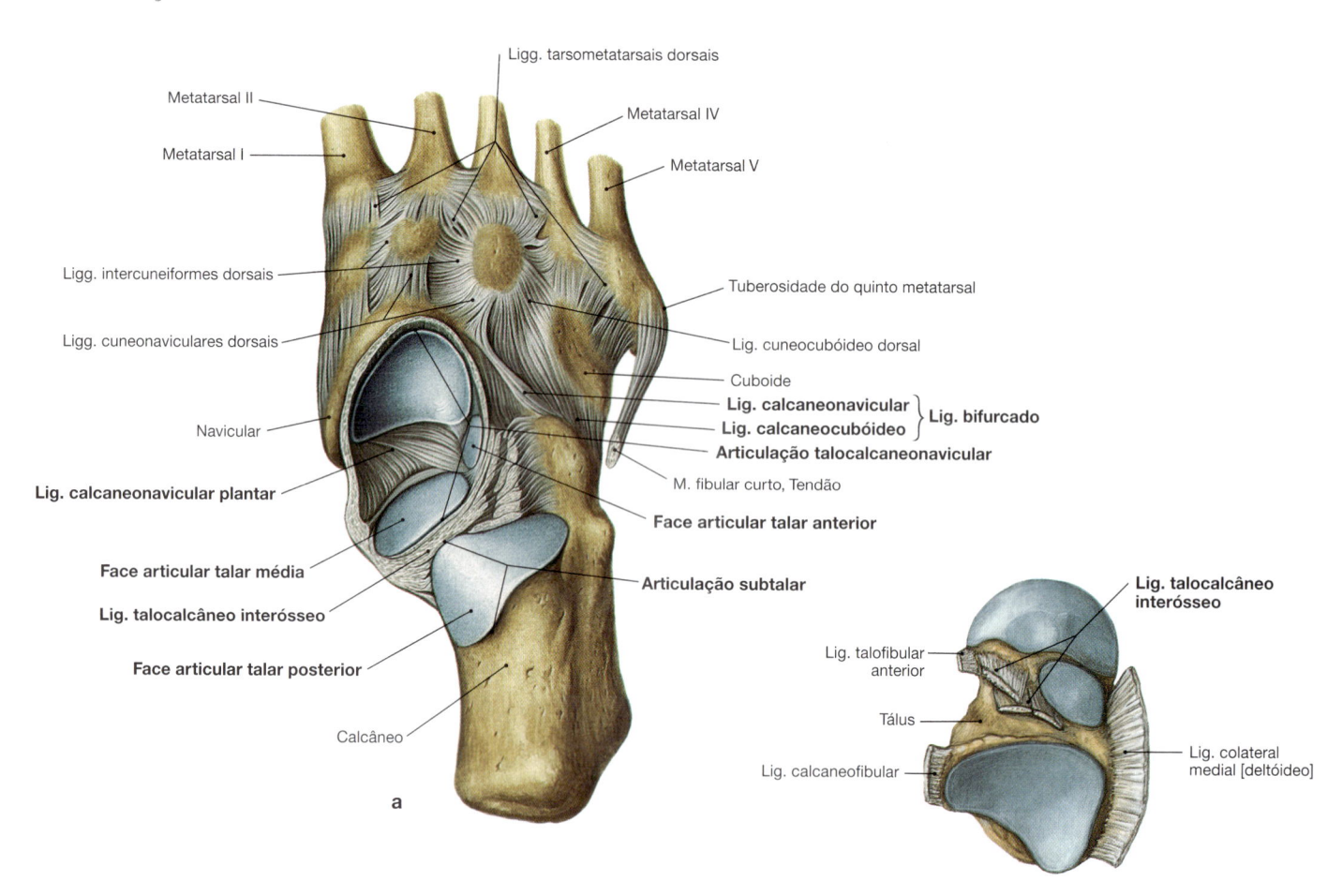

Figura 4.91 Articulação talocalcaneonavicular, parte proximal da articulação, lado direito; vista distal. [S700]

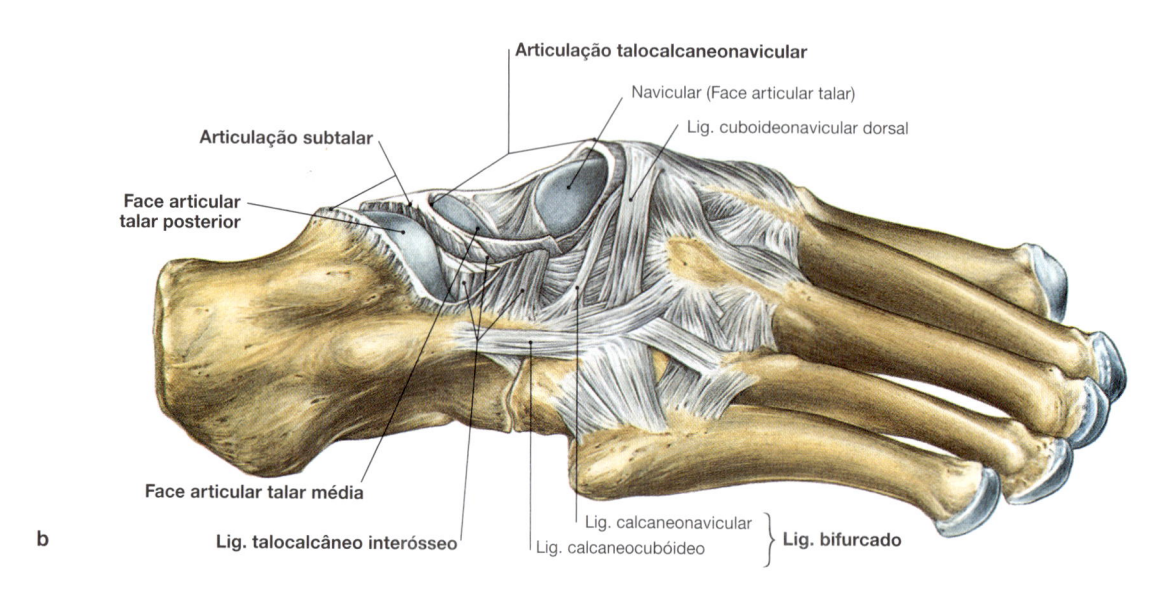

Figura 4.90a e b Articulação talocalcaneonavicular, parte distal da articulação direita; após a remoção do tálus. [S700]
a Vista proximal.
b Vista lateral.

Na articulação talocalcaneonavicular, o tálus, o calcâneo e o navicular se unem em duas articulações completamente separadas. A articulação posterior **(articulação subtalar)** é formada pelas faces articulares correspondentes do tálus e do calcâneo. Essa articulação parcial está separada da **articulação talocalcaneonavicular** pelo **Lig. talocalcâneo interósseo**, situado no seio do tarso. Na articulação talocalcaneonavicular, as faces articulares anteriores do tálus e do calcâneo se articulam entre si, e a cabeça do tálus se articula anteriormente com o navicular e inferiormente com o **Lig. calcaneonavicular plantar**. Neste local, o Lig. calcaneonavicular plantar apresenta normalmente uma face articular formada por cartilagem hialina. Ele está envolvido na tensão do arco plantar. Funcionalmente, ambas as articulações talocalcaneonavicular formam uma unidade. Isto explica a razão pela qual o conceito de **articulação talocalcaneonavicular** também é utilizado para toda a articulação inferior do tornozelo. Além dos ligamentos da articulação talocrural, existem ligamentos adicionais que estabilizam os componentes do esqueleto associados à articulação talocalcaneonavicular. Além do Lig. talocalcâneo interósseo, também estão incluídos o Lig. talocalcâneo medial e o Lig. talocalcâneo lateral (→ Figuras 4.88 e 4.87b). Sobre a amplitude dos movimentos na articulação talocalcaneonavicular, → Figura 4.100.

4 Articulações do Tornozelo

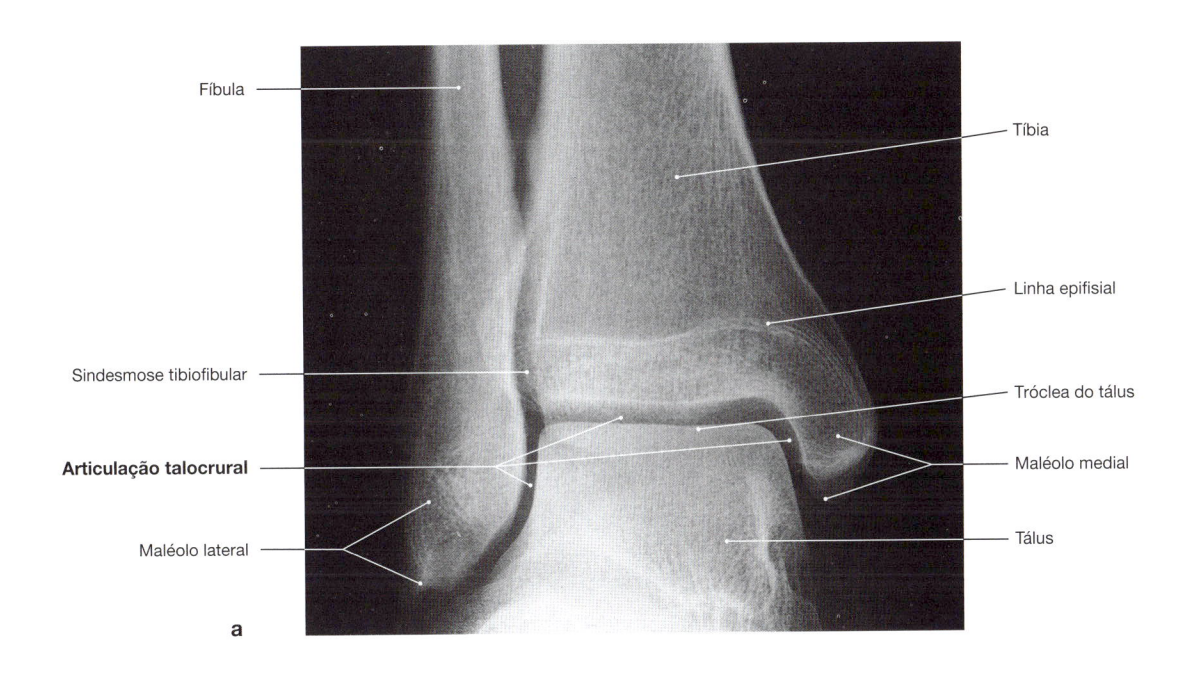

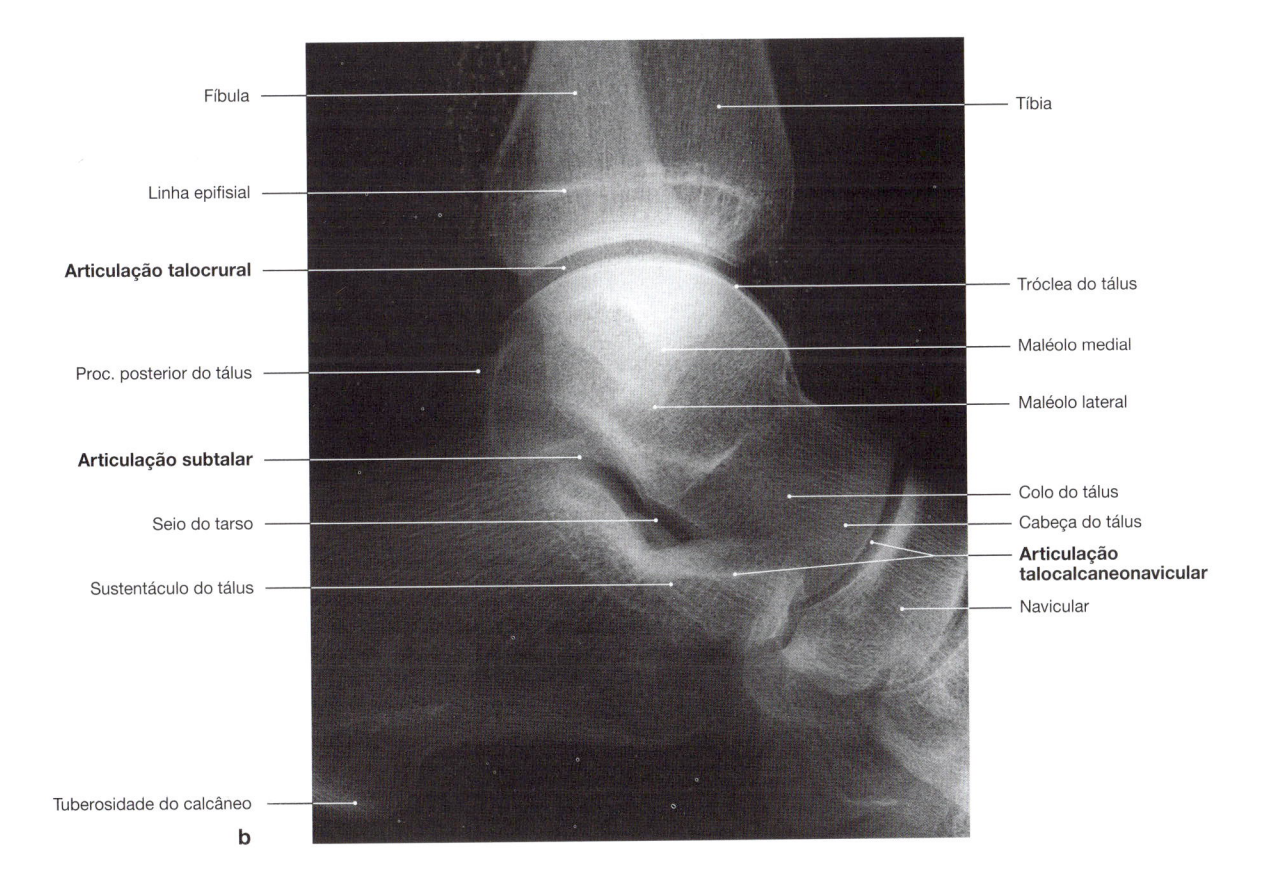

Figura 4.92a e b Articulações talocrural e talocalcaneonavicular direitas. [S700-T902]

a Radiografia em incidência anteroposterior (AP).
b Radiografia em incidência lateral.

Esqueleto

Articulações do Pé

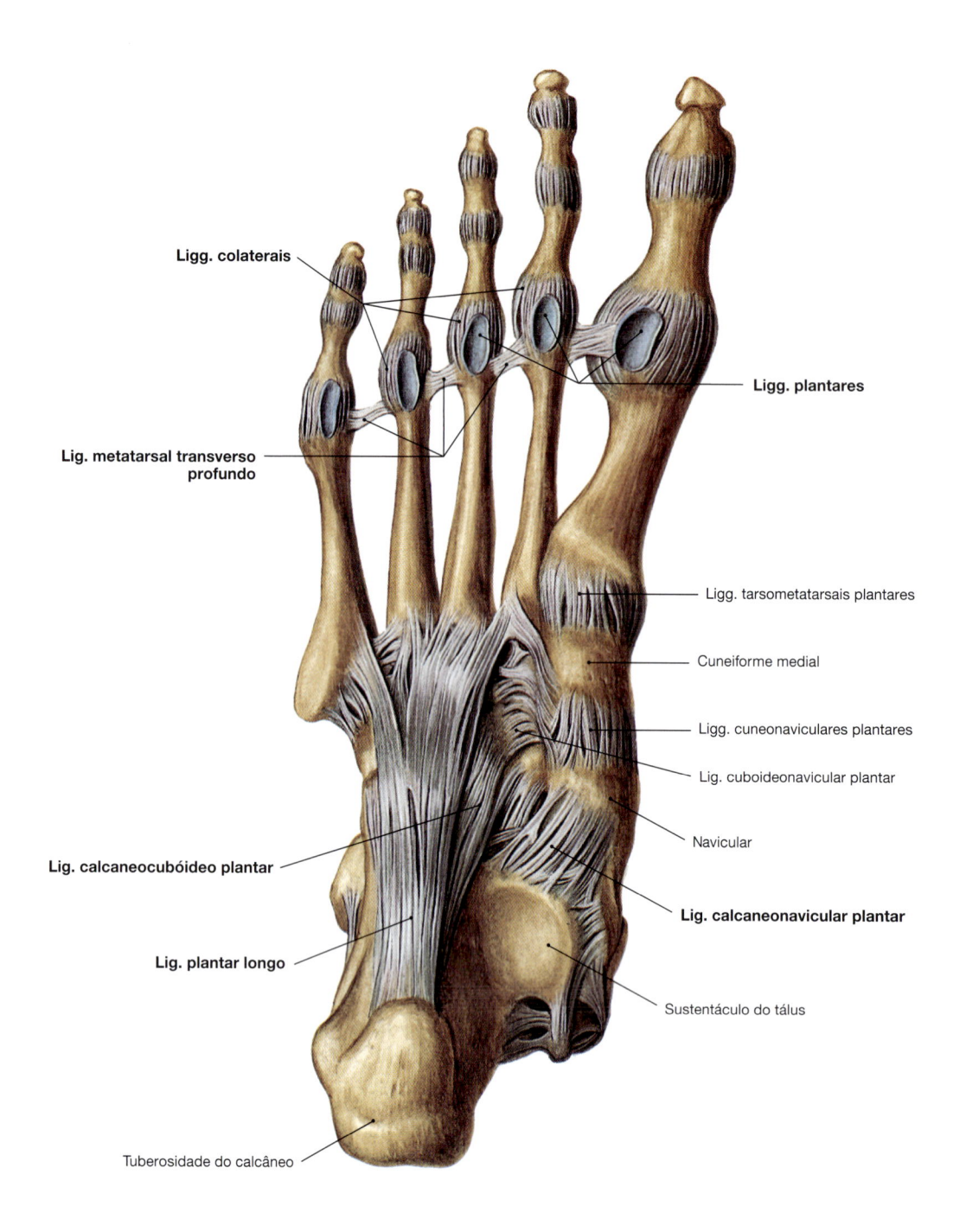

Figura 4.93 Articulações do pé direito, com ligamentos; vista plantar. [S700]

As demais articulações do tarso e do metatarso são **anfiartroses**, e de importância secundária em relação à mobilidade das articulações individuais. Entretanto, em conjunto, ampliam os movimentos da articulação talocalcaneonavicular e unem o pé em uma lâmina flexível. Na região tarsal, são distinguidas duas linhas articulares, que contribuem para a supinação e a pronação do pé. A articulação transversa do tarso (**articulação de Chopart**) é composta pela articulação talonavicular e pela articulação calcaneocubóidea (→ Figura 4.36). As articulações tarsometatarsais (**articulação de Lisfranc**) atuam como uma união com o metatarso (→ Figura 4.36). Essas linhas articulares têm significado clínico como linhas de amputação. Além disso, os tarsais se articulam em diferentes articulações individuais. Os metatarsais estão unidos proximalmente pelas **articulações intermetatarsais** e distalmente pelo **Lig. metatarsal transverso profundo**. As articulações do antepé e do mediopé são unidas por espessos feixes ligamentares plantares, dorsais e interósseos. A articulação transversa do tarso é estabilizada na região posterior particularmente pelo **Lig. bifurcado**, dividido em dois feixes de fibras (Lig. calcaneonavicular e Lig. calcaneocubóideo) (→ Figura 4.90a). Em posição oposta (plantar) a este ligamento encontra-se o **Lig. calcaneocubóideo plantar**. Além do Lig. calcaneocubóideo plantar, o **Lig. plantar longo** atua na manutenção do arco plantar. Este ligamento encontra-se em posição mais superficial do que os demais ligamentos plantares e se estende do calcâneo ao cuboide e aos metatarsais II a IV. As articulações dos **dedos do pé** podem ser subdivididas em **proximais** (articulações metatarsofalângicas), **médias** (articulações interfalângicas proximais) e **distais** (articulações interfalângicas distais). Todas as articulações dos dedos do pé têm a sua mobilidade restrita devido aos resistentes Ligg. colaterais e inferiormente devido aos Ligg. plantares.

Articulações do Pé

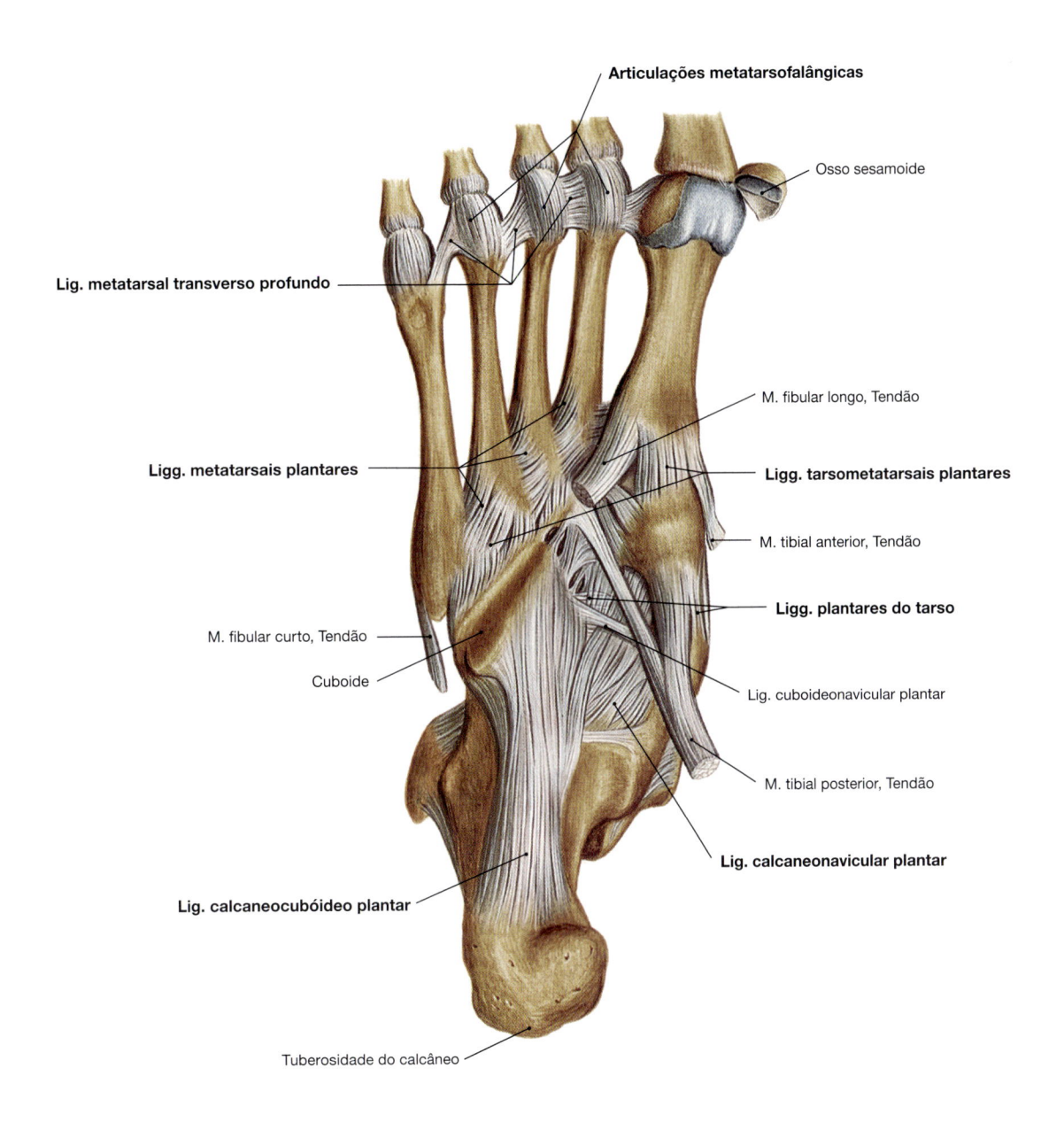

Figura 4.94 Articulações do pé direito, com ligamentos; vista plantar, após retirada do Lig. plantar longo. [S700]

Correlações clínicas

Uma deformidade muito frequente na articulação proximal do hálux é o **hálux valgo**, em que a cabeça do primeiro metatarsal se desvia em direção medial e se torna saliente, enquanto o hálux encontra-se fortemente aduzido (→ Figura). Isto pode causar dor intensa na articulação proximal e a formação de calosidades. Neste caso, é frequente a necessidade de correção cirúrgica. Abordagens terapêuticas recentes tentam paralisar os músculos adutores (M. adutor do hálux) por meio de injeção de toxina botulínica, de modo a reparar a deformidade. Os **dedos em martelo** são causados pela fixação das articulações médias e distais em posição de flexão. Nos **dedos em garra**, a articulação proximal é estendida em excesso, e a falange proximal chega até mesmo a se deslocar sobre os metatarsais.
[M614]

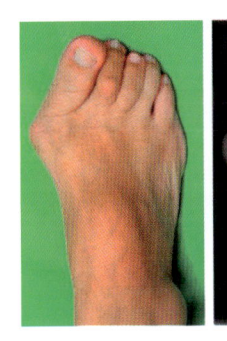

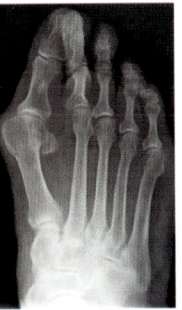

Esqueleto

Arco do Pé

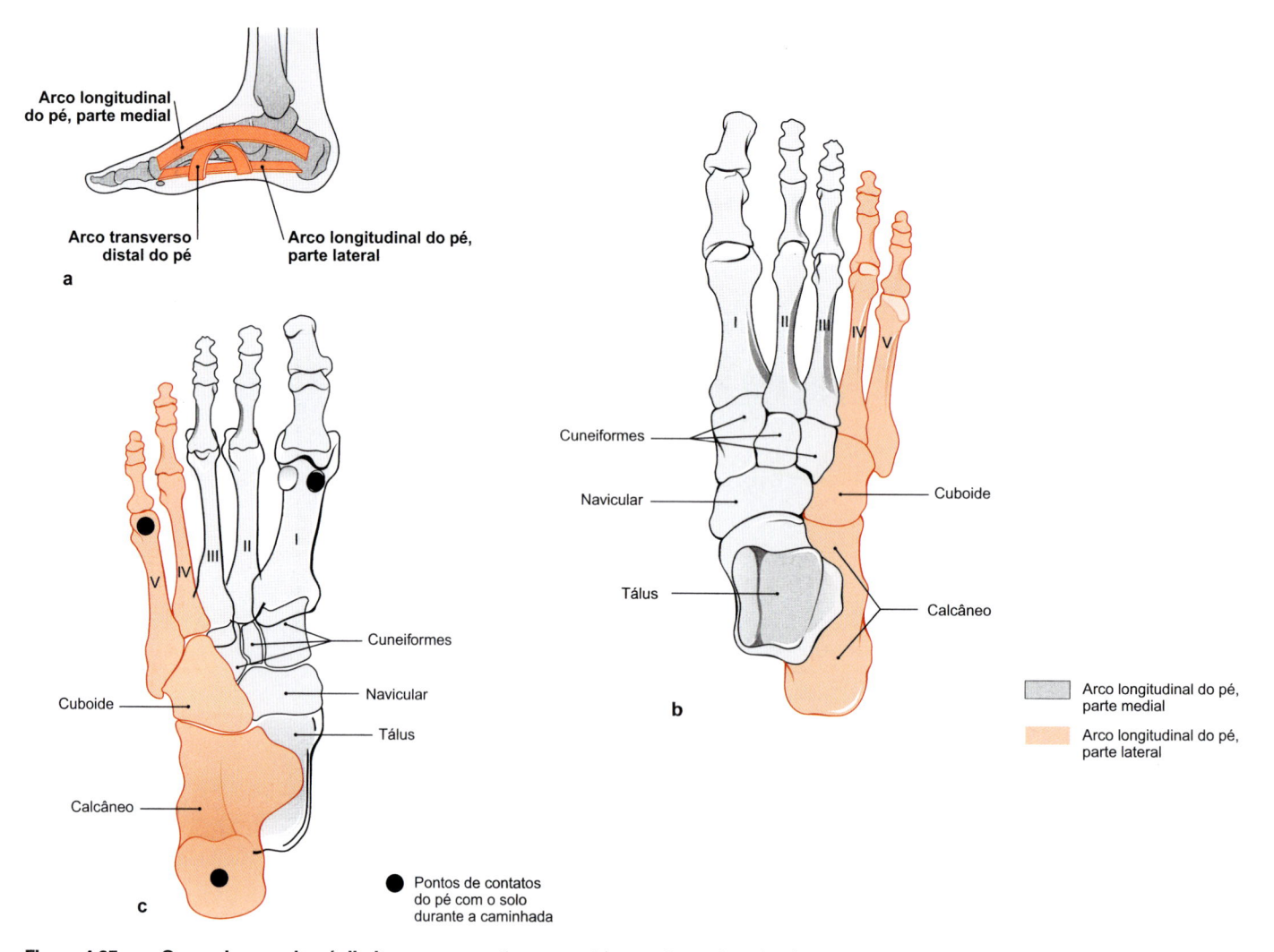

Figura 4.95a-c Ossos do arco do pé direito; representação esquemática. [S700-L126]
a Vista medial.
b Vista do dorso.
c Vista plantar.

O peso corporal é transmitido para o solo em **"arcos" medial e lateral**. Os "arcos" mediais consistem nos três primeiros raios do pé e se estendem sobre o navicular, os cuneiformes e os ossos metatarsais I a III até os três primeiros dedos do pé. O quarto e o quinto raios formam o arco lateral, que se estende sobre o calcâneo, o cuboide e os ossos metatarsais IV e V até os quarto e quinto dedos do pé. Graças ao formato e à tensão dos ossos tarsais e metatarsais, são criados os **arcos longitudinal** e **transverso** do pé. Devido a esta estrutura, o pé tem apenas três pontos de contato com o solo: nas cabeças dos ossos metatarsais I e V e na tuberosidade do calcâneo.

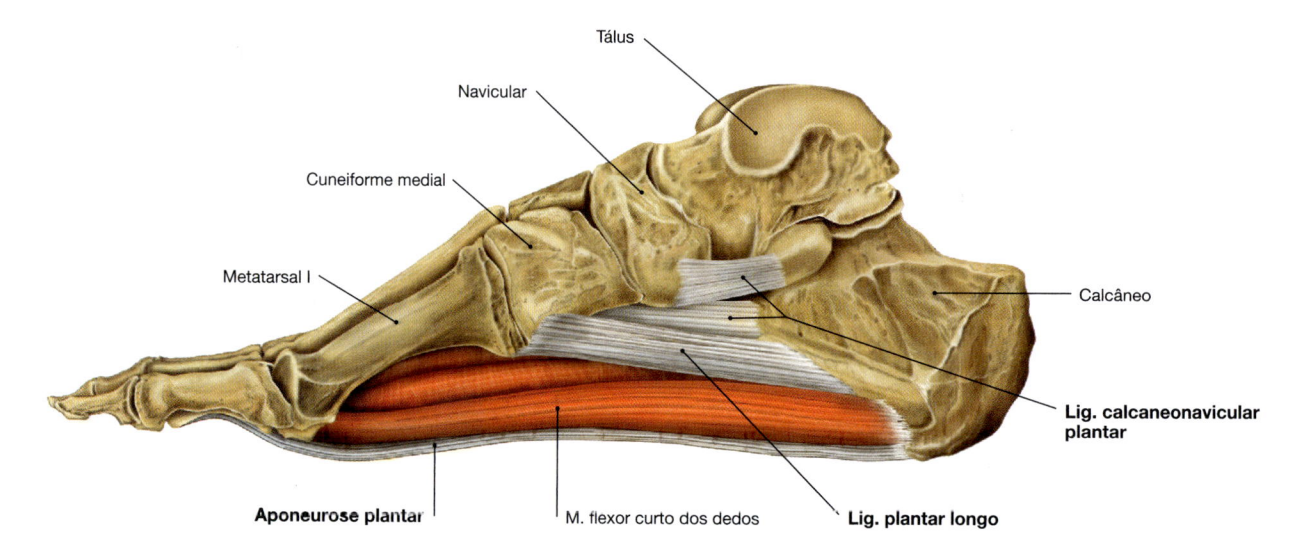

Figura 4.96 Tensão do arco longitudinal do pé direito; vista medial. [S700-L280]

Os **ligamentos do pé** tensionam **passivamente** o arco longitudinal. O sistema de ligamentos pode ser dividido em três níveis sobrepostos um ao outro:

- Nível superior: Lig. calcaneonavicular plantar
- Nível médio: Lig. plantar longo
- Nível inferior: Aponeurose plantar.

Arco Plantar

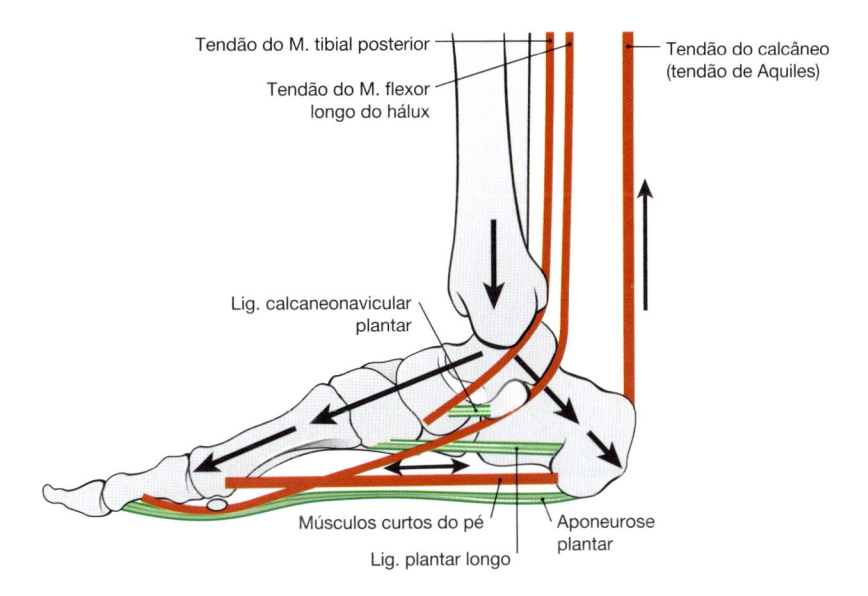

Figura 4.97 Arco longitudinal do pé, direito; representação esquemática. Vista medial. [S702-L126]/[B500-M282]
Enquanto as cabeças de todos os ossos metatarsais se localizam no plano plantar, cuneiformes, navicular e tálus se direcionam posterolateralmente, de modo que o tálus se situa por cima do calcâneo. No lado medial, abre-se, desta maneira, o **arco longitudinal**. Este é apoiado **ativamente** pelos tendões dos **músculos surais profundos** (M. flexor longo do hálux, M. flexor longo dos dedos, M. tibial posterior) e pelos **músculos curtos** da planta do pé. Esse aparato de sustentação contrabalança o peso corporal pelo princípio de **faixa de tensão**.

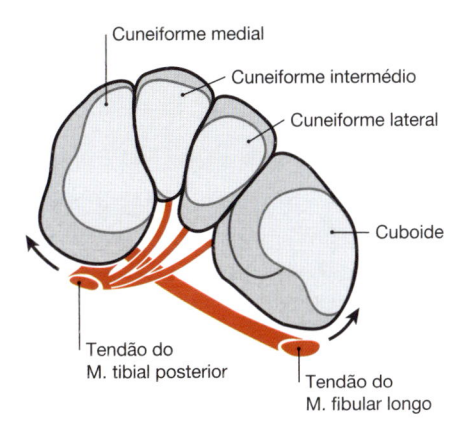

Figura 4.98 Arco transverso do pé, direito; representação esquemática. Vista posterior. [S702-L126]
A disposição dos cuneiformes e das bases dos ossos metatarsais resulta na formação do **arco transverso**, que é estabilizado **passivamente** pelos **ligamentos** do pé. Ele é fixado **ativamente** principalmente pelos tendões do **M. tibial posterior** e **M. fibular longo**, assim como pelo **M. adutor do hálux**.

Correlações clínicas

As deformidades dos pés são muito frequentes. Tanto um arco do pé excessivamente pronunciado (pé cavo) quanto um pouco pronunciado (pé plano) podem levar à pronação ou à supinação excessiva do pé, alterando a biomecânica de toda a perna (→ Figura a, → Figura b). A malformação congênita mais comum dos membros é o **pé torto congênito**, na qual o pé está fixo em flexão plantar e supinação. Esta posição parece se originar da falta de regressão dessa posição do pé, que é fisiológica na fase intrauterina (→ Figura 3.3). No entanto, as deformidades congênitas são geralmente muito mais comuns devido à falha do sistema da faixa de tensão. No **pé plano adquirido (pé valgo – pé plano)**, o pé se dobra no sentido medial porque o tálus afunda. Dessa maneira, as cabeças dos ossos metatarsais se separam, de modo que os metatarsais II a IV também entram em contato com o chão, o que pode resultar em pontos de pressão dolorosos. [S701-L126]

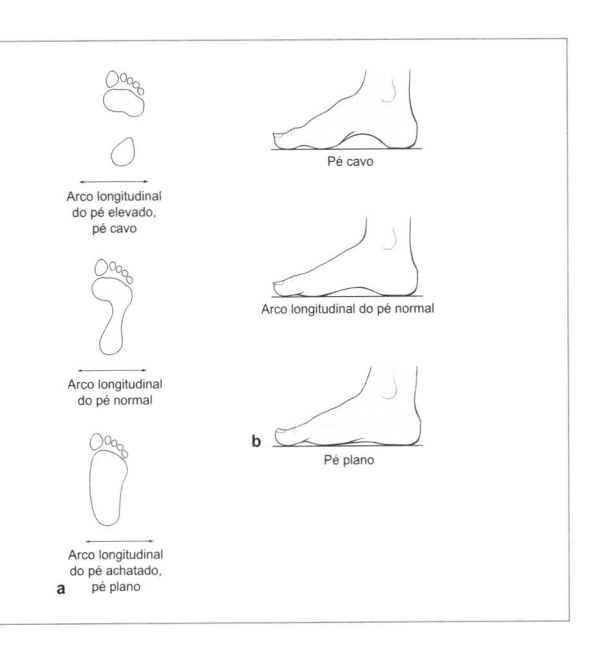

Esqueleto

Amplitude dos Movimentos das Articulações do Tornozelo e Demais Articulações do Pé

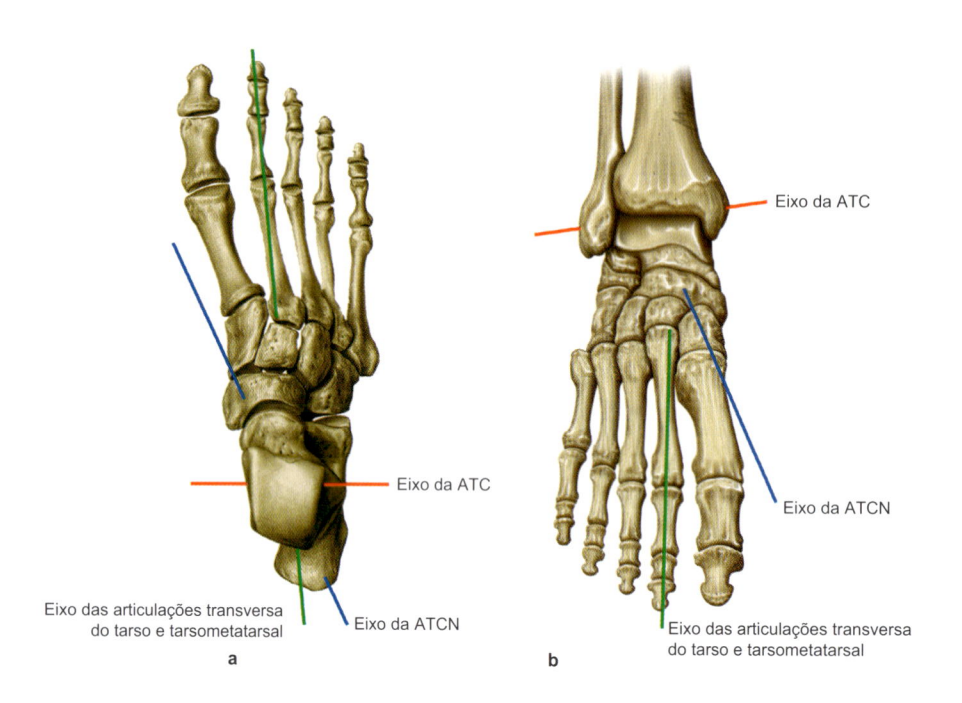

Figura 4.99a e b   Eixos da articulação do tornozelo, bem como das articulações transversa do tarso e tarsometatarsal. Vermelho: eixo da articulação talocrural; azul: eixo da articulação talocalcaneonavicular; verde: eixo das articulações transversa do tarso e tarsometatarsal.
a Vista superior. [S700]
b Vista anterior. [S701-L127]

A **ATC** é um **gínglimo** clássico, cujo eixo segue transversalmente à cavidade óssea formada pelo maléolo medial da tíbia e pelo maléolo lateral da fíbula. A **ATCN**, por outro lado, é uma **articulação trocóidea atípica**, para a qual foi definido um eixo simplificado. Este penetra medial e superiormente através do colo do tálus e sai lateral e posteriormente no calcâneo. O eixo comum das **articulações transversa do tarso** (também conhecida como **articulação de Chopart**) e **tarsometatarsal** (também conhecida como **articulação de Lisfranc**) penetra no raio do segundo dedo do pé. Embora a articulação tarsometatarsal ainda seja considerada uma anfiartrose típica, a amplitude de movimento da articulação transversa do tarso é maior e funciona como uma articulação trocóidea.

Correlações clínicas

As **articulações transversa do tarso e tarsometatarsal**, bem como as outras articulações tarsais e metatarsais, complementam a amplitude de movimento da ATCN, na medida em que movem o antepé como **articulações trocóideas firmes**, para que toda a superfície do pé possa ser inclinada na pronação e supinação. A amplitude de movimento das articulações dos dedos dos pés é, em grande parte, irrelevante para a função do pé, uma vez que os dedos dos pés se mantêm fixos ou são flexionados e estendidos como um todo durante a marcha e na postura ortostática.

Amplitude dos Movimentos das Articulações do Tornozelo e Demais Articulações do Pé

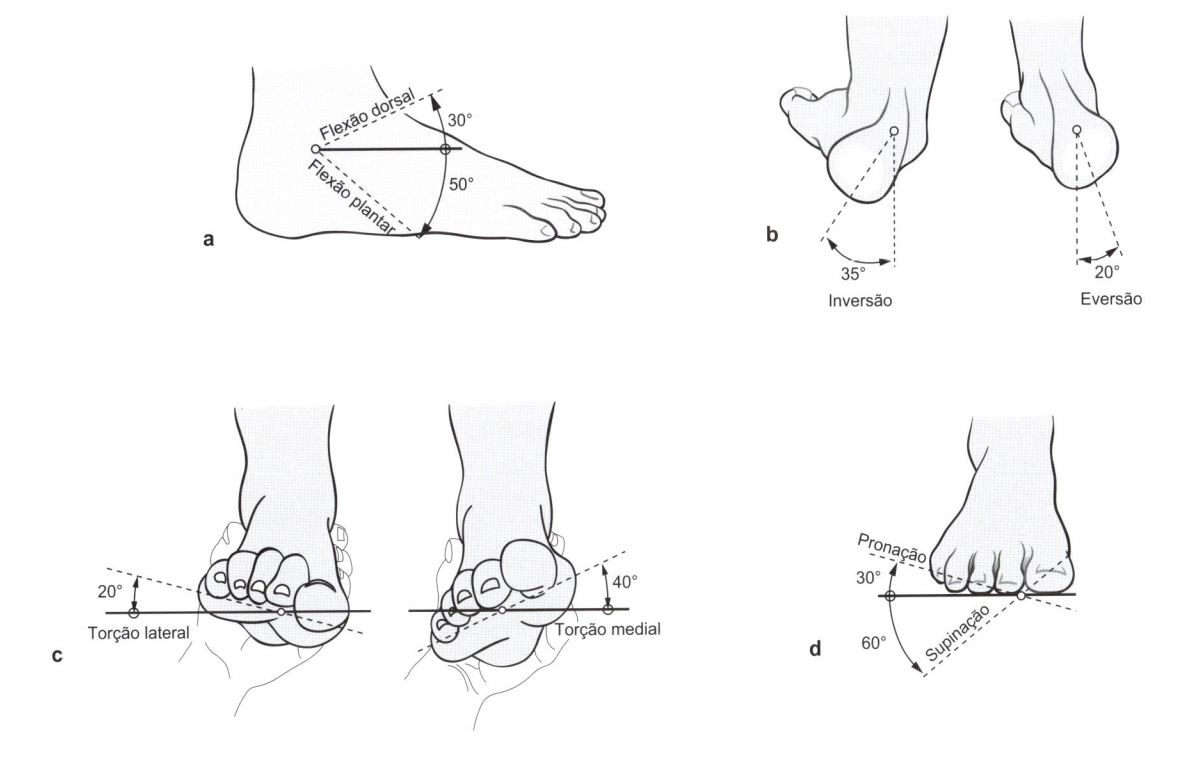

Figura 4.100a-d Amplitude dos movimentos das articulações talocrural e talocalcaneonavicular, bem como das articulações transversa do tarso (Chopart) e tarsometatarsais (Lisfranc).
a Na articulação talocrural (ATC) ocorrem a elevação do pé (**flexão dorsal**) e o abaixamento do pé (**flexão plantar ou extensão**). [S700-L126]/[G1070]
b Na articulação talocalcaneonavicular (ATCN) ocorrem a **inversão** (movimento do calcanhar em direção medial) e a **eversão** (movimento do calcanhar em direção lateral). [S700-L126]/[B500-M282/L132]
c Este movimento do calcanhar é complementado pelo movimento nas demais articulações do pé (transversa do tarso e tarsometatarsais). [S700-L303]
d Também a **supinação** (elevação da margem medial do pé) e a **pronação** (elevação da margem lateral do pé) apoiam a amplitude dos movimentos. [S700-L126]/[G1070]

Amplitude dos movimentos:
- ATC: Flexão dorsal-Flexão plantar: 30°-0°-50°
- ATCN: Eversão-Inversão: 20°-0°-35°
- Articulações transversa do tarso e tarsometatarsais: 20°-0°-40°
- ATCN e articulações do pé: Pronação-Supinação: 30°-0°-60°.

Esqueleto

Movimento das Articulações do Tornozelo e das Demais Articulações do Pé

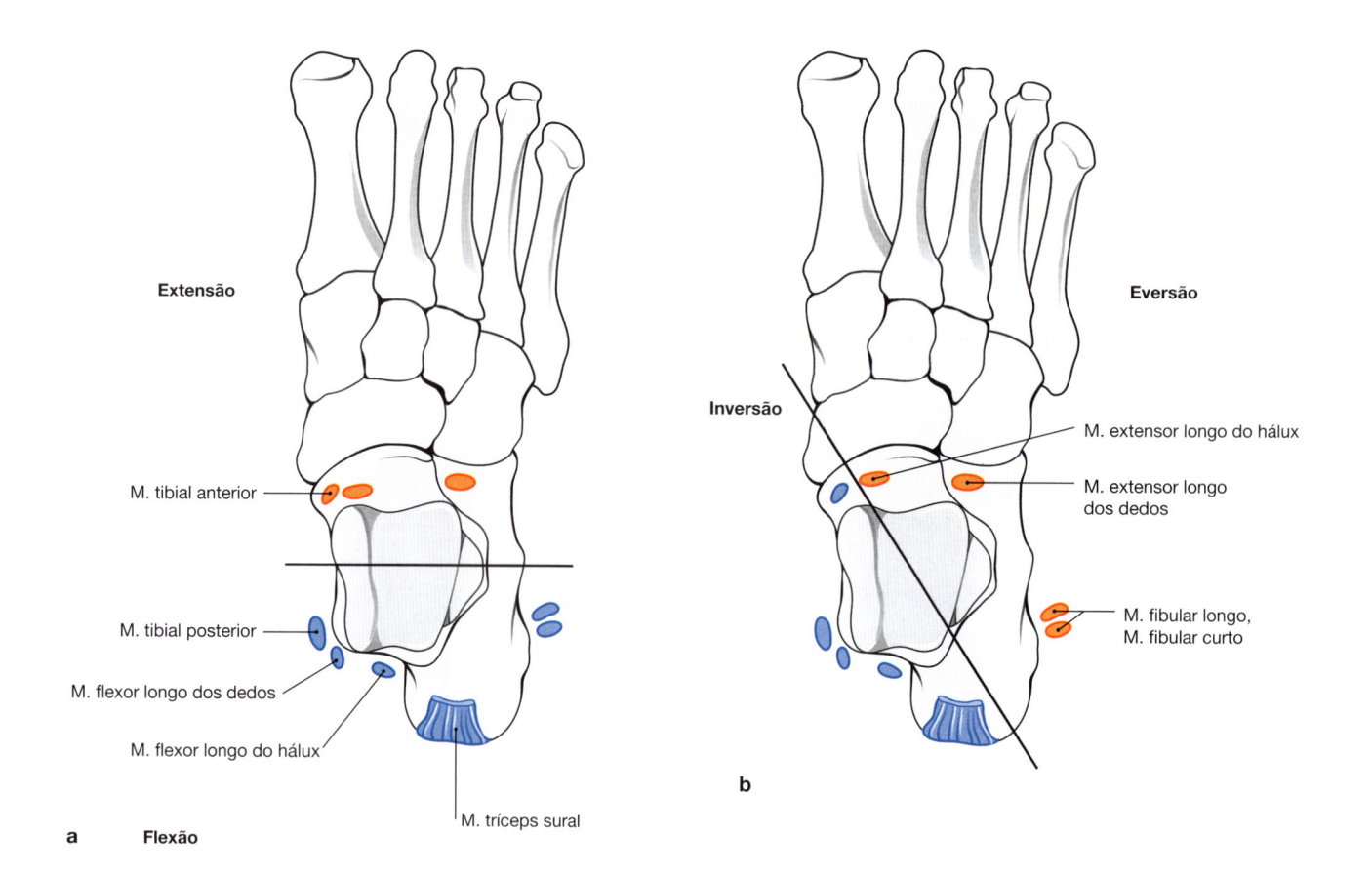

Figura 4.101a e b Efeito dos músculos da perna sobre as articulações do tornozelo. Representação esquemática em vista posterior. [S702-L126]/[B500]
a Trajeto dos tendões terminais até o eixo da articulação talocrural.
b Trajeto dos tendões terminais até o eixo da articulação talocalcânea. Todos os músculos cujos tendões terminais correm anteriormente ao eixo de flexão dorsal/plantar da articulação talocrural são **dorsiflexores** (vermelho). Músculos cujos tendões correm posteriormente a esse eixo são **flexores plantares** (azul). Os músculos que correm medialmente ao eixo da articulação talocalcânea são **supinadores** (levantam a margem medial do pé, azul). Todos os músculos cujos tendões terminais correm lateralmente ao eixo atuam como **pronadores** (levantam a margem lateral do pé, vermelho). Portanto, os músculos do grupo muscular anterior atuam como flexores dorsais e, com a exceção do M. tibial anterior, como pronadores. Os músculos surais são todos flexores plantares e fortes supinadores. O grupo fibular serve principalmente para pronação, mas também apoia a flexão plantar.

Músculos mais importantes para os movimentos das articulações do tornozelo e do pé	
Movimento	Músculo
Flexão dorsal	Tibial anterior
Flexão plantar	Tríceps sural
Pronação	Fibular longo
Supinação	Tríceps sural

Movimento das Articulações do Tornozelo e das Demais Articulações do Pé

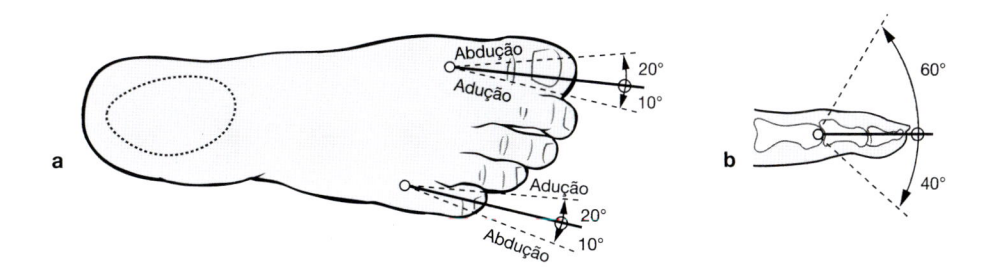

Figura 4.102a e b Amplitude dos movimentos das articulações dos dedos do pé.
a As articulações proximais dos dedos do pé são esferóideas, mas com movimentos restritos a dois graus de liberdade, devido ao rígido conjunto de ligamentos (a rotação não é possível). [S700-L126]/[G1070]
b As articulações médias e distais dos dedos do pé são gínglimos que permitem apenas uma discreta flexão. [S700-L126]/[B500-M282]

Mais importante do que o movimento ativo dos dedos do pé é sua resistência passiva ao rolamento do pé durante a marcha.

Amplitude dos movimentos das articulações dos dedos do pé:
- Extensão-Flexão: 60°-0°-40°
- Adução-Abdução: 20°-0°-10° (a adução é, portanto, o movimento do pé em direção à linha média!).

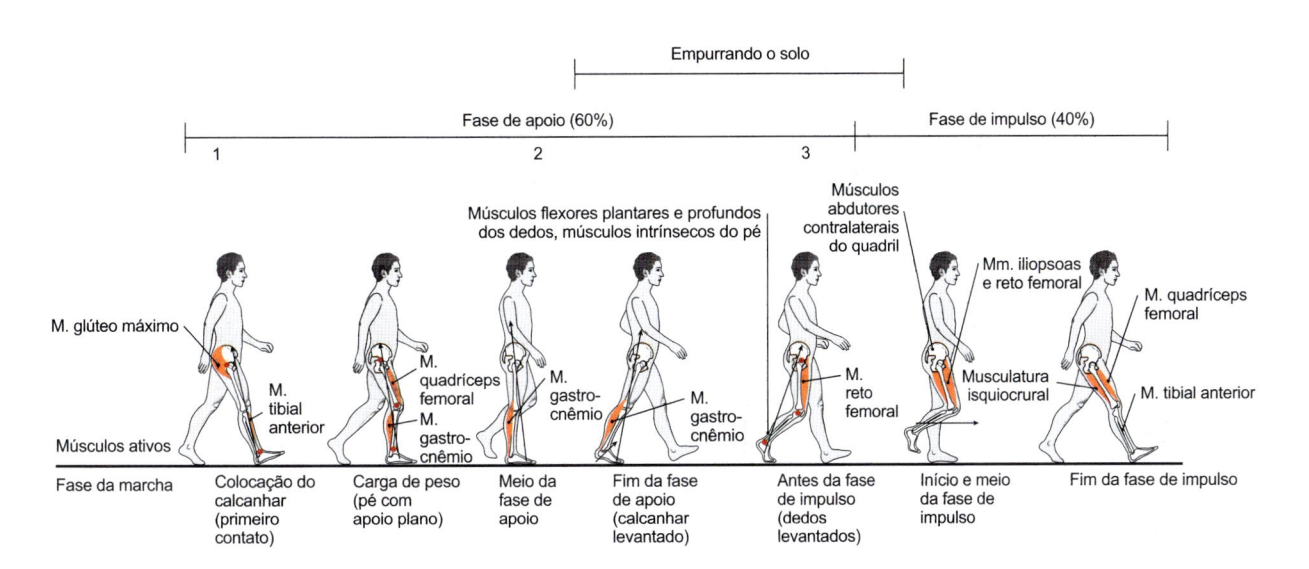

Figura 4.103 Processos durante a caminhada. [S701-L126]
A marcha consiste em uma **fase de apoio** e uma **fase de impulso** associadas. Na de apoio, o apoio bipodal inicial (1), o apoio unipodal (2) e o apoio bipodal terminal (3) ocorrem de modo sucessivo. Essa etapa envolve uma sequência de flexão dorsal combinada com pronação no toque do calcanhar e, em seguida, flexão plantar com supinação ao empurrar o solo com os dedos dos pés. Com o aumento da velocidade de caminhada, as fases individuais tornam-se cada vez mais curtas. Ao correr, não há fases em que ambos os pés estejam em contato com o solo ao mesmo tempo.

Musculatura

Fáscias do Membro Inferior

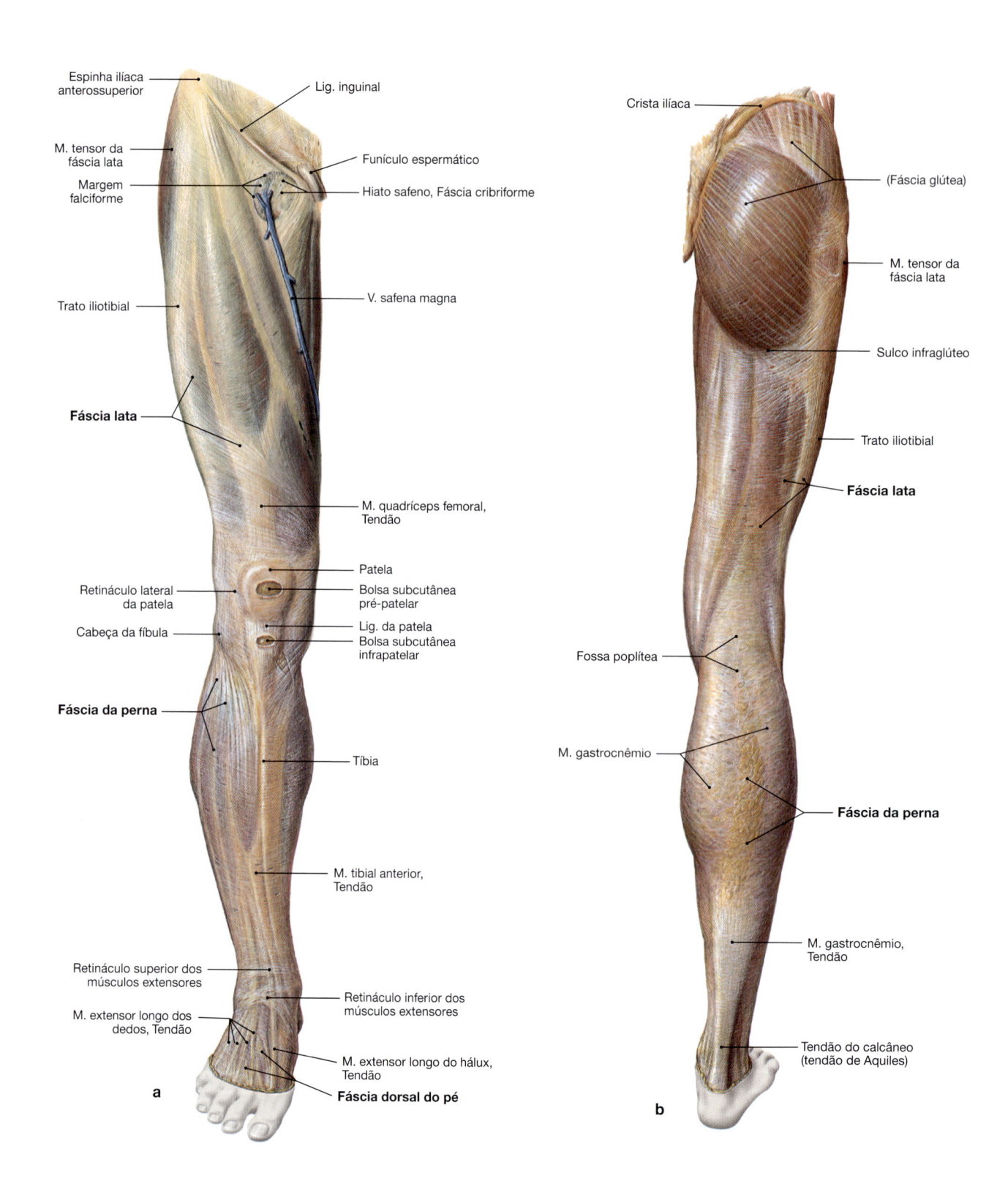

Figura 4.104a e b   Fáscia lata (da coxa), fáscia da perna e fáscia dorsal do pé, lado direito. [S700]

a Vista anterior.
b Vista posterior.

Músculos do Quadril e do Membro Inferior

M. iliopsoas
- M. ilíaco
- M. psoas maior

M. tensor da fáscia lata

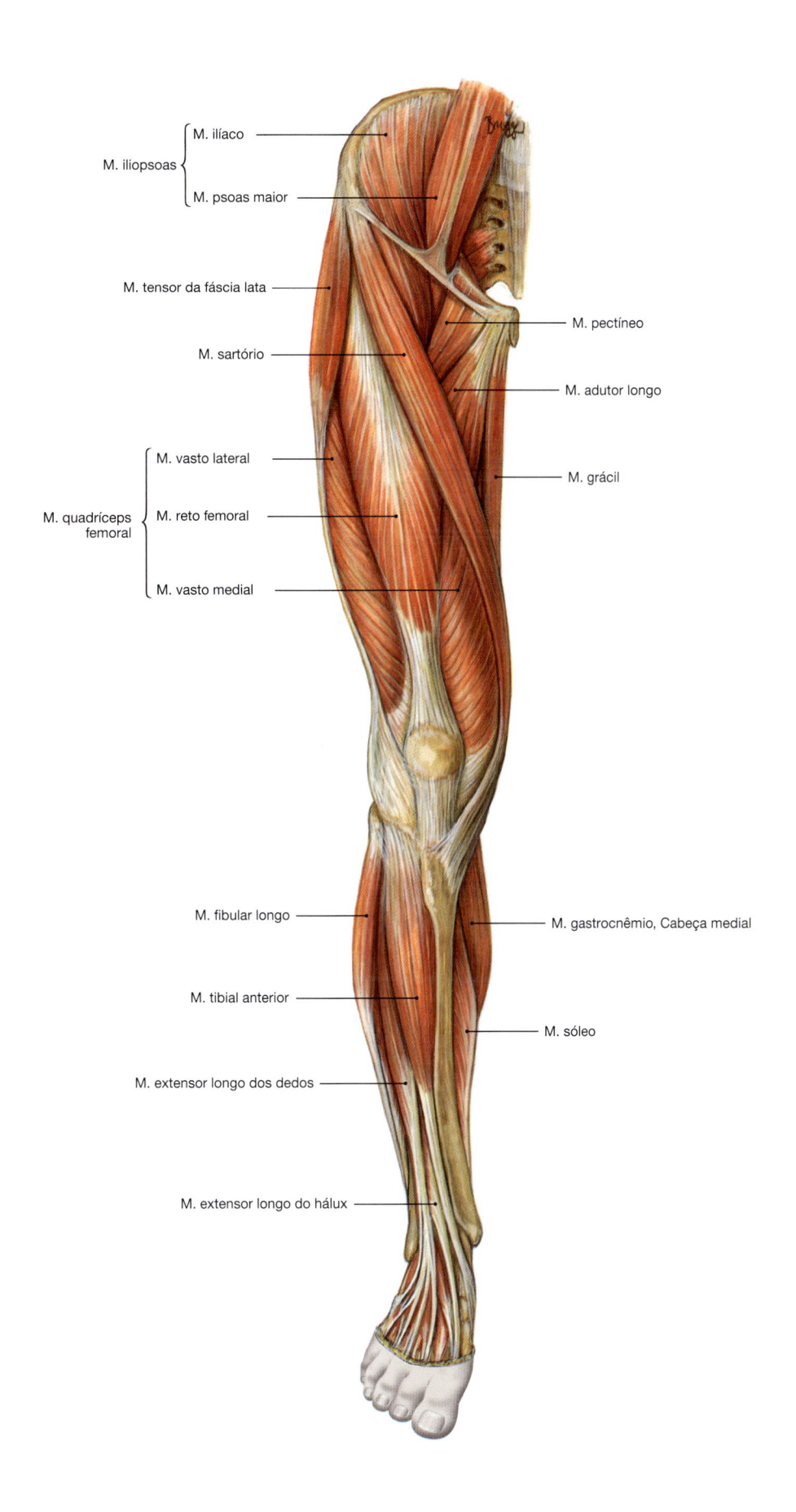

M. sartório

M. quadríceps femoral
- M. vasto lateral
- M. reto femoral
- M. vasto medial

M. pectíneo

M. adutor longo

M. grácil

M. fibular longo

M. tibial anterior

M. extensor longo dos dedos

M. extensor longo do hálux

M. gastrocnêmio, Cabeça medial

M. sóleo

Figura 4.105 Músculos anteriores do quadril e do membro inferior, lado direito; vista anterior. [S700]

→ T 44, T 46, T 47, T 50

Musculatura

Músculos do Quadril e do Membro Inferior

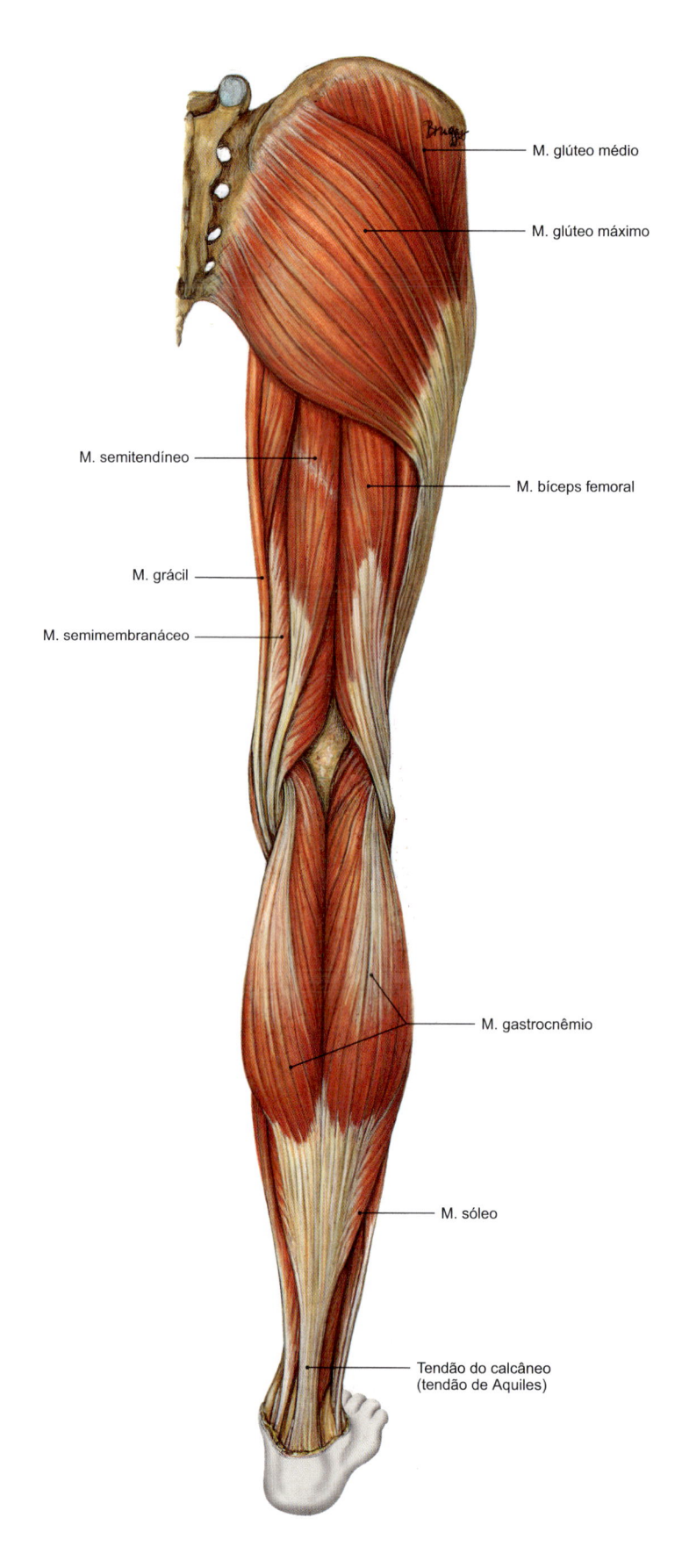

- M. glúteo médio
- M. glúteo máximo
- M. semitendíneo
- M. bíceps femoral
- M. grácil
- M. semimembranáceo
- M. gastrocnêmio
- M. sóleo
- Tendão do calcâneo (tendão de Aquiles)

Figura 4.106 Músculos posteriores do quadril e do membro inferior, lado direito; vista posterior. [S700]

→ T 45, T 49, T 52, T 53

Músculos da Coxa e do Quadril

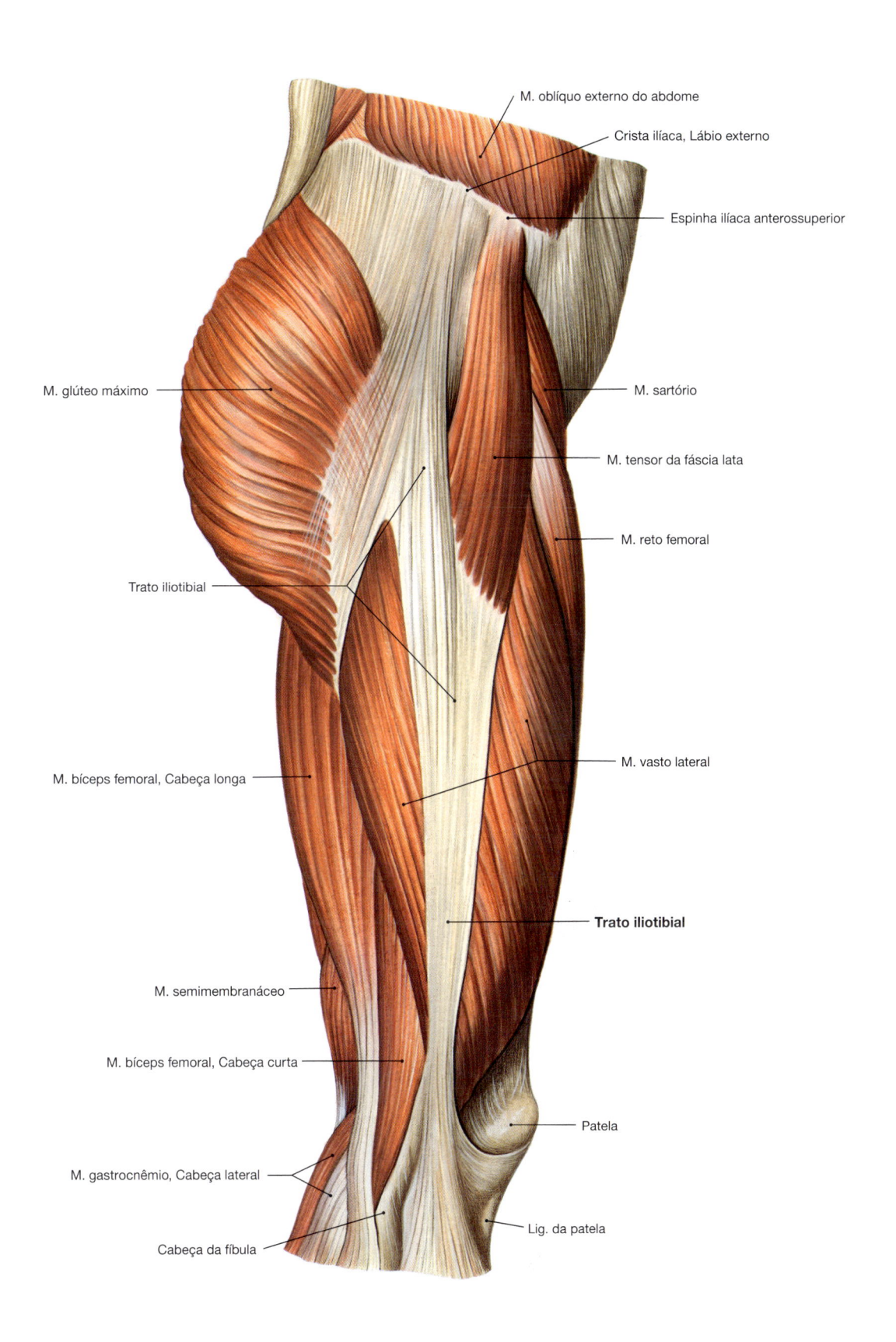

Figura 4.107 Músculos do quadril e da coxa direitos; vista lateral. [S700]

O **trato iliotibial** é um reforço da fáscia lata (da coxa) e tensiona o fêmur e a tíbia juntos. Ele resiste à ação da carga atuante em posição medial, devido à ação do peso corporal sobre o fêmur. Este princípio é denominado **princípio da faixa de tensão.**

→ T 45, T 46

4 Musculatura

Músculos do Quadril e da Coxa

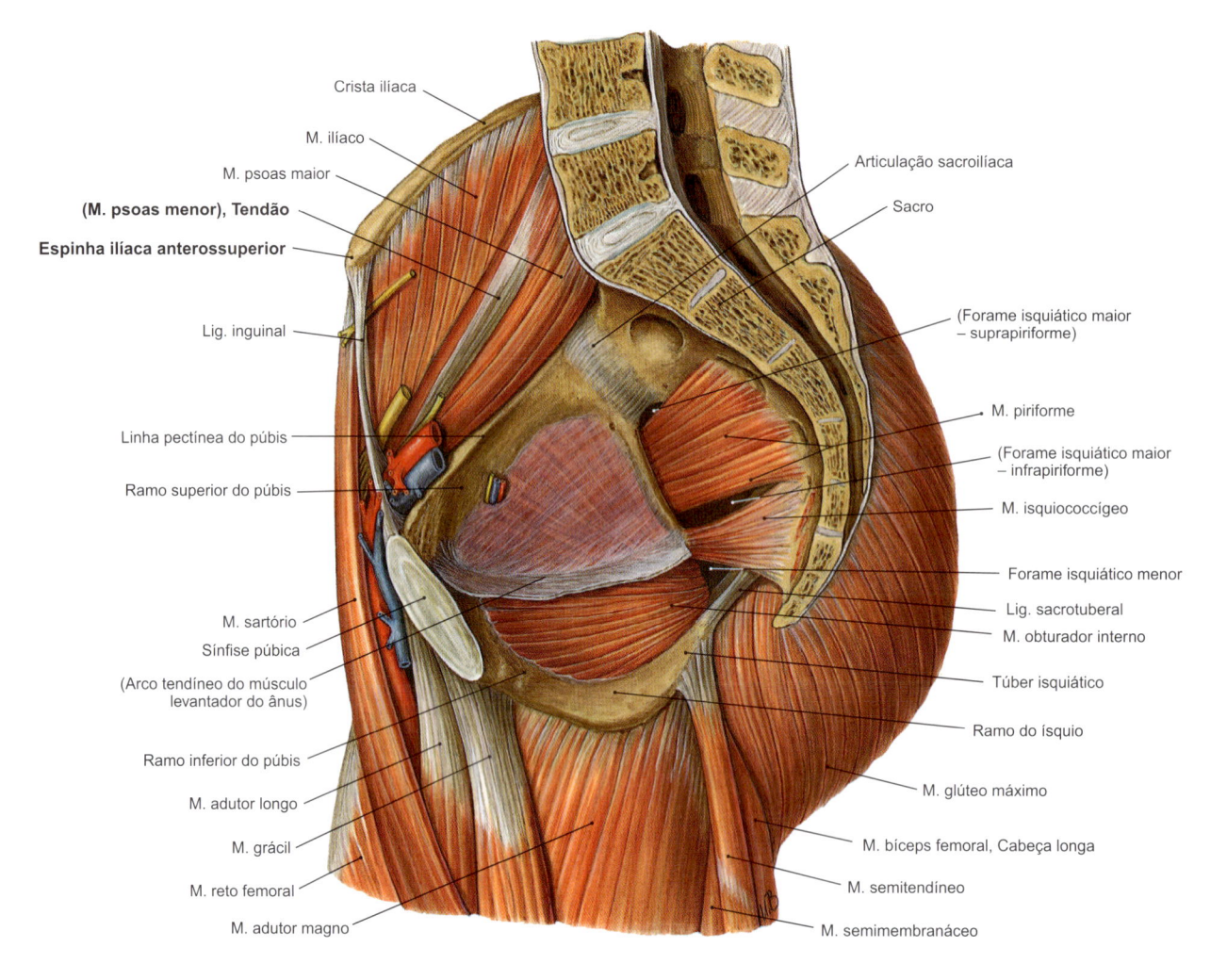

Figura 4.108 **Músculos do quadril e da coxa direitos;** vista medial. [S700]

→ T 44 - T 48

Estrutura e função

Como o músculo psoas maior se origina na parte lombar da coluna vertebral, sua contração também afeta a curvatura da região lombar (→ Figuras a e b). O **encurtamento e a rigidez** dele podem ser causados por hábitos sedentários a longo prazo e podem causar acentuação da curvatura (hiperlordose) da parte lombar da coluna vertebral e, portanto, lombalgia (→ Figura b). A dor ocorre especialmente durante atividades que hiperestendem a articulação do quadril e alongam o músculo.
[S701-L231]

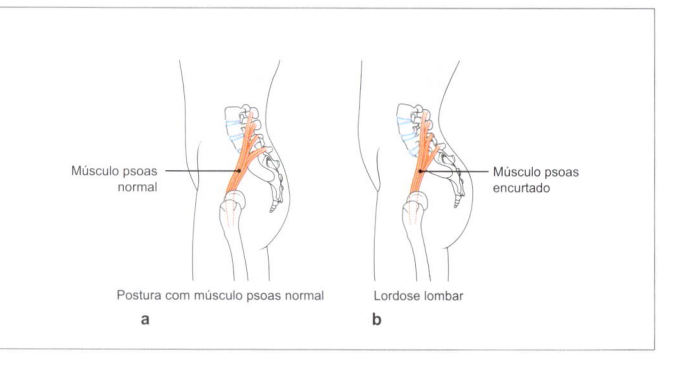

Correlações clínicas

Os músculos dorsais do quadril estabilizam a articulação do quadril durante as mudanças na direção do movimento e durante o salto. A fraqueza nos músculos glúteos leva à **instabilidade do quadril**, e quando uma carga é imposta, resulta em **tensão de adução no joelho** (valgo por sobrecarga de peso) (→ Figura), que geralmente afeta o LCA.
[S701-L231]

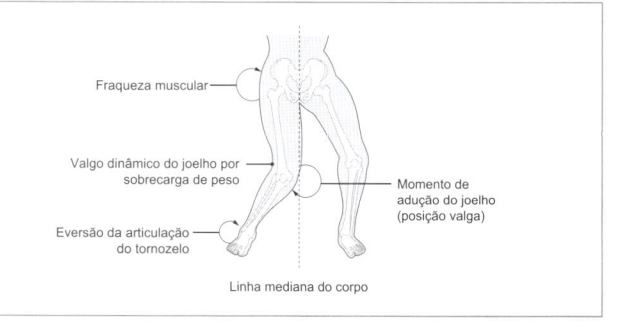

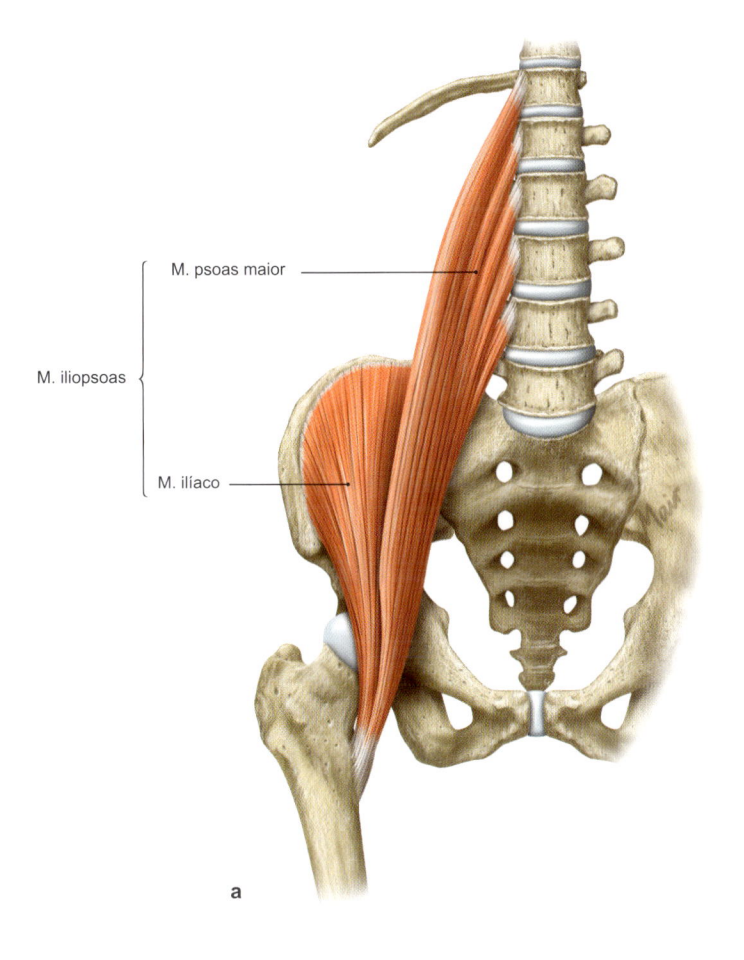

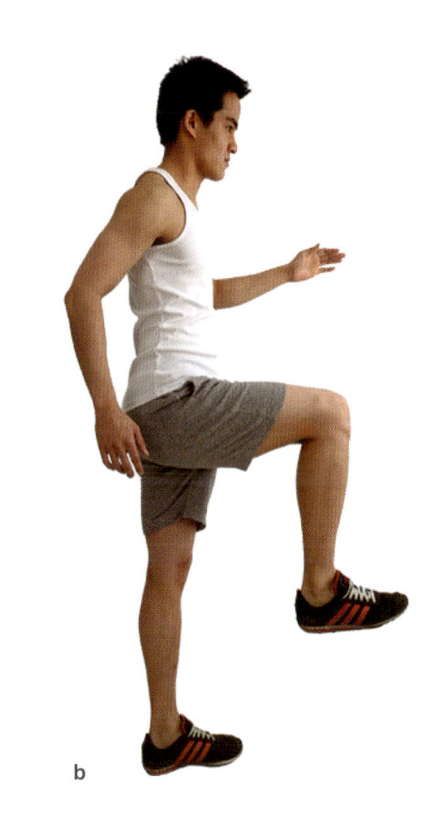

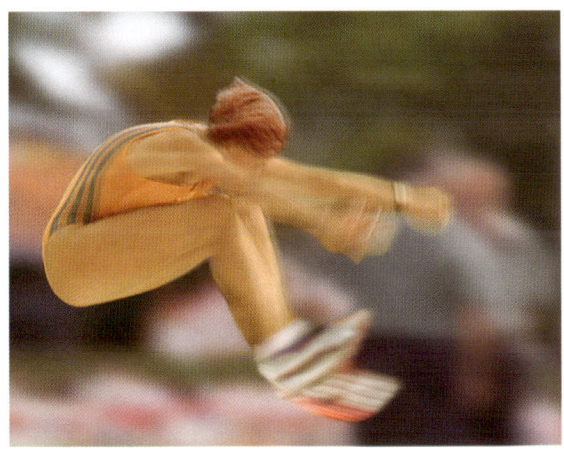

4 Músculos do Quadril e da Região Anterior da Coxa

Figura 4.109a-d Músculos anteriores do quadril direito; vista anterior.
Os músculos dos quadris e das coxas são fundamentais para o posicionamento do corpo na posição ortostática, bem como para a marcha.
a O **músculo iliopsoas** é o **principal flexor** da articulação do quadril. É constituído pelos músculos psoas maior e ilíaco, que representam dois músculos separados devido a origens diferentes, mas que se combinam para formar uma unidade funcional devido à fixação comum no trocanter menor do fêmur. Ambos também têm inervação diferente: o M. psoas maior é predominantemente inervado por ramos musculares diretos do plexo lombar, que se inserem no músculo. O M. ilíaco, por outro lado, é suprido pelo nervo femoral.
b-d O músculo iliopsoas possibilita flexão poderosa no quadril (b) e, portanto, é muito ativo durante atividades esportivas como salto em distância ou ciclismo (c, d). a [S700-L127], b [S701-L271], c, d [J787]

→ T 44

Correlações clínicas

A inervação diferente dos dois componentes do M. iliopsoas pode se tornar relevante se a **espasticidade** desse músculo for tratada com injeção de toxina botulínica.
Devido à sua tensão permanente, os quadris são dobrados ao máximo, tornando impossível ficar na posição ortostática apoiado em um membro inferior apenas. Primeiro, injeta-se na parte do músculo próxima à inserção, que pode ser facilmente alcançada sob o ligamento inguinal e que, no entanto, contém principalmente fibras musculares do músculo ilíaco. Se isso não for suficiente para reduzir adequadamente a flexão do quadril, deve se injetar a toxina botulínica no M. psoas maior. Embora isso seja possível através da parede abdominal em pessoas magras e crianças, pode levar a uma lesão no intestino. Alternativamente, a punção pode ser feita posteriormente, junto à coluna lombar, através dos músculos do dorso.

Musculatura

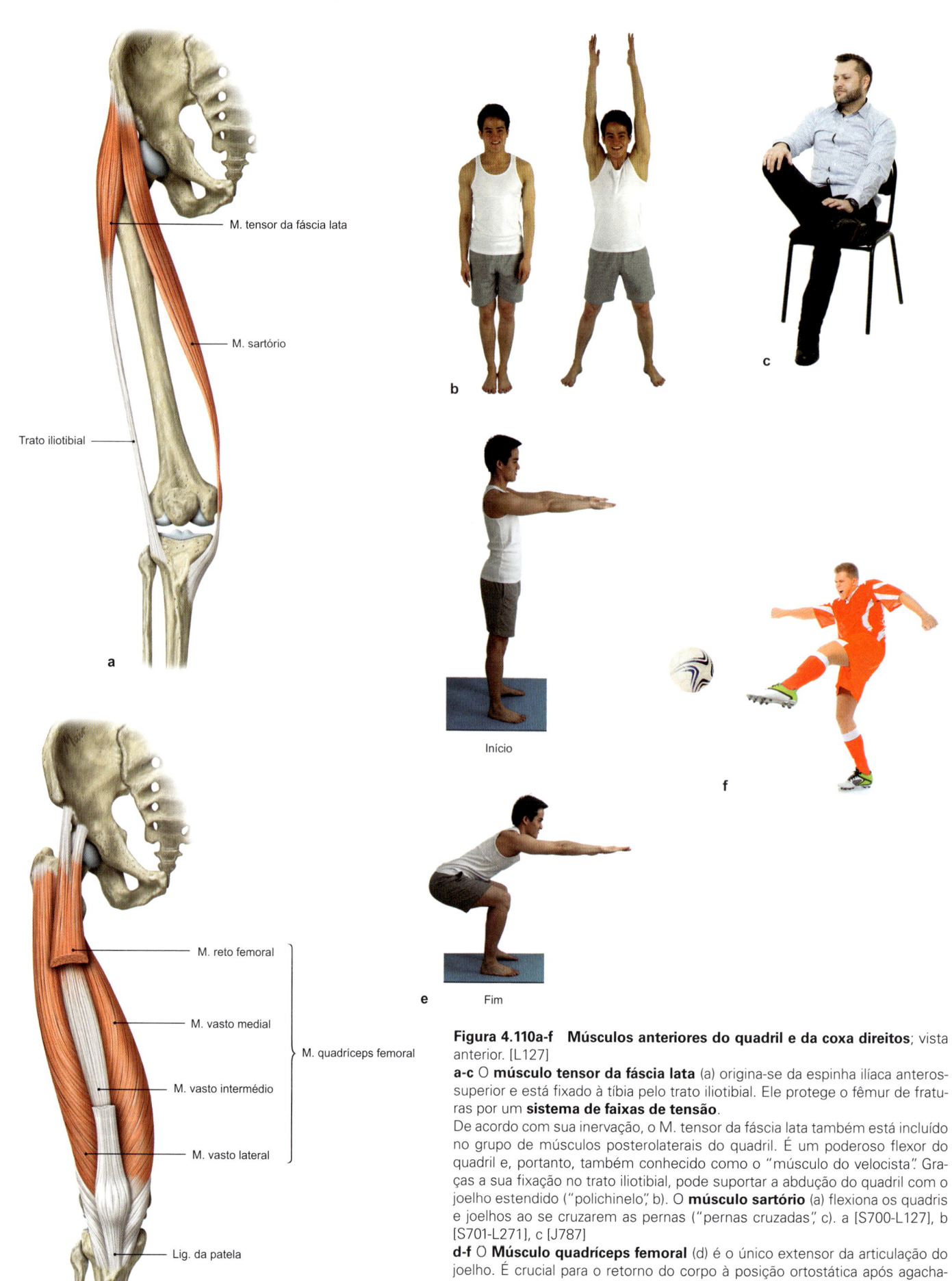

Músculos do Quadril e da Região Anterior da Coxa

Figura 4.110a-f Músculos anteriores do quadril e da coxa direitos; vista anterior. [L127]

a-c O **músculo tensor da fáscia lata** (a) origina-se da espinha ilíaca anterossuperior e está fixado à tíbia pelo trato iliotibial. Ele protege o fêmur de fraturas por um **sistema de faixas de tensão**.
De acordo com sua inervação, o M. tensor da fáscia lata também está incluído no grupo de músculos posterolaterais do quadril. É um poderoso flexor do quadril e, portanto, também conhecido como o "músculo do velocista". Graças a sua fixação no trato iliotibial, pode suportar a abdução do quadril com o joelho estendido ("polichinelo", b). O **músculo sartório** (a) flexiona os quadris e joelhos ao se cruzarem as pernas ("pernas cruzadas", c). a [S700-L127], b [S701-L271], c [J787]

d-f O **Músculo quadríceps femoral** (d) é o único extensor da articulação do joelho. É crucial para o retorno do corpo à posição ortostática após agachamento. Como o músculo reto femoral também flexiona os quadris, o músculo quadríceps pode ser usado para agachamentos (e) ou movimentos poderosos de chute (f). d [S700-L127], e [S701-L271], f [J787]

→ T 45, T 47

Músculos do Quadril e da Região Anterior da Coxa

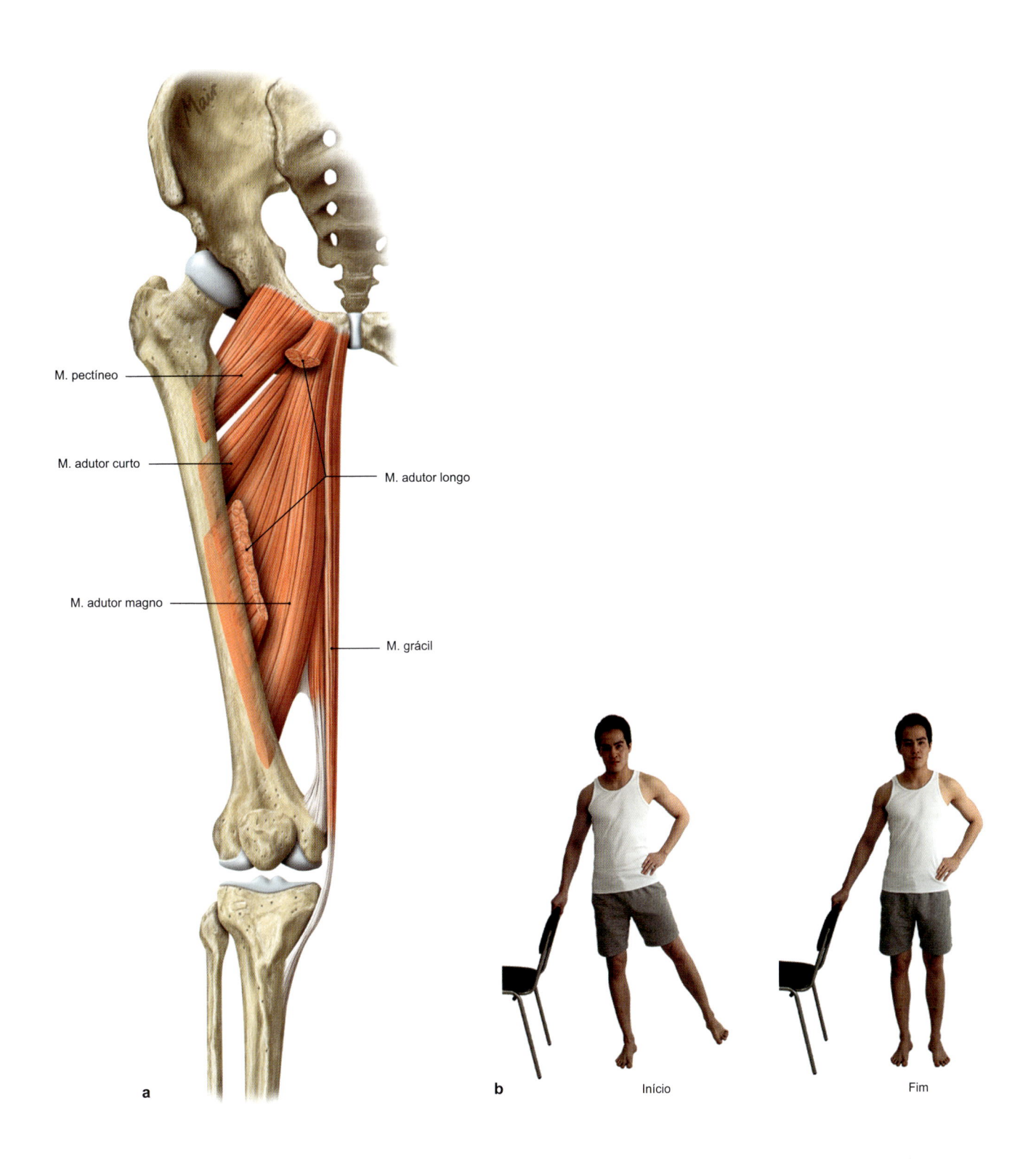

Labels on figure a:
- M. pectíneo
- M. adutor curto
- M. adutor magno
- M. adutor longo
- M. grácil

Labels on figure b: Início, Fim

Figura 4.111a e b Músculos mediais do quadril e da coxa direitos; vista anterior.
a O **grupo adutor** (músculos adutores) localiza-se na parte medial da coxa. [S700-L127]
b Os adutores são os principais músculos adutores da articulação do quadril. Eles estabilizam os quadris durante a marcha e na posição ortostática e evitam, por exemplo, que o membro inferior de apoio deslize lateralmente em uma superfície escorregadia. Uma deficiência, portanto, leva a insegurança significativa na marcha. [S701-L271]

→ T 48

Musculatura

Músculos do Quadril e da Região Anterior da Coxa

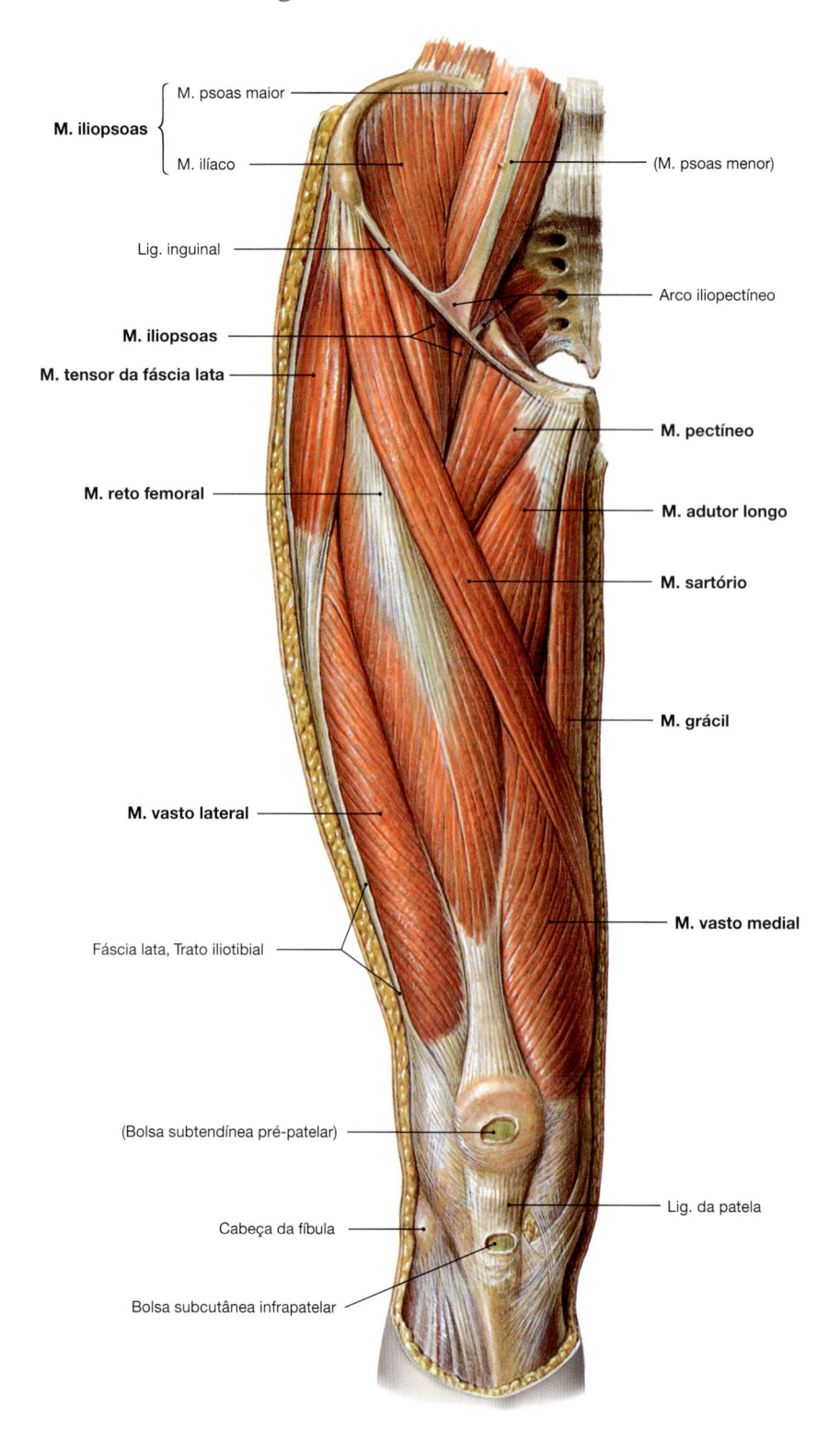

Figura 4.112 Músculos anteriores da coxa e do quadril e músculos mediais da coxa, lado direito; vista anterior, após a retirada da fáscia lata, anteriormente ao trato iliotibial. [S700]

O **M. iliopsoas** é composto por duas partes diferentes, que se originam internamente da região lombar da coluna vertebral (M. psoas maior) e da fossa ilíaca (M. ilíaco). Abaixo do ligamento inguinal, apenas um curto segmento de ambas as partes musculares segue pela coxa, até a inserção comum no trocanter menor.

O **M. sartório** atravessa a coxa em uma divisão própria da fáscia lata em direção medial e se insere posteriormente ao eixo de flexão da articulação do joelho na face medial da tíbia. Em função disso, ele flexiona tanto o quadril quanto o joelho.

Os músculos do **grupo dos adutores**, situados medialmente, encontram-se sobrepostos em várias camadas, de modo que apenas o M. pectíneo, o M. adutor longo e o M. grácil são visíveis superficialmente. As quatro cabeças do **M. quadríceps femoral** (M. reto femoral e Mm. vastos lateral, medial e intermédio) encontram-se distal e lateralmente ao M. sartório. Em seu tendão de inserção comum, a patela – como um típico osso sesamoide – está inserida, antes que as fibras se continuem como o ligamento da patela em direção à tuberosidade da tíbia. Em posição mais lateral ao quadril encontra-se o **M. tensor da fáscia lata**, que se irradia em meio ao trato iliotibial. A inserção comum dos Mm. sartório, grácil e semitendíneo abaixo do côndilo medial da tíbia forma a pata de ganso.

→ T 44, T 47, T 48

Músculos do Quadril e da Região Anterior da Coxa

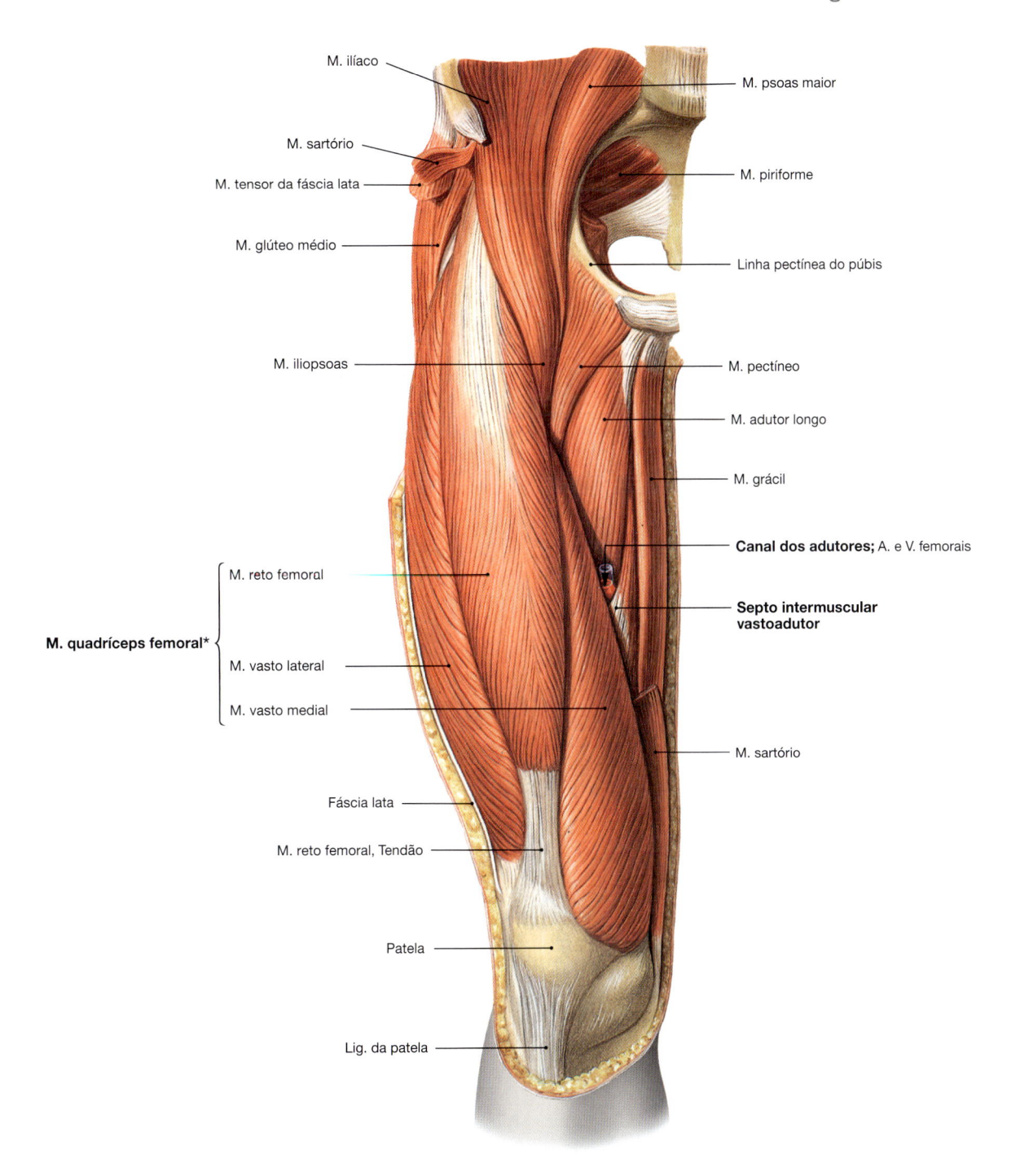

Figura 4.113 Músculos anteriores da coxa e do quadril e músculos mediais da coxa, lado direito; vista anterior, após a remoção da fáscia lata e dos Mm. sartório e tensor da fáscia lata. [S700]

Após a retirada do M. sartório, é visível a entrada para o **canal dos adutores** delimitada posteriormente pelo M. adutor longo. O teto do canal é formado pelo septo intermuscular vastoadutor, que une as fáscias do M. vasto medial e dos Mm. adutores longo e magno.

As quatro cabeças do **M. quadríceps femoral** (M. reto femoral e Mm. vastos lateral, medial e intermédio) encontram-se lateralmente ao canal dos adutores.

* A quarta cabeça do M. quadríceps femoral, o M. vasto intermédio, encontra-se profundamente ao M. reto femoral.

→ T 44, T 47, T 48

Correlações clínicas

Caso a articulação do quadril seja fixada em posição de flexão devido à contração duradoura do M. iliopsoas durante **paralisia espástica** ou **distonia**, a posição ereta é impossível. Do ponto de vista terapêutico, a inervação motora do músculo é inibida via injeção de toxina botulínica, de modo que o músculo relaxe. O trajeto do músculo permite a compreensão de que, durante a injeção sob o ligamento inguinal, apenas uma parte menor do músculo pode ser alcançada, de modo que, no caso de efeito inadequado, pode ser necessária uma injeção adicional no segmento lombar do M. psoas maior.

Musculatura

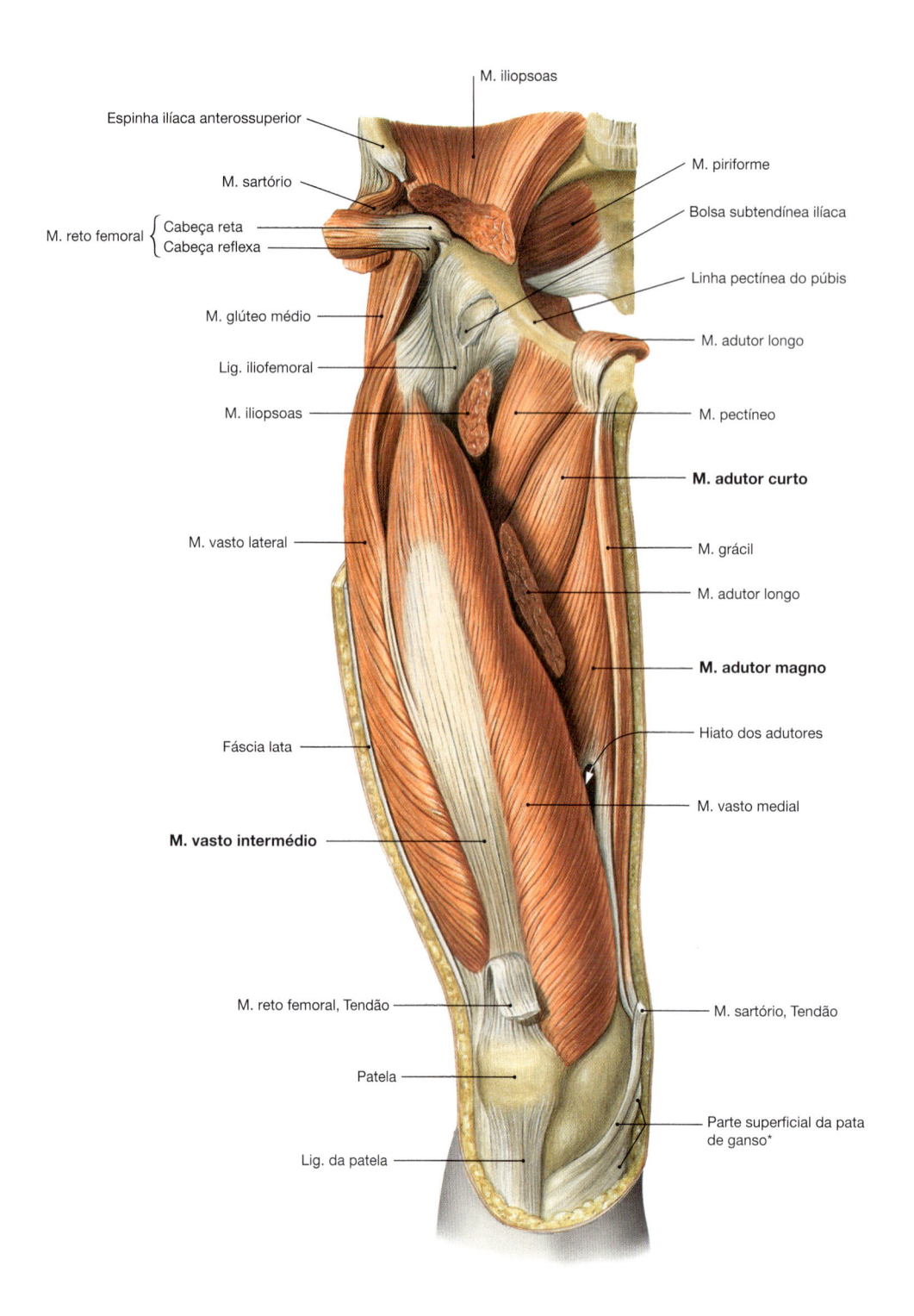

Músculos do Quadril e da Região Anterior da Coxa

Figura 4.114 Músculos anteriores da coxa e do quadril e músculos mediais profundos da coxa, lado direito; vista anterior, após a retirada da fáscia lata, dos Mm. sartório, reto femoral e adutor longo, além da retirada parcial do M. iliopsoas na região da articulação. [S700]
O M. reto femoral e uma parte do M. adutor longo foram rebatidos em direção lateral e superior, respectivamente. Após a remoção do M. reto femoral, o **M. vasto intermédio** do M. quadríceps femoral é visível. A ressecção do M. sartório e do M. adutor longo permite identificar os músculos adutores profundos, o **M. adutor curto** e partes do **M. adutor magno**.

* Inserção comum dos Mm. sartório, grácil e semitendíneo.

→ T 44, T 47, T 48

4 Músculos do Quadril e da Região Anterior da Coxa

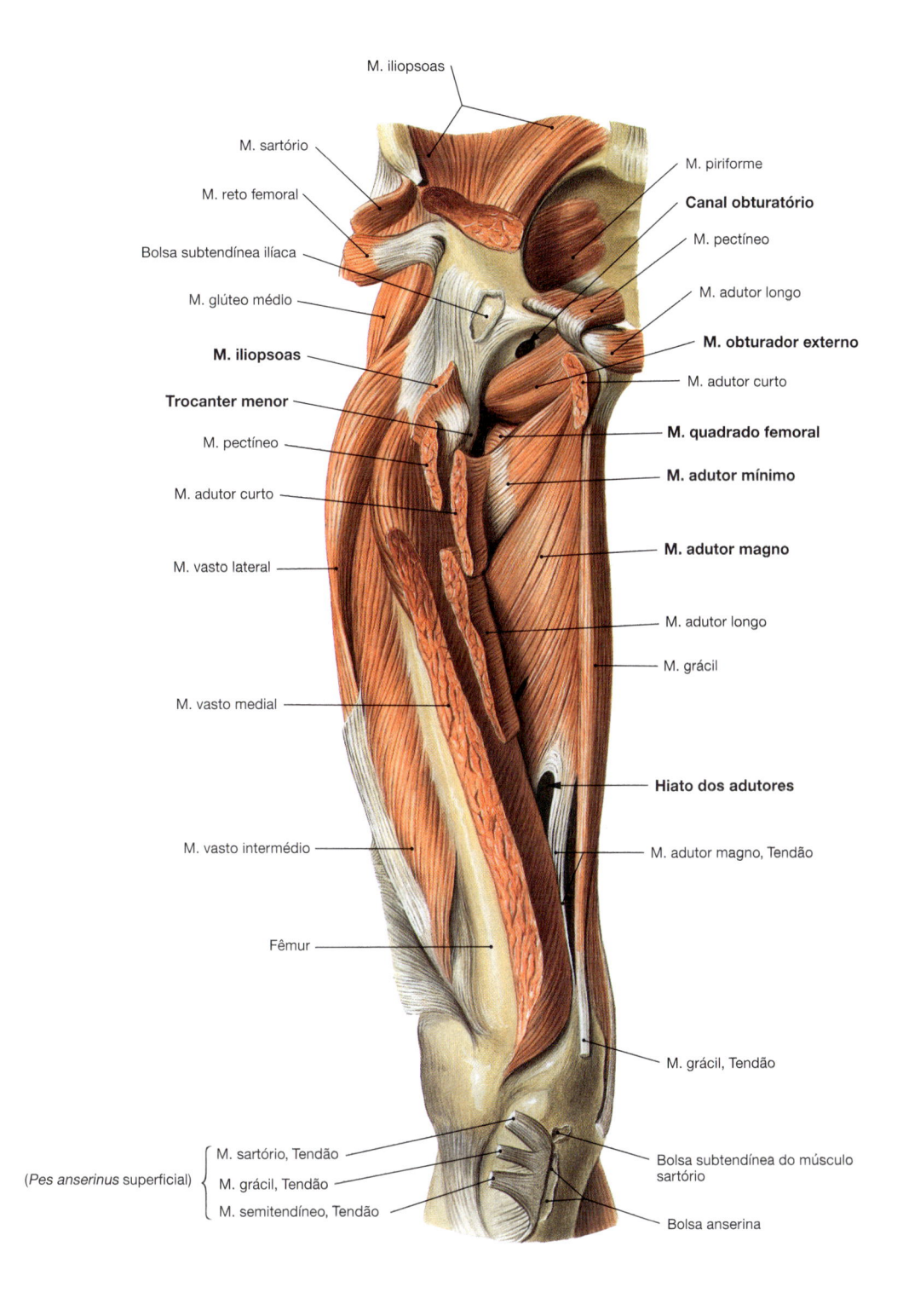

Figura 4.115 Músculos anteriores da coxa e do quadril e músculos mediais profundos da coxa, lado direito; vista anterior, após extensa remoção dos músculos superficiais e de alguns músculos profundos. [S700]

Quando – além dos músculos adutores superficiais – o M. adutor curto também é rebatido para o lado, torna-se visível o **M. adutor magno**, cuja parte superior é também denominada M. adutor mínimo. O M. adutor magno forma, com o seu tendão de inserção, o **hiato dos adutores**, através do qual os vasos sanguíneos da coxa (A. e V. femorais) seguem posteriormente para a fossa poplítea. Em posição proximal, após a remoção do M. pectíneo e do M. adutor curto, pode ser identificada a inserção do M. iliopsoas no trocanter menor. Além disso, o **canal obturatório** – uma abertura na membrana obturadora – é exposto, permitindo observar um feixe vasculonervoso passando entre a pelve menor e a coxa. Caudalmente a este, em trajeto aproximadamente horizontal, encontra-se o **M. obturador externo** e, mais posteriormente, o **M. quadrado femoral**, ambos incluídos no grupo pelvitrocanteriano dos músculos posteriores do quadril (→ Figura 4.116). Como esses dois músculos frequentemente não são demonstrados em cursos práticos de anatomia, seu trajeto é difícil de ser compreendido.

→ T 44–T 47

Musculatura

Músculos do Quadril e da Região Posterior da Coxa

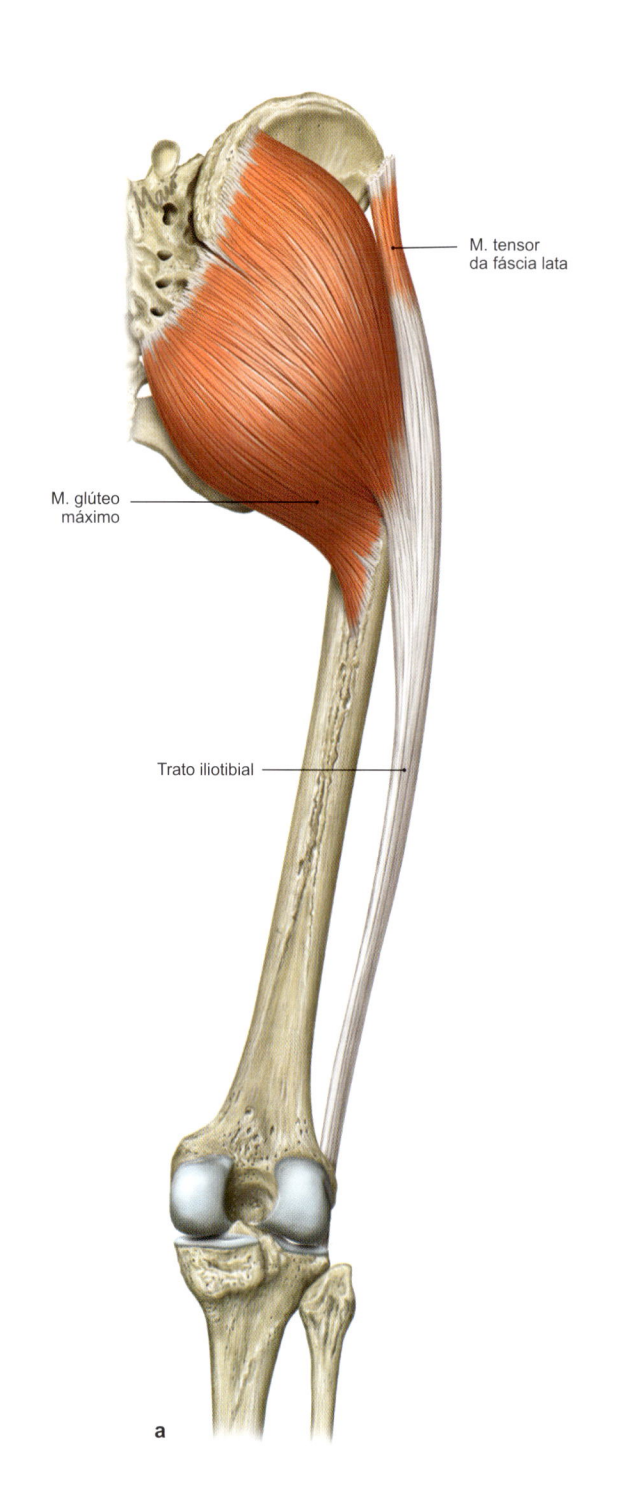

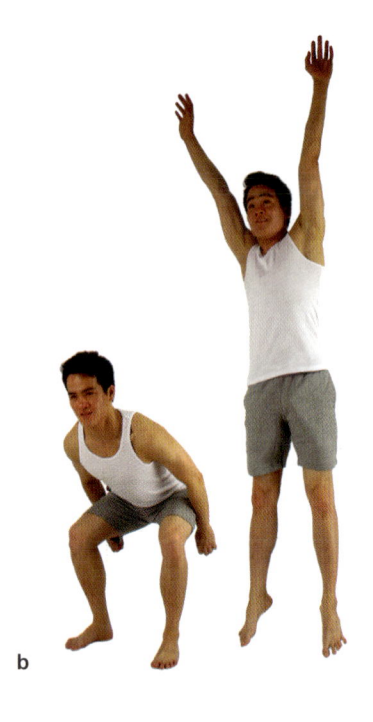

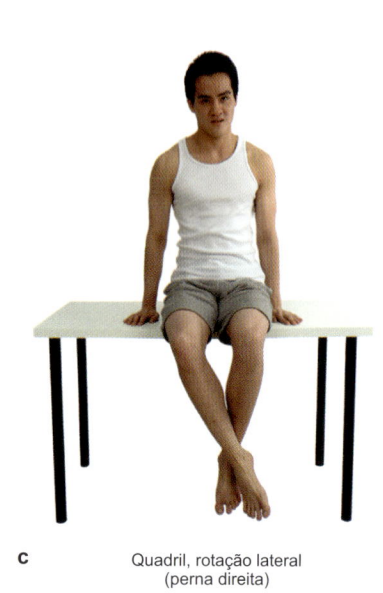

Figura 4.116a-c   Músculos posteriores do quadril e músculo glúteo máximo direitos; vista posterior.

a Os músculos posteriores do quadril podem ser divididos em um grupo posterolateral e um grupo pelvitrocanteriano. No **grupo posterolateral** estão incluídos os músculos glúteo máximo, médio e mínimo. De acordo com sua inervação, o **músculo tensor da fáscia lata** também pode ser incluído neste grupo. [S700-L127]

b O **músculo glúteo máximo** é o principal **extensor** do quadril. O músculo é tão importante para levantar de um agachamento quanto para subir escadas. Mesmo um movimento de salto não é possível sem o músculo. [S701-L271]

c O músculo glúteo máximo também é o **rotador lateral** mais forte na articulação do quadril. [S701-L271]

→ T 45

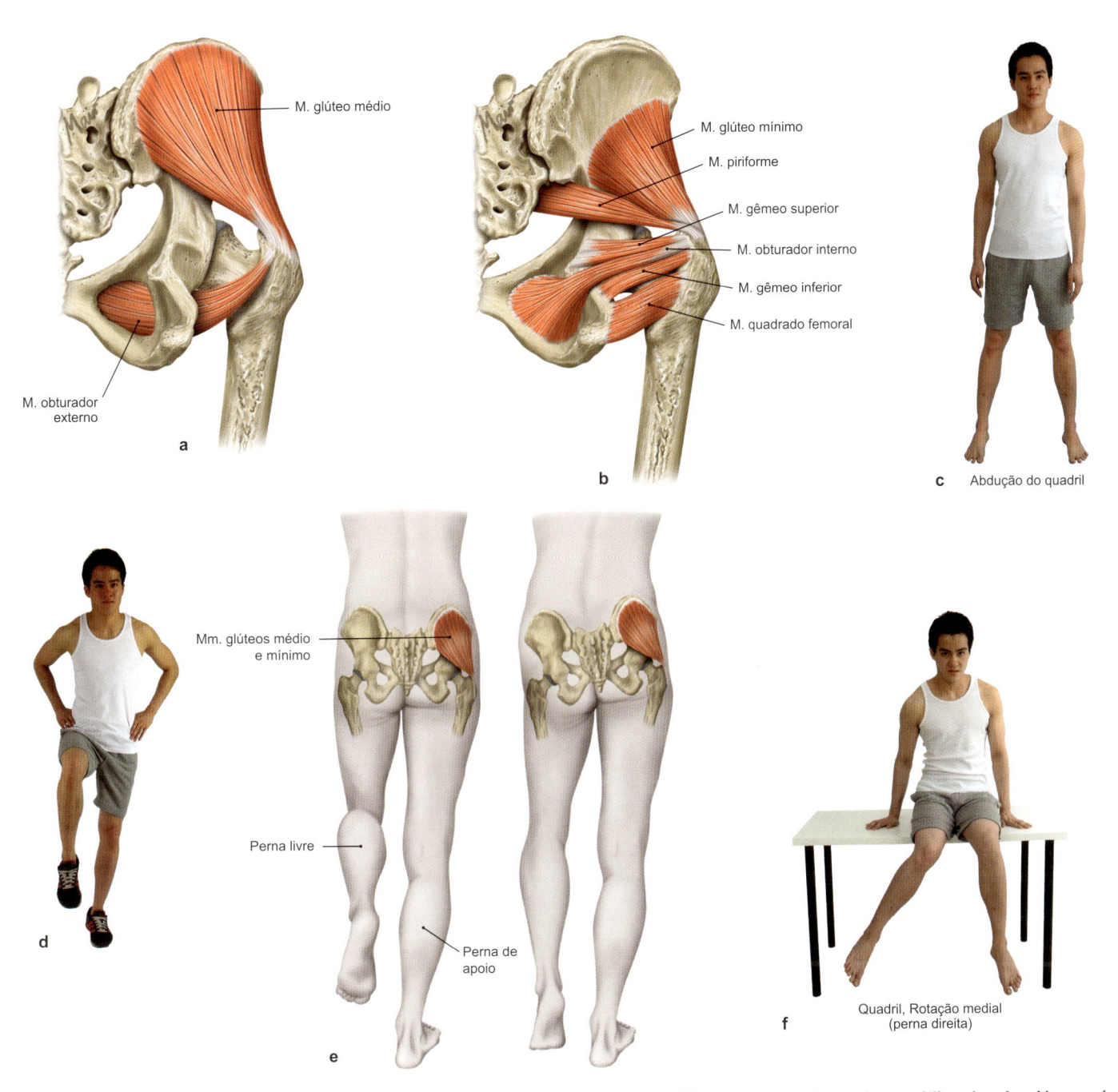

4 Músculos do Quadril e da Região Posterior da Coxa

Figura 4.117a-g Músculos posteriores do quadril, músculo glúteo médio e músculo glúteo mínimo direitos; vista posterior.

a, b Os **músculos glúteos menores** incluem o glúteo médio e o glúteo mínimo devido à sua fixação semelhante e função idêntica. O músculo glúteo médio recobre completamente o glúteo mínimo, mais profundo. Os músculos do grupo medial do quadril ou **grupo pelvitrocanteriano** situam-se caudalmente ao glúteo mínimo e incluem os músculos piriforme, obturator interno, gêmeos superior e inferior e quadrado femoral. [S700-L127]

c-f Os músculos glúteos menores são os **abdutores** mais importantes na articulação do quadril (c). Eles estabilizam os quadris durante a posição ortostática e na marcha e impedem a inclinação para o lado oposto quando o indivíduo se apoia em um dos pés (d). Essa inclinação, conhecida como **sinal de Trendelenburg**, é frequentemente causada por lesão do nervo glúteo superior (e). Além disso, embora o movimento não seja tão significativo, os músculos glúteos médio e mínimo também são os principais **rotadores mediais** (f) do quadril.
c, d, f [S701-L271], e [S700-L127]

g Os músculos do grupo pelvitrocanteriano são inervados por ramos musculares diretos do plexo sacral e auxiliam na **rotação lateral** do quadril, necessária para a posição de "pernas cruzadas". O músculo obturador externo também pertence funcionalmente a este grupo (a), embora seja inervado pelo nervo obturatório e seja de origem adutora. [S701-L271]

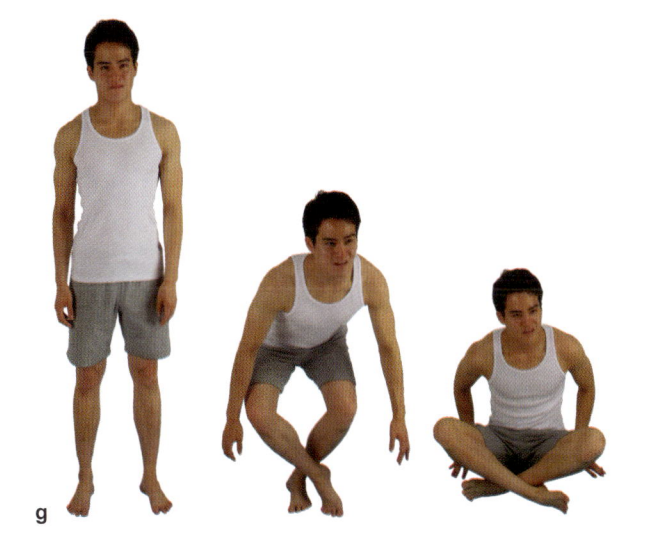

→ T 45, T 46

Musculatura

Músculos do Quadril e da Região Posterior da Coxa

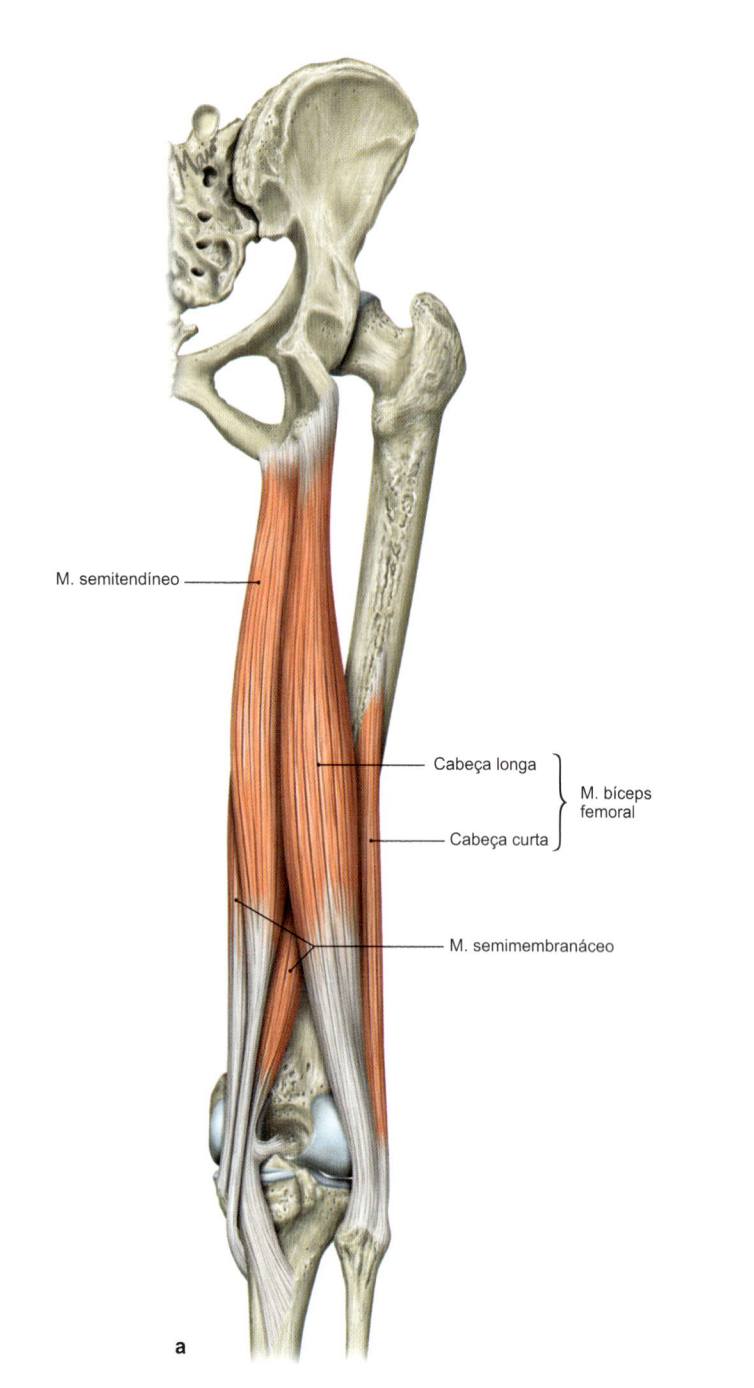

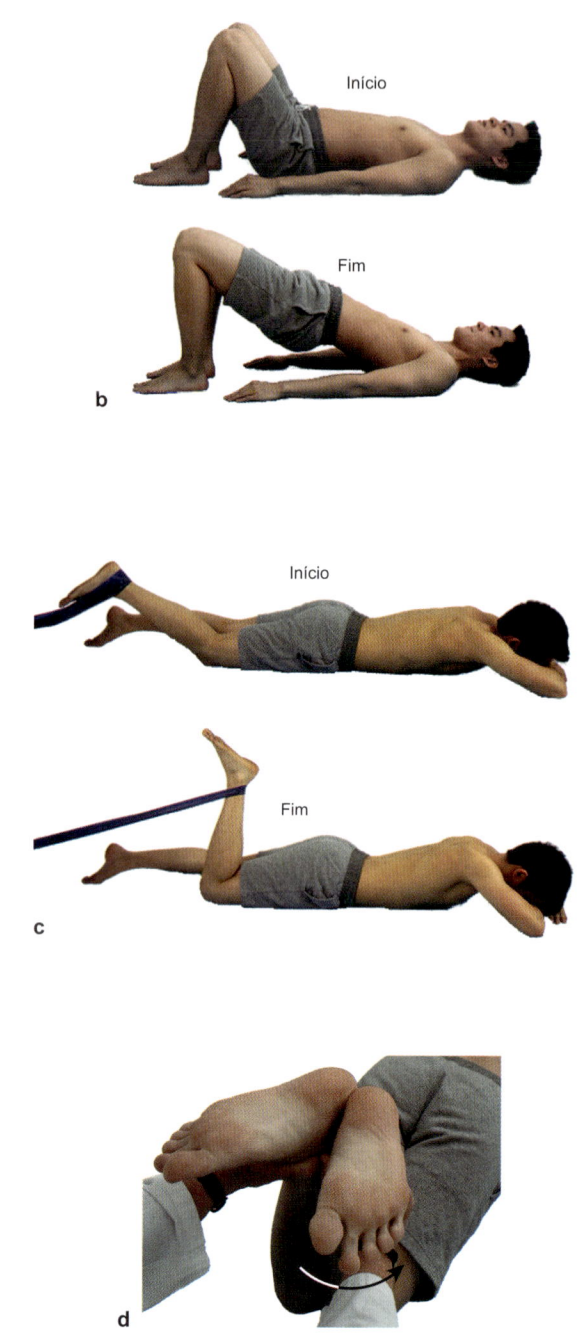

Figura 4.118a-d Músculos posteriores (isquiocrurais) da coxa direita; vista posterior.
a-c Os **músculos** posteriores (**isquiocrurais**) na região posterior da coxa originam-se no túber isquiático e se inserem nos dois ossos da perna (a). Consequentemente, os músculos são biarticulares e estendem a articulação do quadril (b), enquanto no joelho eles representam os mais fortes músculos flexores (c).

d Além disso, o **músculo bíceps femoral**, de trajeto lateral, promove a **rotação lateral** nas duas articulações, enquanto os **músculos semitendíneo** e **semimembranáceo**, em posição medial, promovem a rotação medial.
a [S700-L127], b-d [S701-L271]

→ T 45, I 46, T 49

Músculos do Quadril e da Região Posterior da Coxa

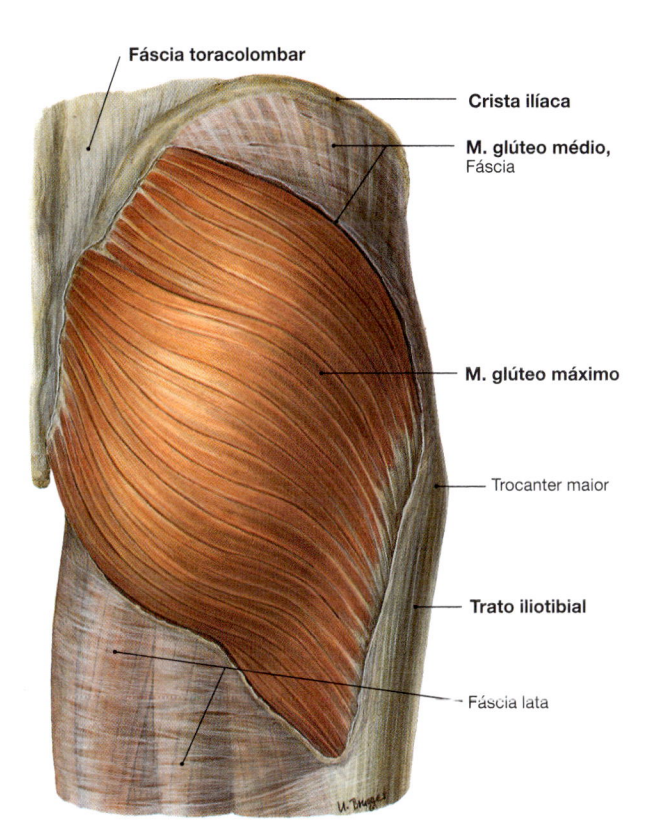

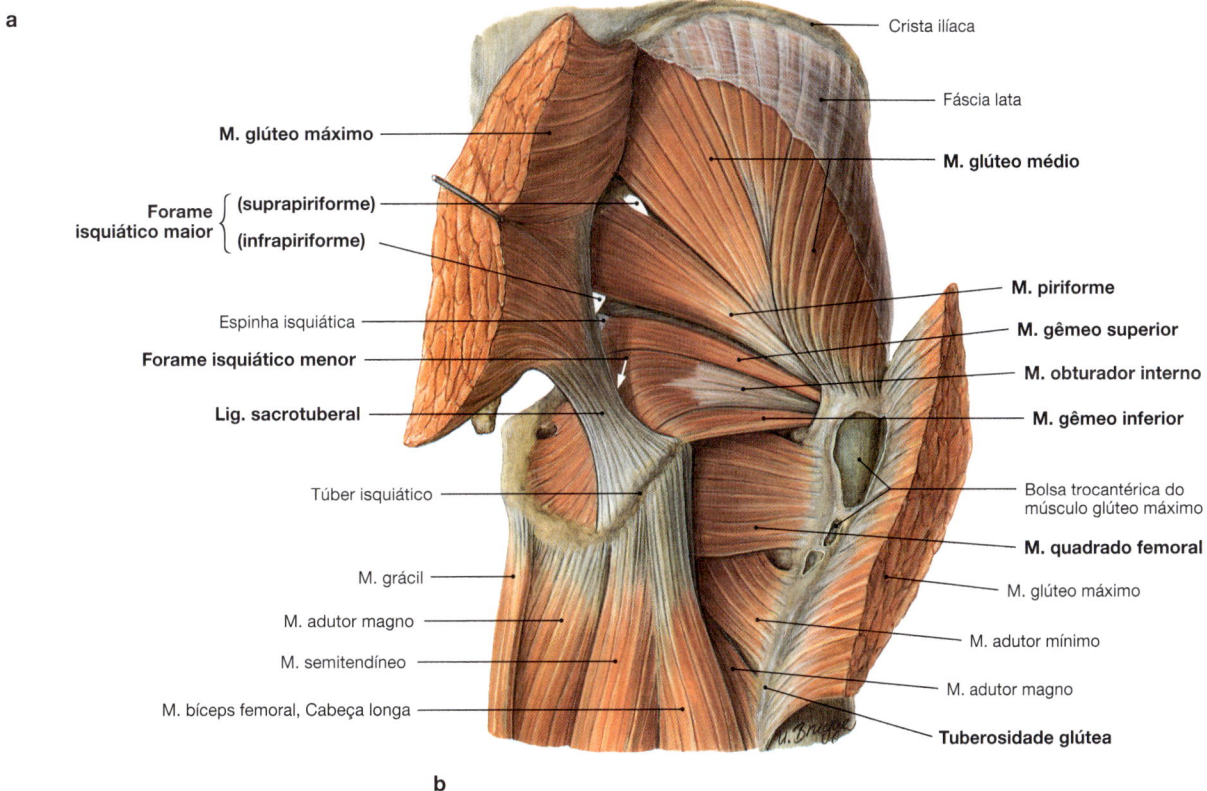

Figura 4.119a e b   Músculos posteriores do quadril e da coxa, lado direito; vista posterior. [S700]

a Após o recorte da fáscia lata. A figura mostra as origens e inserções superficiais do **M. glúteo máximo**. O músculo origina-se superficialmente da face posterior do sacro, da crista ilíaca e da fáscia toracolombar. Suas fibras musculares seguem obliquamente, enquanto o **M. glúteo médio** – situado profundamente ao M. glúteo máximo – segue quase verticalmente. O M. glúteo máximo insere-se superficialmente na fáscia lata e no trato iliotibial.

b Após a secção do M. glúteo máximo. A figura mostra origem e inserção profundas do **M. glúteo máximo**. A origem profunda do músculo é o Lig. sacrotuberal, e a inserção profunda é a tuberosidade glútea do fêmur. Quando o M. glúteo máximo é seccionado ou rebatido para um dos lados, as demais partes do **M. glúteo médio**, que segue verticalmente, e os **músculos pelvitrocanterianos** – situados abaixo do M. glúteo máximo – tornam-se visíveis.

O **M. piriforme** subdivide o forame isquiático maior em partes **suprapiriforme** e **infrapiriforme**, que representam os principais locais de passagem para os feixes vasculonervosos vindos da pelve. Observe que a parte do **M. obturador interno** entre o ponto de apoio (hipomóclio) na incisura isquiática menor e a inserção na fossa trocantérica é frequentemente de estrutura tendínea.

→ T 45, T 46, T 49

Musculatura

Músculos do Quadril e da Região Posterior da Coxa

Legendas da figura (da direita, de cima para baixo):
- Crista ilíaca
- **M. glúteo médio**
- **M. glúteo mínimo**
- Forame isquiático maior (suprapiriforme)
- M. piriforme
- M. gêmeo superior
- M. tensor da fáscia lata
- M. gêmeo inferior
- M. quadrado femoral
- M. glúteo médio
- Trocanter maior
- Bolsa trocantérica do músculo glúteo máximo
- M. glúteo máximo
- M. adutor mínimo
- M. adutor magno
- M. vasto lateral
- **M. bíceps femoral, Cabeça curta**
- **M. bíceps femoral, Cabeça longa**
- A. poplítea
- M. gastrocnêmio, Cabeça lateral

Legendas da figura (da esquerda, de cima para baixo):
- M. glúteo máximo
- Forame isquiático maior (infrapiriforme)
- M. obturador interno
- Lig. sacrotuberal
- M. obturador interno
- Túber isquiático
- M. adutor magno
- M. grácil
- **M. semitendíneo**
- **M. bíceps femoral, Cabeça longa**
- **M. semimembranáceo**
- M. semitendíneo, Tendão
- M. semimembranáceo, Tendão
- M. gastrocnêmio, Cabeça medial

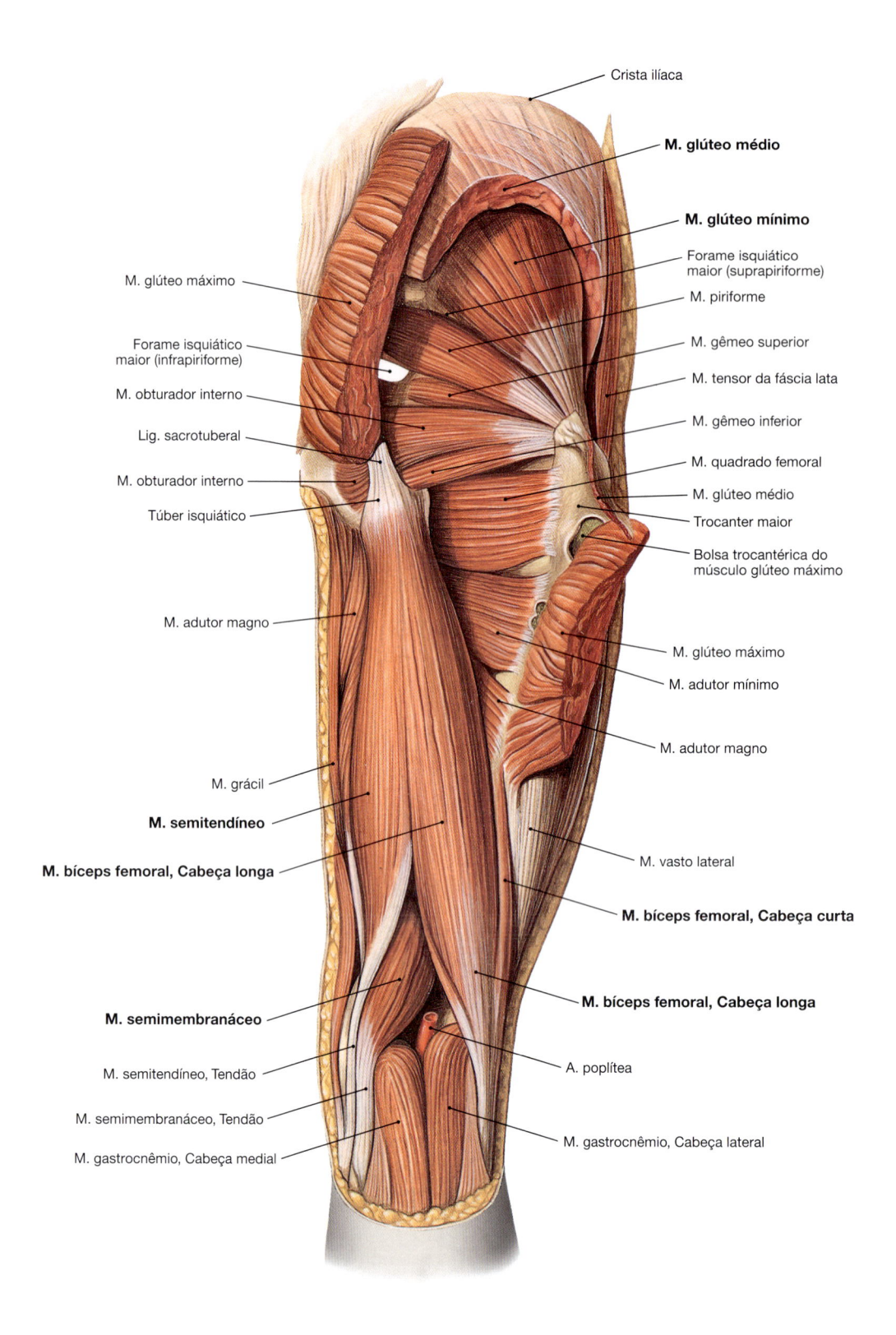

Figura 4.120 Músculos posteriores da coxa e do quadril direitos; vista posterior, após a remoção parcial dos Mm. glúteos máximo e médio. [S700]

Quando, adicionalmente ao M. glúteo máximo, o M. glúteo médio também é seccionado, o **M. glúteo mínimo** torna-se visível. Este músculo é reunido ao M. glúteo médio sob o conceito de **músculos glúteos menores**. Ambos os músculos atuam na abdução do quadril e na estabilização da pelve durante o apoio sobre um dos pés.

Na face posterior da coxa, os **músculos isquiocrurais** estão dissecados, estendendo-se do túber isquiático até os ossos da perna. Medialmente se encontra o **M. semitendíneo** (assim denominado devido a seu longo tendão de inserção) e, abaixo deste, o **M. semimembranáceo** (devido ao tendão de origem de formato achatado); lateralmente se encontra o **M. bíceps femoral**, cuja cabeça longa também se origina do túber isquiático, enquanto a cabeça curta tem a sua origem distalmente no fêmur (lábio lateral da linha áspera).

→ T 45, T 49

Músculos do Quadril e da Região Posterior da Coxa

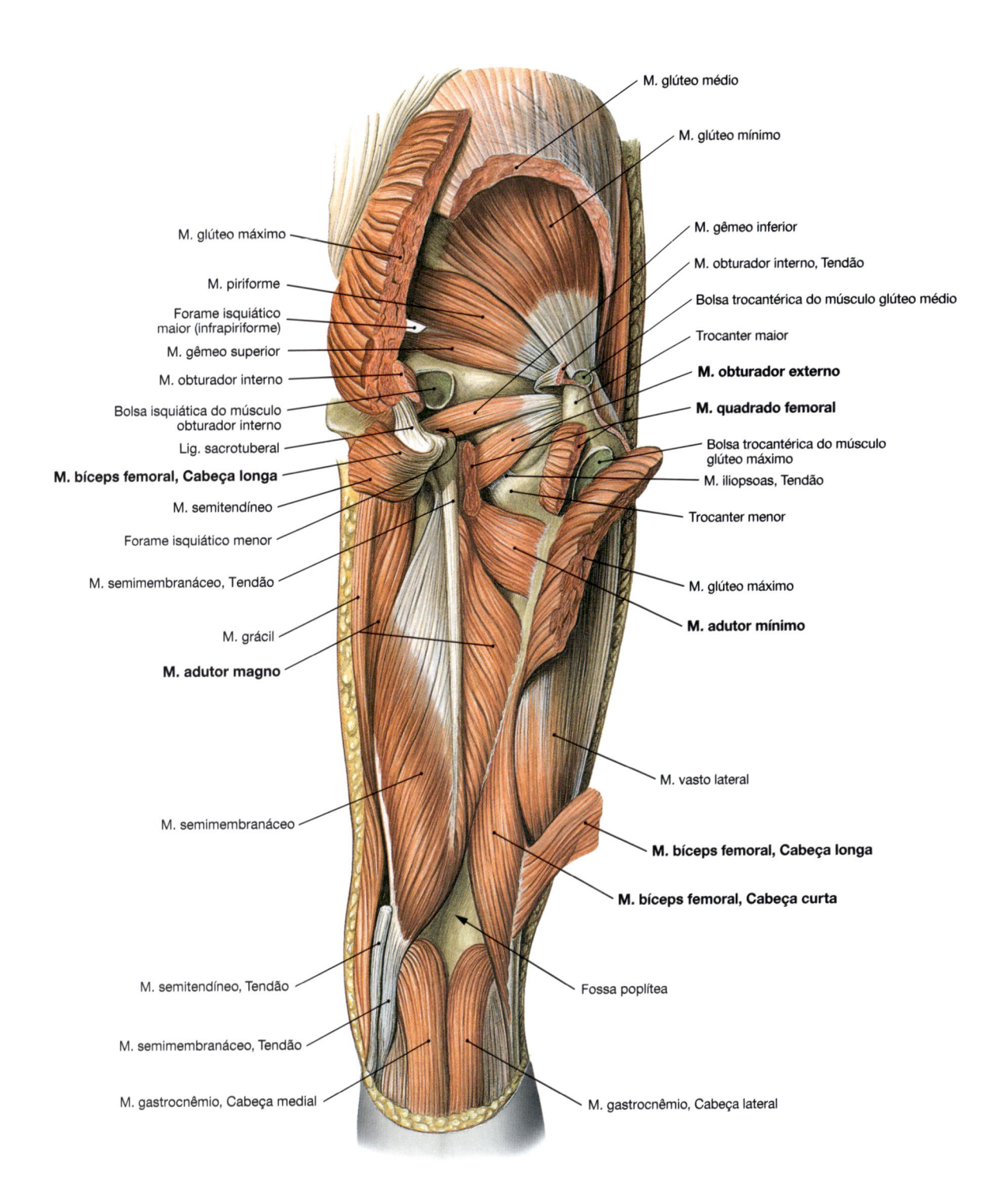

Figura 4.121 Músculos posteriores profundos da coxa e do quadril direitos; vista posterior, após extensa remoção dos músculos glúteos superficiais e dos músculos isquiocrurais. [S700]

Quando o M. quadrado femoral é seccionado, o **M. obturador externo**, situado abaixo, é demonstrado, mas seu trajeto é geralmente difícil de ser interpretado. A retirada da cabeça longa do M. bíceps femoral expõe as partes profundas do grupo dos músculos adutores. O **M. adutor magno** é composto por duas partes musculares funcionalmente diferentes, apresentando inervação distinta. Sua parte principal se origina a partir do ramo inferior do púbis (este segmento é ocasionalmente denominado **M. adutor mínimo**) e no ramo do ísquio. Por sua vez, a parte inferior se origina do túber isquiático e, segundo a sua função e inervação, pertence ao grupo dos músculos isquiocrurais.

→ T 45, T 46, T 48, T 49

Músculos da Região da Articulação do Joelho

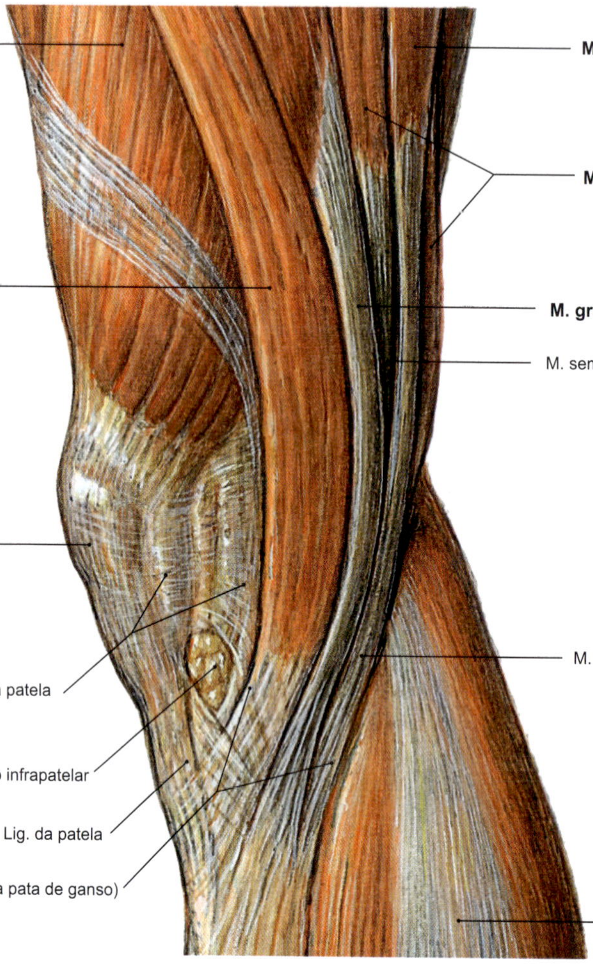
M. vasto medial
M. semitendíneo
M. semimembranáceo
M. sartório
M. grácil, Tendão
M. semimembranáceo, Tendão
Patela
M. semitendíneo, Tendão
Retináculo medial da patela
Corpo adiposo infrapatelar
Lig. da patela
(Parte superficial da pata de ganso)
M. gastrocnêmio, Cabeça medial
a

Figura 4.122a Músculos na região da articulação do joelho esquerdo; vista medial. [S700]
A inserção comum dos Mm. sartório, grácil e semitendíneo, abaixo do côndilo medial da tíbia, forma uma estrutura semelhante à membrana natatória do ganso, denominada pata de ganso. A inserção do músculo semimembranáceo, mais profunda, se faz na parte profunda da pata de ganso.

→ T 47–T 49

Músculos da Região da Articulação do Joelho

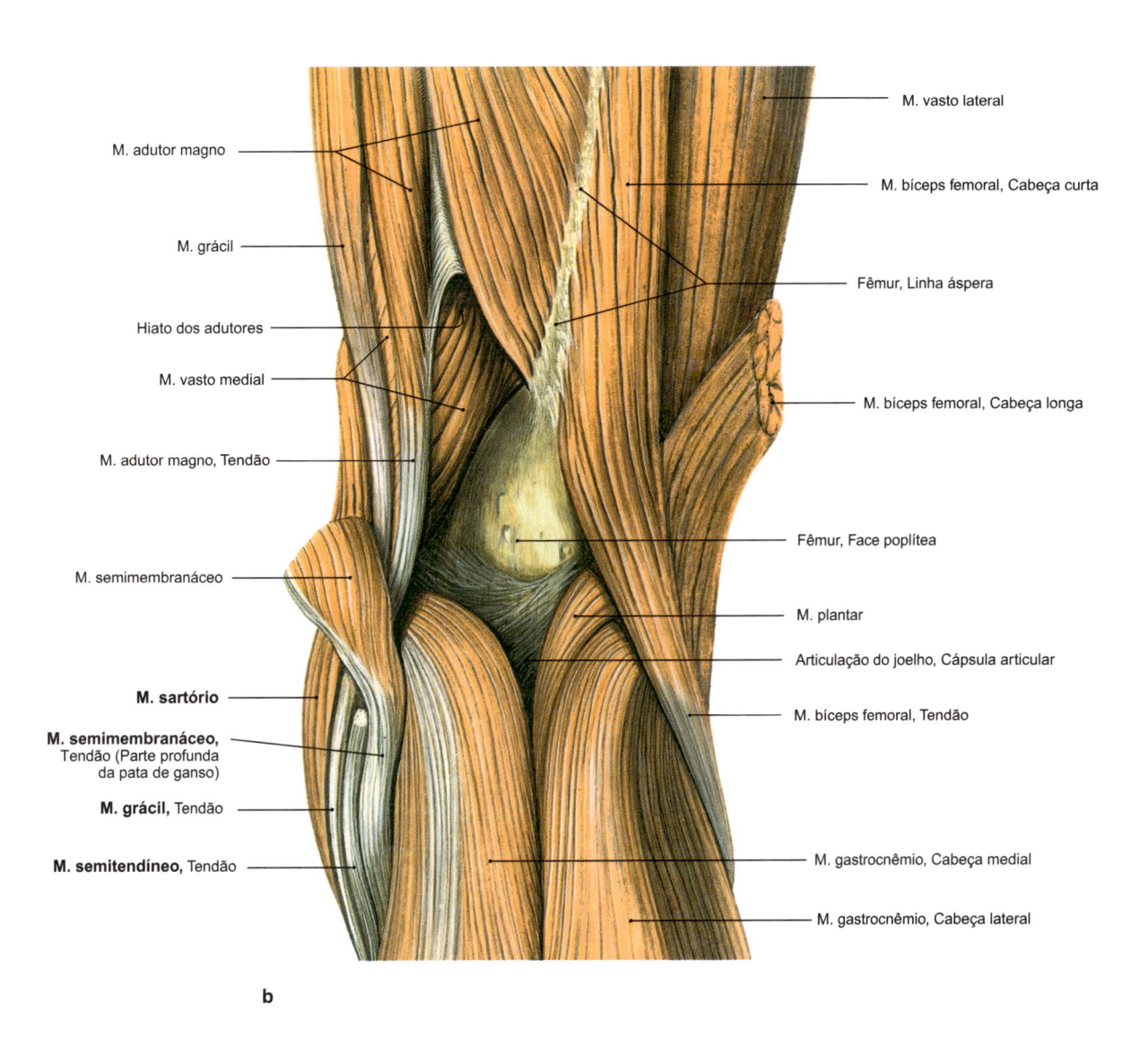

Figura 4.122b Músculos na região da articulação do joelho direito; vista posterior. [S700]
A inserção comum dos Mm. sartório, grácil e semitendíneo abaixo do côndilo medial da tíbia forma uma estrutura semelhante à membrana natatória do ganso, denominada pata de ganso. A inserção do músculo semimembranáceo, mais profunda, se faz na parte profunda da pata de ganso.

→ T 47– T 49

433

Musculatura

Músculos da Perna

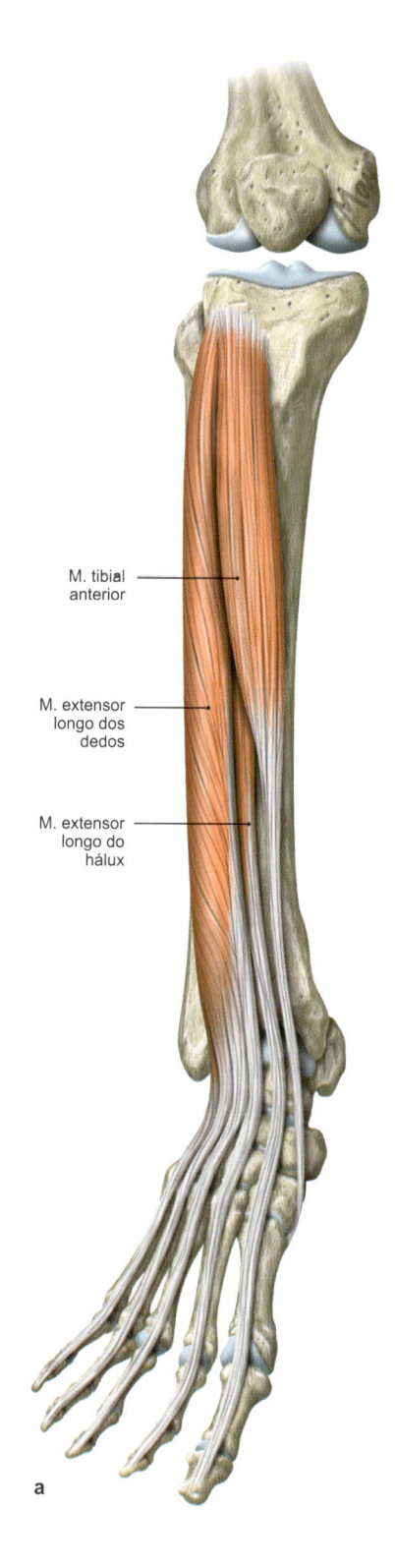

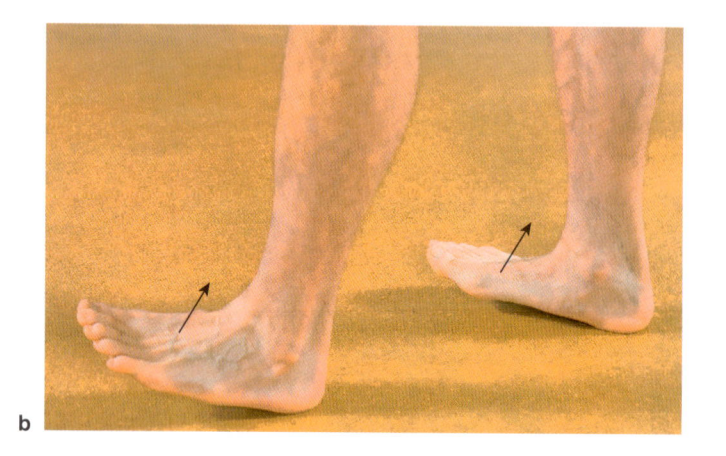

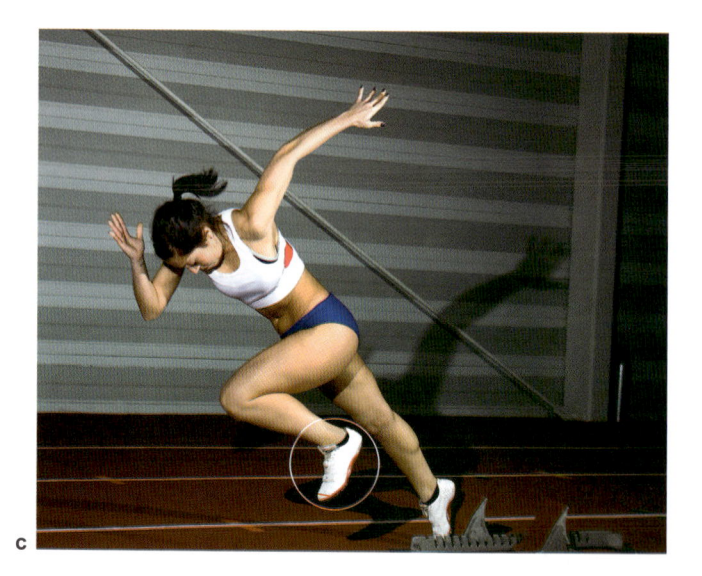

Figura 4.123a-c Músculos extensores da perna direita.
a, b Vista anterior. Na perna existem três grupos musculares. Para a compreensão de suas funções, é importante sua localização em relação aos eixos de movimento das articulações do tornozelo (→ Figura 4.101). Todos os músculos que seguem **anteriormente** ao eixo transversal da articulação talocrural são **extensores** dos dedos e flexores do tornozelo (a). Desse grupo, o **M. tibial anterior** é o principal músculo flexor dorsal na articulação talocrural, enquanto o **M. extensor longo dos dedos** e o **M. extensor longo do hálux** atuam na extensão das articulações dos dedos (b). Os músculos, cujos tendões estão localizados **medialmente** ao eixo da ATCN e se projetam obliquamente da região medial superior em direção à região lateral inferior, elevam a margem medial do pé e são músculos **supinadores**. Portanto, o músculo tibial anterior também é um supinador fraco. Por outro lado, o M. extensor longo dos dedos, em posição **lateral**, e o M. extensor longo do hálux elevam a margem lateral do pé e, assim, sustentam a **pronação** do pé. a [S700-L127], b [E563]
c A flexão dorsal na articulação talocrural e a extensão nas articulações dos dedos do pé são necessárias para levantar a extremidade do dedo do pé na fase de impulso da perna durante a marcha ou corrida. [J787]

→ T 50

4 Músculos da Perna

M. fibular longo

M. fibular curto

a

b

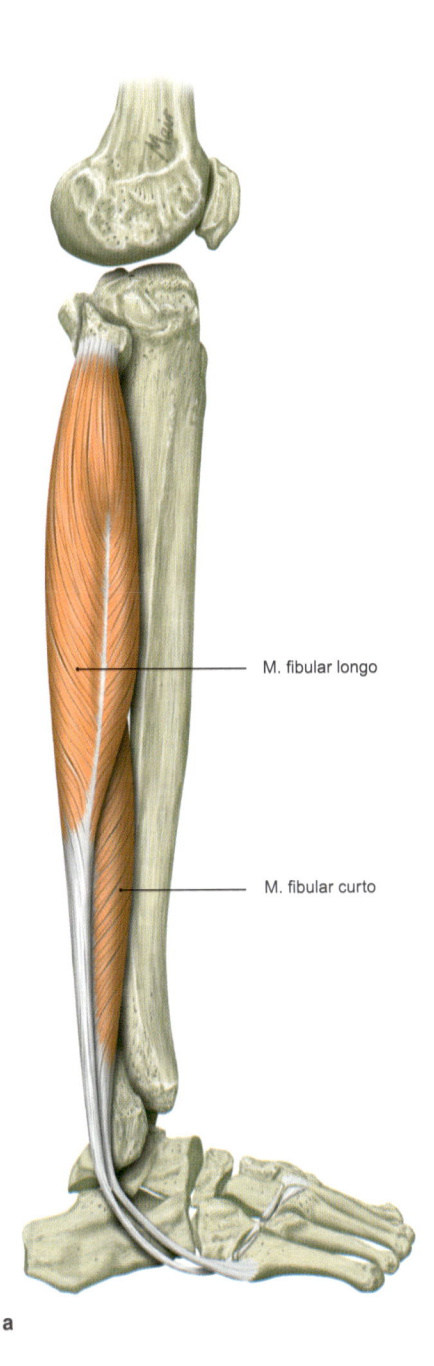

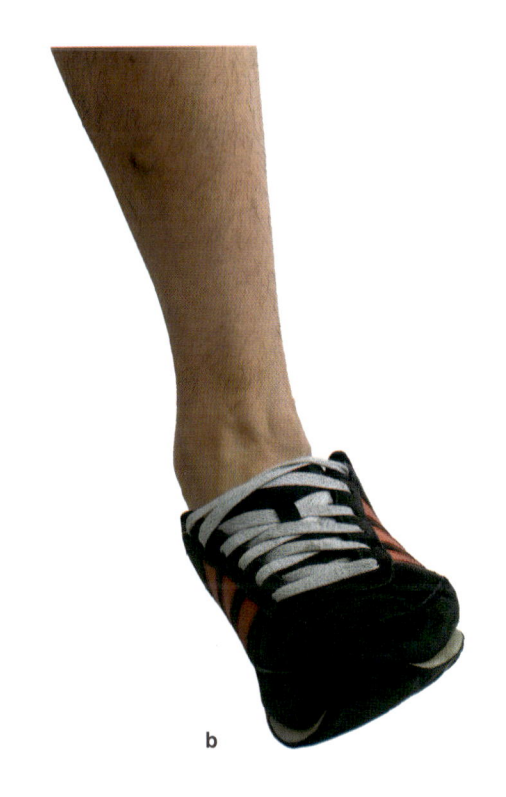

Figura 4.124a e b   Músculos laterais da perna, grupo fibular direito.
a Vista lateral. Os músculos laterais da perna consistem nos **Mm. fibular longo** e **fibular curto**, e representam os principais músculos pronadores do pé. Eles também atuam na articulação talocrural como flexores plantares devido à sua localização posterior ao eixo de flexão-extensão. [S700-L127]
b Pronação do pé como função importante do grupo fibular. [S701-L271]

→ T 51

Musculatura

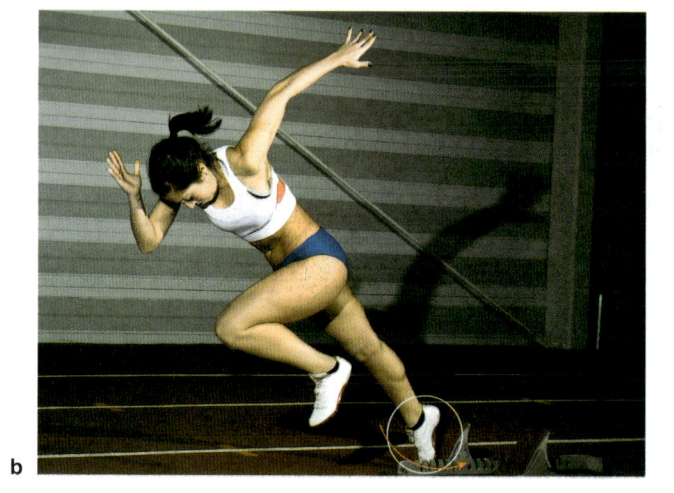

Músculos da Perna

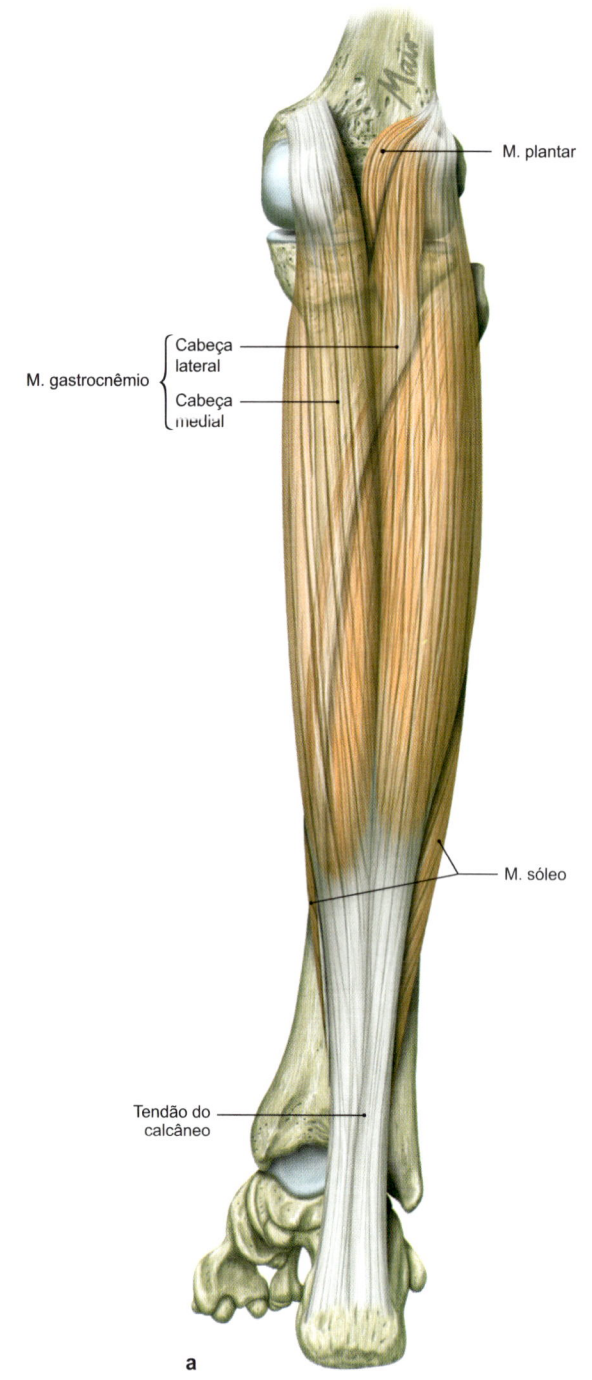

Figura 4.125a e b Músculos superficiais da sura (panturrilha) direita.
a Vista posterior. Todos os músculos **posteriores** ao eixo transversal da articulação talocrural atuam como **flexores plantares**. Estes incluem os músculos superficiais e profundos da panturrilha. O **M. tríceps sural** do grupo dos músculos superficiais e posteriores é composto pelo **M. gastrocnêmio**, com duas cabeças, e pelo **M. sóleo**, situado mais profundamente. Como, diferentemente do músculo sóleo, o gastrocnêmio se origina nos côndilos femorais e, portanto, é biarticular, ele também dá suporte à flexão na articulação do joelho. O músculo tríceps sural é o **flexor plantar mais forte** da articulação talocrural e também o **supinador mais forte** do pé. Em contraste, o **M. plantar** é insignificante e flexiona apenas levemente no joelho. [S700-L127]
b A flexão plantar do pé é necessária para a obtenção de impulso forte para levantar o pé do chão durante a marcha e a corrida. [J787]

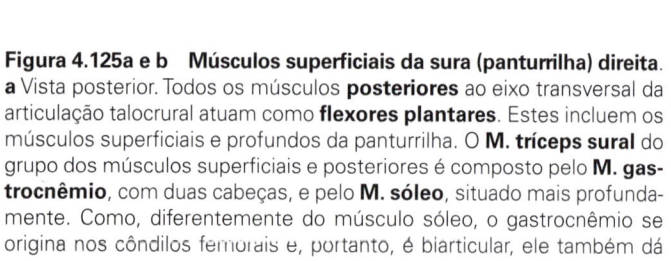

→ T 52

Músculos da Perna

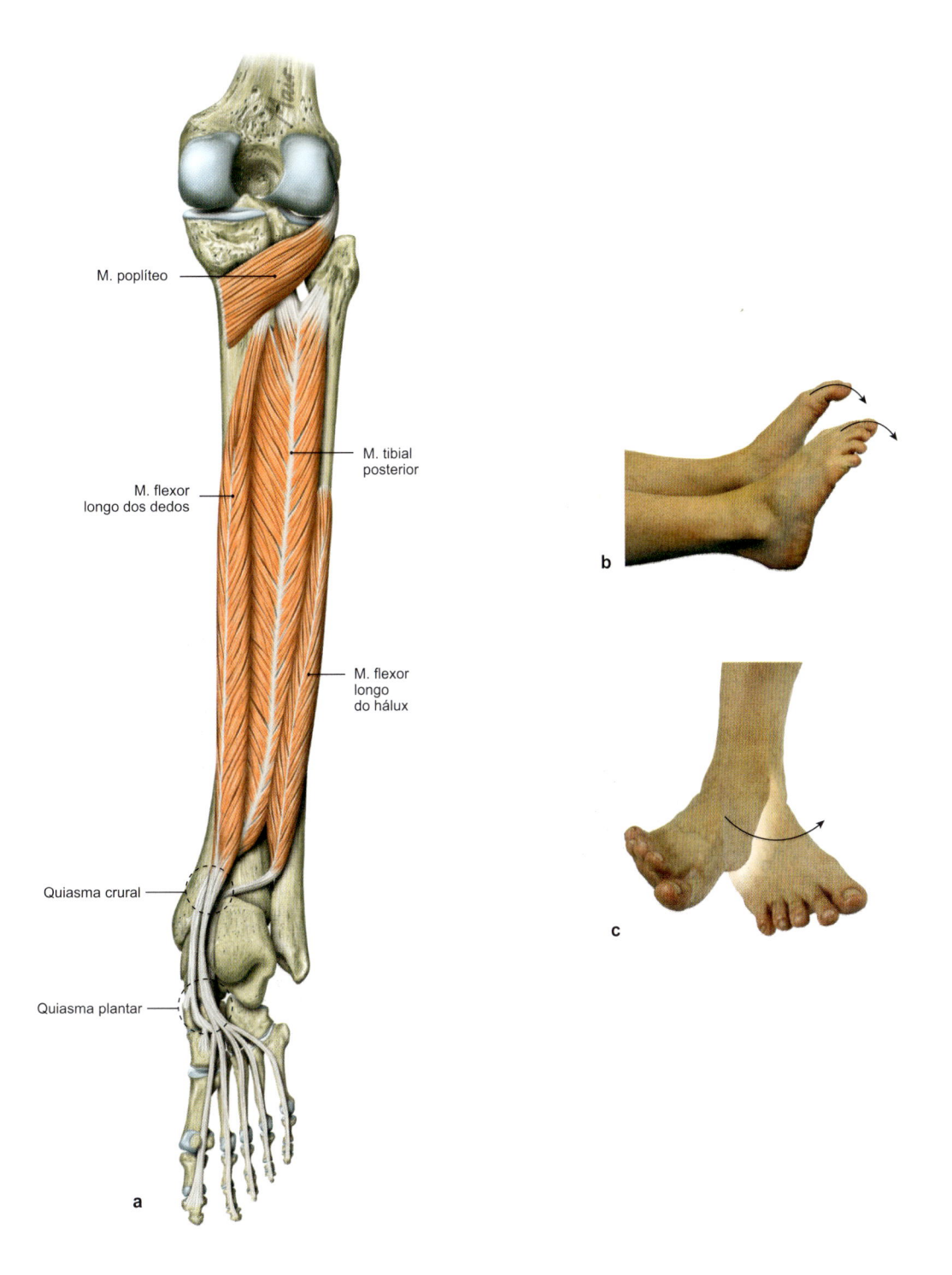

Figura 4.126a-c Músculos profundos da sura (panturrilha) direita.
a Vista posterior. Os músculos posteriores profundos da panturrilha correspondem, em grande parte, aos músculos extensores na face anterior (→ Figura 4.123), mas em uma sequência diferente de medial para lateral. O tendão do M. flexor longo dos dedos cruza o tendão do músculo tibial posterior (**quiasma crural**) acima do maléolo medial e o tendão do músculo flexor longo do hálux (**quiasma plantar**) na planta do pé. O **músculo poplíteo** ocupa uma posição especial, uma vez que é um importante estabilizador da articulação do joelho. Ele inicia o movimento de flexão da articulação do joelho, causando **rotação medial do joelho**. [S700-L127]

b, c Devido à sua localização em relação aos eixos do tornozelo, todos os músculos desse grupo atuam como flexores plantares (b) e auxiliam na supinação (c). Os **Mm. flexores longo dos dedos** e **longo do hálux** também flexionam as articulações dos dedos (b). No ponto médio entre os dois músculos, está localizado o **M. tibial posterior**, que é um forte supinador (c). [S701-L271]

→ T 53

Musculatura

Músculos da Perna

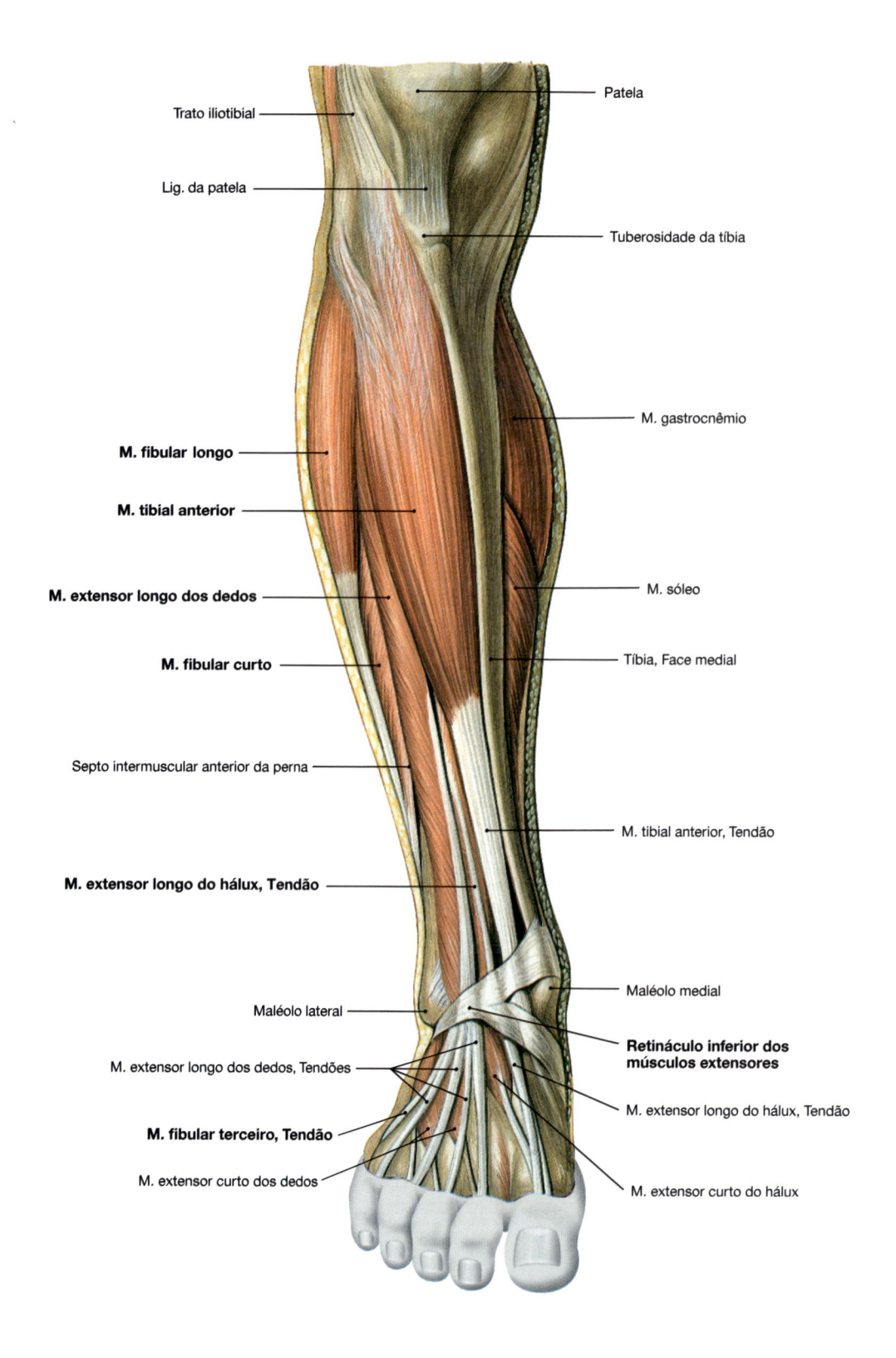

Figura 4.127 Músculos anteriores e laterais da perna e do pé direitos; vista anterior. [S700]

O **M. tibial anterior** é palpável próximo à margem da tíbia. Como seu tendão de inserção segue medialmente ao eixo da articulação talocalcaneonavicular, em comparação aos demais músculos anteriores da perna, ele é um músculo supinador (ainda que mais fraco). O **M. extensor longo dos dedos** origina-se na região proximal da tíbia e da fíbula, enquanto o **M. extensor longo do hálux** se posiciona entre os dois outros músculos extensores ao longo da parte distal da perna. Ocasionalmente, o M. extensor longo dos dedos apresenta um feixe que se destaca, com uma inserção no metatarsal V, denominado, de forma um tanto confusa, **M. fibular terceiro**. Distalmente, os tendões são orientados pelo **retináculo inferior dos músculos extensores**, que representa um reforço da fáscia da perna. Os retináculos do pé atuam como ligamentos de sustentação e impedem que os tendões se afastem dos ossos durante a flexão dorsal do pé. Os dois músculos do grupo fibular (**Mm. fibulares longo** e **curto**) formam o grupo lateral e se originam proximal e distalmente na fíbula.

→ T 50, T 51

Músculos da Perna

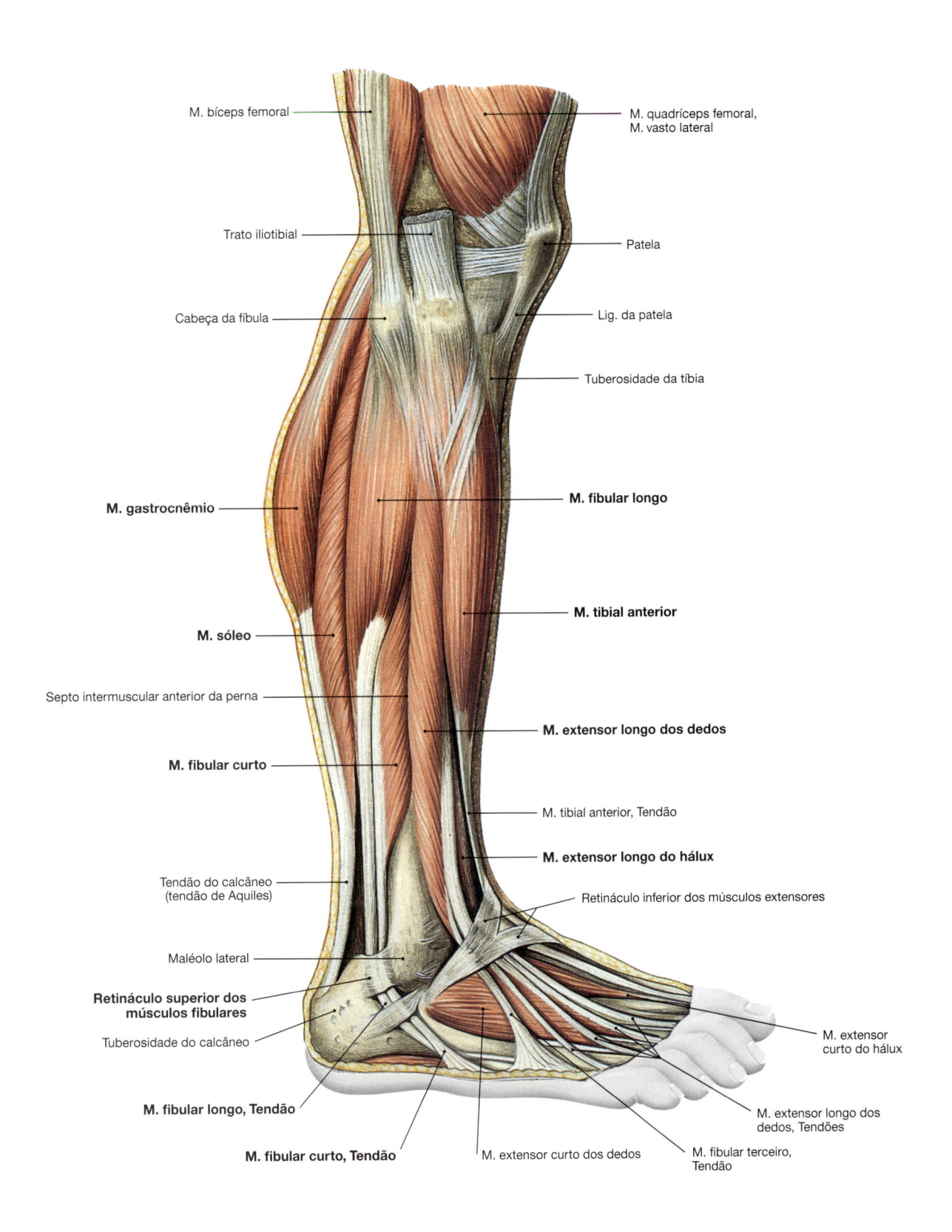

Figura 4.128 Músculos da perna e do pé direitos; vista lateral. [S700] Em uma vista lateral, todos os três grupos dos músculos da perna são bem visíveis. Posteriormente aos músculos flexores dorsais do pé, situados anteriormente, os músculos fibulares se associam lateralmente, enquanto os Mm. flexores plantares se localizam posteriormente. Como os Mm. flexores plantares profundos se sobrepõem à face posterior dos ossos da perna, apenas os músculos superficiais (M. tríceps sural, composto pelo **M. gastrocnêmio** e pelo **M. sóleo**, situado abaixo deste) são visíveis. Os tendões de inserção do grupo fibular são orientados pelos **retináculos dos músculos fibulares**. Enquanto o M. fibular curto se insere no metatarsal V, o tendão do M. fibular longo segue por baixo da planta, em direção ao metatarsal I e ao cuneiforme medial e, deste modo, sustenta ativamente o arco do pé. Observe que o **M. extensor longo do hálux** se encontra entre o M. tibial anterior e o M. extensor longo dos dedos.

→ T 50–T 52, T 54

Musculatura

Músculos da Perna

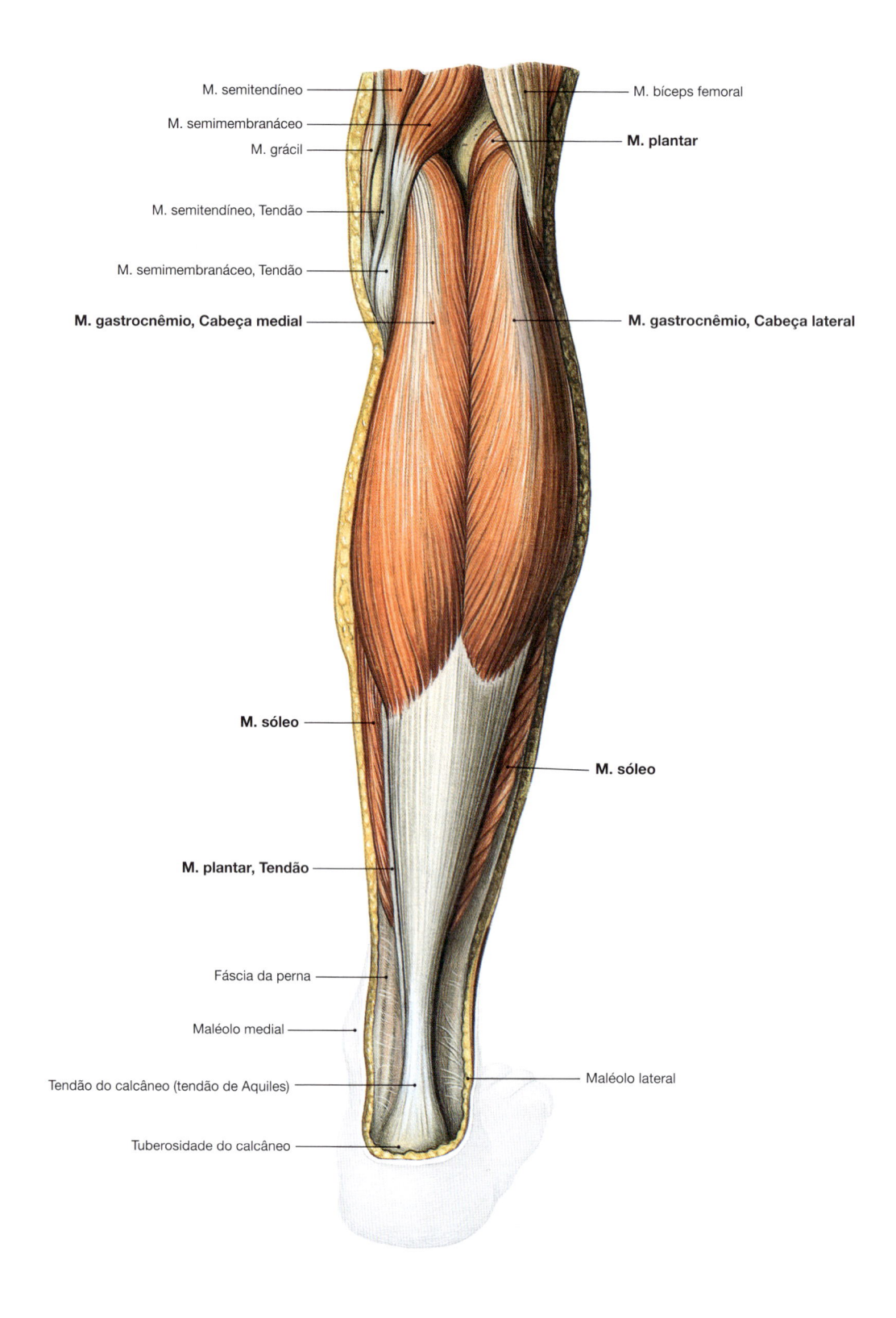

Figura 4.129 Camada superficial dos músculos posteriores da perna direita; vista posterior. [S700]

O grupo de músculos flexores superficiais é composto pelo **M. tríceps sural** e pelo **M. plantar**. O robusto M. tríceps sural é constituído pelo **M. gastrocnêmio**, com suas cabeças; e pelo **M. sóleo**, situado mais profundamente. Todos os músculos superficiais posteriores se inserem por meio do **tendão do calcâneo** (ou **tendão de Aquiles**) no calcâneo.

O M. tríceps sural é o mais forte flexor plantar da articulação talocrural e, mais do que o M. tibial posterior, o mais forte músculo supinador do pé. Quando o indivíduo apresenta alguma deficiência (p. ex., hérnia de disco intervertebral com lesão do segmento S1 da medula espinal ou lesão do N. tibial), ficar na ponta dos pés é impossível!

→ T 52

Músculos da Perna

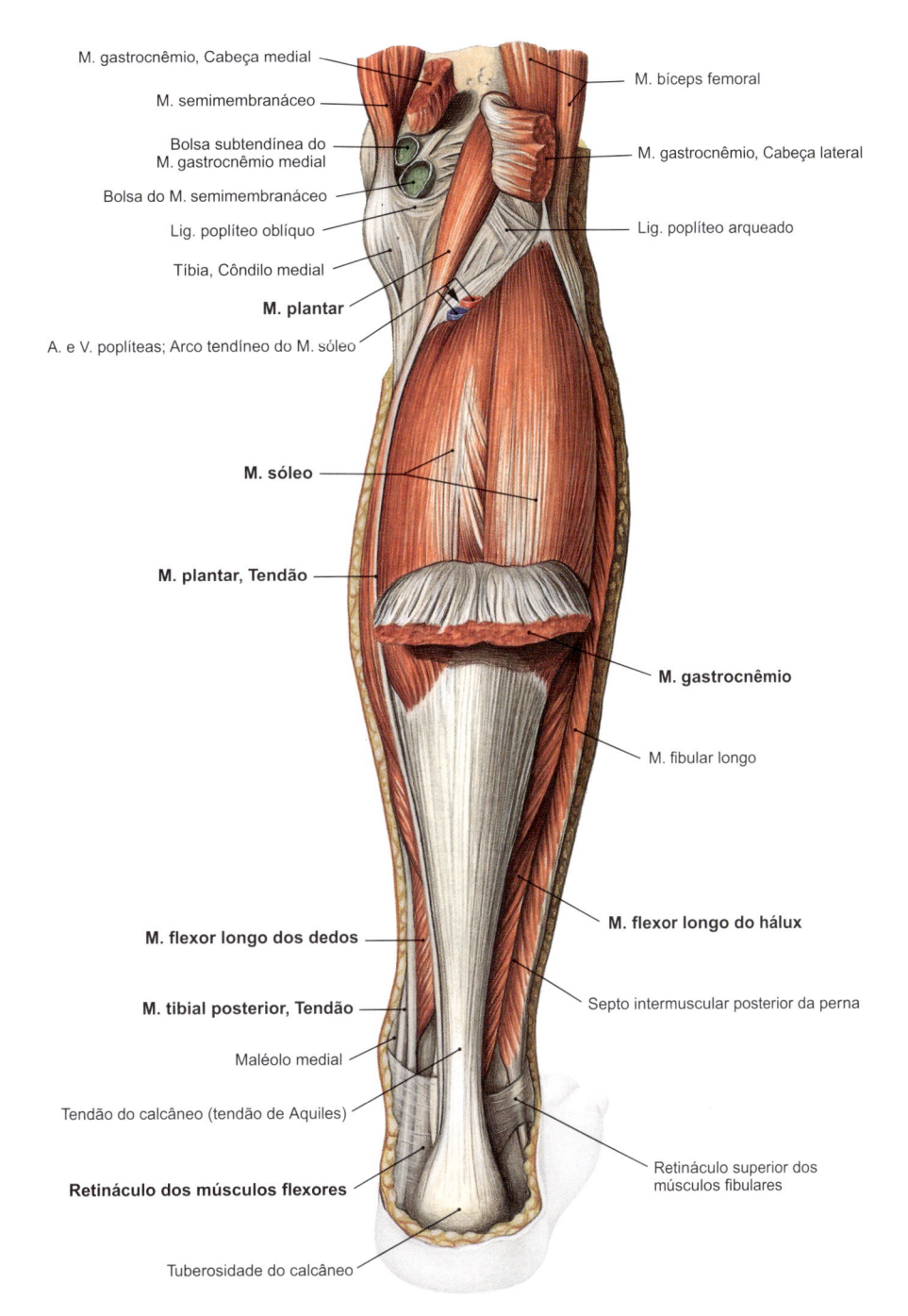

Figura 4.130 Camada superficial dos músculos posteriores da perna direita; vista posterior, após a secção da origem do M. gastrocnêmio. [S700]
Após o **M. gastrocnêmio** ter sido rebatido para baixo, observam-se, em posição proximal, o **M. plantar** e, mais profundamente, o **M. sóleo**. Como os ventres musculares dos músculos flexores plantares profundos se encontram em posição mais distal, estes são localizados após a retirada da fáscia da perna em ambos os lados do tendão do calcâneo. Seus tendões de inserção são orientados no maléolo medial através do **retináculo dos músculos flexores**.

→ T 53

Correlações clínicas

A ocorrência de **rupturas do tendão do calcâneo** (também conhecido como tendão de Aquiles) é especialmente possível em caso de tensão súbita, quando o músculo é estirado durante flexão dorsal do pé. O diagnóstico geralmente é confirmado por ultrassonografia ou RM, se os pacientes fisicamente ativos forem receber tratamento cirúrgico.
[G729]

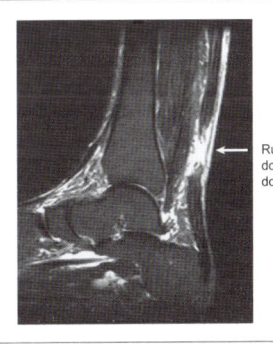

Musculatura

Músculos da Perna

Labels (da figura, sentido horário a partir do topo esquerdo):
- M. gastrocnêmio, Cabeça medial
- Bolsa subtendínea do músculo gastrocnêmio medial
- Bolsa do músculo semimembranáceo
- M. semimembranáceo, Tendão
- Lig. poplíteo oblíquo
- **M. tibial posterior, Tendão**
- **M. flexor longo dos dedos**
- **M. tibial posterior**
- *
- **M. flexor longo dos dedos, Tendão**
- Maléolo medial
- M. tibial posterior, Tendão
- Retináculo dos músculos flexores
- Tendão do calcâneo (tendão de Aquiles)
- Tuberosidade do calcâneo
- Retináculo superior dos músculos fibulares
- M. flexor longo do hálux, Tendão
- Tíbia
- **M. flexor longo do hálux**
- M. fibular longo
- Fíbula, Margem interóssea
- **M. sóleo**
- **M. poplíteo**
- M. plantar
- M. gastrocnêmio, Cabeça lateral
- M. bíceps femoral
- Fêmur, Face poplítea

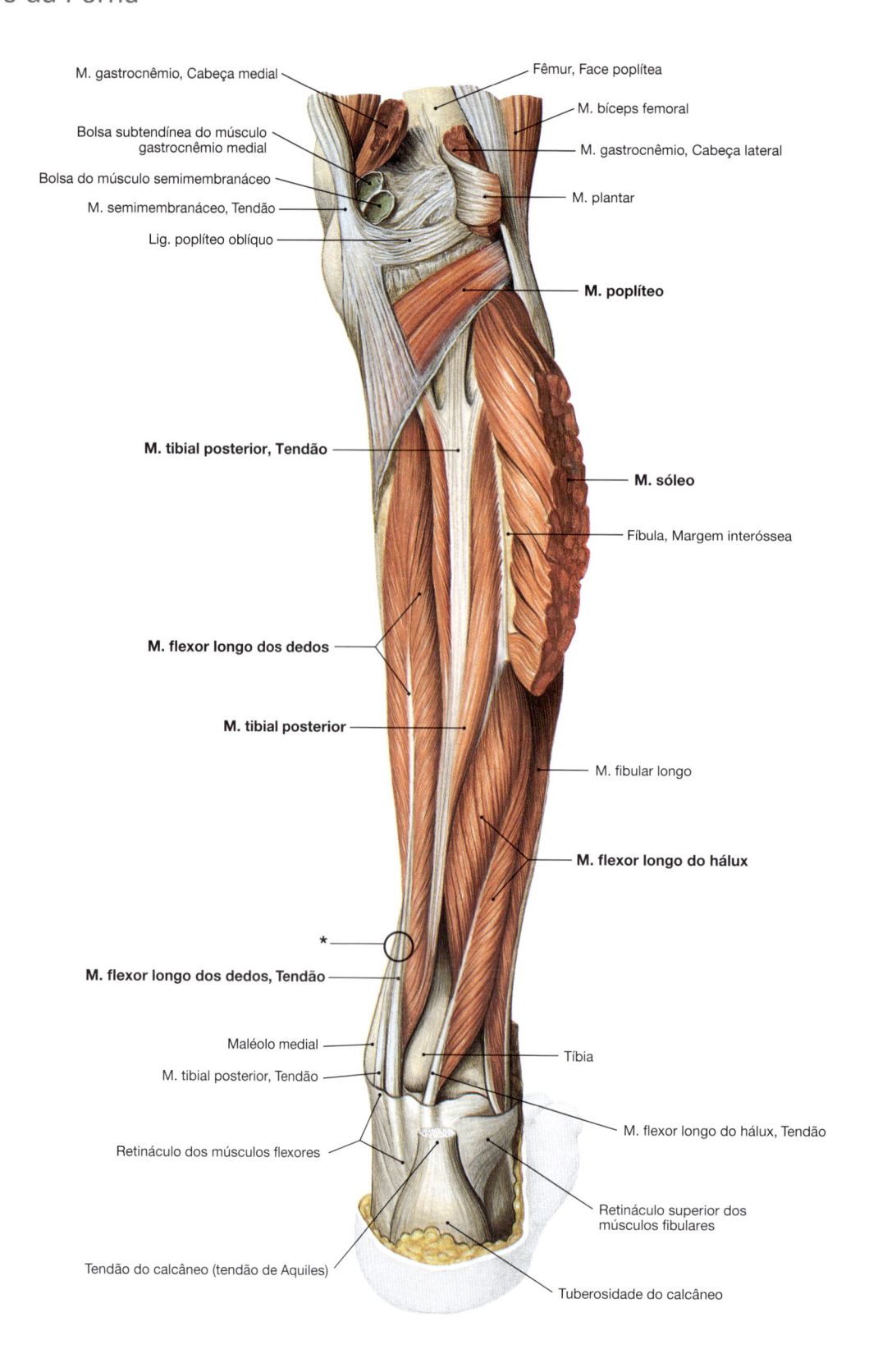

Figura 4.131   Camada profunda dos músculos posteriores da perna direita; vista posterior, após a retirada dos músculos flexores plantares superficiais. [S700]

Após a retirada dos músculos flexores plantares superficiais, os músculos profundos tornam-se visíveis. O **M. tibial posterior** encontra-se entre os dois músculos flexores dos dedos do pé. Em posição mais medial se origina o **M. flexor longo dos dedos**; em seguida, em posição lateral, observa-se o **M. tibial posterior**, e, ainda mais distalmente, o **M. flexor longo do hálux**. Seus tendões seguem juntos no maléolo medial, onde o **retináculo dos músculos flexores** se estende sobre eles. Nesse trajeto, o M. flexor longo dos dedos cruza o M. tibial posterior.

Em posição proximal encontra-se o **M. poplíteo**, que se origina do côndilo lateral e do corno posterior do menisco lateral. Ele segue para a face posterior da parte proximal da tíbia e, deste modo, atua como um **músculo rotador medial** relativamente forte. A função principal do M. poplíteo consiste, portanto, na **estabilização ativa** do joelho em relação à rotação lateral.

* Intersecção do M. tibial posterior e do M. flexor longo dos dedos.

→ T 53

Músculos da Perna

Labels on figure (top to bottom, left then right):

- M. gastrocnêmio, Cabeça medial
- Bolsa subtendínea do músculo gastrocnêmio medial
- M. plantar
- Bolsa do músculo semimembranáceo
- M. poplíteo
- Tíbia, Côndilo medial
- M. bíceps femoral, Tendão
- M. poplíteo
- Recesso poplíteo
- Tíbia
- Fíbula, Margem interóssea
- M. sóleo
- M. flexor longo dos dedos
- M. tibial posterior
- M. flexor longo do hálux
- M. tibial posterior, Tendão
- M. flexor longo do hálux, Tendão
- M. flexor longo dos dedos, Tendão
- M. fibular curto
- Retináculo dos músculos flexores
- Retináculo superior dos músculos fibulares
- Tendão do calcâneo (tendão de Aquiles)

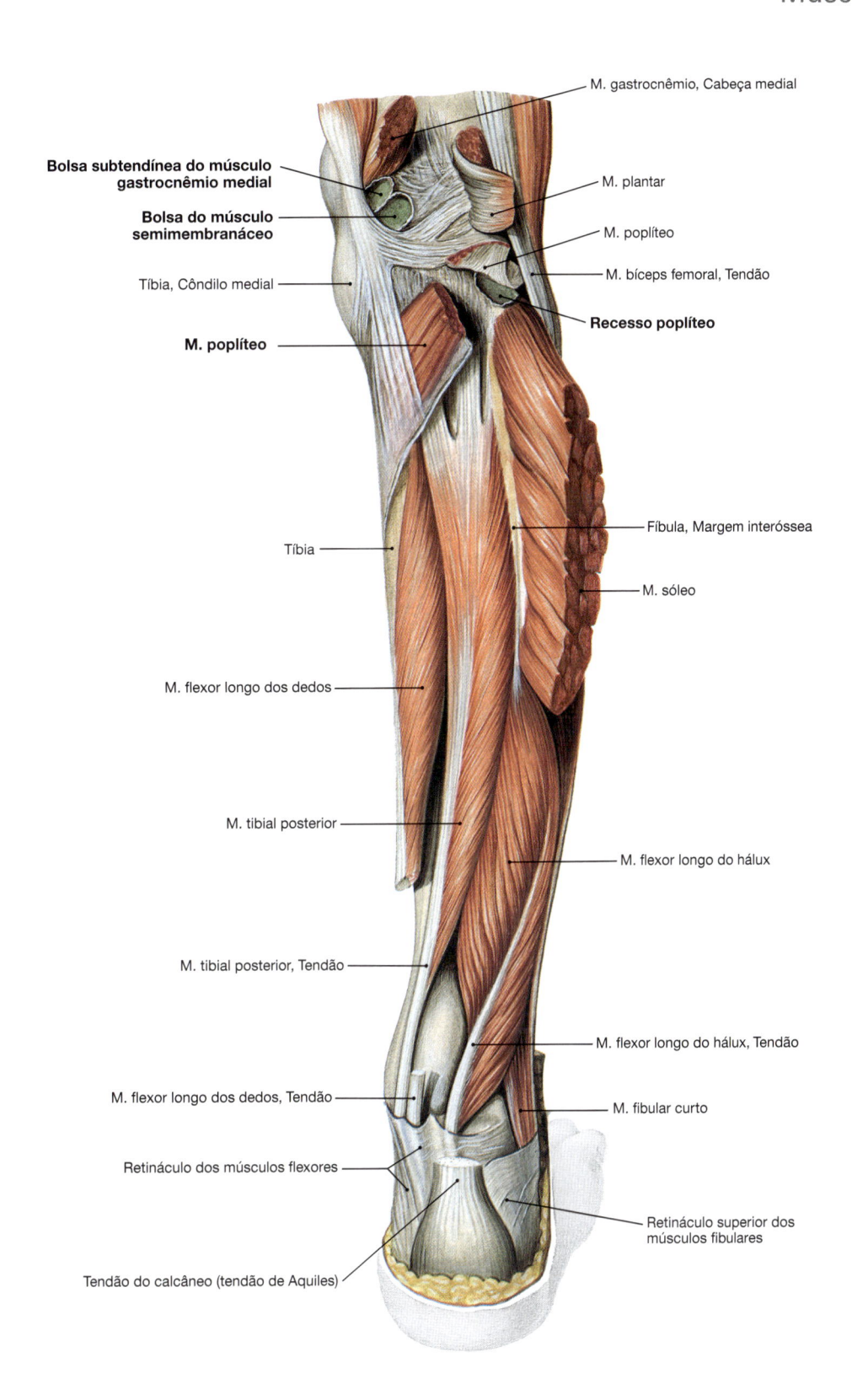

Figura 4.132 Camada profunda dos músculos posteriores da perna direita; vista posterior, após a remoção dos músculos flexores plantares superficiais e após a secção do M. poplíteo. [S700]

Após a secção do M. poplíteo, a bolsa subpoplítea torna-se visível, geralmente se comunicando com a cavidade da articulação do joelho e, por isso, é denominada **recesso poplíteo** (T.A.). Outras bolsas sinoviais se encontram sob os tendões de inserção e de origem dos músculos posteriores (**bolsa do M. semimembranáceo** e **bolsas subtendíneas dos Mm. gastrocnêmios medial e lateral**). Essas bolsas também podem se comunicar com a cavidade articular (→ Figura 4.57).

→ T 53

Musculatura

Bainhas Tendíneas do Pé

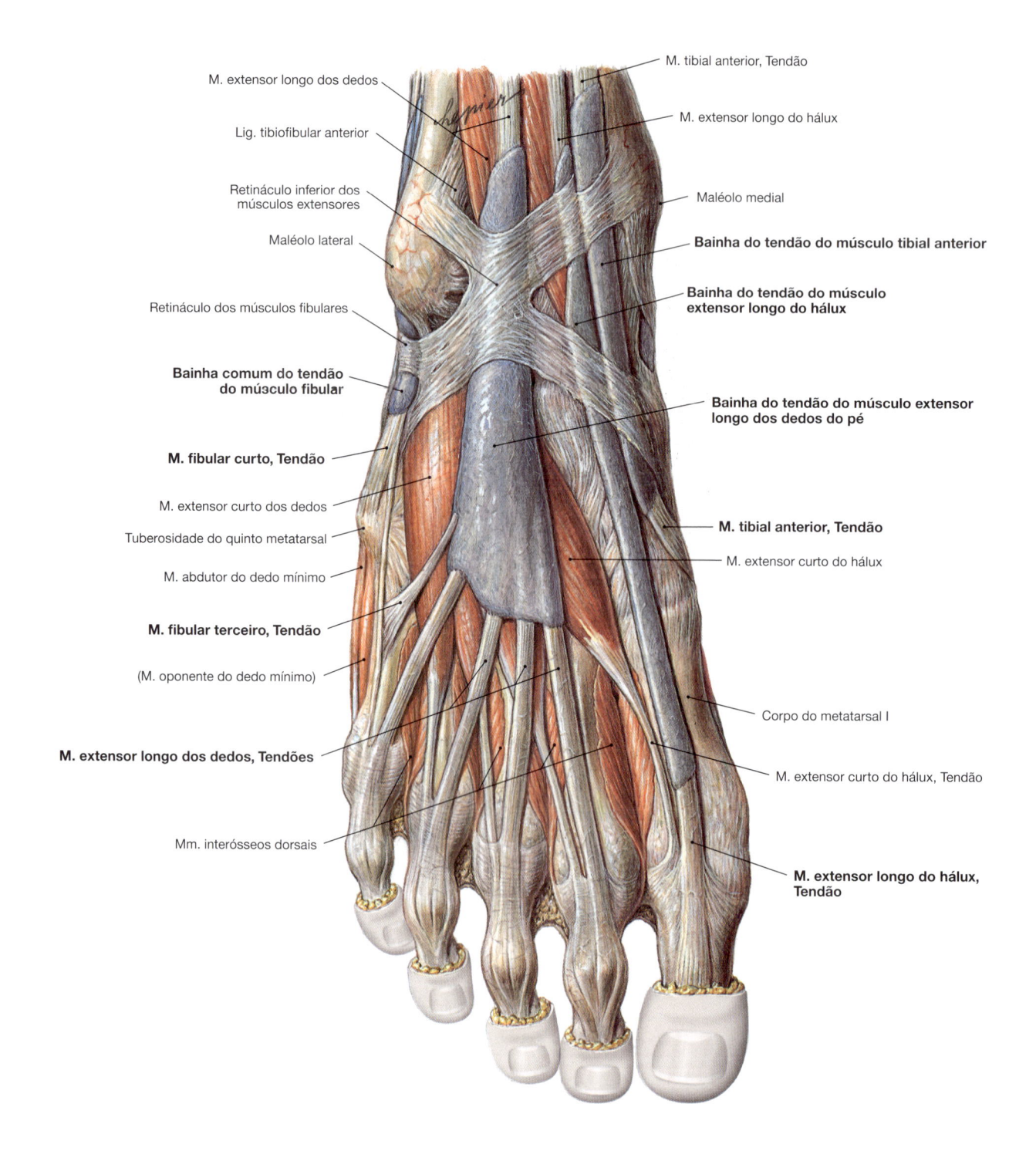

Figura 4.133 Bainhas tendíneas do pé direito; vista superior do dorso do pé. [S700]

A fáscia da perna foi retirada, com exceção do retináculo dos músculos extensores. Os **retináculos** do pé atuam como ligamentos de sustentação e impedem a elevação dos tendões durante a contração dos músculos. Cada músculo extensor tem uma bainha tendínea própria, que envolve todos os tendões de inserção dos respectivos músculos como um tubo condutor e também atua como um coxim de deslizamento. Por outro lado, os tendões do M. fibular longo e do M. fibular curto são envolvidos por uma bainha tendínea comum.

Bainhas Tendíneas do Pé

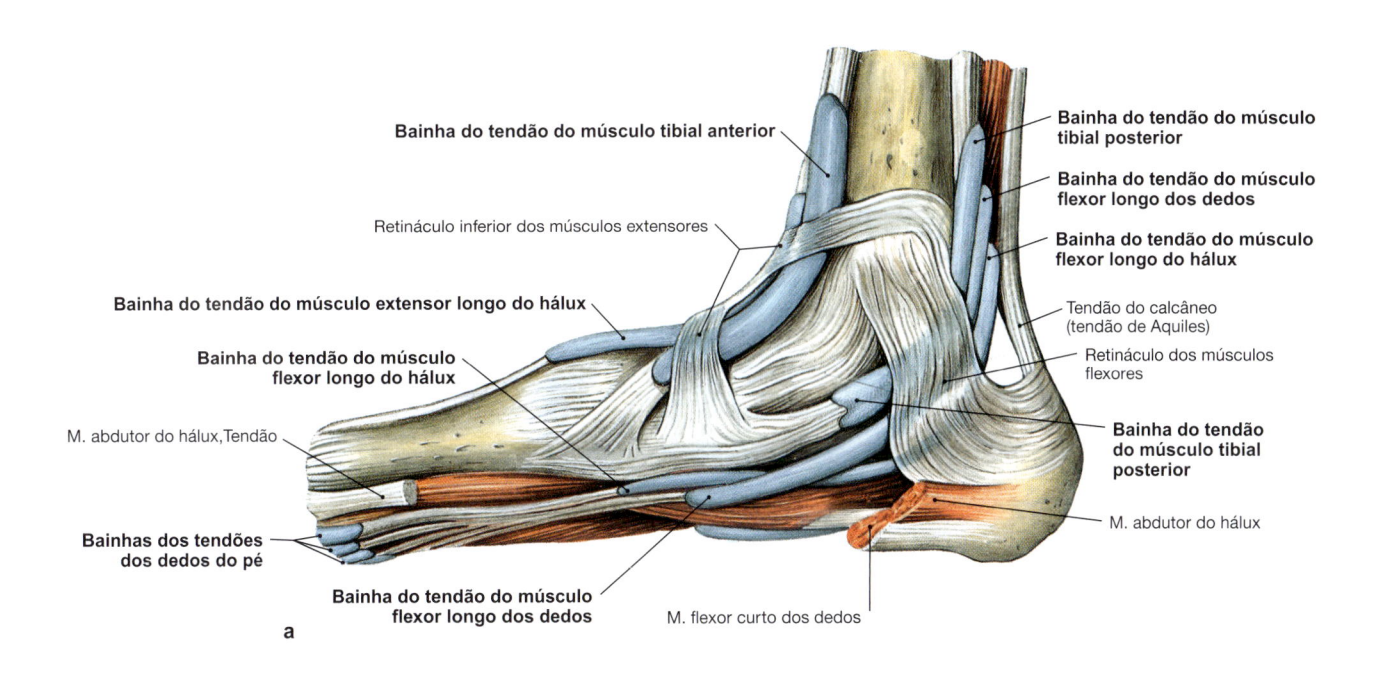

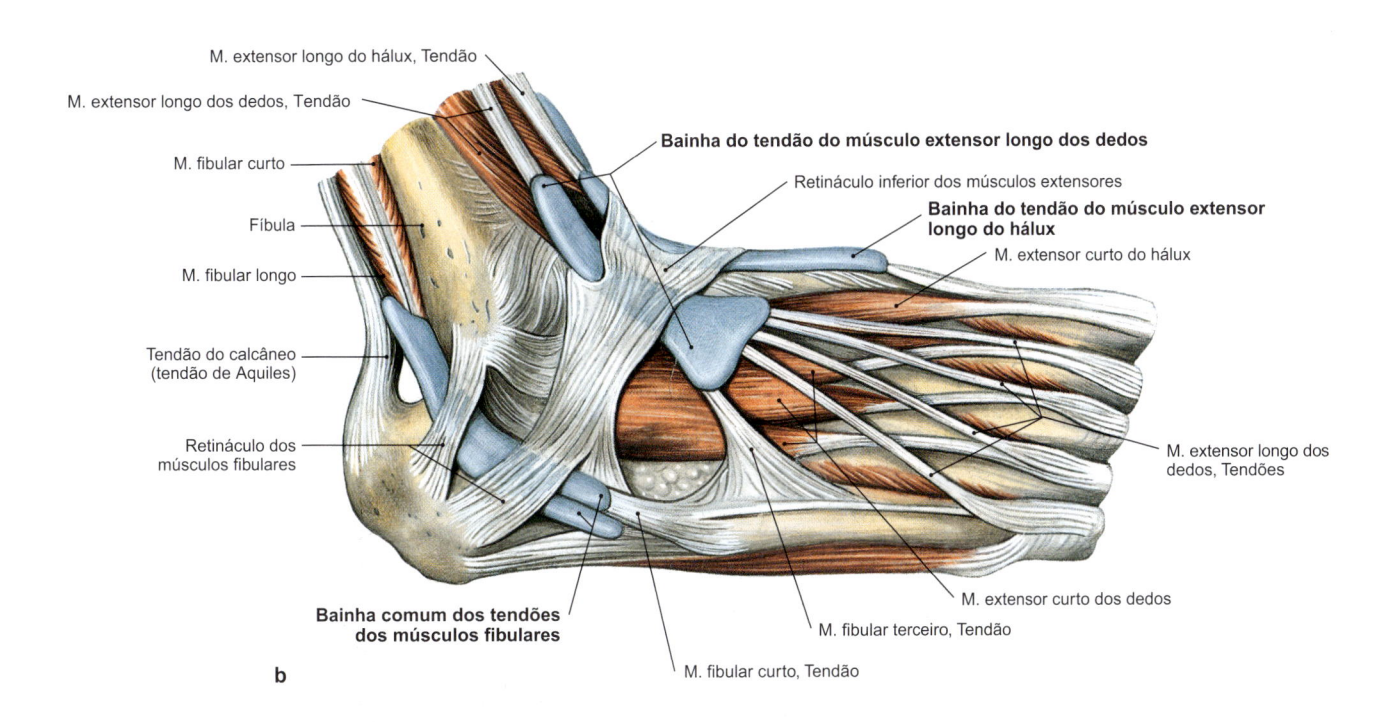

Figura 4.134a e b   Bainhas tendíneas do pé direito. [S700]
a Vista medial.
b Vista lateral.
As bainhas tendíneas envolvem os tendões de inserção de todos os três grupos dos músculos da perna, particularmente onde esses tendões estão fixados aos ossos por meio dos retináculos. O retináculo dos músculos flexores plantares forma o **canal dos maléolos** no maléolo medial, através do qual seguem vasos sanguíneos e nervos (A. e V. tibiais posteriores; N. tibial) em direção à planta.

445

Musculatura

Músculos do Pé

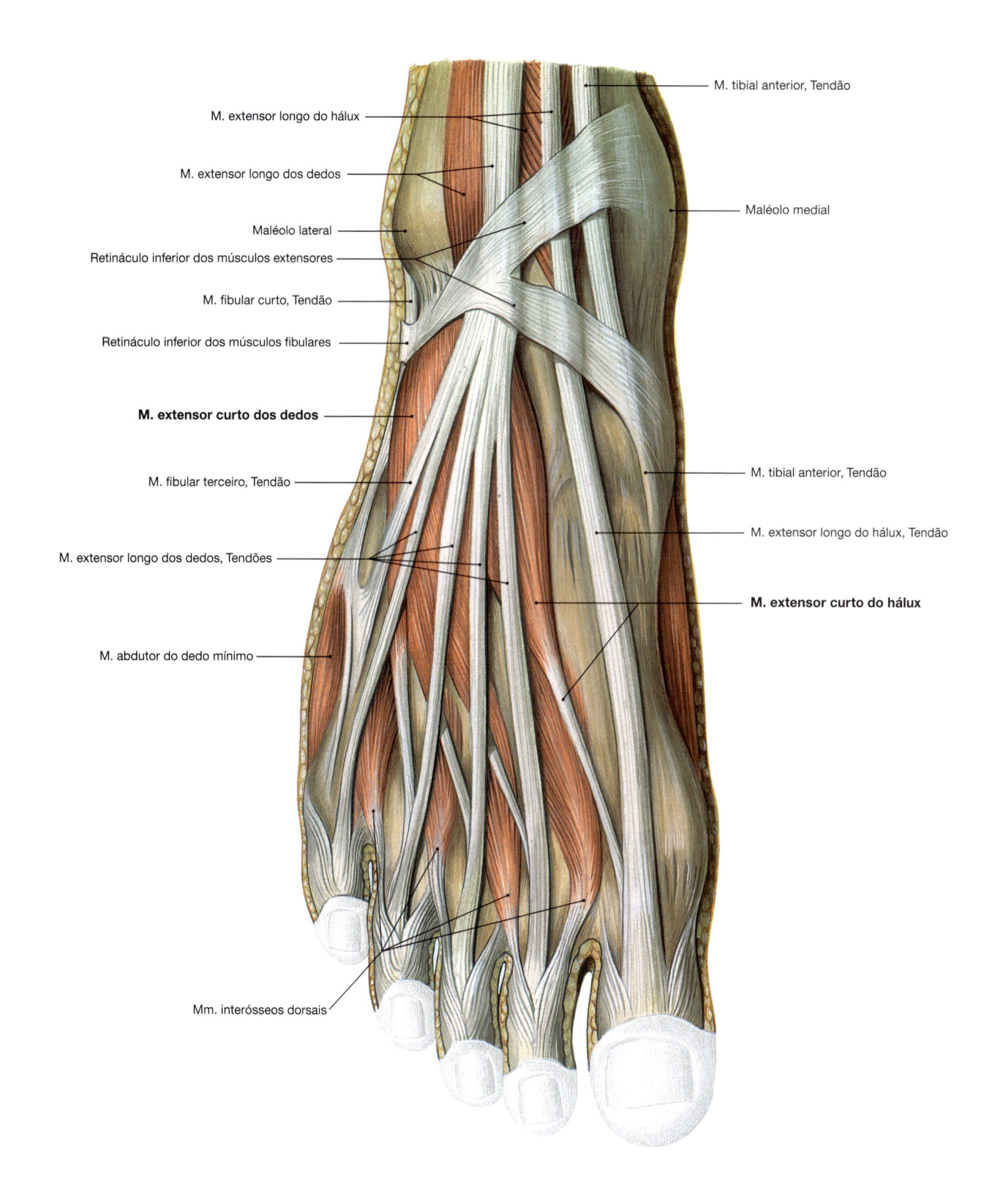

Figura 4.135   Músculos do dorso do pé direito; vista do dorso do pé. [S700]

Abaixo dos tendões de inserção do M. extensor longo dos dedos, cujos ventres musculares se encontram na parte anterior da perna, existem também dois músculos extensores curtos. O **M. extensor curto dos dedos** e o **M. extensor curto do hálux** originam-se da face superior do calcâneo e convergem da região lateral, com seus tendões de inserção, para os tendões do M. extensor longo e para a aponeurose dorsal. Consequentemente, participam na extensão dos dedos do pé e da articulação proximal do hálux. Os Mm. interósseos dorsais, também visíveis, estão incluídos entre os músculos da planta (→ Figuras 4.140 e 4.141).

→ T 59, T 54

Músculos do Pé

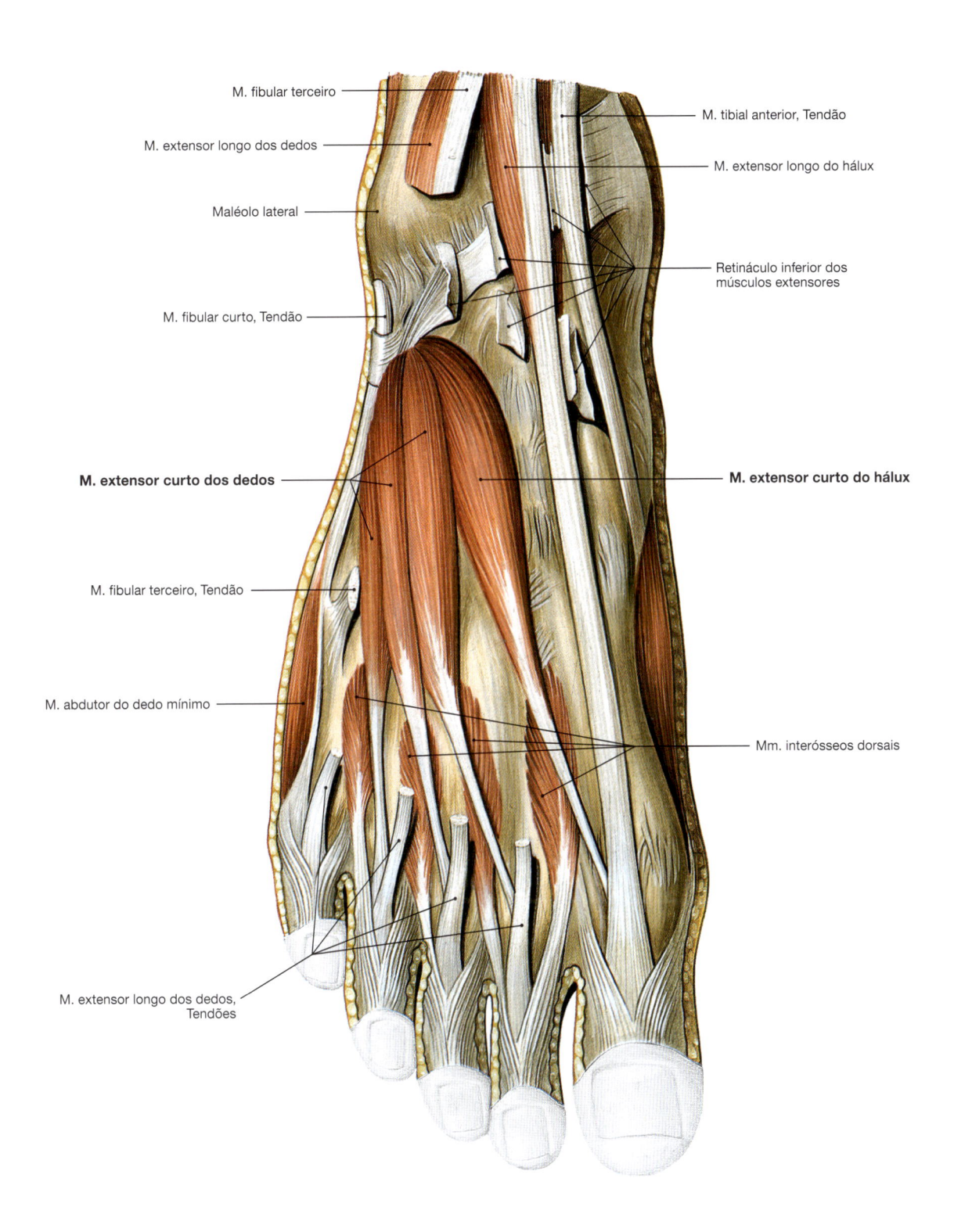

Figura 4.136 Músculos do dorso do pé direito; vista do dorso do pé. [S700]
O retináculo dos músculos extensores foi seccionado e o tendão do M. extensor longo dos dedos foi parcialmente retirado. Deste modo, os músculos do dorso do pé tornam-se visíveis. Entre esses estão incluídos o **M. extensor curto dos dedos** e o **M. extensor curto do hálux**.

Estes músculos se originam na face superior do calcâneo e se projetam em direção à aponeurose dorsal do segundo ao quarto dedos do pé, e em direção à face posterior da falange proximal do hálux.

→ T 50, T 54, T 56

Musculatura

Músculos do Pé

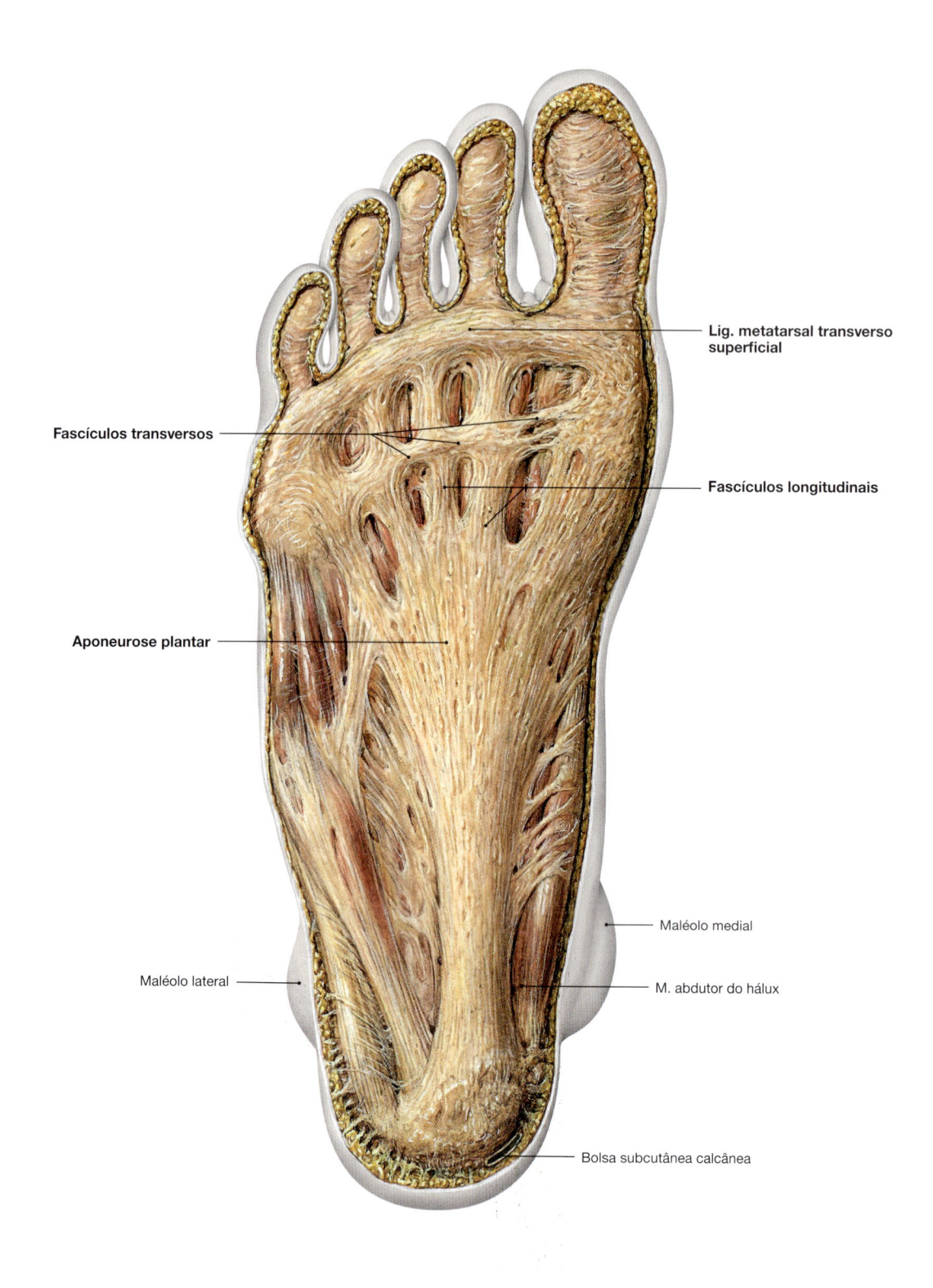

Figura 4.137 Aponeurose plantar do pé direito; vista plantar. [S700]
A **aponeurose plantar** é uma lâmina de tecido conjuntivo fibroso denso, que apresenta uma parte intermediária resistente e duas partes laterais mais fracas. Seus **fascículos longitudinais** estendem-se da tuberosidade do calcâneo em direção aos ligamentos das articulações proximais dos dedos do pé. Sobre os ossos metatarsais, são unidos por **fascículos transversos**. As associações de trajeto transversal através das bases das falanges proximais dos dedos do pé são denominadas, em conjunto, **Lig. metatarsal transverso superficial**. Da aponeurose plantar estendem-se dois septos em direção aos ossos e, com isso, formam-se, na planta, três compartimentos musculares.

Músculos do Pé

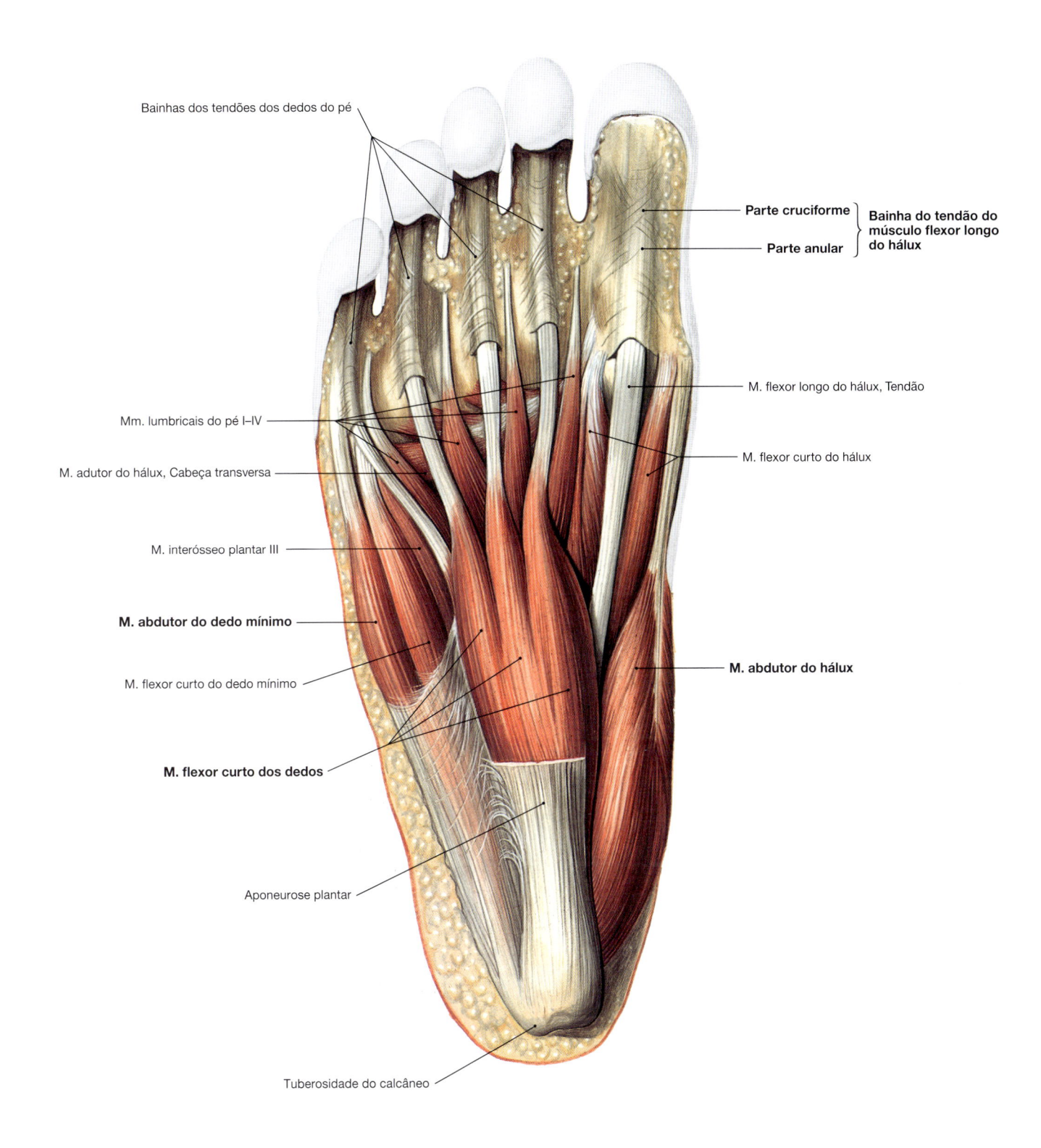

Labels on figure:
- Bainhas dos tendões dos dedos do pé
- Parte cruciforme ⎫ Bainha do tendão do
- Parte anular ⎭ músculo flexor longo do hálux
- M. flexor longo do hálux, Tendão
- Mm. lumbricais do pé I–IV
- M. flexor curto do hálux
- M. adutor do hálux, Cabeça transversa
- M. interósseo plantar III
- **M. abdutor do dedo mínimo**
- **M. abdutor do hálux**
- M. flexor curto do dedo mínimo
- **M. flexor curto dos dedos**
- Aponeurose plantar
- Tuberosidade do calcâneo

Figura 4.138 Camada superficial dos músculos plantares, pé direito; vista plantar, após a remoção da aponeurose plantar. [S700] Diferentemente do que ocorre na mão, os músculos plantares não atuam tanto no movimento diferenciado de cada dedo do pé, mas na **tensão ativa do arco do pé**, e são ainda considerados uma unidade funcional. Os músculos plantares sustentam o conjunto de ligamentos que proporcionam estabilidade passiva. Por meio de septos que se estendem da aponeurose plantar até os ossos do pé, os músculos estão subdivididos em **três compartimentos ou lojas** (do hálux, intermediária e do dedo mínimo). Essas lojas não estão bem separadas umas das outras, de modo que, em uma dissecção, é mais adequado que os músculos sejam interpretados como dispostos em **quatro camadas**.

Entre os músculos da **camada superficial** se incluem o **M. abdutor do hálux**, o **M. flexor curto dos dedos** e o **M. abdutor do dedo mínimo**. Os tendões de inserção do M. flexor curto dos dedos são cruzados pelos tendões do M. flexor longo dos dedos. Na região dos dedos, os tendões dos músculos flexores têm bainhas tendíneas próprias, que não se conectam com as bainhas tendíneas do tarso. Essas bainhas contêm ligamentos de reforço, que envolvem parcialmente os tendões de forma tubular (parte anular) e entre os quais existem feixes cruzados de fibras (parte cruciforme).

→ T 54–T 57

Musculatura

Músculos do Pé

Bainhas dos tendões dos dedos do pé

M. flexor longo do hálux, Tendão

M. flexor curto dos dedos, Tendões

M. adutor do hálux, Cabeça transversa

M. flexor curto do hálux

Mm. lumbricais do pé I–IV

M. flexor curto do dedo mínimo

M. flexor longo dos dedos, Tendão

M. abdutor do dedo mínimo

M. interósseo plantar III

M. flexor longo do hálux, Tendão

M. interósseo dorsal IV

M. fibular longo, Tendão

M. abdutor do hálux

M. quadrado plantar

M. flexor curto dos dedos

M. abdutor do dedo mínimo

Tuberosidade do calcâneo

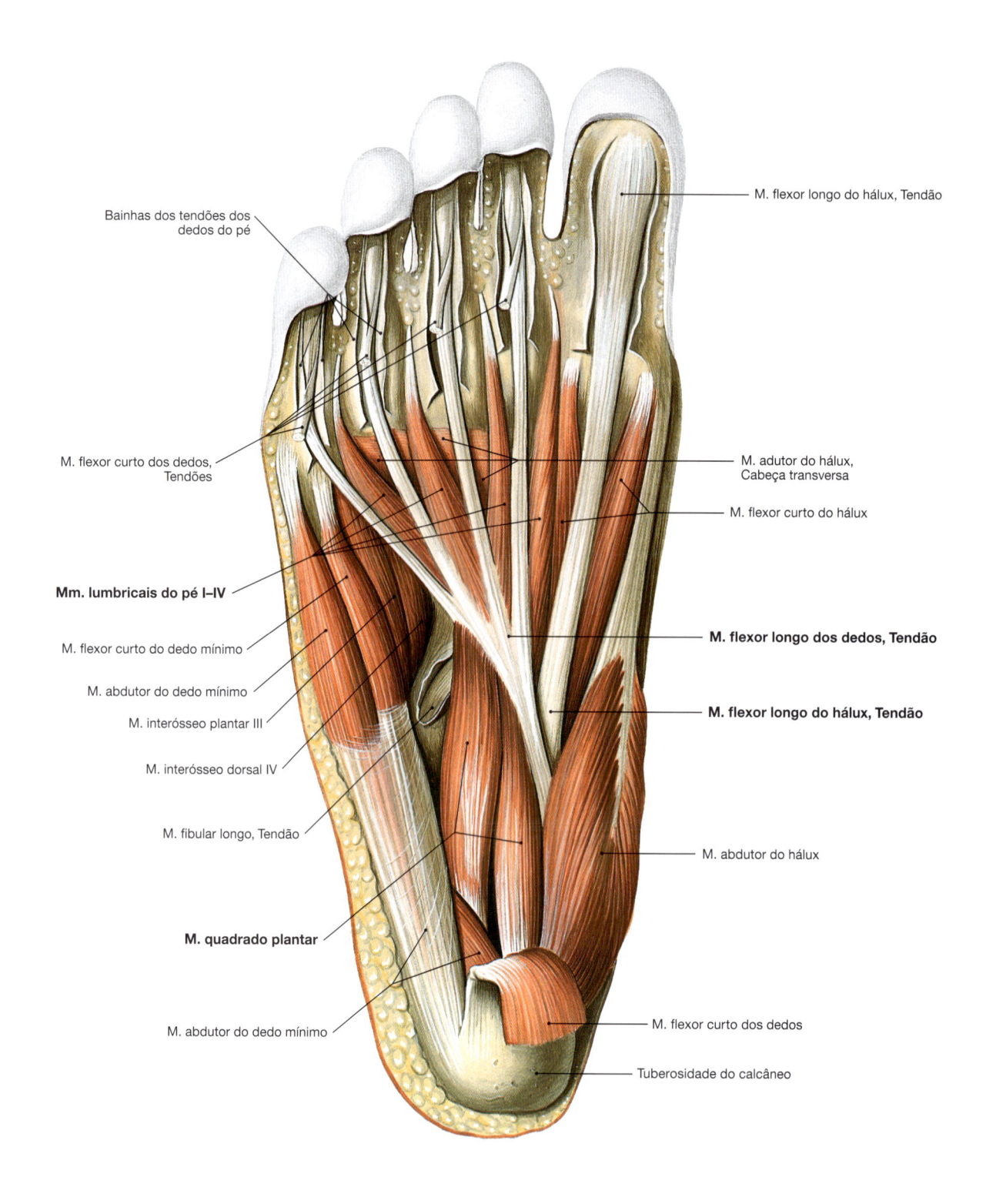

Figura 4.139 Camada média dos músculos plantares, pé direito; vista plantar, após secção do M. flexor curto dos dedos. [S700]
Os músculos encontram-se em quatro camadas sobrepostas. Após a remoção do M. flexor curto dos dedos, os músculos e os tendões de inserção da segunda camada tornam-se visíveis. Aqui seguem os **tendões** dos músculos flexores longos (**M. flexor longo do hálux** e **M. flexor longo dos dedos**) e dois músculos da loja muscular intermediária. No tendão do M. flexor longo dos dedos insere-se o **M. quadrado plantar**, que auxilia o M. flexor longo dos dedos em sua função e, deste modo, atua como flexor acessório dos dedos do pé. O tendão do flexor longo dos dedos é a origem dos quatro **Mm. lumbricais**, que se inserem medialmente nas falanges proximais dos dedos do pé (II-V).

→ T 55–T 57

Músculos do Pé

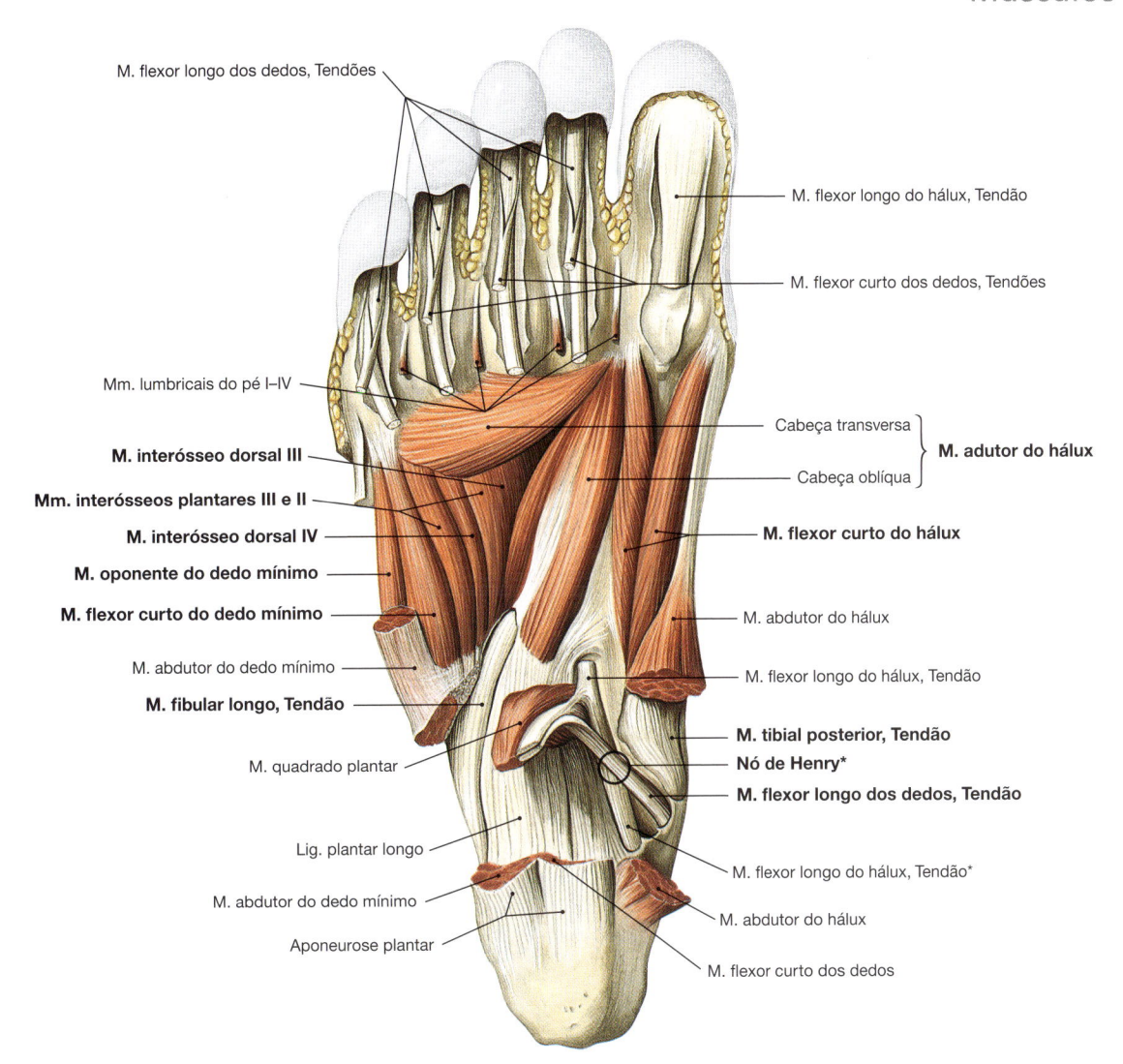

Figura 4.140 Camadas profunda e mais profunda dos músculos plantares direitos; vista plantar, após a retirada das duas camadas de músculos superficiais e dos tendões dos músculos flexores longos. [S700]

Na **camada profunda (terceira)**, o **M. flexor curto do hálux** e o **M. adutor do hálux** se encontram na loja do hálux; na loja do dedo mínimo encontram-se o **M. flexor curto do dedo mínimo** e o **M. oponente do dedo mínimo**, este último nem sempre presente (inconstante).

Na **camada mais profunda (quarta)** encontram-se os três **Mm. interósseos plantares** e os quatro **Mm. interósseos dorsais**, além dos **tendões do M. tibial posterior** e do **M. fibular longo**.

* Cruzamento das bainhas dos tendões dos Mm. flexor longo do hálux e flexor longo dos dedos.

→ T 53, T 55–T 57

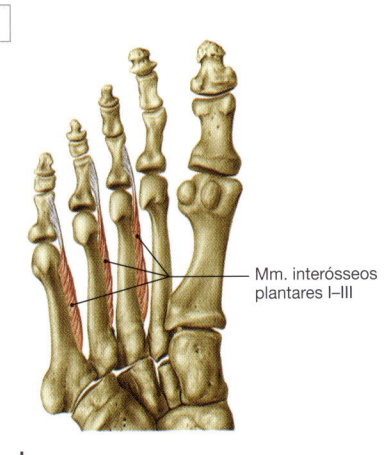

Figura 4.141a e b Mm. interósseos dorsais e plantares do pé direito. [S700]

a Mm interósseos dorsais, vista do dorso do pé. Os quatro **Mm. interósseos dorsais** (I-IV) apresentam duas cabeças e se originam nas faces voltadas uma para a outra das bases dos ossos metatarsais I a V. Eles se inserem nas falanges proximais do segundo ao quarto dedos, onde os músculos I e II se estendem medial e lateralmente até o segundo dedo do pé, enquanto os músculos III e IV seguem lateralmente ao terceiro e quarto dedos do pé. Consequentemente, além da flexão da articulação proximal do **segundo ao quarto dedo do pé**, os músculos também realizam a **abdução** e a **adução do segundo dedo do pé**.

b Mm. interósseos plantares; vista plantar. Os três **Mm. interósseos plantares** (I-III) apresentam uma só cabeça e se originam na face plantar dos metatarsais III a V. Sua inserção se encontra sobre a face medial dos respectivos dedos do pé. Além da flexão da articulação proximal, eles realizam a **adução** dos dedos do pé.

→ T 55–T 57

Vasos Sanguíneos e Nervos

Plexo Lombossacral

Nervos identificados na figura (de cima para baixo):
- N. subcostal
- R. cutâneo lateral
- N. ílio-hipogástrico (T12, L1)
- N. ilioinguinal (T12, L1)
- N. genitofemoral (L1, L2) { R. femoral / R. genital }
- N. cutâneo femoral lateral (L2, L3)
- **N. femoral** (L2-L4)
- **N. obturatório** (L2-L4)
- **N. glúteo superior** (L4, L5; S1)
- **Tronco lombossacral** (L4-L5)
- **N. glúteo inferior** (L5; S1, S2)
- **N. isquiático** (L4, L5; S1-S3) { N. fibular comum / N. tibial }
- N. cutâneo femoral posterior (S1-S3)
- **N. pudendo** (S2-S4)
- Rr. musculares*
- N. coccígeo
- N. anococcígeo

Segmentos vertebrais: T12, L1, L2, L3, L4, L5, S1, S2, S3, S4, S5, Co

Plexo lombar / Plexo sacral / Plexo coccígeo

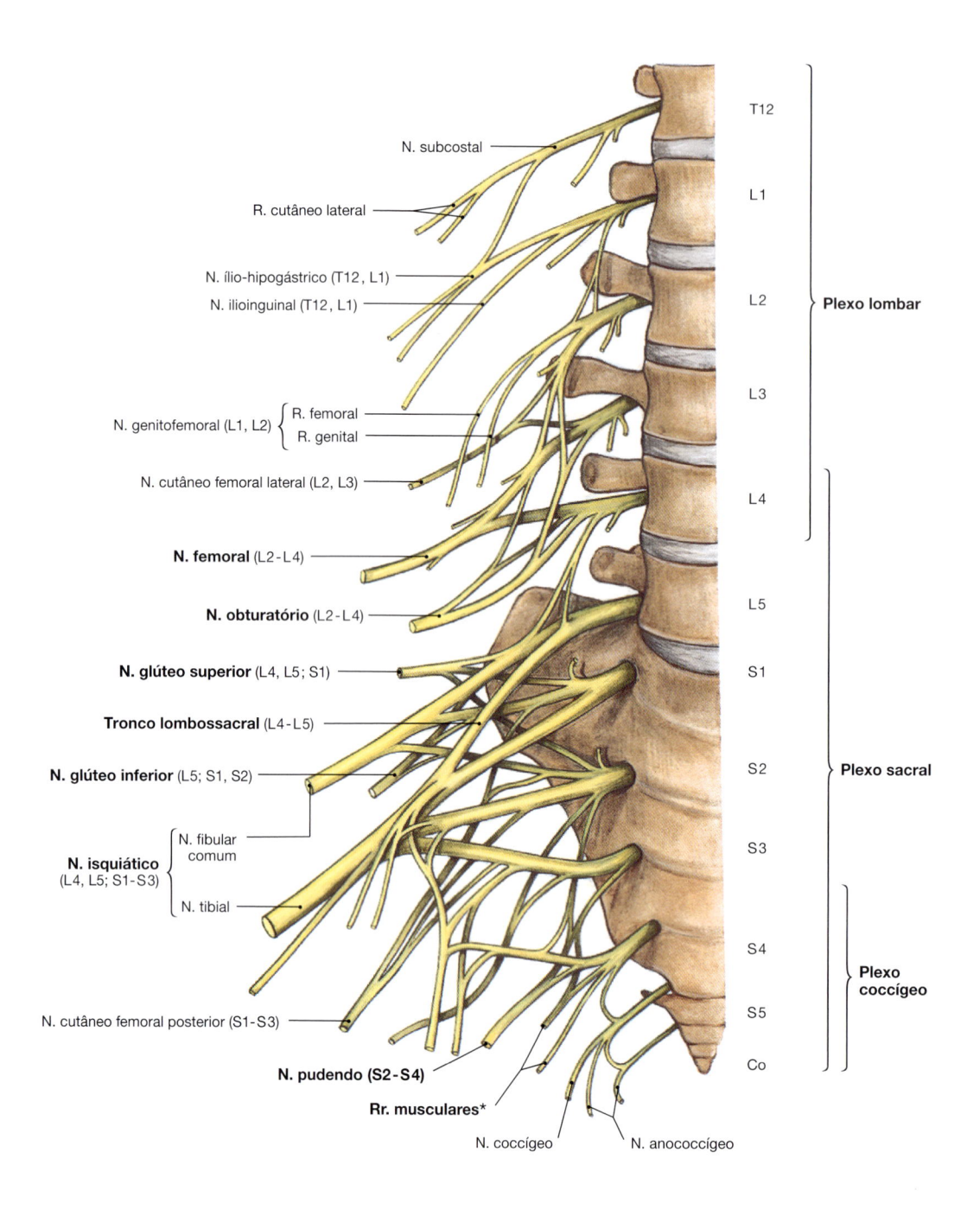

Figura 4.142 Plexo lombossacral (T12-S5, Co1): estrutura anatômica segmentar dos nervos, lado direito; vista anterior. [S700-L127]

O membro inferior é inervado pelo **plexo lombossacral**. Este plexo é formado pelos Rr. anteriores dos nervos espinais que se originam dos segmentos lombar, sacral e coccígeo da medula espinal e que se fundem para formar o **plexo lombar** (T12-L4) e o **plexo sacral** (L4-S5, Co1). Os segmentos S4-Co1 também são caracterizados como o plexo coccígeo. Os dois plexos estão unidos um ao outro pelo **tronco lombossacral**, e as fibras nervosas dos segmentos L4 e L5 da medula espinal seguem do plexo lombar para a pelve menor. Sob o ponto de vista funcional, os principais nervos do plexo lombar são o N. femoral e o N. obturatório.

O **N. femoral** proporciona a inervação motora do grupo anterior dos músculos do quadril e dos músculos da coxa (músculos flexores da articulação do quadril e músculos extensores do joelho) e a inervação sensitiva da face anterior da coxa e das faces anterior e medial da perna. O **N. obturatório** proporciona a inervação motora do grupo dos músculos adutores e a inervação sensitiva da região medial da coxa. O mais calibroso e mais longo dos ramos do plexo sacral é o **N. isquiático**. Com seus dois troncos (N. tibial e N. fibular comum), proporciona a inervação motora dos músculos isquiocrurais (extensores do quadril e flexores do joelho), além de toda a musculatura da perna e do pé. Ele proporciona a inervação sensitiva da sura (panturrilha) e do pé. Os **Nn. glúteos superior e inferior** inervam os músculos glúteos, que representam os principais músculos extensores, rotadores e abdutores do quadril. O **N. pudendo** inerva os músculos da região do períneo e proporciona a inervação sensitiva da genitália externa. Os músculos do assoalho da pelve são inervados por ramos musculares diretos (*).

→ T 42

Nervos do Plexo Lombossacral no Membro Inferior

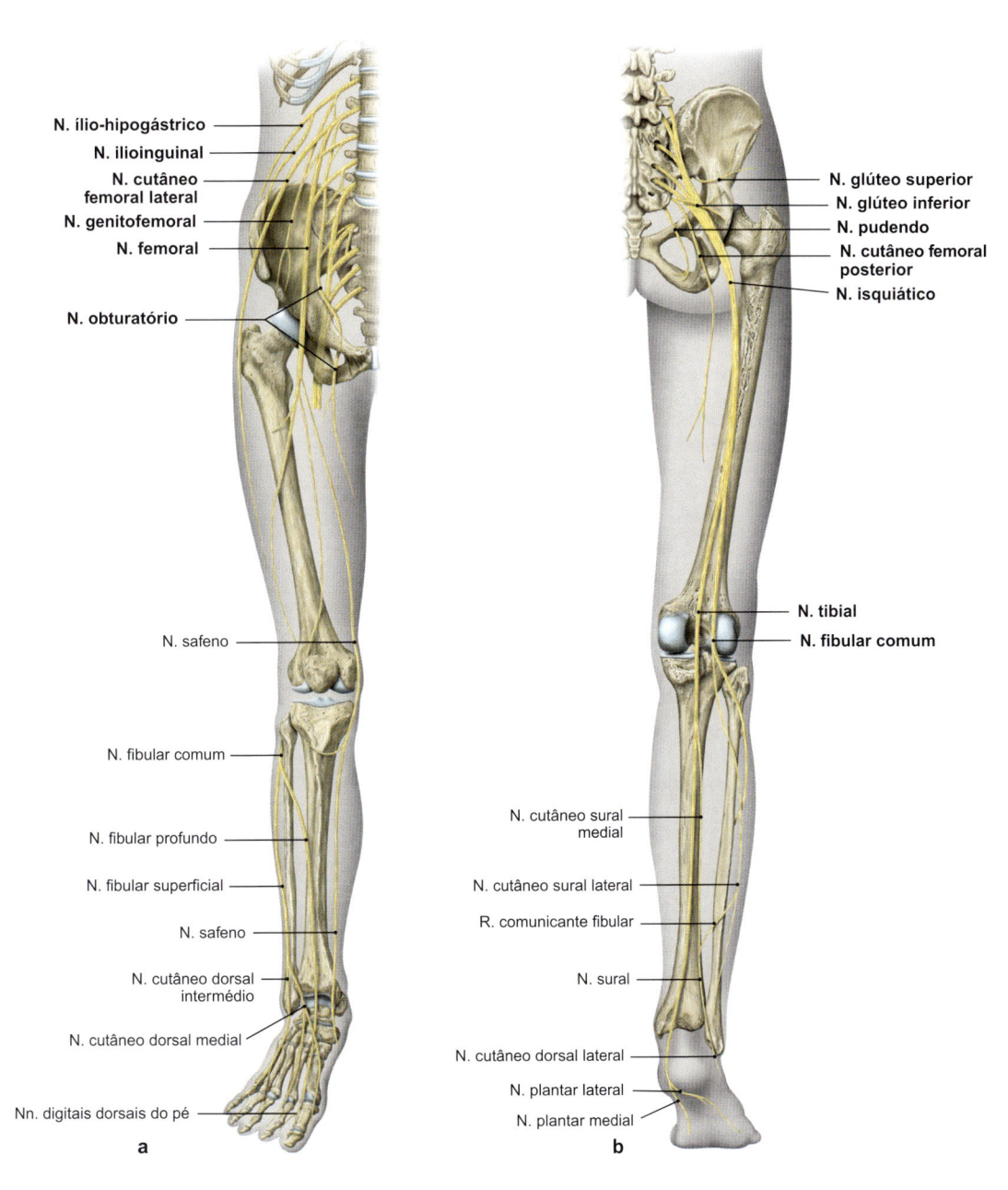

Figura 4.143a e b Plexo lombossacral (T12-S5, Co1): nervos do membro inferior direito. [S700-L127]
a Vista anterior.
b Vista posterior.

Os nervos do **plexo lombar** (T12-L4) seguem **anteriormente** à articulação do quadril e suprem a parte inferior das paredes laterais e anterior do abdome, além da face anterior da coxa. Os ramos do **plexo sacral** encontram-se **posteriormente** à articulação do quadril. Eles inervam a face posterior da coxa e também grande parte da perna e todo o pé.

Plexo lombar (T12-L4)

- Ramos musculares para o M. iliopsoas e para o M. quadrado do lombo (T12-L4)
- N. ílio-hipogástrico (T12, L1)
- N. ilioinguinal (T12, L1)
- N. genitofemoral (L1, L2)
- N. cutâneo femoral lateral (L2, L3)
- N. femoral (L2-L4)
- N. obturatório (L2-L4)

Plexo sacral (L4-S5, Co1)

- Ramos musculares para os músculos do quadril (M. obturador interno, Mm. gêmeos superior e inferior, M. quadrado femoral, M. piriforme; L4-S2)
- N. glúteo superior (L4-S1)
- N. glúteo inferior (L5-S2)
- N. isquiático (L4-S3)
- N. cutâneo femoral posterior (S1-S3)
- Ramos cutâneos para a pele sobre o túber isquiático (N. cutâneo perfurante, S2, S3) e sobre o cóccix (N. anococcígeo, S5-Co1)
- N. pudendo (S2-S4)
- Nn. esplâncnicos pélvicos (fibras parassimpáticas pré-ganglionares; S2-S4)
- Ramos musculares para o assoalho da pelve (M. levantador do ânus e M. isquiococcígeo, S3, S4)

Vasos Sanguíneos e Nervos

Inervação da Pele

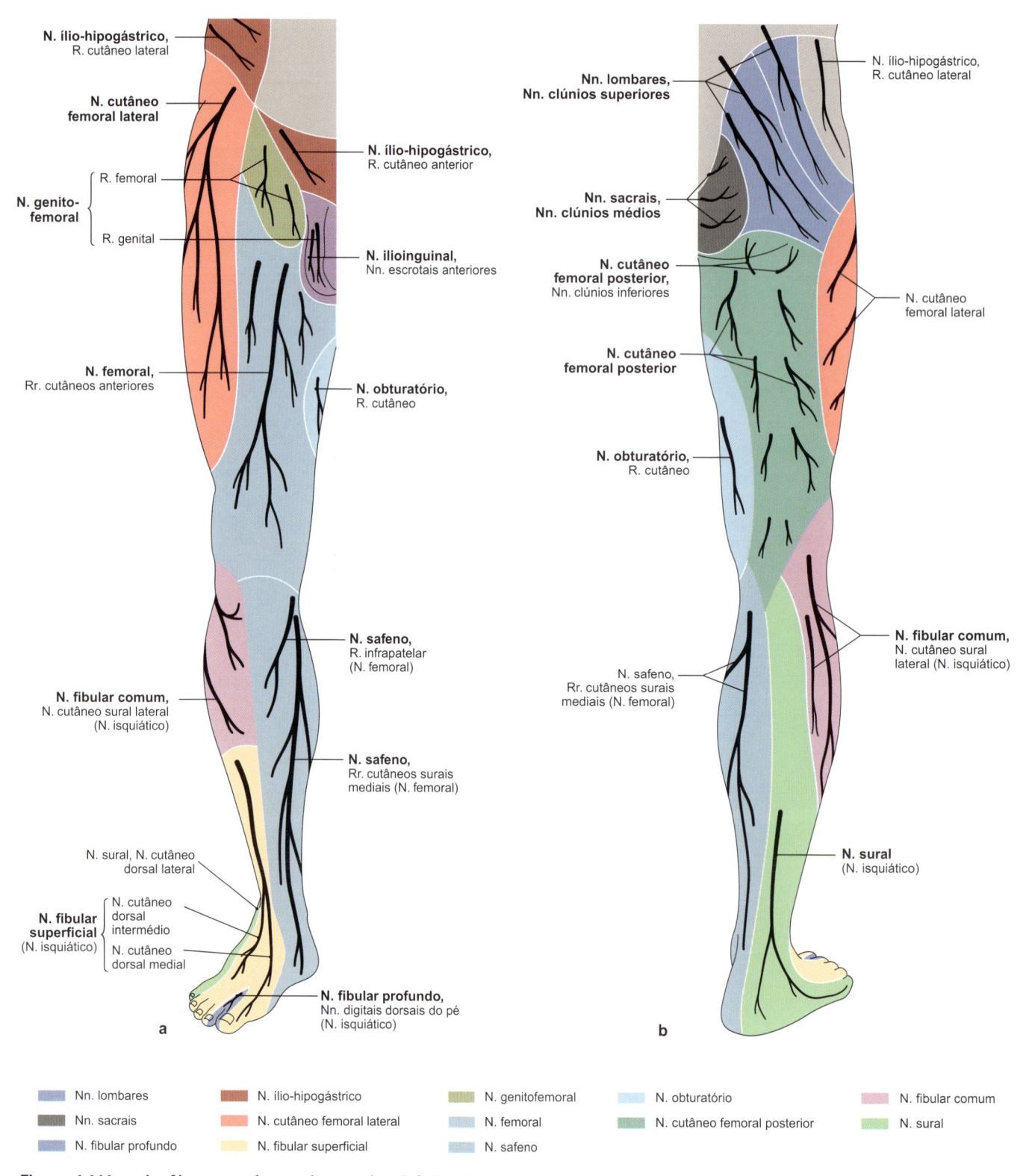

Figura 4.144a e b Nervos cutâneos do membro inferior direito. [S700-L127]
a Vista anterior.
b Vista posterior.

Todos os nervos do **plexo lombar** estão envolvidos na inervação sensitiva da **região inguinal** e da **face anterior** do membro inferior. A face lateral da perna e o dorso do pé são inervados por ramos do plexo sacral. A **região glútea** é inervada por **Rr. posteriores** derivados dos nervos espinais lombares (Nn. clúnios superiores) e sacrais (Nn. clúnios médios), enquanto a face posterior de todo o membro inferior e da planta são inervados por ramos do plexo sacral.

Correlações clínicas

O trajeto dos nervos originados do plexo lombar e do plexo sacral tem efeitos sobre o **padrão de irradiação de dor** deflagrada na região dos plexos. Quando o **plexo lombar** é comprimido por sangramento (hematoma) ou tumor, a dor se irradia em geral pela face **anterior** da coxa. Em caso de compressão do **plexo sacral**, a dor se irradia pela **face posterior** do membro inferior **(isquialgia)** e, frequentemente, se estende até a perna.

Inervação da Pele

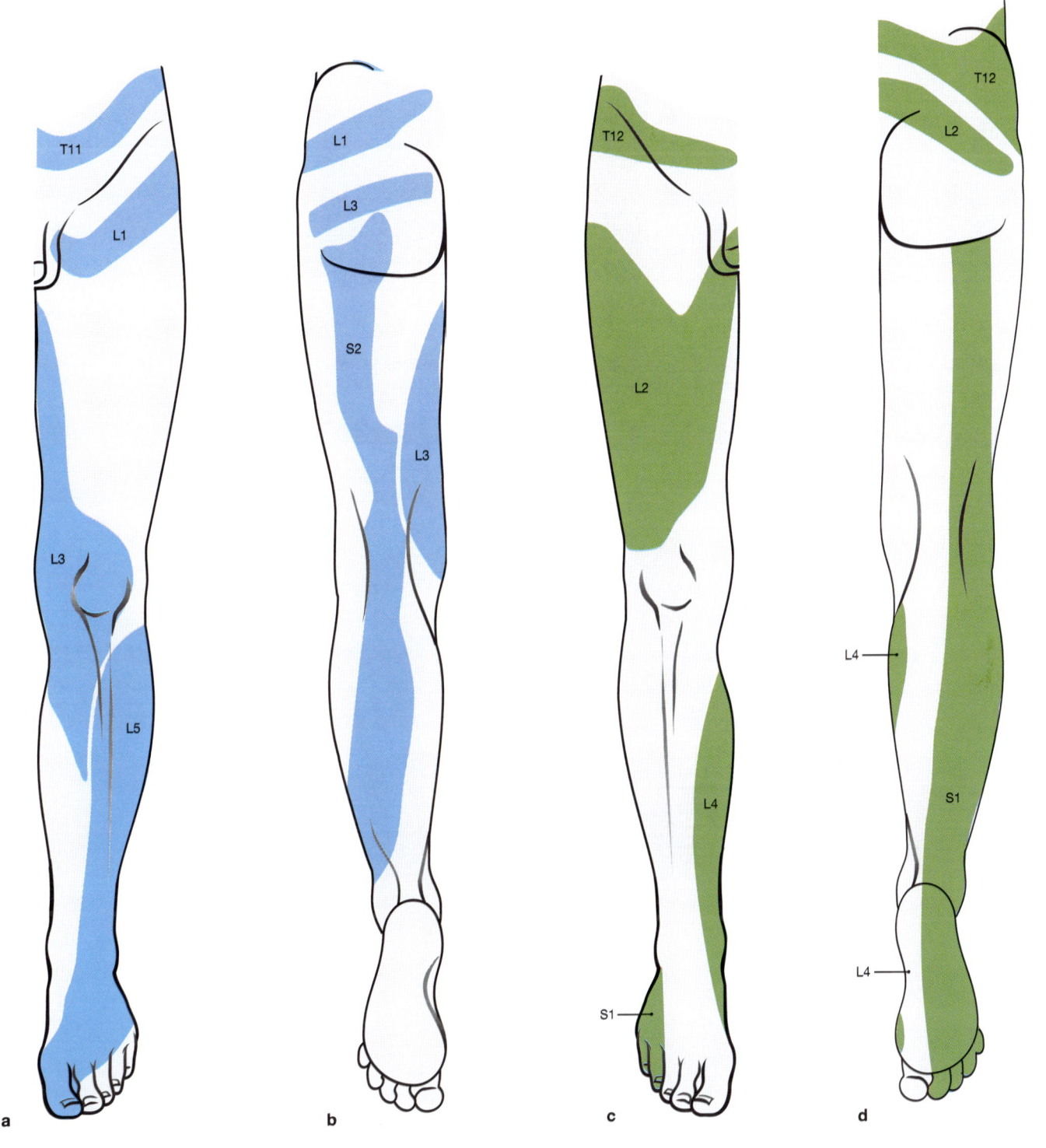

Figura 4.145a-d Inervação cutânea segmentar (dermátomos) do membro inferior direito. [S700-L126]/[F1067-001]
a Vista anterior, dermátomos T11, L1, L3, L5.
b Vista posterior, dermátomos L1, L3, S2.
c Vista anterior, dermátomos T12, L2, L4, S1.
d Vista posterior, dermátomos T12, L2, L4, S1

Determinadas áreas específicas da pele recebem inervação sensitiva de um segmento específico da medula espinal. Esses campos de inervação cutânea são denominados dermátomos. Como os nervos cutâneos do membro inferior contêm fibras nervosas derivadas de vários segmentos da medula espinal, os limites dos dermátomos não coincidem com as regiões de suprimento dos nervos cutâneos (→ Figura 4.144). Em comparação com o tronco, no qual os dermátomos estão organizados sob o formato de faixas, os dermátomos seguem **em sentido oblíquo sobre a face anterior do membro inferior**, da região lateral e superior para a região medial e inferior, e em sentido quase longitudinal sobre a **face posterior** (ver Desenvolvimento, → Figura 3.5).

Correlações clínicas

O trajeto e os limites dos dermátomos são de grande importância para o **diagnóstico das hérnias de discos intervertebrais, de ocorrência muito frequente**. As hérnias de discos intervertebrais afetam, predominantemente, a região lombar da coluna vertebral e, portanto, podem lesar as raízes nervosas de L4-S1. As fibras nervosas derivadas do segmento **L4** inervam a **margem medial do pé**, enquanto o **hálux** e o **segundo dedo do pé são supridos pelo segmento L5**. Toda a face lateral do pé, incluindo o **dedo mínimo do pé**, tem inervação sensitiva suprida por **S1**.

Vasos Sanguíneos e Nervos

Plexo Lombar

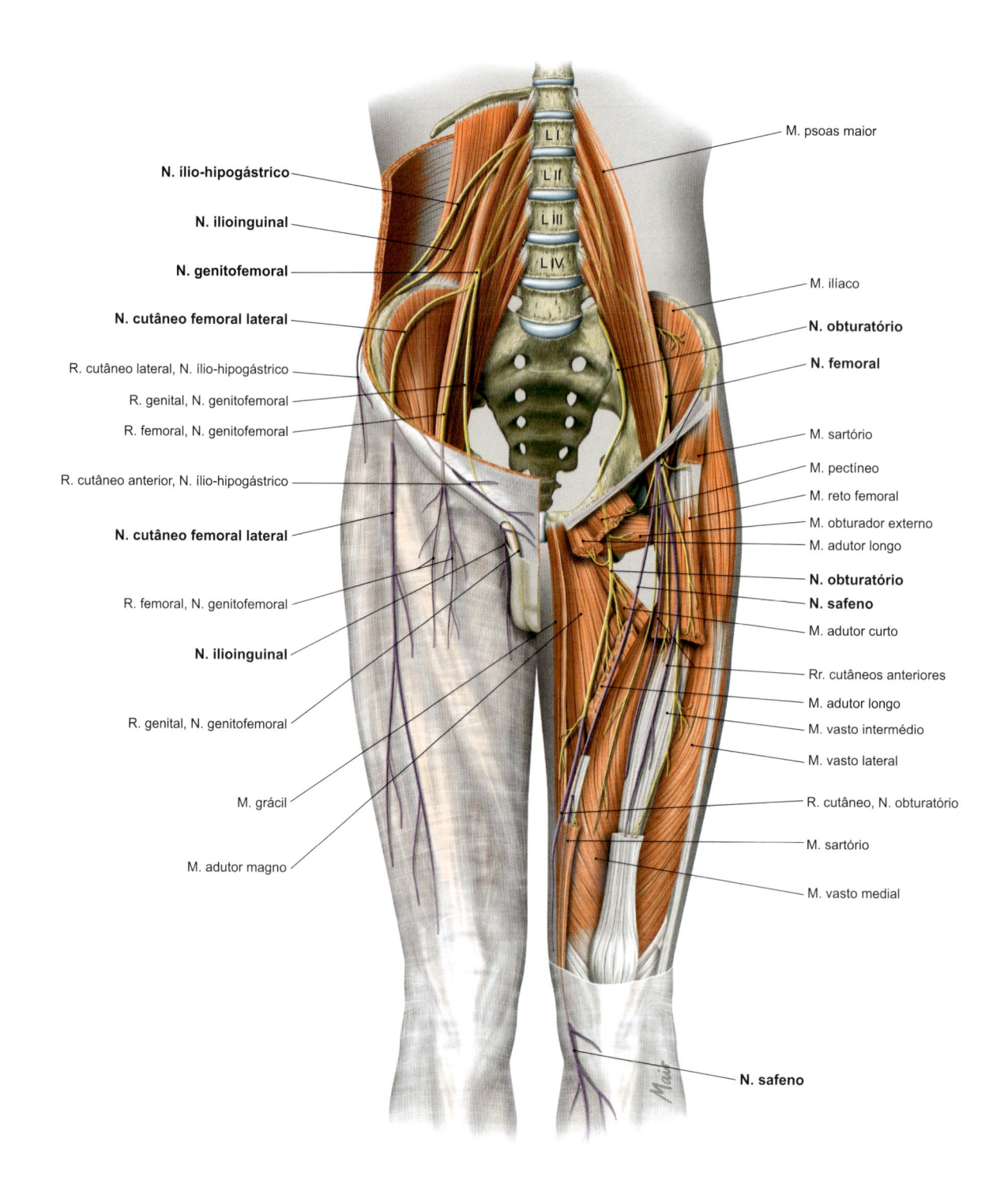

Figura 4.146 Trajeto e regiões de suprimento dos nervos do plexo lombar (T12-L4); vista anterior. Os ramos cutâneos estão destacados em roxo. [S700-L127]

O **N. ílio-hipogástrico** e o **N. ilioinguinal** (um pouco mais caudalmente) seguem posteriormente ao rim, sobre o M. quadrado do lombo e, em seguida, entre o M. transverso do abdome e o M. oblíquo interno do abdome em direção anterior. Ambos inervam as partes inferiores desses músculos abdominais. Além disso, o N. ílio-hipogástrico proporciona a inervação sensitiva da pele acima do Lig. inguinal, enquanto o N. ilioinguinal supre a parte anterior dos órgãos genitais externos. O **N. genitofemoral** atravessa o M. psoas maior, cruza por baixo do ureter e se divide em um **R. femoral**, em posição lateral, que se projeta através da lacuna dos vasos e mantém a inervação sensitiva da pele abaixo do Lig. inguinal, enquanto o **R. genital**, em posição medial, segue através do canal inguinal em direção ao escroto. O R. genital proporciona a inervação sensitiva das partes anteriores dos órgãos genitais externos e, no homem, do M. cremaster. O **N. cutâneo femoral lateral** passa lateralmente através da lacuna dos músculos e mantém a inervação sensitiva da face lateral da coxa. O **N. femoral** segue medialmente através da lacuna dos músculos, onde se ramifica em formato de leque. Seus Rr. cutâneos anteriores inervam a pele sobre a face anterior da coxa. Os Rr. musculares inervam o grupo muscular anterior do quadril (M. iliopsoas) e da coxa (M. sartório e M. quadríceps femoral), além de inervar parcialmente o M. pectíneo. Seu ramo terminal é o **N. safeno**, que se projeta no canal dos adutores (→ Figura 4.173), saindo, subsequentemente, deste canal através do septo intermuscular vastoadutor na face medial da articulação do joelho, de modo a proporcionar a inervação sensitiva para as faces medial e anterior da perna. O **N. obturatório** segue, inicialmente, em posição medial ao M. psoas maior e, em seguida, atravessa o canal obturatório (→ Figura 4.173) em direção à face medial da coxa. Neste local, emite um ramo muscular para o M. obturador externo e se divide em um R. anterior e um R. posterior (situados anterior e posteriormente ao M. adutor curto), que inervam os músculos do grupo dos adutores. O R. anterior termina com um ramo cutâneo para a face medial da coxa, enquanto o R. posterior também inerva a cápsula da articulação do joelho.

→ T 42

Plexo Lombar

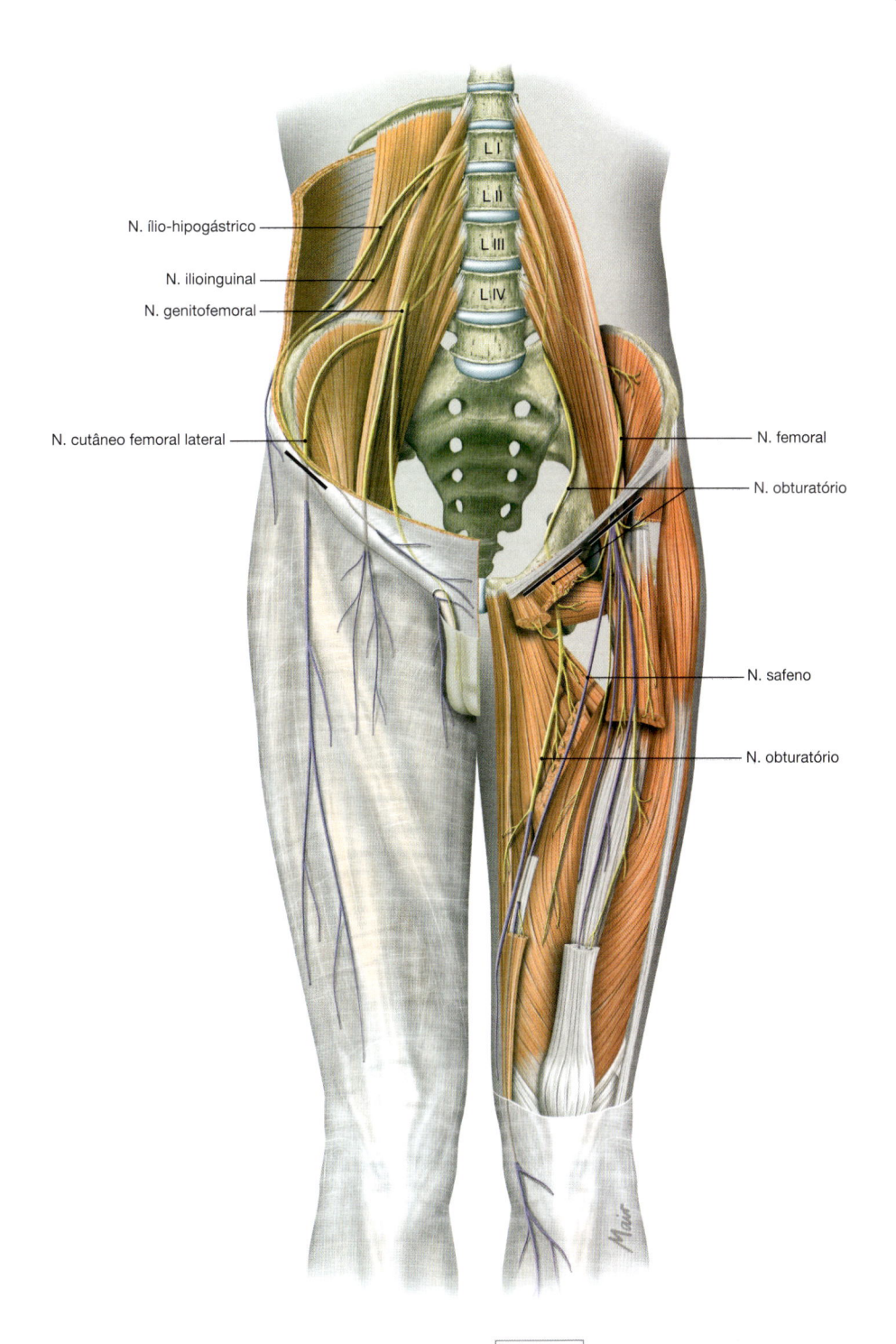

Figura 4.147 Lesões dos nervos do plexo lombar; vista anterior. Os ramos cutâneos estão destacados em roxo. Os locais frequentes de lesão estão marcados por traços escuros. [S700-L127]

→ T 42

Correlações clínicas

Devido à sua localização protegida, as **lesões** do **N. ílio-hipogástrico**, do **N. ilioinguinal** e do **N. genitofemoral** são raras. Entretanto, devido à sua proximidade do rim e do ureter, doenças do rim (pielonefrite – a inflamação da pelve renal – ou cálculos renais em processo de eliminação) causam a **irradiação de dor** para a região inguinal e até para os órgãos genitais externos.

Em cirurgias com acesso anterior à articulação do quadril ou devido a compressão sob o Lig. inguinal pelo uso de calças apertadas, o **N. cutâneo femoral lateral** pode ser lesionado. Isto pode causar a perda da sensibilidade e dor na face lateral da coxa **(meralgia parestésica)**.

O **N. femoral** é mais frequentemente lesionado na região inguinal, e a lesão pode ocorrer em cirurgias ou procedimentos diagnósticos (p. ex., devido à introdução de um cateter até o coração). Além do distúrbio da flexão do quadril, a extensão do joelho é muito comprometida, o que dificulta bastante o ato de subir escadas. O reflexo patelar desaparece, e a sensibilidade na região anterior da coxa e na região medial da perna é perdida.

O **N. obturatório** apresenta-se vulnerável em sua passagem pelo canal obturatório. Além de fraturas da pelve, as causas de lesões neste local podem ser, também, deslocamentos de vísceras abdominais (hérnias) ou um carcinoma de ovário disseminado. Devido à deficiência dos músculos adutores, a posição ortostática se torna insegura, e a aproximação das coxas, ao cruzar as pernas, torna-se impossível. A sensibilidade na região medial da coxa pode estar comprometida. Podem aparecer, também, sinais que simulam doenças da articulação do joelho **(fenômeno do joelho de Romberg)**.

Vasos Sanguíneos e Nervos

Plexo Sacral

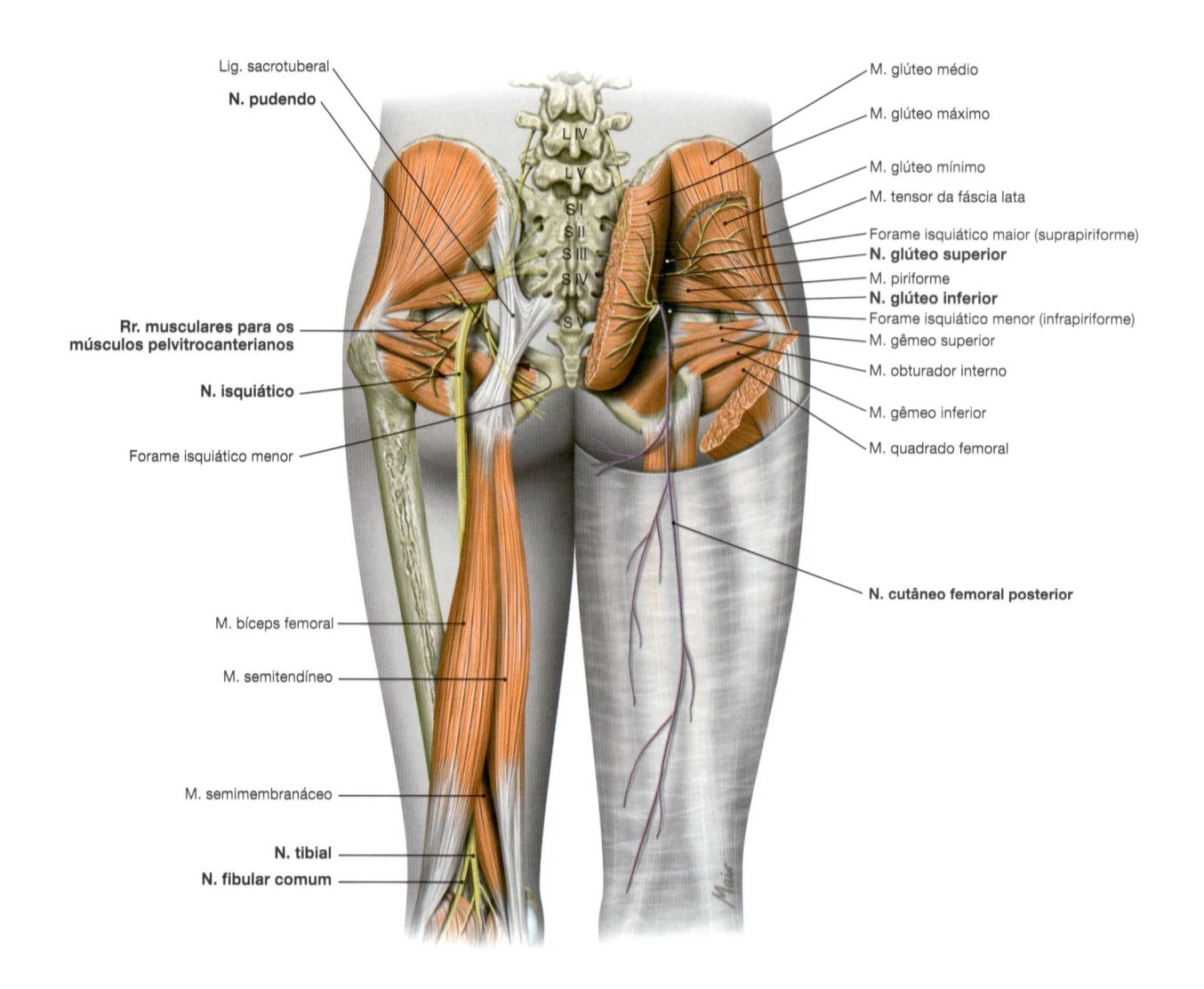

Figura 4.148 Trajeto e regiões de suprimento dos nervos do plexo sacral (L4-S5, Co1). Vista posterior. Os ramos cutâneos estão destacados em tonalidade roxa. [S700-L127]

Saindo da pelve, o **N. glúteo superior** atravessa o forame isquiático maior (suprapiriforme) e fornece a inervação motora dos Mm. glúteos menores (principais músculos abdutores e rotadores mediais da articulação do quadril) e do M. tensor da fáscia lata. O **N. glúteo inferior** segue através do forame isquiático maior (infrapiriforme) e inerva o M. glúteo máximo, o mais forte extensor e rotador lateral da articulação do quadril.

O **N. isquiático** é o mais calibroso do corpo humano. Ele é composto por dois troncos (N. tibial e N. fibular comum), unidos apenas por seu envoltório de tecido conjuntivo (epineuro) por uma distância variável. O N. isquiático sai da pelve pelo forame isquiático maior (infrapiriforme) e, em seguida, passa sob o M. bíceps femoral até a fossa poplítea.

Geralmente, o **N. tibial** e o **N. fibular comum** se separam na transição para o terço distal da coxa. Ocasionalmente (aproximadamente 12% dos casos), eles se originam separados na região da pelve (divisão alta), onde o N. fibular comum atravessa o M. piriforme. Na coxa, a parte tibial inerva os músculos isquiocrurais e a cabeça posterior do M. adutor magno. A parte fibular inerva, na coxa, apenas a cabeça curta do M. bíceps femoral. Com esses dois troncos, o N. isquiático fornece a inervação motora de todos os músculos da perna e do pé, além de proporcionar a inervação sensitiva de toda a perna (exceto a região medial, que é inervada pelo N. safeno, derivado do N. femoral) e do pé, com exceção da margem medial do pé.

O **N. cutâneo femoral posterior**, após a sua emergência pelo forame isquiático maior (infrapiriforme), origina inicialmente os Nn. clúnios inferiores, que são sensitivos para a pele da região inferior das nádegas. Em seguida, cursa até, aproximadamente, o meio da coxa, em posição subfascial, e supre a inervação sensitiva da face posterior da coxa.

O **N. pudendo** tem um trajeto relativamente complexo. Após a emergência através do forame isquiático maior (infrapiriforme), o N. pudendo se encurva em torno da espinha isquiática, com seus vasos sanguíneos de mesmo nome, e passa através do forame isquiático menor em direção medial para a fossa isquioanal. Neste local, ele se encontra lateralmente em uma duplicação da fáscia do M. obturador interno (canal do pudendo). O N. pudendo supre o M. esfíncter externo do ânus, além de toda a musculatura do períneo e proporciona, ainda, a inervação sensitiva do segmento posterior dos órgãos genitais externos (pênis/clitóris). Da mesma forma, os ramos musculares para os músculos pelvitrocanterianos saem pelo forame isquiático maior (infrapiriforme), mas o mesmo não ocorre com os ramos musculares para o assoalho da pelve (Nn. esplâncnicos pélvicos) e os nervos parassimpáticos da pelve menor. Os ramos cutâneos menores atravessam o Lig. sacrotuberal (N. cutâneo perfurante) ou o M. isquiococcígeo (N. anococcígeo).

→ T 42

Plexo Sacral

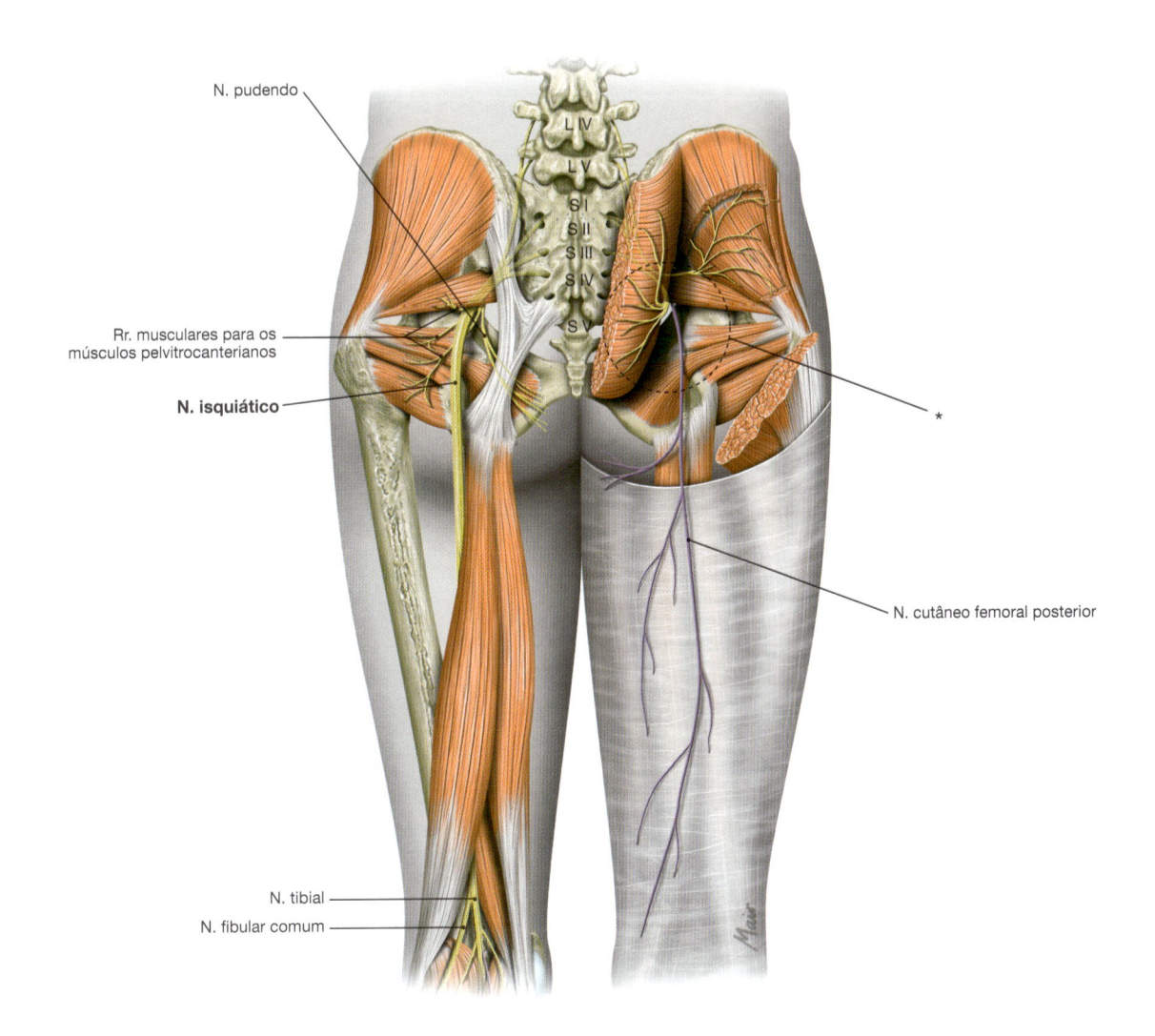

Figura 4.149 Lesões dos principais nervos do plexo sacral. Vista posterior. Os ramos cutâneos estão destacados em roxo. [S700-L127] No lado direito do corpo está representada a lesão dos nervos durante a sua emergência da pelve, p. ex., devido a uma injeção intraglútea mal aplicada.

* Lesão durante injeção intraglútea mal aplicada

Correlações clínicas

Lesões dos nervos do plexo sacral – Parte 1 (Parte 2 abaixo da → Figura 4.152)

Com uma **divisão alta** do N. isquiático, o **N. fibular comum** pode ser estimulado durante a passagem através do M. piriforme. A dor resultante pode simular uma hérnia de disco intervertebral. O **N. isquiático** pode ser lesionado, também, por compressão consequente a permanência na posição sentada, em fraturas da pelve, em luxações e cirurgias do quadril, e por injeções intraglúteas. Devido à deficiência dos músculos isquiocrurais, ocorre comprometimento da extensão do quadril, sobretudo da flexão e da rotação do joelho. Quando tanto a parte correspondente ao N. tibial quanto a parte correspondente ao N. fibular são completamente lesionadas, todos os músculos da perna e do pé ficam paralisados, de modo que o pé **não pode mais ser utilizado como apoio e suporte** durante a marcha. Durante a elevação do membro inferior, o pé é arrastado durante a marcha (**marcha escarvante**).

Ficar na ponta dos pés não é mais possível. Da mesma forma, há perda total da sensibilidade na perna (exceto na região medial anterior) e no pé (sobre a lesão das partes isoladas dos nervos tibial → Figura 4.153 ou fibular, → Figura 4.154). A lesão de ramos musculares individuais nos músculos pelvitrocanterianos é insignificante, do ponto de vista funcional, da mesma forma que ocorre com a lesão de ramos cutâneos. Em compensação, os ramos musculares para o assoalho da pelve e particularmente os nervos parassimpáticos (Nn. esplâncnicos pélvicos) podem ser lesionados durante cirurgias na pelve menor, como na remoção do reto ou da próstata. Deste modo, pode ocorrer **incontinência fecal** ou **urinária**, devido à insuficiência do assoalho da pelve. Quando há lesão dos nervos parassimpáticos pode ocorrer **disfunção erétil**, enquanto na mulher o **enchimento dos corpos cavernosos do clitóris** é afetado.

Vasos Sanguíneos e Nervos

Injeção Intraglútea

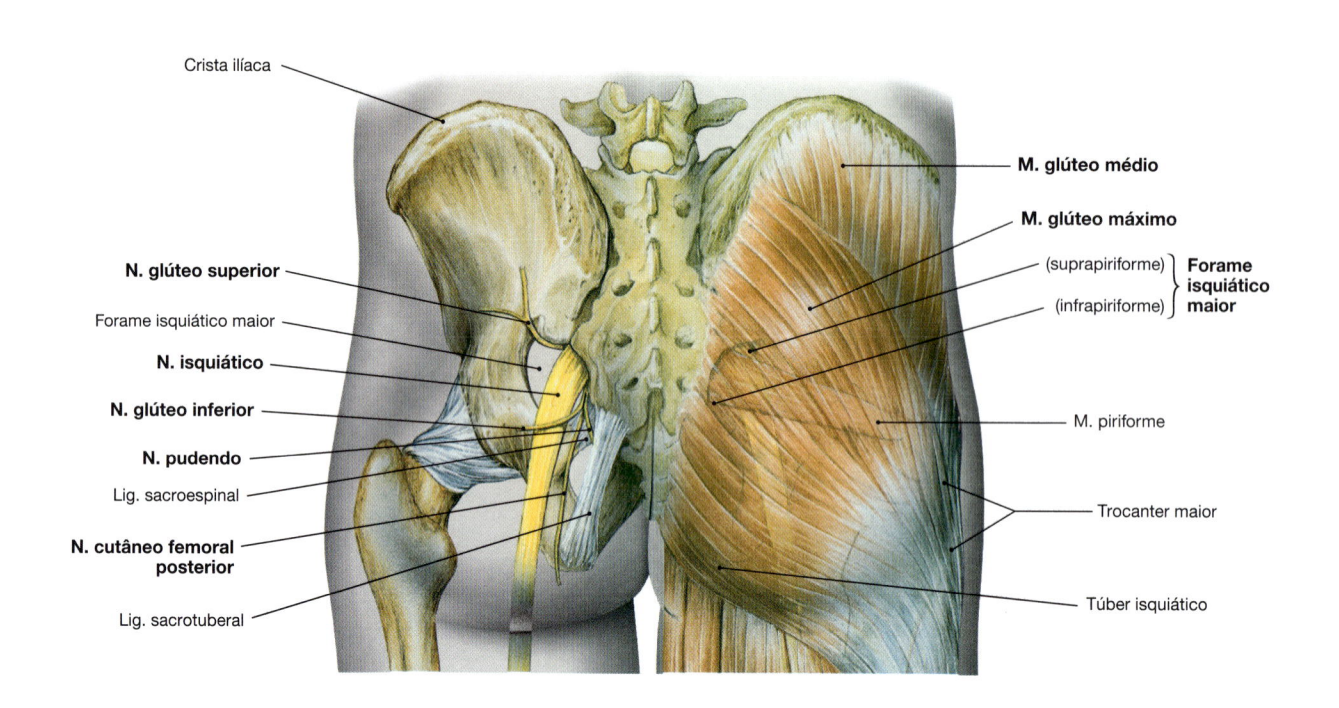

Figura 4.150 Projeção do contorno do esqueleto e do nervo isquiático na superfície da região glútea. [S700]
No caso de uma injeção mal aplicada no M. glúteo máximo, as estruturas vasculonervosas que saem pelo forame isquiático maior são potencialmente vulneráveis. Apenas A. e V. pudendas internas e N. pudendo, que atravessam o forame isquiático menor, em direção à fossa isquioanal, estão relativamente bem protegidos. Por isso, injeções devem ser sempre aplicadas no M. glúteo médio (→ Figura 4.151).

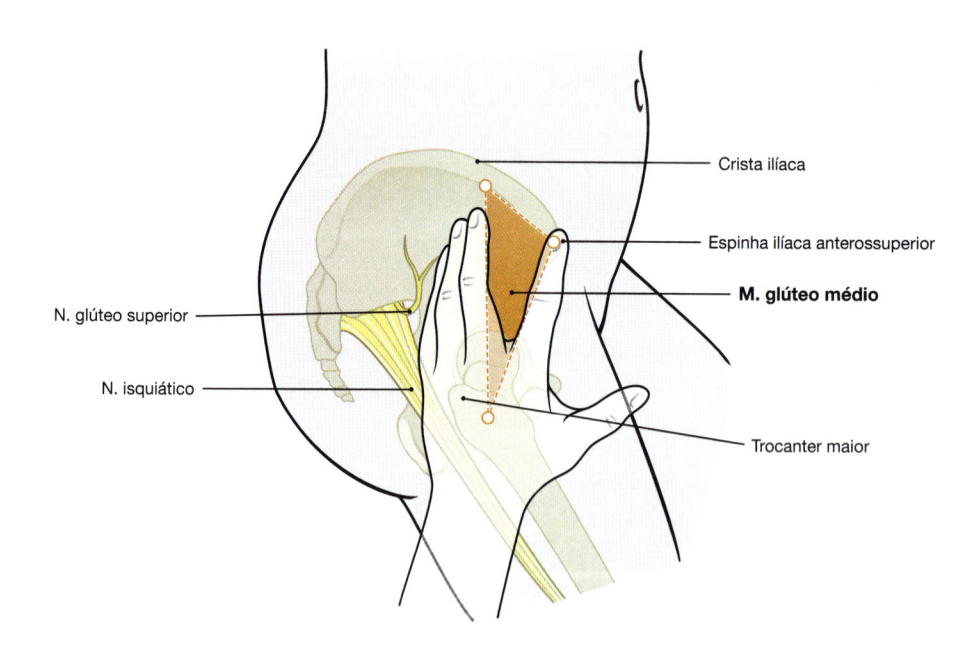

Figura 4.151 Injeção intramuscular na região glútea (segundo von Hochstetter). [S700-L126]
De modo a preservar as estruturas vasculonervosas da região glútea com a máxima segurança possível durante uma injeção intramuscular, a introdução da agulha deve ser feita no campo triangular delimitado por dois dedos afastados e a crista ilíaca. Para tanto, o dedo indicador é colocado sobre a espinha ilíaca anterossuperior, e a palma no trocanter maior. No entanto, existe ainda um certo risco para os ramos que saem do N. glúteo superior em direção ao M. tensor da fáscia lata.

Deficiência dos Músculos Glúteos Menores

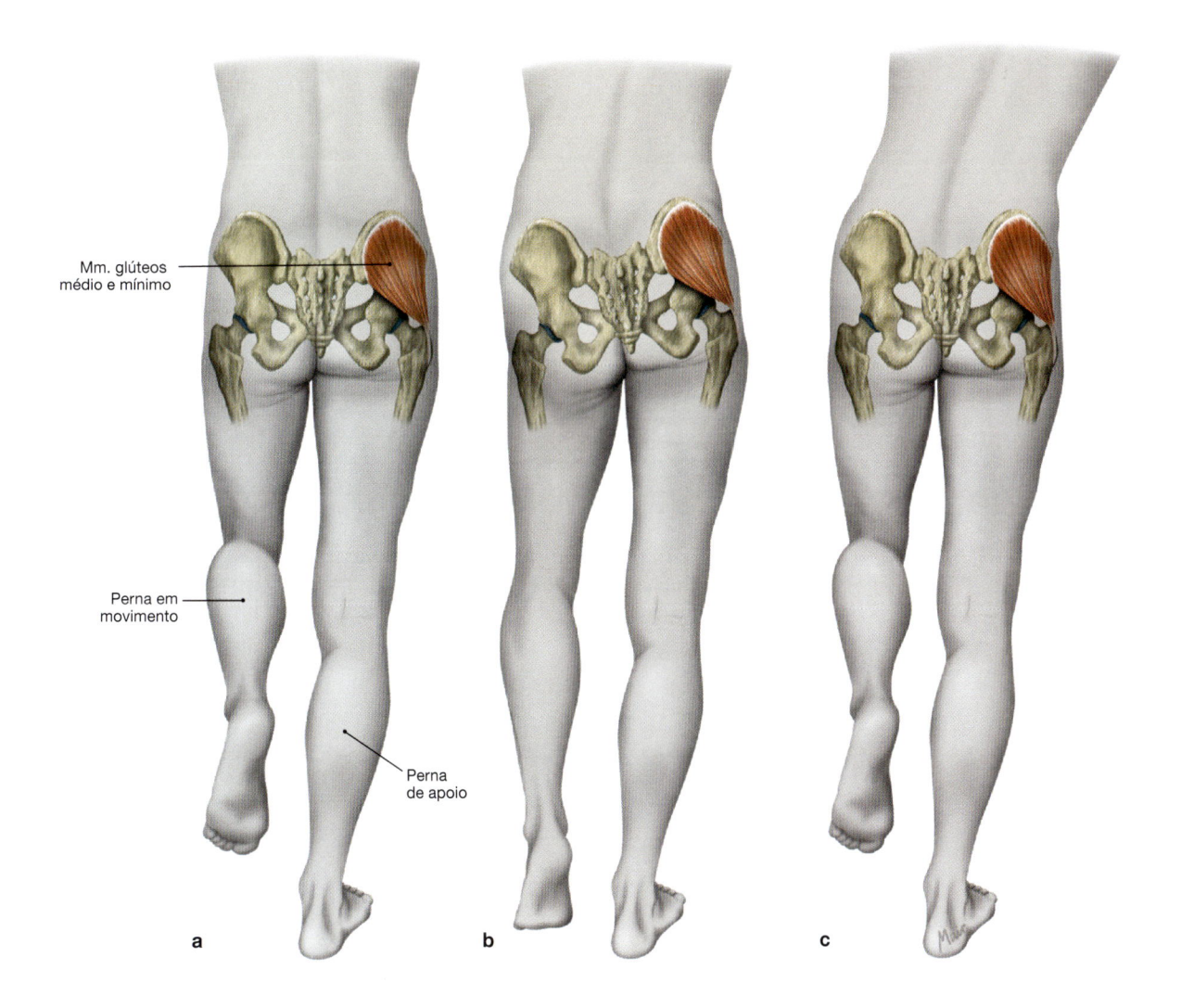

Figura 4.152a-c Sinal de Trendelenburg e claudicação de Duchenne na deficiência dos músculos glúteos menores, lado direito. [S700-L127]/[G1060-001]
a Os músculos glúteos abduzem o membro inferior quando o peso do corpo se apoia sobre o outro membro inferior. Durante o apoio sobre um dos pés, os músculos do lado apoiado atuam na estabilização da pelve e impedem sua queda para o lado oposto (membro inferior suspenso).
b No caso de insuficiência funcional dos músculos glúteos menores como, p. ex., na displasia do quadril ou na lesão do N. glúteo superior, ocorrerá queda da pelve para o lado não acometido, sempre que o membro inferior do lado acometido estiver apoiado (**sinal de Trendelenburg**).
c A pelve no lado sadio é levantada durante a marcha, devido ao deslocamento da parte superior do corpo para o lado afetado (**claudicação de Duchenne**).

Correlações clínicas

Lesões dos nervos do plexo sacral – Parte 2 (Parte 1 abaixo da → Figura 4.149).
Devido ao seu trajeto protegido, as lesões do **N. pudendo** são raras. A deficiência da musculatura do períneo e dos músculos esfíncteres da bexiga urinária e do ânus pode causar **incontinência** (urinária e fecal) e perda da sensibilidade dos órgãos genitais externos, levando a **distúrbios da função sexual**. Durante o parto, a perda da sensibilidade na região do períneo e dos órgãos genitais externos pode até ser desejada e obtida – de modo a reduzir a dor – por **bloqueio do N. pudendo**. Para tanto, a espinha isquiática é palpada por via transvaginal, e o N. pudendo é completamente anestesiado por uma injeção de anestésico local 1 cm lateral e cranialmente à espinha isquiática, antes de sua entrada no canal do pudendo (canal de Alcock). Esse procedimento foi substituído pela anestesia peridural, na qual anestésicos locais são injetados no espaço extradural da parte inferior da coluna vertebral.
No caso de uma **injeção mal aplicada** na região glútea, as estruturas vasculonervosas que saem pelos forames isquiáticos maior supra e infrapiriforme podem ser lesionadas. Além dos vasos sanguíneos, esse procedimento pode afetar os Nn. glúteos superior e inferior, o N. cutâneo femoral posterior e o N. isquiático. Na injeção glútea, segundo von Hochstetter, realiza-se uma injeção no M. glúteo médio (→ Figura 4.151). Na lesão do **N. glúteo superior**, os músculos glúteos menores (principais adutores e rotadores mediais do quadril) e o M. tensor da fáscia lata ficam paralisados. Com a perda de função dos músculos glúteos menores, a posição sobre uma perna só do lado afetado fica comprometida, porque ocorre queda da pelve para o lado sadio (**sinal de Trendelenburg**). Na lesão do **N. glúteo inferior**, com a deficiência do M. glúteo máximo, ocorre a paralisia do mais forte dos músculos extensores da articulação do quadril. Na marcha normal, isto pode ser amplamente compensado pelos músculos isquiocrurais. Entretanto, atividades como subir escadas, pular e correr não são mais possíveis. Na lesão do **N. cutâneo femoral posterior**, a sensibilidade da face posterior da coxa é afetada.

Vasos Sanguíneos e Nervos

Nervo Tibial

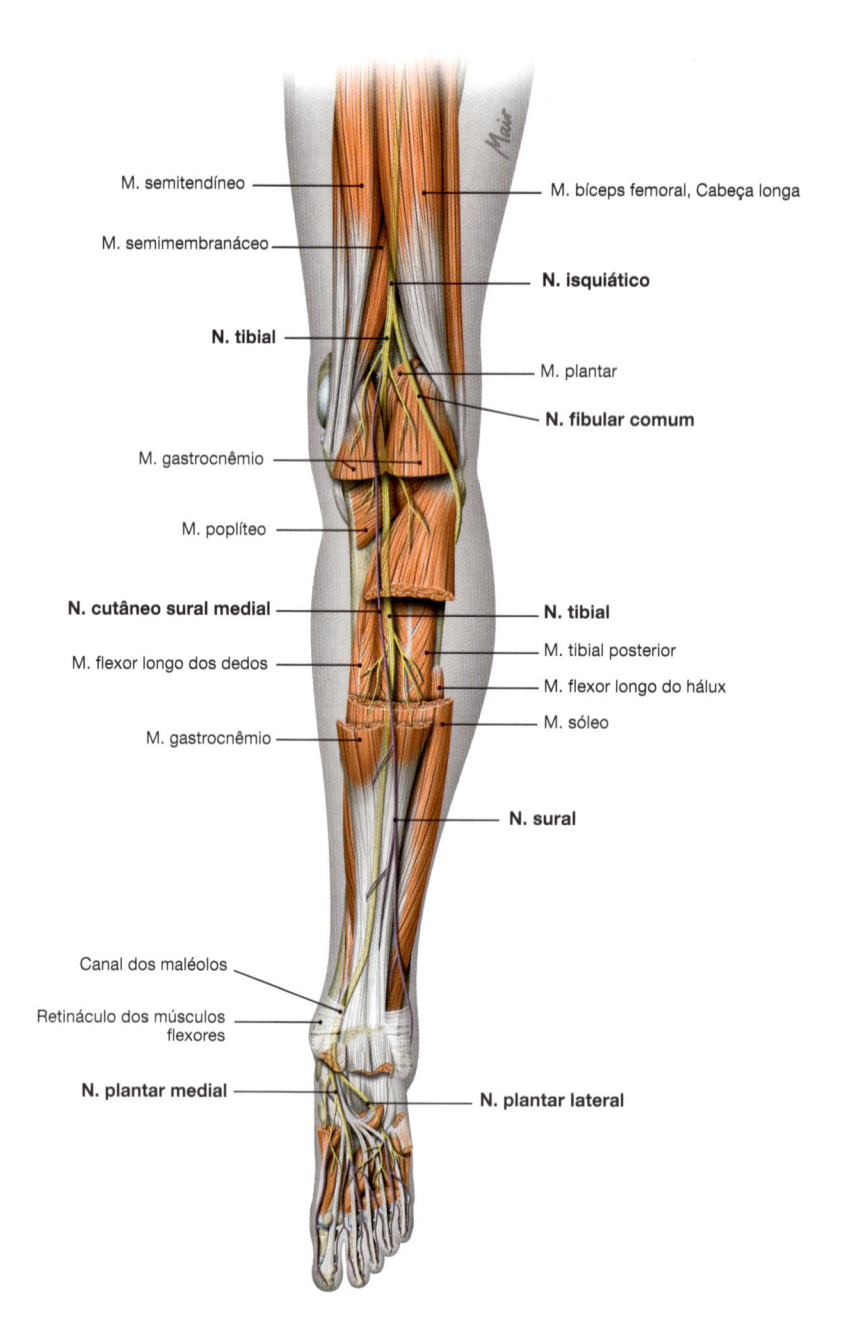

Figura 4.153 Nervo tibial: inervação sensitiva pelos ramos cutâneos (em roxo) e inervação motora pelos ramos musculares, lado direito; vista posterior. [S700-L127]

O **N. isquiático** divide-se, geralmente, na transição do terço médio para o terço distal da coxa, no **N. tibial**, em posição medial, e no **N. fibular comum**, em posição lateral. A parte correspondente ao N. tibial inerva os músculos posteriores da coxa (músculos isquiocrurais e parte posterior do M. adutor magno). O N. tibial continua o trajeto do N. isquiático através da fossa poplítea, atravessa entre as cabeças do M. gastrocnêmio, por baixo do **arco tendíneo do músculo sóleo** e segue, juntamente com A. e V. tibiais posteriores, entre os músculos flexores superficiais e profundos, em direção ao maléolo medial. Na fossa poplítea, dá origem ao **N. cutâneo sural medial** para a região medial da panturrilha, que continua como **N. sural** na região distal da panturrilha e como **N. cutâneo dorsal lateral** na margem lateral do pé, onde, normalmente, recebe um ramo de conexão derivado do N. fibular comum. Em sua passagem sob o retináculo dos músculos flexores **(canal dos maléolos)**, o N. tibial se divide em seus dois ramos terminais (**Nn. plantares medial e lateral**) para a inervação plantar. Deste modo, o N. tibial supre todos os músculos flexores plantares da panturrilha e todos os músculos plantares, além de fornecer a inervação sensitiva da região intermediária da panturrilha e, após a emissão do N. sural, da região inferior da panturrilha e da margem lateral do pé.

Correlações clínicas

As **lesões do N. tibial** são raras, porém podem ocorrer nas lesões da articulação do joelho ou devido à compressão no **canal dos maléolos (túnel do tarso)** no caso de fratura da tíbia ou de lesões das articulações do tornozelo **(síndrome da parte posterior do túnel do tarso)**. Na síndrome do túnel do tarso, ocorrem dor plantar aguda e deficiência dos músculos plantares. A flexão, a abdução e a adução dos dedos do pé não são possíveis. Devido à deficiência dos Mm. interósseos e dos Mm. lumbricais, ocorre o chamado "**pé em garra**". Com uma lesão na região do joelho, a musculatura flexora fica paralisada (reflexo aquileu ausente). A flexão plantar é comprometida, sendo realizada apenas, ainda que de modo insignificante, pelo grupo fibular. Disso resultam **pronação** do pé e **talipe calcâneo** ("pé torto"), no qual o pé permanece em posição de flexão dorsal. A postura na ponta dos pés não é possível.

Nervo Fibular Comum

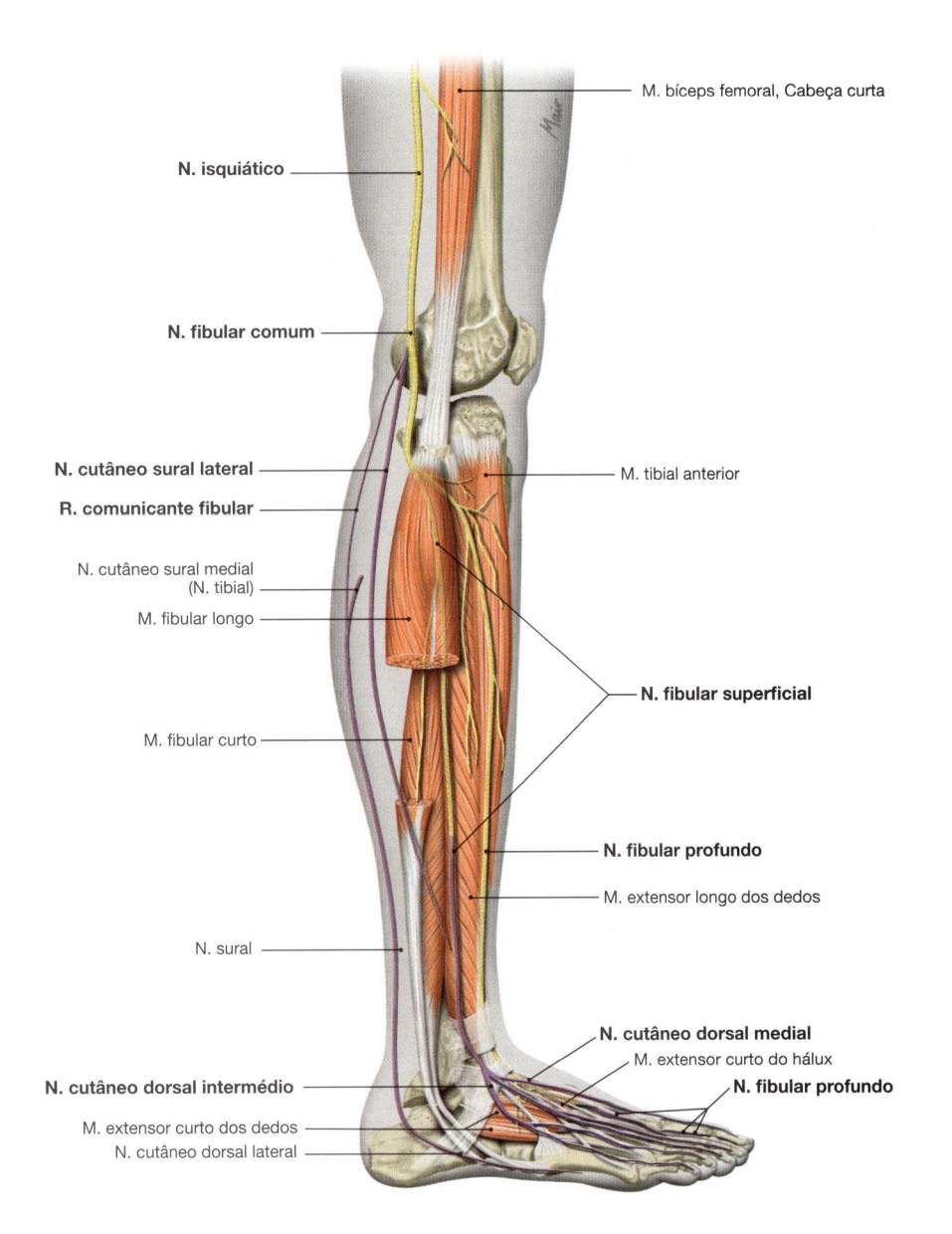

Figura 4.154 Nervo fibular comum: inervação sensitiva pelos ramos cutâneos (em roxo) e inervação motora pelos ramos musculares, lado direito; vista lateral. [S700-L127]

Após a divisão do **N. isquiático**, na transição para o terço distal da coxa, o **N. fibular comum** segue através da fossa poplítea e em torno da cabeça da fíbula, na loja fibular, onde ele se divide em seus dois ramos terminais (Nn. fibulares superficial e profundo). O N. fibular comum inerva, na coxa, apenas a cabeça curta do M. bíceps femoral. Antes da divisão nos ramos terminais, o N. fibular comum costuma originar um **N. cutâneo sural lateral** para a pele da região lateral da panturrilha, e um ramo de conexão com o N. cutâneo sural medial.

O **N. fibular superficial** segue um trajeto na loja fibular e inerva os músculos fibulares, antes de atravessar a fáscia, na região distal da perna, e se dividir nos dois ramos terminais sensitivos para o dorso do pé (**Nn. cutâneos dorsais medial** e **intermédio**).

O **N. fibular profundo** passa sobre o compartimento (ou loja) dos músculos flexores dorsais do pé e extensores dos dedos e segue, com a A. tibial anterior, em direção ao dorso do pé. Deste modo, ele inerva os músculos flexores dorsais do pé e extensores dos dedos e, com seu ramo terminal sensitivo, o primeiro espaço interdigital.

Correlações clínicas

A **lesão do N. fibular comum** é a mais frequente de nervos do membro inferior. Ela pode ser causada por fraturas da região proximal da fíbula, por botas de esqui apertadas ou pelo cruzamento das pernas. Em razão da deficiência dos músculos flexores dorsais, ocorrerá uma deformidade conhecida como **pé caído** (ou **fraqueza na flexão dorsal do pé**). Como compensação, a perna é elevada devido à flexão do joelho (**marcha escarvante**) ou conduzida para a frente devido a um movimento giroscópico. Por causa da deficiência dos músculos fibulares, o pé permanece em **posição de supinação**. A sensibilidade é perdida na região lateral da panturrilha e no dorso do pé.

O **N. fibular profundo** pode ser lesionado na síndrome compartimental anterior, na qual, após um traumatismo, os músculos flexores dorsais apresentam edema (**síndrome tibial anterior**), e o nervo e os vasos sanguíneos acompanhantes são comprimidos. Neste caso, a fáscia da perna deve ser seccionada. A deficiência do N. fibular profundo também é acompanhada de queda do pé e marcha escarvante. Entretanto, a sensibilidade é suspensa apenas no primeiro espaço interdigital! Na **síndrome do túnel do tarso anterior**, os ramos terminais sensitivos sob o retináculo dos músculos extensores são comprimidos, de modo a haver distúrbios de sensibilidade no primeiro espaço interdigital. Lesões isoladas do **N. fibular superficial** são mais raras (p. ex., após traumatismo dos músculos fibulares); nelas o pé permanece em **supinação** devido à deficiência dos músculos fibulares. Nesses casos, a sensibilidade do dorso do pé é perdida e permanece apenas no primeiro espaço interdigital.

Vasos Sanguíneos e Nervos

Artérias da Pelve e da Coxa

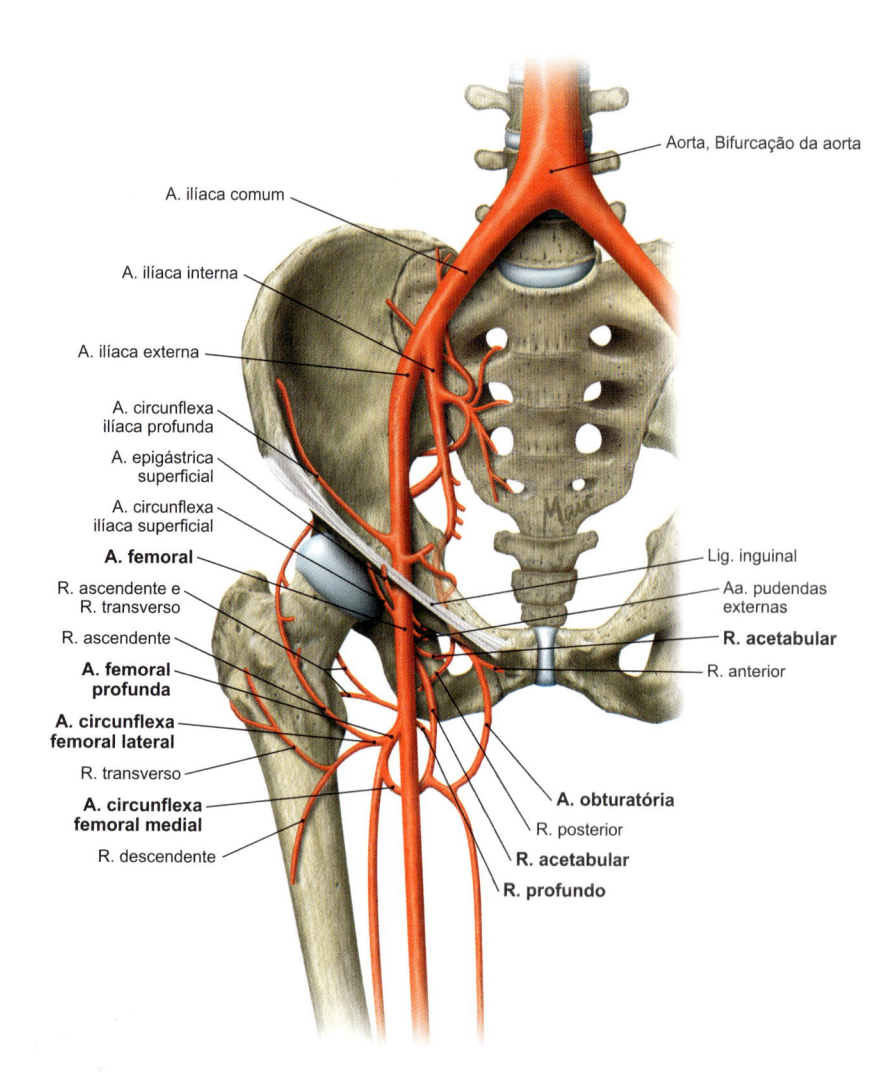

Artérias do membro inferior

Ramos da A. ilíaca externa:
- A. epigástrica inferior
  - A. cremastérica/A. do ligamento redondo do útero
  - R. púbico (anastomose com a A. obturatória)
- A. circunflexa ilíaca profunda

Ramos da A. femoral:
- A. epigástrica superficial
- A. circunflexa ilíaca superficial
- Aa. pudendas externas
- A. femoral profunda
  - A. circunflexa femoral medial
  - A. circunflexa femoral lateral
  - Aa. perfurantes (normalmente três)
- Artéria descendente do joelho

Ramos da A. poplítea:
- A. superior medial do joelho
- A. superior lateral do joelho
- A. média do joelho
- Aa. surais
- A. inferior medial do joelho
- A. inferior lateral do joelho

Ramos da A. tibial anterior:
- A. recorrente tibial posterior
- A. recorrente tibial anterior
- A. maleolar anterior medial
- A. maleolar anterior lateral
- A. dorsal do pé
  - A. tarsal lateral
  - Aa. tarsais mediais
  - A. arqueada (Aa. metatarsais dorsais → Aa. digitais dorsais; A. plantar profunda → Arco plantar profundo)

Ramos da A. tibial posterior:
- A. fibular
  - R. perfurante
  - R. comunicante
  - Rr. maleolares laterais
  - Rr. calcâneos
  - A. nutrícia da fíbula e A. nutrícia da tíbia
- Rr. maleolares mediais
- Rr. calcâneos
- A. plantar medial
  - R. superficial
  - R. profundo (→ Arco plantar profundo)
- A. plantar lateral (→ Arco plantar profundo com as Aa. metatarsais plantares → Aa. digitais plantares)

Figura 4.155 Artérias da pelve e da coxa direita. Vista anterior. [S700-L127]

A **A. ilíaca comum** se divide antes da altura da articulação sacroilíaca nas A. ilíaca externa e A. ilíaca interna. A **A. ilíaca externa** dá origem às A. epigástrica inferior e A. circunflexa ilíaca profunda, para a parede anterior do tronco, e, depois, passa sob o ligamento inguinal. Depois, como **A. femoral**, irriga o membro inferior (toda a coxa, inclusive a cabeça do fêmur), sendo auxiliada por seu maior ramo, a **A. femoral profunda**, cujas emissárias proximais (Aa. circunflexas femorais medial e lateral) circundam o colo do fêmur. A **A. ilíaca interna** também irriga as coxas e as nádegas (→ Figura 4.158): as **Aa. glúteas superior e inferior** avançam posteriormente através do forame isquiático maior e se anastomosam com os ramos da A. femoral profunda. A **A. obturatória**, por outro lado, passa anteriormente ao canal obturatório para a face medial da região anterior da coxa. O ramo púbico se anastomosa de modo variável com um ramo do mesmo nome da A. epigástrica inferior. Se houver uma variante anastomótica entre a A. obturatória e a A. epigástrica inferior, o termo **corona mortis** é usado, porque algumas vezes resulta em sangramento potencialmente fatal durante intervenções na região inguinal.

Artérias do Membro Inferior

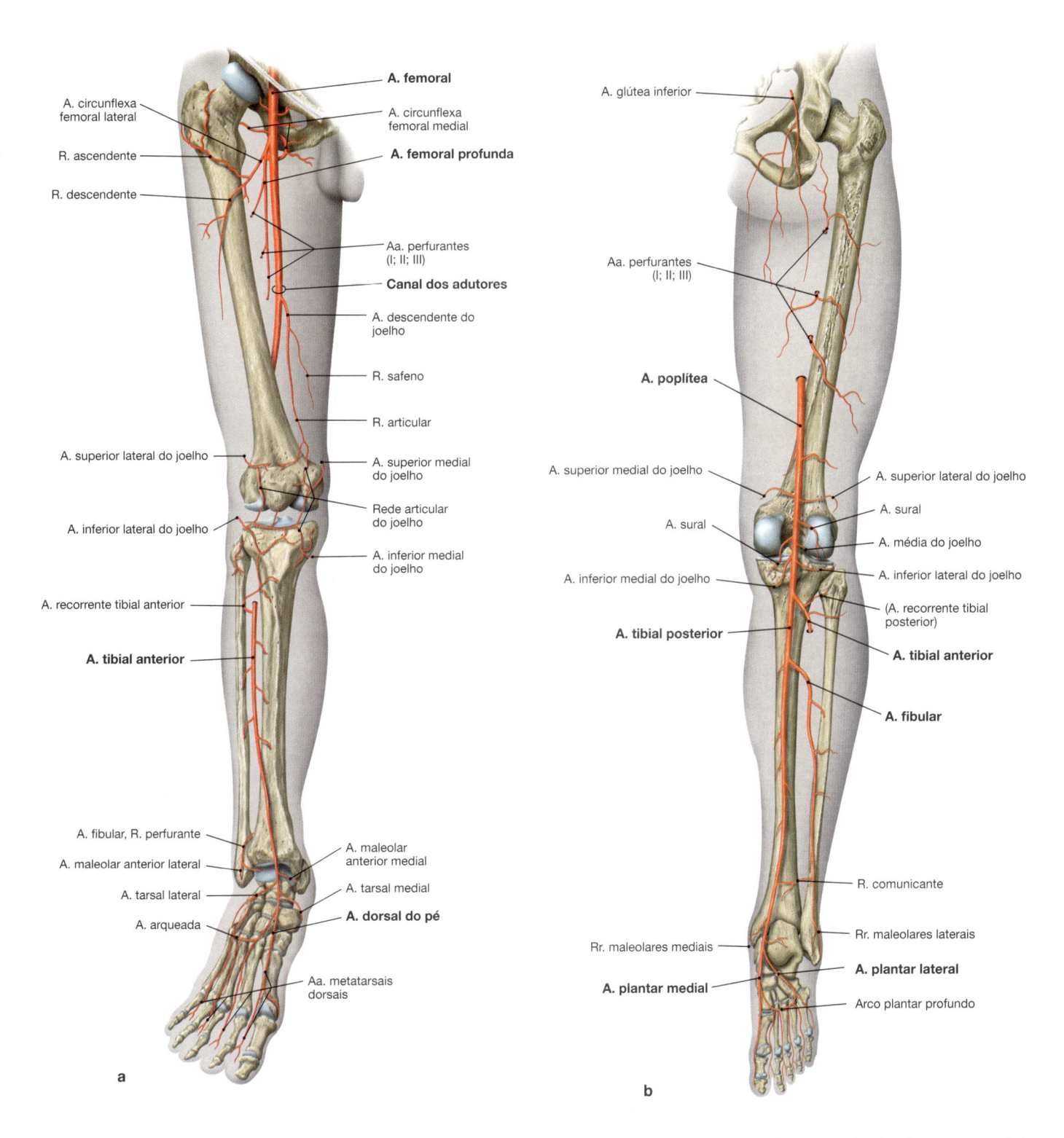

Figura 4.156a e b Artérias do membro inferior direito. [S700-L127]
a Vista anterior.
b Vista posterior.

A **A. ilíaca externa** origina-se em frente da articulação sacroilíaca a partir da A. ilíaca comum. Ela se continua por baixo do Lig. inguinal, na lacuna dos vasos, como **A. femoral** que, após a passagem pelo canal dos adutores, é denominada **A. poplítea** (vaso nutrício da articulação do joelho). Essa artéria segue por baixo do arco tendíneo do M. sóleo, entre os músculos flexores superficiais e profundos da perna, e se divide em **A. tibial posterior**, que continua o seu trajeto, e **A. tibial anterior**, que atravessa a membrana interóssea da perna em direção anterior, no compartimento dos músculos flexores dorsais do pé. Ela se continua com a **A. dorsal do pé**, no dorso do pé. A A. tibial posterior dá origem à **A. fibular** que, como vaso mais calibroso, segue para o maléolo medial, em direção ao canal maleolar, através do qual atinge a planta, onde se divide em seus ramos terminais (**Aa. plantares medial** e **lateral**).

Correlações clínicas

No exame físico completo devem ser palpados os **pulsos** da A. femoral (na região inguinal), da A. poplítea (na fossa poplítea), da A. dorsal do pé (lateralmente ao tendão do M. extensor longo do hálux) e a A. tibial posterior (posteriormente ao maléolo medial) de modo a descartar a possibilidade de oclusão dos vasos por **arteriosclerose** ou **êmbolos**.

Vasos Sanguíneos e Nervos

Artérias da Coxa

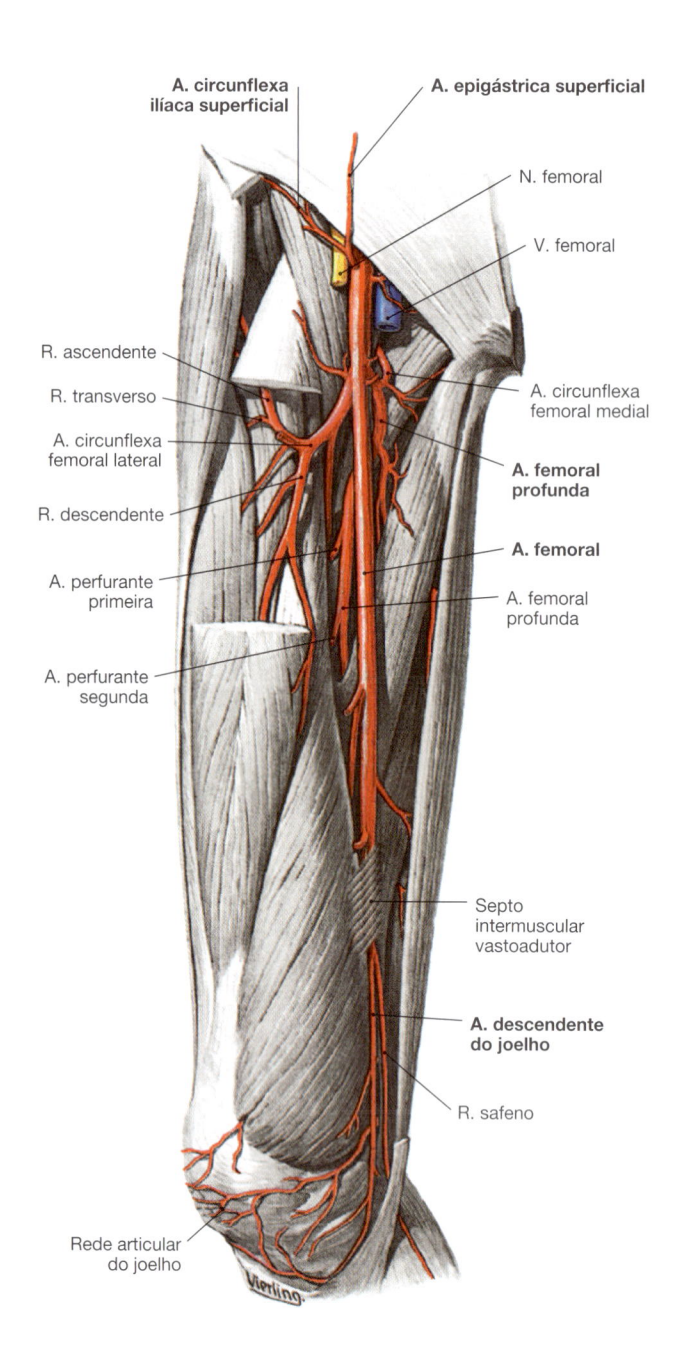

Figura 4.157 Ramos da A. femoral, direita; vista anterior depois da remoção do M. sartório e ressecção parcial do M. reto femoral. [G1066-O1109]

A **A. femoral** corre entre o N. femoral (lateral) e a V. femoral (medial) e tem cinco ramos:

- **A. epigástrica superficial** é um vaso fino superficial que irriga a parede abdominal inferior
- **A. circunflexa ilíaca superficial** corre superficialmente ao longo do ligamento inguinal, lateralmente
- **Aa. pudendas externas** suprem os órgãos genitais externos (ramos labiais/escrotais anteriores)
- **A. femoral profunda** é o ramo mais calibroso e segue medialmente
- **A. descendente do joelho** se origina no canal adutor e supre a articulação do joelho e a pele da região do joelho.

A **A. femoral profunda** é o principal vaso que supre a articulação do quadril e a coxa. Os demais ramos da A. femoral, por outro lado, não estão envolvidos na irrigação da coxa. A A. femoral profunda supre com seus ramos (**Aa. circunflexas femorais medial** e **lateral, Aa. perfurantes**) a cabeça e o colo do fêmur, assim como todos os grupos musculares anteriores e posteriores da coxa e parcialmente a região glútea. Os ramos também podem sair diretamente da A. femoral.

Correlações clínicas

A A. femoral é puncionada para o **cateterismo das câmaras esquerdas do coração**, para avaliar o volume de ejeção dos ventrículos e a condição das Aa. coronárias.

Artérias das Regiões Glútea e Posterior da Coxa

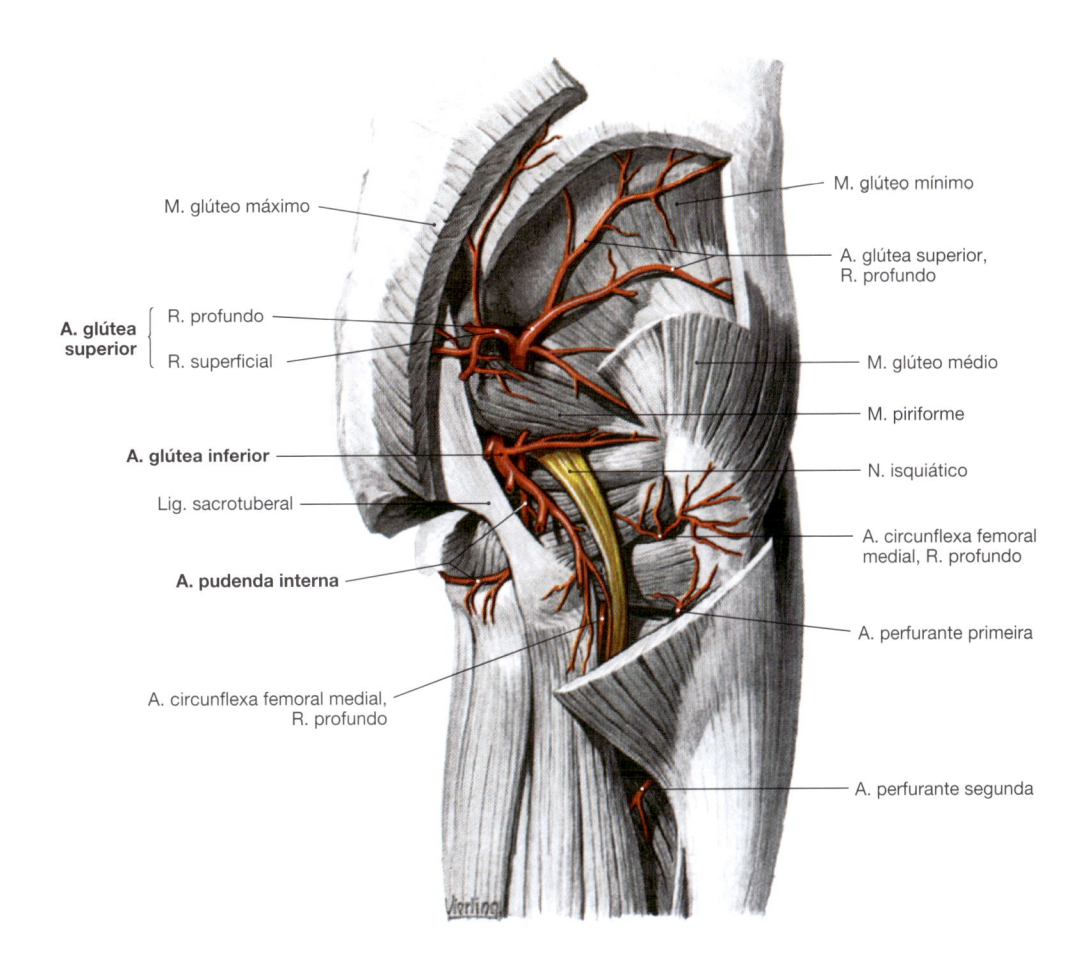

Figura 4.158 Artérias da região glútea, direita; vista posterior depois da remoção extensa dos Mm. glúteos máximo e médio. [G1066-O1109]
A região glútea e a região posterior da coxa são supridas pelos ramos parietais da **A. ilíaca interna** (→ Figura 7.15), assim como pela **A. femoral profunda**.
Ramos parietais posteriores da **A. ilíaca interna**:
- A **A. glútea superior** atravessa o espaço suprapiriforme e supre os Mm. glúteos. Avança entre os Mm. glúteos médio e mínimo, lateralmente
- A **A. glútea inferior** se estende da saída do espaço infrapiriforme (forame isquiático maior) para o M. glúteo máximo.

Ramos da **A. femoral profunda**:
- **A. circunflexa femoral medial:** seu ramo profundo supre a parte posterior dos músculos adutores e isquiotibiais e a cabeça do fêmur
- **A. circunflexa femoral lateral:** o ramo ascendente move-se para os músculos glúteos e o colo do fêmur. Ele se anastomosa com a A. circunflexa femoral medial e as Aa. glúteas superior e inferior
- **Aa. perfurantes** (habitualmente três): perfuram os músculos adutores e os músculos isquiotibiais.

Os ramos da A. ilíaca interna (incluindo a A. obturatória) formam anastomoses uns com os outros e com a A. femoral profunda, de modo que é possível haver uma circulação colateral.

Correlações clínicas

Em diferentes segmentos do membro inferior, as artérias formam uma **circulação colateral** por meio de anastomoses. As conexões da A. femoral profunda com os ramos da A. ilíaca interna são muito variáveis, contudo, possibilitam, em situações de emergência, uma ligação da parte proximal da A. femoral com a A. femoral profunda.

Vasos Sanguíneos e Nervos

Artérias da Fossa Poplítea e da Região Posterior da Perna

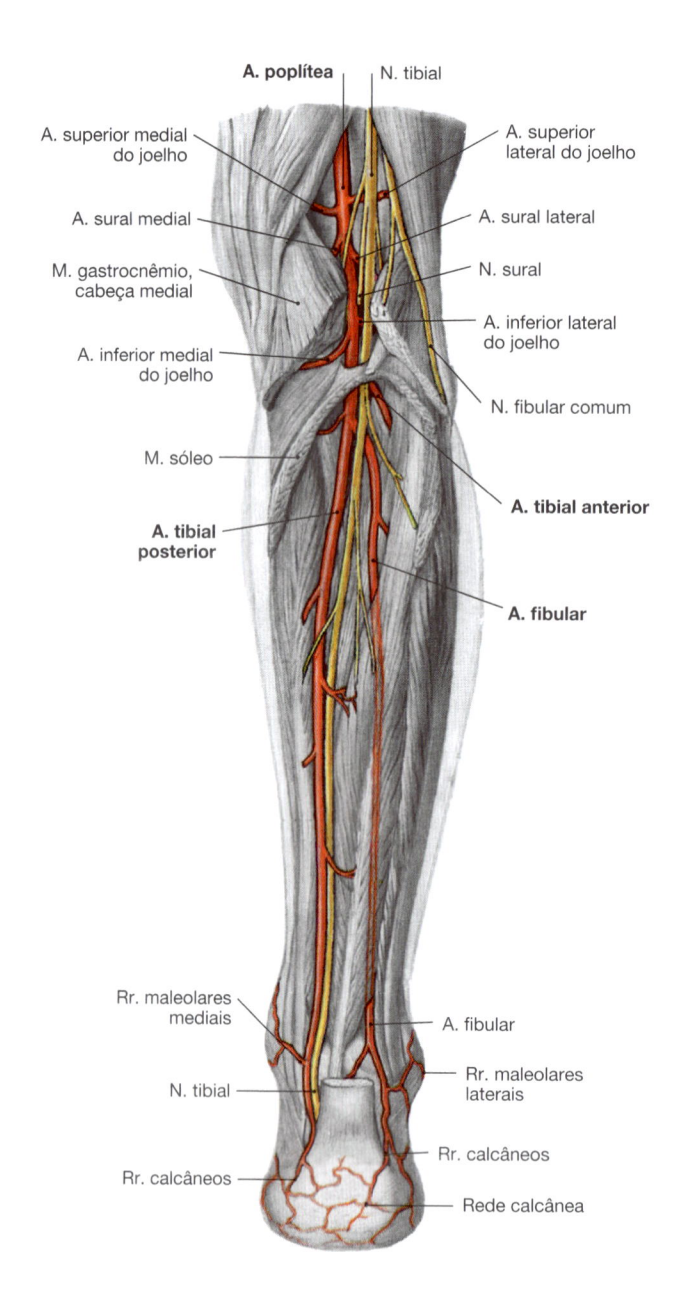

Figura 4.159 Ramos da A. poplítea e da A. tibial posterior, direita; vista posterior depois da remoção dos músculos superficiais da panturrilha. [B500]

Depois de atravessar o hiato dos adutores, a A. femoral continua na fossa poplítea como **A. poplítea**. Ela origina diferentes ramos e forma com estes uma rede vascular na região anterior da articulação do joelho (rede articular do joelho):

- **Aa. superiores medial e lateral do joelho** ao redor do côndilo medial/lateral do fêmur
- **A. média do joelho** para a articulação do joelho
- **Aa. inferiores medial e lateral do joelho** ao redor da parte proximal da tíbia/cabeça da fíbula
- **Aa. surais** para os músculos da panturrilha.

Ramos terminais:
- **A. tibial anterior:** ela atravessa a membrana interóssea da perna (→ Figura 4.160)
- **A. tibial posterior:** ela continua o curso da artéria poplítea e origina os seguintes ramos antes de alcançar a planta do pé através do canal do maléolo/túnel do tarso:
  - **A. fibular:** o maior ramo desce ao longo da face posterior da fíbula e irriga o maléolo lateral com os **Rr. maleolares laterais** e a face lateral do calcanhar com os **Rr. calcâneos**
  - Os **Rr. maleolares mediais** e os **Rr. calcâneos** irrigam o maléolo medial e a face medial do calcanhar.

Correlações clínicas

Ao contrário da **circulação colateral** na região glútea, as conexões da **rede articular do joelho** da A. poplítea, que é alimentada pelas artérias recorrentes do membro inferior e pela terceira artéria perfurante da A. femoral profunda, não são suficientes no caso de obstrução da A. poplítea. As **redes maleolares lateral e medial** são, em contrapartida, tão bem desenvolvidas que, de modo geral, a oclusão das Aa. tibiais ou da A. fibular não prejudica agudamente a irrigação sanguínea do pé.

Artérias da Região Anterior da Perna e do Dorso do Pé

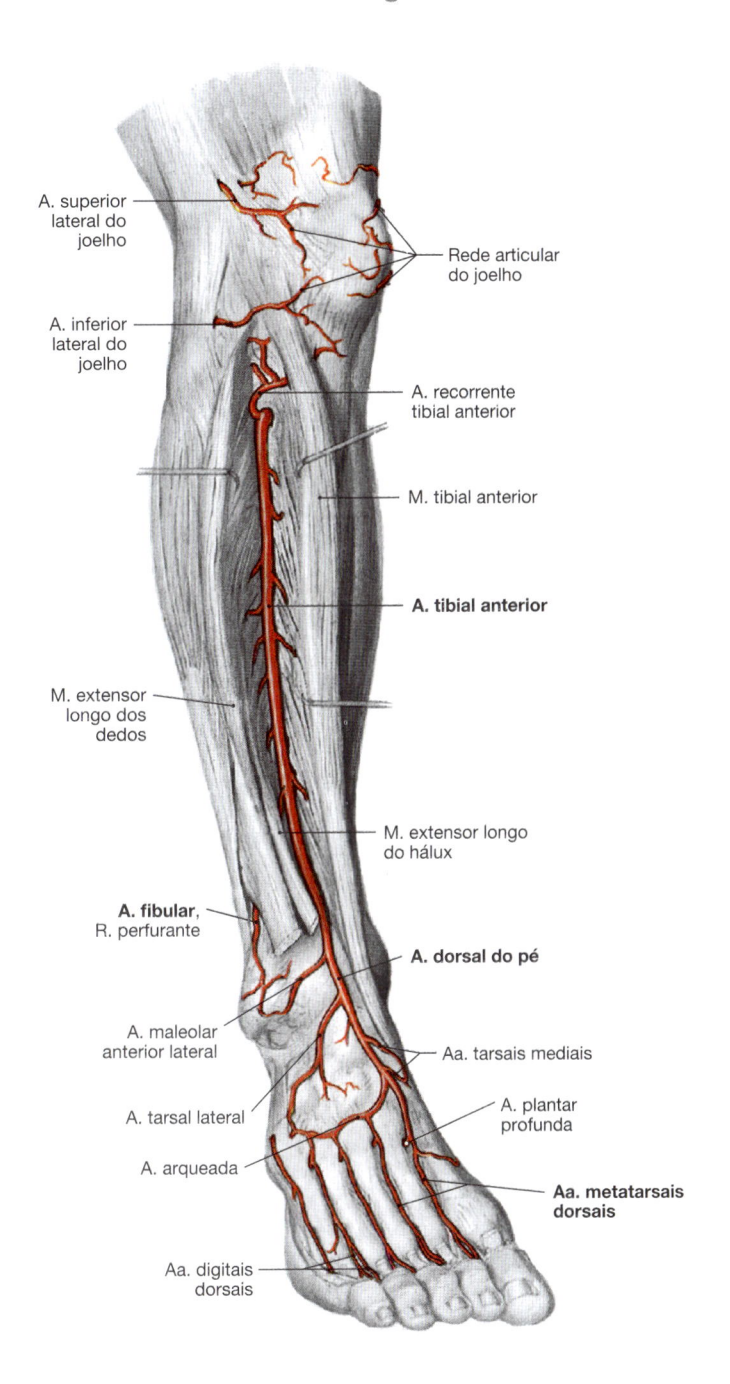

Figura 4.160 Ramos da A. tibial anterior e da A. dorsal do pé, direita; vista anterior depois da dissecção dos músculos extensores da perna e remoção da inserção dos tendões dos Mm. extensores longo dos dedos e longo do hálux. [B500]

A **A. tibial anterior** perfura a membrana interóssea da perna e desce para o compartimento extensor, antes de continuar no dorso do pé como A. dorsal do pé. Ela tem quatro ramos:
- **A. recorrente tibial anterior** e **A. recorrente tibial posterior:** correm antes e depois da passagem através da membrana interóssea de volta para a articulação do joelho
- **A. maleolar anterior medial** e **A. maleolar anterior lateral:** completam, com os ramos da A. tibial posterior e A. fibular, a rede vascular no maléolo medial e no maléolo lateral.

A **A. dorsal do pé** também tem quatro ramos:
- **A. tarsal medial** e **A. tarsal lateral** para as margens medial e lateral do pé
- **A. arqueada:** ela corre em forma de arco no sentido lateral e origina as Aa. metatársicas dorsais, que se irradiam nos dedos dos pés como artérias digitais dorsais
- **A. plantar profunda:** conecta-se com o arco plantar profundo da planta do pé.

Correlações clínicas

Graças à boa irrigação sanguínea da **tíbia** (vasos nutrícios), em situações de emergência, se não houver acesso periférico, pode ser usado um **acesso intraósseo** para infundir bastante líquido. A canulação aqui é realizada medialmente à tuberosidade da tíbia, no seu côndilo medial.

Vasos Sanguíneos e Nervos

Artérias da Planta do Pé

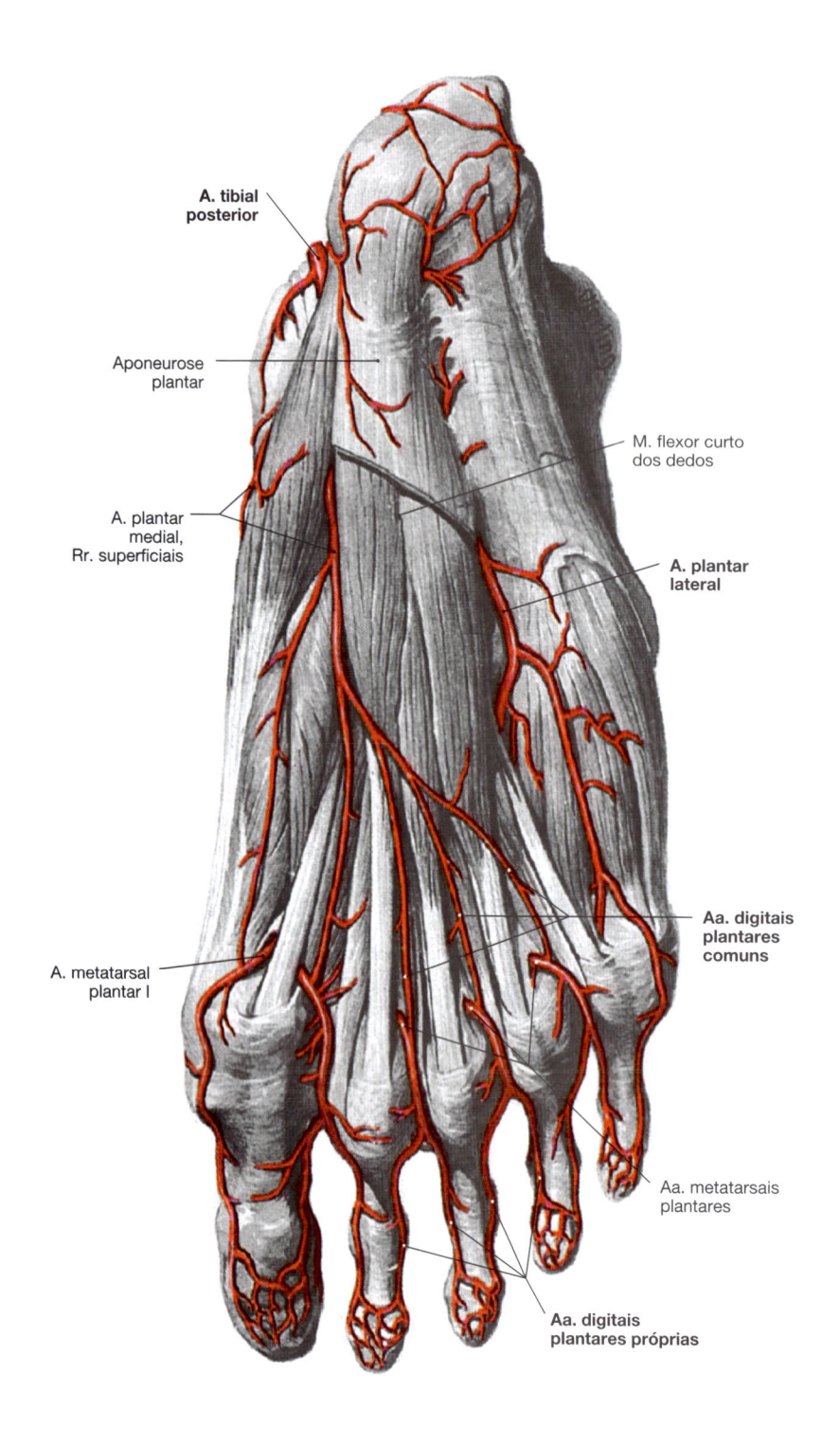

Figura 4.161 Artérias superficiais da planta do pé, direita; vista plantar após a remoção da aponeurose plantar. [G1066-O1109]
Depois de atravessar o canal do maléolo/túnel do tarso, a **A. tibial posterior** se divide na planta do pé em seus dois ramos terminais:
- **A. plantar medial:** corre medialmente ao M. flexor curto dos dedos

- **A. plantar lateral:** avança no sentido lateral sob o M. flexor curto dos dedos. Ambos os vasos formam o arco plantar profundo (→ Figura 4.162).

Artérias da Planta do Pé

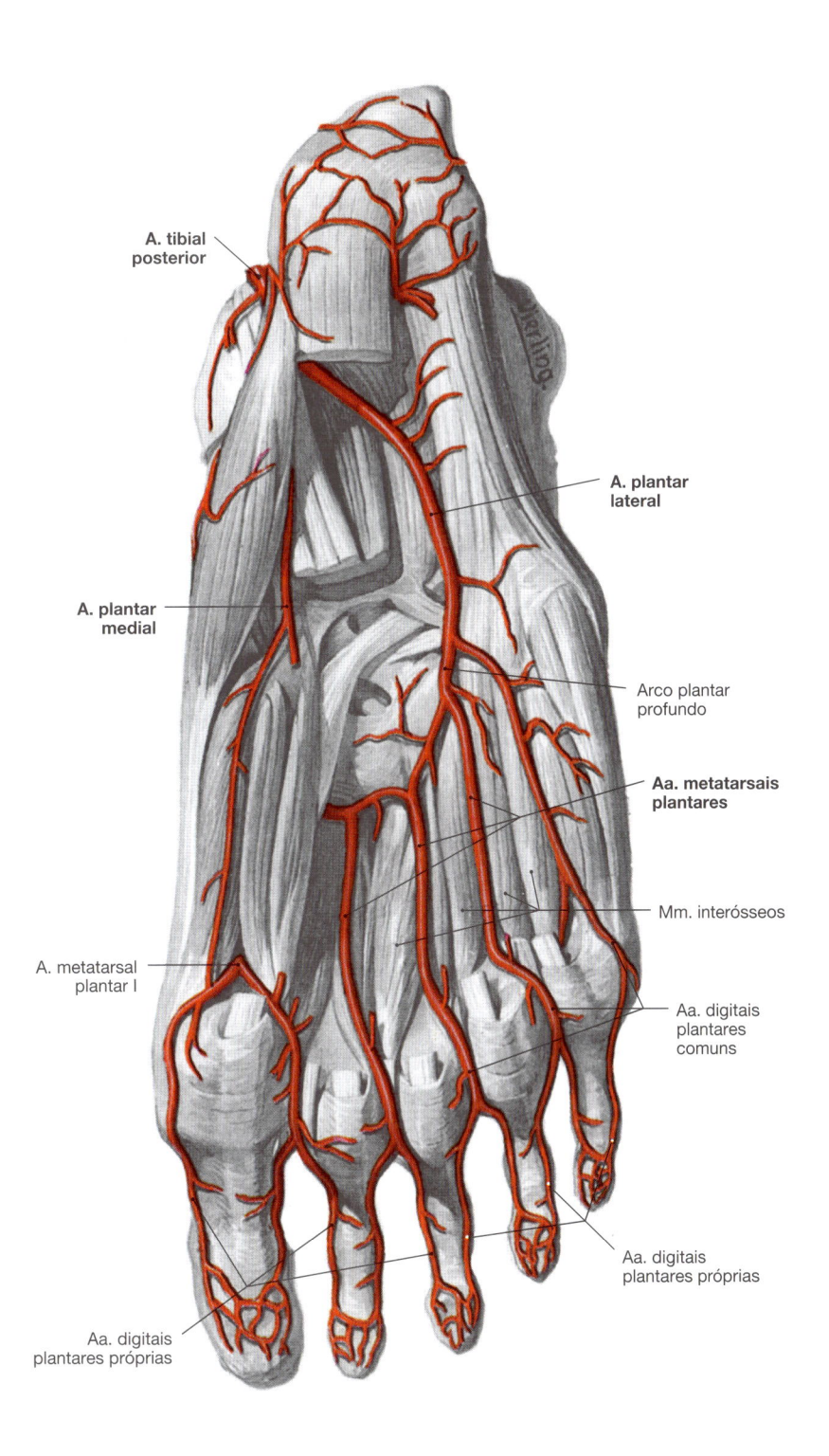

Figura 4.162 Artérias profundas da planta do pé, direita; vista plantar após a remoção da aponeurose plantar, do M. flexor curto dos dedos, assim como dos tendões dos Mm. flexor longo dos dedos e flexor longo do hálux. [G1066-O1109]

A A. plantar lateral forma o **arco plantar profundo**, que é completado por um R. profundo da A. plantar medial. Ele origina as Aa. metatarsais plantares que, junto com as Aa. digitais plantares comuns e as Aa. digitais plantares próprias, irrigam o lado inferior dos dedos.

Vasos Sanguíneos e Nervos

Veias do Membro Inferior

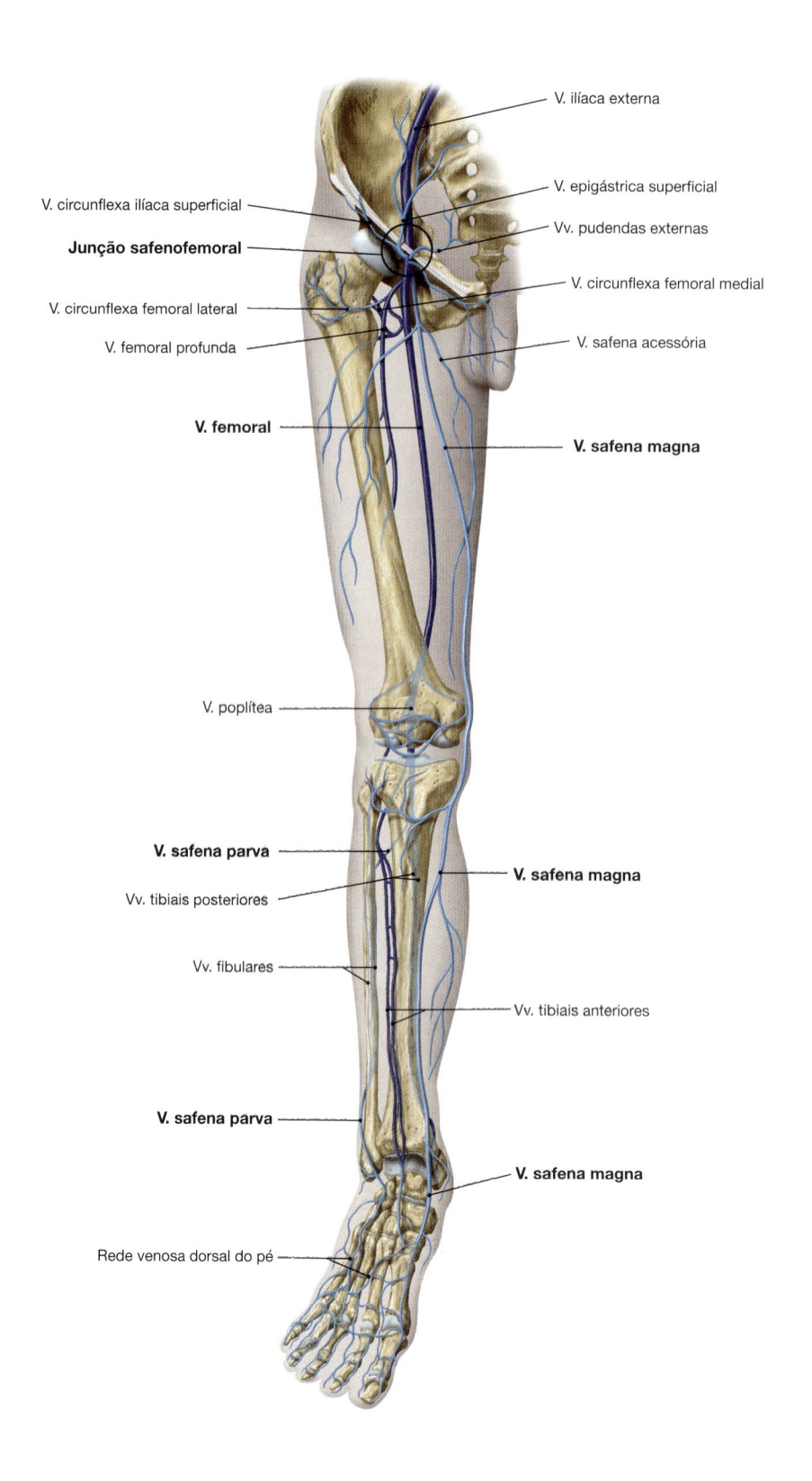

Figura 4.163 Veias do membro inferior direito; vista anterior. [S700-L127]

Os vasos sanguíneos do **sistema venoso profundo** (em azul-escuro) **acompanham** as **artérias** correspondentes. Na perna, geralmente seguem duas veias juntamente com as respectivas artérias, enquanto na fossa poplítea e na coxa existe apenas uma veia acompanhante. O **sistema venoso superficial** (em azul-claro) do membro inferior é composto por **dois troncos principais**, que drenam o sangue da planta e do dorso do pé, nas margens do pé.

Na margem medial do pé, a **V. safena magna** origina-se **anteriormente** ao maléolo medial e segue para a face medial da perna e da coxa, em direção ao hiato safeno (→ Figura 4.176). Neste local, ela se une a diferentes veias da região inguinal (ver adiante) na chamada **junção safenofemoral** e desemboca, profundamente, na V. femoral.

Na face posterior, a **V. safena parva** origina-se na margem lateral do pé, **posteriormente** ao maléolo lateral, e segue pelo meio da panturrilha até a fossa poplítea, onde desemboca na V. poplítea. A V. safena magna e a V. safena parva estão unidas por tributárias variáveis.

Tributárias da V. safena magna na região da junção safenofemoral:
- V. epigástrica superficial
- V. circunflexa ilíaca superficial
- V. safena acessória
- Vv. pudendas externas.

Veias do Membro Inferior

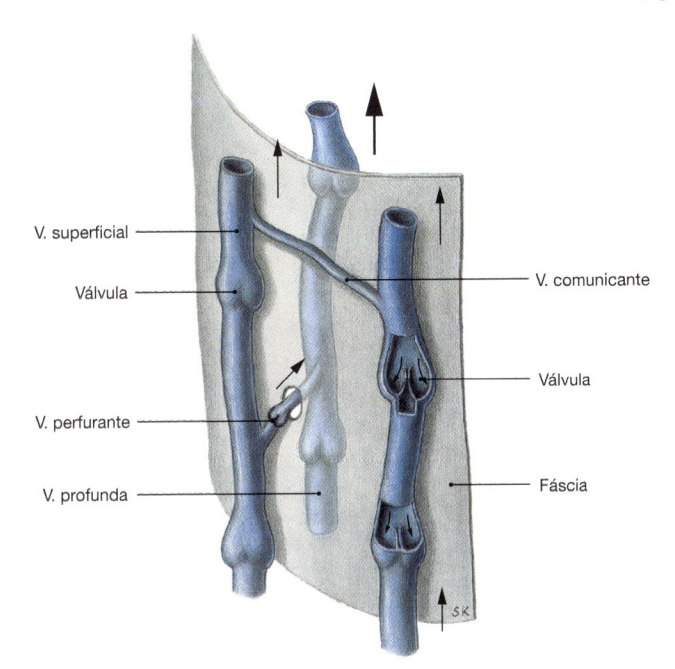

Figura 4.164 Veias superficiais e profundas do membro inferior, com válvulas venosas: princípios estruturais. [S700-L238]
Nos membros existe um **sistema venoso superficial**, de localização epifascial, e um **sistema venoso profundo**, de localização subfascial e que acompanha as artérias correspondentes. Ambos os sistemas são unidos entre si por meio de vasos comunicantes **(Vv. perfurantes)**. Devido à presença de **válvulas venosas**, o fluxo sanguíneo das veias superficiais do membro inferior é direcionado para as veias profundas, de modo que a maior parte do sangue (85%) retorna ao coração pelas veias profundas do membro inferior. Das numerosas veias perfurantes, três grupos são de grande importância clínica:
- Veias de Dodd: face medial da coxa, no terço médio
- Veias de Boyd: face anteromedial da região proximal da perna
- Veias de Cockett: face medial da parte média da coxa.

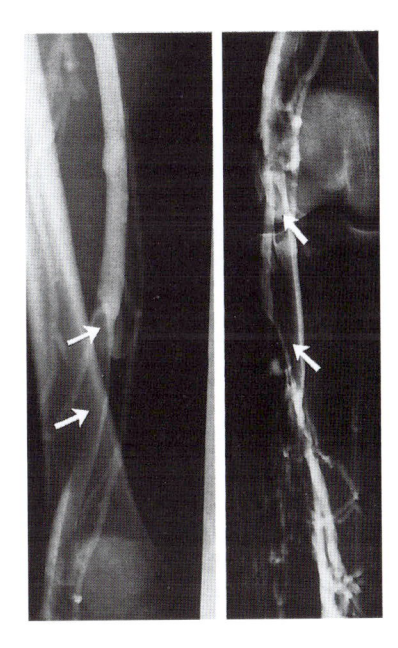

Figura 4.165 Trombose venosa aguda, com um trombo volumoso (setas) ocluindo V. femoral. [R236]

Correlações clínicas

Visto que o sangue retorna ao coração principalmente pelas veias profundas, existe um risco de que a **trombose das veias profundas do membro inferior** resulte na liberação de coágulos para os pulmões e em uma **embolia pulmonar** potencialmente fatal. De modo geral, a inflamação das veias superficiais (**tromboflebite**), por exemplo, no caso de pessoas acamadas por períodos prolongados, não se acompanha de sequelas.

A V. femoral é puncionada como via de acesso para o **cateterismo das câmaras cardíacas direitas** (o cateter é introduzido até o ventrículo direito). As veias superficiais podem ser usadas na **cirurgia de revascularização do miocárdio** ("pontes" nos segmentos ocluídos das Aa. coronárias).

A dilatação das veias superficiais (**veias varicosas** ou **varizes**) é um achado comum. As varizes costumam ocorrer por causa de enfraquecimento do tecido conjuntivo com insuficiência venosa, embora também possam resultar do deslocamento de um êmbolo para veias profundas após trombose. Essa diferenciação é importante, porque a retirada cirúrgica das varizes (**flebectomia**) só pode ser realizada se as veias profundas estiverem pérvias. [E288]

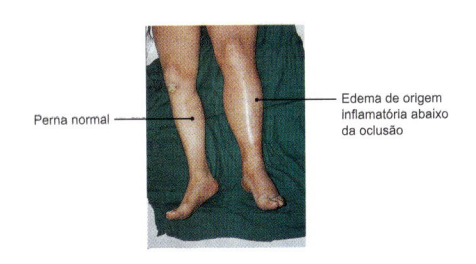

Vasos Sanguíneos e Nervos

Vasos Linfáticos do Membro Inferior

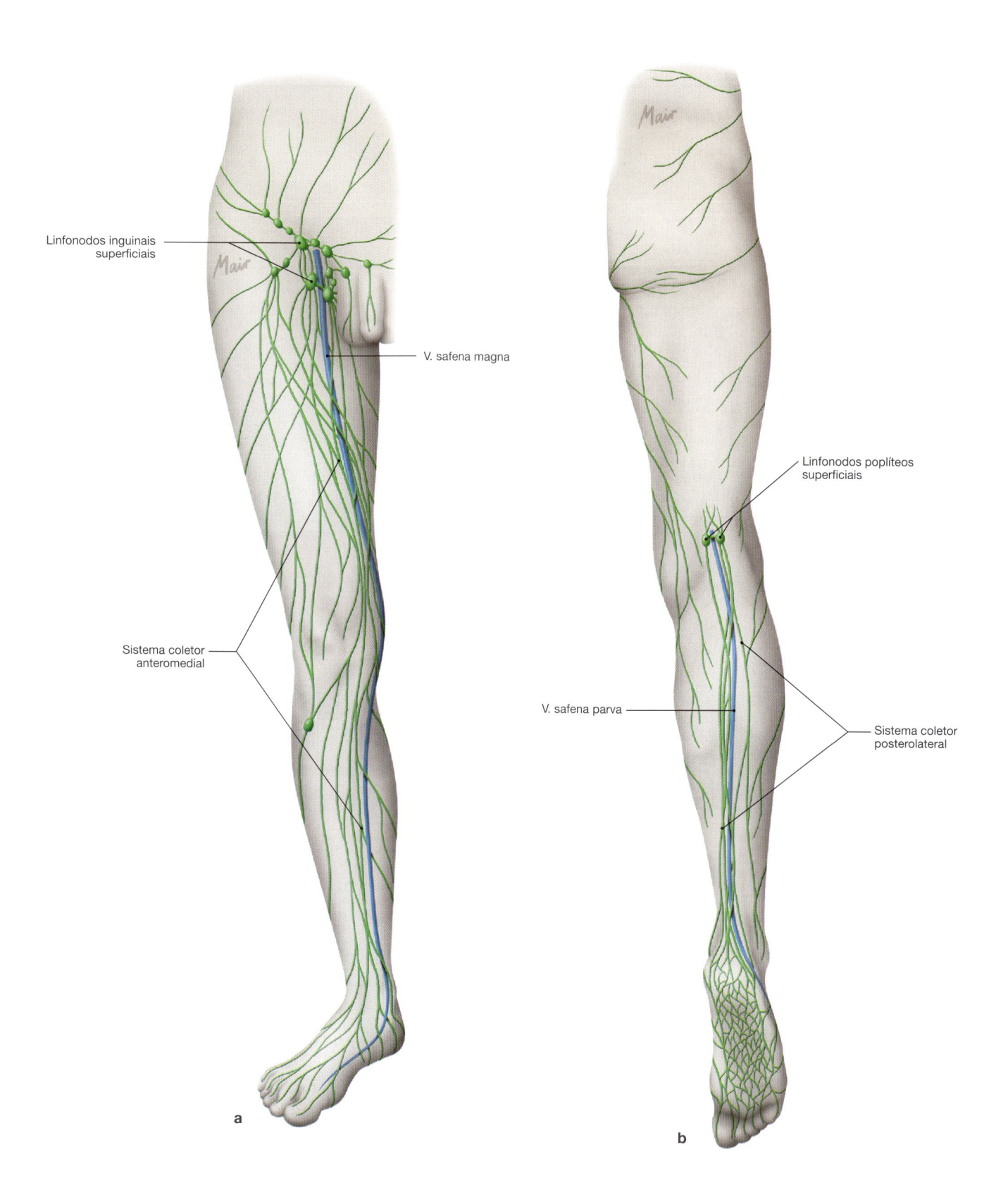

Figura 4.166a e b   Sistemas linfáticos superficiais do membro inferior direito. [S700-L127]
a Vista anterior.
b Vista posterior.
No membro inferior existem, ao longo das veias, um sistema superficial e um sistema profundo de vasos linfáticos **(sistemas de vasos coletores)**, conectados com linfonodos em determinados locais. Superficialmente, um **sistema anteromedial** segue ao longo da V. safena magna, que representa a principal via de drenagem do membro inferior, conduzindo a linfa para os **linfonodos inguinais superficiais** (→ Figura 4.172).

O **sistema posterolateral**, mais delgado, segue, ao longo da V. safena parva e desemboca nos linfonodos da fossa poplítea (**linfonodos poplíteos superficiais** e **profundos**); depois, ele segue para os **linfonodos inguinais profundos**. Os vasos coletores profundos drenam diretamente para os linfonodos profundos da fossa poplítea e da região inguinal.
Enquanto a drenagem sanguínea dos membros inferiores ocorre, predominantemente, pelo sistema venoso profundo, a maior parte da linfa é drenada por vasos coletores superficiais.

Linfonodos e Vasos Linfáticos da Região Inguinal

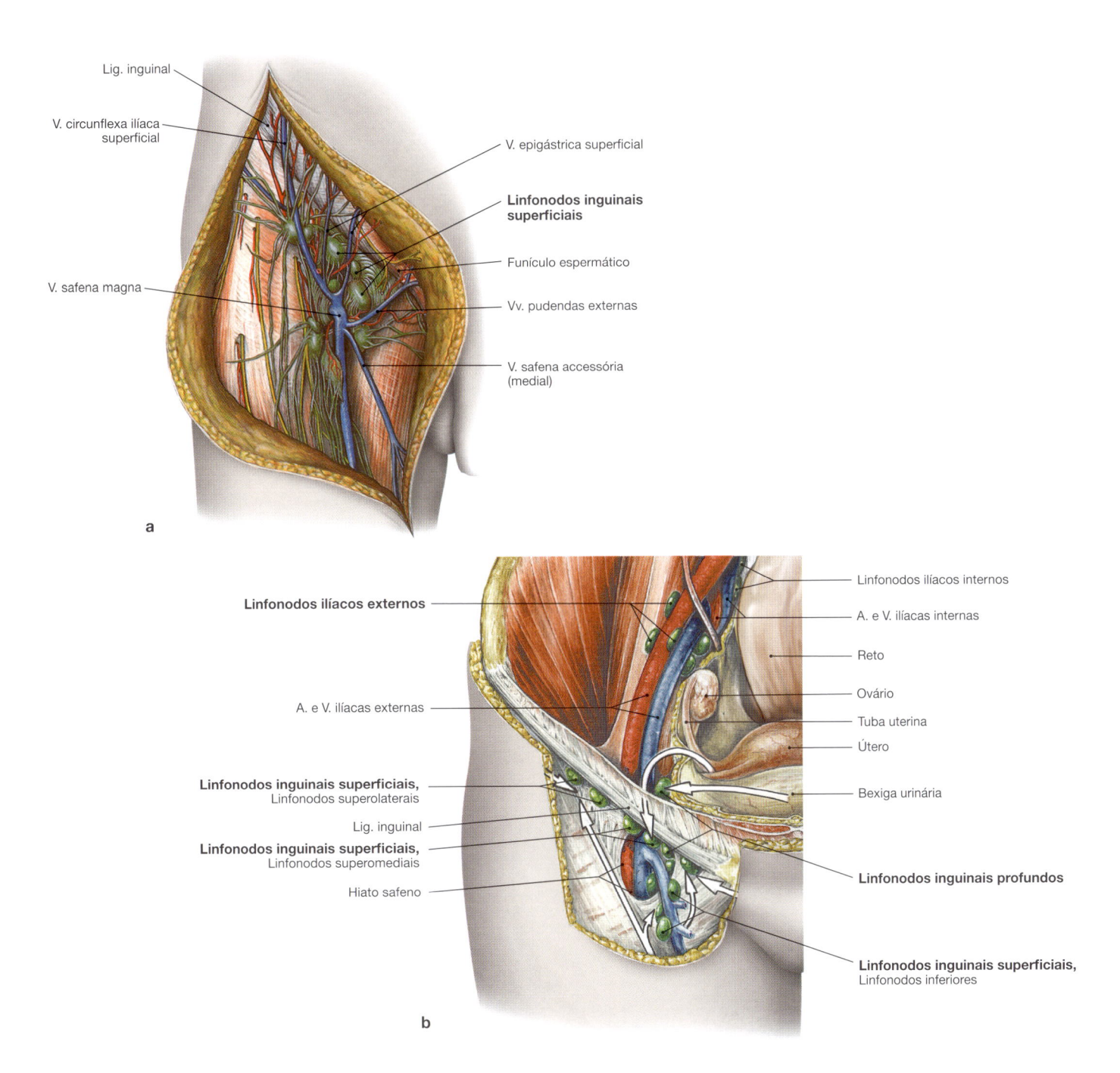

Figura 4.167a e b   Linfonodos superficiais da região inguinal, lado direito; vista anterior. [S700]
a Linfonodos da região inguinal.
b Regiões de drenagem da região inguinal.
Na região inguinal são encontrados, sobre a fáscia do corpo, cerca de 4 a 25 **linfonodos inguinais superficiais**, a partir dos quais a linfa é conduzida para os **linfonodos inguinais profundos**, em número de 1 a 3 de localização medial à V. femoral, sendo, em seguida, direcionada para os linfonodos ilíacos externos na pelve. Os linfonodos inguinais superficiais formam uma **cadeia vertical** em torno da V. safena magna e uma **cadeia horizontal** abaixo do Lig. inguinal.
Os linfonodos inguinais não são apenas os linfonodos regionais para a maior parte do **membro inferior**, eles também coletam a linfa vinda dos quadrantes inferiores da **parede abdominal** e do **dorso**, da **região do períneo** e dos **órgãos genitais externos**. A linfa dos **segmentos inferiores do canal anal** e da **vagina**, e, em raros casos, a linfa do **útero** e das tubas uterinas (ao longo do Lig. redondo do útero), também são drenadas para os linfonodos inguinais.

Correlações clínicas

A **palpação dos linfonodos** está incluída no exame clínico completo. Os linfonodos inguinais representam a maioria dos linfonodos regionais do membro inferior. Os linfonodos da fossa poplítea, geralmente impalpáveis, formam a primeira cadeia de linfonodos apenas para a margem lateral do pé e para a panturrilha. A partir de todas as demais regiões de drenagem mencionadas anteriormente e, portanto, também a partir do canal anal e dos órgãos genitais femininos internos, podem ser disseminadas metástases para a região inguinal. Em contrapartida, no homem, apenas a linfa dos órgãos genitais externos (pênis e escroto) é drenada pelos linfonodos inguinais, enquanto a linfa vinda dos testículos, localizados no escroto, é drenada, pelo funículo espermático, para os linfonodos lombares.

Topografia

Vasos Sanguíneos e Nervos Superficiais das Regiões Inguinal e Anterior da Coxa

Labels on figure (from top, left then right):
- A. femoral
- A. e V. epigástricas superficiais
- N. cutâneo femoral lateral
- R. femoral (N. genitofemoral)
- A. e V. circunflexas ilíacas superficiais
- Rede da patela
- R. cutâneo anterior (N. ílio-hipogástrico)
- N. ilioinguinal
- V. femoral
- Aa. e Vv. pudendas externas
- V. safena acessória (lateral)
- V. safena magna
- Rr. cutâneos anteriores (N. femoral)
- Rr. cutâneos (N. obturatório)
- A. descendente do joelho
- R. infrapatelar (N. safeno)

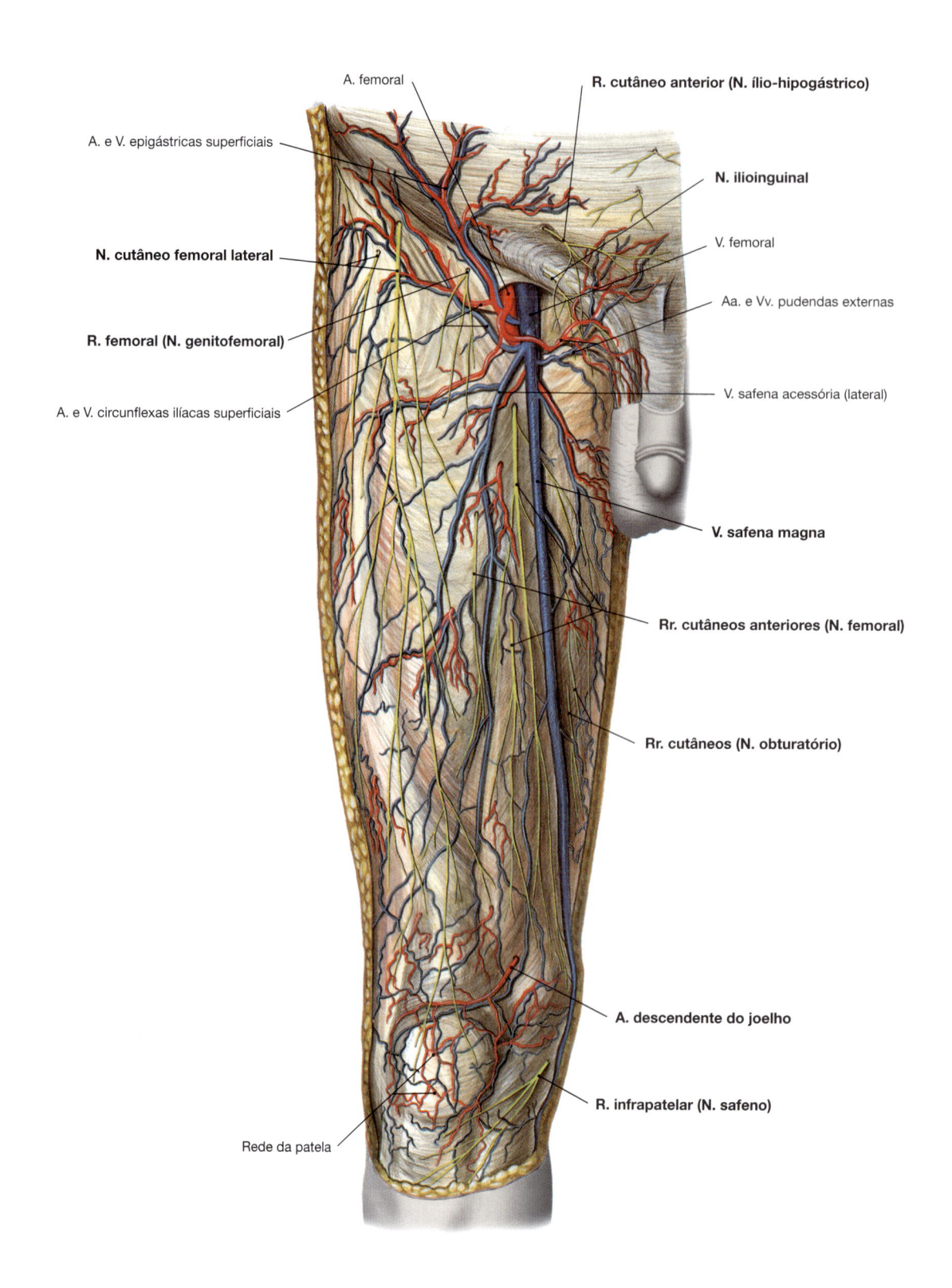

Figura 4.168 Vasos sanguíneos e nervos superficiais (epifasciais) da região inguinal, da região anterior da coxa e da região anterior do joelho, lado direito; vista anterior. [S700]

Na dissecção observa-se, principalmente, o trajeto dos nervos cutâneos e das veias superficiais. O **N. ilioinguinal** segue acima do Lig. inguinal, vindo do canal inguinal. Logo acima desse nervo, encontra-se o **R. cutâneo anterior** do **N. ílio-hipogástrico**. A **V. safena magna** ascende na face medial da coxa e desemboca no hiato safeno. Em sua desembocadura, recebe diferentes veias da região inguinal, caracterizando a **junção safenofemoral** (→ Figura 4.161). Estas veias, geralmente, acompanham pequenos ramos arteriais, oriundos da A. femoral. Lateralmente à A. femoral, o **R. femoral** do **N. genitofemoral** atravessa a lacuna dos vasos. O **N. cutâneo femoral lateral** atravessa a lacuna dos vasos, medialmente à espinha ilíaca anterossuperior, e inerva, com seus ramos, a face lateral da coxa. Os **Rr. cutâneos anteriores**, derivados do **N. femoral**, atravessam a fáscia em diferentes locais e inervam a face anterior da coxa. Medialmente à V. safena magna, pequenos **nervos cutâneos derivados do N. obturatório** suprem uma região variável sobre a face medial da coxa. Medialmente e abaixo do joelho, o **R. infrapatelar**, derivado do **N. safeno**, atravessa a fáscia. Logo acima da patela, passa a delgada A. descendente do joelho em direção à rede da patela.

Vasos Sanguíneos e Nervos Superficiais das Regiões Glútea e Posterior da Coxa

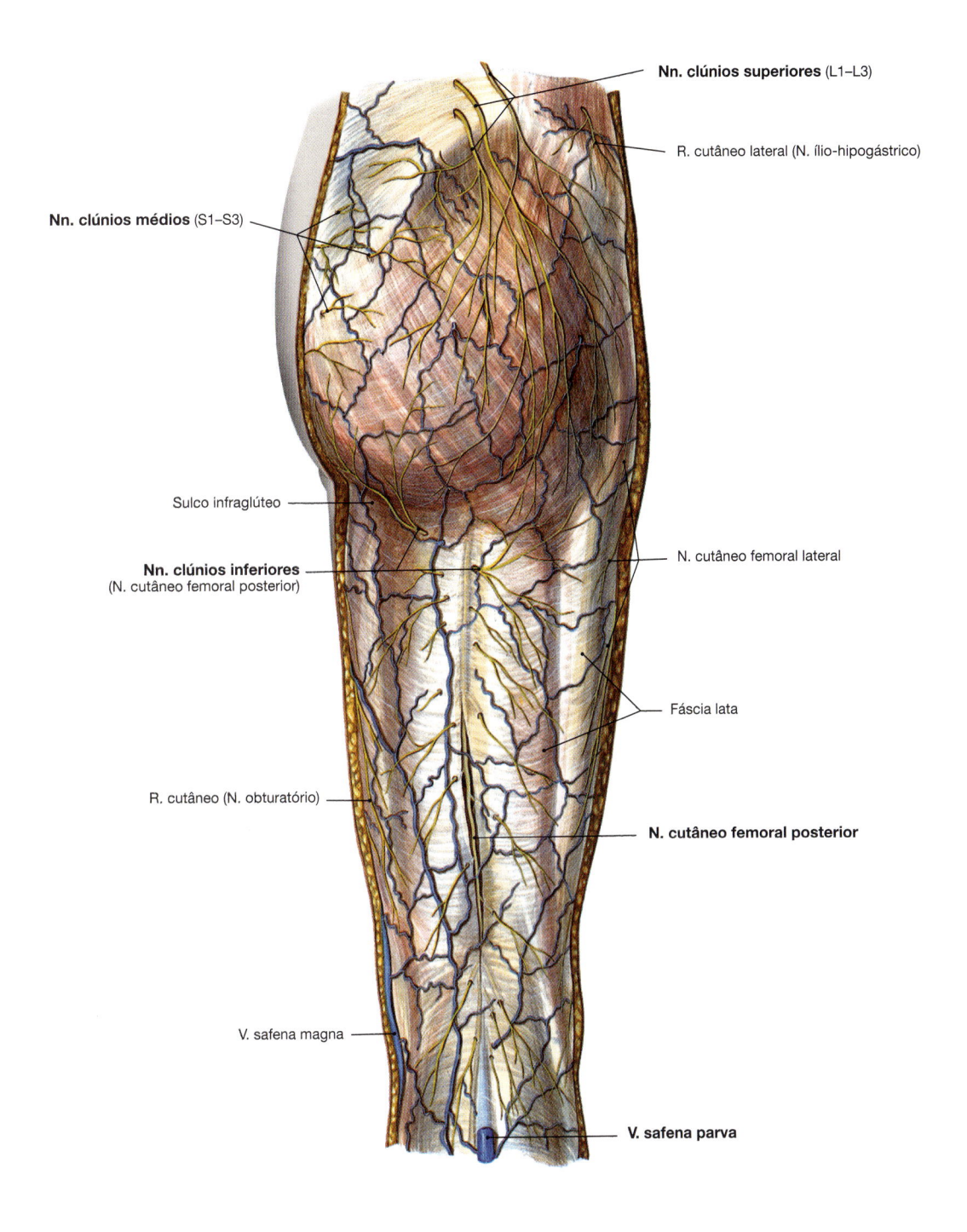

Figura 4.169 Vasos sanguíneos e nervos superficiais (epifasciais) da região glútea, da região posterior da coxa e da fossa poplítea, lado direito; vista posterior. [S700]

Na face posterior da coxa não se encontram veias superficiais importantes. A V. safena parva da perna desemboca na V. poplítea, em posição subfascial, na fossa poplítea. A região glútea recebe inervação sensitiva de três grupos de nervos cutâneos. Os **Nn. clúnios superiores** (Rr. posteriores derivados de L1-L3) seguem lateralmente aos músculos intrínsecos do dorso. Os **Nn. clúnios médios** (Rr. posteriores derivados de S1-S3) atravessam o M. glúteo máximo em sua origem na face posterior do sacro. Por sua vez, os **Nn. clúnios inferiores** são ramos do N. cutâneo femoral posterior, que contornam a margem caudal do M. glúteo máximo em direção superior. O **N. cutâneo femoral posterior** desce pelo meio da coxa, atravessando a fáscia, para suprir a inervação sensitiva da face posterior da coxa.

Topografia

Vasos Sanguíneos e Nervos Superficiais da Perna

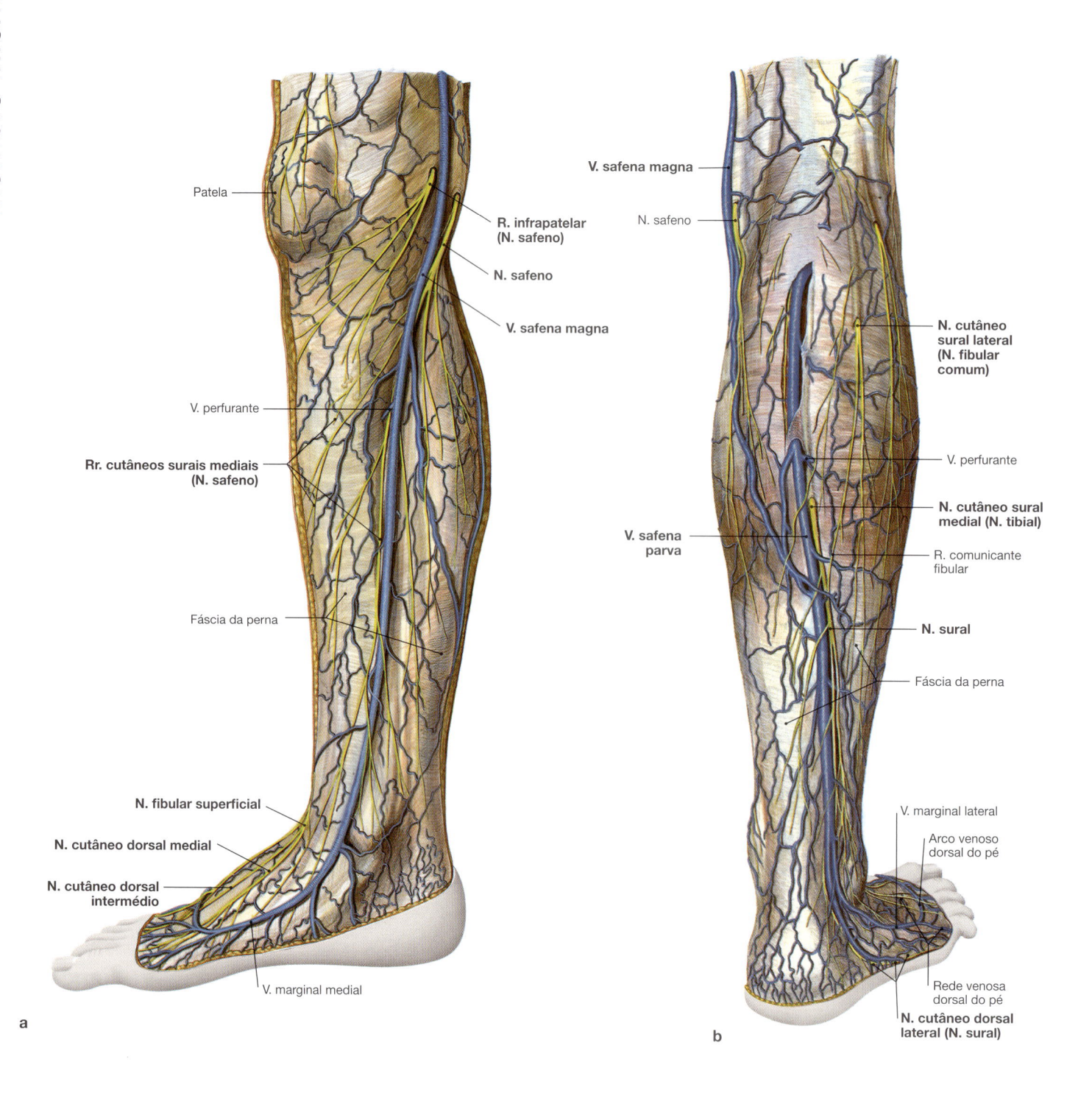

Figura 4.170a e b   Veias e nervos superficiais (epifasciais) da perna e pé direitos. [S700]

a Vista medial. A **V. safena magna** origina-se da margem medial do pé, anteriormente ao maléolo medial, e ascende na face medial da perna e da coxa. Na face medial do joelho, o **N. safeno** atravessa a fáscia. Seu tronco principal se associa, posteriormente, à V. safena magna e segue, ao longo desta veia, em direção distal, emitindo os **Rr. cutâneos mediais da perna**, com os quais fornece a inervação sensitiva para as faces anterior e medial da perna, até a margem medial do pé. O **R. infrapatelar** do N. safeno segue anteriormente à V. safena magna através da fáscia e procede para a pele abaixo da patela. Na face lateral da perna, o **N. fibular superficial** segue, no terço distal, através da fáscia e se divide em seus dois ramos terminais (**Nn. cutâneos dorsais medial e intermédio**), que continuam sobre o dorso do pé.

b Vista posterolateral. Na face posterior da perna, a **V. safena parva** se origina das veias superficiais da margem lateral do pé e ascende posteriormente ao maléolo lateral, na face posterior da perna, atravessando a fáscia na fossa poplítea, de modo a desembocar na V. poplítea. Juntamente com essa veia, segue o **N. cutâneo sural medial**, oriundo do N. tibial, e que continua, no terço distal da perna, como **N. sural** em direção distal. Habitualmente, este nervo recebe um ramo de conexão do **N. cutâneo sural lateral** ou diretamente do N. fibular comum. O ramo terminal do N. sural inerva a margem lateral do dorso do pé como **N. cutâneo dorsal lateral**.

Vasos Sanguíneos e Nervos Superficiais do Dorso do Pé

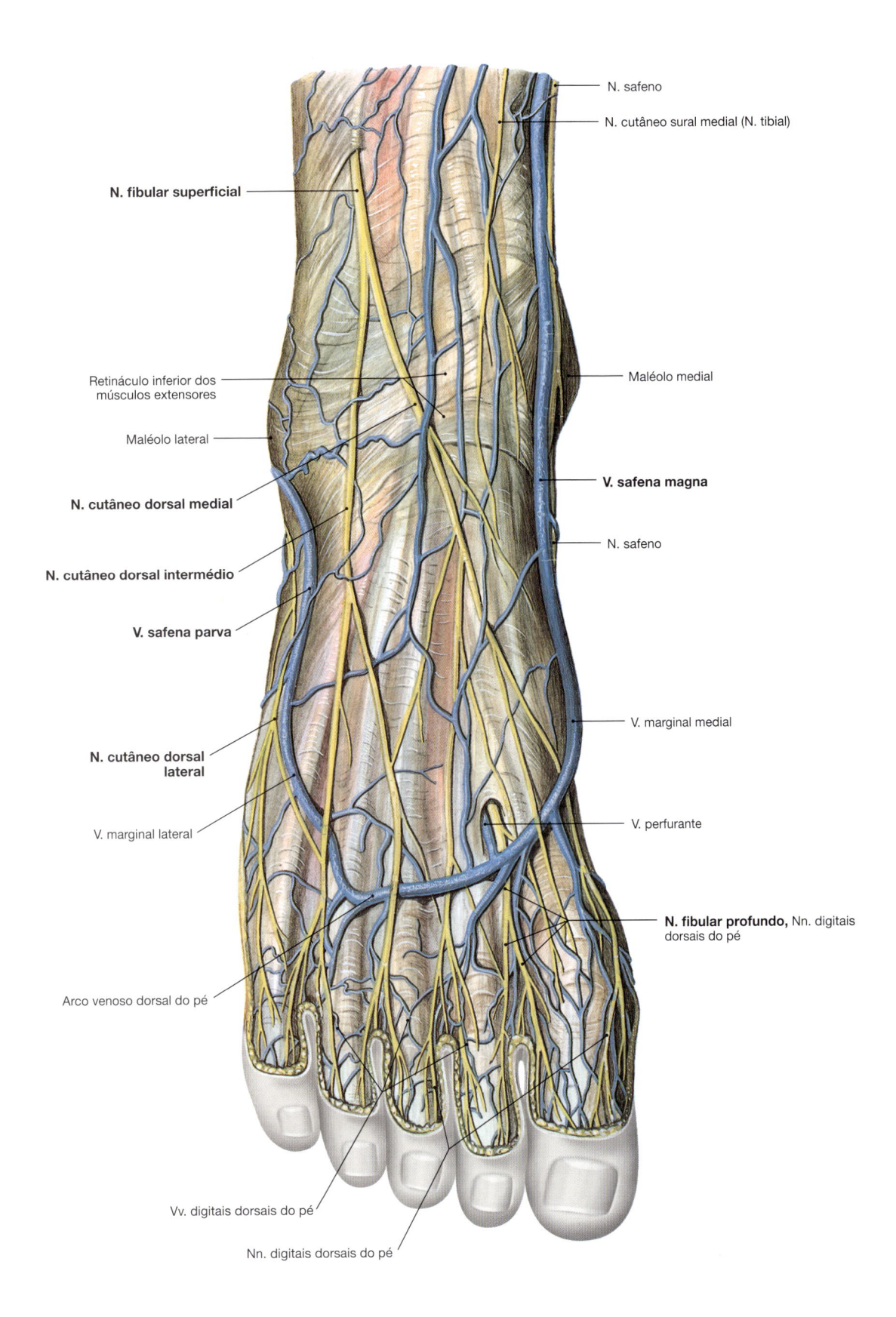

Figura 4.171 Veias e nervos superficiais do dorso do pé direito; vista do dorso do pé. [S700]

A **V. safena magna** origina-se na margem medial do pé, a partir de veias superficiais do dorso do pé e, por isso, é uma continuação do arco venoso dorsal. A **V. safena parva**, menos calibrosa, origina-se na margem lateral do pé. Na extremidade distal da perna, o **N. fibular superficial** atravessa a fáscia, na lateral da perna e, geralmente, divide-se apenas após a sua saída, originando os **Nn. cutâneos dorsais medial** e **intermédio**, que proporcionam a inervação sensitiva do dorso e dos dedos do pé. A margem lateral do pé é inervada pelo **N. cutâneo dorsal lateral**, ramo do N. sural. Apenas o primeiro espaço interdigital tem inervação sensitiva pelos ramos terminais do **N. fibular profundo**, que neste local atravessam a fáscia.

Topografia

Vasos Sanguíneos e Nervos da Região Anterior da Coxa

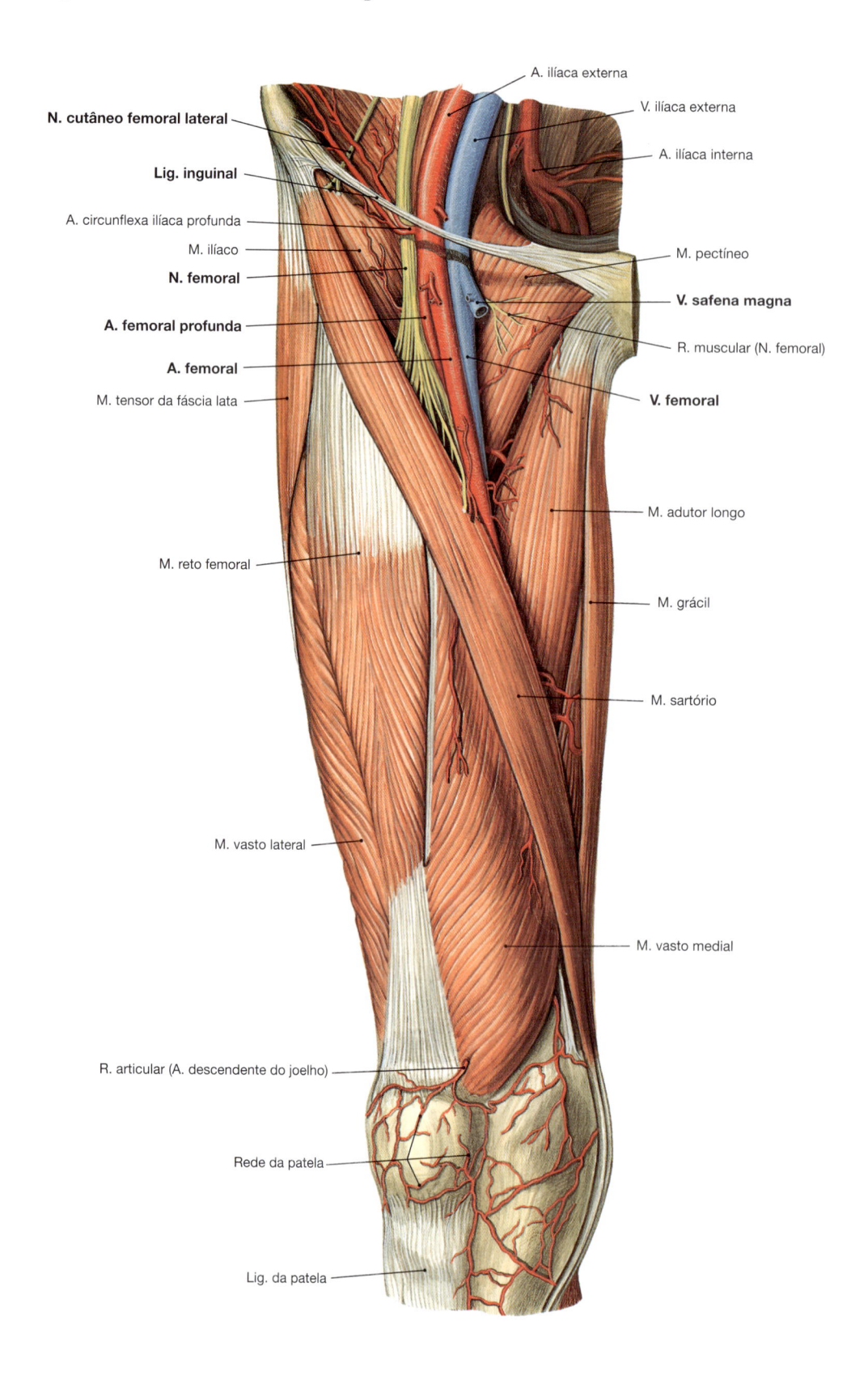

Figura 4.172 Vasos sanguíneos e nervos da região anterior da coxa direita; vista anterior. [S700]

Após a remoção da fáscia lata, os músculos individuais podem ser delimitados, e os vasos sanguíneos e nervos superficiais podem ser demonstrados no **trígono femoral**. O trígono femoral é delimitado, proximalmente, pelo **Lig. inguinal**, medialmente pelo M. adutor longo e lateralmente pelo M. sartório.

Sob o Lig. inguinal seguem – da região medial para a lateral – a V. femoral, a A. femoral e o N. femoral. Na **V. femoral**, desemboca a **V. safena magna**. Além de várias pequenas artérias para a região inguinal, a **A. femoral** dá origem à **A. femoral profunda**, 3 a 6 cm acima do Lig. inguinal. O **N. femoral** emite ramos, na fossa iliopectínea, em formato de leque, onde – além do **N. safeno**, que continua o trajeto do N. femoral por baixo do M. sartório – origina vários **Rr. musculares** para os músculos anteriores da coxa e para o M. pectíneo, e **Rr. cutâneos anteriores** sensitivos para a pele da face anterior da coxa. Medialmente à espinha ilíaca anterossuperior, o **N. cutâneo femoral lateral** segue sob o Lig. inguinal na lacuna dos músculos.

Vasos Sanguíneos e Nervos da Região Anterior da Coxa

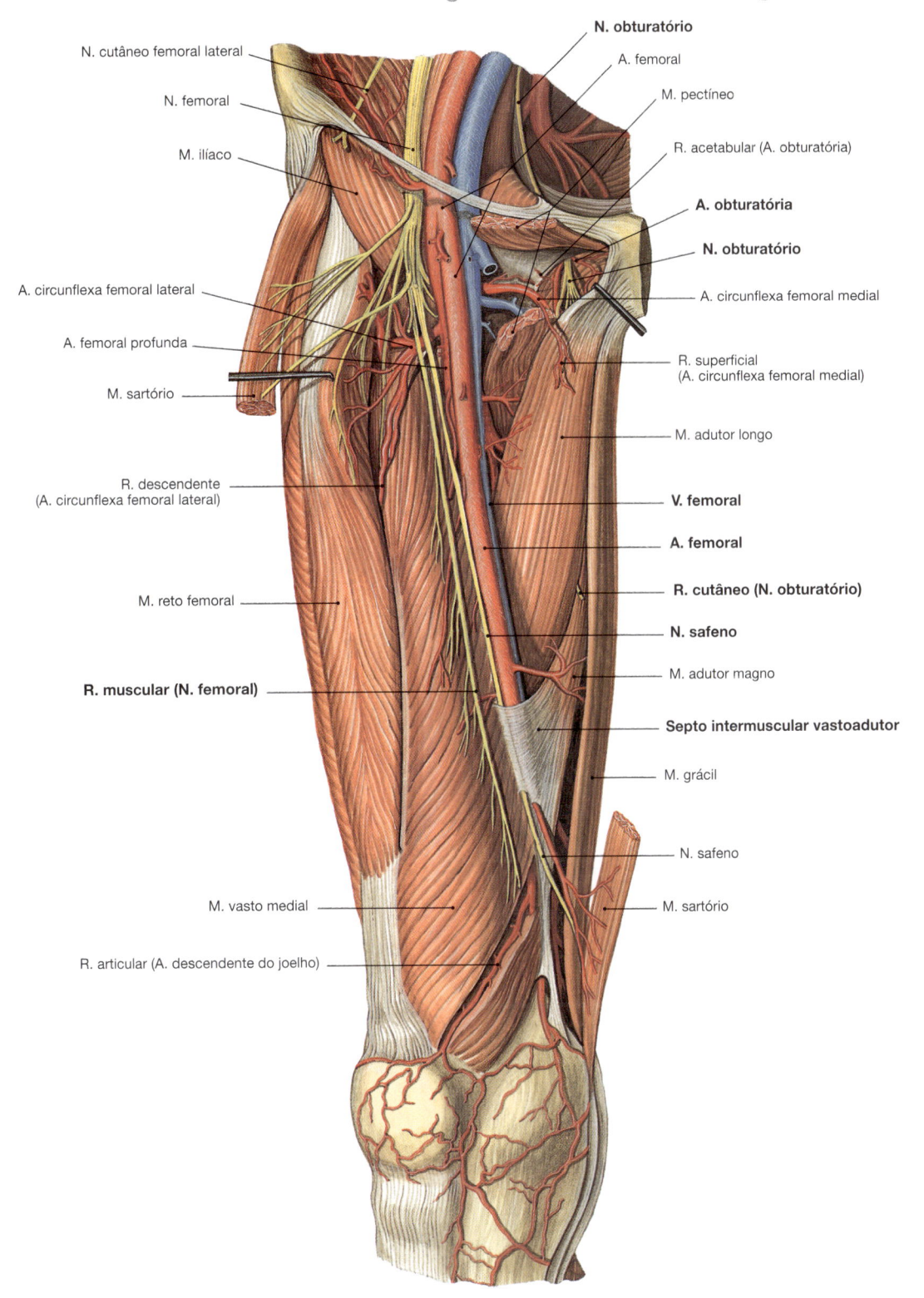

Figura 4.173 Vasos sanguíneos e nervos da região anterior da coxa direita; vista anterior, após a remoção parcial do M. sartório e secção do M. pectíneo. [S700]

A. e V. femorais e **N. safeno** podem ser acompanhados até a sua entrada no **canal dos adutores**. O acesso ao canal dos adutores é formado pelos Mm. vasto medial e adutor longo, e também pelo **septo intermuscular vastoadutor**, que se expande entre esses músculos e o M. adutor magno. Devido à secção do M. pectíneo, é visível a saída do **canal obturatório**, através do qual **N. obturatório** e **A. e V. obturatórias** saem da pelve.

Correlações clínicas

Lesões do sistema nervoso central e acidente vascular encefálico podem provocar **espasticidade**. O tônus dos músculos adutores, supridos pelo N. obturatório, pode ser tão alto que se torna impossível comprimir os membros inferiores, e a pessoa não consegue andar nem ficar de pé. Nestes casos, os diferentes músculos podem ser relaxados por meio de uma injeção de toxina botulínica. Consequentemente, a transmissão de estímulos nas placas motoras é bloqueada. Às vezes, entretanto, é melhor provocar a lesão irreversível do **N. obturatório por meio de injeção de fenol**. Para isso, faz-se uma incisão poucos centímetros lateralmente à sínfise púbica, de modo que o N. obturatório seja acessado e injetado.

Topografia

Vasos Sanguíneos e Nervos da Região Anterior da Coxa

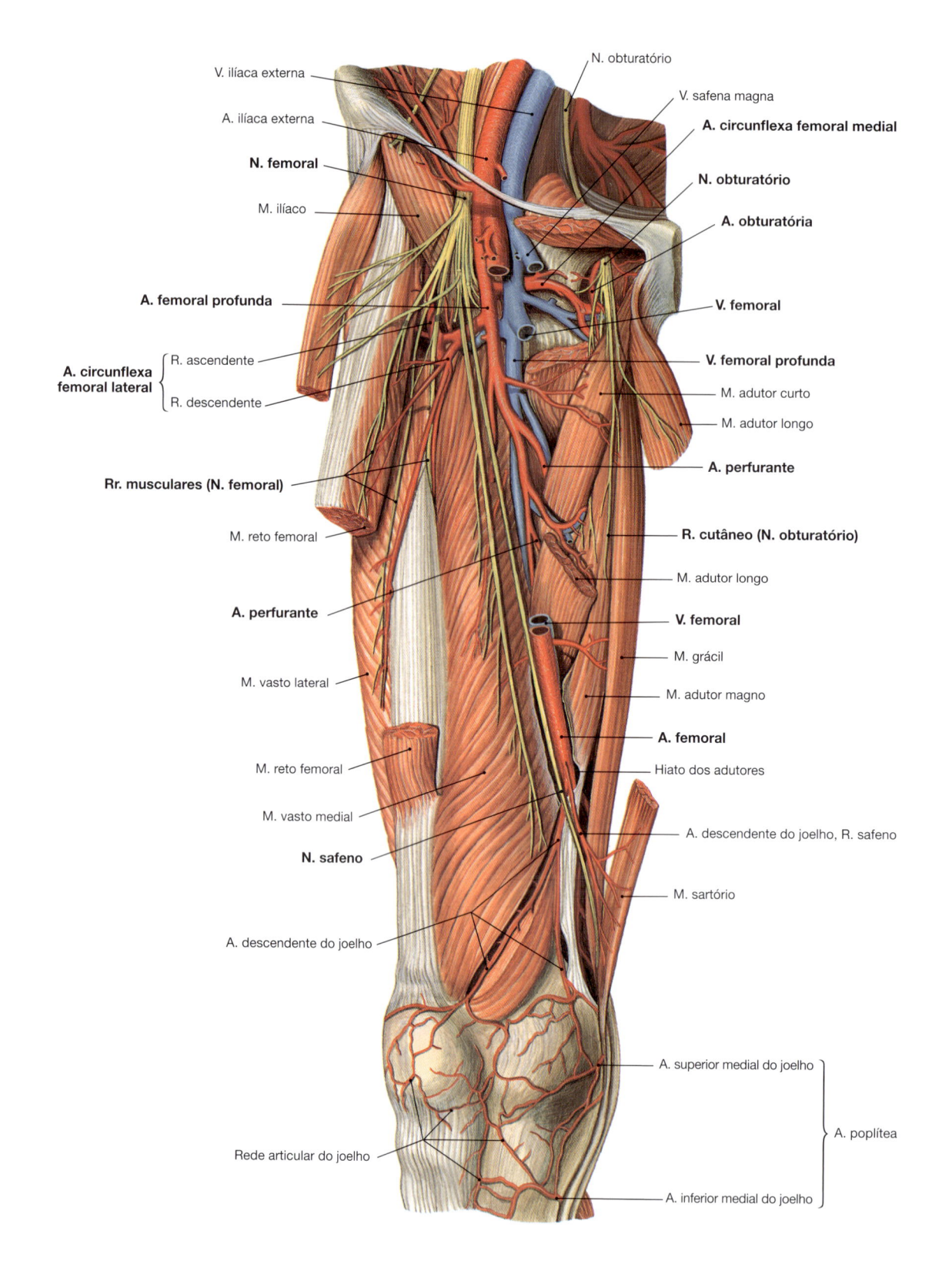

Figura 4.174 Vasos sanguíneos e nervos da região anterior da coxa direita; vista anterior, após a retirada parcial do M. sartório e do M. reto femoral, e após a secção do M. pectíneo e do M. adutor longo. O canal dos adutores apresenta-se amplamente exposto. [S700]

Aqui a **A. femoral profunda** pode ser acompanhada com seus ramos. Ela se origina 3 a 6 cm abaixo do Lig. inguinal e é o principal vaso sanguíneo nutrício da coxa e da cabeça do fêmur (→ Figura 4.52, → Figura 4.157). Ela dá origem às **Aa. circunflexas femorais medial e lateral** que, ocasionalmente, também se originam independentemente da A. femoral. A A. circunflexa femoral medial supre, com seu ramo profundo, o colo e a cabeça do fêmur, além dos músculos adutores e das partes proximais dos músculos isquiocrurais. Ela se anastomosa também com a **A. obturatória**, que participa do suprimento dos músculos adutores e do acetábulo. A A. circunflexa femoral lateral supre os músculos laterais do quadril com um ramo ascendente e os músculos anteriores da coxa com o ramo descendente. O tronco principal da A. femoral profunda desce e origina, habitualmente, três **Aa. perfurantes**, que passam para a face posterior da coxa e suprem os músculos adutores profundos e os músculos isquiocrurais.

Vasos Sanguíneos e Nervos da Região Inguinal

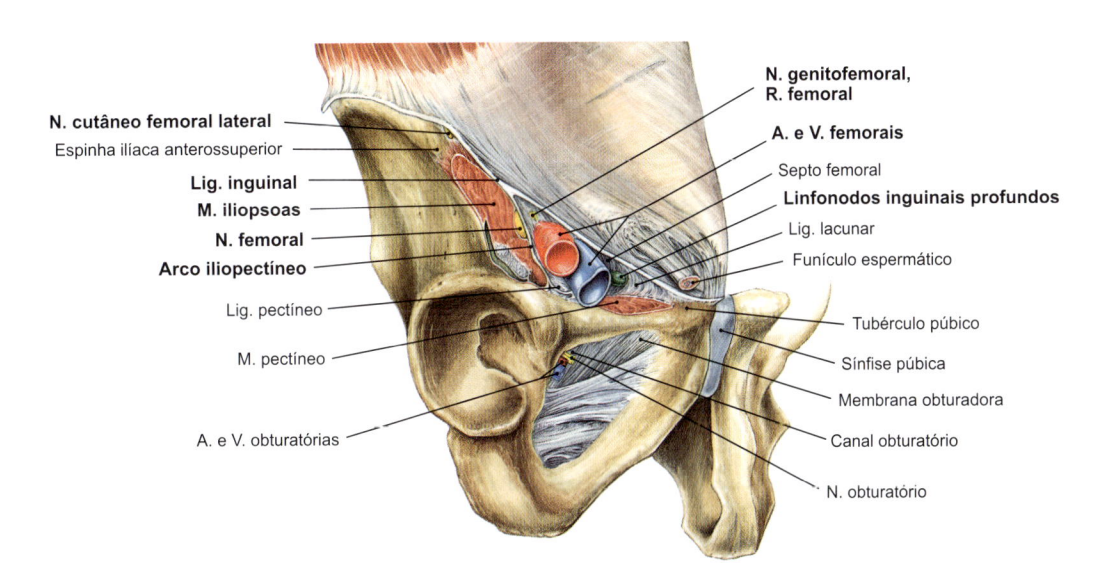

Figura 4.175 Lacuna dos músculos e lacuna dos vasos, lado direito; corte oblíquo na altura do ligamento inguinal; vista anterior. [S700]
O espaço entre o osso do quadril e o **Lig. inguinal** (fossa iliopectínea) é dividido pelo **arco iliopectíneo** – que une o ligamento inguinal aos ossos da pelve – na lacuna dos músculos, situada lateralmente, e na lacuna dos vasos, situada medialmente. A lacuna dos músculos é quase completamente preenchida pelo **M. iliopsoas**. Sobre este músculo encontra-se, lateralmente à espinha ilíaca anterossuperior, o **N. cutâneo femoral lateral** e, medialmente, o **N. femoral**. Na lacuna dos vasos encontram-se – da região lateral para a medial – o **R. femoral** do **N. genitofemoral**, a **A. femoral**, a **V. femoral** e, em posição mais medial, os **linfonodos inguinais profundos**.

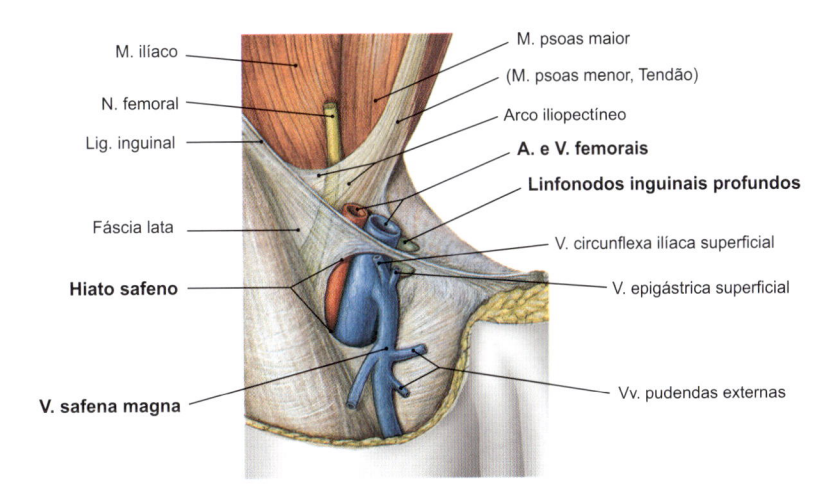

Figura 4.176 Hiato safeno e lacuna dos vasos, lado direito; vista anterior, após a retirada da parede abdominal anterior, da fáscia ilíaca e do conteúdo abdominal. [S700]
O hiato safeno é um recesso da fáscia lata, através do qual a V. safena magna penetra antes de sua desembocadura na V. femoral. Em posição bem medial, na lacuna dos vasos, encontram-se **linfonodos inguinais profundos** proximais, que, muitas vezes, são denominados linfonodos de Rosenmüller.

Correlações clínicas

A **topografia da fossa iliopectínea** é de grande importância em procedimentos diagnósticos e terapêuticos. Da região medial (ou interna) para a região lateral, as grandes estruturas vasculonervosas encontram-se organizadas da seguinte maneira: **V.** femoral, **A.** femoral e **N.** femoral (**"iVAN"**). Como o pulso da A. femoral pode ser facilmente palpado, faz-se uma incisão 1 cm medialmente a esta artéria, quando houver a necessidade da introdução de um cateter, através da V. femoral, até o ventrículo direito. Lateralmente à artéria – que é puncionada para a avaliação do coração esquerdo com um cateter e também para a determinação dos valores de gases sanguíneos arteriais – segue o N. femoral, que pode ser lesionado durante esses procedimentos.
Os linfonodos inguinais profundos são muito mediais. Se ocorrer uma **hérnia femoral**, forma-se anel femoral aqui como um ponto de passagem da pelve. Essas hérnias são raras e, ao contrário das hérnias inguinais, ocorrem mais frequentemente em mulheres.

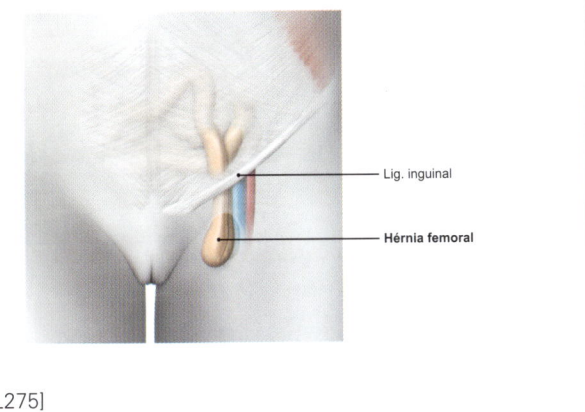

[S701-L275]

Topografia

Vasos Sanguíneos e Nervos das Regiões Glútea e Posterior da Coxa

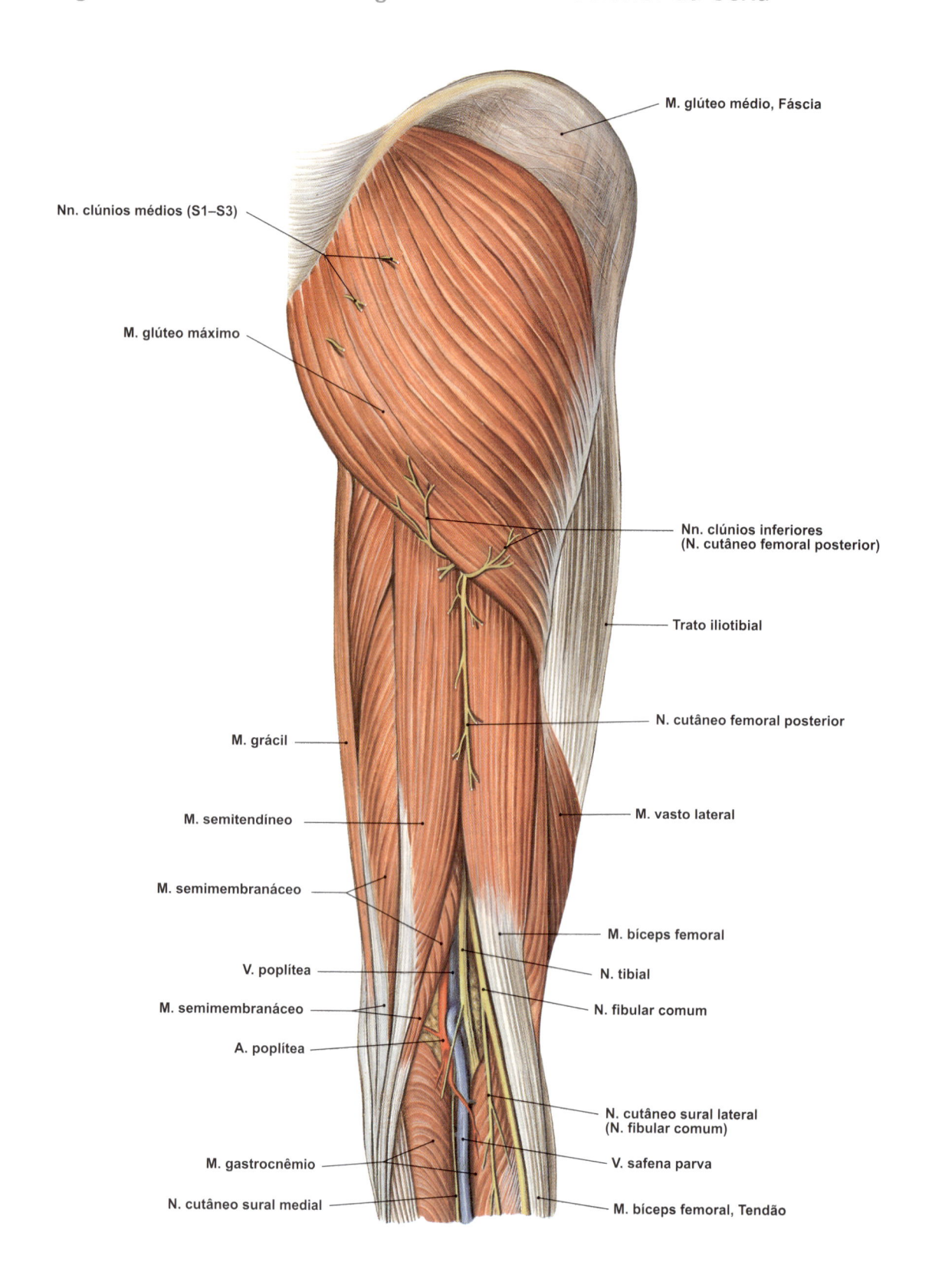

Figura 4.177 Vasos sanguíneos e nervos da região glútea, da região posterior da coxa e da fossa poplítea, lado direito; vista posterior, após a retirada da fáscia lata. [S700]

O **N. cutâneo femoral posterior** supre a inervação sensitiva da face posterior da coxa. Ele entra na margem inferior do M. glúteo máximo pelo sulco entre o M. bíceps femoral e o M. semitendíneo e segue até, aproximadamente, o meio da coxa, abaixo da fáscia, o que pode ser observado nesta dissecção. Na região distal da coxa, os dois músculos se separam um do outro e delimitam a **fossa poplítea**. Nesta fossa, A. e V. poplíteas seguem como continuação das A. e V. femorais, após a saída a partir do canal dos adutores, e se associam aos ramos terminais do N. isquiático (N. tibial e N. fibular comum). Na fossa poplítea, o **N. fibular comum** segue em posição mais lateral e superficial, enquanto o **N. tibial**, a **V. poplítea** e a **A. poplítea (NVA)** seguem em uma posição medial e mais profunda. A V. safena parva ascende na linha média da perna e desemboca na V. poplítea, na fossa poplítea.

Vasos Sanguíneos e Nervos das Regiões Glútea e Posterior da Coxa

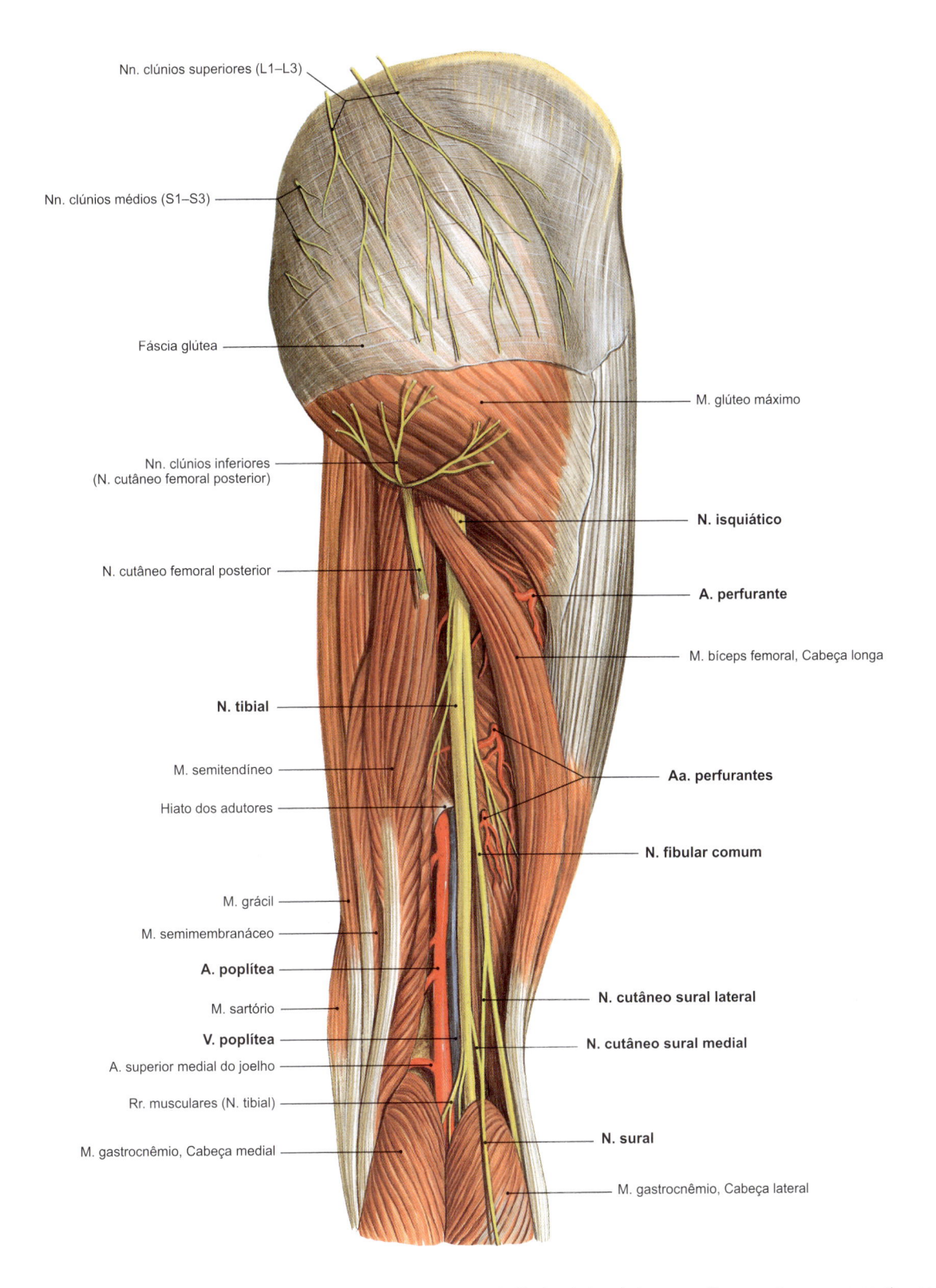

Figura 4.178 Vasos sanguíneos e nervos da região glútea, da região posterior da coxa e da fossa poplítea, lado direito; vista posterior, após a retirada da fáscia lata e afastamento lateral da cabeça longa do M. bíceps femoral. [S700]

O "músculo-guia" para o **N. isquiático** é o M. bíceps femoral, sob o qual ele desce na coxa. Habitualmente na transição para o terço distal (aqui nitidamente mais alto), o N. isquiático se divide em seus dois ramos terminais, sendo que o **N. tibial** continua o trajeto, enquanto o **N. fibular comum** se volta em direção lateral, de modo a contornar a cabeça da fíbula, abaixo da fossa poplítea, e entrar no compartimento (loja) fibular. Habitualmente, na região da fossa poplítea, o N. tibial dá origem ao **N. cutâneo sural medial**, e o N. fibular comum dá origem ao **N. cutâneo sural lateral**, para a inervação sensitiva da panturrilha. O N. cutâneo sural medial forma o **N. sural**, geralmente após receber um ramo de conexão do N. cutâneo sural lateral. Na coxa, as **Aa. perfurantes** emergem da A. femoral profunda, lateralmente ao N. isquiático, através do M. adutor magno, para suprir os músculos isquiocrurais.

Topografia

Vasos Sanguíneos e Nervos das Regiões Glútea e Posterior da Coxa

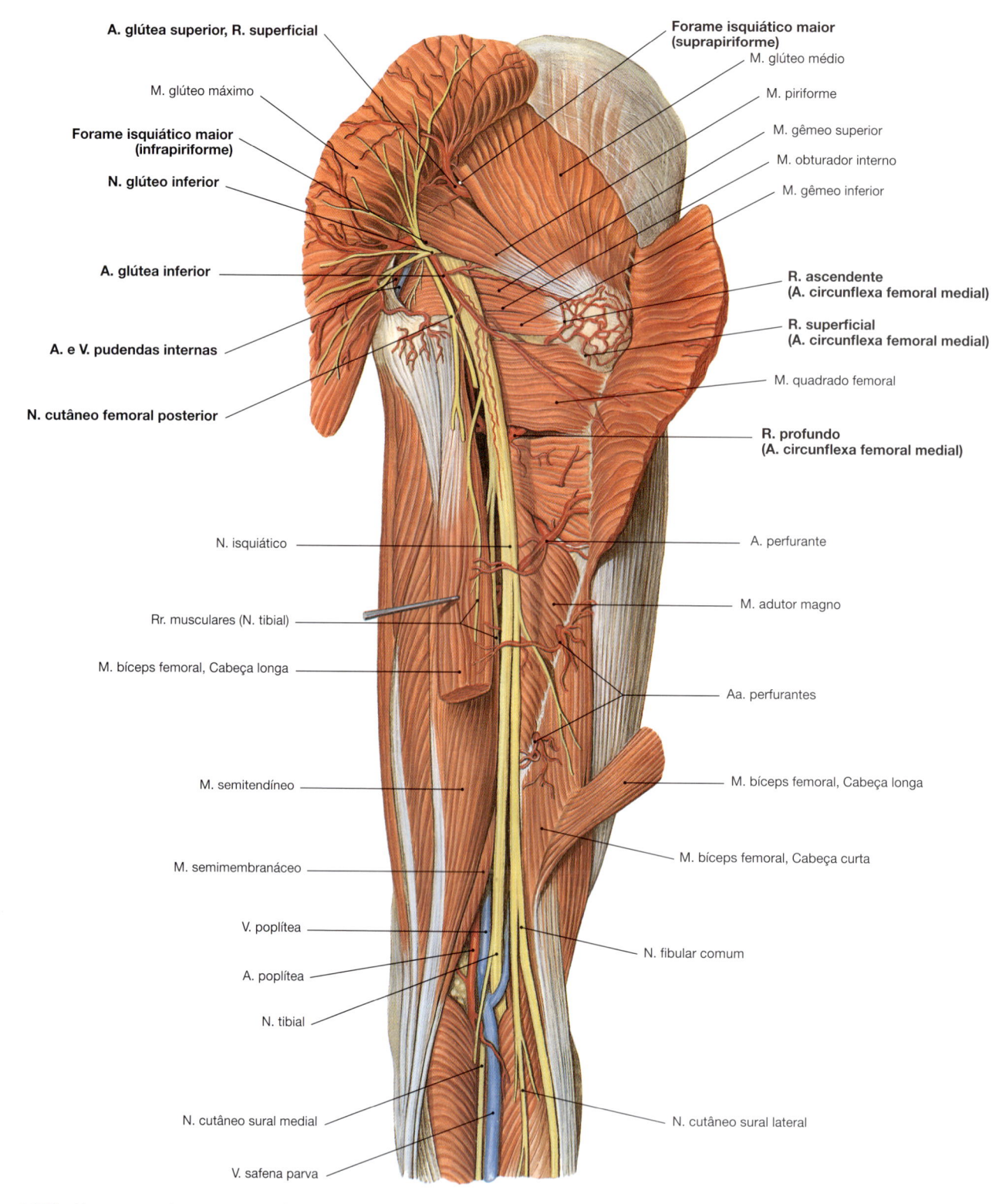

Figura 4.179 Vasos sanguíneos e nervos da região glútea, da região posterior da coxa e da fossa poplítea, lado direito; vista posterior, após secção do M. glúteo máximo e da cabeça longa do M. bíceps femoral. [S700]

O **N. isquiático** segue, juntamente com o **N. cutâneo femoral posterior** e com o **N. glúteo inferior**, além de **A. e V. glúteas inferiores**, através do forame isquiático maior (infrapiriforme). Por este forame saem também o **N. pudendo**, a **A. pudenda interna** e a **V. pudenda interna**; no entanto, eles seguem juntos ao redor do Lig. sacroespinal para, finalmente, entrar na fossa isquioanal através do forame isquiático menor, por baixo do Lig. sacrotuberal. O N. glúteo inferior inerva o M. glúteo máximo. O **N. glúteo superior** segue com **A. e V. glúteas superiores** através do forame isquiático maior (suprapiriforme); continua, no entanto, com os ramos profundos dos vasos sanguíneos, na camada sob o M. glúteo médio, que ele inerva.

Correlações clínicas

A topografia da região glútea mostra por que uma **injeção intramuscular** não deve ser aplicada no M. glúteo máximo, mas no **M. glúteo médio**, uma vez que, habitualmente, além de sangramentos, pode ocorrer lesão de nervos importantes para o movimento do quadril (Nn. glúteos superior e inferior) e do membro inferior (N. isquiático).

Vasos Sanguíneos e Nervos da Região Glútea

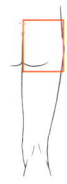

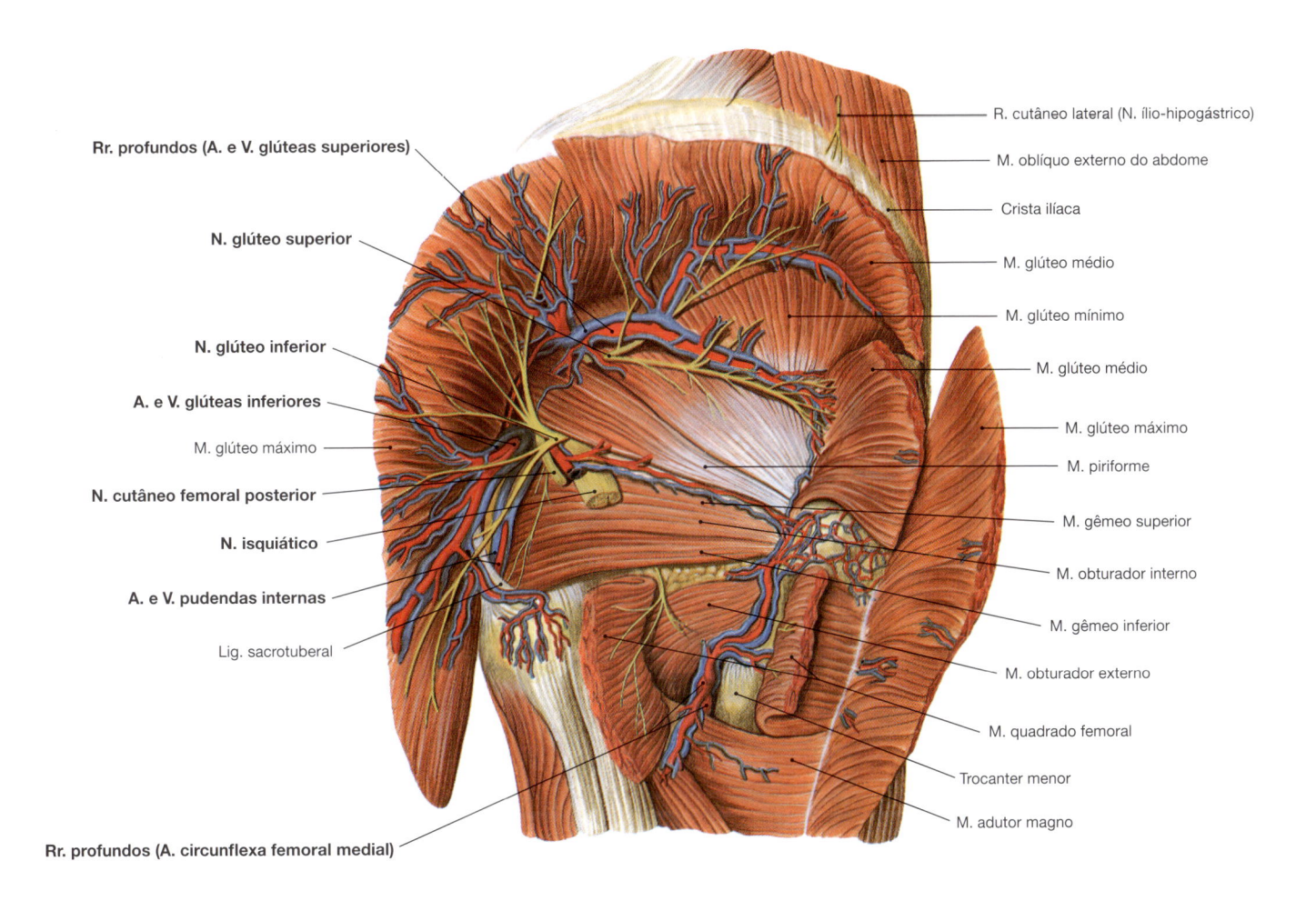

Figura 4.180 Vasos sanguíneos e nervos da região glútea e da região posterior da coxa, lado direito; vista posterior, após a secção e retirada parcial dos Mm. glúteos máximo e médio, e após a retirada do N. isquiático em seguida à sua passagem pelo forame isquiático maior (infrapiriforme). [S700]

Após a secção do M. glúteo médio, o **N. glúteo superior** torna-se visível. Este nervo, juntamente com **A. e V. glúteas superiores**, atravessa o forame isquiático maior (suprapiriforme) e segue entre o M. glúteo médio e o M. glúteo mínimo, subjacente a este último, em direção lateral até o M. tensor da fáscia lata. O N. glúteo superior inerva todos esses músculos. Em diferentes locais, os ramos da **A. circunflexa femoral medial** seguem entre os músculos pelvitrocanterianos. Os ramos profundos dessa artéria atravessam os músculos e estabelecem anastomoses com as artérias glúteas.

Correlações clínicas

O conhecimento da topografia da região glútea é particularmente importante para as **cirurgias da articulação do quadril** com acesso posterior. Para que a A. circunflexa femoral medial (principal vaso sanguíneo nutrício da cabeça do fêmur) não seja lesionada, deve-se evitar ao máximo que os músculos pelvitrocanterianos (particularmente o M. quadrado femoral e o M. obturador externo) sejam seccionados.

Topografia

Vasos Sanguíneos e Nervos da Fossa Poplítea

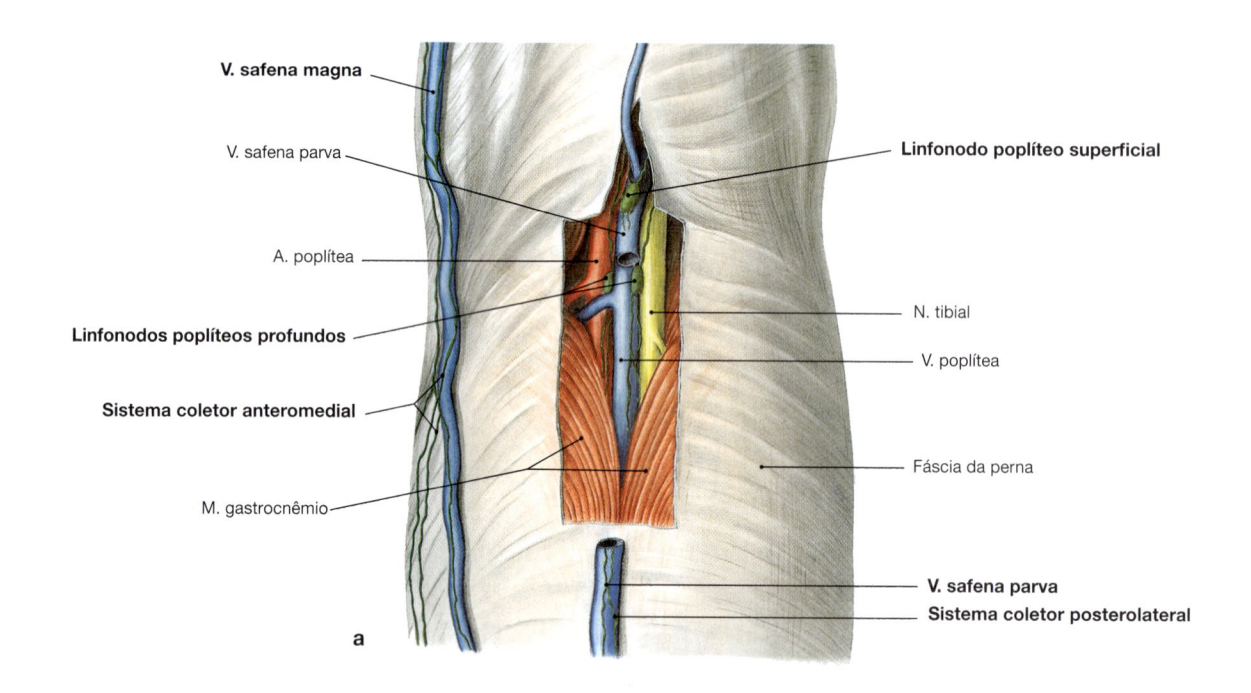

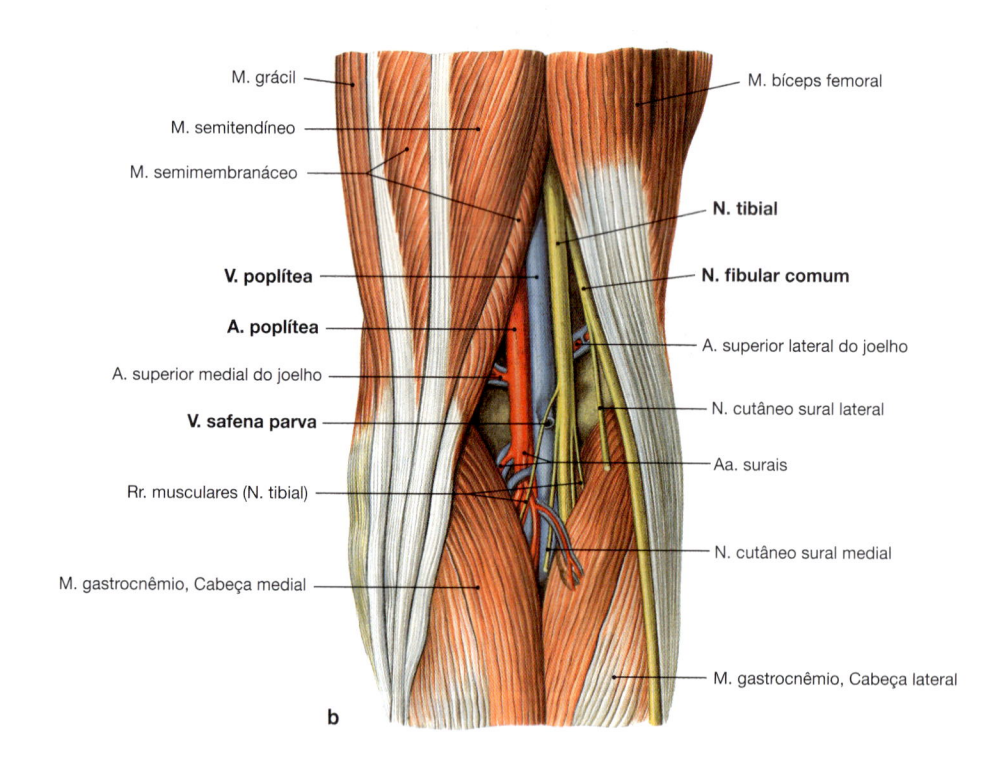

Figura 4.181a e b Vasos sanguíneos e nervos da fossa poplítea direita; vista posterior. [S700]
a Vista após remoção parcial da fáscia.
b Vista após remoção completa da fáscia.
Na fossa poplítea, o **N. fibular comum** segue em posição mais lateral e superficial; em posição mais medial e profunda seguem o **N. tibial**, a **V. poplítea** e a **A. poplítea (NVA)**. A **V. safena parva** ascende na linha média da perna e desemboca na V. poplítea, localizada na fossa poplítea. Com a V. safena parva, segue o **sistema coletor posterolateral** das vias linfáticas, enquanto o **sistema coletor anteromedial**, mais calibroso, ascende juntamente com a **V. safena magna**. A primeira cadeia de linfonodos para o sistema posterolateral é composta pelos **linfonodos poplíteos superficiais** e **profundos** (→ Figura 4.166).

Artérias da Fossa Poplítea

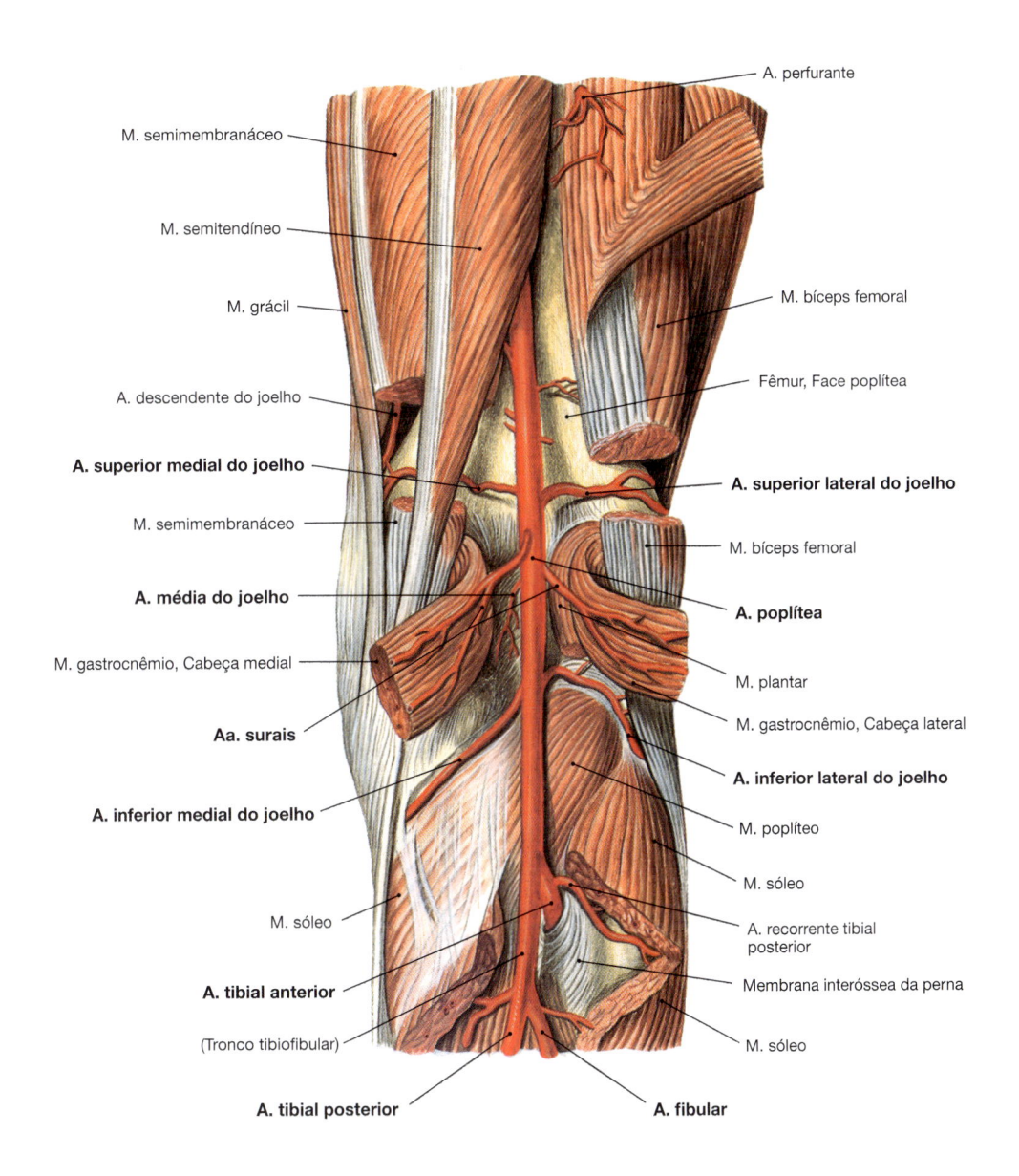

Figura 4.182 Artérias da fossa poplítea direita; vista posterior, após a retirada parcial dos músculos suprajacentes. [S700]

A **A. poplítea** irriga a articulação do joelho. Com seus ramos acima (Aa. superiores medial e lateral do joelho) e abaixo da cavidade articular (Aa. inferiores medial e lateral do joelho), forma circuitos vasculares que suprem a face anterior da rede articular do joelho.

Na altura da articulação, a A. média do joelho se projeta em direção à articulação do joelho. As Aa. surais irrigam a musculatura da panturrilha. Abaixo da fossa poplítea, a A. poplítea segue entre as duas cabeças do M. gastrocnêmio e se divide em seus ramos terminais por baixo do arco tendíneo do M. sóleo. A **A. tibial posterior** mantém o mesmo trajeto, enquanto a **A. tibial anterior** atravessa a membrana interóssea da perna em direção anterior para o compartimento dos músculos flexores dorsais do pé.

Correlações clínicas

O segmento da A. poplítea entre a emergência da A. tibial anterior e a origem da A. fibular, a partir da A. tibial posterior, é denominado clinicamente **tronco tibiofibular**.

Topografia

Vasos Sanguíneos e Vasos Linfáticos da Perna

Labels on figure:
- M. fibular longo
- Linfonodo tibial anterior
- **Sistema coletor posterolateral**
- **Vv. tibiais anteriores**
- **A. tibial anterior**
- M. extensor longo do hálux
- M. extensor longo dos dedos
- M. tibial anterior
- Tíbia, Face medial
- M. tibial anterior, Tendão
- **Sistema coletor anteromedial**
- Retináculo inferior dos músculos extensores

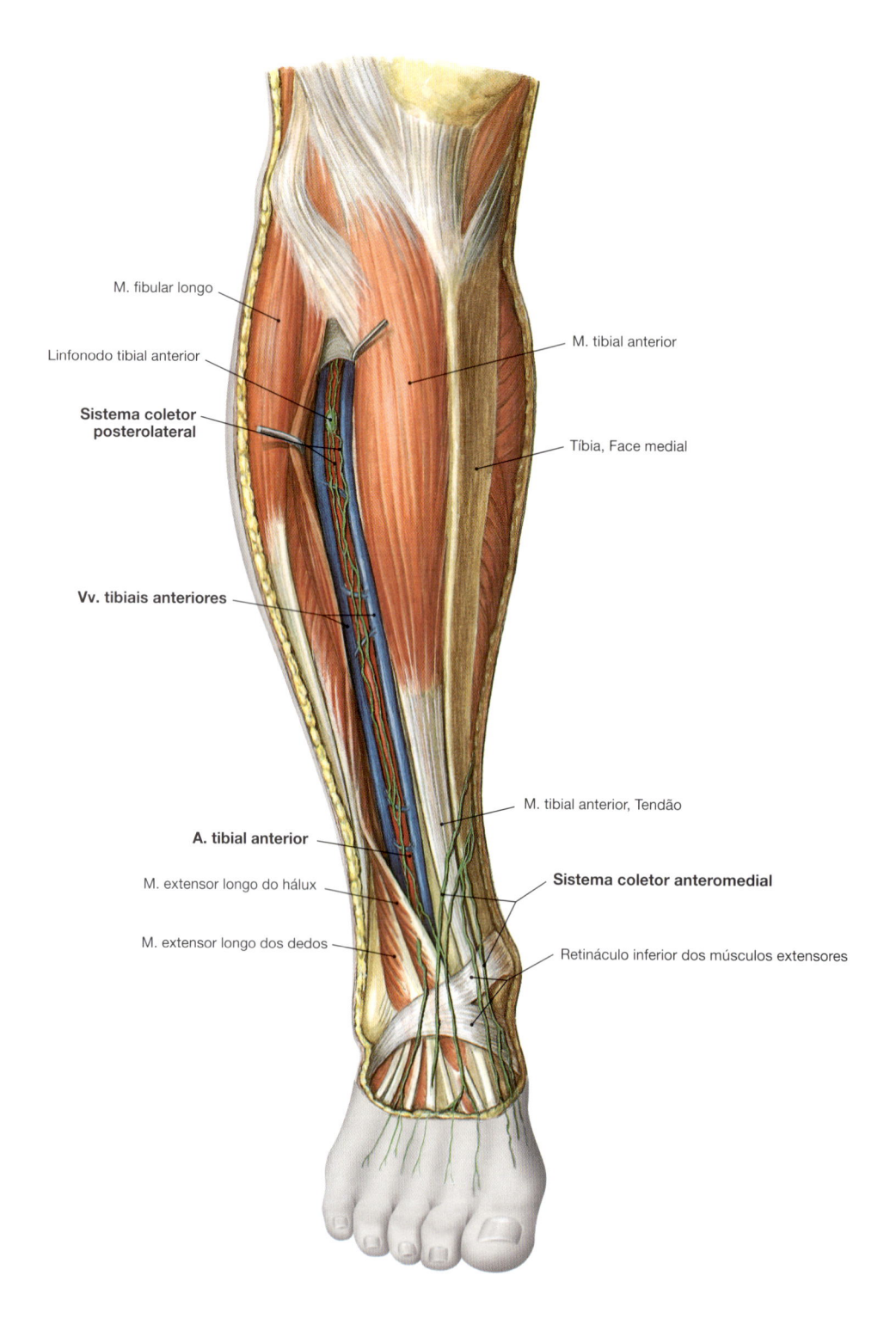

Figura 4.183 Vasos sanguíneos e vasos linfáticos da região anterior da perna direita; vista anterior, após o afastamento dos músculos extensores. [S700]

A figura mostra cortes dos vasos linfáticos superficiais e profundos. As **vias linfáticas superficiais** se associam à V. safena magna, como sistema coletor anteromedial, na margem medial do pé, enquanto o sistema posterolateral segue com a V. safena parva sobre a face lateral do pé. As **vias linfáticas profundas** acompanham as veias profundas nos três compartimentos musculares, conforme se mostra aqui no compartimento dos músculos extensores.

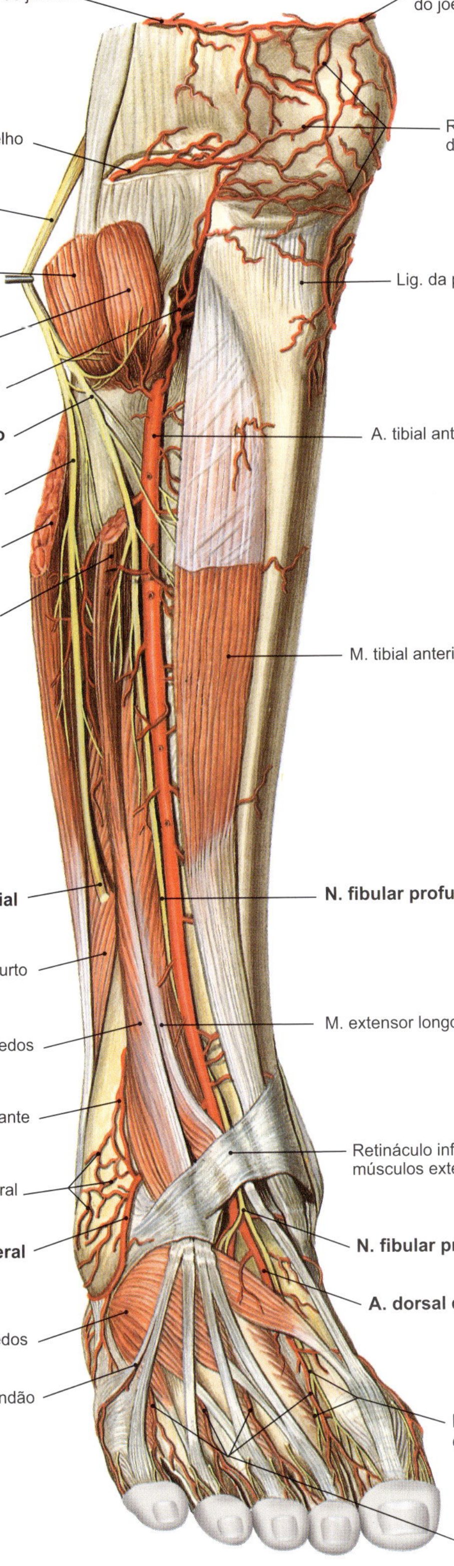
A. superior lateral do joelho
A. superior medial do joelho
Rede articular do joelho
A. inferior lateral do joelho
N. fibular comum
M. fibular longo
Lig. da patela
M. extensor longo dos dedos
A. recorrente tibial anterior
N. fibular profundo
A. tibial anterior
N. fibular superficial
M. fibular longo
M. extensor longo dos dedos
M. tibial anterior
N. fibular superficial
N. fibular profundo
M. fibular curto
M. extensor longo do hálux
M. extensor longo dos dedos
A. fibular, R. perfurante
Retináculo inferior dos músculos extensores
Rede maleolar lateral
N. fibular profundo
A. maleolar anterior lateral
A. dorsal do pé
M. extensor curto dos dedos
M. fibular terceiro, Tendão
Nn. digitais dorsais do pé
Aa. metatarsais dorsais

Figura 4.184 Vasos sanguíneos e nervos da região anterior da perna direita; vista anterior, após a remoção da fáscia da perna e após a secção dos Mm. extensor longo dos dedos e fibular longo. [S700]

A **A. tibial anterior** desce pelo compartimento dos músculos flexores dorsais, entre o M. extensor longo dos dedos e o M. tibial anterior, e continua no dorso do pé como a **A. dorsal do pé**. Em seguida, dá origem à **A. recorrente tibial posterior** na face posterior da perna, e desta artéria, após a passagem pela membrana interóssea da perna, emerge a **A. recorrente tibial anterior**. Nos maléolos, origina as **Aa. maleolares anteriores medial e lateral** para as redes vasculares dos maléolos (podem representar circulação colateral suficiente no caso de oclusão das artérias da perna).

O **N. fibular comum** contorna, em direção lateral, a cabeça da fíbula e entra no compartimento dos músculos fibulares, onde se divide. O **N. fibular superficial**, que desce pelo compartimento fibular, inerva os dois músculos fibulares e atravessa a fáscia da perna no terço distal da perna. O **N. fibular profundo** atravessa o compartimento dos músculos flexores dorsais do pé, onde se associa à A. tibial anterior. Ele fornece a inervação motora para todos os músculos flexores dorsais do pé e extensores dos dedos e, com seus ramos terminais sensitivos, a inervação sensitiva para o primeiro espaço interdigital.

Correlações clínicas

O **N. fibular comum** pode ser **lesionado próximo à cabeça da fíbula** (fraturas proximais da fíbula, aparelho gessado, cruzar as pernas). Em razão da paralisia dos músculos flexores dorsais, ocorre a inclinação da ponta dos dedos para baixo (**"pé caído"**, abaixo da → Figura 4.154). Esta é a mais frequente lesão neural do membro inferior!

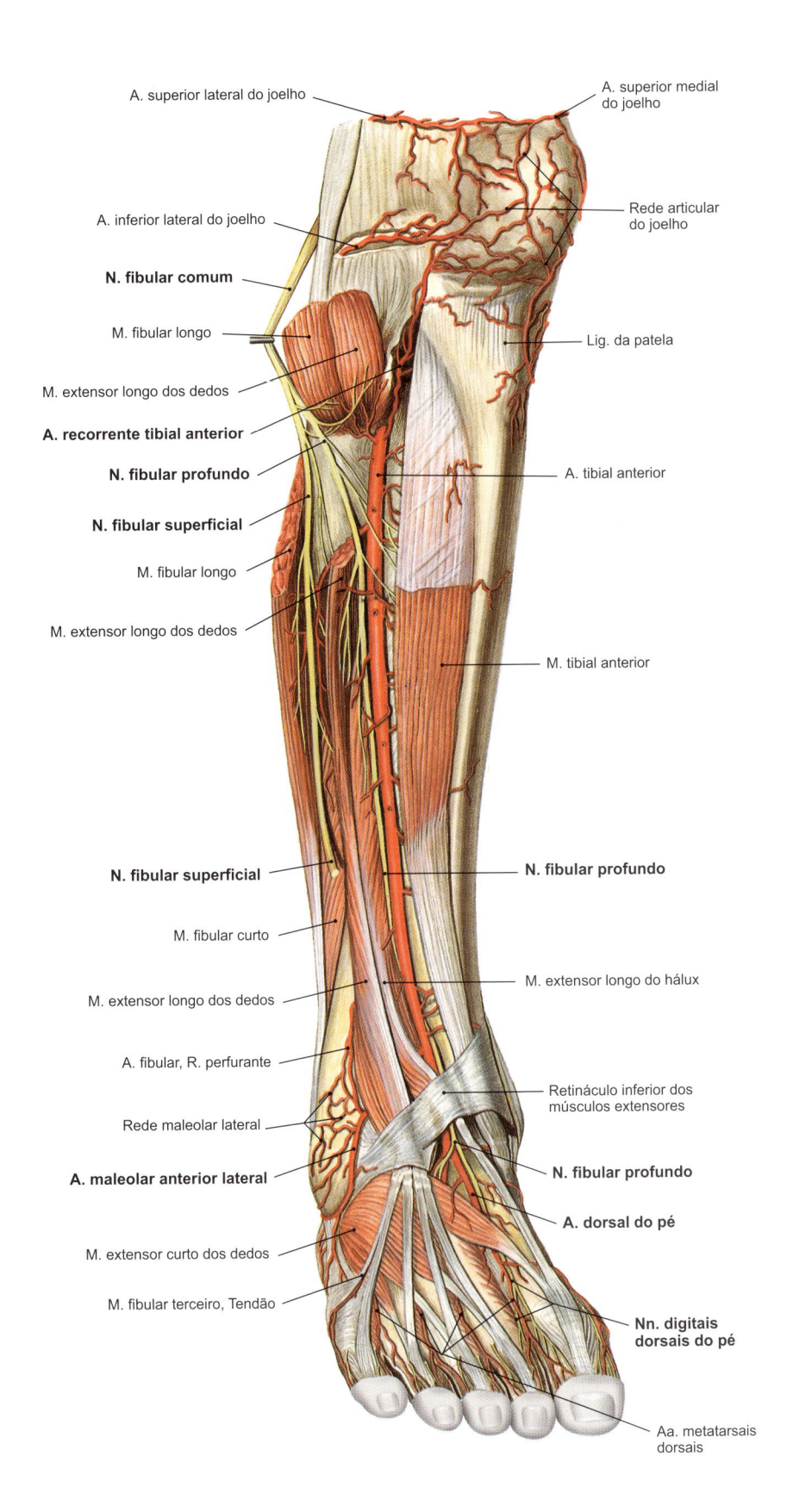

Topografia

Vasos Sanguíneos e Nervos da Fossa Poplítea e da Perna

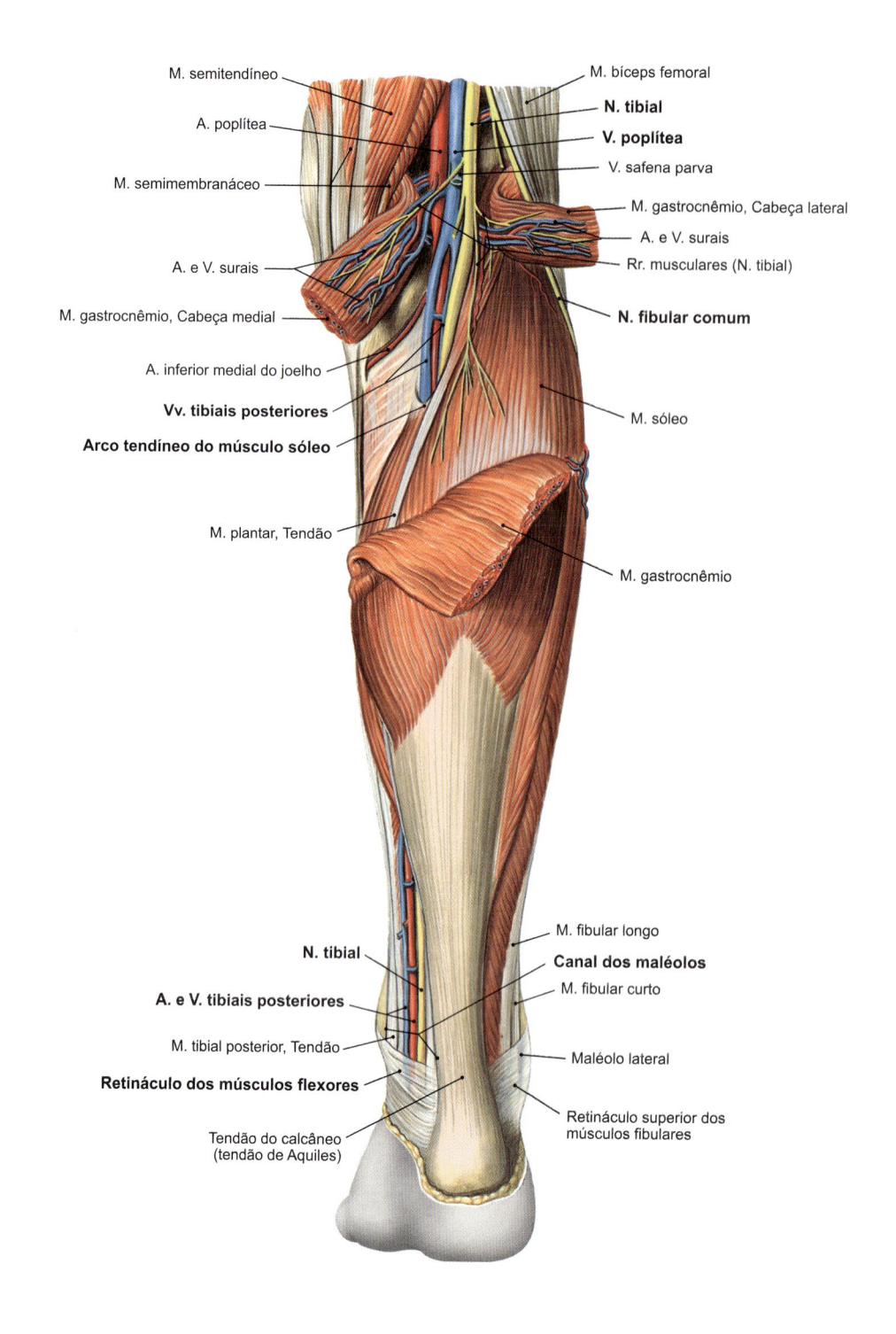

Figura 4.185 Vasos sanguíneos e nervos da fossa poplítea e da **região posterior da perna, lado direito**; vista posterior, após a remoção da fáscia da perna e após a secção do M. gastrocnêmio. [S700]

A **A. tibial posterior** segue com suas duas veias e com o **N. tibial** sob o arco tendíneo do M. sóleo, desce pela camada entre os músculos flexores plantares superficiais e profundos da perna em direção ao maléolo medial e, em seguida, atravessa o **canal dos maléolos (canal do tarso)**, sob o retináculo dos músculos flexores, em direção plantar.

Correlações clínicas

O **N. tibial** pode ser comprimido no **canal dos maléolos (síndrome do túnel do tarso**, abaixo da → Figura 4.154). Deste modo, ocorrem dor plantar aguda e paralisia dos músculos plantares, comprometendo, assim, a flexão, a abdução e a adução dos dedos do pé. Em decorrência da lesão dos Mm. interósseos e lumbricais ocorre o **pé em garra**.

Vasos Sanguíneos e Nervos da Fossa Poplítea e da Perna

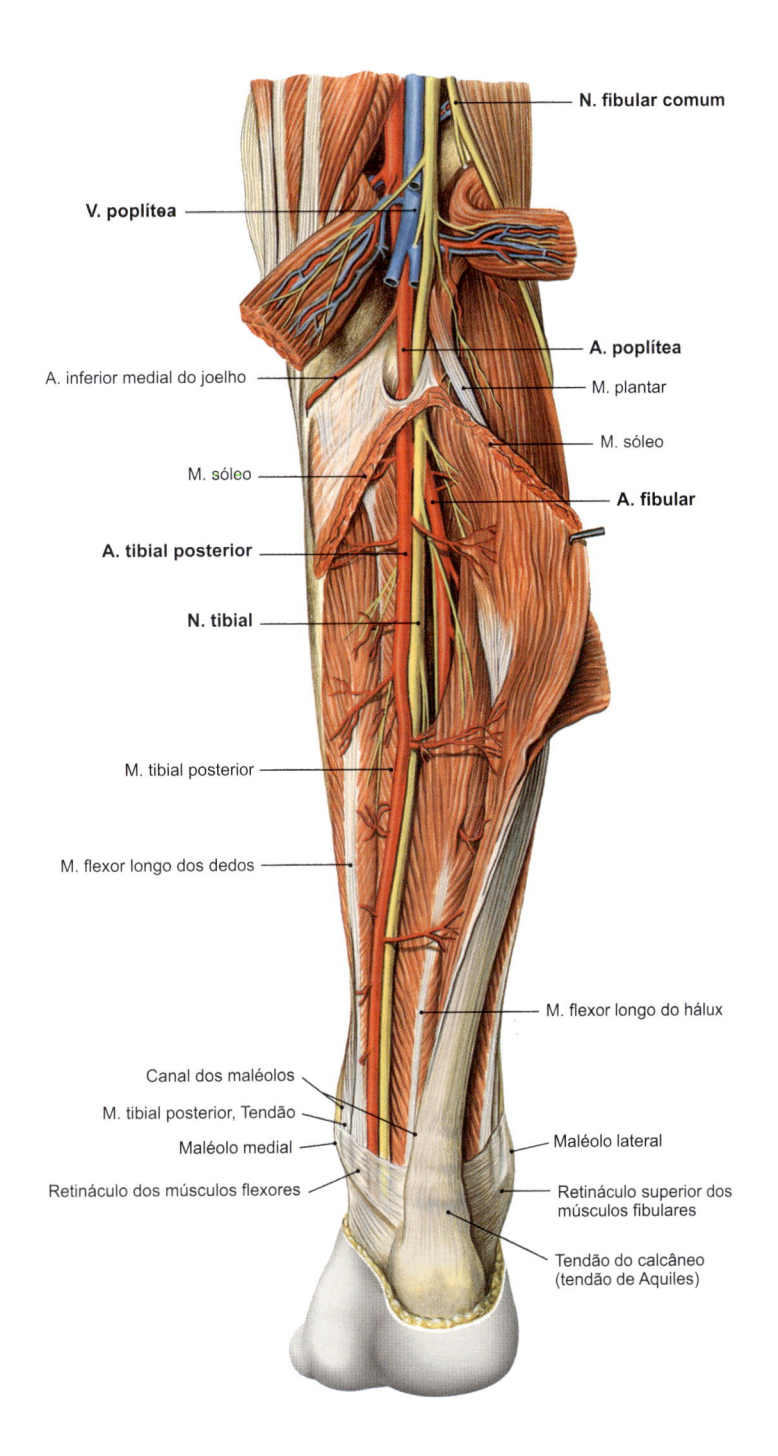

Figura 4.186 Vasos sanguíneos e nervos da fossa poplítea e da região posterior da perna, lado direito; vista posterior, após a secção dos Mm. gastrocnêmio e sóleo. [S700]

Logo após a passagem sob o arco tendíneo do M. sóleo, a **A. tibial posterior** origina a A. fibular como seu principal ramo, e esta segue em direção ao maléolo lateral.

Topografia

Vasos Sanguíneos e Nervos da Perna

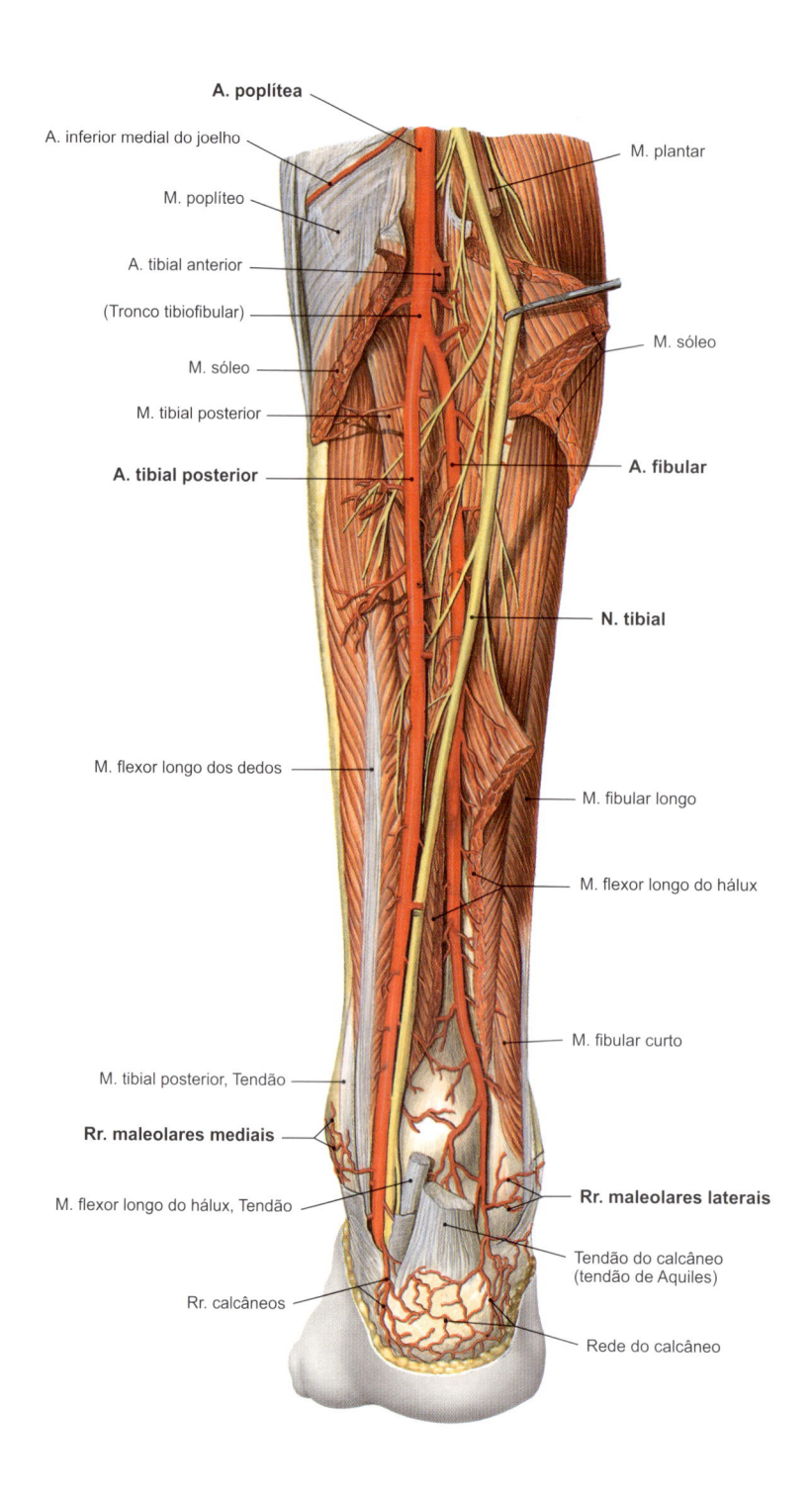

Figura 4.187 Vasos sanguíneos e nervos da região posterior da perna direita; vista posterior, após a remoção da fáscia da perna e após a secção dos Mm. gastrocnêmio, sóleo e flexor longo do hálux. [S700]
A **A. tibial posterior** segue, juntamente com o **N. tibial**, entre os músculos flexores plantares superficiais e profundos da perna em direção ao maléolo medial e, em seguida, através do **canal dos maléolos**, sob o retináculo dos músculos flexores plantares em direção plantar. Ela origina os **Rr. maleolares mediais** em direção ao maléolo medial.

Em seu trajeto em direção ao maléolo lateral, a **A. fibular** atravessa o M. flexor longo do hálux e segue na camada mais profunda, diretamente sobre a membrana interóssea da perna. Seus **Rr. maleolares laterais**, juntamente com os ramos derivados das Aa. tibiais anterior e posterior, completam o circuito vascular ao redor do maléolo, e funcionam como circulação colateral, em caso de oclusão vascular.

Vasos Sanguíneos e Nervos do Dorso do Pé

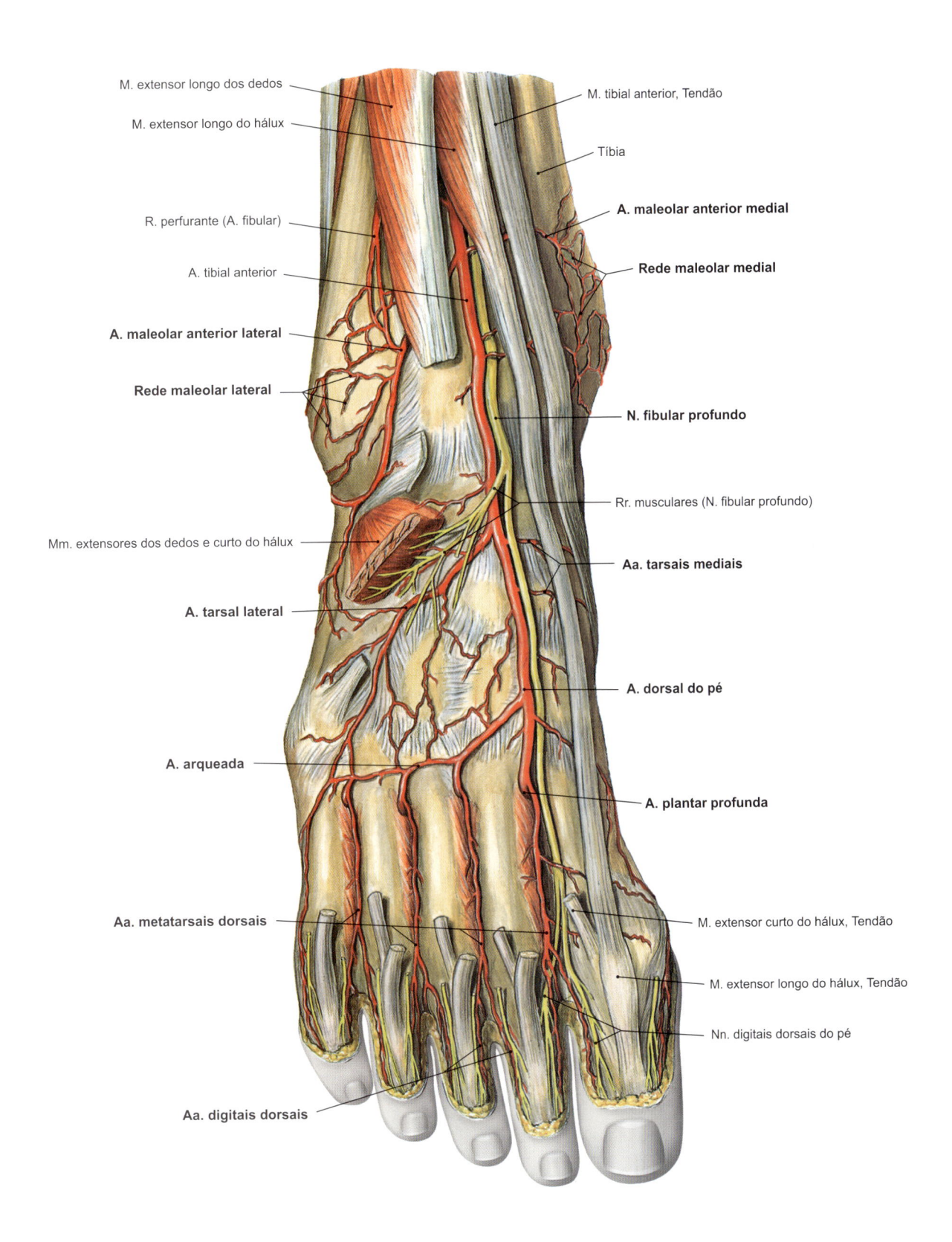

Figura 4.188 Vasos sanguíneos e nervos do dorso do pé direito; vista do dorso do pé, após a remoção dos tendões dos Mm. extensor longo dos dedos e extensor curto dos dedos. [S700]

A **A. tibial anterior** continua no dorso do pé como a **A. dorsal do pé**. Ela é acompanhada pelo **N. fibular profundo**, o qual, após a inervação dos músculos flexores dorsais e extensores dos dedos, divide-se em seus ramos terminais sensitivos, que suprem o primeiro espaço interdigital. Na região dos maléolos, a A. tibial anterior origina as **Aa. maleolares anteriores medial** e **lateral** para as redes vasculares maleolares (rede maleolar medial e rede maleolar lateral). A **A. dorsal do pé** envia várias delgadas Aa. tarsais mediais e uma A. tarsal lateral para o tarso e continua com a A. arqueada que, em seu trajeto em direção à margem lateral do pé, origina as Aa. metatarsais. A partir destas, originam-se as Aa. digitais dorsais para o suprimento dos dedos do pé. A A. plantar profunda está envolvida na perfusão sanguínea da planta, uma vez que ela supre o arco plantar profundo.

Topografia

Vasos Sanguíneos e Nervos Plantares

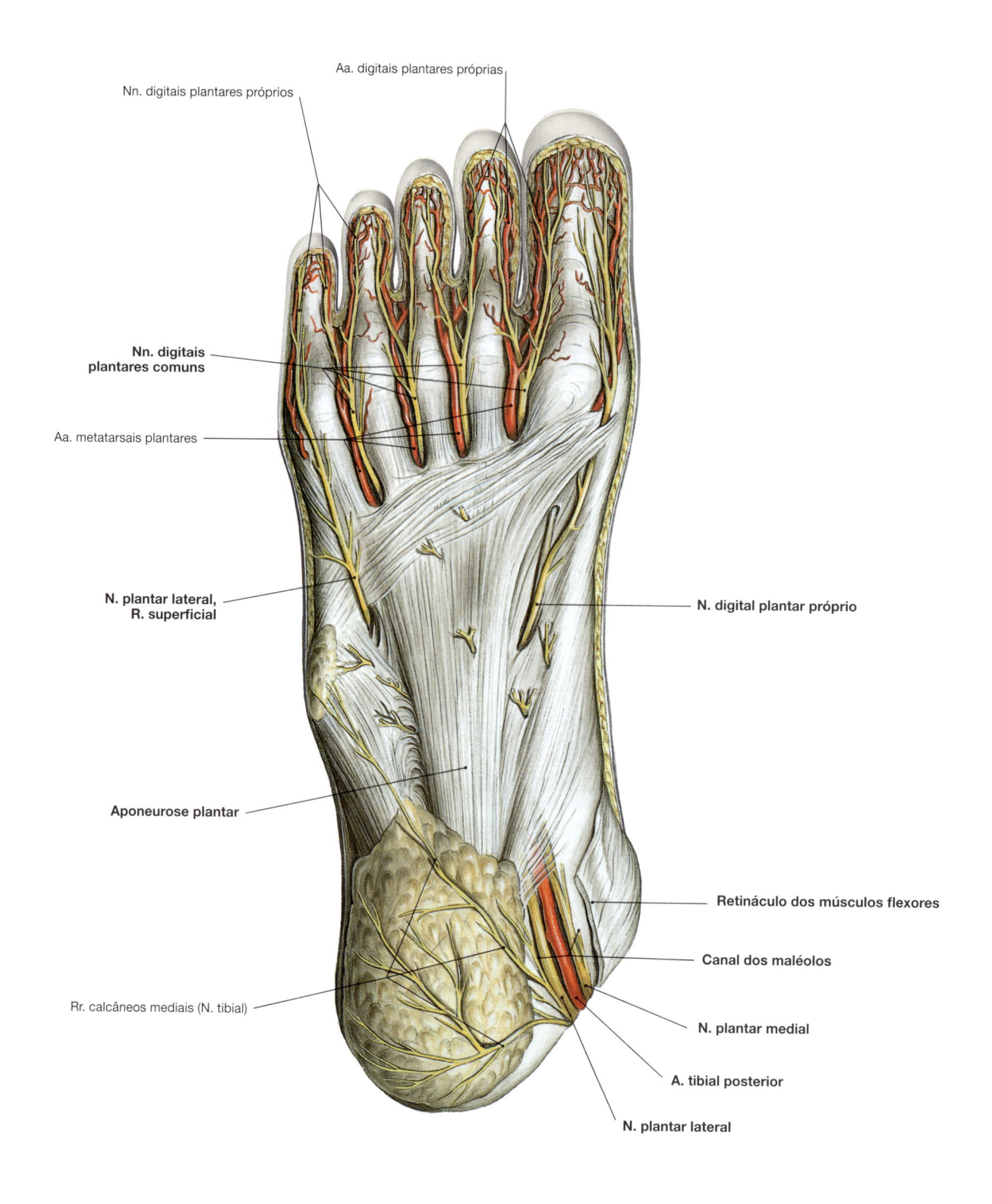

Figura 4.189 Camada superficial de artérias e nervos plantares do pé direito; vista plantar. [S700]

O **N. tibial** divide-se, no maléolo medial, em seu trajeto através do **canal dos maléolos**, sob o retináculo dos músculos flexores plantares, em seus dois ramos terminais (**Nn. plantares medial** e **lateral**), que se ramificam em numerosos Nn. digitais plantares. O N. plantar lateral divide-se, de forma análoga ao N. ulnar na mão, em um R. superficial e um R. profundo. O N. plantar medial origina adicionalmente um **N. digital plantar próprio** na margem medial do pé. Esses ramos sensitivos seguem entre os feixes longitudinais da aponeurose plantar. A A. tibial posterior divide-se apenas na região plantar.

Vasos Sanguíneos e Nervos Plantares

M. flexor curto dos dedos, Tendões

Aa. digitais plantares próprias

Aa. digitais plantares comuns

Nn. digitais plantares comuns

M. flexor longo do hálux, Tendão

M. flexor curto do hálux

Mm. lumbricais

N. plantar lateral
- R. superficial
- R. profundo

M. abdutor do hálux

M. quadrado plantar

A. plantar lateral

N. plantar medial

M. abdutor do dedo mínimo

Retináculo dos músculos flexores

Aponeurose plantar

M. flexor curto dos dedos

A. tibial posterior

Canal dos maléolos

N. plantar lateral

M. abdutor do hálux

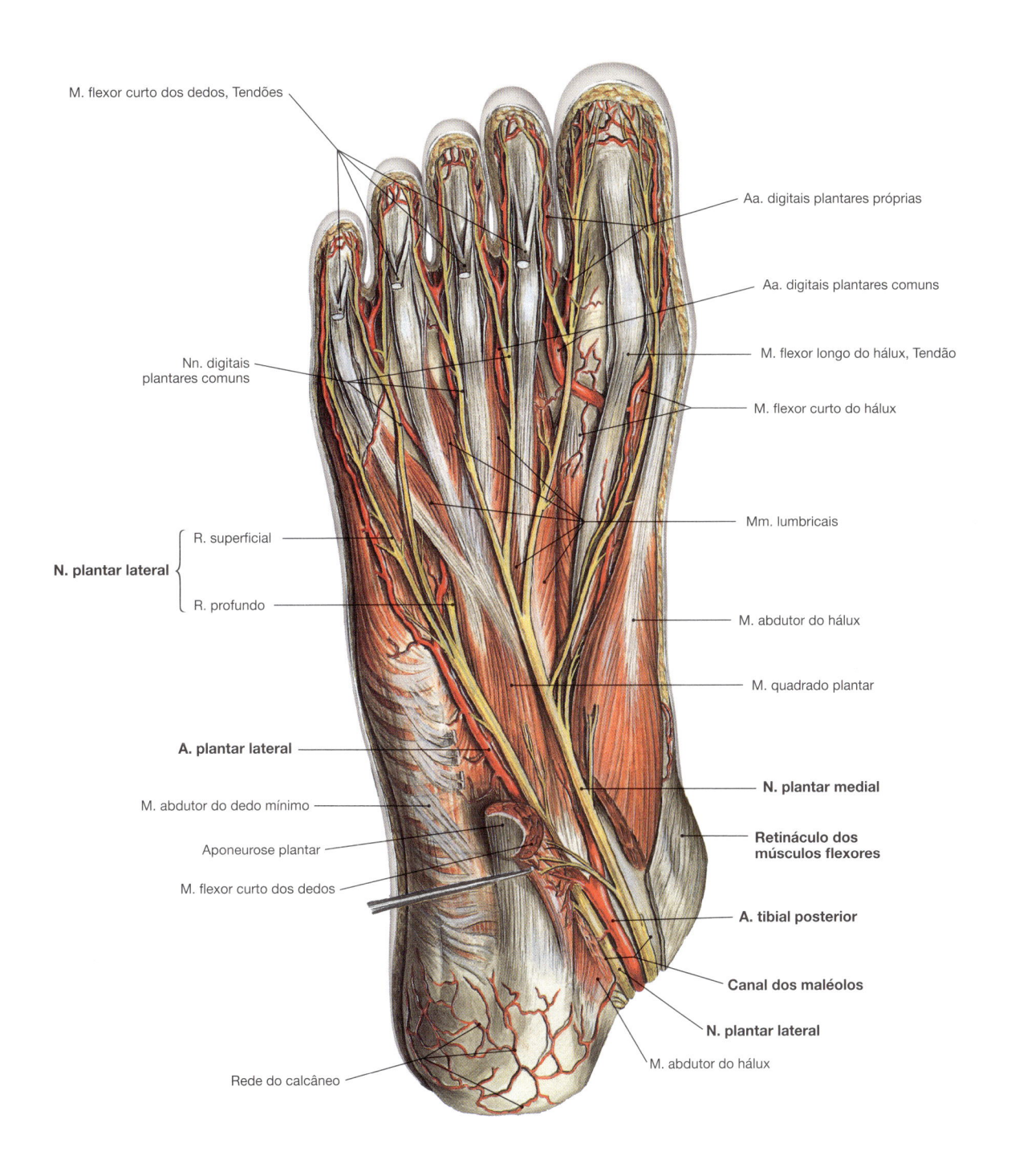

Rede do calcâneo

Figura 4.190 Camada média de artérias e nervos plantares do pé direito; vista plantar. [S700]
O M. flexor curto dos dedos e o M. abdutor do hálux foram seccionados para que os feixes vasculonervosos do canal dos maléolos pudessem ser demonstrados.

Os **Nn. plantares medial** e **lateral** estão acompanhados por ramos da A. tibial posterior. Os vasos sanguíneos passam sob o M. flexor curto dos dedos, na camada média das estruturas vasculonervosas, para os dedos do pé. Deste modo, os nervos originam os seus ramos musculares para os músculos plantares curtos.

Topografia

Vasos Sanguíneos e Nervos Plantares

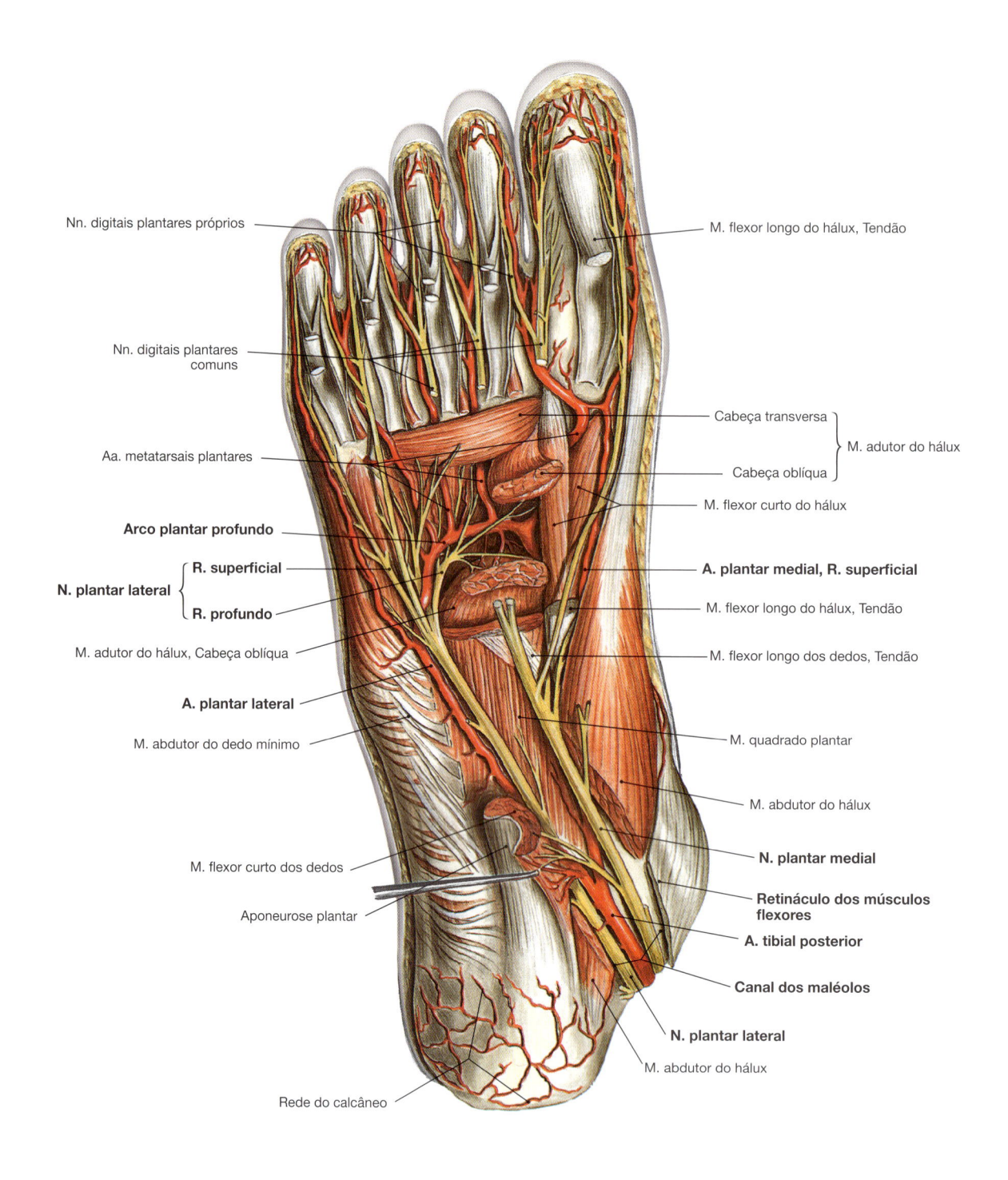

Figura 4.191 Camada profunda de artérias e nervos plantares do pé direito; vista plantar. [S700]

O M. flexor curto dos dedos e o M. abdutor do hálux foram seccionados, para que os feixes vasculonervosos do **canal dos maléolos** pudessem ser demonstrados. A cabeça oblíqua do M. adutor do hálux também foi seccionada, para que o **arco plantar profundo** e o **R. profundo do N. plantar lateral** fossem identificados.

O arco plantar profundo é uma continuação da A. plantar lateral e recebe contribuições do R. profundo da A. plantar medial e da A. plantar profunda que, por sua vez, se origina da A. dorsal do pé. Juntamente com o R. profundo do N. plantar lateral, ele segue, em formato de arco, sobre os Mm. interósseos plantares, profundamente, às estruturas vasculonervosas.

Artérias Plantares

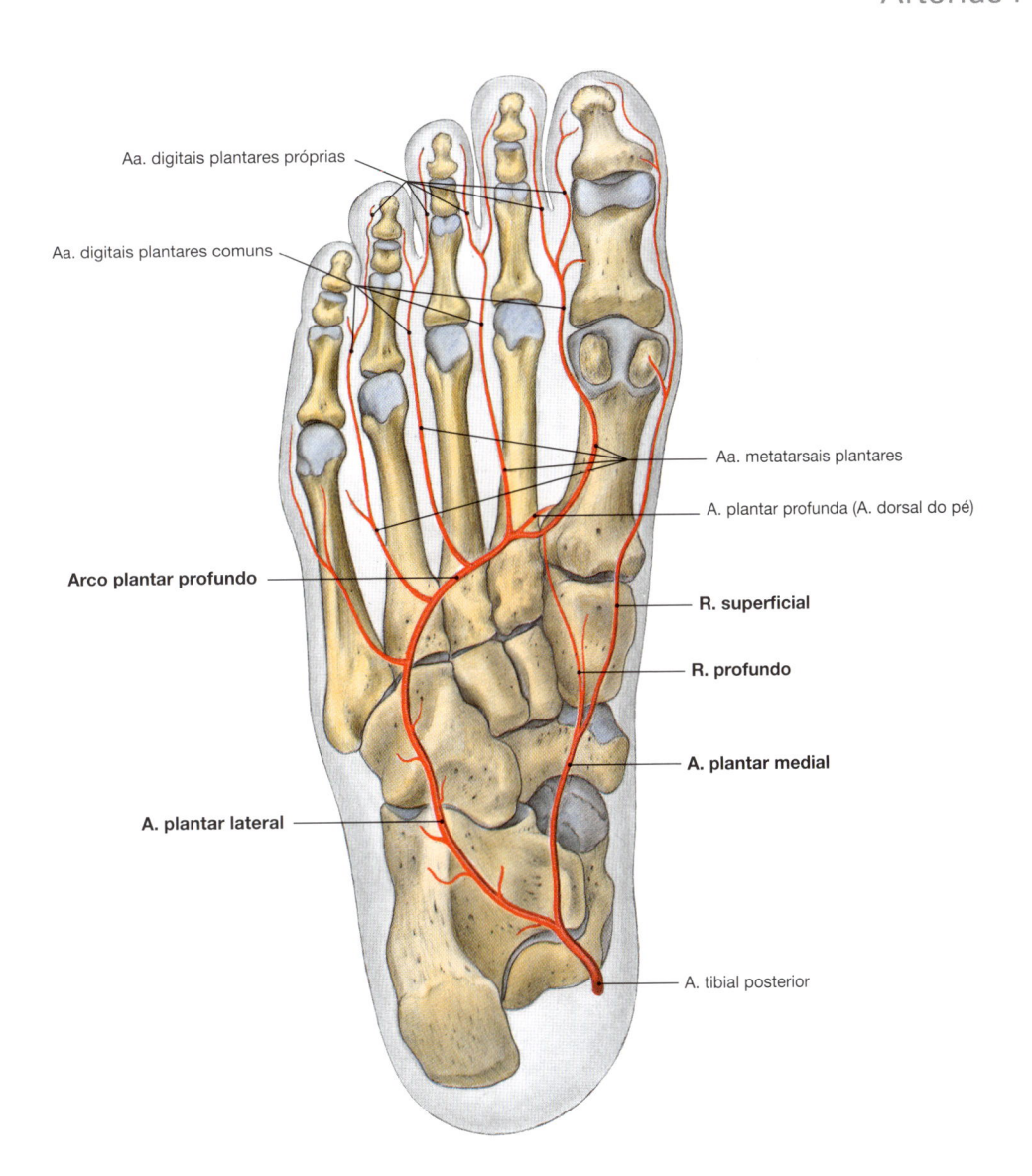

Figura 4.192 Artérias plantares do pé direito; vista plantar. [S700]
A região plantar é vascularizada pelos ramos terminais da A. tibial posterior. A **A. plantar medial** origina um **R. superficial** para a margem medial do pé e um **R. profundo** que se une ao **arco plantar profundo**. Esse arco vascular é a continuação direta da **A. plantar lateral**.

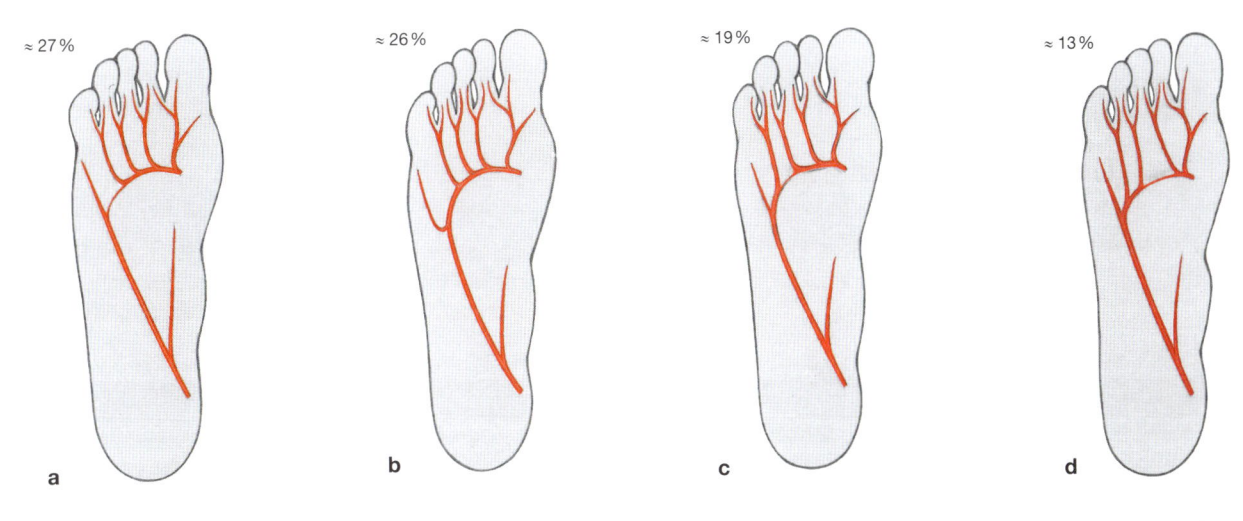

Figura 4.193a-d Variações do suprimento arterial para os dedos do pé direito; vista plantar. [S700]
a O arco plantar profundo pode receber sangue, predominantemente, da A. dorsal do pé, através da A. plantar profunda.
b Quase tão comum é o suprimento sanguíneo do arco plantar profundo pela A. tibial posterior.
c,d Alternativamente, as duas podem irrigar os raios digitais.

Cortes

Articulação do Quadril, Corte Oblíquo

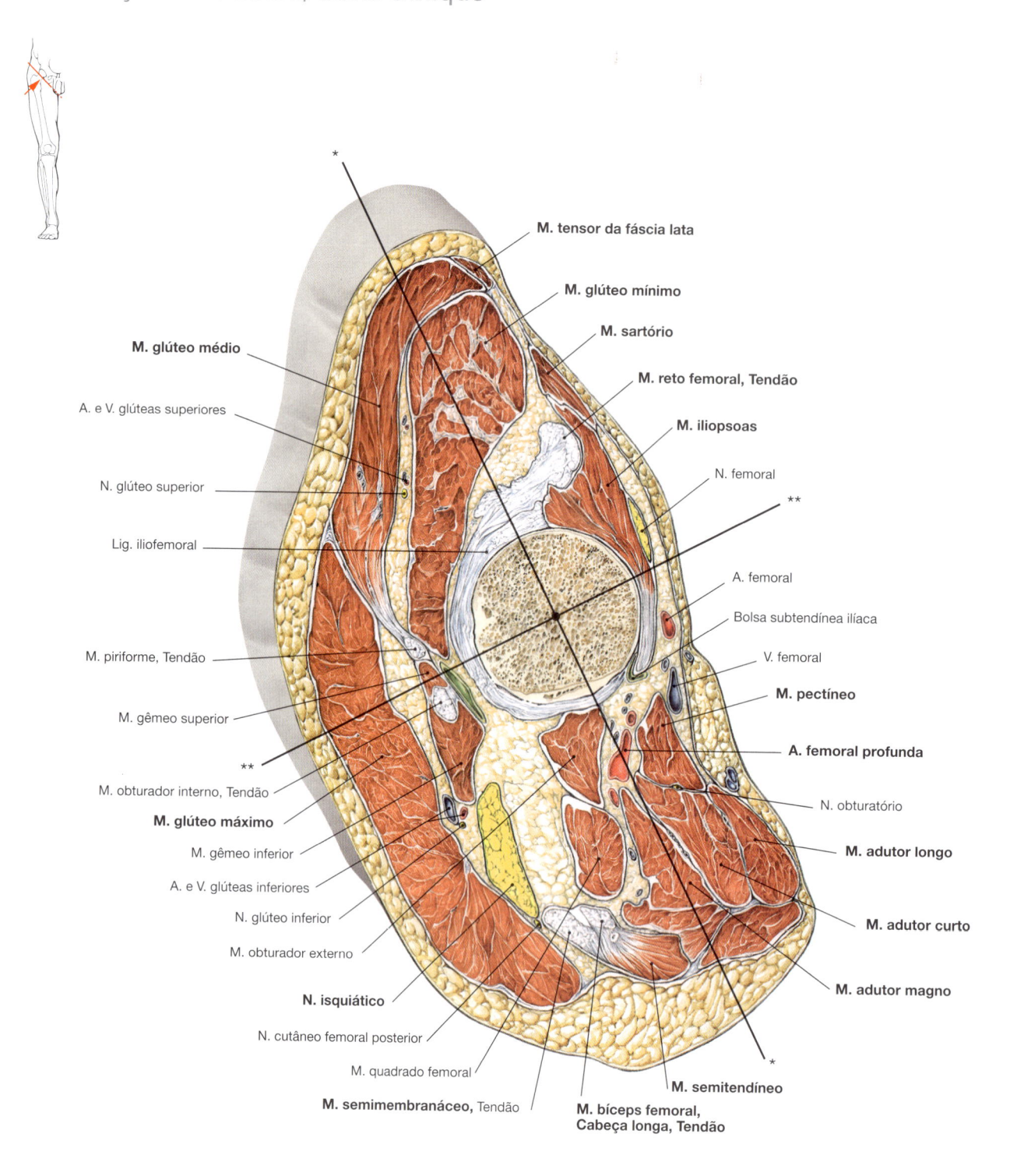

Figura 4.194 Coxa, corte oblíquo da articulação do quadril direito; vista inferior, com representação dos eixos de movimento da articulação do quadril. [S700]

O corte oblíquo através do fêmur, na altura da sua cabeça, mostra a localização dos grupos musculares individuais em relação à cabeça do fêmur e aos eixos de movimento. O **M. glúteo máximo** encontra-se posteriormente à articulação do quadril, enquanto os músculos glúteos menores (**Mm. glúteos médio e mínimo**) seguem parcialmente em direção anterior aos eixos craniocaudal e laterolateral da articulação do quadril. Essa localização explica por que o M. glúteo máximo é um músculo rotador lateral e extensor do quadril, enquanto os músculos glúteos menores realizam flexão e são os mais fortes músculos rotadores mediais do quadril. O **M. iliopsoas** encontra-se anteriormente ao eixo transversal e é o principal músculo flexor da articulação do quadril. Ele é auxiliado, nesta função, por músculos do **grupo anterior dos músculos da coxa** (M. sartório, M. reto femoral), pelo M. tensor da fáscia lata e pelos músculos **adutores** superficiais (Mm. adutores longo e curto, M. pectíneo e a parte principal do M. adutor magno). Por sua vez, a parte posterior do M. adutor magno já se encontra posteriormente ao eixo laterolateral e realiza extensão juntamente com os músculos isquiocrurais, nos quais ele se inclui sob o ponto de vista funcional e de acordo com a sua inervação.

Os cortes transversais através dos membros são bastante adequados para a compreensão da localização dos vasos sanguíneos e dos nervos nos diferentes compartimentos ou camadas. Após a sua saída da pelve menor, o **N. isquiático** se encontra, inicialmente, sob o M. glúteo máximo. Na face anterior, a **A. femoral profunda** é recoberta pelo M. pectíneo.

*   Eixo transversal de movimentos da articulação do quadril
** Eixo sagital de movimentos da articulação do quadril

Coxa, Corte Transversal

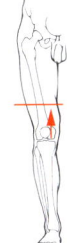

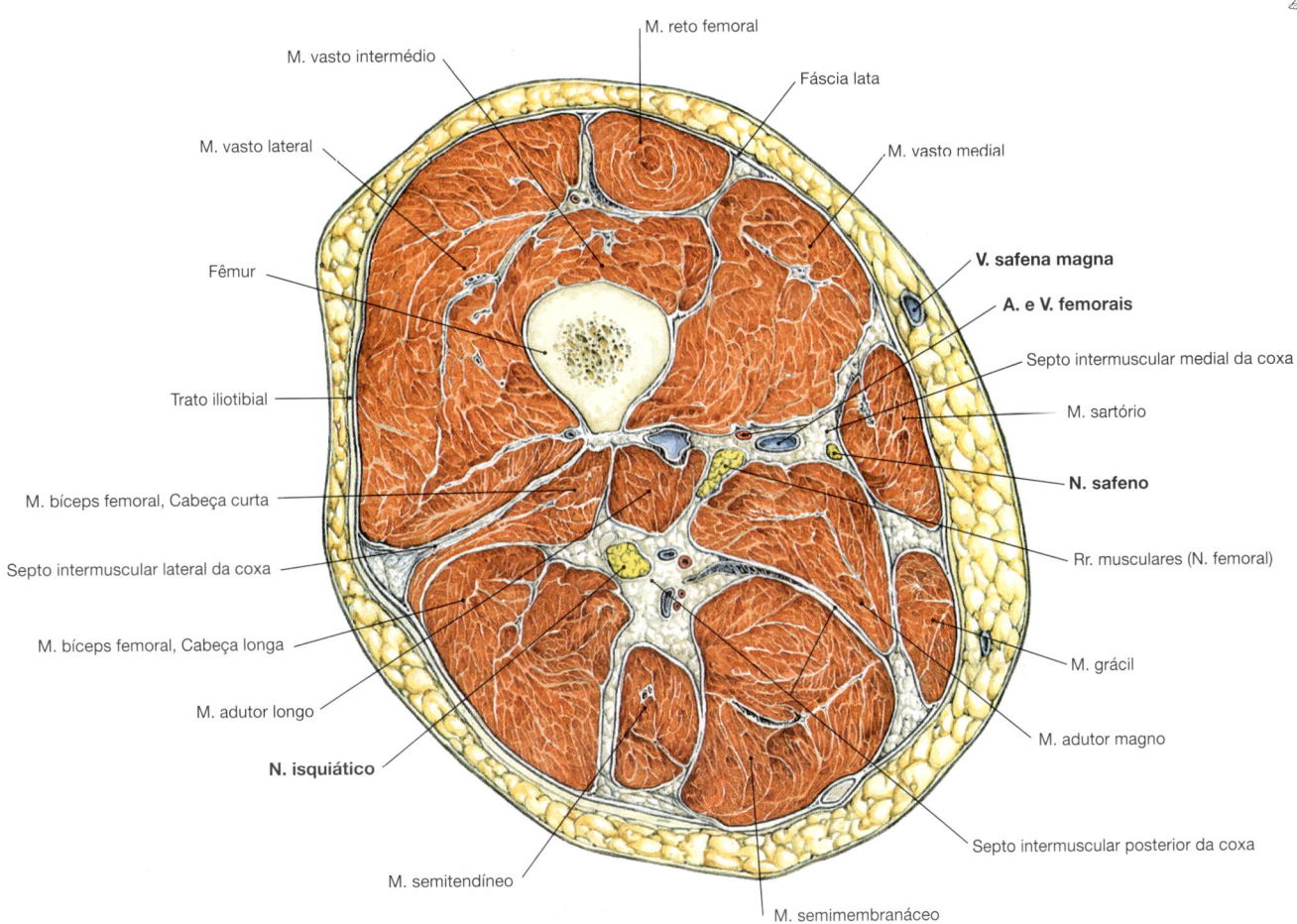

Figura 4.195 Coxa direita; corte transversal do meio da coxa; vista inferior. [S700]
Este corte transversal permite identificar os **três grupos musculares da coxa**. O grupo anterior inclui – além do M. quadríceps femoral – o M. sartório. Medialmente se encontram os músculos adutores e posteriormente estão os músculos isquiocrurais.

A **V. safena magna** segue em posição superficial (epifascial) na tela subcutânea na face medial da coxa. **A. e V. femorais** seguem, juntamente com o **N. safeno**, através do canal dos adutores. O canal dos adutores é delimitado posteriormente pelos Mm. adutores longo e magno e é recoberto, medialmente, pelo M. vasto medial e, anteriormente, pelo M. sartório. O **N. isquiático** encontra-se posteriormente, abaixo de seu músculo-guia, o M. bíceps femoral.

Cortes

Perna, Corte Transversal

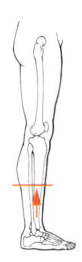

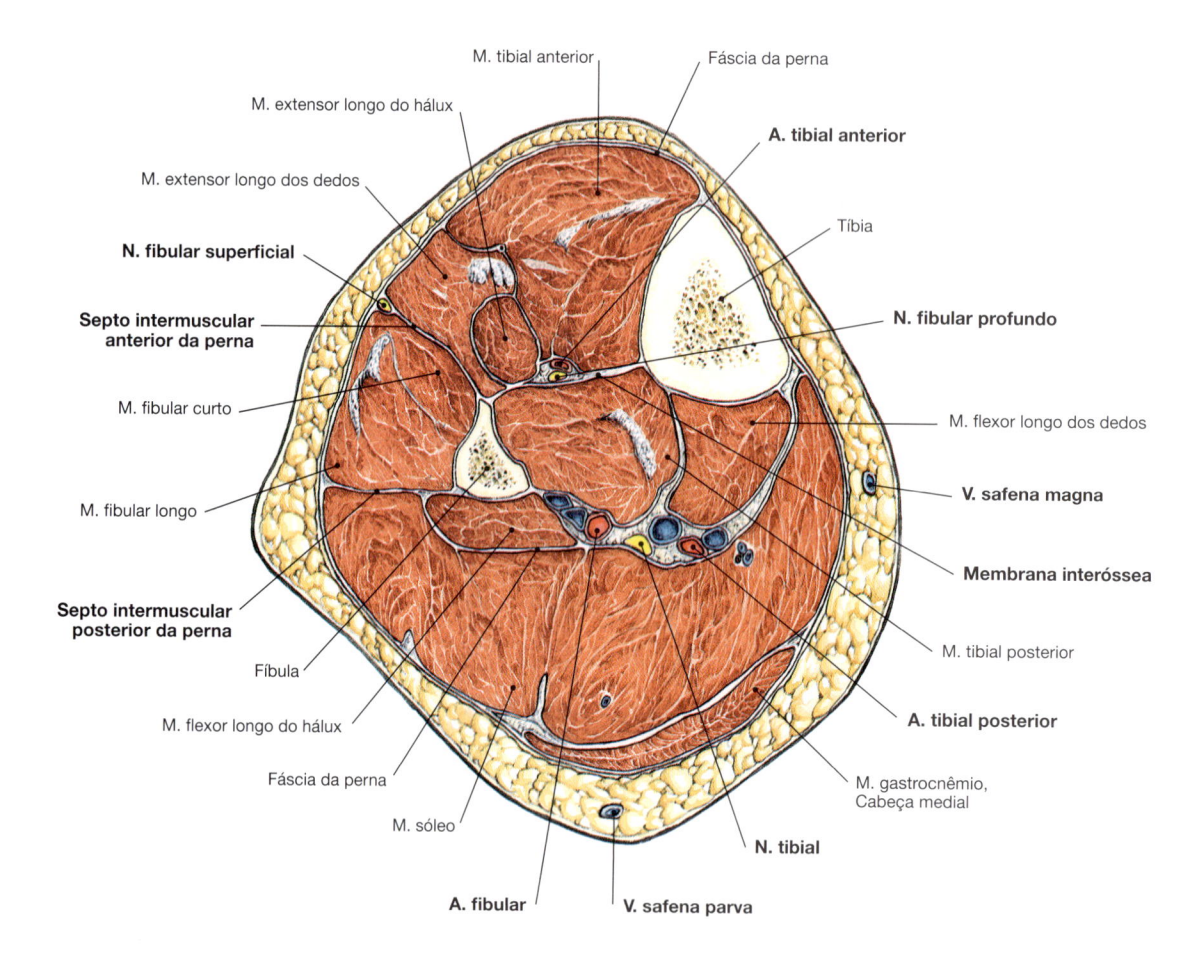

Figura 4.196 **Perna direita;** corte transversal do meio da perna; vista distal. [S700]
A fáscia da perna forma **tubos osteofibrosos (compartimentos)**, juntamente com os septos de tecido conjuntivo que se projetam aos ossos da perna. Nesses compartimentos, as estruturas vasculonervosas seguem entre os ventres de cada grupo muscular.

O compartimento anterior (dos músculos extensores dos dedos), no qual segue o N. fibular profundo, juntamente com a A. tibial anterior, apresenta a maior relevância clínica.

Estruturas identificadas no corte:
- M. tibial anterior
- M. extensor longo do hálux
- M. extensor longo dos dedos
- **N. fibular superficial**
- **Septo intermuscular anterior da perna**
- M. fibular curto
- M. fibular longo
- **Septo intermuscular posterior da perna**
- Fíbula
- M. flexor longo do hálux
- Fáscia da perna
- M. sóleo
- **A. fibular**
- V. safena parva
- N. tibial
- M. gastrocnêmio, Cabeça medial
- **A. tibial posterior**
- M. tibial posterior
- **Membrana interóssea**
- **V. safena magna**
- M. flexor longo dos dedos
- **N. fibular profundo**
- Tíbia
- **A. tibial anterior**
- Fáscia da perna

Correlações clínicas

A **síndrome de compressão** ocorre mais frequentemente no compartimento anterior (**síndrome compartimental**) e, mais raramente no compartimento profundo posterior.

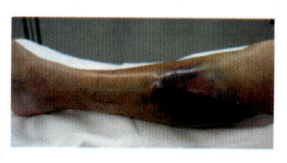

a No edema pós-traumático dos músculos flexores dorsais do pé ou após longas caminhadas, os músculos podem comprimir e lesionar os vasos e nervos associados. Além de dor, pode haver déficit do pulso da A. dorsal do pé (originada da A. tibial anterior). Esta condição pode levar à lesão do N. tibial profundo (→ Figura 4.154), com deficiência da flexão dorsal na articulação talocrural e perda da sensibilidade no primeiro espaço interdigital. [E993]

b O tratamento consiste em uma incisão cirúrgica emergencial da fáscia. Para a segurança do diagnóstico, a pressão nos compartimentos é medida por meio de uma sonda de pressão, que, portanto, exige imobilização da perna que tiver sofrido a intervenção. [E475]

Perna, Corte Transversal

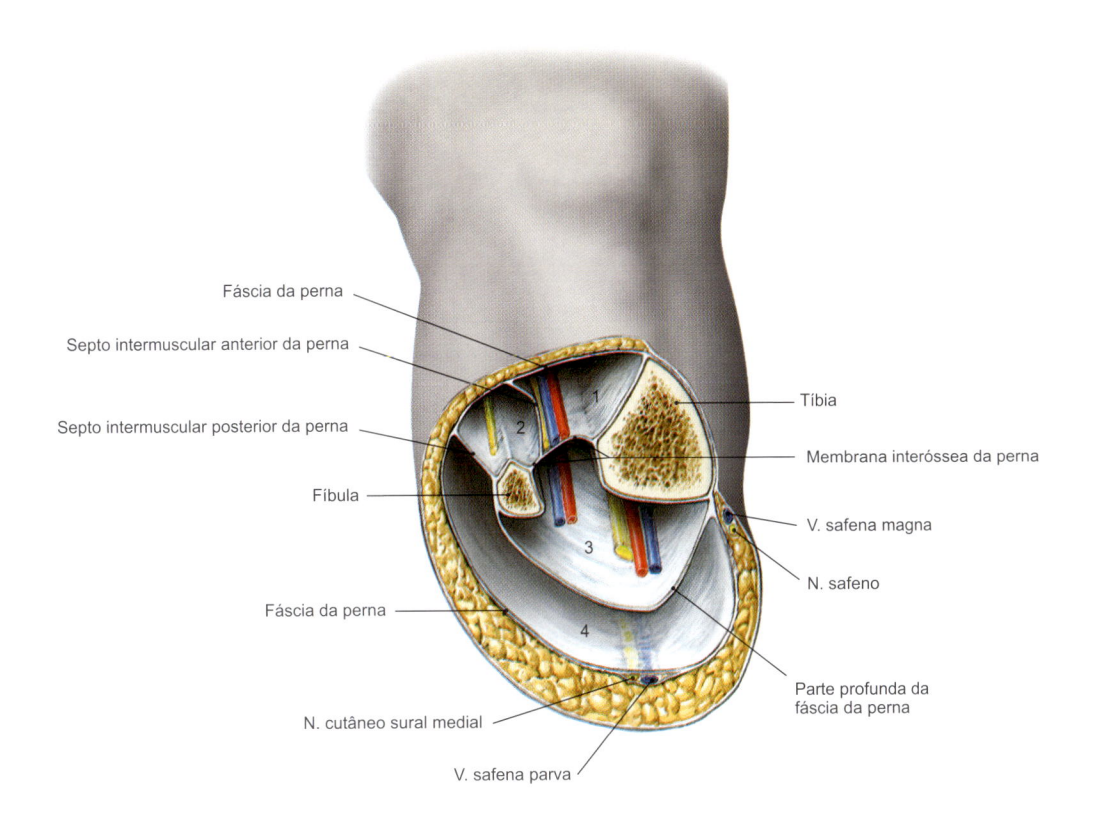

1 Compartimento anterior da perna:
A. e V. tibiais anteriores
N. fibular profundo
M. tibial anterior
M. extensor longo dos dedos
M. extensor longo do hálux
M. fibular terceiro

2 Compartimento lateral da perna:
N. fibular superficial
M. fibular longo
M. fibular curto

3 Compartimento posterior da perna, Parte profunda:
A. e V. tibiais posteriores
A. e V. fibulares
N. tibial
M. flexor longo dos dedos
M. tibial posterior
M. flexor longo do hálux

4 Compartimento posterior da perna, Parte superficial:
M. tríceps sural
M. plantar

Figura 4.197 Perna direita; corte transversal do meio da perna, com representação dos tubos osteofibrosos (compartimentos); vista distal. [S700]

A fáscia da perna está unida aos ossos da perna por meio de septos de tecido conjuntivo denso. Deste modo, tubos osteofibrosos são delimitados uns dos outros, definindo os chamados **compartimentos**. Neles seguem os vasos sanguíneos e os nervos entre os ventres dos grupos musculares individuais. O septo intermuscular anterior separa o compartimento dos músculos flexores dorsais do pé, situado anteriormente, do compartimento dos músculos fibulares, em posição lateral, que, por sua vez, está separado dos músculos flexores plantares superficiais pelo septo intermuscular posterior. O compartimento dos músculos flexores plantares superficiais está separado do compartimento dos músculos flexores plantares profundos por uma lâmina profunda da fáscia da perna; os músculos flexores plantares profundos são delimitados anteriormente pela membrana interóssea da perna. No **compartimento anterior** (dos músculos flexores dorsais do pé), o N. fibular profundo segue juntamente com a A. tibial anterior e as Vv. tibiais anteriores. No **compartimento lateral** (fibular) encontra-se o N. fibular superficial. No **compartimento posterior profundo** (dos músculos flexores plantares) estão incluídos o N. tibial, a A. tibial posterior e as Vv. tibiais posteriores e, recobertas pelo M. flexor longo do hálux, A. e V. fibulares, entre os músculos. Em posição superficial, a V. safena magna segue na face medial da perna, e a V. safena parva segue posteriormente.

* Parte profunda da fáscia da perna

Questões de autoavaliação

Para testar se você assimilou o conteúdo deste capítulo, apresentamos a seguir questões preparatórias úteis para exames orais de Anatomia.

Mostre no esqueleto os segmentos e as estruturas mais importantes no fêmur:

- Quais músculos usam os trocanteres maior e menor como inserção?
- Qual efeito tem a curvatura dos côndilos do fêmur no movimento de flexão da articulação do joelho e na estabilização pelos ligamentos colaterais?

Explique a estrutura da articulação do joelho em um modelo da articulação:

- Quais elementos esqueléticos se articulam um com o outro?
- Quais ligamentos estabilizam a articulação e quais testes clínicos possibilitam sua avaliação?
- De que tipos de articulações se trata em detalhes?
- Quais movimentos podem ser realizados e qual é sua amplitude?
- Como se desenvolvem os eixos do movimento?
- Quais músculos são importantes para os movimentos, individualmente?

Aponte os grupos de músculos da perna:

- Como os músculos se situam em relação aos eixos da articulação do tornozelo e como resulta a partir disso a sua função?
- Explique o trajeto do M. tríceps sural com origem e inserção.
- Como ele é inervado e quais movimentos são afetados pela perda de sua inervação?

Aponte o N. fibular comum e explique seu trajeto na peça anatômica.

- Mostre o território suprido por esse nervo
- Onde ele é lesionado com mais frequência?
- Qual é o quadro clínico de danos na região da cabeça da fíbula, por exemplo, por uma fratura alta da fíbula?

Quais pulsos arteriais podem ser palpados nos membros inferiores em um exame clínico?

- Descreva as ramificações da A. femoral e explique as suas áreas de irrigação.

Como o sistema venoso é organizado no membro inferior?

- Onde pode ser introduzido um cateter para avaliação cardíaca?

Descreva a drenagem linfática no membro inferior:

- Como os linfonodos estão organizados na região inguinal?
- Quais regiões do corpo eles drenam?

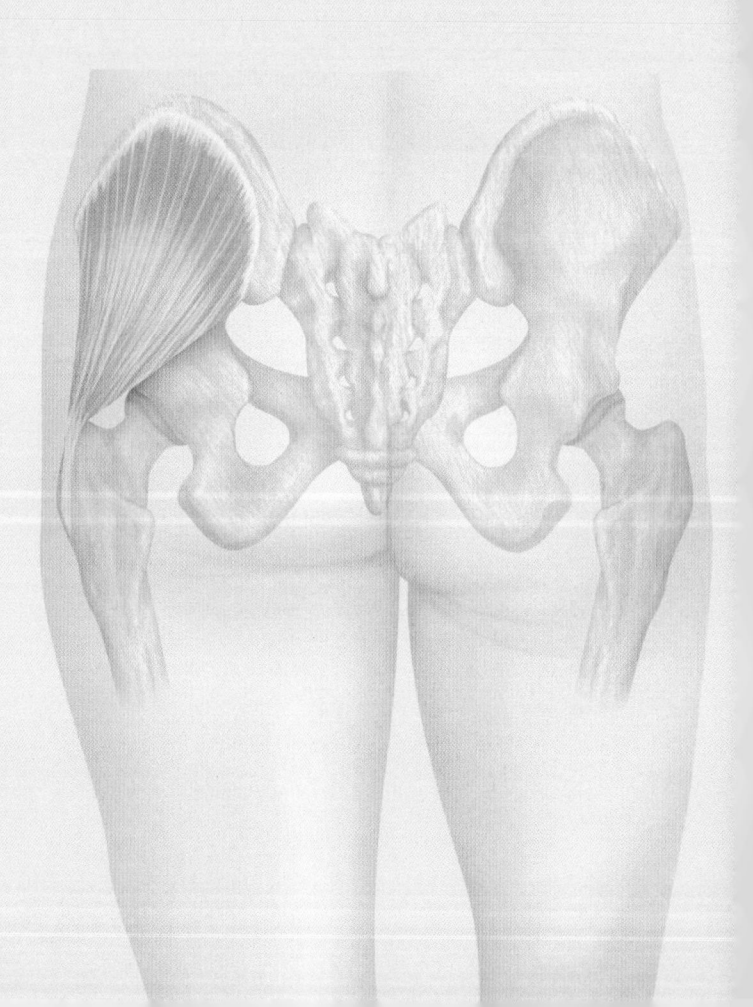

Apêndice

Glossário de conceitos anatômicos 506

Índice Alfabético 518

Glossário

Esclarecimentos para o uso do Glossário

Abreviaturas:
(gr) grego
(l.) latim

Prefixos gerais (isto é, inespecíficos):
a- *(gr)* — prefixo de negação
a-, ab-, abs- *(l.)* — de... para, afastar
ac-, ad-, af- *(l.)* — em direção a, aproximar
anfi- *(gr)* — ao redor, circum(n)-, para ambos os lados
ana- *(gr)* — acima, para cima
ante- *(l.)* — à frente, para frente
anti- *(l.)* — contra
ap(o)- *(gr)* — à frente, próximo a
bi- *(l.)* — duas vezes, duplicado, em dobro
circum- *(l.)* — em todo o redor, ao redor
co-, col-, con-, com- *(l.)* — com, juntamente
de- *(l.)* — longe, fora, para baixo
dia- *(gr)* — através, em separado
di-, dis- *(gr)* — dois, duas
e-, ex- *(l.)* — fora, para fora
en- *(gr)* — dentro, para dentro, interno, no interior
end(o)- *(gr)* — dentro, interno, no interior
ep(i)- *(gr)* — sobre, por sobre
hemi- *(gr)* — metade, meio
hiper- *(gr)* — sobre, por sobre, acima, superior
hip(o)- *(gr)* — sob, abaixo, inferior
infra- *(l.)* — abaixo de, inferior, pequeno, menor
in-, im- *(l.)* — dentro
inter- *(l.)* — entre
intra-, intro- *(l.)* — dentro de
meso- *(gr)* — no meio, entre
meta- *(gr)* — após, depois, subsequente
ob-, op- *(l.)* — contra, contrário a
par-, para- *(gr)* — ao lado de, próximo a
per- *(l.)* — através, total, todo, completo
peri- *(gr)* — ao redor, periférico
post- *(l.)* — após, atrás, posterior
prae-, pré- *(l.)* — à frente, anterior, de... para
pro- *(l.)* — à frente, para frente, anterior
pro-, pros- *(gr)* — para frente, anterior
quadri- *(l.)* — quatro, quatro vezes
re- *(l.)* — após, depois, posterior
retro- *(l.)* — para trás, posterior
semi- *(gr)* — meio, metade
sub- *(l.)* — abaixo, debaixo de
super- *(l.)* — acima, para cima
supra- *(l.)* — acima, sobre, por sobre
sin-, sim- *(gr)* — junto, ao mesmo tempo
tri-, tris- *(l.)* — três, três vezes
tetr(a)- *(gr)* — quatro, quatro vezes

Sufixos gerais (isto é, inespecíficos):
-ar *(l.)*, -eo, -a, -o *(l.)*: referente à origem ou associação
-ídeo *(l.)*: referente à semelhança
-ivo *(l.)*: relativo a
-oso, -osa *(l.)*: rico ou abundante em alguma coisa
-ulo *(l.)*: forma reduzida ou diminutiva

Glossário

Glossário de conceitos anatômicos

Abdome (l.) = parte do corpo humano entre o tórax e a pelve, separada da cavidade torácica pelo diafragma; ventre.

Abducente (l.) = 1. que afasta ou abduz. 2. nervo craniano abducente (NC VI).

Abdutor (l.) = que afasta uma parte do corpo do plano mediano, como os músculos abdutores.

Aberrante (l.) = diferente do normal ou do padrão.

Abertura (l.) = entrada para uma estrutura ou canal, por exemplo, abertura do seio frontal.

Acessório (l.) = 1. suplementar, adicional, anexo. 2. referente ao nervo craniano acessório (NC XI).

Acetábulo (l.) = cavidade no osso do quadril cujo nome deriva do cálice usado para servir vinagre pelos antigos romanos.

Acromial (l.) = relativo ao acrômio.

Acrômio (l.) = extremidade da espinha da escápula, do ombro.

Acústico (l.) = relativo à orelha ou à audição.

Aden(o)- (gr) forma combinante que indica relação com glândula, por exemplo, adenoblasto, adenocarcinoma.

Aderência (l.) = adesão ou união de duas partes ou superfícies, por exemplo, aderência intertalâmica.

Adiposo (l.) = que contém ou é formado por gordura.

Ádito (l.) = abertura, acesso, entrada, por exemplo, ádito ao antro mastóideo, ádito da laringe.

Adminículo (l.) = que proporciona suporte, por exemplo, os adminículos da linha alba.

Adutor (l.) = que aproxima uma parte do corpo em direção ao plano mediano, por exemplo, os músculos adutores da coxa.

Aferente (l.) = que se dirige para o centro; influxo.

Afixo (l.) = unido, preso.

Alantoide (gr) = em forma de linguiça ou tripa.

Albicante (l.) = esbranquiçado, por exemplo, corpo albicante do ovário.

Albugíneo (l.) = branco e brilhante, por exemplo, a túnica albugínea do corpo esponjoso.

Alça (l.) = qualquer estrutura com formato de alça, por exemplo, a alça cervical e a alça de Haller.

Alvéolo (l.) = pequena cavidade, por exemplo, alvéolo pulmonar, alvéolo dental.

Ambíguo (l.) = 1. que admite mais de uma interpretação. 2. referente ao núcleo ambíguo.

Amidaloide (l.) = semelhante à amígdala, de formato aproximado ao de uma amígdala.

Âmnio (gr) = membrana extraembrionária mais interna que envolve o feto no útero.

Ampola (l.) = dilatação sacular de um ducto ou de um canal, por exemplo, as ampolas ósseas dos canais semicirculares, as ampolas das tubas uterinas.

Anal (l.) = relativo ao ânus.

Anastomose (l.) = fusão ou ligação entre duas estruturas, podendo ser natural ou cirúrgica, por exemplo, anastomose arteriovenosa.

Anatomia (l.) = a arte de dissecar para estudo e aquisição de conhecimento da organização morfológica interna de um ser vivo.

Ancôneo (l.) = relativo ao cotovelo ou ao músculo ancôneo.

Anel (l.) = órgão, linha ou figura de forma circular, por exemplo, anel femoral, anel inguinal, anel maior da íris.

Anfiartrose (l.) = articulação na qual a união de dois ossos é feita por fibrocartilagem, por exemplo, sínfise intervertebral, sínfise púbica, sínfise xifosternal.

Angi(o)- (gr) = forma combinante referente aos vasos sanguíneos e linfáticos.

Angiologia (l.) = ciência que estuda os vasos sanguíneos e linfáticos.

Angul(i/o)- (l.) = elemento de composição indicando a existência de ângulos e/ou de formação de ângulos, por exemplo, ângulo da boca, ângulo da costela, ângulo da mandíbula.

Antélice (l.) = crista de cartilagem aproximadamente paralela à parte posterior da hélice da orelha externa.

Anterior (l.) = situado antes ou à frente.

Antitrago (l.) = pequeno tubérculo em posição oposta ao trago.

Antro (l.) = cavidade, espaço.

Aorta (l.) = artéria de grande calibre, do tipo elástico.

Apêndice (l.) = parte acessória de um órgão, por exemplo, apêndices omentais do colo.

Apical (l.) = relativo ao ápice.

Ápice (l.) = ponto mais alto, por exemplo, ápice da cartilagem aritenóidea.

Aponeurose (l.) = lâmina fibrosa ou tendão expandido achatado, por exemplo, aponeurose epicrânica.

Aqueduto (l.) = conduto ou canal, por exemplo, aqueduto do mesencéfalo e aqueduto do vestíbulo.

Aquiles (l.) = herói grego na guerra contra Troia. Foi mortalmente ferido no calcanhar por uma flecha atirada pelo príncipe Páris e guiada pelo deus Apolo.

Aquileu (l.) relativo ao tendão de Aquiles (tendão do calcâneo), por exemplo, reflexo aquileu).

Aracnoide-máter (l.) = revestimento (meninge) da parte central do sistema nervoso; delicada e comparada à uma teia de aranha (do grego arákhné,és, 'aranha').

Arco (l.) = qualquer estrutura curva, por exemplo, arco alveolar da maxila.

Área (l.) = espaço, território, superfície, por exemplo, área coclear, área intercondilar, área nua do fígado.

Aréola (l.) área ou espaço pequeno, por exemplo, aréola da mama.

Aritenóideo (l.) = referente à cartilagem aritenóidea.

Glossário

Arqueado *(l.)* = curvado em forma de arco.

Artéria *(l.)* = vaso sanguíneo com paredes musculares que conduz o sangue do coração para os órgãos do corpo.

Articulação *(l.)* = união de duas partes com graus variáveis de movimento.

Asa *(l.)* = Projeção de um órgão ou estrutura, por exemplo, asa da crista etmoidal, asa do ílio e asa maior do esfenoide.

Ascendente *(l.)* = aquilo que sobe ou vai para uma posição mais elevada.

Atlas *(l.)* = 1. primeira vértebra cervical. 2. titã mitológico grego que sustentava os céus em seus ombros.

Átrio *(l.)* = vestíbulo ou compartimento que se conecta com outras estruturas, por exemplo, os átrios do coração e o átrio do meato médio (nariz).

Atrioventricular *(l.)* = relativo ao átrio e ao ventrículo.

Auditivo *(l.)* = relativo à audição ou à orelha.

Aurícula *(l.)* = estrutura em forma de concha, por exemplo, as aurículas dos átrios.

Autônomo *(l.)* = independente.

Axilar *(l.)* = relativo à axila.

Áxis *(l.)* = segunda vértebra cervical.

Ázigo *(gr)* = ímpar, não ligado, por exemplo, a veia ázigo.

Base *(gr)* = a parte inferior ou o fundo de uma estrutura, por exemplo, base da cóclea, base do pulmão, base do sacro, base do crânio.

Basilar *(l.)* = relativo à base, situado na base, por exemplo, artéria basilar.

Basílica *(l.)* = principal. Exemplo de seu uso é a veia basílica.

Bíceps *(l.)* = com duas cabeças, por exemplo, o músculo bíceps braquial.

Bifurcação *(l.)* = divisão ou separação de uma estrutura em duas partes, por exemplo, bifurcação da aorta, bifurcação da artéria carótida comum.

Bolha *(l.)* = 1. grande vesícula preenchida com líquido. 2. estrutura arredondada, a bolha etmoidal.

Bolsa *(l.)* = invaginação sacular, por exemplo, a bolsa subtendínea do músculo tibial anterior.

Braço *(l.)* = 1. braço. 2. qualquer estrutura parecida com um braço, por exemplo, braço do colículo inferior.

Braqui- *(gr)* = elemento de composição, que significa curto, por exemplo, braquicefalia.

Braqui(o)- *(gr)* = elemento de composição, que significa braço, por exemplo, braquiotomia, artéria braquial.

Bregma *(l.)* = local de união ou de fusão das suturas coronal e sagital.

Bronc(o)- *(gr)* = relativo aos brônquios, por exemplo, broncotraqueal, broncopneumonia.

Bronquial *(gr)* = relativo aos brônquios, por exemplo, árvore bronquial, glândulas bronquiais.

Brônquico *(l.)* = bronquial, relativo ao brônquio.

Brônquio *(l.)* = uma das duas subdivisões da traqueia.

Bucinador *(l.)* = músculo facial que achata a bochecha e retrai o ângulo da boca.

Buco- *(l.)* = elemento de composição que significa boca, por exemplo, bucofaríngeo, bucolabial, bucomaxilofacial.

Bucofaríngeo *(l.)* = referente à bochecha (boca) e à faringe.

Bulbo *(l.)* = dilatação ou espessamento com formato arredondado ou semelhante a uma cebola.

Bulboesponjoso *(l.)* = relativo ao tecido erétil do corpo esponjoso do pênis.

Bulbouretral *(l.)* = relativo à glândula bulbouretral.

Cabeça *(l.)* = extremidade superior, anterior ou arredondada de uma estrutura anatômica, por exemplo, cabeça da ulna, cabeça longa do músculo tríceps braquial.

Cálamo *(l.)* = tubo, ponta, talo, pedículo.

Calcâneo *(l.)* = 1. calcanhar. 2. relativo ao calcanhar.

Calcar *(l.)* = esporão, estrutura do ventrículo lateral — *calcar avis*.

Cálice *(l.)* = estrutura em forma de funil, por exemplo, os cálices renais maiores.

Caloso *(l.)* = 1. endurecido. 2. relativo ao corpo caloso.

Calvária *(l.)* = abóbada craniana, calota craniana.

Câmara *(l.)* = estrutura abobadada, por exemplo, a câmara anterior do bulbo (olho).

Canal *(l.)* = estrutura tubular, em formato de tubo, por exemplo, canal carótico, canal da mandíbula, canal dos adutores.

Canalículo *(l.)* = diminutivo de canal, por exemplo, canalículo caroticotimpânico.

Canino *(l.)* = relativo a cão.

Capital *(l.)* = relativo à cabeça.

Capítulo *(l.)* = cabeça pequena, por exemplo, capítulo do úmero.

Cápsula *(l.)* = estrutura que envolve um órgão, uma articulação ou outra estrutura do corpo, como cápsula da lente, cápsula da tonsila, cápsula prostática; pequeno recipiente.

Cárdia *(l.)* = área do estômago próxima à abertura esofágica.

Carina *(l.)* = crista que se projeta para a frente, por exemplo, carina da traqueia, carina uretral da vagina.

Carótico *(l.)* = referente à artéria carótida, por exemplo, glomo carótico.

Carpo *(l.)* = punho, conjunto de oito ossos que se articulam com o antebraço.

Carúncula *(l.)* = *(l.)* pequena protuberância carnosa, por exemplo, as carúnculas lacrimais, as carúnculas himenais.

Cauda *(l.)* = segmento terminal, por exemplo, cauda equina.

Caudado *(l.)* = que apresenta cauda.

Caudal *(l.)* = 1. em direção à cauda. 2. oposto de cranial.

Caverna *(l.)* = cavidade anatômica com várias câmaras interconectadas, por exemplo, cavernas do corpo esponjoso, cavernas dos corpos cavernosos.

Cavernoso *(l.)* = relativo a uma caverna ou espaço.

Cavidade *(l.)* = espaço oco delimitado no interior de um organismo ou de seus órgãos, por exemplo, cavidade abdominal, cavidade própria da boca, cavidade pulpar.

Glossário

Ceco *(l.)* = fundo de saco após o íleo terminal; primeira parte do intestino grosso.

Cefálico *(l.)* = relativo à cabeça.

Celíaco *(l.)* = relativo à cavidade abdominal.

Central *(l.)* = situado no ponto médio, encontrado no meio.

Cerat- *(l.)* = elemento de composição, significando corno, chifre. Exemplo: ceratectomia.

Cerebelo *(l.)* = massa encefálica posterior, dorsal à ponte e ao bulbo e inferior ao tentório do cerebelo e à parte posterior do cérebro.

Cérebro *(l.)* = telencéfalo.

Cerúleo *(l.)* = 1. azul, azulado. 2. relativo ao céu.

Ciliar *(l.)* = relativo à pálpebra ou aos cílios, semelhante aos cílios.

Cílio *(l.)* = pelo que se projeta da margem palpebral.

Cimba *(l.)* = depressão em formato de barco na concha da orelha externa.

Cinéreo *(l.)* = de coloração cinzenta, por exemplo, tênia cinérea do quarto ventrículo.

Cíngulo *(l.)* = estrutura com o formato de cinturão ou cinta, por exemplo, cíngulo do membro superior, cíngulo do membro inferior.

Círculo *(l.)* = em anatomia, estrutura, ou grupo de estruturas, anular formada por anastomose de artérias ou veias ou por nervos comunicantes, por exemplo, círculo arterial do cérebro, círculo vascular do nervo óptico.

Circunferência *(l.)* = linha curva fechada cujos pontos são equidistantes de um ponto fixo (centro), por exemplo, circunferência articular da cabeça do rádio.

Circunflexo *(l.)* = arqueado.

Cisterna *(l.)* = cavidade ou espaço fechado que serve como reservatório, por exemplo, cisterna cerebelobulbar, cisterna da fossa lateral do cérebro.

Cístico *(l.)* = 1. relativo a um cisto. 2. referente à bexiga urinária ou à vesícula biliar.

Claustro *(l.)* = divisão anatômica semelhante a uma barreira, por exemplo, o claustro da parte basilar do telencéfalo.

Clavícula *(l.)* = osso longo que faz parte do cíngulo do membro superior.

Clinoide *(l.)* = disposição semelhante a um leito, por exemplo, os processos clinoides do esfenoide que circundam a fossa hipofisial.

Clitoridiano *(l.)* = referente ao clitóris.

Clivo *(l.)* = superfície em declive, por exemplo, clivo da fossa posterior do crânio.

Cóano *(l.)* = abertura nasal posterior.

Coccígeo *(l.)* = relativo ao cóccix.

Cóclea *(l.)* = cavidade cônica, por exemplo, a cóclea do labirinto ósseo da orelha interna.

Coclear *(l.)* = relativo à cóclea.

Colateral *(l.)* = que está situado ao lado, por exemplo, ligamento colateral fibular.

Cólico *(l.)* = referente ao colo do intestino grosso.

Colículo *(l.)* = pequena proeminência, por exemplo, colículo seminal (uretra masculina).

Coluna *(l.)* = estrutura anatômica na forma de um pilar, por exemplo, colunas anais, coluna do fórnice.

Comissura *(l.)* = designação genérica das margens de aberturas semelhantes a fendas, como a comissura labial e a comissura medial das pálpebras.

Concha *(l.)* = estrutura cujo aspecto, configuração e/ou finalidade lembra o de uma concha, por exemplo, concha da orelha, concha esfenoidal, conchas nasais.

Condilar *(l.)* = referente a um côndilo.

Côndilo *(l.)* = estrutura arredondada na extremidade de um osso, geralmente na articulação com outro osso, por exemplo, côndilo do occipital, côndilo lateral do fêmur.

Condiloide *(l.)* = semelhante a um côndilo.

Condro- *(gr)* = elemento de composição que significa cartilagem.

Confluência *(l.)* = que se dirige para um mesmo ponto, por exemplo, confluência dos seios da dura-máter.

Cônico *(l.)* = em formato de cone.

Conjuntivo *(l.)* = que serve para unir, por exemplo, o tecido conjuntivo.

Conoidal *(l.)* = em formato de cone.

Constritor *(l.)* = que constringe, por exemplo, músculos constritores da faringe.

Contorcido *(l.)* = muito torcido ou dobrado, por exemplo, os túbulos seminíferos contorcidos.

Coracobraquial *(l.)* = relativo ao processo coracoide da escápula e ao braço.

Coracoide *(l.)* = de formato semelhante ao bico de um corvo.

Corda *(l.)* = estrutura filamentar em forma de corda, por exemplo, cordas tendíneas (coração).

Cório *(l.)* = pele, derme, córion.

Corioidal *(l.)* = relativo ou pertinente à corioide.

Corioide *(l.)* = túnica vascular média do olho.

Coriônico *(gr)* = relativo ao cório.

Córnea *(l.)* = tecido transparente na parte anterior do olho.

Corniculado *(l.)* = semelhante a um corno.

Corno *(l.)* = qualquer estrutura em forma de chifre de animal, por exemplo, os cornos coccígeos que se articulam com os cornos sacrais, o corno menor do hioide.

Coroa *(l.)* = qualquer estrutura circular que se assemelhe a uma grinalda, por exemplo, coroa do dente, coroa radiada.

Corpo *(l.)* = parte principal de uma estrutura anatômica, por exemplo, corpo da órbita, corpo da fíbula.

Corrugador *(l.)* = aquilo que cria rugas ou pregas, por exemplo, músculo corrugador do supercílio.

Córtex *(l.)* = parte externa de um órgão, por exemplo, córtex da glândula suprarrenal, córtex do linfonodo.

Costal *(l.)* = relativo à ou pertinente à costela.

Costoclavicular *(l.)* = relativo às costelas e à clavícula.

Costodiafragmático *(l.)* = referente às costelas e ao diafragma.

Glossário

Costomediastinal (l.) = que se refere às costelas e ao mediastino.

Cranial (l.) = em direção à cabeça.

Crânio (l.) = o esqueleto da cabeça.

Crasso (l.) = muito espesso, denso.

Cremaster (l.) = que suspende, por exemplo, o músculo cremaster (responsável pela tração reflexa dos testículos para cima no escroto).

Cribriforme (l.) = semelhante a um crivo (peneira), por exemplo, lâmina cribriforme do etmoide.

Cricoaritenoide (l.) = referente às cartilagens cricóidea e aritenóidea.

Cricoide (l.) = em formato de anel.

Cricofaríngeo (l.) = referente à cartilagem cricóidea e à faringe.

Cricotireóidea (l.) = referente às cartilagens cricóidea e tireóidea.

Cricotireoidectomia (l.) = incisão transversal através do ligamento cricotireóideo mediano, entre as cartilagens tireóidea e cricóidea. Também denominada tireocricotomia, laringotomia inferior e coniotomia.

Cricotraqueal (l.) = referente à cartilagem cricóidea e à traqueia.

Crista (l.) = elevação na superfície de uma estrutura, por exemplo, crista coanal do vômer, crista da cabeça da costela, crista do nariz.

Cruciforme = em formato de cruz ou semelhante a uma cruz, por exemplo, ligamento cruciforme do atlas.

Cruzado (l.) = disposto na forma de cruz, por exemplo, ligamento cruzado da articulação do joelho.

Cuboide (l.) = em formato de cubo, cúbico.

Cúlmen (l.) = ponto mais alto, por exemplo, cúlmen do cerebelo.

Cuneiforme (l.) = em formato de cunha.

Cúneo (l.) = lóbulo cuneiforme na parte medial do lobo occipital.

Cúpula (l.) = estrutura em forma côncava internamente (abóbada) e convexa externamente (domo), por exemplo, cúpula da córnea, cúpula do diafragma.

Curvatura (l.) = arqueamento, normal ou anormal, por exemplo, as curvaturas secundárias da coluna vertebral (lordose cervical e lordose lombar).

Cúspide (l.) = extremidade aguda, ponta, vértice, por exemplo, cúspide do dente.

Cutâneo (l.) = relativo à pele.

Decíduo (l.) = transitório, efêmero, por exemplo, os dentes decíduos (primeira dentição) dos seres humanos.

Declive (l.) = inclinação acentuada, por exemplo, o declive do lobo posterior do cerebelo.

Decussação (l.) = disposição ou interseção em forma de cruz, sobretudo de partes simétricas entre si. Um exemplo é a decussação das pirâmides.

Deferente (l.) = que leva para fora, por exemplo, ducto deferente.

Deltoide (l.) = em formato de delta (triangular), como o músculo deltoide.

Dental (l.) = relativo ao dente, dentário.

Denteado (l.) = provido com dentes ou endentações, por exemplo, núcleo denteado do cerebelo.

Denticulado (l.) = finamente serrilhado, como o ligamento denticulado da pia-máter (parte espinal).

Dentina (l.) = o tecido calcificado que circunda a cavidade pulpar de um dente, representando sua maior parte.

Diáfise (l.) = parte média e cilíndrica de um osso longo.

Diafragma (l.) = 1. divisão musculomembranosa entre as cavidades torácica e abdominal. 2. diafragma da pelve.

Diagonal (l.) = inclinado obliquamente em relação a uma linha de referência.

Diâmetros pélvicos (conjugados) = medidas da pelve menor, importantes em Obstetrícia.

Diartrose (l.) = articulação sinovial.

Digástrico (l.) = com dois ventres, por exemplo, músculo digástrico (músculo supra-hióideo).

Digital (l.) = relativo aos dedos.

Dígito (l.) = dedo da mão ou do pé.

Dilatador (l.) = músculo cuja função é abrir orifícios no corpo, por exemplo, o músculo dilatador da pupila.

Díploe (l.) = tecido ósseo esponjoso entre duas finas lâminas de tecido compacto do crânio.

Diploico (l.) = relativo à díploe.

Distal (l.) = situado mais distante do tronco; oposto a proximal.

Divertículo (l.) = evaginação circunscrita de parte da parede de um órgão oco.

Dorsal (l.) – 1. relativo ao dorso. 2. em direção posterior.

Dorso (l.) = a parte posterior do corpo ou de uma parte do corpo, por exemplo, dorso da mão, dorso da escápula, dorso da língua.

Ducto (l.) = estrutura tubular por onde escoam líquido e matéria orgânica, por exemplo, ducto cístico, ducto colédoco, ducto lacrimonasal.

Ducto colédoco (l.) = união dos ductos hepático comum e cístico.

Duodeno (l.) = primeiro segmento do intestino delgado.

Eferente (l.) = que leva líquido, secreção ou impulsos nervosos para fora do órgão produtor.

Ejaculatório (l.) = relacionado com ejaculação, por exemplo, ducto ejaculatório.

Emboliforme (l.) = com o formato de um êmbolo.

Eminência (l.) = elevação circunscrita acima do nível da superfície circundante, por exemplo, eminência arqueada do temporal, eminência cruciforme do occipital.

Eminência hipotenar (l.) = massa carnosa na face medial da palma da mão.

Eminência tenar = massa carnosa na face lateral da palma da mão.

Encefálico = relacionado com o encéfalo.

Encéfalo (l.) = as estruturas contidas na cavidade do crânio, a saber, rombencéfalo, mesencéfalo e prosencéfalo.

Glossário

Endocárdio *(l.)* = túnica mais interna do coração.

Endolinfa *(l.)* = líquido no interior do labirinto membranáceo da orelha interna.

Endométrio *(l.)* = mucosa que forma a camada interna da parede uterina.

Endotorácico *(l.)* = situado na cavidade torácica.

Entérico *(l.)* = relativo aos intestinos.

Epêndima *(l.)* = membrana que reveste o canal central da medula espinal e os ventrículos encefálicos.

Epicárdio *(l.)* = lâmina visceral do pericárdio seroso.

Epicôndilo *(l.)* = projeção óssea situada sobre o côndilo ou acima do mesmo.

Epicrânio *(l.)* = o músculo, a aponeurose e a pele que recobrem o crânio.

Epiderme *(l.)* = epitélio de revestimento da pele.

Epidídimo *(l.)* = estrutura alongada ligada à face posterior do testículo.

Epidural *(l.)* = situado sobre ou externamente à dura-máter; peridural; extradural.

Epífise *(l.)* = extremidade articular dos ossos longos.

Epigástrico *(l.)* = encontrado sobre o estômago; relativo à parede do abdome.

Epiglote *(l.)* = lâmina de cartilagem elástica presa à raiz da língua.

Epiglótico *(l.)* = relativo à epiglote.

Epiploico *(l.)* = relativo ao omento maior ou epíploo.

Episcleral *(l.)* = situado sobre a esclera.

Epitálamo *(l.)* = parte do diencéfalo, constituído pela habênula e pela glândula pineal.

Epitimpânico *(l.)* = localizado sobre a cavidade timpânica.

Epôníquio *(l.)* = lâmina de epiderme fina aderida à parte proximal da unha.

Epoóforo *(l.)* = conjunto de túbulos rudimentares na mesossalpinge entre o ovário e a tuba uterina.

Equino *(l.)* = relativo ou semelhante a um cavalo, por exemplo, cauda equina.

Eretor *(l.)* = promotor de ereção, por exemplo, músculo eretor do pelo.

Escavação *(l.)* = cavidade ou recesso, por exemplo, escavação do nervo óptico, escavação retouterina.

Escrotal *(l.)* = relativo ao escroto.

Esfenoidal *(l.)* = referente ao esfenoide (osso).

Esmalte *(l.)* = substância brilhante e dura que recobre a parte exposta do dente.

Espermático *(l.)* = relativo a sêmen (esperma).

Espinal = relativo à coluna vertebral.

Esplâncnico *(l.)* = relativo às vísceras.

Estapédico *(l.)* = relativo ao estribo.

Esternal *(l.)* = referente ao esterno.

Esternoclavicular *(l.)* = relativo ao esterno e à clavícula.

Esternocleidomastóideo *(l.)* = referente ao esterno, à clavícula e ao processo mastoide do osso temporal, por exemplo, músculo esternocleidomastóideo.

Esternocostal *(l.)* = relativo ao esterno e às costelas.

Estilofaríngeo *(l.)* = que segue do processo estiloide à faringe.

Estiloglosso *(l.)* = referente ao processo estiloide e à língua.

Estilo-hióideo *(l.)* = relativo ao processo estiloide do temporal e ao osso hioide, como o músculo estilo-hióideo.

Estrato *(l.)* = camada de tecido diferenciado, por exemplo, estrato basal da epiderme.

Estria *(l.)* = listra ou faixa que se diferencia do tecido onde se encontra por sua coloração, textura, depressão ou elevação, por exemplo, estrias medulares do quarto ventrículo.

Estriado *(l.)* = que apresenta estrias ou sulcos.

Estribo *(l.)* = o menor dos três ossículos da orelha média.

Etmoidal *(l.)* = relativo ao etmoide.

Excretor *(l.)* = que serve para excretar.

Extensor *(l.)* = aquilo que estende, por exemplo, músculo extensor curto do hálux.

Externo *(l.)* = do lado de fora de uma estrutura.

Extremidade *(l.)* = ponto mais externo de uma estrutura alongada.

Face *(l.)* = 1. parte frontal da cabeça. 2. superfície, por exemplo, face articular aritenóidea (cartilagem cricóidea), face articular tireóidea (cartilagem cricóidea).

Facial *(l.)* = relativo à face.

Falângico = relativo às falanges dos dedos.

Falciforme *(l.)* = em forma de foice, por exemplo, ligamento falciforme do fígado.

Faríngeo *(l.)* = relativo à faringe.

Fáscia *(l.)* = lâmina de tecido fibroso que envolve músculos e separa suas camadas, por exemplo, fáscia deltóidea.

Fascículo *(l.)* = feixe de fibras musculares ou nervosas, por exemplo, fascículo anterior do músculo palatofaríngeo.

Fasciolar *(l.)* = relativo ao giro fasciolar.

Fastígio *(l.)* = ápice do teto do quarto ventrículo do encéfalo.

Fauces *(l.)* = espaço entre a cavidade da boca e a faringe.

Femoral *(l.)* = relativo ao fêmur.

Fêmur *(l.)* = osso longo da coxa.

Ferrugíneo *(l.)* = ferruginoso, que apresenta a coloração vermelho-alaranjada da ferrugem. Substância ferrugínea era a antiga denominação do *locus ceruleus*.

Fibrocartilagem *(l.)* = cartilagem fibrosa.

Fibroso *(l.)* = que contém fibroblastos ou é constituído por fibroblastos ou fibras colágenas, por exemplo, as articulações fibrosas (sutura, sindesmose e gonfose).

Fíbula *(l.)* = menor dos dois ossos da perna, situado lateralmente.

Fibular *(l.)* = relativo à fíbula.

Filiforme *(l.)* = semelhante a um fio.

Fímbria *(l.)* = estrutura semelhante a uma franja, por exemplo, fímbria do hipocampo.

Fimbriado *(l.)* = semelhante a franja, relativo à fímbria.

Fissura *(l.)* = abertura longitudinal rasa em uma superfície, por exemplo, fissura esfenopetrosa.

Glossário

Flexor *(l.)* = músculo que flexiona ou curva um membro ou parte do corpo, por exemplo, músculo flexor curto do dedo mínimo, músculo flexor profundo dos dedos.

Flexura *(l.)* = curvatura, por exemplo, flexura direita do colo do intestino grosso.

Flóculo *(l.)* = lóbulo do cerebelo.

Foice *(l.)* = qualquer estrutura em formato de foice, por exemplo, foice do cerebelo, foice inguinal.

Foliáceo *(l.)* = semelhante a uma folha.

Folículo *(l.)* = pequena cavidade sacular, por exemplo, folículo de Graaf (denominado folículo ovárico vesiculoso, segundo a Terminologia Anatômica).

Fontículo *(l.)* = espaço obliterado por membrana entre os ossos do crânio infantil, antes conhecido como fontanela, por exemplo, fontículo anterior.

Forame *(l.)* = orifício, abertura perfurada, por exemplo, forame palatino maior, forame obturado.

Formação *(l.)* = estrutura com formato ou arranjo celular definido, por exemplo, formação reticular.

Fórnice *(l.)* = estrutura em forma de arco, por exemplo, fórnice da vagina, fórnice do hipotálamo.

Fossa *(l.)* = depressão localizada de uma superfície, por exemplo, fossa do acetábulo.

Fóssula *(l.)* = pequena fossa, por exemplo, fóssula da janela da cóclea.

Fóvea *(l.)* = depressão em forma de taça, por exemplo, fóvea costal do processo transverso.

Frênico *(l.)* = relativo ao diafragma.

Frênulo *(l.)* = pequeno freio, por exemplo, frênulo da língua.

Frontal = 1. relativo ao plano frontal (coronal), ao frontal (osso) ou à fronte. 2. na parte anterior do corpo.

Fundiforme *(l.)* = em formato de alça ou de funda.

Fundo *(l.)* = parte inferior de um órgão oco, por exemplo, fundo da bexiga, fundo do meato acústico interno.

Fungiforme *(l.)* = fungiforme, em formato de fungo ou cogumelo.

Funículo *(l.)* = filamento curto, por exemplo, funículo espermático.

Gálea *(l.)* = estrutura semelhante a um capacete; denominação antiga da aponeurose epicrânica (gálea aponeurótica).

Gânglio *(l.)* = agregado de corpos celulares de neurônios no sistema nervoso periférico, por exemplo, gânglio cervicotorácico.

Gástrico *(l.)* = relativo ao estômago.

Genitofemoral *(l.)* = relativo à genitália e à coxa.

Giro *(l.)* = elevação arredondada proeminente formada nos hemisférios cerebrais, por exemplo, giro do cíngulo, giro fasciolar.

Glabela *(l.)* = proeminência no frontal acima da raiz do nariz, mais acentuada no sexo masculino.

Glomo *(l.)* = pequeno corpo globular, por exemplo, glomos para-aórticos.

Grácil *(l.)* = delgado, por exemplo, músculo grácil (compartimento medial da coxa).

Granulação *(l.)* = massa granular na superfície de um órgão, por exemplo, granulações aracnóideas.

Habênula *(l.)* = estrutura encefálica filogeneticamente muito antiga, sendo encontrada em quase todas as espécies de vertebrados; provavelmente atua como elo entre o prosencéfalo e o mesencéfalo na regulação do comportamento emocional.

Hálux *(l.)* = primeiro dedo do pé.

Hamato *(l.)* = osso do carpo.

Hâmulo *(l.)* = estrutura em forma de gancho, por exemplo, hâmulo do osso hamato, hâmulo lacrimal.

Helicotrema *(l.)* = união entre a rampa do vestíbulo e a rampa do tímpano.

Hemisfério *(l.)* = metade de uma estrutura esférica, por exemplo, hemisfério do cerebelo.

Hepático *(l.)* = relativo ao fígado.

Hiato *(l.)* = abertura ou solução de continuidade em uma superfície, por exemplo, hiato do canal do nervo petroso maior.

Hilo *(l.)* = pequena proeminência, abertura ou depressão no local onde atravessam vasos ou nervos em um órgão, por exemplo, hilo do pulmão.

Hi(o)- *(gr)* = elemento de composição, relativo ao hioide.

Hioepiglótico *(l.)* = relativo ao osso hioide e à epiglote.

Hióideo *(l.)* = em formato de ípsilon (Y); relativo ao hioide.

Hiotireóideo *(l.)* = relativo ao osso hioide e à glândula tireoide.

Hipocôndrio *(l.)* = região no abdome abaixo das cartilagens costais.

Hipoglosso *(l.)* = situado abaixo da língua; nervo craniano (NC XII).

Hiponíquio *(l.)* = região situada abaixo da extremidade distal da unha.

Hipotálamo *(l.)* = parte do diencéfalo situada abaixo do tálamo.

Horizontal *(l.)* = localizado em, relativo ou paralelo ao horizonte, por exemplo, plano horizontal.

Íleo *(l.)* = terceira parte do intestino delgado.

Ileocecal *(l.)* = relativo ao íleo e ao ceco.

Ilíaco *(l.)* relativo ao ílio.

Ílio = parte larga do osso do quadril.

Impressão *(l.)* = marca feita pela compressão de um órgão sobre outro, por exemplo, impressão cardíaca, impressão do ligamento costoclavicular.

Incisivo *(l.)* = cortante; relativo aos dentes incisivos.

Incisura *(l.)* = endentação na margem de uma estrutura, por exemplo, incisura cardíaca do pulmão esquerdo.

Inclinação *(l.)* = ângulo formado por uma superfície em relação a outra, por exemplo, inclinação da pelve.

Indúsio *(l.)* = revestimento, por exemplo, indúsio cinzento no corpo caloso.

Infundíbulo *(l.)* = estrutura em forma de funil, por exemplo, infundíbulo da neuro-hipófise.

Inguinal *(l.)* = relativo à virilha.

Ínsula *(l.)* = qualquer estrutura circunscrita, por exemplo, ínsulas olfatórias.

Glossário

Interseção *(l.)* = local de cruzamento de duas estruturas, por exemplo, interseções tendíneas.

Intumescência *(l.)* = tumefação localizada, por exemplo, intumescência timpânica.

Isquiático *(l.)* = relativo ao ísquio.

Isquioanal *(l.)* = relativo ao ísquio e ao ânus.

Istmo *(l.)* = parte estreita que une duas partes maiores, por exemplo, istmo da próstata, istmo das fauces.

Janela *(l.)* = abertura anatômica, por exemplo, janela da cóclea (janela redonda).

Jejunal *(l.)* = relativo ao jejuno.

Jugo *(l.)* = crista ou sulco que liga dois pontos, por exemplo, jugo esfenoidal no esfenoide.

Jugular *(l.)* = relativo às veias jugulares, à garganta ou ao pescoço.

Lábio *(l.)* = qualquer estrutura em formato de lábio, por exemplo, lábio do acetábulo, lábio interno da crista ilíaca.

Lacrimal *(l.)* = relativo aos órgãos lacrimais.

Lacuna *(l.)* = espaço; especificamente, uma depressão ou um recesso preenchido com líquido, por exemplo, lacuna dos vasos.

Lago *(l.)* = pequena coleção de líquido, por exemplo, lago lacrimal.

Lambdóidea *(l.)* = semelhante à letra grega lambda, sutura lambdóidea.

Lamela *(l.)* = uma lâmina fina, por exemplo, lamela timpânica (cóclea).

Lâmina *(l.)* = estrutura fina e relativamente plana, por exemplo, lâmina cribriforme do etmoide.

Lanugem *(l.)* = pelo fetal fino e macio, pouco pigmentado.

Latíssimo *(l.)* = muito largo, por exemplo, o músculo latíssimo do dorso.

Lemnisco *(l.)* = feixe de fibras nervosas, por exemplo, lemnisco lateral.

Lenticular *(l.)* = que se assemelha a uma lente ou uma lentilha.

Lentiforme = em formato de lente ou lentilha, por exemplo, núcleo lentiforme.

Ligamento *(l.)* = bainha de tecido fibroso que conecta dois ou mais ossos, cartilagens ou outras estruturas, por exemplo, ligamento talofibular, ligamento talocalcâneo.

Ligamentoso = semelhante a ligamento.

Limbo *(l.)* = margem, por exemplo, limbo anterior da pálpebra.

Linfa *(l.)* = líquido opalescente coletado dos tecidos do corpo que flui nos vasos linfáticos, passa pelos linfonodos e drena para a circulação venosa.

Linfático *(l.)* = relativo à linfa.

Língula *(l.)* = estrutura semelhante a uma língua, por exemplo, língula da mandíbula.

Linha *(l.)* = crista óssea que separa tecidos adjacentes, por exemplo, linha do músculo sóleo, linha pectínea do fêmur.

Lobar *(l.)* = relativo a lobo.

Lobular *(l.)* = relativo a lóbulo.

Lóbulo *(l.)* = pequeno lobo ou subdivisão de um lobo.

Lombar *(l.)* = relativo à região lombar.

Longitudinal *(l.)* = que está na direção do eixo principal de um órgão, por exemplo, plano longitudinal.

Lúnula *(l.)* = estrutura semilunar na parte proximal da lâmina ungueal.

Mácula *(l.)* = área plana circunscrita com características diferentes do tecido adjacente, por exemplo, mácula lútea, mácula do sáculo.

Malar *(l.)* = relativo ao zigomático (antigo malar), à bochecha ou aos ossos da bochecha.

Maleolar *(l.)* = relativo ao maléolo (tornozelo).

Mamilotalâmico *(l.)* = relativo ao corpo mamilar e ao tálamo.

Mandibular *(l.)* = relativo à mandíbula.

Masseterino *(l.)* = o mesmo que massetérico, relativo ao músculo masseter (músculo da mastigação).

Meato *(l.)* = canal, passagem, por exemplo, meato acústico externo, meato nasal.

Medial *(l.)* = relativo ao meio ou centro, mais próximo do plano mediano.

Mediano *(l.)* = situado na linha mediana.

Mediastino *(l.)* = espaço entre os pulmões direito e esquerdo. Especificamente, duas lâminas em posição vertical (pleura), as quais dividem a cavidade torácica em metades direita e esquerda e que contêm o coração entre elas.

Médio *(l.)* = encontrado no meio, relativo ao meio, situado entre duas estruturas.

Medula *(l.)* = região mais interna de uma estrutura, por exemplo, medula da glândula suprarrenal.

Meníngeo *(l.)* = relativo à meninge.

Menisco *(l.)* = fibrocartilagem em forma de crescente na articulação do joelho.

Mentual *(l.)* = relativo ao mento (queixo).

Mesentério *(l.)* = camada dupla de peritônio fixada à parede do abdome que envolve parte das vísceras abdominais.

Metacarpal *(l.)* = relativo ao metacarpo.

Metatarsal *(l.)* = relativo ao metatarso.

Mi(o) *(gr)* = elemento de composição, que significa músculo.

Mioentérico *(l.)* = relativo à musculatura intestinal.

Modíolo *(l.)* = estrutura em forma de S, por exemplo, modíolo do ângulo da boca.

Molar *(l.)* = próprio para moer, triturar, por exemplo, dente molar.

Multífido *(l.)* = multifendido, por exemplo, músculo multífido.

Muscular *(l.)* = relativo a músculo.

Musculocutâneo *(l.)* = relativo ao músculo e à pele.

Musculotubário *(l.)* = relativo ao músculo tensor do tímpano e à tuba auditiva.

Nasal *(l.)* = relativo ao nariz.

Glossário

Óbex *(l.)* = ponto na linha média da face dorsal do bulbo.

Occipício *(l.)* = parte inferoposterior da cabeça; nuca.

Occipital *(l.)* = relativo ao occipício, ao occipital (osso) ou à parte posterior da cabeça.

Oftálmico *(l.)* = relativo ao olho.

Olfatório *(l.)* = relativo ao olfato.

Oliva *(l.)* = proeminência ovalada e lisa no bulbo.

Omental *(l.)* = relativo ao omento.

Omento *(l.)* = dobra do peritônio que vai do estômago até outro órgão.

Omoclavicular *(l.)* = relativo ao ombro e à clavícula.

Opercular *(l.)* = relativo ao opérculo.

Opérculo *(l.)* = estrutura semelhante a uma tampa ou pálpebra, por exemplo, opérculo frontal.

Oponente *(l.)* = que age ou atua no sentido oposto, por exemplo, músculo oponente do polegar.

Óptico *(l.)* = relativo à visão.

Orbicular *(l.)* = em formato circular, por exemplo, músculo orbicular da boca.

Óstio *(l.)* = pequeno orifício, sobretudo na abertura de um órgão oco ou canal.

Ótico *(l.)* = relativo à orelha.

Palat(i/o)- *(l.)* = elemento de composição referente ao palato.

Palatino *(l.)* = relativo ao palato, palatal.

Palmar *(l.)* = relativo à palma da mão.

Palpebral *(l.)* = relativo à pálpebra.

Papila *(l.)* = qualquer estrutura semelhante a um pequeno mamilo, por exemplo, papila do ducto parotídeo.

Parênquima *(l.)* = tecido específico de determinado órgão, por exemplo, parênquima da glândula tireoide.

Parietal *(l.)* = relativo à parede de qualquer cavidade; osso lateral e par da cabeça.

Parotídeo *(l.)* = relativo à glândula salivar parótida.

Patela *(l.)* = osso sesamoide que cobre a face anterior do joelho.

Pécten *(l.)* = estrutura com prolongamentos ou projeções semelhantes a um pente, por exemplo, pécten anal.

Pedúnculo *(l.)* = haste de sustentação, por exemplo, pedúnculo do flóculo.

Peitoral = relativo ao tórax.

Pelúcido *(l.)* = transparente, translúcido, por exemplo, septo pelúcido.

Pélvico *(l.)* = relacionado com a pelve.

Perfurante *(l.)* = que atravessa estruturas, por exemplo, veias perfurantes.

Pericárdico = relativo ao pericárdio.

Perilinfa *(l.)* = o líquido que banha externamente o labirinto membranáceo da orelha interna.

Perimétrio *(l.)* = revestimento peritoneal do útero.

Perineal *(l.)* = relativo ao períneo.

Periosteal *(l.)* = relativo ao periósteo.

Peritoneal = relativo ao peritônio.

Perpendicular *(l.)* = que forma um ângulo reto com uma linha ou um plano.

Piel(o)- *(gr)* = elemento de composição referente à pelve renal.

Pilórico *(l.)* = relativo ao piloro.

Piramidal *(l.)* = em formato de pirâmide; osso do carpo que se articula com o rádio e com os ossos pisiforme, hamato e semilunar. Anteriormente denominado osso triqueral.

Piriforme = em formato de pera.

Pisiforme *(l.)* = em formato de ervilha.

Placentário *(l.)* = relativo à placenta.

Plano *(l.)* = superfície, nível.

Pleural *(l.)* = relativo à pleura.

Pontino = relativo à ponte.

Poplíteo *(l.)* = relativo à fossa poplítea.

Poro *(l.)* = abertura de um meato, por exemplo, poro acústico externo.

Pós-central *(l.)* = situado posteriormente ao sulco central do telencéfalo (cérebro).

Pré-central *(l.)* = situado anteriormente ao sulco central do telencéfalo (cérebro).

Processo *(l.)* = projeção em uma estrutura anatômica, por exemplo, processo coronoide da mandíbula.

Proeminência *(l.)* = elevação, protuberância, por exemplo, proeminência estiloide da cavidade timpânica.

Promontório *(l.)* = proeminência, projeção, por exemplo, promontório da base do sacro.

Pronador *(l.)* = músculos que posicionam a palma da mão para baixo ou posteriormente por meio da rotação do antebraço.

Prostático *(l.)* = relativo à próstata.

Protuberância *(l.)* = proeminências em forma de botão, protuberância mentual.

Proximal *(l.)* = situado mais próximo ao tronco, em direção ao tronco.

Pterigóideo *(l.)* = em formato de asa.

Pudendo *(l.)* = relativo à região genital.

Pulmonar *(l.)* = relativo ao pulmão.

Pulvinar *(l.)* = que tem forma de almofada, por exemplo, núcleo pulvinar.

Putame *(l.)* = um dos núcleos da base; parte mais externa do núcleo lentiforme.

Quadrado *(l.)* = na forma de quadrado, por exemplo, músculo quadrado do lombo.

Quadríceps *(l.)* = quatro cabeças, como o músculo quadríceps femoral.

Quiasma *(l.)* = sinal de uma cruz oblíqua, semelhante à letra grega chi. Uma estrutura conhecida é o quiasma óptico.

Quilo *(l.)* = linfa intestinal.

Radial *(l.)* = relativo ao rádio (osso).

Radicular *(l.)* = relativo à raiz.

Glossário

Recesso (l.) = pequeno sulco, por exemplo, recesso anterior da membrana timpânica.

Recorrente (l.) = que reaparece, circular, por exemplo, nervo laríngeo recorrente.

Renal (l.) = relativo ao rim.

Respiratório (l.) = relativo à respiração.

Retal (l.) = relativo ao reto.

Retroperitoneal (l.) = situado posteriormente ao peritônio.

Rima (l.) = fenda, por exemplo, rima da glote.

Romboide (l.) = de formato semelhante a um losango.

Rotador (l.) = relacionado com a rotação.

Sacral (l.) = relativo ao sacro (osso).

Sagital (l.) = da direção anterior para a posterior, plano que separa o corpo em duas partes, direita e esquerda.

Salivatório (l.) = relativo à saliva.

Segmentar (l.) = relativo a segmento.

Segmento (l.) = seção, área parcial.

Seio (l.) = depressão.

Semiespinal (l.) = relativo ao músculo semiespinal.

Septal (l.) = relativo a septo.

Sinartrose (l.) = articulação óssea quase sem mobilidade.

Sincondrose (l.) = articulação cartilagínea na qual os dois ossos são unidos por cartilagem hialina, por exemplo, sincondrose esfenoccipital.

Sindesmose (l.) = articulação fibrosa na qual as superfícies opostas são unidas por ligamentos, por exemplo, união fibrosa distal entre a tíbia e a fíbula.

Sínfise (l.) = articulação feita por fibrocartilagem, por exemplo, sínfise intervertebral, sínfise púbica.

Sinoatrial (l.) = relativo ao seio venoso e ao átrio do coração.

Sinostose (l.) = fusão de dois ou mais ossos no local onde existia uma articulação.

Subcutâneo (l.) = situado abaixo da pele.

Submucoso (l.) = situado abaixo da mucosa.

Substância (l.) = matéria com características definidas, por exemplo, substância cinzenta do tálamo.

Sulco (l.) = depressão estreita e longa, por exemplo, sulco ampular do labirinto vestibular.

Supercílio (l.) = pelos em disposição arqueada acima da órbita.

Superficial (l.) = situado na superfície.

Supinador (l.) = músculo supinador do compartimento posterior do antebraço, que posiciona a palma da mão para cima ou anteriormente, por meio de rotação do antebraço.

Sural (l.) = relativo à sura; panturrilha; fíbula.

Sustentáculo (l.) = estrutura que serve como alicerce para outra, por exemplo, sustentáculo do tálus.

Sutura (l.) = articulação fibrosa entre dois ossos do crânio.

Talâmico (l.) = referente ao tálamo.

Tálamo (l.) = subdivisão do diencéfalo.

Talar (l.) = relacionado com o tálus.

Talocalcâneo (l.) = referente ao tálus e ao calcâneo.

Talocrural (l.) = que se refere ao tálus e aos ossos da perna.

Talonavicular = referente ao tálus e ao navicular.

Tálus (l.) = osso do pé que se articula com a tíbia e a fíbula, formando a articulação do tornozelo.

Tapete (l.) = lâmina delgada de fibras no corpo caloso, conhecida como tapete da radiação do corpo caloso.

Tarsal (l.) = referente ao tarso.

Tarsometatarsal (l.) = referente ao tarso e ao metatarso.

Teca (l.) = bainha, por exemplo, teca do folículo.

Tegmental (l.) = relacionado com tegmento.

Tegmento (l.) = estrutura de revestimento, por exemplo, tegmento do mesencéfalo.

Tela (l.) = qualquer tecido delicado, por exemplo, tela corióidea, tela subcutânea do períneo.

Telencéfalo (l.) = divisão anterior do prosencéfalo.

Tênar (l.) = referente a qualquer estrutura na base do polegar.

Tendíneo (l.) = relacionado com tendão.

Tendo- (l.) = elemento de composição que significa tendão.

Tênia (l.) = estriação, por exemplo, tênia cinérea (corpo caloso), tênia corióidea, tênia livre do colo.

Tensor (l.) = estrutura que promove o tensionamento de uma estrutura, por exemplo, músculo tensor da fáscia lata.

Tentório (l.) = revestimento membranáceo horizontal, por exemplo, tentório do cerebelo.

Terminal (l.) = referente ao limite, caracterizado como no limite ou no fim.

Testicular (l.) = referente ao testículo.

Teto (l.) = estrutura que faz o revestimento da parte superior de uma estrutura, por exemplo, teto do mesencéfalo.

Tibial (l.) = relativo à tíbia.

Tímico (l.) = relativo ao timo.

Timo (gr) = órgão linfoide primário localizado no mediastino superior.

Timpânico (l.) = relativo ao tímpano (membrana timpânica) ou à cavidade timpânica.

Tímpano (l.) = membrana fina e tensa entre a orelha média e a orelha interna; semelhante a um pequeno tambor.

Tireoaritenóideo (l.) = relativo às cartilagens aritenóidea e tireóidea.

Tireoepiglótico (l.) = relativo à cartilagem tireóidea e à epiglote.

Tireofaríngeo (l.) = relacionado com a glândula tireoide e a faringe.

Tíreo-hióideo (l.) = referente à cartilagem tireóidea e ao osso hioide.

Tireóideo (l.) = em formato de escudo, relacionado à tireoide.

Tonsila (l.) = estrutura semelhante a uma amêndoa, por exemplo, tonsila palatina, tonsila do cerebelo.

Torácico (l.) = referente ao tórax.

Toracoacromial (l.) = referente ao tórax e ao acrômio.

Glossário

Toracolombar *(l.)* = referente às partes torácica e lombar da coluna vertebral.

Tórax *(l.)* = parte superior do tronco entre o pescoço e o abdome.

Toro *(l.)* = crista, eminência, por exemplo, o toro frontal e o toro mandibular.

Trabécula *(l.)* = faixa de apoio ou sustentação constituída por tecido fibroso ou muscular, por exemplo, trabéculas esplênicas.

Trago *(l.)* = pequena elevação situada anteriormente ao óstio do meato acústico externo.

Transverso *(l.)* = situado no sentido horizontal.

Trapez(i/o)- *(l.)* = em forma de trapézio, por exemplo, músculo trapézio.

Traqueobronquial *(l.)* = relativo à traqueia e aos brônquios principais.

Trato *(l.)* = via ou trajeto de feixe de fibras, por exemplo, o trato corticospinal anterior.

Triangular *(l.)* = que tem três ângulos; trigonal.

Tríceps *(l.)* = com três cabeças, por exemplo, o músculo tríceps braquial.

Tricúspide *(l.)* = que tem três cúspides, como a valva atrioventricular direita.

Trigêmeo *(l.)* = composto por três partes, por exemplo, o nervo craniano trigêmeo (NC V).

Trígono *(l.)* = que tem três ângulos; triângulo.

Tríquetro *(l.)* = que apresenta três ângulos.

Tritíceo *(l.)* = semelhante a um grão de trigo.

Trocanter *(l.)* = proeminência óssea, por exemplo, o trocanter maior do fêmur.

Tróclea *(l.)* = estrutura que atua como uma roldana ou polia, por exemplo, tróclea do tálus, tróclea do úmero.

Tronco *(l.)* = parte mais volumosa do corpo na qual se articulam os membros superiores e inferiores.

Tuba *(l.)* = estrutura cilíndrica oca, por exemplo, as tubas uterinas.

Tubário *(l.)* = relativo à tuba.

Túber *(l.)* = protuberância localizada, por exemplo, túber cinéreo e túber parietal.

Tubérculo *(l.)* = pequena protuberância na superfície dos ossos, por exemplo, tubérculo anterior da vértebra cervical.

Tuberosidade *(l.)* = protuberância em ossos, por exemplo, a tuberosidade do calcâneo e a tuberosidade para o músculo deltoide.

Túnica *(l.)* = lâmina de tecido que envolve uma estrutura, por exemplo, a túnica adventícia e a túnica albugínea dos corpos cavernosos.

Túnica dartos *(gr)* = camada de tecido muscular liso no tegumento do escroto.

Ulna *(l.)* = um dos ossos do antebraço.

Umbigo *(l.)* = 1. ponto que se projeta de uma superfície, por exemplo, o umbigo da membrana do tímpano. 2. depressão no centro da parede anterior do abdome.

Umbilical *(l.)* = relativo ao umbigo.

Úmero *(l.)* = osso do braço.

Uncinado *(l.)* = que tem forma de gancho, recurvado.

Unco *(l.)* = qualquer estrutura em forma de gancho, por exemplo, unco do giro para-hipocampal, unco do corpo da primeira vértebra torácica.

Ungueal *(l.)* = relativo ou pertinente a unha, garra ou casco.

Unguiculado *(l.)* = ungueal.

Úraco *(l.)* = no período pré-natal, é a parte do pedículo alantoico entre o ápice da bexiga e o umbigo.

Ureter *(l.)* = estrutura pareada pela qual flui a urina dos rins para a bexiga urinária.

Uretra *(l.)* = canal que leva a urina da bexiga urinária para fora do corpo.

Uretral *(l.)* = relativo à uretra.

Urinário *(l.)* = relativo à urina.

Urogenital *(l.)* = relativo aos órgãos urinários e genitais; geniturinário.

Uterino *(l.)* = relativo ao útero.

Útero *(l.)* = órgão muscular oco no qual o óvulo fecundado se desenvolve.

Utrículo *(l.)* = estrutura semelhante a um odre pequeno, por exemplo, o utrículo prostático e o utrículo do labirinto vestibular.

Úvula *(l.)* = pequena massa carnosa pendente, como a úvula do cerebelo e a úvula palatina.

Vagina *(l.)* = o canal genital feminino que se estende da vulva (pudendo feminino) até o útero.

Valado *(l.)* = estrutura limitada por um sulco, como as papilas linguais valadas.

Valécula *(l.)* = depressão ou fenda em qualquer superfície, por exemplo, a valécula do cerebelo.

Válvula *(l.)* = uma valva pequena, por exemplo, válvula anterior da valva atrioventricular direita.

Vascular *(l.)* = relativo aos vasos sanguíneos ou que contém esses vasos.

Vasto *(l.)* = grande, largo, por exemplo, músculo vasto lateral.

Veia *(l.)* = vaso sanguíneo que conduz o sangue de volta ao coração.

Ventral *(l.)* = 1. relativo ao abdome ou a outro ventre. 2. anterior.

Ventre *(l.)* = 1. abdome. 2. a parte média e mais volumosa dos músculos, por exemplo, ventre anterior do músculo digástrico.

Ventrículo *(l.)* = cavidade normal, por exemplo, ventrículo direito do coração, ventrículo da laringe.

Verme *(l.)* = segmento médio do cerebelo.

Vermiforme *(l.)* = que tem a forma de um verme.

Vértebra *(l.)* = um dos segmentos da coluna vertebral.

Vertical *(l.)* = perpendicular ao plano do horizonte ou ao solo.

Vesical *(l.)* = relativo a qualquer vesícula, mais frequentemente à bexiga urinária.

Glossário

Vesícula *(l.)* = pequena bexiga de paredes delgadas.

Vestibular *(l.)* = relativo ao vestíbulo do labirinto ósseo.

Vestíbulo *(l.)* = cavidade que dá acesso a um órgão oco, por exemplo, vestíbulo da aorta, vestíbulo da laringe.

Vestibulococlear *(l.)* = relativo aos órgãos da audição e do equilíbrio.

Véu *(l.)* = qualquer estrutura semelhante a um véu, por exemplo, véu medular inferior.

Vibrissa *(l.)* = pelos no vestíbulo do nariz.

Vilosidade *(l.)* = projeção a partir de uma superfície, sobretudo de uma mucosa, por exemplo, vilosidades intestinais.

Viloso *(l.)* = relativo às vilosidades ou vilos.

Vínculo *(l.)* = aquilo que liga, cria uma restrição.

Víscera *(l.)* = principais órgãos internos.

Visceral *(l.)* = relativo às vísceras.

Vítreo *(l.)* = semelhante a vidro, por exemplo, corpo vítreo no bulbo do olho.

Vocal *(l.)* = relativo à voz.

Vômer *(l.)* = osso plano que forma a parte inferoposterior do septo nasal.

Vomeronasal *(l.)* = relativo ao vômer e ao osso nasal.

Vulva *(l.)* = genitália externa feminina, denominada também pudendo feminino.

Xifóideo *(l.)* = em formato de espada, por exemplo, processo xifoide.

Zigomático *(l.)* = relativo ou pertinente ao zigomático (osso).

Zona *(l.)* = área ou espaço em forma de cintura ou de banda, sobre uma superfície esférica, por exemplo, zona orbicular, zona medial hipotalâmica.

Zônula *(l.)* = diminutivo de zona, como zônula ciliar.

Índice Alfabético

A

Abdução, 7, 8, 220, 221, 232, 234, 235, 271, 376, 386
- do braço e da perna, 10
- do membro superior, 285
- do polegar, 10
- do quadril, 427
- dos dedos da mão, 10
- radial, 8
- ulnar, 8
Abertura(s)
- da fratura, 26
- inferior
- - da pelve, 350
- - do tórax, 90
- superior
- - da pelve, 350, 351, 352
- - do tórax, 90, 148
- - - e músculos da parede torácica, 148
Absorção, 52
Acetábulo, 352, 354, 358
Acidentes ósseos, 200
Acnoide-máter, parte, 177
Acoplamento arteriovenoso, 54
Acrômio, 39, 84, 132, 207, 217-219, 223-224, 236-239, 246-247, 315
Acropódio, 22
Adaptação
- funcional do osso, com o fêmur proximal como exemplo, 25
- qualitativa, 25
- quantitativa, 25
Adminículo da linha alba, 188
Administração intravenosa de medicamentos, 311
Adução, 7, 8, 220, 221, 232, 234, 235, 271, 376, 386
- do braço e da perna, 10
- do polegar, 10
- dos dedos da mão, 10
Aferentes e eferentes, 63
Afluentes linfáticos desembocando no ângulo venoso, 49
Alavanca de braço
- duplo, 47
- único, 47
Alça
- cervical, 314
- intestinal no saco herniário, 193
- subclávia, 69
Alterações inflamatórias na articulação sacroilíaca, 352
Amastia, 182
Âmnio, 19
Amplitude de movimento(s)
- da articulação, 36
- - carpometacarpal do polegar, 232
- - da mão, 232
- - do cotovelo, 227
- - do ombro
- - - com as articulações claviculares, 221
- - - isolada, 221
- - do quadril, 376
- - do tornozelo e demais articulações do pé, 410
- - dos dedos
- - - das mãos, 233

- - - do pé, 413
- - interfalângicas
- - - distais, 233
- - - médias, 233
- - MCF, 233
- - radiocarpais, 232
- - talocrural e talocalcaneonavicular, 411
- da CMC do polegar, 234
- da IFP do polegar, 234
- do cíngulo do membro superior, 205
- do MCP do polegar, 234
Ampola do ducto deferente, 188
Anamnese, 5
Anastomoses
- arteriais do braço, 321
- cavocavais, 163
- portocavais, 163
Anatomia de superfície, 4, 5, 84, 200
- da parede anterior do tórax, 85
Anel
- fibroso, 89, 115, 121, 122
- inguinal
- - profundo, 188-191
- - superficial, 149, 150, 189, 190, 193, 194
- - - pilar lateral, 151
- - - pilar medial, 151
- pélvico, 352
- umbilical, 141, 142, 149, 153, 154, 187, 194
Anestesia
- epidural, 176
- regional, 277
Anexos cutâneos, 76
Angiografia renal, 73
Angiograma, 73
Angiotomografia computadorizada em 3d, 74
Ângulo(s)
- aumentado, 359
- CD, 359
- colodiafisário, 359, 360
- da costela, 92
- da mandíbula, 124
- de abertura da patela, 396
- de apoio, 228
- de inclinação do fêmur, 360
- de Louis, 90
- diminuído, 359
- do acrômio, 207
- do colo da diáfise, 208
- do esterno, 86, 90, 111
- - e sínfise manubrioesternal, 85
- do plano de entrada do acetábulo, 373
- externo do braço, 228
- inferior, 207
- - da escápula, 84
- infraesternal, 85, 86
- lateral, 207
- - do joelho, 348
- - do membro superior, 204
- subpúbico, 350, 352, 368
- superior, 207
- venoso, 57
Anomalias das costelas, 92
Anquilose, 31
- entre as cartilagens cricóidea e aritenóidea, 31
- laríngea, 31
Antebraço, 200, 204
Anterior ou ventral, 9

Anteversão, 220
- do colo do fêmur, 357
- /retroversão inversão dos pés do braço, 11
Aorta, 49, 88, 146, 179
- bifurcação da aorta, 344, 464
- parte
- - abdominal, 129
- - descendente, 48
Apêndice vermiforme, 2, 16, 17
Apical, 9
Ápice
- da cabeça da fíbula, 363, 380
- da patela, 361, 380
- do dente, 99
- do sacro, 108, 109
Aplasia das mamas, 182
Apófise, 24
Aponeurose
- do músculo bíceps braquial, 201, 248-250, 254, 324, 329
- dorsal, 79
- - parte lateral, 264, 270, 272
- - parte medial, 264, 270, 272
- epicrânica, 38, 39, 78
- palmar, 38, 201, 266, 301, 332, 337
- plantar, 401, 408-409, 448-449, 451, 470, 496-498
- toracolombar, 117, 129-130, 132-136, 138, 142
- - lâmina profunda, 137
- - lâmina superficial, 39, 137
Aracnoide-máter, parte encefálica, 173-174, 176-178
Arcada de Frohse-Fränkel, 288
Arco(s)
- anterior do atlas, 98, 118
- coracoacromial, 218, 246
- costal, 82, 85, 86, 90, 91, 142
- da aorta, 50, 55, 70
- - plexo cardíaco, 69
- do ducto torácico, 57
- iliopectíneo, 188, 369, 422, 483
- longitudinal do pé
- - parte lateral, 408
- - parte medial, 408
- palmar
- - profundo, 294, 303, 334
- - superficial, 294, 302, 303, 333, 337
- plantar profundo, 465, 471, 498, 499
- posterior do atlas, 98
- púbico, 350, 368
- tendíneo do músculo
- - levantador do ânus, 418
- - sóleo, 441, 462, 492
- transverso distal do pé, 408
- venoso
- - dorsal do pé, 478, 479
- - palmar
- - - profundo, 305
- - - superficial, 304
- vertebral, 97-99, 104, 113, 116, 175, 177
- - pedículo do arco vertebral, 126
Área
- de Ward (fibras neutras), 25
- intercondilar
- - anterior, 362
- - posterior, 362
Aréola da mama, 182

Índice Alfabético

Artéria(s), 48, 76
- acompanhante do nervo mediano, 294, 302, 327
- arqueada, 465, 469, 495
- auricular posterior, ramo occipital, 171
- axilar, 50, 67, 143, 160, 198, 276-277, 279, 294, 296-297, 299, 315-316, 318-319
- basilar, 298
- braquial, 50, 279, 294-297, 299-302, 318-319, 322-329, 338
- - na fossa cubital, 295
- - profunda, 50, 294, 296-297, 300, 318-319, 322-323, 338
- - - ramo deltóideo, 322
- - superficial, 311
- carótida
- - comum, 50, 69, 164, 180, 277, 296, 298
- - - esquerda, 160
- - externa, 50
- - interna, 50
- cervical(is)
- - ascendente, 296, 298
- - profunda, 164, 172, 298
- - superficiais, 187
- - transversa, 171, 172, 296
- - - profunda, 172, 298
- - - superficial, 172, 298, 317
- circunflexa
- - anterior do úmero, 294, 296-297, 299, 318
- - da escápula, 170, 296-297, 299, 315, 323
- - femoral
- - - lateral, 24, 344, 377, 464-466, 481-482
- - - medial, 24, 344, 377, 464-466, 481-482, 487
- - - - ramo profundo, 467
- - ilíaca
- - - profunda, 160, 191, 464, 480
- - - superficial, 187, 464, 466, 476
- - posterior do úmero, 170, 294, 296-297, 299, 310, 318, 323
- colateral(is), 295
- - média, 294, 323
- - radial, 294-295, 322, 325, 327, 330
- - - ramo anterior, 323, 328
- - - ramo posterior, 323
- - ulnar
- - - inferior, 294-295, 300-302, 319
- - - superior, 294-295, 300-302, 319, 324-325, 338
- - da mão direita, 337
- - da parede
- - - anterior do tronco, 160
- - - do tórax, 161
- - da pelve e da coxa, 464
- - descendente do joelho, 465-466, 476, 482, 489
- - - ramo safeno, 482
- - digital(is)
- - - dorsal(is), 337, 469, 495
- - - palmares
- - - - comuns, 294, 301-303, 332-333, 337, 340
- - - - próprias, 294, 301-303, 332-333, 337, 340
- - - plantares
- - - - comuns, 470-471, 497, 499
- - - - próprias, 470-471, 496-497, 499
- - do canal vertebral, 179
- - do ducto deferente, 189
- - do linfonodo, 58
- - do membro
- - - inferior, 464
- - - superior, 294
- - do ombro, 296, 297
- - dorsal
- - - da escápula, 297, 298, 321
- - - do pé, 50, 465, 469, 491, 495
- - e veia(s)
- - - da parede do tórax, 164
- - - torácicas internas, 146
- - elásticas, 49
- - epigástrica(s)
- - - inferior(es), 153, 160, 166, 187-189, 193
- - - - direitas, 190
- - - - esquerdas, 191
- - - superficial, 187, 464, 466, 476
- - - superior, 153, 160, 165-166, 187, 194
- - espinal anterior, ramo radicular anterior, 177
- - esplênica, 74
- - femoral, 50, 74, 156, 159, 188, 190, 344, 423, 464-466, 476, 480-483, 500, 501
- - - profunda, 50, 74, 344, 377, 464-466, 480-482, 500
- - fibular, 465, 468, 489, 493-494, 502
- - - ramo perfurante, 465, 469, 491
- - frênica inferior, 157
- - glútea
- - - inferior, 465, 467, 486-487, 500
- - - superior, 467, 487, 500
- - - - ramo superficial, 486
- - ilíaca comum, 50, 69, 344, 464
- - - direita, 74
- - - esquerda, 74
- - ilíaca externa, 50, 160, 166, 188, 190, 344, 464, 475, 480, 482
- - - direita, 74
- - ilíaca interna, 50, 344, 464, 475, 480
- - - direita, 74
- - - esquerda, 74
- - inferior
- - - lateral do joelho, 391, 465, 468-469, 489, 491
- - - medial do joelho, 391, 465, 468, 489, 492-494
- - intercostal, 145, 159, 194
- - - I, 164
- - - II, 164
- - - posterior, 146, 161, 165, 177, 179, 257
- - - - ramo colateral, 165
- - - ramos
- - - - colaterais, 146
- - - - cutâneos laterais, 146
- - - - perfurantes anteriores, 146
- - - suprema, 165, 298
- - interóssea
- - - anterior, 146, 294, 327, 330, 335, 337
- - - comum, 50, 294-295, 302, 326-327
- - - posterior, 294, 327, 330, 331, 337
- - - recorrente, 294, 295, 328, 331
- - intersegmentar, 89
- - lombar, 179
- - maleolar anterior
- - - lateral, 465, 469, 491, 495
- - - medial, 465, 495
- - mamária interna, 187
- - média do joelho, 391, 465, 489
- - medulares, 24
- - mesentérica
- - - inferior, 50, 69
- - - superior, 50, 69, 74
- - metacarpais
- - - dorsais, 335, 336, 337
- - - palmares, 303, 334, 337, 340
- - metatarsais
- - - dorsais, 465, 469, 491, 495
- - - plantares, 470, 471, 496, 498, 499
- - musculares, 49
- - musculofrênica, 160, 165, 166
- - obturatória, 344, 464, 481, 482, 483
- - occipitais, 170, 171, 172
- - - ramo mastóideo, 171
- - - ramo occipitais, 171
- - ovárica, 50
- - perfurante, 465, 482, 485, 486, 489
- - - primeira, 466, 467
- - - segunda, 466, 467
- - pericardicofrênica, 160, 166
- - plantar
- - - lateral, 465, 470, 471, 497, 498, 499
- - - medial, 465, 471, 499
- - - - ramo superficial, 470, 498
- - - profunda, 469, 495
- - - - artéria dorsal do pé, 499
- - poplítea, 50, 75, 391, 395-396, 430, 441, 465, 468, 482, 484-486, 488-489, 492-494
- - principal do polegar, 294, 303, 332, 334
- - pudenda
- - - externa, 187, 464, 476
- - - interna, 467, 486, 487
- - pulmonar, 48
- - - direita, 70
- - - esquerda, 70
- - radial, 50, 294-295, 300-303, 312, 324-329, 333-336, 339
- - - comprimida, 303
- - - do indicador, 294, 303, 332, 334
- - - ramo
- - - - carpal dorsal, 335, 336
- - - - palmar superficial, 326, 333, 336
- - recorrente, 295
- - - radial, 294-295, 300-302, 325-328
- - - tibial
- - - - anterior, 465, 469, 491
- - - - posterior, 465, 489
- - - ulnar, 294-295, 302, 326-327, 329-330
- - renal, 50
- - - direita, 61, 74
- - - esquerda, 61, 74
- - - plexo renal, 69
- - subclávia, 50, 69, 164-165, 198, 277, 279, 296-298
- - - direita, 160
- - - esquerda, 160
- - subescapular, 160, 294, 296-297, 299, 318
- - superior
- - - lateral do joelho, 24, 465, 468-469, 488-491
- - - medial do joelho, 24, 465, 468, 485, 488-491
- - supraescapular, 296-298, 321, 323
- - sural, 465, 488-489, 492
- - - lateral, 468

Índice Alfabético

- - medial, 468
- tarsal
- - lateral, 465, 469, 495
- - medial, 465, 469, 495
- testicular, 50, 188, 190, 191, 194
- tibial
- - anterior, 50, 465, 468, 469, 489, 490, 491, 494, 495, 502
- - posterior, 50, 465, 468, 470-471, 489, 492-494, 496-499, 502
- tireóidea inferior, 298
- torácica
- - interna, 157, 160-161, 164-166, 184, 187, 298
- - - ramo intercostais anteriores, 166
- - lateral, 160, 184, 187, 296-297, 299, 307-308, 315-316
- - mediais, 184
- - superior, 160, 296-297, 299
- toracoacromial, 160, 294, 296-297, 299, 315-316
- - ramos peitorais, 184, 297, 315
- toracodorsal, 160, 296-297, 299, 315
- ulnar, 50, 291, 293-295, 300-303, 324-327, 329, 332-334, 339
- - comprimida, 303
- - ramo carpal dorsal, 326, 333, 335
- - ramo palmar profundo, 333, 334
- umbilicais, 55, 188, 194
- vertebral, 123, 160, 164, 170, 172-173, 176, 180
- - parte atlântica, 140, 173, 298
- - parte intracraniana, 298
- - parte pré-vertebral, 298
- - parte transversária, 173, 298
- vesical superior, 194

Arteríolas, 49
Arteriosclerose, 294, 465
Articulação(ões), 20
- acromioclavicular, 204-205, 214, 216-217, 219, 222-223, 246, 247
- acromioclavicular direita, 216
- atlanto-occipital mediana, 101
- atlantoaxial, 99
- - lateral, 99, 101, 119, 120
- - - cápsula articular, 118
- - mediana, 99
- - - anterior, 118
- - - posterior, 118
- atlantoccipital, 99, 119, 120
- - cápsula articular, 118
- bicameral, 112
- calcaneocubóidea, 348
- carpometacarpal(is), 204, 214, 230, 234
- - do polegar, 214, 230-232, 234
- cartilagínea, 30
- cilíndrica ou gínglimo, 33, 227
- conóidea, 33
- costocondrais, 90
- costotransversária, 104, 114, 115, 125
- costovertebrais, 114, 115
- cotilóidea, 373
- cricoaritenóidea, 31
- cuneocubóidea, 348
- cuneonavicular, 348
- da cabeça
- - com os ligamentos profundos, 118, 119
- - da costela, 104, 114, 115, 125
- da clavícula, 216
- de Chopart, 410
- de Lisfranc, 410
- distais dos dedos da mão, 253
- do carpo, 253
- - e do metacarpo, 229, 230
- do cotovelo, 204, 214, 226, 228
- - aponta para trás, 23
- - direito, 225, 226
- do joelho, 23, 348, 378, 380, 382, 396
- - aponta para a frente, 23
- - artroscopia, 398
- - bicondilar, 393
- - cápsula articular, 433
- - com bolsas sinoviais, 383
- - radiografias, 380
- do ombro, 204, 214, 218, 220, 222, 224, 247
- - direito, 218-220, 224
- - esferóidea, 221
- do processo articular, 101
- do quadril, 348, 368, 373-375
- - cápsula articular, 373
- - cotilóidea, 376
- do tipo esferoide, 112
- do úmero, 320
- dos ossos do antebraço direito, 229
- dos processos articulares, 101-102, 106, 124, 126-127, 129, 372
- - das vértebras e segmento de movimento, 102
- elipsóidea, 33, 232, 234
- esferóidea, 33, 214, 216, 219, 233
- esternoclavicular, 86, 112, 205, 214, 215
- esternocostais, 90, 112
- falsas, 32
- femoropatelar, 348, 361, 378
- femorotibial, 348, 378
- fibrosa, 30
- IFD, 274
- IFP, 274
- intercarpais, 214
- intercondrais, 90
- intercuneiformes, 348
- interfalângica(s)
- - das mãos, 214, 232
- - distal, 79, 273
- - - da mão, 204, 232
- - do pé, 348
- - proximais, 273
- - - da mão, 204, 232
- intermetacarpais, 214, 230
- L V/S I, 102
- lateral da clavícula, 216, 217
- lombossacral, 90
- medial da clavícula, 214
- mediocarpal, 204, 214, 230
- - distal, 230
- metacarpofalângica, 204, 214, 231, 232, 273, 274, 348, 407
- óssea, 30
- plana, 33, 216
- proximais
- - dos dedos das mãos, 253
- - e médias, 253
- radiocarpal, 204, 214, 230, 337
- - proximal, 230, 232
- radiulnar
- - distal, 204, 214, 229, 230, 231
- - - cápsula articular, 229
- - proximal, 204, 214, 225, 229
- sacrococcígea, 90, 109
- sacroilíaca, 90, 127, 348, 350, 352-353, 368-369, 371, 372, 375, 418
- selar, 33, 234
- sinoviais (diartroses), 33
- subtalar, 348, 401, 404, 405
- superior da cabeça, 99
- talocalcaneonavicular, 348, 401-402, 404-405
- talocrural, 348, 401-403, 405
- talonavicular, 401
- tarsometatarsal, 348, 364, 366, 410
- temporomandibular, 8
- tibiofibular, 70, 348, 362, 378, 380, 399
- tipos de, 33
- transversa do tarso, 364, 366, 410
- trocóidea
- - atípica, 410
- - em pivô, 33
- - firme, 410
- umerorradial, 204, 214, 225
- umeroulnar, 204, 214, 225
- uncovertebrais, 121, 123
- verdadeiras, 32
- zigapofisárias, 102

Artrite, 31
- reumatoide, 35
Artrodese, 31
- em T, 31
Artrografia, 31
Artroplastia, 31
Artroscopia, 31, 379
Artrose, 31, 35, 98
- lateral, 349
- nas articulações das mãos, 213
- no compartimento medial, 349
Artrotomia, 31
Asa
- do ílio, 153, 353-355
- do sacro, 108, 110
Aspecto externo (fenótipo), 4
Assimilação do atlas, 94, 98
Atelia, 182
Atlas, 95, 101, 118, 120, 123
- arco
- - anterior, 124
- - posterior, 118, 119, 124, 139, 172, 173
- áxis e articulações da cabeça, 98
- massa lateral, 120
- processo transverso, 136, 140
- tubérculo posterior, 124, 136, 139
Átrio
- direito, 48, 55, 70
- esquerdo, 48, 55
Atrofia
- da eminência
- - hipotenar, 333
- - tenar, 333
- do músculo deltoide, 278
Aumento patológico do tônus muscular, 256
Aurícula do átrio esquerdo, 70
Ausculta, 16
Autopódio, 22, 23
Áxis, 95, 101, 118, 119, 120, 123
- arco vertebral, 120

Índice Alfabético

- corpo, 119
- - vertebral, 124
- dente, 119, 124
- processo
- - espinhoso, 118, 124, 139
- - transverso, 140

B

Baço, 2, 16, 17
Bainha(s)
- carótica, 180
- comum dos tendões dos músculos
- - fibulares, 444, 445
- - flexores, 268
- conjuntiva do folículo piloso, 78
- do músculo reto do abdome, 37, 153
- - lâmina anterior, 141, 142, 149, 150, 151, 153, 194
- - lâmina posterior, 151, 166, 194
- do tendão, 44, 236
- - do músculo
- - - extensor longo
- - - - do hálux, 444, 445
- - - - dos dedos, 445
- - - - dos dedos do pé, 444
- - - flexor longo
- - - - do hálux, 445, 449
- - - - do polegar, 268
- - - - dos dedos, 445
- - - tibial
- - - - anterior, 444, 445
- - - - posterior, 445
- - dos dedos do pé, 445, 449, 450
- - palmares do carpo, 44
- - radiais, 268
- - ulnares, 268
- epiteliais foliculares, 78
- folicular
- - externa, 78
- - interna, 78
- sinovial, 44
- - dos dedos da mão, 268
- tendínea, 337
- - comum dos músculos flexores, 291, 293
- - do dedo, 340
- - do dorso da mão, 265
- - do músculo
- - - abdutor longo e extensor curto do polegar, 265, 268
- - - extensor
- - - - do dedo mínimo, 265
- - - - dos dedos e extensor do indicador, 265
- - - - longo do polegar, 265
- - - - radial do carpo, 265
- - - - ulnar do carpo, 265
- - - flexor
- - - - longo do polegar, 44, 268, 291, 293
- - - - radial do carpo, 268, 291, 293, 336
- - do pé, 444, 445
- - intertubercular, 218, 224, 250
- - palmar, 268
Barras de osso esponjoso, 25
Basal, 9
Base
- da falange, 212, 364
- da patela, 70, 361, 380
- do metatarsal, 364
- do osso metacarpal II, 213
- do sacro, 108, 109, 126, 353
Basipódio, 22
Bexiga urinária, 61, 68, 156, 186, 188, 190, 194, 475
Bíceps femoral, cabeça longa, 429
Bifurcação
- da aorta, 50, 74
- da traqueia, carina da traqueia, 70
Blastocisto, 18
Bolsa(s)
- anserina, 384, 425
- bicipitorradial, 255
- do músculo
- - coracobraquial, 239
- - gastrocnêmio, 384
- - semimembranáceo, 384, 441, 442, 443
- infrapatelar profunda, 34, 381, 383, 384
- isquiática do músculo obturador interno, 431
- sinovial, 34, 210, 219
- subacromial, 34, 218, 224, 239
- subcoracóidea, 224
- subcutânea, 34
- - calcânea, 448
- - coccígea, 170
- - da espinha ilíaca posterossuperior, 170
- - do olécrano, 201
- - infrapatelar, 384, 414, 422
- - pré-patelar, 384, 395, 396, 414
- - sacral, 170
- subdeltóidea, 247
- subfascial pré-patelar, 383
- subpoplítea, 383
- subtendínea
- - do músculo
- - - gastrocnêmio medial, 441, 442, 443
- - - sartório, 425
- - - subescapular, 219, 239
- - ilíaca, 424, 425, 500
- - pré-patelar, 422
- suprapatelar, 381, 383, 384, 395, 398
- trocantérica do músculo glúteo
- - máximo, 429, 430, 431
- - médio, 431
Bomba muscular, 54
Braço, 204
- da alavanca dos extensores, 361
- de força e trabalho muscular, 47
- região braquial anterior, 200
Brônquio principal
- direito, 70
- esquerdo, 70
Brotamentos dos membros superiores, 202
Bulbo, 64, 69
- piloso, 78
Bursite, 35, 383
- do olécrano, 210

C

Cabeça
- da costela, 92, 104, 114, 125
- da falange, 212, 364
- da fíbula, 70, 346, 347, 362, 363, 378, 380, 381, 382, 397, 399, 414, 417, 422, 439
- da ulna, 210, 229, 262, 264, 272
- - processo estiloide da ulna, 201
- do epidídimo, 191
- do fêmur, 74, 353, 356, 357, 358, 359, 373, 374, 375
- do metatarsal, 364
- do rádio, 211, 226
- do tálus, 364, 365, 366, 367, 401, 405
- do úmero, 208, 209, 217, 218, 223
- membros superiores, 49
Cadeia cinética aberta e fechada, 11
Calcâneo, 347, 364, 365, 366, 401, 403, 404, 408
- processo medial da tuberosidade do calcâneo, 366
Cálice renal, 61
Calo fibrocartilaginoso, 26
Camada
- de Henle, 78
- de Huxley, 78
- média dos músculos
- - abdominais, 150
- - da mão, 267
- profunda dos músculos
- - da mão, 269, 270, 271, 272
- - toracoapendiculares, 133
- superficial dos músculos da mão, 266
Canal(is)
- de Guyon, 293
- de Havers, 27
- de Volkmann, 27
- do nervo hipoglosso, 119
- do supinador, 288
- dos adutores, 423, 465
- dos maléolos, 462, 492, 493, 496, 497, 498
- inguinal, 189, 190
- obturatório, 368, 373, 374, 425, 483
- sacral, 108, 109, 130
- vertebral, 175, 176
- - cauda equina, 130
Câncer de mama, 185
Capilares
- endometriais, 18
- linfáticos, 57
- pulmonares, 48
- sistêmicos, 48
Capitato, 212, 213, 230, 231, 291, 293, 337, 339
Capítulo do úmero, 208, 225, 226
Cápsula
- articular, 32, 34, 43, 79, 112, 114-115, 119-120, 214, 220, 225, 239, 373, 381, 388
- - do joelho, 388
- - membrana fibrosa, 225
- interna, pilar anterior, 75
Características sexuais secundárias, 4
Carpais, 203, 212
Carpo, 21, 203, 204
Cartilagem(ns)
- aritenóidea, 31
- articular, 24, 34, 75
- articular hialina, 32
- costal, 82, 90, 91, 151
- - I, 112, 147, 214
- - II, 112
- - III, 112
- - V, 112
- - VIII, 194
- - X, 150

521

Índice Alfabético

- cricóidea, 31
- - lâmina, 124
- fibrosa, 391
- hialina, 30
- tireóidea, 31, 129, 180
- traqueal, 181
Catapora, 15
Cateteres venosos centrais, 309
Cateterismo das câmaras
- cardíacas direitas, 473
- esquerdas do coração, 466
Cauda equina, 138, 174, 178
Caudal ou inferior, 9
Cavidade(s)
- amniótica, 18, 19
- - em expansão, 19
- articular, 32
- blastocística, 18
- coriônica, 19
- glenoidal, 207, 217, 218, 223, 239
- medular, 24
- pleural, 144
- serosa do escroto, 191, 193
- sinfisial, 372
- sinovial, 44
Células
- cartilaginosas envoltas por proteoglicano, 45
- lipídicas, 32
- osteoprogenitoras, 26
- sinoviais
- - do tipo A, 32
- - do tipo B, 32
Central, 9
Centro(s)
- de massa do peso corporal parcial na fase de apoio, 25
- de ossificação, 29
- - diafisários, 29
- - epifisários e apofisários, 29
- tendíneo, 156, 157, 158
Cerebelo, 64, 173
Cérebro, 64
Cicatriz umbilical, 86
Ciclo ovariano, 60
Cifose, 95, 124
- congênita, 96
- juvenil ou adolescente, 96, 124
- sacral, 95, 96
- senil, 96, 124
- torácica, 95, 96
Cíngulo (cintura) dos membros, 22
- inferior, 23, 90, 348
- superior, 198, 204, 205
Cintigrafia da glândula tireoide, 72
Circulação
- colateral, 467, 468
- - horizontal, 161
- - vertical, 161
- portal hepática, 56
- pulmonar, 48, 49
- sistêmica, 48, 49
- uteroplacentária, 18
Circundução, 7
- na articulação do ombro, 10
Circunferência articular, 210, 225, 229
Cirurgia(s)
- da articulação do quadril, 487
- de revascularização do miocárdio, 473

Cisterna
- cerebelobulbar, 173
- do quilo, 57
Cisto de Baker, 384
Citotrofoblasto, 18
Classificação
- de Rockwood, 217
- de Tossy, 217
- do sistema vascular, 49
Claudicação de Duchenne, 461
Clavícula, 21-22, 34, 47, 85, 89, 112, 142, 201, 204-205, 214, 217-218, 223, 236, 238, 246-247, 249-251, 283, 297, 315
- corpo, 86
- direita, 70, 215
- esquerda, 215
Coalizões, 31
Coarctação da aorta, 161
Cobertura de defeitos
- da face, 132
- da parede do tronco, 132
Cóccix, 90, 94, 95, 109, 110, 350, 352, 353, 371
Coleta
- de medula óssea, 28
- de sangue, 311
Colo, 2, 16, 17
- anatômico, 208, 209
- cirúrgico, 208, 209
- da costela, 92, 104, 114
- da escápula, 207, 223
- da fíbula, 363, 378
- do fêmur, 353, 356-359, 373, 375
- do intestino grosso, 71
- do rádio, 211, 225, 226, 229
- do tálus, 366, 367, 405
- do útero, 60
Coluna
- cervical, 101, 102
- lombar, 130
- vertebral, 8, 23, 94
- - curvaturas, 95, 96
- - esqueleto, 94
- - TC, 129
Compartimento
- anterior
- - da perna, 42, 503
- - do antebraço, 42
- lateral da perna, 42, 503
- posterior
- - da perna
- - - parte profunda, 42, 503
- - - parte superficial, 42, 503
- - do antebraço, 42
Compressão, 359
- do nervo, 207
- - mediano ou do nervo ulnar, 333
Comunicação metastática, 168
Côndilo
- do úmero, 208
- lateral, 356, 357, 361, 362, 381, 389
- - da tíbia, 378, 399
- - do fêmur, 378
- medial, 356, 357, 361, 362, 381, 389
- - da tíbia, 378, 399
- - do fêmur, 378
- occipital, 98
Condrócitos, 32

Condrose, 131
Conexões intertendíneas, 264, 265, 272
Consolidação da fratura, 26
- primária da fratura, 26
- secundária da fratura, 26
Conteúdo do canal vertebral, 178
Contração muscular, 40
Coração, 2, 16, 17, 48, 50, 51, 68, 186
Corcunda, 124
Corda oblíqua, 225, 229
Cordão
- da artéria umbilical, 153, 188, 193
- do úraco, 193
- umbilical, 19, 55
- - com cavidade amniótica, 19
Córío, 19
- liso, 19
Corno
- coccígeo, 109, 110
- sacral, 108, 109
Corpo, 24
- adiposo
- - de Hoffa, 75, 381
- - infrapatelar, 75, 381, 388, 395, 432
- caloso, 64
- da clavícula, 206
- da costela, 92
- da falange, 212, 340, 364
- da fíbula, 70, 363, 380, 399
- da mama, 142
- da tíbia, 70, 348, 362, 380, 399
- da ulna, 210, 262
- da unha, 79
- do esterno, 82, 85, 85, 91, 111, 112, 147
- do fêmur, 70, 348, 356, 357, 380
- do ílio, 354, 355, 375
- do ísquio, 354, 355
- do metatarsal, 364, 444
- do púbis, 354, 355
- do rádio, 211, 262
- do tálus, 366, 367
- do úmero, 208, 250
- vertebral, 82, 89, 91, 97-100, 104, 107, 116, 121, 125, 129, 131, 175, 177
- - de L II, 130
- - epífise anular, 100
- - face intervertebral, 104
- - - superior, 107
Corpúsculos
- lamerales (de Vater-Pacini), 76
- táteis de Meissner, 76
Córtex
- cerebral, 64
- do pelo, 78
- renal, 61
Costela, 89, 104, 113, 115-116, 125, 133, 144, 166, 175
- 1a costela, 70
- I, 21, 82, 85, 91, 93, 140, 144, 148, 277, 283
- II, 140
- III, 143
- VII, 145, 159
- VIII, 158, 159
- IX, 137, 145, 151, 159, 283
- X, 151, 159
- XI, 82, 91
- XII, 82, 84, 91, 126, 127, 136-138, 157, 158
- acessórias, 89

Índice Alfabético

- bífida, 92
- cervical, 92
- de duas cabeças, 92
- falsas, 89, 90, 93
- flutuantes, 89, 90, 93
- lombares, 93, 106
- posição
- - de expiração, 91
- - de inspiração, 91
- verdadeiras, 89, 90, 93

Cotovelo, 204
Coxa
- profunda, 373
- valga, 359, 360
- vara, 359, 360
Coxartrose, 359, 373, 376
Cranial ou superior, 9
Crânio, 64
Crista(s)
- apical, 203
- da cabeça da costela, 92
- do colo da costela, 92
- do músculo supinador, 210
- do tubérculo
- - maior, 208
- - menor, 208
- esternais, 89
- ilíaca, 39, 84, 132-133, 156, 159, 170, 352-354, 355, 414, 418, 429-430, 460, 487
- - lábio externo, 417
- intertrocantérica, 353, 356, 359
- lácteas, 182
- medial, 363
- obturatória, 354, 355
- occipital externa, 98
- patelar, 398
- púbica, 354
- sacral
- - lateral, 108
- - medial, 108
- - mediana, 108, 109, 126
- supraepicondilar
- - lateral, 208
- - medial, 208, 226
Cuboide, 364-366, 401, 404, 407-409
- tuberosidade do cuboide, 366
Cuneiforme, 408
- intermédio, 364-366, 401, 409
- lateral, 364-366, 409
- medial, 364-366, 406, 408-409
Curvas de percentis, 6
Curvaturas, 96
Cutícula
- da bainha, 78
- do pelo, 78

D

Décima vértebra torácica, 104
Dedo, 346
- anular, 200
- da mão, 204
- do pé, 348
- em garra, 407
- em martelo, 407
- indicador, 200
- médio, 200, 281, 340

- mínimo, 200, 281
Déficits sensitivos, 291, 293
- na face radial do antebraço, 287
Degeneração do disco intervertebral com formação de osteófitos, 122
Denominações
- das orientações e posições, 9
- do movimento, 8, 10
Dente do áxis, 98, 99, 118, 123
Depósitos degenerativos de cálcio, 224
Depressão, 8
Dermátomo, 15, 66, 88
Derme, 76, 77, 78, 79, 144, 194
Derrame articular, 35
Desenvolvimento
- adicional, 19
- das costelas e do esterno, 89
- das paredes do tronco, 88
- de fissuras ou lacerações do menisco, 392
- do canal inguinal, 192
- dos dermátomos na região dos membros, 203
- dos membros na 5a-8a semana, 202
- dos ossos, 29
- dos primórdios cartilagíneos dos ossos do membro superior na 4a-8a semana, 203
- na 2a e na 3a semanas, 18
- paredes do tronco, 88
Desgaste muscular, 46
Desregulação vegetativa, 68
Desvio do ângulo de torção femoral esquerdo, 357
Diáfise, 24
- do úmero, 289
- na fossa cubital, 289
Diafragma, 2, 16, 17, 155, 157, 158, 166, 186
- centro tendíneo, 147, 159
- cúpula
- - direita, 70
- - esquerda, 70
- e parede abdominal posterior, 156
- parte costal, 159
- posição
- - de expiração, 91
- - de inspiração, 91
Diâmetro
- anatômico, 351
- diagonal, 351
- transverso, 350, 351
- verdadeiro, 350, 351
Dimorfismos sexuais, 4
Direções do movimento, 7
Direito, 9
Disco(s)
- articular, 34, 112, 214, 229, 230
- embrionário, 18, 19
- - didérmico, 18
- interpúbico, 372
- intervertebral, 34, 95, 106, 113-118, 120-124, 129, 130
- - anel fibroso, 176
- - cervical com articulação uncovertebral, 123
- - com alteração degenerativa, 122
- - em um segmento de movimento da parte lombar da coluna vertebral, 121
- - fino, 122
- - lombar, 122
- - normal, 122

- - protuberante, 122
- intrarticulares, 34
Disfunção erétil, 459
Displasia do quadril, 373
Distal, 9
Distonias, 256, 423
Distrofia da unha, 79
Distúrbios
- da divisão autônoma do sistema nervoso, 68
- da fusão do esterno, 89
- da migração testicular, 192
Divisão somática, 62
Documentação da amplitude de movimento das articulações, 36
Doença
- de Bechterew, 117
- de Perthes, 377
Dor
- à palpação da tabaqueira anatômica, 265
- na articulação sacroilíaca, 372
- referida, 186
Dorsal, 9
Dorso
- da mão, 200
- do pé, 346, 347
- relevo superficial, 84
Drenagem via ducto
- linfático direito, 57
- torácico, 57
Ducto(s)
- arterial, 55
- de arâncio, 55
- de botal, 3, 55
- deferente, 60, 188-191, 193, 194
- lactífero, 183
- linfático direito, 57, 184
- seminais, 60
- torácico, 49, 57, 157, 184, 317
- venoso, 55
Duodeno, 2, 16
Dura-máter, 118
- parte craniana, 118
- parte espinal, 122, 173, 174, 176-178

E

Ectoderma, 18, 19, 203
Ectopia testicular, 192
Eferentes, 63
Eixo(s)
- das articulações transversa do tarso e tarsometatarsal, 410
- de movimento, 361
- de rotação, 378
- - do braço, 204
- diagonal do antebraço, 204
- do úmero, 228
- dos ossos do antebraço, 228
- longitudinal, 7
- mecânico do membro inferior, 349
- sagital anteroposterior, 7
- transversal, 378
- - laterolateral, 7
- vertical, 7
Elementos da articulação do cotovelo, 225
Elevação, 7, 8, 221
- anormal da cabeça do úmero, 239

Índice Alfabético

Embolia pulmonar, 54, 473
Êmbolo, 54, 465
Embrioblasto, 18
Eminência
- hipotenar, 200, 236, 266, 339
- iliopúbica, 354
- intercondilar, 362, 378, 380
- tenar, 200, 236, 266, 339
- tubérculo intercondilar, 70, 380
Encaixe do tornozelo, 399
Encéfalo, 62
Enchimento dos corpos cavernosos do clitóris, 459
Endoderma, 18, 19
Endomísio, 40
Endoprótese articular, 31
Endósteo, 26, 27
- composto de células de revestimento ósseo, 27
Enoftalmia, 278
Enósteo, 27
Epiblasto, 18
Epicôndilo
- lateral, 208, 225-226, 228, 238, 251, 259-262, 310, 322, 330, 356, 361, 378, 380, 396
- medial, 200, 208, 225-226, 228, 249-250, 254-257, 292, 319, 327, 329, 356-357, 361, 378, 380, 386, 396
Epiderme, 76-79
Epidídimo, 60, 193
Epífise
- anular, 104, 107, 117
- distal, 24
- proximal, 24
Epigástrio, 87
Epiglote, 124
Epíme, 88
Epimísio, 40
Epineuro, 176
Epitélio uterino, 18
Epitendão, 44
Epôníquio, 79
Escafoide, 212, 213, 230, 231, 265
Escápula, 21-23, 47, 203-205, 207, 217, 218
- alada, 241, 283
- - na lesão do nervo torácico longo, 283
- ângulo
- - inferior, 84, 132, 133
- - superior, 70
- margem medial, 70
Esclerose, 131
Esclerótomo, 88
Escoliose, 96
Escroto, 60
Esôfago, 2, 16, 180, 186
- parte abdominal, 156, 158
- parte torácica, 158
Espaço(s)
- axilar(es), 320, 321, 323
- - lateral, 247, 252
- - medial, 247, 252
- de um disco intervertebral, 127
- epidural, 122, 130, 174, 174, 176, 178
- intercostal, 90
- peritoneal, 193
- preenchido com ar na medula, 78
- quadrangular, 170, 299, 320, 321

- retropúbico, 194
- subaracnóideo, 174, 176, 177, 178
- subdural, 174, 176, 178
- triangular, 170, 299, 320, 321
- tricipital, 170
Espasticidade, 256, 481
Espermatoceles, 191
Espessamento da fáscia endotorácica, 144
Espinha
- bífida, 89
- da escápula, 39, 84, 132, 142, 201, 207, 220, 222, 238, 247, 320
- esquiática, 354
- ilíaca
- - anteroinferior, 352, 354, 355
- - anterossuperior, 74, 86, 141-142, 149-150, 346, 352, 354-355, 369, 414, 417-418, 424, 460, 483
- - posteroinferior, 353-355
- - posterossuperior, 84, 136, 142, 352-355, 370
- isquiática, 352-355, 375, 429
Esplênio do corpo caloso, 75
Espondilite anquilosante, 117
Espondilófitos, 131
Espondilólise, 106, 128
Espondilolistese, 128
Esqueleto
- atlas, áxis e articulações da cabeça, 99
- clavícula, 206
- cóccix, 110
- costelas, 92
- da mão, 212
- discos intervertebrais, 122
- do membro
- - inferior, 348
- - superior, 204
- do pé direito, 364
- do tronco e movimentos da parede torácica, 91
- e dorso com marcos (acidentes) ósseos, 84
- esqueleto do tronco, 90
- esterno, 111, 112
- ligamentos
- - da coluna vertebral, 113, 114, 115
- - das articulações da cabeça, 118, 120
- - movimentos da coluna cervical, 103
- região
- - cervical da coluna vertebral, 101
- - torácica e lombar da coluna vertebral, 106
- sacro, 108
- sistema esquelético e tipos de ossos, 21
Esquema de uma vértebra, 97
Esquerdo, 9
Estenose(s)
- do canal vertebral, 131
- do istmo da aorta, 161
- graves das artérias coronárias, 166
- no canal vertebral, 281
Esterno, 21, 34, 85, 89, 90, 112, 162, 205
Estilopódio, 22
- fêmur, 23
Estômago, 2, 16, 17, 71, 186
- cárdia, 158
Estrato(s)
- basal, 76, 77
- córneo, 76, 77
- espinhoso, 76, 77

- fibroso, 27, 44
- granuloso, 76, 77
- lúcido, 76, 77
- osteogênico, 27
- papilar da derme, 76, 77
- reticular da derme, 76, 77
- sinovial
- - do tendão parte tendínea, 44
- - parte parietal, 44
Estreitamento dos forames intervertebrais, 106, 175
Estresse de flexão, 359
Estriações, 79
Estrutura(s)
- acessórias das articulações, 34
- da articulação, 32
- da cápsula articular, 32
- da cartilagem articular hialina, 32
- da pele, 76
- de um músculo esquelético, 40
- de um osso tubular longo, 24
- de uma vértebra, 97
- dos aparelhos de flexão e extensão dos dedos, 275
- dos tendões e ligamentos, 43
Eversão, 8, 411, 412
- dos pés, 11
Exame
- clínico de derrame articular no joelho, 394
- de lesões perfurocortantes, 269
- dos linfonodos, 58
Extensão, 7, 8, 113, 221, 227, 234-235, 376, 393, 411, 412
- do polegar, 235, 273
- dorsal/flexão palmar da mão, 10
- dos dedos das mãos, 235, 273
- na articulação
- - do cotovelo, 11
- - do joelho, 10
Externo, 9
Extremidade
- acromial, 206
- distal do fêmur direito, 361
- esternal, 206
- proximal do fêmur direito, 358, 359

F

Face(s)
- anterior, 210
- anterolateral, 208
- anteromedial, 208
- articular
- - acromial, 206
- - anterior, 98, 99
- - cabeça da costela inferior, 114
- - calcânea
- - - anterior, 367
- - - média, 367
- - - posterior, 367
- - carpal, 229
- - clavicular, 218
- - cubóidea, 367
- - da cabeça
- - - da costela, 92
- - - da fíbula, 363
- - da clavícula, 207

Índice Alfabético

- - do maléolo
- - - lateral, 363, 399, 403
- - - medial, 362-363, 399, 403
- - do tubérculo da costela, 92
- - esternal, 206
- - fibular, 362
- - inferior, 98, 107, 362-363, 399, 403
- - navicular, 367
- - posterior, 99
- - superior, 98, 100, 115, 131, 362
- - talar
- - - anterior, 367, 404
- - - média, 367, 404
- - - posterior, 367, 404
- auricular, 108, 109, 354
- costal, 207
- glútea, 355
- interna da parede abdominal, 155
- intervertebral, 114, 117, 124-127
- - inferior, 107
- - superior, 107
- lateral, 362, 363
- maleolar
- - lateral, 366, 367
- - medial, 366, 367
- medial, 362, 363
- patelar, 356, 361, 381
- pélvica, 108, 109
- poplítea, 356, 357, 378, 380
- posterior, 207, 209, 210, 362, 363
- sacropélvica, 354
- semilunar, 354, 355, 374
- sinfisial, 354, 371
Falange, 21, 203, 212, 365, 366
- distal, 79, 204, 212-213, 232, 275, 337, 348, 364-366, 401
- média, 44, 204, 213, 232, 275, 337, 348, 364-366, 401
- proximal, 204, 212-213, 232, 275, 337, 348, 364-366, 401
Faringe, 180
Fáscia, 42
- axilar, 141, 306
- clavipeitoral, 141, 315
- com o músculo interfoveolar, 188
- cremastérica, 193
- cribriforme, 195, 414
- da nuca, 172
- da perna, 414, 440, 478, 488, 502, 503
- de Sibson, 144
- deltóidea, 132, 133
- do antebraço, 201, 249, 250, 332
- do braço, 141, 201, 308, 338
- dorsal
- - da mão, 273
- - do pé, 414
- endotorácica, 144, 145
- espermática
- - externa, 189, 191, 192, 193, 194
- - interna, 191, 192, 193, 194
- frenicopleural, 144
- glútea, 142, 414, 485
- infraespinal, 238, 251
- lata, 414, 423, 424, 429, 477, 483, 501
- - trato iliotibial, 422
- muscular no antebraço e na perna, 42
- peitoral, 183, 239
- superficial, 193
- torácica
- - externa, 144, 145
- - interna, 145
- toracolombar, 429
- - lâmina profunda, 153
- - lâmina superficial, 153
- transversal, 136, 151, 153, 156, 159, 166, 181, 188-193
Fascículo(s)
- lateral, 276, 277, 278, 284, 287, 290, 315, 318
- longitudinais, 119, 448
- medial, 276, 277, 278, 284, 290, 292, 315, 318
- posterior, 276, 277, 278, 284, 285, 288, 315, 318
- transversos, 448
Fase
- de endurecimento, 26
- de granulação, 26
- de remodelação, 26
- inflamatória, 26
Fechamento
- das epífises, 203
- /oclusão, 55
Fecundação, 18
Feixe(s)
- de fibras musculares, 40
- medial dos vasos linfáticos, 306
- posterolateral dos vasos linfáticos, 306
Fêmur, 21-23, 75, 348, 353, 356, 378, 381, 382, 385-387, 395-397, 425, 501
- côndilo
- - lateral, 70, 380, 382, 385, 397, 398
- - medial, 70, 380, 382, 397, 398
- corpo, 375
- face
- - patelar, 398
- - poplítea, 433, 442, 489
- linha áspera, 433
- substância
- - compacta, 358
- - medular, 358
Fenda(s)
- articular, 32
- de reserva, 34
- interglútea, 347
- laterais dos arcos vertebrais, 106
Fenômeno
- do "dedo em gatilho", 45
- do joelho de Romberg, 457
Fibra(s)
- colagenosas, 43, 45
- de contração
- - lenta, 41
- - rápida, 41
- de Sharpey, 27
- elásticas (atenuação da tensão), 45
- intercrurais, 141, 149, 189
- meniscofemorais, 386
- meniscotibiais, 386
- musculares, 40, 46
- - nos músculos esqueléticos, tipos de, 41
- nervosas
- - somatomotoras, 63
- - viscerossensitivas, 63
- neutras, 25
Fibrilas colagenosas, 32
Fibrocartilagem, 30, 45
- mineralizada, 45
Fíbula, 21-23, 42, 348, 363, 378, 381-382, 384-386, 399, 400, 402-403, 405, 445, 502-503
- margem interóssea, 442, 443
Fibular, 9
Fígado, 2, 16, 17, 49, 55, 145, 186
Filamento(s)
- de actina, 40
- de miosina, 40
- radiculares posteriores, 173
- terminal, 178
Filtração efetiva, 52
Fissura(s)
- congênita do esterno, 111
- na região do arco vertebral, 98
Flebectomia, 473
Flexão, 7, 8, 113, 221, 227, 234-235, 376, 393
- do cotovelo, 287
- do polegar, 235, 273
- dorsal, 411, 412
- dos dedos das mãos, 235, 273
- e extensão dos dedos, 273
- lateral, 8
- lateral do tronco, 10
- na articulação
- - do cotovelo, 11
- - do joelho, 10
- palmar/flexão volar, 8
- plantar, 8, 411, 412
Flexores
- da articulação do cotovelo, 253
- plantares, 412
Fluxo de informações no sistema nervoso, 63
Foice inguinal, 188, 190
- tendão conjunto, 188
Folhetos embrionários, 19
Folículo(s)
- capilar, 76
- piloso, 78
- - com bainhas foliculares, 78
Forame(s)
- costotransversário, 104, 116
- da veia
- - basivertebral, 117
- - cava, 147, 156, 157
- intervertebral, 95, 106, 114, 117, 121, 124, 126, 129, 175
- - com raiz de nervo cervical, 118
- isquiático
- - maior, 369, 370, 371, 429, 460, 486
- - - infrapiriforme, 418, 430, 431, 486
- - - suprapiriforme, 418, 430, 458
- - menor, 369, 370, 371, 418, 429, 431, 458
- - - infrapiriforme, 458
- magno, 98, 173
- nutrício, 24, 206, 210, 211, 362, 363
- obturado, 74, 353, 354, 369, 371, 375
- oval, 55
- sacrais
- - anteriores, 108, 127
- - posteriores, 108, 109
- transversário, 98, 99, 100, 131
- vertebral, 98, 99, 100, 104, 107, 115, 129, 130
Força(s)
- do peso corporal parcial, 25

525

Índice Alfabético

- dos tendões, 47
- muscular, 25, 47
- que atuam no osso durante a fase de apoio, fêmur proximal, 25

Formação
- da bainha do tendão, 44
- de bolhas, 77
- de todos os órgãos, 19
- do plexo, 67
- óssea, 29

Fossa(s)
- axilar, 200, 289, 306, 315
- coronóidea, 208, 226
- de Mohrenheim, 315
- do acetábulo, 353, 354, 355, 374, 375
- do maléolo lateral, 363
- do olécrano, 209, 226
- epigástrica, 85, 87
- ilíaca, 354
- infraclavicular, 201
- infraespinal, 207
- inguinal
- - lateral, 155, 188, 193
- - medial, 155, 188, 193
- intercondilar, 356, 357, 361, 378, 380
- oval, 55
- poplítea, 39, 414, 431
- radial, 208
- subescapular, 207
- supraespinal, 207
- supravesical, 155, 188, 193
- trocantérica, 356, 357, 359

Fóvea(s)
- articular superior da articulação da cabeça da costela, 106
- costal, 104
- - do processo transverso, 104, 106, 114-116, 177
- - - para a articulação costotransversária, 106
- - inferior, 104, 113, 114
- - superior, 104, 106, 113-114, 116
- da cabeça do fêmur, 353, 356-359, 375
- do dente, 98
- radial, 264, 272, 336

Fraqueza na flexão dorsal do pé, 463

Fraturas, 26
- da articulação talocrural, 400
- da diáfise, 209
- - do úmero, 208, 322
- de boxeador, 230
- de Colles, 211
- de Maisonneuve, 399
- de Weber, 399, 400
- distais, 209
- do colo
- - do fêmur, 345, 358, 359
- - do úmero esquerdo, 208
- do dente, 100
- do escafoide, 213, 230, 265
- do pescoço, 119
- do terço proximal do fêmur, 358
- do trato iliotibial, 345
- intracapsulares do colo do fêmur, 377
- isoladas do arco do atlas, 98
- na parte interarticular (istmo), 128
- pélvicas, 353
- por avulsão, 234, 353
- proximais, 209

Frontal, 9, 21
Fulcro, 361
Função(ões)
- da patela, 361
- dos músculos, 152
Fundo gástrico, 70
Funículo
- espermático, 141, 151, 188-191, 195, 414, 475, 483
- - músculo cremaster, 149, 150
- umbilical, 194

G

Gânglio(s)
- celíaco, 68, 69
- cervical
- - médio, 69
- - superior, 69
- cervicotorácico, 68, 69, 278
- ciliar, 68
- do tronco simpático, 65, 175, 177, 178
- ímpar, 69
- lombares, 69
- mesentérico
- - inferior, 68
- - superior, 68
- ótico, 68
- pélvicos, 69
- pterigopalatino, 68
- sacrais, 69
- sensitivo, 122
- - do nervo espinal, 65, 174-178
- submandibular, 68
- torácicos, 69
Gastrulação, 19
Genitália externa, 60
Gestação, 351
Ginecomastia, 182
Gínglimo, 379, 393
Glândula(s)
- areolares, 182
- bulbouretral, 60
- endometriais, 18
- haste capilar sebácea, 76
- paratireoides, 59
- salivares, 68
- sebáceas, 78
- sexuais acessórias, 60
- sudoríparas écrinas (merócrinas), 76, 78
- suprarrenal, 59, 68, 181
- tireoide, 2, 16, 59
- - lobo esquerdo, 180
Gonartrose, 349, 359, 361, 379, 392
Gubernáculo do testículo, 192, 194

H

Hálux, 346
- valgo, 407
Hamato, 212, 213, 230, 231, 291, 293, 339
Hâmulo do hamato, 212, 213, 231, 291, 293
Haste capilar, 76, 78
Hematoma da fratura, 26
Hemiartroses uncovertebrais, 123
Hemisfério cerebral
- direito, 64
- esquerdo, 64
Hemivértebra, 89, 129
Hérnia(s)
- cicatriciais, 151
- de disco, 122, 281
- - intervertebral, 122
- de hiato, 158
- de Spiegel, 151
- diafragmáticas, 158
- - adquiridas, 158
- femorais, 189, 483
- hiatal, 158
- inguinais, 83, 193
- - diretas, 193
- - indiretas, 193
- lombares de Grynfelt e de Petit, 133
- por deslizamento axial, 158
- umbilicais, 154
Herpes-zóster, 15, 186
Hiato(s)
- aórtico, 156, 157, 158
- basílico, 304
- da veia cefálica, 239
- do músculo tríceps, 320, 321
- do tríceps braquial, 252, 288, 323
- dos adutores, 424, 425, 433, 482, 485
- dos escalenos, 199
- esofágico, 156, 157
- sacral, 108, 109
- safeno, 414, 475, 483
Hidrocele, 191
Hilo, 58
Hioide, 124
Hipercifose, 96
Hiperlordose, 96, 124
Hipertrofia das mamas, 182
Hipoblasto, 18
Hipocôndrio, 87
Hipoderme, 76, 77, 145
Hipófise, 59
Hipômero, 88
Hipomóclio, 361
Hiponíquio, 79
Hipotálamo, 59
Hormônios sexuais
- femininos, 60
- masculinos, 60

I

Idade óssea, 203
Íleo, 2, 16
Ílio, 154, 188, 350, 352, 354, 372, 375
- crista ilíaca, 126
- direito, 74
- esquerdo, 74
Implantação, 60
Impressão do ligamento costoclavicular, 206
Incidência de Lauenstein, 375
Incisura(s)
- clavicular, 111
- costal, 92
- - I, 111
- - II, 111
- - III, 111
- - IV, 111

Índice Alfabético

- - V, 111
- - VI, 111
- - VII, 111
- da escápula, 207, 219, 298
- do acetábulo, 354, 355
- fibular, 362
- isquiática
- - maior, 354, 355, 375
- - menor, 354, 355, 375
- jugular, 85, 86, 111
- radial, 210, 225
- troclear, 210, 225, 226, 229
- ulnar, 211
- vertebral
- - inferior, 104, 106, 107, 124, 126
- - superior, 106, 107, 124, 126
Inclinação (flexão) lateral do tronco, 152
Incontinência fecal ou urinária, 459
Inervação
- cutânea segmentar do membro inferior direito, 455
- da pele
- - das paredes torácica e abdominal, 186
- - e do dorso, 169
- do membro superior, 280
- segmentar da pele, 15
- - do membro superior direito, 281
- sensitiva segmentar das paredes torácica e abdominal, 186
Infecções bacterianas nas bainhas tendíneas, 268
Inflamação
- da bainha do tendão, 45
- da bolsa sinovial, 210
Infundíbulo do folículo piloso, 78
Injeção
- intraglútea, 460
- intramuscular na região glútea, 460
Instabilidade do quadril, 418
Intermédio, 9
Interneurônio, 63
Interno, 9
Interseções tendíneas, 150, 151
Intestino(s)
- delgado, 17, 68, 186
- embrionário, 19
- fetal, 19
- grosso, 186
- somitos primitivo, 88
Inversão, 8, 411, 412
Irradiação de dor, 457
Irrigação
- dos meniscos, 391
- sanguínea
- - da diáfise, 24
- - da epífise, 24
- - - e da apófise, 24
- - - e da metáfise, 24
- - de um osso tubular longo (fêmur), 24
Isquialgia, 454
Ísquio, 21, 350, 354

J

Jejuno, 2, 16
Joelho, 348
- do corpo caloso, 75

- valgo, 348, 349
- varo, 348, 349
Junção
- dermoepidérmica, 77
- safenofemoral, 472

L

Lábio(s)
- articular, 34
- do acetábulo, 374
- externo, 355
- glenoidal, 34, 218, 239
- interno, 354, 355
Lacuna(s)
- dos músculos, 188, 369
- dos vasos, 156, 188, 195, 369
Lamela(s)
- circunferencial com lamelas gerais, 27
- concêntricas, 27
- de comutação, 27
- do anel fibroso, 121
- do ósteon, 27
- gerais, 27
- intersticiais, 27
- ósseas, 27
Lâmina(s)
- do arco
- - da vértebra IV, 174
- - vertebral, 97, 100, 104, 107, 115, 116, 117, 129, 138
- pré-vertebral da fáscia cervical, 180
- profunda da fáscia da perna, 42
- superficial da fáscia cervical, 180
Laringe, 129
Lateral, 9
Laterotrusão, 8
Leito ungueal, 79
Lesão(ões)
- da articulação acromioclavicular, 216, 217
- da parte
- - alta do plexo, 278
- - baixa do plexo, 278
- de Erb, 278
- de Klumpke, 278
- de nervo(s)
- - espinal, 15
- - periféricos, 66
- distal, 291
- - do ramo superficial, 289
- do banco do parque, 209, 289
- do conjunto de ligamentos e dos meniscos, 379
- do manguito rotador, 224
- do menisco medial, 392
- do(s) nervo(s), 66
- - axilar, 285
- - da parte supraclavicular do plexo braquial, 283
- - do plexo
- - - lombar, 457
- - - sacral, 459, 461
- - fibular comum, 463
- - musculocutâneo, 287
- - radial, 209
- - ulnar, 209, 293
- do plexo braquial, 199, 278

- dos ligamentos, 208
- - cruzados, 389
- dos meniscos, 392
- durante injeção intraglútea mal aplicada, 459
- epifisiais, 29
- irreversível do nervo obturatório por meio de injeção de fenol, 481
- ligamentares e de menisco na articulação do joelho, 394
- na articulação medial da clavícula, 215
- nas pequenas articulações, 234
- proximal, 66, 289
- - do nervo
- - - mediano, 291
- - - radial, 289
- - e distal do nervo ulnar, 293
Levantador da escápula, 133
Levantamento lateral do corpo da costela, 91
Ligamento(s), 34, 43
- acromioclavicular, 216, 218, 219, 239
- alares, 119
- amarelo, 34, 115, 116, 117, 129, 137, 174, 176, 178
- anterior da cabeça da fíbula, 389, 399
- anterolateral, 387
- anular do rádio, 225, 229, 262
- arqueado
- - lateral, 156, 158, 195
- - medial, 156, 157, 158
- - mediano, 157
- arterial, 55
- atlantoccipital lateral, 120
- bifurcado, 402, 404
- calcaneocubóideo, 402, 404
- - plantar, 406, 407
- calcaneofibular, 402, 403, 404
- calcaneonavicular, 402, 404
- - plantar, 401, 402, 404, 407, 408, 409
- capsulares, 34
- carpometacarpais
- - dorsais, 231
- - palmares, 231, 291, 293
- colateral, 225, 231, 232, 406
- - fibular, 381-385, 387-389, 391, 394, 396-397
- - lateral, 386
- - medial, 386
- - - deltóideo, 402
- - - parte tibiocalcânea, 403
- - - parte tibiotalar posterior, 403
- - radial, 225, 262
- - - do carpo, 230, 231
- - tibial, 381-383, 385, 386, 388-389, 391, 394, 396-397
- - ulnar, 225
- - - do carpo, 230, 231
- - - parte anterior, 225
- conoide, 216, 218, 239
- coracoacromial, 218, 219, 224, 239, 246, 247
- coracoclavicular, 216, 218, 249
- - ligamento conoide, 219, 247
- - ligamento trapezoide, 219, 247
- coracoumeral, 218, 219, 220, 224, 239
- costoclavicular, 112, 214
- costotransversário, 113, 115, 137
- - lateral, 115, 116
- - superior, 115, 116, 136

527

Índice Alfabético

- costoxifóideos, 141, 149
- cruciforme do atlas, 119
- cruzado
  - - anterior, 75, 382, 385, 388-391, 394-395, 397, 398
  - - posterior, 382, 385, 388-391, 394, 397
  - - - tendão, 383
- cuboideonavicular
  - - dorsal, 402, 404
  - - plantar, 406, 407
- cuneocubóideo dorsal, 404
- da(s) articulação(ões)
  - - da cabeça, 119
  - - da mão, 231
  - - do joelho, 381
- da cabeça do fêmur, 371, 373, 374
- da coluna vertebral, 113, 117
  - - e articulações costovertebrais, 116
  - - esqueleto, 116
- da patela, 38, 75, 361, 381, 383, 386-388, 390, 395, 397, 414, 417, 420, 422-424, 432, 438-439, 480, 491
- de arâncio, 55
- de Botal, 55
- de Cooper, 183
- de Gimbernat, 190
- de Hesselbach, 188
- de inibição, 34
- de Landsmeer, 274
- de orientação, 34
- de reforço, 34
- denticulado, 173, 176, 177
- do ápice do dente, 118, 119
- do carpo e do metacarpo, 231
- dos arcos vertebrais, 115
- esternoclavicular
  - - anterior, 112, 214
  - - posterior, 214
- esternocostal
  - - intra-articular, 112
  - - radiado, 112
- extra-articular, 34
- extracapsulares, 34
- falciforme, 153, 188
  - - do fígado, 155
- fundiforme do pênis, 141, 189
- glenoumerais, 219
- iliofemoral, 368, 373, 374, 424, 500
  - - cápsula articular, 374
- iliolombar, 136, 174, 368, 369, 370, 372
- inguinal, 150, 156, 188-190, 368-370, 414, 418, 422, 464, 475, 480, 483
- intercarpal(is)
  - - dorsais, 231
  - - interósseo, 230
- interclavicular, 112, 214
- intercuneiformes dorsais, 404
- interespinal, 34, 115, 117-118, 129, 136, 174
- interfoveolar, 188
- intertransversário, 116, 136, 137, 174
- intra-articular, 34
  - - da cabeça da costela, 114
- isquiofemoral, 373, 374
  - - cápsula articular, 374
- lacunar, 188, 190, 483
- lombocostal, 158
- longitudinal
  - - anterior, 113, 115-118, 120-122, 138, 147, 153, 177, 368
  - - posterior, 113, 115-118, 122, 177-179
- meniscofemoral
  - - anterior, 390
  - - posterior, 382, 383
- meniscotibial
  - - anterior, 390
  - - posterior, 390
- metacarpais
  - - interósseos, 230
  - - palmares, 231
  - - transversos profundos, 231
- metatarsal(is)
  - - dorsais, 402
  - - plantares, 407
  - - transverso
  - - - profundo, 402, 406, 407
  - - - superficial, 448
- muito estáveis, 228
- nucal, 118, 135, 140
- palmares, 231, 232
  - - do carpo, 291, 292, 293
- pectíneo, 483
- piso-hamato, 231
- pisometacarpal, 231
- plantar(es), 406
  - - do tarso, 407
  - - longo, 401, 402, 406, 408, 409, 451
- poplíteo
  - - arqueado, 382, 383, 441
  - - oblíquo, 382, 383, 441, 442
- posterior da cabeça da fíbula, 382
- púbico
  - - inferior, 368, 370, 371, 372
  - - superior, 368, 369, 372
- pubofemoral, 373, 374
- que reforça a cápsula articular, 34
- radiado
  - - da cabeça da costela, 113-116
  - - do carpo, 231
- radiocarpal
  - - dorsal, 231
  - - palmar, 231
- redondo
  - - do fígado, 55, 153, 155, 188
  - - do útero, 168
- reflexo, 141, 149, 189
- retinacular
  - - oblíquo, 275
  - - transverso, 275
- sacrococcígeo posterior
  - - profundo, 370
  - - superficial, 370
- sacroespinal, 351, 369-371, 373, 460
- sacroilíaco
  - - anterior, 368, 369, 371, 372
  - - interósseo, 370-372
  - - posterior, 370-372
- sacrotuberal, 136, 351, 369-371, 373, 418, 429-431, 458, 460, 467, 487
- supraespinal, 115-117, 136, 139, 370
- suspensor(es)
  - - da mama, 183
  - - do pênis, 141
- talocalcâneo
  - - interósseo, 401, 402, 404
  - - lateral, 402
  - - medial, 403
  - - posterior, 403
- talofibular
  - - anterior, 402, 404
  - - posterior, 403
- tarsometatarsais
  - - dorsais, 402, 404
  - - plantares, 402, 406, 407
- tibiofibular, 400
  - - anterior, 399, 402, 403, 444
  - - posterior, 402, 403
- transverso
  - - do acetábulo, 374
  - - do atlas, 99, 118
  - - do joelho, 389, 390
  - - inferior da escápula, 282, 321, 323
  - - superficial do metacarpo, 266, 332
  - - superior da escápula, 216, 219, 220, 246, 247, 249, 282, 321, 323
- trapezoide, 216, 218, 239
- ulnocarpal palmar, 231
- umbilical
  - - medial, 191
  - - mediano, 153, 191, 193
- venoso, 55

Limbo do acetábulo, 354, 355, 375
Linfadenectomia, 307
Linfedema, 52
- pós-operatório, 52
- primário, 52
- secundário adquirido, 52

Linfonodo(s), 49, 57, 58
- aórticos laterais, 168
- axilares, 57, 167, 304, 305, 306
  - - apicais, 184, 307, 315
  - - centrais, 184, 307, 317
  - - laterais, 317
  - - peitorais, 184, 307
  - - subescapulares, 184, 307, 317
  - - superficiais, 308
  - - umerais (laterais), 184, 307
- braquiais, 167
- cavais laterais, 168
- cervicais, 57
  - - anteriores, 317
  - - - superficiais e profundos, 317
  - - laterais, 317
- cubitais, 304, 305, 306
- da fossa axilar, 307
- de Rotter, 184
- de Virchow, 317
- deltoidopeitorais, 304
- do oco axilar, 198
- ilíacos
  - - comuns, 168
  - - externos, 168, 475
  - - internos, 168, 475
- inguinais, 57
  - - inferiores, 168
  - - profundos, 475, 483
  - - superficiais, 167, 168, 474, 475
  - - - inferiores, 475
  - - - superolaterais, 475
  - - - superomediais, 168, 475
- interpeitorais, 184, 307
- paraesternais, 184, 307
- paramamários, 184, 307
- parietais e viscerais

Índice Alfabético

- -- da pelve, 57
- -- do abdome, 57
- - peitorais, 167
- - poplíteos
- -- profundos, 488
- -- superficiais, 474, 488
- - pré-aórticos, 168
- - profundos, 317
- - retroaórticos, 168
- - sentinela, 58, 185, 307
- - subaórticos, 168
- - superficiais, 317
- - supraclaviculares, 317
- - tibial anterior, 490
- Língua, 124
- Linha(s)
- - alba, 86, 141, 149, 153, 154, 188
- - anterior do corpo vertebral, 101
- - arqueada, 151, 153, 155, 188, 194, 350, 353, 354, 371
- - articular
- -- de Chopart, 364, 366
- -- de Lisfranc, 364, 366
- - áspera, 25, 356, 357
- -- lábio medial, 359
- - axilar
- -- anterior, 87
- -- posterior, 85
- - central do eixo
- -- do úmero, 204
- -- dos ossos do antebraço, 204
- - de Mikulicz, 349
- - de orientação, de direção e posição, 9
- - de tensão da pele, 14
- - do músculo sóleo, 362, 399
- - epifisial, 24, 380, 401, 405
- - escapular, 85
- - espinolaminar, 101
- - esternal, 87
- - glútea
- -- anterior, 355
- -- inferior, 355
- -- posterior, 355
- - intercondilar, 356
- - intermédia, 354, 355
- - intertrocantérica, 356, 358
- - lácteas, 182
- - limitante (tide mark), 32
- - mediana
- -- anterior, 87
- -- posterior, 85
- - medioclavicular, 85, 87
- - paraesternal, 87
- - paravertebral, 85
- - pectínea, 356, 359
- -- do púbis, 156, 350, 354, 355, 371, 418, 423, 424
- - posterior
- -- do corpo vertebral, 101
- -- do processo espinhoso, 101
- - primitiva, 19
- - semilunar, 151
- - supracondilar
- -- lateral, 356
- -- medial, 356
- - terminal, 350, 351, 371, 375
- - transversas, 108
- - trapezóidea, 206

- - Z, 40
- Líquido sinovial, 391
- Lobo(s)
- - das glândulas mamárias, 142, 183
- - frontal, 64, 75
- - occipital, 64, 75
- - parietal, 64
- - temporal, 64, 75
- Lóbulos de uma glândula mamária, 183
- Local do centro de massa do peso corporal parcial, 25
- Loja de Guyon, 292, 293, 332, 333, 339
- Lombarização, 94
- Lordose, 95, 96
- - cervical, 95, 96, 103
- - lombar, 95, 96
- Losango
- - de Michaelis, 13, 90
- - de vênus, 13
- Lúmen do útero, 18
- Lúnula, 79
- Luxação
- - central do quadril, 355
- - da articulação
- -- do cotovelo, 228
- -- do ombro direito, 223
- - recorrente da patela, 379

M

- Macrocirculação, 48, 49
- Maléolo
- - lateral, 346-347, 363, 399-400, 402-403, 405, 438-440, 444, 446-448, 479, 492-493
- - medial, 346-347, 362-363, 399-400, 403, 405, 438, 440-442, 444, 446, 448, 479, 493
- Mama, 182-184
- Mamografia, 185
- - com um tumor maligno de mama, 185
- Manchas
- - amareladas, 79
- - brancas, 79
- Mandíbula, 21
- Manguito rotador, 224, 239
- Manúbrio do esterno, 82, 85, 91, 111-112, 147, 148, 166, 214, 215
- Mão
- - de bênção, 291
- - em garra, 293
- - simiesca, 291
- Marca-passos cardíacos, 309
- Marcha escarvante, 459, 463
- Margem(ns)
- - anterior, 346, 362, 363
- - falciforme, 414
- - interóssea, 210, 211, 362, 363
- -- da ulna, 229
- -- do rádio, 229
- - lateral, 207, 208, 223
- - livre, 79
- - medial, 39, 207, 208, 362
- - posterior, 363
- - superior, 207
- Massa
- - celular interna (embrioblasto), 18

- - lateral do atlas, 98
- Matriz
- - da unha, 79
- - do pelo, 78
- Maxila, 21
- Mecanismos de flexão dos dedos, 274
- Medial, 9
- Mediano, 9
- Mediotrusão, 8
- Medula
- - do pelo, 78
- - espinal, 62, 64, 66, 122, 173, 175, 278
- - óssea, 28
- Melanócitos, 78
- Membrana(s)
- - atlantoccipital
- -- anterior, 118, 120
- -- posterior, 118, 120, 140
- - bucofaríngea, 19
- - cloacal, 19
- - dura-máter, 118
- - fibrosa, 32, 388, 391
- -- externa, 32
- - intercostal interna, 136, 147
- - interóssea, 42, 331, 335, 337, 339, 502
- -- da perna, 382, 399, 400, 403, 489, 503
- -- do antebraço, 229, 262
- - obturadora, 368, 371, 373, 374, 483
- - sinovial, 32, 388
- - suprapleural, 144
- - tectória, 118
- Membro(s), 8, 22
- - anterior/superior, 23
- - inferiores, 49
- - posterior/inferior, 23
- - superior, 197, 198
- Meninges, 64
- Menisco, 34, 391
- - lateral, 34, 382-383, 385, 388-390, 397-398
- - medial, 34, 383, 385-386, 388-390, 392, 397
- Meralgia parestésica, 457
- Mesênquima condensado, 29
- Mesoderma, 19, 88
- - intraembrionário, 19
- Mesotendão, 44, 340
- Metacarpal(is), 203, 232
- - do indicador, 340
- - do polegar, 340
- - I, 230
- - I–V, 212
- - III, 340
- -- base, 337
- - IV, 340
- - V, 340
- Metacarpo, 21, 204
- Metáfise
- - distal, 24
- - proximal, 24
- Metapódio, 22
- Metástases de tumores malignos, 125
- Metatarsal(is), 366
- - I, 404, 408
- - I–V, 365
- - II, 401, 404
- -- IV, 404
- - V, 404
- Metatarso, 21, 348

529

Índice Alfabético

Método(s)
- de Schober, 152
- neutro-nulo, 36

Microcirculação, 48, 49
- em um capilar, 52

Migração do testículo, 192
Miofibrila, 40
Miofilamento, 40
Miose, 278
Miótomo, 88, 89
Mobilidade(s)
- diferenciada dos dedos das mãos, 198
- do polegar, 234
- dos meniscos durante a flexão, 390
- restrita após uma contratura por flexão, 36

Mórula, 18
Movimentação da articulação do joelho, 393
Movimento(s)
- combinados, 11
- - da escápula e do úmero, 222
- - da alça de balde, 91
- da(s) articulação(ões)
- - acromioclavicular, 222
- - dos dedos das mãos, 232-235
- - metacarpofalângicas, 233
- da escápula, 222
- do esterno para frente e para cima, 91
- do ombro, 222
- do tronco, 152
- escapuloumeral, 222, 224
- na coluna cervical, 103
- rotacionais da articulação do cotovelo, 227

Mudanças na posição dos membros ao longo da evolução, 23
Musculatura, 41
- da mímica, 37
- extensora posicionada posteriormente, 23
- flexora posicionada anteriormente, 23
- hipotenar, 37
- intrínseca do dorso, 88
- músculos
- - profundos do dorso, 134
- - superficiais do dorso, 132

Músculo(s), 20
- abdutor curto do polegar, 38, 266-269, 290, 333, 334, 336
- abdutor
- - do dedo mínimo, 38, 266-269, 334, 340, 444, 446-447, 449-451, 497-498
- - do hálux, 445, 448-451, 497-498
- - - tendão, 445
- - longo do polegar, 39, 201, 237-238, 254-256, 258-262, 288, 330-331, 339-340
- - - tendão, 254, 256, 259, 262, 269, 335-337, 339
- adutor
- - curto, 421, 424-425, 456, 482, 500
- - do hálux, 451, 498
- - - cabeça oblíqua, 401, 498
- - - cabeça transversa, 449, 450
- - do polegar, 38, 238, 269, 292, 333-336, 340
- - - cabeça transversa, 267, 268
- - longo, 37-38, 415, 418, 421-425, 456, 480-482, 500-501
- - magno, 39, 383, 395, 418, 421, 424-425, 429-431, 433, 456, 481-482, 486-487, 500-501
- - - tendão, 382, 425, 433
- - mínimo, 39, 425, 429-431
- ancôneo, 39, 201, 237-238, 248, 252, 259-262, 331
- anteriores
- - do antebraço direito, 253
- - do braço direito, 250
- - do quadril direito, 419
- articular do joelho, 381
- auricular posterior, 39
- bíceps braquial, 37, 47, 142, 200-201, 236, 238, 246, 248, 250-252, 254, 259, 263, 287, 318-319, 322, 324, 328-329, 338
- - aponeurose, 300, 301
- - cabeça
- - - curta, 38, 143, 239, 246-247, 249-250
- - - longa, 38, 218, 219, 246-247, 249-250
- - - - tendão, 218, 224, 239, 252
- - tendão, 225, 229, 249, 254-257, 263, 324-325, 327
- bíceps femoral, 396, 416, 428, 439-442, 458, 484, 488-489, 492
- - cabeça
- - - curta, 417, 430-431, 433, 463, 486, 501
- - - longa, 39, 417-418, 430-431, 433, 462, 485, 486, 501
- - - - tendão, 500
- - tendão, 382-383, 433, 443, 484
- brancos, 37
- braquial, 38, 42, 47, 142, 236, 238, 248-252, 254-257, 259-260, 287-288, 300, 319, 322, 324-326, 329, 338
- - tendão, 255
- braquiorradial, 37-38, 200-201, 236-238, 249-252, 254, 255-261, 263, 288, 301, 324-325, 328-329, 339
- - tendão, 201, 254-257, 267
- bucinador, 38
- cardíaco (miocárdio), 41
- coracobraquial, 143, 239, 246-250, 277, 279, 287, 296, 314, 318-319, 338
- corrugador do supercílio, 38
- cremaster, 141, 189, 190-194
- curtos do pé, 409
- da parede torácica, 143, 144, 145, 147, 148
- da perna, 434
- dartos, 194
- de movimento e de suporte, 37, 39
- deltoide, 37-39, 84, 86, 141-143, 170, 201, 236-239, 246-247, 249-252, 285, 316, 322
- - fáscia, 308
- - parte acromial, 245
- - parte clavicular, 245, 315
- - parte espinal, 245
- depressor
- - do lábio inferior, 38
- - do supercílio, 38
- digástrico, ventre posterior, 136, 139, 140
- do abdome, 150, 151, 154
- - bainha dos músculos retos do abdome, 153
- do antebraço, 253-260, 262
- do braço, 248-250, 252
- do cíngulo do membro superior, 240, 241
- do dorso, 129, 136, 175
- do manguito rotador, 239
- do membro superior e do tórax, 236-238
- do ombro, 236-237, 242-243, 245-247
- do pescoço, 136
- doloridos, 46
- epicrânio, 172
- eretor
- - da espinha, 84, 133, 135, 137, 138, 154
- - do pelo, 76, 78
- escaleno, 199
- - anterior, 147, 246, 277, 279, 296, 314, 317
- - médio, 140, 147, 173, 246, 277, 317
- - posterior, 135, 140, 147, 246
- espinal, 134
- - da cabeça, 134, 136
- - do pescoço, 134
- - do tórax, 134, 135
- espinoescapulares, 240
- esplênio, 134
- - da cabeça, 39, 132-136, 139, 140, 171, 172
- - do pescoço, 39, 133, 134, 135, 139, 140
- esqueléticos, 38, 39, 41
- esternal, var, 143
- esterno-hióideo, 147
- esternocleidomastóideo, 37-39, 129, 132-133, 135, 141, 171, 180, 238, 246, 279, 296, 314, 317
- - tendão, 143
- esternotireóideo, 147
- extensor(es), 88
- - curto do
- - - hálux, 38, 438-439, 444-447, 463
- - - - tendão, 444, 495
- - - do polegar, 39, 237-238, 258-262, 288, 330-331, 335, 340
- - - - tendão, 255, 259, 261-262, 264, 272, 336, 339
- - - do dedo mínimo do polegar, 201
- - - dos dedos, 38, 438-439, 444-447, 463, 491
- - - do dedo mínimo, 37, 39, 258, 260, 264, 288, 339-340
- - - - tendão, 259, 261, 272, 330, 339
- - - do indicador, 39, 258, 261-262, 288
- - - - tendão, 339
- - - dos dedos, 37, 39, 201, 237-238, 258, 260, 288, 328, 330-331, 337, 339
- - - - tendões, 238, 259-261, 264, 270, 272, 336, 339-340
- - longo
- - - do hálux, 38, 412, 415, 434, 439, 444, 446-447, 469, 490-491, 495, 502
- - - - tendão, 414, 438, 444-446, 495
- - - do polegar, 39, 258, 261-262, 288, 331, 339
- - - - tendão, 201, 237, 238, 259, 261, 264, 272, 331, 335-337, 339
- - - do polegar, tendão, bainha tendínea, 340
- - - dos dedos, 412, 415, 434, 438-439, 444, 446-447, 463, 469, 490-491, 495, 502
- - - - tendão, 401, 414, 438-439, 444-447
- - radial
- - - curto do
- - - - braço, 339
- - - - carpo, 201, 237-238, 251-252, 254, 258-262, 288, 324, 328, 330-331
- - - - - tendão, 201, 260-262, 264, 272, 336, 339
- - - longo do carpo, 39, 201, 236-238, 251-252, 254, 255-261, 288, 330, 339

Índice Alfabético

- - - - tendão, 260-261, 264, 272, 336
- - ulnar do carpo, 37, 39, 201, 237, 258, 259, 260, 261, 330, 335, 339
- - - tendão, 261, 262, 264, 272, 330, 331, 339
- fásicos, 37
- fibular
- - curto, 412, 435, 438-439, 443, 445, 463, 491-492, 494, 502
- - - tendão, 402, 404, 407, 439, 444-447
- - longo, 37-39, 412, 415, 435, 438-439, 441-442, 445, 463, 490-492, 494, 502
- - - tendão, 401, 407, 439, 450-451
- - terceiro, 447
- - - tendão, 438-439, 444-447, 491
- flexor(es), 88
- - curto
- - - do dedo mínimo, 268-269, 449-451
- - - do hálux, 449, 450-451, 497, 498
- - - do polegar, 266, 268, 292, 333
- - - - cabeça profunda, 267, 269, 292, 340
- - - - cabeça superficial, 267, 269, 290, 334, 340
- - - dos dedos, 401, 408, 445, 449-451, 470, 497, 498
- - - - tendões, 450, 451, 497
- - do antebraço, 329
- - do dedo mínimo, 267
- - dos dedos, 339
- - - tendões, 334
- - longo
- - - do hálux, 39, 401, 412, 437, 441-443, 462, 493-494, 502
- - - - tendão, 442-443, 449-451, 494, 497, 498
- - - do polegar, 253-257, 290, 324, 327, 339
- - - - cabeça umeral, 257
- - - - tendão, 257, 267, 269, 291, 293, 339
- - - - - bainha tendínea, 340
- - - dos dedos, 39, 412, 437, 441-443, 462, 493-494, 502
- - - - tendão, 401, 442-443, 450-451, 498
- - profundo dos dedos, 253, 257, 290, 292, 302, 329, 339
- - - tendão, 79, 236, 257, 267, 269, 271, 293, 337, 340
- - radial do carpo, 37-38, 201, 236, 238, 253-256, 263, 290, 324, 326, 339
- - - tendão, 254-257, 269, 291, 293, 326, 333-334, 339
- - superficial dos dedos, 236, 253-257, 290, 324-325, 339
- - - cabeça radial, 255-257, 326
- - - cabeça umeroulnar, 255
- - - tendões, 236, 257, 267, 269, 271, 291, 293, 327, 337, 340
- - ulnar do carpo, 37, 39, 201, 236, 253-257, 259-262, 292, 301-303, 324, 333-334, 339
- - - tendão, 254, 267-268, 326, 327
- gastrocnêmio, 39, 347, 395, 414, 416, 436, 438-439, 441, 462, 484, 488, 492
- - cabeça lateral, 39, 382-384, 396, 417, 430-431, 433, 440-442, 488, 489, 492
- - cabeça média, 39
- - cabeça medial, 38, 382, 384, 396, 415, 430-433, 440-442, 443, 468, 485, 488-489, 492, 502
- - tendão, 414

- gêmeo
- - inferior, 39, 427, 429-431, 458, 486-487, 500
- - superior, 39, 427, 429-431, 458, 486-487, 500
- glúteo
- - máximo, 39, 84, 142, 416-418, 426, 429-431, 458, 460, 467, 484-487, 500
- - - e tensor da fáscia lata, 142
- - médio, 39, 153, 416, 423-427, 429-431, 458, 460-461, 467, 486-487, 500
- - - fáscia, 484
- - mínimo, 39, 427, 430-431, 458, 461, 467, 487, 500
- grácil, 37-40, 415-416, 418, 421-425, 429-431, 433, 440, 456, 480-482, 484, 485, 488-489, 501
- - tendão, 396, 425, 432, 433
- ilíaco, 153, 156-156, 188, 415, 418-419, 422-423, 456, 480-483
- iliocostal, 134
- - do lombo, 153
- - - parte lombar, 134, 135
- - - parte torácica, 134, 135, 170
- - do pescoço, 134, 135, 139, 140
- iliopsoas, 38, 159, 188, 415, 419, 422-425, 483, 500
- - tendão, 431
- infraespinal, 39, 142, 170, 237, 239, 243, 246-247, 252, 282
- - e redondo menor, 224
- - fáscia infraespinal, 132, 133, 135
- - tendão, 224
- intercostais, 153
- - externos, 144, 145, 147-151, 246
- - - fáscia, 136
- - internos, 143, 144-151, 246
- - íntimo, 144, 145
- interespinais, 134
- - do lombo, 134, 136
- - do pescoço, 134, 136, 139, 173
- - do tórax, 134
- interósseo, 273, 292, 471
- - dorsal, 237-238, 267, 269, 271, 273-275, 334-335, 444, 446-447
- - - I, 39, 264-265, 270, 272, 336, 340, 401, 451
- - - II, 39, 264, 270, 272, 340, 451
- - - III, 39, 270, 272, 337, 340, 451
- - - IV, 39, 269, 270, 272, 340, 450, 451
- - palmar, 267, 270, 271, 272, 274, 275, 334
- - - I, 270, 340, 451
- - - II, 270, 337, 340, 451
- - - III, 269, 270, 340, 449, 450, 451
- - - mão direita, 270
- intertransversários, 134
- - do lombo, 134
- - do pescoço, 134
- - do tórax, 134, 136
- - laterais do lombo, 136, 137, 174
- - mediais do lombo, 136, 137, 174
- - posteriores do pescoço, 136, 140
- - - laterais, 139
- isquiococcígeo, 418
- laterais da perna, grupo fibular direito, 435
- latíssimo do dorso, 37-39, 84, 132-133, 135, 138, 141-143, 150-151, 153, 158, 170-171, 200, 237-238, 242, 246-247, 251, 279, 284, 296, 314-316, 318

- - aponeurose de origem, 39
- - tendão, 247
- levantador(es)
- - curto da costela, 136, 137
- - da escápula, 39, 47, 133, 135, 140, 170-171, 240, 246, 247
- - - menor, 282
- - do ângulo da boca, 38
- - do lábio superior e da asa do nariz, 38
- - longo da costela, 136, 137
- - liso, 41
- - longo do pescoço, 147
- longuíssimo
- - da cabeça, 134-136, 139-140, 170-172
- - do pescoço, 134, 135, 139, 140
- - do tórax, 134, 135, 153, 170
- lumbrical(is), 266, 267, 269, 275, 334, 340, 497
- - I, 268, 271, 336
- - II, 271
- - III, 271
- - - tendão, 337
- - IV, 271
- - do pé I–IV, 449, 450, 451
- - palmar, 273
- - tendões, 270, 272
- masseter, 37, 38
- mentual, 38
- multífido, 134, 136, 137, 139, 140, 170, 172
- - do lombo, 134
- - do pescoço, 134
- - do tórax, 134
- nasal, 38
- oblíquo
- - externo do abdome, 37-39, 86, 132-133, 135-136, 138, 141-143, 149-151, 153-154, 159, 170, 181, 187, 189-195, 238, 246, 417, 487
- - - aponeurose, 141-142, 149, 153-154, 189-191, 193-194
- - - fáscia superficial, 193
- - - linha alba do abdome, aponeurose, 189
- - inferior da cabeça, 136, 139-140, 172, 173
- - interno do abdome, 38, 39, 133, 135-136, 138, 149-151, 153-154, 159, 181, 189-195
- - - aponeurose, 149, 151, 154
- - - músculo transverso do abdome, 193
- - superior da cabeça, 136, 139-140, 172, 173
- obturador
- - externo, 425, 427, 431, 456, 487, 500
- - interno, 39, 418, 427, 429-431, 458, 486-487
- - - tendão, 431, 500
- occipitofrontal, 172
- - ventre frontal, 38
- - ventre occipital, 39
- omo-hióideo
- - ventre inferior, 246, 247, 249
- - ventre superior, 317
- oponente
- - do dedo mínimo, 267-269, 340, 444, 451
- - do polegar, 38, 267-269, 290, 334, 336, 340
- orbicular
- - da boca, 38
- - do olho, 38

531

Índice Alfabético

- palmar
  - - curto, 38, 266, 292, 301, 332
  - - longo, 38, 201, 236, 253-256, 263, 290, 324
    - - - tendão, 254, 255-257, 266, 326, 339
- pectíneo, 38, 415, 421-425, 456, 480-481, 483, 500
- peitoral
  - - maior, 37-38, 86, 132, 141, 143, 150-151, 182-183, 236, 238, 246, 251, 279, 284, 296, 314-319
    - - - fáscia, 308
    - - - parte abdominal, 141-143, 149, 244
    - - - parte clavicular, 141, 143, 201, 244, 315
    - - - parte esternocostal, 141-143, 149, 244
    - - - tendão, 249, 252
  - - menor, 38, 143, 241, 246-247, 249-250, 279, 284, 296, 314, 316, 317
- piramidal, 149-151, 153, 191, 194
- piriforme, 39, 418, 423-425, 427, 429-431, 458, 460, 467, 486-487
  - - tendão, 500
- plantar, 39, 382, 433, 436, 440-443, 462, 489, 493-494
  - - tendão, 440, 441, 492
- poplíteo, 382, 384, 395, 437, 442-443, 462, 489, 494
  - - aponeurose, 382
  - - tendão, 382, 383, 388, 391
- posteriores
  - - do antebraço direito, 258
  - - do braço direito, 248
  - - do cíngulo do membro superior, 240
- prócero, 38
- profundos do dorso, 133, 134, 136, 137, 138
- pronador
  - - quadrado, 253, 254, 255, 256, 257, 263, 267, 290, 327, 334, 337
  - - redondo, 38, 236, 238, 253-257, 263, 290, 324-327, 329, 339
    - - - cabeça ulnar, 257, 263, 326
    - - - cabeça umeral, 263
    - - - tendão, 261, 262
- próprios do dorso, 180, 181
  - - e fáscia toracolombar, 138
- psoas
  - - maior, 129, 131, 138, 153, 156-158, 181, 195, 415, 418-419, 422-423, 456, 483
  - - menor, 153, 156, 158, 422
    - - - tendão, 418, 483
- quadrado
  - - do lombo, 138, 153-158, 174, 181, 195
    - - - fáscia, 136
  - - femoral, 39, 425, 427, 429-431, 458, 486-487, 500
  - - plantar, 401, 450-451, 497-498
- quadríceps femoral, 37, 346, 361, 381, 415, 420, 423, 439
  - - tendão, 75, 381, 383, 386, 387, 395, 414
- radiais do antebraço direito, 258
- redondo
  - - maior, 37, 39, 84, 132-133, 135, 142, 170, 201, 237-238, 243, 246-247, 249, 251-252, 284, 315, 318, 320-322
  - - menor, 39, 142, 170, 224, 237-239, 243, 247, 252, 285, 320-321
- reto
  - - do abdome, 38, 86, 88, 149, 150-151, 153-155, 166, 181, 187-188, 191, 193, 194, 246
    - - - interseção tendínea, 86, 149
  - - femoral, 37-38, 395, 415, 417-418, 420, 422-425, 456, 480-482, 501
    - - - tendão, 373, 374, 423, 424, 500
  - - lateral da cabeça, 139, 140
  - - posterior
    - - - maior da cabeça, 136, 139, 140, 172, 173
    - - - menor da cabeça, 118, 136, 139, 140, 173
- risório, 38
- romboide, 240, 282
  - - maior, 39, 47, 132-133, 135, 171-172, 240, 247, 282
  - - menor, 39, 47, 133, 171-172, 240, 247
- rotadores
  - - curtos, 134
    - - - do lombo, 134
    - - - do pescoço, 134
    - - - do tórax, 134, 136
  - - do tórax, 137
  - - longos, 134
    - - - do lombo, 134
    - - - do pescoço, 134
    - - - do tórax, 134, 136
- sartório, 37, 38, 142, 346, 415, 417-418, 420, 422-425, 432-433, 456, 480-482, 485, 500, 501
  - - tendão, 396, 424, 425
- semiespinal, 134
  - - da cabeça, 134-136, 139-140, 171-173
  - - do pescoço, 134-136, 139, 172
  - - do tórax, 136, 139, 140
- semimembranáceo, 39, 384, 395, 416-418, 428, 430-433, 440-441, 458, 462, 484-486, 488, 489, 492, 501
  - - tendão, 382-383, 396, 430-432, 440, 442, 500
- semitendíneo, 37, 39, 395, 416, 418, 428-432, 440, 458, 462, 484-486, 488-489, 492, 500-501
  - - tendão, 396, 425, 430-433, 440
- serrátil
  - - anterior, 37-39, 86, 133, 135, 141-145, 149-150, 158, 182, 194, 238, 241, 246-247, 279, 283, 296, 314-315
    - - - fáscia, 145
  - - posterior
    - - - inferior, 39, 133, 135, 138
    - - - superior, 133, 135, 170
- sóleo, 38, 39, 395, 415-416, 436, 438-443, 462, 468, 489, 492-494, 502
- subclávio, 38, 143, 241, 246-247, 249, 279, 283, 296, 314-315, 317
- subcostal, 148
- subescapular, 224, 239, 243, 246-247, 249-250, 279, 284, 296, 314, 318
  - - tendão, 219, 224
- suboccipitais, 136, 139, 140
- superficiais das paredes torácica e abdominal, 141, 142
- supinador, 255-258, 261-263, 288, 302, 325-326, 328, 331
- supraespinal, 39, 218, 224, 239, 245-247, 249, 251, 282
  - - tendão, 219, 224
- temporoparietal, 39

- tensor da fáscia lata, 37-39, 142, 159, 346, 414-415, 417, 420, 422-423, 426, 430, 458, 480, 500
- tibial
  - - anterior, 37-38, 412, 415, 434, 438-439, 463, 469, 490-491, 502
    - - - tendão, 401-402, 407, 414, 439, 444, 446-447, 490, 495
  - - posterior, 39, 412, 437, 442-443, 462, 493-494, 502
    - - - tendão, 402, 407, 441-443, 451, 492-494
- tipos de, 46
- tônicos, 37
- transverso
  - - do abdome, 38, 136, 138, 151, 153-156, 158-159, 181, 189-195
    - - - aponeurose, 153, 154, 188
  - - do tórax, 147, 166
- transversoespinais, 138
- trapézio, 37-38, 84, 132, 133, 135, 139, 140, 142, 171, 180, 201, 237-238, 240, 246-247, 250-251
  - - parte ascendente, 39, 240
  - - parte descendente, 39, 240
  - - parte transversa, 39, 240
- tríceps
  - - braquial, 37-39, 47, 142, 200, 201, 237, 248, 288-289, 318, 321, 338
    - - - cabeça lateral, 201, 238, 247, 251-252, 259-260, 320, 322-323, 338
    - - - cabeça longa, 201, 218, 238, 247, 249-252, 319, 320, 322-323, 338
    - - - cabeça medial, 201, 249-252, 254-256, 259-261, 318-320, 322, 338
    - - - tendão, 252, 261
  - - sural, 37, 401, 412
- vasto
  - - intermédio, 38, 420, 424-425, 456, 501
  - - lateral, 37-38, 415, 417, 420, 422-425, 430, 431, 433, 439, 456, 480, 482, 484, 501
  - - medial, 37-38, 395, 415, 420, 422-425, 432-433, 456, 480-482, 501
- vermelhos, 37

N

Navicular, 364-366, 401, 404-406, 408
- face articular talar, 404
Necrose
- avascular, 358
- da cabeça do fêmur, 377
Nervo(s)
- acessório, 171, 172, 279, 314
- anococcígeo, 452
- auricular magno, 170, 171
  - - ramo posterior, 169
- axilar, 67, 169-170, 198, 276-277, 279, 280, 285-286, 310, 314-315, 319, 322-323
- cardíaco cervical
  - - inferior, 69
  - - médio, 69
  - - superior, 69
- cervical, 65, 173
  - - e torácicos, ramo posteriores, 171
- clúnios
  - - inferiores, 169, 454, 477, 484, 485
  - - médios, 169, 454, 477, 484, 485

Índice Alfabético

- - superiores, 169, 170, 454, 477, 485
- coccígeo, 65, 452
- cranianos, 62
- curtos do pescoço, 199
- cutâneo, 66
- - dorsal
- - - intermédio, 453, 463, 478, 479
- - - lateral, 453, 454, 463, 478, 479
- - - medial, 453, 463, 478, 479
- - femoral
- - - lateral, 159, 169, 188, 195, 452, 453-457, 476, 477, 480-481, 483
- - - posterior, 169, 452-454, 458-460, 477, 484-487, 500
- - lateral
- - - do antebraço, 286-287, 309, 312, 319, 322-323, 332
- - - inferior do braço, 169-170, 280, 286, 288, 310, 322-323
- - - superior do braço, 169, 280, 285, 286, 310, 322
- - medial
- - - do antebraço, 67, 201, 276-277, 279, 280, 286, 309, 312, 314, 318
- - - do braço, 67, 201, 276-277, 279-280, 286, 309-310, 312, 314, 317-318
- - - do braço cabeça longa, 318
- - posterior
- - - do antebraço, 201, 280, 286, 288, 309, 310, 312-313, 322-323
- - - do braço, 169-170, 201, 280, 286, 288, 310, 312, 323
- - sural
- - - lateral, 453-454, 463, 478, 484-486, 488
- - - medial, 453, 462-463, 478-479, 484-486, 488, 503
- da palma, 333, 334
- da parte lateral do braço, 322
- digital(is)
- - dorsais, 288, 313, 336, 340
- - - do pé, 453, 479, 491, 495
- - palmares
- - - comuns, 286, 290, 333
- - - próprios, 286, 332-333, 340, 496
- - plantares
- - - comuns, 496, 497, 498
- - - próprios, 496, 498
- do antebraço, 327
- do canal vertebral, 178
- do cotovelo e da fossa cubital, 328, 329
- do dorso, 170
- do ombro derivados da parte
- - infraclavicular do plexo braquial, 284
- - supraclavicular do plexo braquial, 283
- do plexo braquial no membro superior, 286
- dorsal da escápula, 171-172, 276-277, 279, 282, 314, 321
- escrotais anteriores, 454
- espinal(is), 65, 89, 122-123, 129, 169, 174-176
- - C4–L1, ramo posteriores, 169
- - C5, 277
- - C8, 277
- - L1–L3, ramo posteriores, 169
- - filamentos radiculares, 177
- - gânglio sensitivo, 121, 173
- - raiz
- - - anterior, 176, 178
- - - posterior, 176, 178
- - ramo
- - - anterior, 62, 67, 88, 89, 173
- - - posterior, 88, 146, 173
- - na região
- - - do forame intervertebral, 66
- - - lombar, 176
- - T1, 277
- esplâncnico(s)
- - lombares, 69
- - maior, 65, 69, 157, 177
- - menor, 69, 157
- - pélvicos, 69
- - sacrais, 69
- facial, 68, 69
- femoral, 159, 188, 195, 452-453, 456-457, 466, 480-483, 500
- - ramo cutâneo anterior, 187, 195, 454
- fibular
- - comum, 453-454, 458-459, 462-463, 468, 484-486, 488, 491-493
- - profundo, 453-454, 463, 479, 491, 495, 502
- - superficial, 453-454, 463, 478-479, 491, 502
- frênico, 276-277, 298
- - com nervo frênicos acessórios, 279, 314
- - direito, ramo frenicoabdominal, 157
- - esquerdo, ramo frenicoabdominal, 157
- - genitofemoral, 195, 452-454, 456-457
- - ramo femoral, 187, 190, 195, 483
- - ramo genital, 189-191, 195
- glossofaríngeo, 68, 69
- glúteo
- - inferior, 452-453, 458, 460, 486, 487, 500
- - superior, 452-453, 458, 460, 487, 500
- hipogástrico, 69
- ílio-hipogástrico, 169, 195, 452-453, 456-457, 487
- - ramo cutâneo anterior, 187, 454
- - ramo cutâneo lateral, 454
- ilioinguinal, 187, 189-190, 195, 452-454, 456-457, 476
- intercostal, 65, 145, 146, 159, 169, 171, 175, 177, 187, 194, 276, 308
- - ramo(s)
- - - colaterais, 146
- - - cutâneo(s)
- - - - anterior, 146
- - - - laterais, 146, 279, 314
- - - - peitoral lateral, 187
- intercostobraquial, 170, 201, 277, 279-280, 309, 314-316
- interósseo
- - anterior do antebraço, 286, 290, 327, 339
- - posterior do antebraço, 288, 331, 335, 339
- isquiático, 396, 452, 453, 458-460, 462-463, 467, 485-487, 500-501
- laríngeo
- - inferior, 180
- - recorrente, 69, 180
- lombares, 65, 454
- mediano, 67, 198, 201, 263, 276, 277, 279, 280, 286, 290-291, 293, 299, 300-302, 314, 317-319, 324-329, 333, 338-340
- - ramo palmar, 290, 332-333

- - e ulnar, 199
- musculocutâneo, 67, 198, 199, 201, 250, 276-277, 279-280, 286-287, 309, 312, 314, 317-319, 322, 332, 338
- - nervo cutâneo lateral do antebraço, 201
- obturatório, 195, 452-453, 456-457, 481-483, 500
- - artéria e veia obturatórias, 188
- - ramo anterior, 195
- - ramo cutâneo, 454
- occipital
- - maior, 170-173
- - menor, 169-171, 279, 314
- - terceiro, 170, 173
- oculomotor, 68, 69
- peitoral, 284
- - lateral, 276-277, 279, 284, 314-315
- - medial, 276-277, 279, 284, 314-315
- periférico, 66
- plantar
- - lateral, 401, 453, 462, 496, 497, 498
- - - ramo superficial, 496
- - medial, 453, 462, 496, 497, 498
- pudendo, 452, 453, 458, 459, 460
- radial, 67, 169, 198-199, 276-277, 279-280, 286, 288-300, 302, 309-310, 312, 314, 318-319, 322-323, 325-329, 338
- - nervo cutâneo posterior
- - - do antebraço, 336
- - - do braço, 280
- - ramo
- - - profundo, 263, 325-331, 335
- - - superficial, 201, 302, 313, 325-328, 330-331, 336, 339
- sacrais, 65, 454
- safeno, 453, 456-457, 478-479, 481-482, 501, 503
- - ramo(s)
- - - cutâneos surais mediais, 454, 478
- - - infrapatelar, 454, 478
- subclávio, 276, 277, 279, 283, 314
- subcostal, 195, 452
- subescapular, 276, 279, 284, 314, 318
- suboccipital, 170, 172, 173
- supraclaviculares, 187, 280
- - intermédios, 308
- - laterais, 169, 170, 308-310
- - mediais, 308
- supraescapular, 207, 246, 276-277, 279, 282, 298, 314, 318, 321, 323
- sural, 453-454, 462-463, 468, 478
- tibial, 453, 458-459, 462, 468, 484-486, 488, 492-494, 502
- torácico, 65, 171, 187, 194
- - longo, 198, 276-277, 279, 283, 314-317
- - ramo cutâneos posteriores, 280
- - ramo posteriores, medial e lateral, 170
- toracodorsal, 198, 276-279, 284, 314-316, 318
- ulnar, 67, 198, 276-277, 279, 280, 286, 291-293, 301-302, 314, 317-319, 322-327, 329-330, 333, 334, 338-339
- - junto ao nervo cutâneo medial do braço, 299
- - ramo
- - - dorsal, 292, 313
- - - palmar, 332
- - - profundo, 333, 334

533

Índice Alfabético

- - - superficial, 333, 334
- vago, 68, 69, 314
Neurônio(s)
- da parte simpática, 68
- motor no córtex motor, 63
- no córtex sensitivo, 63
- sensitivo, 63
Nó
- de Henry, 451
- primitivo, 19
Notocorda, 19, 88, 89
Novo osso formado, 26
Núcleo(s)
- da base, 64
- da parte parassimpática, 68
- lentiforme, putame, 75
- pulposo, 89, 115, 121, 122

O

Occipital, 98, 118, 119, 124
- clivo, 118
- parte basilar, 119, 120
- parte lateral, 120
Oclusão, 8
Olécrano, 70, 200-201, 210, 225-226, 228, 229, 238, 251-252, 259-262, 310, 312, 322, 329-330
Olho, 68
Onfalocele, 154
Onicomicoses, 79
Oposição, 8, 234
- dos polegares, 198
- /reposição do polegar, 10
- teste do polegar-dedo mínimo, 10
Órbita, 21
Organização do sistema
- circulatório pré-natal, 55
- nervoso, 62
Órgão(s)
- do sistema sensitivo somatovisceral, 76
- e funções básicas do sistema endócrino, 59
- genitais, 68
- - femininos, 60
- - masculinos, 60
- linfáticos primários, 58
- linfoides, 57
- - secundários, 58
- sexuais primários, 4
- urinários, 61
Orientação no corpo, 4, 6, 8, 10
- regiões do corpo, 12
Orifício herniário interno, 189
Os odontoideum, 100
Ossículos acessórios, 21
Ossificação
- do esqueleto, 29
- endocondral, 29
- intramembranosa, 29
- pericondral, 29
Ossos, 20, 26, 45
- carpais, 22, 23, 204
- cartilaginosos, 29
- curtos, 21
- da mão direita, 213
- do carpo, 21
- do quadril, 21, 22, 23, 90, 348, 354

- - ílio, 127
- dos dedos, 23, 204, 348
- - da mão, 22
- - do pé, 22
- fibroso, 26
- frontal, 7
- fundidos, 30
- irregulares, 21
- lamelar, 26, 27
- longos, 21
- metacarpais, 22, 23, 204, 213, 275
- metatarsais, 22, 23, 348
- planos, 21
- pneumáticos, 21
- sesamoides, 21, 213, 361, 365, 407
- subcondral, 32
- tarsais, 22, 23, 366
- trapézio, 213
- trapezoide, 213
Osteoblastos, 26, 27
Osteócitos, 27
Osteoclastos, 26, 27
Osteocondrose, 131
Osteocondrose intervertebral, 98
Osteófitos, 131
Osteogênese, 29
- condrogênica, 29
Osteoide, 26
Ósteon, 26, 27
- com lamelas concêntricas, 27
- com lamelas especiais, 27
Osteoporose, 126, 358
Osteossíntese, 26
Ovário, 59, 60, 475
Ovulação, 18

P

Padrão de irradiação de dor, 454
Palma, 200
- da mão, 87
Palpação dos linfonodos, 307, 475
Pâncreas, 2, 16, 59
Panículo adiposo, 141
Papila
- do bulbo piloso, 78
- - de um folículo na fase telogênica, 78
- mamária, 142, 182, 306
Paralisia(s)
- da parte
- - alta do plexo braquial, 278
- - baixa do plexo braquial, 278
- de Erb, 278
- de Klumpke, 278
- espástica, 423
Parede(s)
- abdominal
- - anterior, 188
- - posterior com o plexo lombossacral, 195
- - TC, 154
- anterior
- - do abdome de um recém-nascido, 194
- - do tórax, cavidade torácica, 147
- do tronco, 89
- torácica
- - e abdominal, 87
- - e vias vasculonervosas, 146

Paresia e atrofia do músculo deltoide, 285
Parte(s)
- abdominal, 57
- - da aorta, 55, 61, 69, 74, 156, 157
- - - descendente, 50
- anular da bainha fibrosa, 275
- ascendente da aorta, 50, 69
- cervical do tronco simpático, 68
- costal diafragmática, 145, 156, 157
- cruciforme da bainha fibrosa, 275
- descendente da aorta, 74
- distal do punho, 234
- do corpo, 4
- esternal do diafragma, 156, 157, 158
- livre do membro superior, 198, 204
- lombar
- - da coluna vertebral, 102, 181
- - do diafragma, 157
- - - pilar direito, 156, 157, 195
- - - pilar esquerdo, 158
- - do tronco simpático, 68
- pélvica parassimpática, 68
- profunda da fáscia da perna, 503
- proximal do punho, 234
- superficial da pata de ganso, 424, 432
- terminal do sistema circulatório, 52
- tibiocalcânea, 402
- tibionavicular, 402
- tibiotalar
- - anterior, 402
- - posterior, 402
- torácica
- - da aorta, 69, 158, 161, 165
- - - descendente, 50
- - da coluna vertebral, 105
- - do tronco simpático, 68
Patela, 21-22, 38, 75, 348, 361, 378, 385-387, 395-397, 414, 417, 423-424, 432, 438-439, 478
- face anterior, 381
- face articular, 380, 381, 398
- flutuante, 394
Pé, 348
- caído, 463, 491
- em garra, 462, 492
- equino, 31
- plano, 409
- - adquirido, 409
- torto, 462
- - congênito, 202, 409
- valgo, 409
Pedículo, 127
- do arco vertebral, 97, 100, 104, 107, 113, 115, 117, 121, 124-125, 127, 129-130, 138
- do embrião, 19
Pele, 76, 145
- com pelos, 76
- e anexos cutâneos folículos pilosos e pelos, 78
- estrutura e função, 76
- sem pelos, 76
Pelos terminais, 78
Pelve, 8, 350
- feminina, 351
- - com as dimensões pélvicas, 351
- renal, 61
Pênis, 60
Percussão, 16

Índice Alfabético

Pericárdio, 158
Periférico, 9
Perimísio, 40
Periósteo, 24, 26, 27, 32, 45, 176, 178, 340
- bem vascularizado, 24
Peritônio
- parietal, 145, 155, 156, 159, 181, 190-193
- visceral, 145, 194
Perna, 348
- de apoio, 427, 461
- em movimento, 461
- livre, 427
Persistência do canal arterial, 3
Pes anserinus superficial, 425
Pia-máter, parte espinal, 174, 176, 178
Pilar
- lateral, 189
- medial, 141, 189
Piramidal, 212, 213, 230, 231
Pirâmide renal, 61
Pisiforme, 212, 213, 231, 267, 269, 333
Placa(s)
- basal, 107
- de cobertura, 107
- pré-cordal, 19
Placenta, 18, 55
- cório frondoso, 19
Plano(s)
- axial, 7
- coronal, 7
- de corte de imagem radiológica, 7
- de entrada, 373
- escapular, 205
- frontal, 7, 23, 205
- horizontal, 373
- mediano, 7, 205
- sagital, 7
- transverso, 7
Planta, 346
Plantar, 9
Platisma, 38, 141, 180
Pleura(s)
- parietal, 144
- - parte costal, 144, 145
- - parte diafragmática, 144, 145, 158
- visceral, 144
Plexo(s)
- aórtico abdominal, 69
- braquial, 62, 198, 199, 276, 277, 278
- - parte infraclavicular, 143, 286, 315, 316
- - parte supraclavicular, 286
- celíaco, 69
- cervical, 62, 169, 173, 276
- - ramo muscular, 279, 314
- coccígeo, 452
- esofágico, 69
- hipogástrico
- - inferior, 68, 69
- - superior, 68, 69
- lombar, 138, 169, 195, 452, 453, 454
- lombossacral, 62, 452
- mesentérico
- - inferior, 69
- - superior, 69
- pampiniforme, 189, 194
- sacral, 169, 195, 452, 453, 454, 458
- venoso
- - areolar, 162, 187

- - pampiniforme, 191
- - submucoso, 56
- - vertebral
- - - externo
- - - - anterior, 179
- - - - posterior, 179
- - - interno
- - - - anterior, 174, 177, 178, 179
- - - - posterior, 174, 176, 179
Polegar, 200, 281
Polimastia, 182
Polineuropatia, 66
Politelia, 182
Ponderação, 75
Ponte, 64, 69
Ponto de rotação da articulação do quadril, 25
Porção
- caudal do esclerótomo, 89
- cranial do esclerótomo, 89
Posição de supinação, 463
Posterior ou dorsal, 9
Prega(s)
- alares, 381
- axilar
- - anterior, 85, 200
- - posterior, 200
- da artéria umbilical, 187
- infrapatelar, 75
- sinovial(is), 32
- - infrapatelar, 381
- umbilical
- - lateral, 155, 188, 191
- - medial, 153, 155, 188
- - mediana, 153, 155, 188
- ungueal, 79
- vesical transversa, 188
- vocal, 31
Prensão, 198
Pressão
- arterial, 53
- coloidosmótica, 52
- de perfusão, 52
- na veia porta do fígado, 56
- nas artérias e veias em posição ortostática, 53
Primeira
- a sétima vértebras cervicais, 101
- e segunda semanas de desenvolvimento embrionário, 18
- semana de desenvolvimento embrionário: fecundação e implantação, 18
- vértebra cervical (C I) ou atlas, 98
Primórdio mesenquimal dos ossos do antebraço, 203
Princípio(s)
- da faixa de tensão, 417
- de revestimento do músculo esquelético, 42
Processo(s)
- acessório, 104, 106, 107
- articular
- - da vértebra, 106
- - inferior, 97, 99-101, 104, 106-107, 116-117, 121, 124, 126-127, 129
- - - transverso, 98
- - superior, 97-101, 104, 106, 108-109, 114, 116-117, 121, 124, 126-127, 129, 174, 177
- - - da vértebra, 107
- - articulares superiores, 104

- axilar, 184
- coracoide, 207, 216-220, 223-224, 239, 246-247, 249, 297
- coronoide, 210, 225-226, 229
- costiforme, 106, 107, 121, 127, 129, 138
- - de L I, 157
- espinhoso(s), 90, 97-101, 104, 106-107, 116-117, 124, 126, 127, 129-131, 138, 175
- - da 4a vértebra lombar, 90
- - de C VII, 84
- - de T I, 84
- - de T II, 84
- - tubérculos, 129
- estiloide, 139, 140, 229
- - da ulna, 200, 210, 213, 229, 231
- - do rádio, 200, 211, 229, 231
- lateral
- - da tuberosidade do calcâneo, 365, 367
- - do tálus, 364, 367
- mamilar, 104, 106, 107, 129
- mastoide, 124, 139
- medial da tuberosidade do calcâneo, 365, 367
- notocordal, 19
- posterior do tálus, 367, 405
- - tubérculo lateral, 366, 367
- - tubérculo medial, 366, 367
- transverso, 97-100, 104, 114, 116, 125, 129-130
- - do atlas, 173
- - tubérculo anterior, 129
- vaginal do peritônio, 188, 192, 193
- - persistente, 193
- xifoide, 85, 111, 147, 157, 194
Processos durante a caminhada, 413
Proeminência do folículo piloso, 78
Profundo, 9
Projeção, 17
- da caixa torácica na parede do tórax, 85
- dos órgãos internos na superfície do corpo, 16, 17
Prolapso
- do disco intervertebral, 122, 131
- lateroposterior, 122
- medioposterior, 122
Promontório, 90, 108, 109, 126, 156, 350
- da base do sacro, 95
Pronação, 8, 227, 411, 412
- da mão, 11
- do pé, 462
Proporções corporais, 6
- e curvas de percentil, 6
- e parâmetros vitais em diferentes estágios de desenvolvimento, 6
- normais, 6
Próstata, 60
Proteoglicano, 32
Prótese, 377
- total, 361
Protrusão/protração, 8
Protuberância occipital externa, 84, 132, 172
Prova do polegar-dedo mínimo, 291, 293
Proximal, 9
Pseudoartrose, 31
Ptose, 278
Púbis, 74, 188, 350, 352, 354
Pudendo feminino, 60
Pulmão, 2, 16, 17, 48, 68, 144, 145

535

Índice Alfabético

- direito, 55
- esquerdo, 55
Pulso(s)
- braquial, 50
- carotídeo, 50
- dorsal do pé, 50
- facial, 50
- femoral, 50
- na fossa cubital, 50
- poplíteo, 50
- radial, 50
- temporal, 50
- tibial posterior, 50
- ulnar, 50
Punção
- articular, 31
- da crista ilíaca, 28
- esternal, 111
- lombar, 174, 178
- pleural, 146

Q

Quadril, 348, 352
- rotação lateral, 426
- rotação medial, 427
Quadrilátero de Michaelis, 13
Quarta vértebra lombar, 107
Queda da mão, 289
Quiasma
- crural, 437
- plantar, 437
Quinta vértebra cervical, 100

R

Radial, 9, 21, 22, 23, 42, 47, 70
Rádio, 203-204, 212-213, 225, 226, 229-231, 259-261, 262-264, 267, 269, 272, 337, 339
- direito, 211
- face anterior, 257
Radiografia(s)
- convencional
- - demonstração do intestino grosso com uso de meio de contraste, 71
- - radiografia de rotina do tórax, 70
- de fraturas do úmero, 208
- simples, 70
Raio de curvatura
- anterior, 393
- posterior, 393
Raiz
- anterior, 65, 122, 174, 175
- capilar, 76
- capilar-plexo capilar, 76
- do pelo, 78
- lateral, 286
- medial, 286
- parassimpática, 69
- posterior, 65, 66, 122, 174, 175, 177
Ramo(s)
- acetabular, 377, 464
- - artéria obturatória, 481
- acromial, 160, 297, 299
- anterior, 173, 175, 294, 295

- articular, artéria descendente do joelho, 480, 481
- ascendente, 466
- - artéria circunflexa femoral medial, 486
- calcâneos, 468, 494
- - mediais, 496
- carpal
- - dorsal, 294, 303
- - palmar, 294, 303
- clavicular, 160, 297, 299
- colaterais, 144
- colateral, 161
- comunicante, 65, 69, 175, 177
- - branco, 175, 178
- - cinzento, 175, 178
- - com nervo ulnar, 286, 333
- - fibular, 453, 463, 478
- cutâneo(s)
- - abdominais anteriores, 187
- - anterior, 65, 177, 456
- - - nervo femoral, 476
- - - nervo ílio-hipogástrico, 456, 476
- - lateral, 65, 161, 169, 175, 177, 179, 452
- - - nervo ílio-hipogástrico, 456, 477
- - medial, 161, 169, 175, 179
- - nervo obturatório, 456, 476, 477, 481, 482
- - peitorais anteriores, 187, 308
- - peitorais laterais, 171, 187, 308
- - posteriores, 171
- da artéria poplítea, 24
- deltóideo, 160, 297, 299
- descendente (artéria circunflexa femoral lateral), 481
- do arco aórtico, 48
- do ísquio, 352-355, 418
- dorsal, 161, 179, 326
- - nervo ulnar, 312, 327, 330
- esofágico, 56
- espinal, 161, 179
- esternais, 160, 161, 298
- femoral, nervo genitofemoral, 456, 476
- genital, nervo genitofemoral, 456
- inferior do púbis, 353, 354, 355, 372, 418
- infrapatelar, nervo safeno, 476
- intercostal anterior, 160, 161, 165, 166, 298
- interganglionar, 175, 177
- lateral, 175, 178
- - do ramo posterior, 173
- maleolares
- - laterais, 465, 468, 494
- - mediais, 465, 468, 494
- mamário
- - lateral, 161
- - medial, 160, 161, 298, 307
- medial, 175, 178
- mediastinais, 160
- meníngeo, 65, 175, 177, 178
- musculares, 276, 331, 452
- - nervo
- - - femoral, 480, 481, 482, 501
- - - fibular profundo, 495
- - - tibial, 485
- - para os músculos pelvitrocanterianos, 458, 459
- obturatório, 160
- palmar, 312
- - nervo mediano, 326
- - profundo, 302, 303

- - - da artéria ulnar, 303
- - superficial, 294, 301, 302, 303
- peitorais, 160, 297, 299
- perfurante, 160, 161, 162, 166, 298, 303
- - anterior, 165
- - artéria fibular, 495
- posterior, 65, 170, 172-173, 175, 177-178, 294-295
- profundo, 171, 286, 292, 464
- - artéria circunflexa femoral medial, 486
- - do nervo radial, 331
- púbico, 160
- safeno, 466
- superficial, 286, 292, 312, 333
- - artéria circunflexa femoral medial, 481, 486
- superior do púbis, 353, 354, 355, 372, 418
- tímicos, 160
- transverso, 466
- traqueais e bronquiais, 160
- ventral, 179
Raquísquise, 89
Recesso
- axilar, 34, 218, 219
- costodiafragmático, 70, 145
- poplíteo, 383, 384, 443
- suprapatelar, 398
Rede(s)
- acromial, 160, 297, 315
- articular
- - do cotovelo, 295, 330
- - do joelho, 465-466, 468-469, 482, 491
- calcânea, 468
- carpal
- - dorsal, 335, 336, 337
- - palmar, 337
- da patela, 476, 480
- do calcâneo, 494, 497, 498
- maleolar
- - lateral, 468, 491, 495
- - medial, 468, 495
- venosa dorsal
- - da mão, 313
- - do pé, 472, 478
Redução da luxação do ombro, 223
Reflexo cremastérico, 189
Região(ões)
- antebraquial
- - anterior, 87, 200
- - posterior, 87, 200
- autônoma, 15
- - do nervo mediano, 291
- - do nervo radial, 289
- - do nervo ulnar, 293
- - sensitiva, 288
- axilar, 87, 200
- braquial, 200
- cervical
- - anterior, 87
- - da coluna vertebral, 129
- - - esqueleto, 100
- - - vértebras cervicais, 124
- - lateral, 87
- - posterior, 84, 85
- crural
- - anterior, 346
- - posterior, 347
- cubital anterior, fossa cubital, 87
- deltóidea, 85, 87

Índice Alfabético

- - músculo deltoide, 200
- - - posterior, 200
- do corpo, 12, 13
- do plexo, 66
- e linhas de orientação no dorso, 85
- escapular, 85
- esternocleidomastóidea, 87
- femoral
- - anterior, 346
- - posterior, 347
- genicular
- - anterior, patela, 346
- - posterior, fossa poplítea, 347
- glútea, 85
- - músculo glúteo máximo, 347
- infraescapular, 85
- inframamária, 87
- inguinal, 87
- - ligamento inguinal, 346
- lateral do abdome, 87
- lombar, 85
- - da coluna vertebral, 129, 130
- - - radiografia, 127
- - - sacro, 127
- - - vértebras lombares, 126, 127
- mamária, 87
- peitoral, 87
- pré-esternal, 87
- púbica (hipogástrio), 87
- sacral, 13, 85
- torácica da coluna vertebral
- - radiografia, 125
- - vértebras torácicas, 125
- umbilical, 87
- urogenital, 87
- vertebral, 85
Relevo interno da parede abdominal anterior, 188
Remodelação óssea, 27
Reposição, 8
Resquícios do saco vitelino, 19
Ressonância magnética, 75
- sagital do joelho, 75
Resultante articular, 25
Retináculo(s)
- dos músculos
- - extensores, 39, 201, 238, 254, 259-262, 264-265, 272, 335, 336
- - fibulares, 444, 445
- - flexores, 236, 266-269, 291, 293, 302, 337, 339, 441-443, 445, 462, 492-493, 496-498
- inferior dos músculos
- - extensores, 414, 438-439, 444-447, 479, 490-491
- - fibulares, 446
- lateral da patela, 381, 388, 396, 414
- medial da patela, 381, 388, 396, 432
- superior dos músculos
- - extensores, 414
- - fibulares, 439, 441-443, 492-493
Reto, 2, 16-17, 68, 156, 475
Retroposição, 362
Retrotorção, 208
Retroversão, 220, 362
- do acetábulo, 373
- do colo do fêmur, 357
Retrusão/retração, 8

Revestimento ósseo, 27
Rigidez completa do joelho, 36
Rim, 2, 16, 17, 129, 138, 181, 186
- direito, 61, 74
- esquerdo, 61, 74
Rostral, 9
Rotação, 7, 8
- do tronco, 152
- inferior, 222
- lateral, 8, 220, 221, 376, 393
- - na articulação do ombro, 10
- medial, 8, 220, 221, 376, 393
- - na articulação do ombro, 10
- para a frente/o joelho projeta-se para a frente, 23
- para a trás/o cotovelo projeta-se para trás, 23
- superior, 222
Ruptura(s)
- da articulação acromioclavicular, 217
- das partes anular e cruciforme da bainha fibrosa dos dedos da mão, 275
- do tendão
    do calcâneo, 441
- - do músculo bíceps braquial, 249

S

Saco
- amniótico, 19
- herniário peritoneal recém-formado, 193
- vitelino, 19
Sacralização, 94
Sacro, 21, 90, 94-95, 108-109, 126, 347, 348, 350, 352-353, 371-372, 418
- face dorsal, 132
- parte lateral, 174, 353
- processo articular superior, 174
Sangue
- pobre em CO_2 e rico em O_2, 48
- rico em
- - CO_2 e pobre em O_2, 48
- - oxigênio, 55
- venoso, 55
Sarcômero, 40
Segmento
- de movimento, 102
- móvel lombar, 117
Segunda vértebra cervical, áxis, 99
Seio(s)
- das válvulas venosas, 54
- do tarso, 366, 405
- frontal, 75
- lactífero, 183
- maxilar, 21
- sagital superior, 173
- transverso, 173
Sêmen, 60
Semilunar, 212, 213, 230, 231, 337
Separação da fratura, 26
Septo(s)
- do escroto, 193
- femoral, 483
- intermuscular, 42
- - anterior da perna, 42, 439, 502, 503
- - lateral
- - - da coxa, 501

- - - do antebraço, 42
- - - do braço, 201, 238, 251-252, 259, 260-261, 322, 338
- - medial
- - - da coxa, 501
- - - do braço, 42, 201, 249-250, 254-257, 290, 292, 318, 338
- - posterior
- - - da coxa, 501
- - - da perna, 42, 441, 502-503
- - vastoadutor, 423, 466, 481
Sesamoides, 212, 231
Sexta vértebra torácica, 104
Sinal(is)
- confiáveis de fratura, 26
- da gaveta
- - anterior, 389
- - posterior, 389
- da tecla de piano, 217
- de Froment, 293
- de Ott, 152
- de Trendelenburg, 461
- em garrafa, 291
Sinartroses, 30
Sinciciotrofoblasto, 18
Sincondrose, 30
- costal I, 112
- manubrioesternal, 112
Sindesmose, 30
- tibiofibular, 348, 399, 400, 405
Síndrome(s)
- compartimental, 502
- da parte posterior do túnel do tarso, 462
- de compressão, 502
- de Horner, 278
- de Klippel-Feil, 129
- de *prune-belly*, 88
- do canal de Guyon, 293, 333
- do impacto, 224
- do supinador, 289
- do túnel
- - cubital, 293, 329
- - do carpo, 291, 333
- - do tarso, 492
- - do tarso anterior, 463
- - ulnar, 209
- radicular espinal, 122
- tibial anterior, 463
Sínfise
- intervertebral, 100
- manubrioesternal, 111, 112
- púbica, 90, 159, 188, 350, 352-353, 368, 372, 418, 483
- - disco interpúbico, 368, 371
- xifoesternal, 85, 111
Sinostose, 30
Sinovectomia, 31
Sistema(s)
- cardiopulmonar, 48
- cardiovascular, 48
- circulatório, 48, 49
- coletor
- - anteromedial, 474, 488, 490
- - posterolateral, 474, 488, 490
- de alta pressão, 48, 53
- de baixa pressão, 48, 51, 53
- de movimento
- - ativo, 46

Índice Alfabético

- - passivo, 46
- espinal, 134
- linfático do intestino, 49
- locomotor, 20
- - amplitude de movimento das articulações, 36
- - articulações, 30, 32
- - bainha do tendão, 44
- - consolidação de fraturas, 26
- - esquema dos membros, 22
- - estrutura(s)
- - - acessórias das articulações, 34
- - - dos ossos, 24
- - medula óssea, 28
- - musculatura, 40
- - músculos de movimento e de suporte, 38
- - princípio de revestimento dos músculos e fáscias musculares, 42
- - tipos de músculos, 46
- musculoesquelético, 20
- nervoso, 62
- - entérico, 68
- transversoespinal, 134

Somitos, 88
Subcútis, 79
Subluxação atlantoaxial, 119
Substância
- compacta, 24, 27
- - córtex ósseo, 24
- esponjosa, 24, 361

Sulco(s)
- costal, 146
- da artéria
- - subclávia, 92
- - vertebral, 98, 120
- da costela, 92, 114
- da veia subclávia, 92
- do calcâneo, 367
- do músculo subclávio, 206
- do nervo
- - espinal, 100
- - radial, 209, 252, 320
- - ulnar, 209, 292
- do seio sigmóideo, 118, 119
- do tálus, 367
- do tendão do músculo
- - fibular longo, 365, 367
- - flexor longo do hálux, 366, 367
- infraglúteo, 347, 414, 477
- intermamário, 85
- intertubercular, 208, 209, 223
- maleolar, 362, 363, 399
- obturatório, 354

Superficial, 9
Superfície, 84
- órgãos internos, projeção na superfície do corpo, 16
- paredes torácica e abdominal, 86

Supinação, 8, 227, 411, 412
- da mão, 11

Sustentáculo do tálus, 365, 366, 367, 405, 406

Sutura(s)
- coronal, 7
- cranianas, 21
- sagital, 7

T

Tabaqueira anatômica, 264, 265
Tálamo, 64
- esquerdo, 75
Talipe calcâneo, 462
Tálus, 364-366, 401, 403-405, 408
Tarso, 21
- ossos tarsais, 348
Tecido
- adiposo, 144, 183
- conjuntivo sinovial, 32
Técnica(s) de imagem
- angiotomografia computadorizada 3D, 74
- cintigrafia e ultrassonografia, 72
- coluna vertebral, TC, RM, 130
- correlações clínicas, espondilólise, 128
- radiografia, 70
- região cervical da coluna vertebral, radiografia, 124
- região lombar da coluna vertebral, radiografia, 126
- tomografia computadorizada e angiografia, 73

Tegumento, 77
Tela subcutânea, 76, 78, 141, 144, 145
- panículo adiposo, 153
Telencéfalo, 64
Temporal, processo mastoide, 173
Tendão, 20, 43, 44
- de Aquiles, 401-403, 409, 414, 416, 439-443, 445, 492-494
- de fibras paralelas, 45
- do calcâneo, 39, 401-403, 409, 414, 416, 436, 439-443, 445, 492-494
- do dorso da mão, 264
- do músculo
- - abdutor longo do polegar, 303
- - extensor dos dedos, 273-275
- - fibular longo, 409
- - flexor
- - - longo do hálux, 409
- - - profundo dos dedos, 273, 274
- - - radial do carpo, 303
- - - superficial dos dedos, 273, 274
- - tibial posterior, 409

Tenossinovite, 45
- estenosante, 45

Tensão
- articular, 35
- de adução no joelho, 418
- muscular, 46

Terceira
- semana de desenvolvimento embrionário, 19
- vértebra lombar, 107

Teste(s)
- da gaveta anterior "positivo", 394
- de Allen, 303
- de estresse de punho fechado, 303

Testículo, 59, 60, 191, 192, 193
Teto do acetábulo, 375
Tíbia, 21-23, 38, 42, 75, 348, 362-363, 378, 381-382, 384-386, 395, 397, 399, 400, 401, 402-403, 405, 414, 442-443, 495, 502-503
- côndilo
- - lateral, 70, 380, 382, 397, 398
- - medial, 70, 380, 397, 441, 443

- face medial, 438, 490
Tibial, 9
Timo, 59
Tomografia computadorizada, 73
Topografia
- da fossa iliopectínea, 483
- do encéfalo, 64
Toque, 198
Torção testicular, 191
Trabalho muscular
- dinâmico, 37
- estático, 37
Trabécula(s)
- da substância esponjosa, 359
- de extensão, 25
- de flexão, 25
- esponjosa, 27
- ósseas, 24
Tração, 359
Trapézio, 212-213, 230, 265, 291, 293, 339
Trapezoide, 212-213, 230, 231, 291, 293, 339
Traqueia, 2, 16, 70, 180
Trato(s)
- iliotibial, 38-39, 414, 417, 420, 426, 429, 438-439, 484, 501
- lateral, 134, 138
- - da fáscia dorsal da mão, 274
- medial, 134, 138
- - da fáscia dorsal da mão, 274
Traumatismo
- em supinação, 402
- significativo, 353
Triângulo
- de Hesselbach, 188
- de Hueter, 228
Trígono(s)
- clavipeitoral, 87, 141, 315
- da artéria vertebral, 139
- esternocostal, 157, 162
- inguinal, 188
- lombar, 132, 142
- - inferior, 133
- - superior, 133
- lombocostal, 157, 158
- sacral, 90
Trocanter
- maior, 353, 356-359, 373, 375, 429-431, 460
- - fêmur, 346, 347
- menor, 353, 356-359, 373-375, 425, 431, 487
Tróclea
- do tálus, 364, 366, 405
- - face superior, 367
- do úmero, 208-209, 225-226
- fibular, 366, 367
Trofoblasto, 18
Trombo, 54
Tromboflebite, 473
Trombose
- das veias profundas do membro inferior, 473
- venosa profunda na perna, 54
Tronco(s)
- braquiocefálico, 50, 160, 164, 277
- broncomediastinal, 57, 317
- celíaco, 50, 69, 74, 156
- costocervical, 164, 165, 298
- do nervo espinal, 65, 175, 177, 178

Índice Alfabético

- - ramo anterior, 176-178
- - ramo comunicante, 176, 178
- - ramo meníngeo, 176, 178
- - ramo posterior, 176-178
- encefálico, 64
- inferior, 277, 278
- intestinais, 57
- jugular, 57, 317
- linfáticos, 57
- lombares, 57
- lombossacral, 195, 452
- médio, 277, 278
- pulmonar, 49, 55, 70
- simpático, 69, 157, 175, 195, 278
- - ramo comunicantes, 177
- subclávio, 57, 184
- superior, 277, 278, 317
- tibiofibular, 489, 494
- tireocervical, 164, 296, 298
- vagal
- - anterior, 69
- - posterior, 69
Tuba uterina, 60, 475
Túber isquiático, 353-355, 370, 375, 418, 429-430, 460
Tubérculo(s)
- anterior, 98, 99, 100
- - carótico, 147
- conoide, 206
- da costela, 92, 104, 114, 356-357, 378
- do músculo escaleno anterior, 92
- do osso escafoide, 213
- ilíaco, 355
- infraglenoidal, 207, 223
- intercondilar
- - lateral, 70, 362, 380
- - medial, 70, 362, 380
- maior, 208-209, 219, 220, 223, 224, 239
- menor, 208-209, 223
- posterior, 98-100, 120
- púbico, 352, 354, 355, 483
- supraglenoidal, 207
Tuberosidade(s)
- da falange distal, 212, 213, 365
- da tíbia, 38, 75, 346, 362, 378, 380, 381, 386, 399, 438, 439
- da ulna, 210, 225
- do calcâneo, 366, 367, 405-407, 439-442, 449-450
- do cuboide, 365
- do músculo deltoide, 208
- do navicular, 365
- do primeiro metatarsal, 365
- do quinto metatarsal, 364-366, 404, 444
- do rádio, 211, 225, 226, 229
- glútea, 356, 359, 429
- ilíaca, 354
- sacral, 108, 109
Tubo neural, 88, 89
Tumores de pele e infecções, 305
Túnel(is)
- do carpo, 269, 290, 291, 333, 339
- do tarso, 462
- radial, 288
- ulnar, 339
Túnica
- dartos, 194
- vaginal do testículo

- - lâmina parietal, 191, 194
- - lâmina visceral, 191

U

Ulna, 21-23, 42, 47, 70, 203-204, 210, 212-213, 225-226, 229-231, 259-261, 263, 267, 339
Ulnar, 9
Ultrassonografia de um feto na 28a semana de gestação, 72
Umbigo, 153, 155
Úmero, 21-23, 47, 70, 203-204, 208, 218, 225-226, 246, 247, 252, 263, 297, 320, 338
- corpo, 239
- epicôndilo medial, 324
Unco do corpo, 100, 121, 129
- da vértebra cervical, 131
Unhas
- esfareladas, 79
- quebradiças, 79
Unidade pilossebácea, 78
Úraco, 194
Ureter, 60, 61, 188
- direito, 61, 74
- esquerdo, 61, 74
- parte pélvica, 188
Útero, 60, 475

V

Vagina, 60
Vale da unha, 79
Válvulas
- dos vasos linfáticos, 57
- venosas, 54
- - fechadas, 54
Varicocele, 191
Varizes, 56, 473
- esofágicas, 56
Vaso(s)
- cremastéricos, 190
- da pelve, 49
- do periósteo, 24
- intersegmentar, 89
- linfático, 49, 57, 168
- - aferente, 58
- - coletores
- - - profundos, 305
- - - superficiais, 304
- - eferente, 58
- - superficiais, 306
- nutrícios, 24
- para estômago, intestino, pâncreas, baço, 49
- quilosos, 49
- renais, 49
- sanguíneos e nervos, 26, 32, 48, 160, 162, 170, 178
- - artéria e veias da parede do tórax, 164
- - circulação portal hepática, 56
- - da região cervical posterior, 172
- - divisão autônoma do sistema nervoso, 68
- - epifasciais e profundos da parede do tronco, 187
- - fluxo do sangue nas veias, 54
- - linfonodos, 58

- - nervo espinal, 66
- - nutrícios, 209
- - sistema
- - - circulatório, 50, 52
- - - nervoso, 62, 64
- - - reprodutor, 60
- - testiculares, 188
Veia(s), 48, 76
- auricular posterior, 171, 172
- axilar, 51, 143, 162, 305-306, 315-316
- ázigo, 51, 56, 146, 157, 162, 163, 165
- basílica, 51, 201, 304, 306, 309, 311-312, 338-339
- - do antebraço, 304, 311-313
- - intermédia, 312
- basivertebral, 179
- braquial, 51, 305, 315, 338
- braquiocefálica
- - direita, 51, 163, 165
- - esquerda, 51, 162, 163, 165
- cava, 49
- - inferior, 48, 51, 55-56, 61, 70, 129, 157-158, 162
- - interior, 163
- - superior, 48, 51, 55, 70, 162, 163
- cefálica, 51, 141, 162, 187, 201, 304-306, 308-312, 315-317, 338-339
- - do antebraço, 304, 311-313
- cervical(is)
- - profunda, 172
- - superficiais, 187
- - transversa, 171
- - - ramo superficial, 317
- circunflexa
- - da escápula, 170, 315
- - femoral
- - - lateral, 472
- - - medial, 472
- - ilíaca
- - - profunda, 163, 191
- - - superficial, 162-163, 187, 472, 475-476, 483
- - posteriores do úmero, 170, 310, 315
- cólica esquerda, 56
- comunicante, 473
- da circulação sistêmica, 51
- da parede
- - anterior do tronco, 162
- - do tórax, 165
- digitais
- - dorsais do pé, 479
- - palmares, 305
- do canal vertebral, 179
- do linfonodo, 58
- dorsais da escápula, 321
- epigástrica(s)
- - inferior, 56, 153, 162-163, 166, 187-191
- - superficial, 56, 162-163, 187, 472, 475-476, 483
- - superior, 153, 162, 166, 187, 194
- escapular dorsal, 162
- espinal posterior, 174
- esplênica, 51, 56
- femoral, 51, 156, 159, 162, 188, 190, 423, 466, 472, 476, 480-483, 500-501
- - direita, 163
- - esquerda, 163
- - profunda, 51, 472, 482

Índice Alfabético

- fibulares, 472
- frênica inferior, 56, 157
- gástrica esquerda, 56
- glúteas
-- inferiores, 487, 500
-- superiores, 487, 500
- hemiázigo, 56, 157, 162, 163, 165
-- acessória, 162, 163, 165
- hepáticas, 49, 51, 56, 158
- ilíaca
-- comum, 51, 56, 162-163
-- externa, 51, 162-163, 188, 190, 472, 475, 480, 482
-- interna, 51, 56, 162, 163, 475
- iliolombar, 163
- intercostal(is), 145, 159, 163, 194
-- anteriores, 146, 162
-- posteriores, 146, 162, 165
-- ramos
--- colaterais, 146
--- cutâneos laterais, 146
--- perfurantes anteriores, 146
-- superior
--- direita, 163, 165
--- esquerda, 165
-- suprema, 163
- intermédia
-- basílica, 311
-- cefálica, 311
-- do antebraço, 304, 309, 311, 312, 339
-- do cotovelo, 51, 201, 304, 309, 311, 312
- interósseas, 305
-- posteriores, 257
- intervertebral, 179
- jugular, 317
-- anterior, 51
-- externa, 51, 171, 317
-- interna, 51, 57, 163, 180
- lombar(es), 163
-- ascendente, 56, 163, 179
- mamária interna, 165
- marginal
-- lateral, 478, 479
-- medial, 478, 479
- mesentérica
-- inferior, 51, 56
-- superior, 51, 56
- metacarpais palmares, 305
- musculofrênicas, 166
- obturatórias, 483
- occipitais, 170, 171, 172
- ovárica, 51
- paraumbilical, 56, 153, 162, 187
- peitorais, 162
- perfurante, 473, 478, 479
- poplítea, 51, 75, 395-396, 441, 472, 484-486, 488, 492-493
- porta, 49
-- do fígado, 51, 55, 56
- profunda, 305, 473
-- do braço, 305
- pudendas
-- externas, 162-163, 187, 472, 475-476, 483
-- internas, 486, 487
- pulmonar, 48, 70
- radiais, 305
- renal, 51, 56

- retal
-- inferior, 56
-- superior, 56
- sacral
-- lateral, 163
-- mediana, 163
- safena
-- acessória, 162, 472
--- lateral, 476
--- medial, 475
-- magna, 51, 162, 187, 195, 396, 414, 472, 474-480, 482-483, 488, 501-503
-- parva, 51, 75, 396, 472, 474, 477-479, 484, 486, 488, 492, 502-503
- sigmóidea, 56
- subclávia, 51, 57, 162-163, 198, 279, 296, 299, 305, 307, 314
- subcostal, 163
- subcutâneas do abdome, 187
- subescapular, 315
- superficial, 473
- supraescapulares, 321
- surais, 492
- testicular, 51, 188, 190
- tibial
-- anterior, 51, 472, 490
-- posterior, 51, 472, 492
- torácica(s)
-- interna, 51, 157, 162, 165-166, 184, 187, 307
-- lateral, 162, 184, 187, 307
-- mediais, 184
- toracoacromial, 162
- toracodorsal, 162, 315, 316
- toracoepigástrica, 162, 187, 305, 306, 308, 315, 316
- ulnares, 305, 339
- umbilical, 55, 188, 194
- varicosas, 473
- vertebral, 172
- vesicais, 194
Velos, 78
Ventrículo(s)
- cerebral, 64
- direito, 48, 55
- esquerdo, 48, 55, 70
- lateral, 75
-- esquerdo, 75
Vênulas, 49
Vértebra(s), 21, 162
- 5a vértebra torácica, 104
- 12a vértebra torácica, 104
- C V, 180
- C VII, 180
- cervicais I–VII, 94, 95
- cervical III, 118, 120, 123
-- corpo vertebral, 120, 124
- cervical V, 173
-- corpo vertebral, 129
- cervical VI, 147
-- corpo vertebral, 129
- cervical VII, 21, 90, 123
-- corpo vertebral, 124
- coccígea I, 110
- coccígea II, 110

- coccígeas II a IV, 110
- coccígeas III a V, 110
- em bloco, 89
- L II, 181
- lombar
-- 2a vértebra lombar, 71
-- 4a vértebra lombar, 74
-- 5a vértebra lombar, 74
-- corpo vertebral, 153
-- processos
--- costiformes, 137
--- espinhosos, 137
-- I
--- arco vertebral, 137
--- corpo vertebral, 126, 127, 130
-- I–V, 94, 95
-- II, processo costiforme, 174
-- III, processo espinhoso, 174
-- III e IV, 156
-- IV, 131, 368
-- V
--- corpo vertebral, 130
--- processo costal, 372
--- processo espinhoso, 84
- proeminente, 84, 95, 101
-- processo espinhoso, 123, 132, 140
- torácica
-- esqueleto, 104
-- XII
--- corpo vertebral, 113
--- processo espinhoso, 132
-- I-XI, 95
-- I-XII, 94
Vesícula
- biliar, 17, 55, 186
- seminal, 60
Vestíbulo gastroesofágico, 159
Vestígio do processo vaginal, 193
Vias
- de acesso cirúrgico para a coluna vertebral, 180, 181
- respiratórias, 48
Vilosidades coriônicas, 19
Vínculos tendíneos, 269
Vírus varicela-zóster, 15
Volar ou palmar, 9

Z

Zeugopódio, 22, 23
Zigomático, 21
Zigoto, 18
Zona(s)
- de Head, 186
- de inserção
-- condroapofisárias, 45
-- dos tendões, 45
-- periosteodiafisárias, 45
- de mineralização, 32
- de transição, 32
- fibrosa tangencial, 32
- H, 40
- orbicular, 373
- queratógena, 78
- radial, 32